实用神经外科
诊疗与重症救护

（上）

孙泽林等◎主编

吉林科学技术出版社

图书在版编目（CIP）数据

实用神经外科诊疗与重症救护/ 孙泽林等主编. --
长春：吉林科学技术出版社，2016.4
ISBN 978-7-5573-0437-4

Ⅰ. ①实… Ⅱ.①孙… Ⅲ.①神经外科学 —诊疗②神
经外科学 --险症--诊疗 Ⅳ. ① R651

中国版本图书馆CIP数据核字(2016) 第069586号

实用神经外科诊疗与重症救护
SHIYONG SHENJING WAIKE ZHENLIAO YU ZHONGZHENG JIUHU

主　　编	孙泽林　赵志勇　吴　震　赵四军　王万卿　　高　飞
副 主 编	王海霞　郑　波　陈茂刚　陈　锋
	李云霞　胡惠萍　梁　武　王艳丽
出 版 人	李　梁
责任编辑	张　凌　张　卓
封面设计	长春创意广告图文制作有限责任公司
制　　版	长春创意广告图文制作有限责任公司
开　　本	787mm×1092mm　1/16
字　　数	1009千字
印　　张	41.5
版　　次	2016年4月第1版
印　　次	2017年6月第1版第2次印刷

出　　版	吉林科学技术出版社
发　　行	吉林科学技术出版社
地　　址	长春市人民大街4646号
邮　　编	130021
发行部电话/传真	0431-85635177　85651759　85651628
	85652585　85635176
储运部电话	0431-86059116
编辑部电话	0431-86037565
网　　址	www.jlstp.net
印　　刷	虎彩印艺股份有限公司

书　　号	ISBN 978-7-5578-0437-4
定　　价	165.00元

主编简介

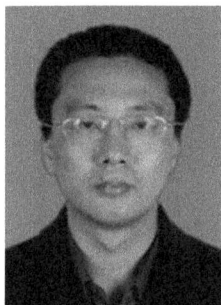

孙泽林

　　1973年出生。华北理工大学附属医院神经外科，副主任医师，副教授，硕士研究生导师。2009年获首都医科大学，北京市神经外科研究所博士学位。主要从事神经肿瘤的临床和基础研究，对脑出血、脑外伤有独到的见解。发表论文20余篇，完成课题5项，获省部级奖励2项，市（厅）级奖励4项。

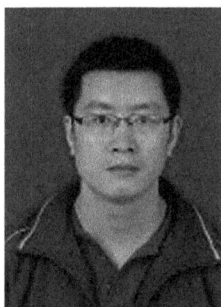

赵志勇

　　1978年出生。神经外科主治医师，讲师。2007年硕士研究生毕业后进入兰州大学第二医院神经外科工作。现主要从事神经外科临床工作。对颅脑创伤、颅脑肿瘤、急性脑血管病及脊髓肿瘤的外科治疗具有较为丰富的临床经验。尤其对神经外科重症患者的救治具有独到的见解。现担任兰州大学本科生的临床带教工作及负责住院医师的规范化培训工作。

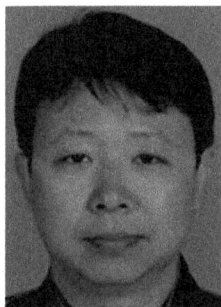

吴　震

　　1976年出生。毕业于河北医科大学临床医学系，在读研究生。曾先后获得保定市青年岗位能手，保定市神经外科专业学科带头人，保定市中华医学会神经外科分会委员，保定市医师协会神经外科分会委员等荣誉。曾进修于北京天坛医院。擅长颅脑外伤、颅脑肿瘤（脑膜瘤、胶质瘤、垂体瘤等）、脑血管病（动脉瘤、血管畸形等）等神经外科疾病的诊断及治疗。曾发表核心期刊多篇，主研科研两项，均获得保定市科技进步二等奖。

编 委 会

赵四军　郑州大学附属肿瘤医院

河南省肿瘤医院

赵志勇　兰州大学第二医院

赵景娜　新乡医学院第三附属医院

胡惠萍　武汉科技大学附属孝感医院

孝感市中心医院

祖向阳　新乡医学院第三附属医院

徐　胜　唐山市人民医院

高　飞　南阳市第二人民医院

曹　刚　十堰市太和医院

湖北医药学院附属医院

戚晓渊　华北理工大学附属医院

梁　武　荆门市第一人民医院

前　言

随着科学技术不断发展，人们对神经系统疾病的深入研究，神经外科的发展取得了长远进步，新设备、新技术的应用，诊断水平的提高，使该学科许多疾病的治疗取得了令人瞩目的成就。神经外科手术学也取得了很大的进步，提高了手术治疗效果，临床医师必须不断学习才能更好的把握疾病。

本书内容翔实、突出临床实用性，系统地介绍了神经外科常见脑血管疾病、颅内肿瘤的治疗，颅脑损伤以及外科手术治疗、疾病的护理，具有很高的实用价值。适于各级神经外科医师及医学院校师生学习参考。

在编写过程中，由于作者较多，再加上我们的时间篇幅有限，因此难免有一些疏漏和缺点错误，期望读者见谅，并予以批评指正。

编　者
2016 年 4 月

编写概况

本书主要介绍神经外科常见疾病的诊断与治疗及相关疾病的护理。

参加本书的编写人员均是来自临床一线的专业骨干。其中主编孙泽林主要负责神经外科解剖学基础、临床检查、颅脑创伤的救治和手术以及神经外科常见并发症的处理等内容，约12万余字；主编赵志勇主要负责神经外科解剖学基础、麻醉技术、颅脑和脊髓损伤的相关救治及监护、颅脑创伤的救治、脑血管疾病、颅内肿瘤、脑神经和功能性疾病及常见并发症的处理等内容，约12万余字；主编吴霞主要负责颅脑横断层解剖、脑缺血性疾病、蛛网膜下腔出血、颅内肿瘤等内容，约8万余字；主编赵四军主要负责颅内肿瘤等相关内容，约7万余字；主编王万卿主要负责颅脑创伤颅内压及血气的监测、脑损伤的手术治疗、脑血管疾病等相关内容，约6万余字；主编高飞主要负责颅内肿瘤、脑血管疾病、颅脑损伤及其手术、三叉神经痛及常见并发症等相关内容，约6万余字；副主编王海霞主要负责解剖基础、脑血管病和颅脑损伤的手术治疗、帕金森等相关疾病，约5万余字；副主编郑波主要负责神经解剖、颅脑创伤后的相关疾病的治疗、脑血管病手术治疗、头伤合并伤、面肌痉挛及并发症等相关内容，约4.8万余字；副主编陈茂刚主要负责脑梗死、脑栓塞、脑出血等相关内容，约8万余字；副主编陈锋主要负责常用诊疗技术、颅内肿瘤、颅脑损伤、常见并发症等相关内容，约4.3万余字；副主编李云霞主要负责危重患者的监护、脑损伤、颅内肿瘤、重症肌无力以及其他手术后等相关疾病的护理内容，约3.6万余字；副主编胡惠萍主要负责高血压脑出血、出血性脑血管疾病、脑卒中、脑血管相关手术等相关疾病的护理，约3.5万余字；副主编梁武主要负责颅脑损伤的监护以及神经外科常见急危重症的救护等相关内容，约3.5万余字；副主编王艳丽主要负责危重患者的监护与颅脑损伤手术患者的护理等相关内容，约3万余字；编委戚晓渊主要负责实验诊断等相关内容，约1万余字；编委曹刚主要负责脑血管疾病等相关内容，约1万余字；编委徐胜主要负责自发性脑室内出血等相关内容，约1万余字；编委毛建辉主要负责颅脑创伤患者激素的应用等相关内容，约1万余字；编委赵丹丹主要负责神经外科专科护理等相关内容，约1万余字；编委张海泉主要负责主要负责颅脑损伤等相关内容，约 1 万余字；编委邢俊领主要负责颅脑创伤颅内压监护等相关内容，约 1.5 万余字；编委赵景娜主要负责颅内压增高、头皮损伤、颅骨骨折等相关护理内容，约 1.5 万余字；编委祖向阳主要负责高血压性脑出血等相关内容，约 1.5 万余字。

目 录

第一章

神经外科解剖学基础

第一节　神经元

神经元（neuron）是构成神经系统的结构和功能单位，包括细胞体和突起两部分，具有感受刺激和传导冲动的功能；神经元按照突起的数目，可以分为单极神经元、双极神经元和多极神经元三大类。按照神经元的功能可以分为感觉神经元、中间神经元及运动神经元。神经胶质具有支持、保护和营养神经元的作用。

1. 细胞体　神经元胞体由细胞核、细胞质和细胞膜构成。

（1）细胞核：大多数神经元含有一个大而圆的细胞核。有些细胞可有 2～3 个。胞核的染色质较少，有一深染的核仁。小神经元此特点并不明显。核膜为双层膜结构，连续并有等距离的核孔，其数目依细胞的类型、功能状态及细胞周期而不同。

（2）细胞质：神经元的细胞质除含有细胞器和包含物外，还含有特有的尼氏体和神经元纤维。尼氏体分布于整个胞体和树突，而不存在于轴突。神经元纤维存在于神经元胞体和突起中。

（3）细胞膜：为包被在胞质表面的薄层质膜，由双分子层的脂类和球状蛋白分子组成。

2. 突起

（1）树突：树突可看作是细胞体的延伸部，逐渐变细而终止。细胞器大多也进入树突近端部分，但远离细胞体段细胞器则逐渐减少。多种神经元树突表面发出多种形状的细小突起，被称之为树突棘。

（2）轴突：大多数神经元都有一条细而均匀的轴突。轴突在胞体起始部位的锥形隆起被称之为轴丘。轴突在不同的神经元长短不一，最长的可达 1m 以上，短者仅及胞体周围。

3. 神经纤维　神经纤维成自轴突。周围神经的轴突外都包被有 Schwann 细胞，粗大的周缘轴突在 Schwann 细胞鞘内还包着髓鞘。周围神经最细的轴突没有髓鞘。根据有无髓鞘可将神经纤维分为有髓神经纤维和无髓神经纤维，髓鞘的折光性使新鲜的有髓纤维呈白色。

（孙泽林　戚晓渊）

第二节　头　皮

头皮按位置可分为额、颞、顶、枕部。由外向里可分为五层（颞部无帽状腱膜及其下层，为颞浅、深筋膜及颞肌）（图1－1）：

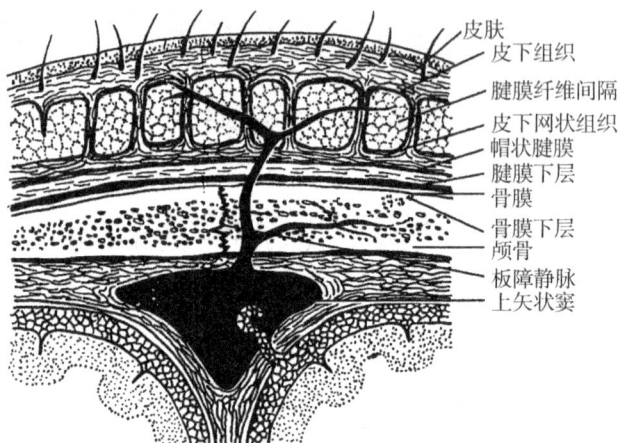

图1－1　头颅组织结构

（1）皮肤：由表皮和真皮组成。含有汗腺、皮脂腺、毛囊、血管、淋巴等。

（2）皮下组织：由脂肪和粗大而垂直的纤维束构成。富含血管、神经和脂肪。

（3）帽状腱膜：前后分别与额肌以枕肌相连，两侧与颞浅筋膜相连。它以纤维束与皮肤紧密相连。

（4）帽状腱膜下层：位于帽状腱膜下，为疏松的结缔组织，其下为骨膜。故当发生帽状腱膜下血肿时，血液向各方向发展，血肿量多时可充满整个帽状腱膜下层。

（5）骨膜：位于颅骨表面，于颅缝处与颅骨结合紧密。故骨膜下血肿常局限，一般不超过一块颅骨。

（6）头皮的重要血管、神经与淋巴：

血管：眶上动脉、滑车上动脉为眼动脉分支，来自颈内动脉、颞浅动脉、枕动脉耳后动脉则为颈外动脉的分支。导静脉位于帽状腱膜下层，与颅内静脉窦相通，导静脉无瓣膜，故颅外感染亦可经导静脉引起颅内感染。

神经：眶上神经与眶上血管伴行，分布于额部皮肤。滑车上神经为眼神经分支，分布于额下部和上睑皮肤和结合膜。耳颞神经为下颌神经分支，分布于颞部皮肤。枕大神经为第二颈神经后支分支，与枕血管，分布于头后部皮肤。

淋巴：头皮内有大量淋巴管，但大多无淋巴结，一般均汇流至头颈交界处的淋巴结。

（孙泽林　戚晓渊）

第三节　脑室解剖学

脑室系统包括侧脑室、第三脑室、中脑导水管和第四脑室等部分。

1. 侧脑室　侧脑室位于大脑半球内，是一不规则的室腔。正常情况下左右对称，内含透明的脑脊液，每侧侧脑室大约含有7～15ml脑脊液，两侧共约30ml。侧脑室在前部经室间孔与第三脑室相通，又分为侧脑室额角（前角）、中央部（体部）、三角部、枕角（后角）和颞角（下角）。

（1）额角：伸入额叶，是室间孔前方的部分，长约2.5cm，内无脉络丛。

（2）体部：侧脑室体部位于顶叶内，从室间孔向后到三角部，全长约5cm。侧脑室的顶外壁为胼胝体下面，内侧壁为透明隔；底面斜向上内，从外向内为尾状核、脉络丛和穹隆。

（3）三角部：是侧脑室体部、枕角和颞角的连接部分，无明显的界限，其平均宽度为2.3cm。

（4）颞角：相当于颞中回的位置，下角距颞极约2.5cm。颞角的内壁为尾状核尾部和终纹；底面从外向内，为侧副隆起和海马。其顶部为白质由尾状核和杏仁核及胼胝体部构成；其外侧壁为通过胼胝体体部和压部的纤维。

（5）枕角：始于胼胝体压部，续三角部，向后伸入枕叶。

2. 第三脑室　位于两侧丘脑之间，借助室间孔与两侧侧脑室相通；借助中脑导水管与第四脑室相通。第三脑室的侧面观呈不规则的四边形。

3. 中脑导水管　为一狭窄的管道，连接第三脑室和第四脑室，呈弧状，长约7~15mm。

4. 第四脑室位于小脑之前，脑桥和延髓上部分之后。第四脑室有3个孔与蛛网膜下隙相通，1个中孔（Magendie孔）和2个侧孔（Luschka孔）。

5. 小脑延髓池　不属于脑室范畴内，位于第四脑室之下，是小脑下面后部和延髓之间的蛛网膜下隙。临床上在腰椎穿刺十分困难的情况下，有时通过小脑延髓池穿刺而获取脑脊液。

（孙泽林　戚晓渊）

第四节　脑和脊髓血管解剖学

脑的动脉源于颈内动脉和椎动脉。以顶枕沟为界，大脑半球前2/3和部分间脑由颈内动脉供血（前循环），大脑半球后1/3以及部分间脑、脑干和小脑由椎动脉供血（后循环）。前后循环的动脉可分为皮质动脉和中央动脉两类，皮质动脉营养皮质及其下面的白质，中央动脉供应基底核、内囊和间脑等。

1. 颈内动脉　起自颈总动脉，自颈部向上直至颅底，经颞骨岩部的颈动脉管进入海绵窦，紧靠蝶骨体，以后在前床突的内侧穿出海绵窦，在视交叉的外侧分出大脑前动脉和大脑中动脉。在岩骨内颈内动脉作水平方向行向前内，在破裂孔的中部垂直向上（垂直部分在脑血管造影上为 C_5 段，长约3cm），在岩骨尖蝶鞍底的后端进入颅内，向前进入硬脑膜（即海绵窦）内。颈内动脉沿蝶鞍底向内行走在颈动脉沟中（C_4）。继在鞍底的前端折向上（C_3）。又稍向后折到前床突的下内，穿出硬脑膜折向后上（C_2）。C_2 在鞍背后床突的上前方转向外乃为 C_1 段（C_1 长约1.5~2cm）。颈内动脉的直径，男性平均5.1mm，女性平均4.8mm。颈内动脉分为颈部、岩部、海绵窦部和大脑部4个部分。颈内动脉海绵窦部呈"S"形弯曲，在穿出窦顶处发出眼动脉。颈内动脉在蝶骨体外侧和上方这一段，临床上称为虹吸部（C_2、C_3 和 C_4），是动脉粥样硬化的好发部位。

颈内动脉的主要分支包括：眼动脉、脉络膜前动脉、大脑前动脉、前交通动脉、大脑中动脉和后交通动脉。

（1）大脑中动脉：是颈内动脉最大的分支，大脑中动脉的分支发生栓塞的机会比其他动脉更为常见。大脑中动脉由颈内动脉发出后，略向前又折向外，称横行部（M1 段）。又折向后进入大脑外侧裂。大脑中动脉在大脑外侧裂内脑岛的表面向后向上到分叉之前为 M2 段。由 M2 段的开始处，亦即恰到外侧裂之前，发出分支。第1支称为眶额动脉，向前分布到额中回，并和大脑前动脉的眶动脉吻合。另一支向后向上称为额顶升动脉（蟠台动脉）。额顶升动脉分成 3 小支，向前一支称中央沟前动脉；当中一支名中央沟动脉；向后一支名顶前动脉。额顶升动脉为 M3 段。大脑中动脉在外侧裂部分也称为侧裂动脉。大脑中动脉在外侧裂分出 3 条主干和几条小支。分支之前半位于外侧裂中为 M3 段。大脑中动脉分支的情况可能有变异。有时一条主干分出三条大支，即顶后支（供应顶叶后部）、角回支（供应角回附近）和颞后支（供应颞叶后部）。有时一条主干分为两个大支，其中一支再分为两个大支。大脑中动脉的末端也就是分布到半球表面的血管为 M4 段和 M5 段。大脑中动脉在 M1 段的背侧有 1～3 组进入脑实质的深穿支，和大脑中动脉成锐角（0～45°角）逆行发出。内侧的称为豆状核丘脑动脉，外侧的称为豆状核纹状体动脉，经前穿质进入脑实质。供应壳核、苍白球、内囊、尾状核和丘脑。这 1～3 组动脉因其主要供应基底核的尾侧部，所以也称为尾侧纹状体动脉。

（2）大脑前动脉：行于视神经的上面，与对侧的大脑前动脉在中线上借前交通动脉相连，然后沿胼胝体沟后行，分布与顶枕沟以前的内侧面以及额叶底面的一部分，其分支也经半球的上缘转至额、顶二叶上外侧面的上部。大脑前动脉由颈内动脉发出后，呈水平方向向内向前，越过视神经之上到底中线（A1 段），进入大脑纵裂。大脑前动脉进入大脑纵裂后乃垂直向上。先发出眶动脉（有时 2～3 支），向前向下，分布到额叶眶面，和大脑中动脉的眶额动脉吻合。大脑前动脉从 A1 段之后到发出额极动脉之前称上行部（A2 段）。额极动脉由大脑前动脉发出后，向前稍向外，绕额极前端分布。有时额极动脉由胼胝体缘动脉发出。大脑前动脉在发出额极动脉之后，乃绕胼胝体膝部折向后，此段为胼胝体膝部（A3 段）。由膝部弯向后更名为胼胝体周动脉（A4 段）。胼胝体周动脉和胼胝体基本平行，而后端略低。胼胝体周动脉沿途发出分支，供应额叶和顶叶的内侧面，并且由大脑内上缘折向凸面。胼胝体周动脉的末端和胼胝体周动脉的分支为 As 段。大脑前动脉在发出额极动脉之后，又发出胼胝体缘动脉，初向上、继向后，在胼胝体沟内走行，恰在胼胝体周动脉之上且与之平行。胼胝体缘动脉发出前、中、后和额内动脉支，终支名旁中央动脉，分布到旁中央小叶。大脑前动脉发出 2 条穿动脉进入脑实质，也称为 Heubner 动脉或头侧纹状体动脉。Heubner 动脉在大脑前动脉分出前交通动脉之前发出，呈逆行的锐角由主干发出。进入前穿质，分布到尾状核头部、内囊额部的前半和侧脑室前角的室管膜等处。

（3）后交通动脉：在颈内动脉的 C$_1$ 段发出后交通动脉，其长度约 1.5cm，和大脑后动脉吻合。丘脑极动脉（又称丘脑结节动脉）是从后交通动脉上发出的，供应丘脑前部，一些人此动脉缺如。后交通动脉和大脑后动脉的吻合处，也就是大脑后动脉由基底动脉发出后的 1cm 处，后交通动脉将大脑后动脉分成 P1 段和 P2 段，P1 段又称基底交通动脉或中脑动脉，丘脑穿动脉（又称丘脑－下丘脑旁正中动脉）就从此处发出，供应丘脑内侧结构和中脑。在 P2 段先后发出丘脑膝状体动脉和脉络膜后动脉。在后交通动脉上方约 2～3cm 处，由 C$_1$ 段的最末部分发出脉络膜前动脉。

2. 椎动脉和基底动脉　由锁骨下动脉第 1 段发出后，垂直上升，稍向后，进入第 6 颈椎横突孔中。继在颈椎横突孔中上升，一直到第 2 颈椎横突孔（V1 段）。由第 2 颈椎横突孔上方行向外（V2 段），又进入第 1 寰椎横突孔（V3 段）。然后，椎动脉向前、向上并向内穿过硬脑膜，由枕大孔之后外侧入颅。V4 段是两侧椎动脉从枕骨大孔硬脑膜到双侧椎动脉汇聚形成基底动脉之间的部分。在脑桥下缘，两侧椎动脉呈 50°角合成基底动脉。

椎动脉和基底动脉发出的主要动脉包括：脊髓前动脉、脊髓后动脉、小脑后下动脉、小脑前下动脉、迷路动脉、脑桥动脉；小脑上动脉和大脑后动脉。

大脑前、中和后动脉起始段借前、后交通动脉相连接，在蝶鞍的上面环绕视交叉、灰结节和乳头体，形成大脑动脉环（Willis 环），大脑动脉环对保持正常的颅内血液供应起到了非常重要的平衡协调作用。

3. 脑的静脉　脑的静脉不与动脉伴行，可分浅、深两组：浅静脉收集皮质和皮质下髓质的静脉血，注入邻近的硬脑膜窦；深静脉收集大脑深部髓质、基底核、内囊、间脑和脑室脉络丛等处的静脉血，最后汇成一条大脑大静脉，注入直窦。

4. 脊髓的血管　脊髓的动脉有两个来源，椎动脉和一些动脉（肋间后动脉和腰动脉）的脊髓支。脊髓后动脉有 2 条，脊髓前动脉仅有 1 条，在其下行的过程中，不断得到来自肋间后动脉和腰动脉的脊髓支血管的补给和加强。由于脊髓有 2 条后动脉，血供相对丰富，临床上发生缺血的机会要比脊髓前动脉少得多。脊髓前后动脉除了颈段是由椎动脉的分支所合成外，在胸、腰和骶髓，则由肋间动脉、腹主动脉等之主干和其分支所发出的小血管参与合成。这些小血管由椎间孔进入椎管，称为根动脉。根动脉沿神经根进入椎管后，又分为前、后根动脉，前、后根动脉与下行的脊髓前后动脉形成吻合。在下胸段和腰段，有一条根动脉直接延续成前根动脉和脊髓前动脉称为 Adamkiewcz 动脉。由于脊髓的动脉供应有两个来源，有些节段两个来源的血液供应不够充分和衔接得不好，临床上容易发生缺血性损害，这些区域称为危险区，与大脑动脉供血的分水岭区相似，如脊髓的 T_4 和 L_1 节段，也是缺血性脊髓血管病的好发部位。脊髓的静脉位于脊髓的前、后面，回流的脊髓静脉血注入脊髓硬膜外腔内的静脉丛中。

（孙泽林　戚晓渊）

第五节　颅脑局部解剖定位

（一）骨性标志和颅缝体表投影

1. 骨性标志

（1）枕外隆凸：枕骨后方突出的骨结节。其深面标志窦汇，两侧平伸的骨嵴为项上线，标志横窦水平。

（2）额隆凸：额骨前部两侧最突出的部分。标志额中回。

（3）顶隆凸：即顶骨结节。约在耳后上方 6cm，偏后 1cm。其深面对缘上回。

（4）颧弓：双侧颞骨的前下方，其上缘对大脑颞叶前端下缘。

（5）眶上缘：其中内 1/3 为眶上切迹或眶上孔，有眶上神经、血管穿过。

（6）额骨外侧角突：额骨外侧端突起部分，为翼点入路颅骨钻孔时的重要标志。

（7）翼点：额、顶、颞、蝶骨交界处。

（8）星点：顶骨、枕骨、颞骨乳突部交界处。标志着横窦转为乙状窦的部位。

（9）冠矢点：冠状缝与矢状缝交点。约在鼻根至枕外隆凸的 1/3 交界处。

（10）人字点：矢状缝与人字缝交点。约在枕外隆凸上 6cm。

2. 颅缝的体表投影

（1）冠状缝：冠矢点到颧弓中点的中上 2/3。

（2）人字缝：人字点到双侧乳突根部的中上 2/3。

（3）矢状缝：冠矢点和人字点的正中连线。其后 1/3 交界处两侧常有顶骨孔。

（4）枕骨缝：枕骨和乳突的交界处，其深面有导血管。

（5）额中缝：未闭合的双侧额骨之间的骨缝。

（二）脑主要沟、回的主要投影

1. 颅基线（reid）　眶下缘最低点至外耳门中点的连线。大脑颞、枕叶在其上。

2. 大脑外侧面主要沟、回、裂

（1）外侧裂：翼点至顶结节连线的前 2/3 段即为外侧裂的投影。

（2）中央沟：眉间到枕外隆凸连线中点后方 2.5cm，向两侧前下方与矢状线成 67.5° 的角。上段 9cm 代表中央沟，但应注意小儿角度偏大。

（3）大脑纵裂：从眉间到枕外隆凸的连线。

（4）前、后中央沟：在中央沟前后各 1.5cm。

（5）中央前、后回：在中央沟与中央前、后沟之间。

（6）缘上回：在顶隆凸的深面。

（7）角回：顶隆凸后 3～4cm，在优势半球为阅读中枢。

（孙泽林　戚晓渊）

第六节　周围神经系统

周围神经系统可分为三部分：与脑相连的脑神经、与脊髓相连的脊神经和与脑和脊髓相连的内脏神经。

（一）脑神经

脑神经有 I 到 XII 共 12 对脑神经。按其顺序分别为嗅神经、视神经、动眼神经、滑车神经、三叉神经、展神经、面神经、前庭蜗神经、舌咽神经、迷走神经、副神经和舌下神经。脑神经按组成的纤维成分可分为 3 类：

1. 感觉神经　包括嗅神经、视神经和前庭蜗神经。

2. 运动神经　包括动眼神经、滑车神经、展神经、副神经和舌下神经。

3. 混合神经　包括三叉神经、面神经、舌咽神经和迷走神经。

（二）脊神经

脊神经共有 31 对，其中有颈神经 8 对，胸神经 12 对，腰神经 5 对，骶神经 5 对，尾神经 1 对。脊神经穿出椎间孔后分为前支和后支。每一对脊神经都为混合神经，既含感觉神经纤维又有运动神经纤维。

脊神经在皮肤的分布具有节段性，这一点对于神经系统疾病的诊断和治疗具有十分重要的意义。

（三）内脏神经

内脏神经包括内脏感觉神经和内脏运动神经。内脏运动神经分为交感神经和副交感神经。交感神经节前纤维的神经元胞体位于胸脊髓和腰脊髓 1～3 节的灰质侧角内。副交感神经节前纤维的神经元胞体位于脑干和骶脊髓 2～4 节的灰质前角内。内脏神经系统在皮质和皮质下中枢的调节下管理、调整人体的重要生命活动（呼吸、循环、消化、体温调节、代谢等）。

（赵志勇）

第七节　脊髓解剖学

脊髓位于椎管内，呈圆柱形，前后稍扁，横断面上，颈段呈扁圆形，胸段呈圆形，腰骶段接近圆形。脊髓的外面有被膜包绕，脊髓与脊椎的弯曲一致。脊髓的粗细上下不一，颈部较粗，其最粗的部位称为颈膨大（$C_4 \sim T_1$，以 C_7 处最粗）。其次为腰部，称为腰膨大（$L_1 \sim S_2$，以 L_4 处最粗）。脊髓的上端在平对枕骨大孔处与延髓相连，下端到第 1 腰椎的下缘或下 1/3。成人的脊髓长度约 45cm，重约 $30 \sim 35g$。脊髓的末端变细，称为脊髓圆锥；自脊髓圆锥向下延为细长的终丝，终丝已是无神经组织的细丝，在第 2 骶椎水平被硬脊膜包裹，向下止于尾骨的背面。脊髓本身从外形和内部结构看都是连续的，并不分节段。根据脊神经根的出入范围将脊髓划分为 31 个节段，即 8 个颈节，12 个胸节，腰节和骶节各 5 个，1 个尾节。

在胚胎 3 个月以前，脊柱与脊髓等长，所有脊神经根呈直角自脊髓发出，进入相应的椎间孔。从胚胎第 4 个月开始，脊髓的生长速度比椎管缓慢下来，由于其头端连接脑处是固定的，因此脊髓的上段与脊椎的局部关系未变，而下部与脊柱的相应关系逐渐不一致。腰、骶和尾部的神经根在未出相应的椎间孔之前，有一长段在椎管内通行，它们围绕终丝形成马尾，实际上马尾是 L_2 以下的后 10 对走在椎管内的脊神经。在成人一般第 1 腰椎下缘以下已没有脊髓，因此在临床上经常选择第 3、4 或 4、5 腰椎间隙作为腰椎穿刺点。

脊髓颈膨大和腰膨大的成因与肢体的发达有关，颈膨大相当于臂丛发出的节段，支配上肢；腰膨大相当于发出腰骶丛的节段，支配下肢。

脊髓的表面借前后两条纵沟分为对称的两半。前面的前正中裂较深，后面的后正中沟较浅。此外还有两对外侧沟，即前外侧沟和后外侧沟。脊神经的前根从前外侧沟走出，由运动神经组成，后根经后外侧沟进入脊髓，由脊神经节感觉神经元的中枢突所组成。每条后根在与前根汇合前，有膨大的脊神经节。

脊髓和脊椎的长度不等，所以脊髓的节段与脊柱的节段并不完全对应。临床医生了解某节脊髓平对某节椎骨的相应位置，对脊髓病的定位诊断非常重要。

脊髓的各节段中，脊髓内部的特征总体上大致相似。在脊髓的横断面上，中央管的周围是 H 形的灰质，主要由神经细胞体和纵横交织的神经纤维所组成。灰质的外面是白质，主要是纵行排列的纤维束。

每侧的灰质，前部扩大的部分为脊髓前角，后部狭细部分为脊髓后角。在胸髓和腰髓的 $2 \sim 3$ 节，脊髓前后角之间还有侧角。中央沟前后的灰质称为灰质联合，将两侧的灰质连接起来。前、后角之间的外侧，灰、白质交织，成为网状结构，在颈髓特别显著。白质通过脊髓的纵沟分为 3 个索。前正中裂与前外侧沟之间为前索，前、后外侧沟之间为外侧索，后外侧沟与后正中沟之间为后索。在灰质联合内有纤维横越，称白质联合，是左右侧的纤维在此交叉通过的地方。白质联合借中央管分隔为白质前联合和白质后联合。

脊髓 3 个索的白质由许多纤维束所组成。凡同起止、同功能的一束纤维，称为一个纤维束。纤维束一般多按它的起止而命名，如自脊髓灰质神经元发出的一个纤维束止于背侧丘

· 7 ·

脑，则称为脊髓丘脑束。纤维束分上行和下行两种。上行纤维束起自脊髓神经节细胞或脊髓灰质，将各种感觉信息自脊髓传递到脑部。下行纤维束自脑部的不同水平，止于脊髓。长距离的上、下行纤维束位于白质的外周。紧贴灰质边缘的是一层短距离的纤维，起自脊髓止于脊髓，称为固有束。后根、固有束和前根共同参与执行脊髓节内和节间的反射活动。

脊髓上行的纤维束主要包括薄束、楔束、脊髓小脑后束、脊髓小脑前束和脊髓丘脑束。薄束和楔束是后根内侧部纤维在同侧后索的直接延续。薄束起自同侧 T_4 以下的脊神经节细胞，楔束起自同侧 T_4 以上的脊神经节细胞。节细胞的周围突分别至肌肉、肌腱、关节和皮肤的一些感受器。中枢突经后根内侧部进入脊髓的后索中上行，止于脊髓的薄束核和楔束核。脊髓小脑后束位于外侧索的后外缘，起自胸核，自此发出粗的有髓纤维在同侧外侧索上行，经小脑下脚进入小脑。脊髓小脑前束在脊髓小脑后束的前方，主要起自于腰骶膨大节段脊髓灰质第 V~VII 层的外侧部。此束纤维主要是交叉的，上行经小脑上脚背方入小脑。脊髓丘脑束位于外侧索的前半和前索中，脊髓丘脑束在外侧索位于脊髓小脑前束的内侧。此束的起始细胞接受痛、温度觉以及触压觉的冲动。脊髓丘脑束在同侧上升 1 个节段后交叉到对侧，在对侧的外侧索前半和前索内上行，主要止于背侧丘脑的腹后核。

脊髓下行的纤维束包括皮质脊髓束、红核脊髓束、前庭脊髓束和其他一些下行束。皮质脊髓束是人类脊髓中最大的下行束，它起源于大脑皮质中央前回以及皮质其他的某些区域。这些纤维自皮质下行，在延髓锥体交叉中大部分纤维交叉，至对侧脊髓小脑后束的内侧下行，直达骶髓。没有交叉的小部分纤维，在同侧前索中下行，居前正中裂两侧，一般下行不超过胸节，为皮质脊髓前束。皮质脊髓束和前角运动细胞共同组成随意运动的传导通路。红核脊髓束位于皮质脊髓束的腹外侧，起自中脑的红核，纤维发出后立即交叉，下行止于灰质的第 V~VII 层。刺激红核时，激活对侧屈肌运动神经元，抑制伸肌运动神经元。前庭脊髓束位于前索，起自脑干的前庭神经外侧核，此束在同侧下行远达腰骶节，逐节终止于脊髓灰质的第 VIII 层和第 VII 层。前庭脊髓束提高同侧肢体的伸肌张力，刺激前庭神经外侧核时兴奋伸肌运动神经元，抑制屈肌运动神经元。其他下行束还有顶盖脊髓束、内侧纵束和网状脊髓束等。

脊髓的功能是将脑部和外周神经联系在一起，通过脊髓使得外周的信息能够及时传达到脑部，大脑的指令能够迅速抵达到外周效应器官上。脊髓的另一功能是完成一些复杂和简单的反射活动，例如腱反射和排尿反射等。脊髓通过脊神经所完成的复杂功能，许多都是在脑部的各级中枢控制和调节下，通过各上、下行纤维束来共同完成的。当脊髓与脑部分离后，脊髓仍可完成许多简单的反射。脊神经前后根、脊髓灰质和固有束组成了脊髓反射的形态基础，在此基础上完成脊髓节内和节间的反射活动。

（赵志勇）

第八节　脑与脊髓的血液供应、被膜及脑脊液循环

（一）脑的血液循环

脑的代谢十分活跃，故血液供应很丰富。虽然人脑不到体重的 3%，但其血流量却达全身血流量总和的 20%。因为脑几乎无供能物质储存，故如果脑血液循环完全阻断，则 5 秒即可致意识丧失，5 分钟即可致不可逆的损害。

1. 脑的动脉系统　脑动脉系统可分为颈内动脉系统和椎－基底动脉系统。

（1）颈内动脉：颈内动脉起自颈总动脉，上行至颅底，经颈动脉管及破裂孔入颅，经过海绵窦，然后分为大脑前动脉和大脑中动脉。其可分为颈部、岩部、海绵窦部和床突上部。海绵窦部和床突上部常合称为虹吸部，走行迂曲。在海绵窦段，先沿颈动脉沟向前，至前床突内侧时弯向后上。颈内动脉与动眼神经、滑车神经、三叉神经第Ⅰ、Ⅱ支与展神经在海绵窦内相邻。颈内动脉颅内段的分支：

1）脑膜垂体干、海绵窦下动脉和垂体被膜动脉：三者皆为颈内动脉自海绵窦段发出的分支。其中脑膜垂体干分为小脑幕动脉、脑膜背侧动脉和垂体下动脉。

2）眼动脉：颈内动脉进入蛛网膜下腔时发出，沿视神经外下方，经视神经管入眶。

3）垂体上动脉：在眼动脉起始部上方发出。

4）后交通动脉：向后发出与大脑后动脉相吻合。

5）脉络丛前动脉：自后交通动脉起始部稍上方发出，入侧脑室脉络丛。

6）大脑前动脉：自视交叉外侧发出。大脑前动脉自发出后向前走行，至视交叉上方入大脑纵裂，绕胼胝体膝，沿胼胝体沟向后走行达胼胝体压部稍前方，斜向后上延续为终支。

中央支：于近侧段发出前穿动脉，穿前穿质入脑实质。其中一条称为 Heubner 返动脉，自大脑前动脉外侧壁发出，返向后外，穿前穿质入脑。

皮质支：由前至后依次发出眶动脉、额极动脉、胼缘动脉（额前动脉、额中动脉、额后动脉、旁中央动脉）、胼周动脉、楔前动脉。

7）大脑中动脉：为颈内动脉最大的分支，即其延续的部分。先水平向外侧走行，再入外侧裂弯向后方，沿外侧裂向后上方走行，沿途发出中央支与皮质支。中央支：于大脑中动脉近侧段近乎直角向上发出豆纹动脉，穿前穿质入脑，分布至壳核、尾状核、内囊前、后脚和膝部的上 2/3 及外囊屏状核等。豆纹动脉可分为内外侧两组。皮质支：包括眶额动脉、中央前沟动脉、中央沟动脉、中央后沟动脉、顶后动脉、角回动脉、颞前动脉、颞中间动脉、颞后动脉等。它分布于大脑半球的外侧面的大部和额叶眶面外侧部。

（2）椎－基底动脉：两侧椎动脉起自锁骨下动脉，上行穿横突孔，经椎动脉沟、枕骨大孔入颅。入颅后至脑桥延髓沟合并为一条基底动脉。基底动脉沿基底沟内继续上行，达脑桥上缘时分为左右大脑后动脉。椎－基底动脉的主要分支：

1）脊髓前动脉、脊髓后动脉。

2）小脑下后动脉：自椎动脉发出，分布于小脑半球下后部和脊髓。

3）小脑下前动脉：自基底动脉起始段发出，分布于小脑半球下前部。迷路动脉常起自小脑下前动脉袢，有少部分则起自基底动脉。

4）脑桥动脉：自基底动脉发出，入脑桥。

5）小脑上动脉：自基底动脉上端发出。其与大脑后动脉之间有动眼神经通过，故如发生小脑幕切迹疝，则动眼神经受压而引起相应症状。

6）大脑后动脉：为基底动脉最后的分支。常以后交通动脉为界分为近、远侧段。中央支：后内侧中央动脉，自大脑后动脉近侧端发出，穿后质入脑，其中一部分成为丘脑穿动脉；后外侧中央动脉，即丘脑膝状体动脉自远侧段发出，分布于丘脑后部及外侧膝状体；四叠体动脉，脉络丛后动脉。皮质支：依次发出颞下前、中、后动脉，距状裂动脉及顶枕动脉。

（3）脑底动脉环：又称为 Willis 环，位于脑底面，由前交通动脉、两侧大脑前动脉起始段、两侧颈内动脉末端、两侧后交通动脉和两侧大脑后动脉起始段构成。此环内围有视交叉、灰结节、漏斗和乳头体。此环也发生一定的变异，如一侧后交通动脉狭细，甚至缺如而不成完整的环。应予注意与动脉狭窄闭塞鉴别。

2. 脑的静脉系统（图 1－2） 脑的静脉回流并不与动脉伴行。脑的静脉回流系统分为深、浅静脉系统。两者通过一定的侧支发生吻合，如某一静脉系统回流受阻，这些吻合便可提供回流的侧副循环途径。

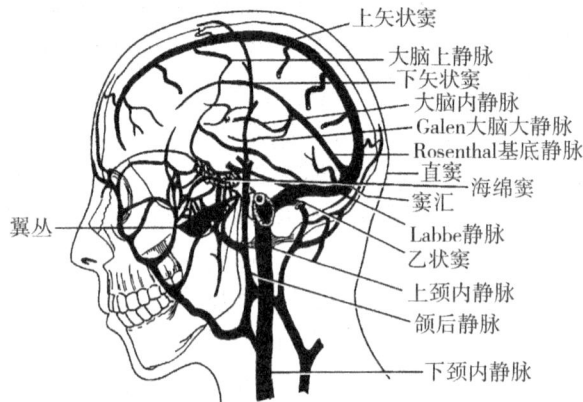

图 1－2 颅内外静脉回流

（1）大脑浅静脉：主要引流大脑皮质和皮质下髓质的静脉血。可分为三组：

1）大脑上静脉：回流大脑半球上外侧面和内侧面上部的静脉血，每侧半球约为 8～10 条。由前至后可分为额叶静脉、Rolando 静脉、顶叶静脉和枕叶静脉。大脑上静脉。它们由下向上走行，注入上矢状窦。大脑上静脉位于硬膜下的部分成为桥静脉，其长约 1～1.5cm。可使脑组织在颅内有一定的位移。

2）大脑中浅静脉：又称为 Sylvius 浅静脉。起于大脑背外侧面，沿大脑外侧裂行向前下注入海绵窦。它与大脑上静脉有许多吻合，其中有两条比较明显的吻合静脉：大吻合静脉（Trolard 静脉），在中央沟或中央后沟附近向后上方与上矢状窦相吻合。后吻合静脉（Labble 静脉），在颞叶外面向后下与横窦吻合。

3）大脑下静脉：回流大脑半球下外侧面的静脉血，注入横窦或岩上窦。

（2）大脑深静脉：主要引流大脑半球深部结构、脑室脉络丛、枕叶、丘脑、基底核等处的静脉血。分为三组：

1）大脑内静脉：此静脉左右各一，于室间孔后方由隔静脉与丘脑纹状体静脉汇合而成。

2）基底静脉：又称为 Rosenthal 静脉，于前穿质由大脑前静脉和 Sylvius 静脉汇合而成。

3）大脑大静脉：又称为 Galen 大静脉，较短，约 1cm 长，向后注入直窦。主要引流大脑内静脉及基底静脉的静脉血。

（二）脊髓的血液循环

1. 脊髓的动脉 脊髓的动脉供血来源主要有：脊髓前动脉、脊髓后动脉和节段动脉。

（1）脊髓前动脉：自左右椎动脉末段发出一对，向前下走行降入椎管，两支脊髓前动脉合为一支，沿前正中裂下降，沿途分布至脊髓。

（2）脊髓后动脉：自椎动脉或小脑下后动脉发出，向下沿脊髓后外侧沟走行，沿途发支分布于脊髓。

（3）节段动脉：自椎动脉、颈深动脉、颈升动脉、肋间动脉、腰动脉、髂腰动脉和骶外侧动脉发出脊支，经椎间孔入椎管，再发出根动脉入脊髓。

2. 脊髓的静脉　脊髓实质的静脉血回流至脊髓表面的软膜静脉丛和静脉干，经脊髓前、后静脉引流到椎静脉丛和节段静脉。表面有6条静脉，即脊髓前、后正中静脉，脊髓前、后外侧静脉。它们的血液引流至椎静脉丛。

（三）脑与脊髓的被膜

脑与脊髓的表面有三层被膜包绕，由外向内依次为硬膜、蛛网膜、软膜。

1. 脑膜

（1）硬脑膜：为一坚韧的双层膜，其组成的重要结构：大脑镰、小脑镰、小脑幕、鞍膈及静脉窦。主要的静脉窦为：上矢状窦、下矢状窦、直窦、横窦、乙状窦、枕窦、岩上窦、岩下窦、海绵窦、海绵间窦等。

（2）蛛网膜：为一菲薄的结缔组织构成。其与硬脑膜之间为潜在的硬脑膜下腔。蛛网膜与软脑膜之间为蛛网膜下腔，充满脑脊液。在有些部位其明显扩大加深，则称为脑池。手术中常需打开脑池放出脑脊液以降低脑压，有利于显示术野。

（3）软脑膜：紧贴于脑表面。

2. 脊膜

（1）硬脊膜：在枕骨大孔处与硬脑膜相移行，其只有一层。硬脊膜包绕脊髓和脊神经根，与椎骨内膜和黄韧带之间的间隙称之为硬膜外腔，但并不与硬脑膜外腔相通。

（2）蛛网膜：位于脊髓表面，在枕骨大孔处与脑蛛网膜相移行，向下达第二骶椎。其蛛网膜下腔与颅内蛛网膜下腔相通。

（3）软脊膜：紧贴于脊髓表面，并深入其沟裂。

（四）脑脊液循环

脑脊液位于脑室系统和蛛网膜下腔内，总量约150ml左右。其主要由脑室内的脉络丛分泌，最后由蛛网膜颗粒所吸收。其循环途径为：侧脑室脉络丛分泌，经室间孔至第三脑室，与第三脑室脉络丛分泌的脑脊液汇合，通过中脑导水管入第四脑室，再与其内的脉络丛分泌的脑脊液汇合，经正中孔与侧孔进入蛛网膜下腔，而浸润在脑与脊髓周围，最后经蛛网膜颗粒吸收入上矢状窦，进入血液循环中。

（王海霞）

第九节　颅脑横断层解剖

随着颅脑 CT、MRI、PET 等影像学的发展，断层解剖学逐渐成为一门新兴学科。本节筛选主要颅脑横断层解剖，分述如下。

1. 矢状缝层面　断面上，颅骨矢状缝明显，两侧为顶骨。头皮由皮肤、浅筋膜和帽状腱膜紧密连接而成，围绕于顶骨周围。浅筋膜内有数条浅静脉。经矢状缝层面的主要结构有顶骨、矢状缝等。

2. 上矢状窦和大脑上静脉层面　上矢状窦位于中线，前细后粗，其两侧出现大脑实质和数条大脑上静脉的断面。中央沟被切及，其前方为中央前回、中央前沟和额上回；后方为中央后回、中央后沟和顶上小叶。大脑上静脉收集大脑半球上外侧面和内侧面上部（胼胝体以上）的静脉血，约7～10条，位于硬膜下隙的部分称桥段，与硬脑膜相贴的部分称贴段，在神经外科手术时极易受损出血，故有危险带之称。关键结构有上矢状窦和大脑上静脉。

3. 中央旁小叶层面　颅腔内可见左、右大脑半球，其外侧面由前向后表现为额上回、中央前沟、中央前回、中央沟、中央后回和顶上小叶。内侧面由前向后可见额内侧回、中央旁沟、中央旁小叶、扣带沟缘支和楔前叶。两大脑半球间为大脑纵裂，内有大脑镰。在大脑镰前、后两端，可见三角形的上矢状窦。上矢状窦血栓形成时，造影剂增强检查，此三角区的中心出现不强化区，称之为空三角征（emptydelta sign）。关键结构有额内侧回，中央旁小叶和楔前叶。

4. 经中央沟上部层面　此断层为 Reid 基线上方第13断层，经额骨和顶骨。关键结构有中央沟，额叶，顶叶等。

此断面主要为顶骨和大脑半球上部层面，枕叶位置较低未出现，额叶与顶叶之间的界线为中央沟，故在断面上辨别中央沟对确认脑叶、脑沟和脑回具有重要意义。在横断面上根据以下六点可准确地辨别中央沟：①中央沟大部分（87%）为一不被中断的沟。②中央沟较深，均自脑断面外缘约中份处向后内延伸，弯曲走行，在其前方和后方可见中央前沟、中央后沟与之伴行。③一般中央前回厚于中央后回，中央前回处皮质厚度为 4.5mm 左右。④先通过位于大脑半球内侧面的扣带沟缘支辨认出中央旁小叶，再进一步辨认中央沟。⑤中央沟在大脑半球外侧面走行约 8～10cm。⑥大脑白质的髓型有助于辨认中央沟。在 CT 图像上，正常脑沟宽度不超过5mm。

5. 经中央旁小叶下部层面　此断层为 Reid 基线上方第11断层，经额骨、顶骨和中央旁小叶。关键结构有中央前回，中央后回，中央旁小叶。

此断面通过扣带沟上方的中央旁小叶，大脑半球内侧面靠近中份是缘支，靠近前份的是中央旁沟，两者之间是中央旁小叶，其前后分别是额内侧回与楔前叶、楔叶。中央沟从脑断面外缘中段伸向后内，中央前、后沟较短与之伴行。根据大脑白质的髓型，中央沟的前方依次可见额上回、额中回和中央前回；中央沟的后方依次有中央后回、顶下小叶和顶上小叶。大脑镰位置居中，位于左右半球之间，其前后方可见上矢状窦的断面。

6. 经扣带回上部层面　此断层为 Reid 基线上方第10断层，经扣带沟、扣带回和顶枕沟。关键结构：扣带回，额叶，顶叶，枕叶。

大脑半球内侧面的中部是扣带回，其前方为额内侧回，后方为楔前叶和楔叶。依据大脑白质的髓型，此断面上大脑半球外侧面由前至后依次为额上回、额中回、额下回、宽厚的中央前回、略窄细的中央后回、顶下小叶和顶上小叶。枕叶出现，其与顶叶的分界为顶枕沟。大脑镰位置居中，位于左右半球之间呈矢状位，其前后方可见上矢状窦的断面。

7. 经半卵圆中心层面　此断层为 Reid 基线上方第9断层，经胼胝体上方及扣带回下部。关键结构：半卵圆中心，大脑镰。

此断面经胼胝体上方，大脑镰呈线状贯穿中线，位居左右半球之间，大脑镰位的前、后方可见上矢状窦的断面。中线两侧是一个非常广泛的髓质区，为左右大脑半球髓质形成的半卵圆中心（centrumsemiovale）所占据，大脑半球皮质和髓质分界明显。此处大脑半球的髓质成自三种纤维：①投射纤维，连接大脑皮质和皮质下诸结构，呈扇形放射，称辐射冠。②联络纤维，连接一侧半球各皮质区，人脑的联络纤维极为发达，与投射纤维和连合纤维相比其数量最大。③连合纤维，连接左、右大脑半球的相应皮质区。半卵圆中心的纤维主要为有髓纤维，故在 MRI T_1 加权图像上呈高信号，在 CT 图像上为低密度。脑内的脱髓鞘病变如多发性硬化、肾上腺脑白质营养不良以及脑结节硬化症等，常于该区出现单发或多发病灶。

大脑白质的髓型更加易于辨认，脑叶、脑沟、脑回的情况大致如下：大脑半球内侧面由前向后为额内侧回、扣带沟、扣带回、顶下沟、楔前叶、顶枕沟和楔叶。大脑半球外侧面由前向后依次为额上回、额中回、额下回、中央前回、中央后回、缘上回、角回和枕叶。

8. 经侧脑室上部层面　此断层为 Reid 基线上方第 8 断层，经侧脑室上部和胼胝体干。
关键结构：胼胝体干，侧脑室，尾状核。

侧脑室位于断面中部，中线的两侧呈"八"字形，分为前角、中央部和后角，可见其内侧的胼胝体和外侧的尾状核。尾状核紧贴侧脑室外侧壁，呈前大后小两个断面。胼胝体位居中线，在侧脑室之间，呈工形，工形的两横伸入半球髓质内形成额钳和枕钳，侧脑室前角之间的部分为胼胝体膝，后角之间的部分为胼胝体压部。

大脑半球内侧面被胼胝体分成前、后两部，前部由前至后为额内侧回和扣带回，后部由前至后为扣带回、楔叶和舌回。大脑半球外侧面的脑回由前至后依次为：额上回、额中回、额下回、中央前回、中央后回、缘上回、角回和枕外侧回（图 1-3）。

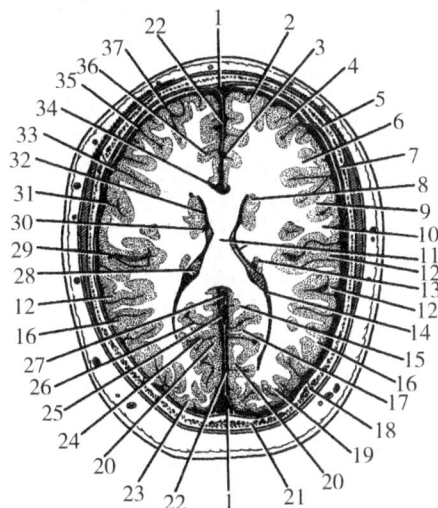

图 1-3　经侧脑室上部断面

1. 上矢状窦　2. 额上回　3. 大脑前动脉　4. 额中回　5. 额骨　6. 额下回　7. 冠状缝　8. 尾状核　9. 中央前回　10. 中央后回　11. 胼胝体干和侧脑室中央部　12. 缘上回　13. 背侧丘脑　14. 侧脑室后角　15. 扣带回峡　16. 角回　17. 楔叶　18. 人字缝　19. 枕叶　20. 舌回　21. 枕骨　22. 大脑镰　23. 枕外侧回　24. 距状沟　25. 直窦　26. 顶枕沟　27. 下矢状窦　28. 脉络丛　29. 外侧沟后支　30. 丘纹上静脉　31. 中央沟　32. 侧脑室前角　33. 中央前沟　34. 胼胝体沟　35. 额下沟　36. 扣带沟　37. 额上沟

9. 经第三脑室上部层面 此断层为 Reid 基线上方第 7 断层，经室间孔。关键结构：基底核，内囊，侧脑室，第三脑室。

侧脑室前角前部呈倒八字形的缝隙向前外伸展，后部宽大位于透明隔的两侧，并经室间孔与第三脑室相连，透明隔的后方与穹隆柱相连。第三脑室呈纵向走行的裂隙状，后方为胼胝体压部。侧脑室前角的外侧壁为尾状核头，两侧前角之间为胼胝体膝。背侧丘脑呈团块状，位于第三脑室的两侧，前端为丘脑前结节，后端为丘脑枕。尾状核和背侧丘脑的外侧是 ＞＜形的内囊，在 CT 图像上基底核和内囊清晰可辨。内囊外侧为豆状核壳的断面，壳的外侧为屏状核和岛叶，岛叶外侧的深沟为外侧沟，其内有大脑中动脉走行。后部的小脑幕呈 V 形，小脑幕与后方的大脑镰连接呈高脚杯状，杯内结构是小脑蚓。

大脑半球内侧面前部可见额内侧回和扣带回，大脑半球内侧面后部可见扣带回和舌回。大脑半球外侧面的脑回由前至后依次为：额上回、额中回、额下回、中央前回、中央后回、缘上回、角回和枕外侧回。距状沟和视辐射出现是此断层的重要特点。在横断面上辨认距状沟较为困难，禽距为距状沟在侧脑室三角区后内侧壁上形成的隆起，易于辨认，是识别距状沟的标志。临床影像学检查脑萎缩时，其影像学表现可见脑沟加深，脑裂变宽，蛛网膜下腔明显增宽，脑室系统多呈对称性扩大等改变（图 1-4）。

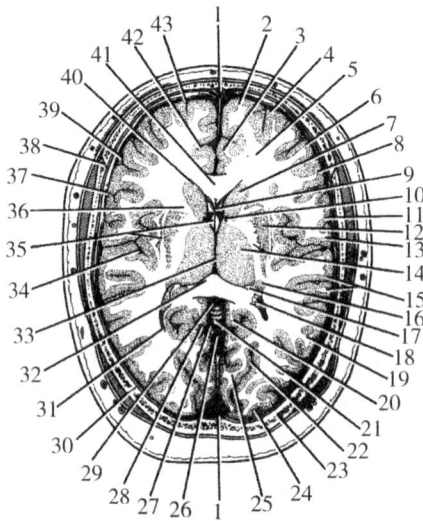

图 1-4 经第三脑室上部断面

1. 上矢状窦 2. 额上回 3. 扣带回 4. 额中回 5. 胼胝体额钳 6. 额下回 7. 尾状核 8. 额下回盖部 9. 透明隔 10. 丘纹上静脉 11. 中央前回 12. 壳 13. 中央后回 14. 背侧丘脑和内囊后肢 15. 缘上回 16. 尾状核尾 17. 海马伞 18. 脑室三角区和脉络丛 19. 角回 20. 扣带回峡 21. 小脑蚓 22. 侧副沟 23. 枕骨 24. 枕叶 25. 舌回 26. 下矢状窦 27. 小脑幕 28. 距状沟 29. 大脑内静脉 30. 人字缝 31. 禽距 32. 胼胝体压部 33. 第三脑室 34. 外侧沟和大脑中动脉 35. 穹隆和屏状核 36. 内囊前肢 37. 中央前沟 38. 冠状缝 39. 外侧沟升支 40. 侧脑室前角 41. 胼胝体膝 42. 扣带沟 43. 额上沟

10. 经松果体层面 此断层为 Reid 基线上方第 6 断层，经内囊、丘脑间黏合和上丘。关键结构：基底核，内囊，松果体。

尾状核头位于侧脑室前角的外侧，近似倒八字形，背侧丘脑为较大的灰质核团，居第三脑室两侧，其外侧有豆状核，呈三角形，两个白质板分隔其间，外侧大部称为壳，内侧两部合称苍白球，壳的外侧可见条纹状前后走行的屏状核，两者之间隔以外囊，屏状核的外侧是岛叶，两者之间隔以最外囊。尾状核、背侧丘脑与豆状核之间为内囊，可见内囊前肢，位于尾状核头与豆状核之间，内囊膝位于豆状核内侧角的尖端，内囊后肢位于背侧丘脑和豆状核之间。第三脑室居两侧背侧丘脑之间，其后方为缰三角、缰连合、松果体和大脑大静脉池。脑叶、脑沟与脑回大致同上一断层，在颞叶，可见皱叠的海马皮质被海马旁回所掩盖（图1-5）。

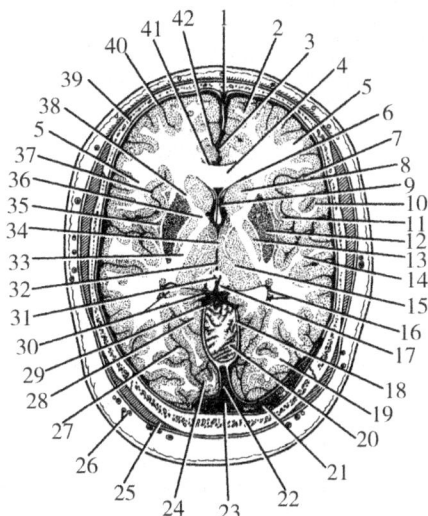

图1-5 经松果体断面

1. 上矢状窦　2. 额上回　3. 大脑前动脉　4. 胼胝体膝　5. 额下回　6. 侧脑室前角　7. 中央前回　8. 尾状核头　9. 透明隔　10. 中央后回　11. 岛叶　12. 壳　13. 苍白球　14. 颞上回　15. 背侧丘脑　16. 侧脑室后角和侧副隆起　17. 上丘　18. 小脑幕　19. 枕叶　20. 小脑蚓　21. 横窦　22. 直窦　23. 窦汇　24. 舌回　25. 枕额肌枕腹　26. 枕动、静脉　27. 侧副沟　28. 海马旁回　29. 大脑后动脉和小脑上动脉　30. 基底静脉和海马　31. 松果体　32. 第三脑室　33. 内囊后肢　34. 丘脑间黏合　35. 屏状核　36. 内囊膝　37. 外侧沟　38. 内囊前肢　39. 额骨　40. 额上沟　41. 胼胝体沟　42. 扣带回

11. 经前连合层面　此断层为 reid 基线上方第5断层，经前连合和上丘。关键结构：前连合，中脑，小脑。

大脑断面前移，大脑外侧沟分隔前方额叶及后方的颞叶，前方的额叶位于大脑纵裂的两边，颞叶位于断层左右两侧，小脑断面在其后方出现。中脑位居断面中央，其后部左右稍隆起者为上丘，中脑水管形似针孔样位于顶盖的前方，黑质颜色较深位于前外，红核位于其后内。前连合位于大脑纵裂和第三脑室之间，前连合左右对称，中部纤维聚集成束，两端分别向前、后放散，整体上呈 H 形。在 MRI 图像上，前连合是重要的标志性结构。侧脑室前角外侧可见尾状核，尾状核和壳部分相连，其外侧可见屏状核和岛叶。侧脑室下角位于颞叶内，略成弧形裂隙，前壁可见尾状核尾，后壁为海马。小脑断面增大形似扇形，中间为小脑蚓两侧为小脑半球，小脑幕呈八字形位于颞叶和小脑之间，前方邻近海马旁回、枕颞内侧回和枕颞外侧回（图1－6）。

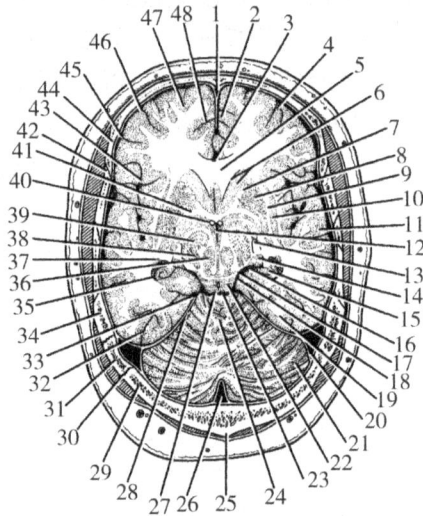

图1－6　经前连合断面

1. 上矢状窦　2. 扣带回　3. 大脑前动脉　4. 额中回　5. 胼胝体膝　6. 脑室前角和尾状核头　7. 内囊前肢　8. 壳与最外囊　9. 外囊　10. 屏状核　11. 颞上回　12. 脚间池　13. 视束　14. 外侧膝状体　15. 海马　16. 大脑后动脉　17. 环池　18. 钩　19. 枕颞内侧回　20. 横窦　21. 小脑半球　22. 上丘　23. 小脑上动脉　24. 小脑蚓　25. 枕外隆凸　26. 枕窦　27. 四叠体池　28. 小脑幕　29. 枕骨　30. 人字缝　31. 颞骨乳突部　32. 枕颞沟　33. 侧副沟和大脑后动脉　34. 顶骨　35. 侧脑室下角　36. 红核　37. 尾状核尾　38. 黑质　39. 大脑脚　40. 穹隆柱　41. 前连合　42. 顶骨　43. 外侧沟　44. 额骨　45. 额下沟　46. 额上沟

12. 经鞍上池层面　此断层为 Reid 基线上方第4断层，经乳头体。关键结构：乳头体，中脑，小脑。

鞍上池位于断面中部，因切制基线的不同可呈四角、五角或六角星形，其前角连于纵裂池，两个前外侧角连于侧裂池，两个后外侧角延续为环池，其后角位于后缘中央，为脚间池。鞍上池内有时可见基底动脉、颈内动脉、大脑前、中、后动脉的断面。大脑前动脉位于鞍上池前缘，由此向纵裂池延伸；鞍上池前外侧角内有时可见颈内动脉的圆形断面，双侧大脑中动脉的水平段呈条纹状横行走入外侧裂池内；鞍上池后缘可见基底动脉的圆形断面，由此向两侧发出左右大脑后动脉沿鞍上池后缘伸入环池；在此基础上加上前后交叉动脉围成"大脑动脉环"，此环镶嵌在鞍上池的周边。乳头体为一对近似圆形结构，位于中脑前方，靠近脚间窝。

鞍上池前方为左右半球额叶的断面，两侧为颞叶的断面，两者之间隔以外侧裂；鞍上池后方为中脑，小脑幕分隔颞叶和小脑，在其后外侧与横窦相连（图1－7）。

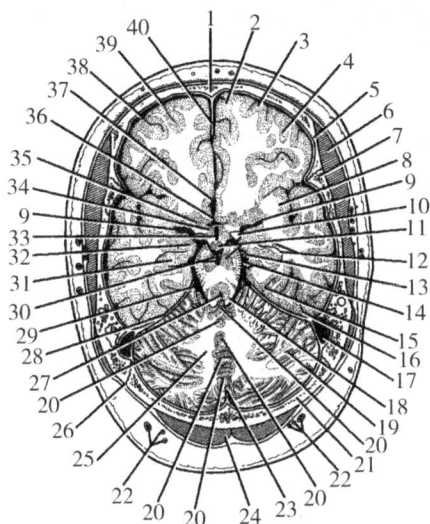

图 1-7 经鞍上池断面

1. 额嵴　2. 额上回　3. 额中回　4. 额下回　5. 额骨　6. 颞肌　7. 蝶骨大翼

8. 岛叶　9. 大脑中动脉　10. 视束　11. 乳头体和黑质　12. 侧脑室下角和杏仁体

13. 大脑后动脉　14. 环池和滑车神经　15. 侧副沟　16. 枕颞沟　17. 乙状窦

18. 下丘　19. 小脑半球　20. 小脑蚓　21. 枕骨　22. 枕动静脉　23. 小脑镰

24. 头半棘肌　25. 小脑髓质　26. 人字缝　28. 小脑幕　29. 小脑上动脉　30. 脚间

池和动眼神经　31. 海马　32. 钩　33. 第三脑室漏斗隐窝　34. 下丘脑　35. 伏隔阂

36. 大脑纵裂池　37. 大脑前动脉　38. 额下沟　39. 额上沟　40. 大脑镰

13. 经视交叉层面　此断层为 Reid 基线上方第 3 断层，经视交叉和漏斗。关键结构：视交叉，漏斗，第四脑室。

此断层中部可见鞍上池呈五角星状，由大脑纵裂池、外侧窝池、交叉池和桥池组成。池内可见视交叉、漏斗、大脑中动脉、基底动脉、后交通动脉和动眼神经，紧贴视交叉的两侧为颈内动脉的圆形断面。视交叉前方额叶的断面进一步缩小，可见内侧的直回和外侧的眶回；鞍上池两侧可见颞叶的断面，与额叶之间共同隔以蝶骨小翼和外侧沟；鞍上池的后方为脑桥，脑桥后方为小脑，二者之间连以粗大的神经纤维束即脑桥后部发出左右小脑上脚伸入扇形的小脑内为小脑中脚，其间可见第 4 脑室断面，小脑与颞叶之间隔以三角形的颞骨岩部和前方的小脑幕。杏仁体在钩的深面，居侧脑室下角的前方，三者之间的恒定关系可作为识别杏仁体的标志。

14. 经垂体层面　此断层为 Reid 基线上方第 2 断层，经垂体和蝶窦。关键结构：垂体，海绵窦，脑桥，小脑。

垂体位于断面前份中央，其前方有蝶窦，蝶窦断面分左右两部分，形态不规则。再往前可见额叶的小断面，额叶前方可见横行的骨性腔隙即额窦，中间有骨板分隔。二者外侧为尖朝向后内的锥形眼眶，眶尖处连视神经管，可见视神经的断面。垂体两侧为海绵窦，海绵窦的外侧为颞叶，二者之间隔以海绵窦外侧壁，颈内动脉和眼神经于海绵窦外侧壁穿行。垂体后方为垂体柄和鞍背，脑桥位于鞍背后方，基底部宽阔隆起，基底动脉行于基底沟内，其两侧为颞骨岩部，呈锥体形，内部细小的骨性腔隙为乳突小房。小脑位于脑桥背侧近似哑铃形，中线两侧的结构为小脑扁桃体。小脑与颞骨岩部之间可见乙状窦（图1-8）。

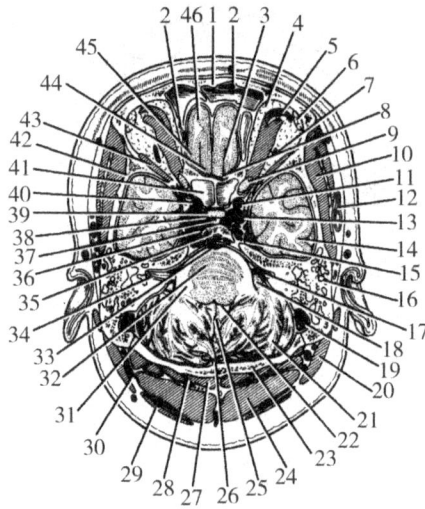

图1-8 经海绵窦断层

1. 额窦 2. 额窦 3. 嗅束沟 4. 眶脂体 5. 上直肌 6. 泪腺 7. 眼上静脉
8. 嗅束 9. 视神经 10. 颞肌 11. 颈内动脉 12. 颞浅静脉 13. 眼神经 14. 颞
叶 15. 三叉神经节 16. 乳突小房 17. 内耳道 18. 绒球 19. 乙状窦 20. 头夹
肌 21. 小脑半球 22. 第四脑室 23. 枕骨 24. 头半棘肌 25. 小脑扁桃体
26. 枕窦 27. 头后小直肌 28. 头后大直肌 29. 斜方肌 30. 颈深静脉 31. 小脑
中脚 32. 脑桥 33. 基底动脉 34. 面神经和前庭蜗神经 35. 鞍背 36. 海绵窦
37. 垂体柄 38. 鞍隔 39. 垂体 40. 颈内动脉 41. 蝶窦 42. 蝶骨大翼 43. 外
直肌 44. 直回 45. 眶回 46. 额叶

15. 经颈动脉管层面　此断层为 Reid 基线上方第 1 断层，此断面经蝶窦。关键结构：颈动脉管，蝶窦，额窦，筛窦。

蝶骨体占据断面中心部位，内部可见蝶窦断面，中间有矢状位骨板分隔。前部正中为前后走行的鼻中隔，鼻中隔两侧为大小不等、形态各异呈蜂窝状的筛窦，筛窦前方为额窦。鼻旁窦的两侧可见左右对称的圆形眼球断面位于锥形眼眶内，眼球后部正中的条索状断面为视神经，向眶尖走行，眶内侧壁与筛窦之间隔以菲薄的纸板，眶外侧壁由额骨眶突和蝶骨大翼构成，眶尖处为视神经管，紧贴眶的内、外侧壁可见呈 V 字形内、外直肌断面，眶腔内可见眶脂体。蝶窦两侧依次可见颞叶、颞骨鳞部和颞肌的断面。蝶窦后壁为枕骨基底部，两侧与颞骨岩部相连，岩部内可见由前内至后外的颈动脉管和颈内动脉，岩部外侧的乳突部骨内可见乳突小房。颅后窝的形态呈葫芦形，有近似圆形的延髓和后方的小脑断面，两侧小脑外侧可见乙状窦的断面，其前端与颈静脉窝相连。

16. 经枕骨大孔　此断层为 reid 基线下方第 1 断层，经枕骨大孔。关键结构：下颌头，延髓，筛窦。

此断面前部正中可见条纹状的鼻中隔，两侧为大小不等、形态各异的筛窦。筛窦两侧为眶的断面，前方为圆形的眼球，眼球两侧可见内、外直肌的断面。筛窦后方可见蝶窦和蝶骨大翼的断面，蝶骨大翼上可见卵网孔和棘孔，分别有下颌神经和脑膜中动脉通过，外侧可见咀嚼肌断面。蝶窦后方为枕骨基底部和枕骨大孔，孔内可见圆形的延髓和后方的小脑扁桃体。枕骨基底部两侧可见颞下颌关节的断面。

经枕骨大孔层面的主要结构有：额窦、筛骨垂直板、眼球、筛骨迷路、颞肌、眶下裂、蝶窦、棘孔和脑膜中动脉、下颌头、颈内动脉和颈内静脉、舌咽神经、迷走神经和副神经、椎动脉、小脑扁桃体、延髓、枕骨基底部和舌下神经管、关节盘、下颌神经和卵圆孔、蝶骨大翼、上直肌、外直肌、内直肌、泪腺、眶脂体等。

（吴　震）

第十节　神经肌接头和肌肉解剖学

人体各种形式的运动主要是靠一些肌细胞的收缩活动来完成，不同肌肉组织在功能和结构上各有特点。肌肉分为平滑肌、心肌和骨骼肌（横纹肌），前两者由内脏神经支配，称为不随意肌，后者为随意肌。附着在骨骼上的骨骼肌，其两端为肌腱，中间为肌腹。人类共有600多块肌肉，其大小和形态各异。

骨骼肌的基本单位是肌纤维，每条肌纤维就是一个肌细胞，肌纤维是多核细胞，呈长圆柱形。肌纤维的外面由一层薄的肌纤维膜包裹，肌纤维由核、肌浆和多数肌原纤维所组成。每一肌纤维有多个细胞核，细胞核位于肌纤维膜的内侧面。多条肌纤维组成肌束，肌束外面是由胶质纤维和弹力纤维组成的肌束膜包裹。肌肉由若干个肌束所组成，外面由结缔组织形成的肌外膜所包裹。神经和血管沿肌外膜进入肌肉。

光镜下每条肌原纤维上都有屈光不同、明暗相间的横纹，称为明带和暗带。明带和暗带都分布在同一水平上；暗带的长度比较固定，在暗带的中央为 H 带。在 H 带中央为 M 线。明带的长度是可变的，在肌肉安静或一定范围内的牵拉时变长，明带在肌肉收缩时可变短。明带中央有一条称为 Z 线的暗线。肌原纤维上每一段位于 Z 线之间的区域，是肌肉收缩和舒张的最基本单位，它包含一个位于中间部分的暗带和两侧各1/2的明带，合称为肌小节。电镜下每条肌原纤维由更纤细的肌丝组成。暗带中含有粗肌丝，明带中含有细肌丝。肌丝又分为粗的肌球蛋白和细的肌动蛋白丝。肌肉收缩时，两种肌丝的长度不变，肌动蛋白丝在肌球蛋白丝之间向中线滑动，明带变窄而暗带不变。每一运动神经元和它所支配的肌纤维称为一个运动单位，一个运动单位所包括的肌纤维数量不同，小的肌肉每一神经元仅支配数条肌纤维，大的肌肉可支配数百条肌纤维。

神经肌接头运动神经纤维的轴索在到达神经末梢时，髓鞘即行消失，以裸露的轴突末梢嵌入到肌细胞膜上称作终板的膜凹陷中。神经末梢和肌纤维的接触点称为突触，神经肌接头就是靠这种联系方式，将神经冲动传递给肌肉。轴突末梢的膜和终板并不直接接触，运动终板的肌膜称为终板膜和突触后膜。突触后膜有规则地向肌纤维膜凹入，因而形成许多皱褶，借此增加突触后膜的面积。突触包括突触前膜、突触间隙和突触后膜，突触囊泡内含有乙酰胆碱。每个囊泡中贮存的乙酰胆碱量通常是恒定的，当它们被释放时，通过出胞作用，以量子式释放。

人体骨骼肌两端附着在骨骼上，由于经常受到重力的牵张作用，通过 γ - 环路使伸肌处于一定程度的收缩状态，称为肌紧张和肌张力。全身各骨骼肌的肌张力不同而又互相配合，如此才能保持人体的某种姿势。

　　骨骼肌受到外力牵拉时，反射性地引起受牵拉的肌肉收缩，称为牵张反射。牵张反射的感受器是肌梭，效应器是同一肌肉的肌纤维，中枢在脊髓。肌张力和腱反射都属于肌肉牵张反射。

（郑　波）

第十一节　自主神经解剖学

　　内脏神经是整个神经系统的一个组成部分，存在于中枢和周围神经系统中。内脏运动神经，又称为自主神经，主要支配内脏和血管壁的平滑肌、心肌和腺体，不随人的意志所改变。

　　自主神经和躯体运动神经一样，都受大脑皮质和皮质下各级中枢的控制和调节，两者之间互相依存、协调和制约，共同维持机体内外环境的相对恒定。大脑皮质额前区、6 区、8 区、眶回和扣带回等处，都发出神经纤维到丘脑下部。副交感神经中枢在丘脑下部的前部，交感神经中枢位于丘脑下部的后部。自主神经有别于躯体运动神经，自主神经包括交感神经和副交感神经，多数的内脏器官同时接受交感神经和副交感神经的支配。自主神经自低级中枢发出后，需要在周围部内脏神经节交换神经元，由节内神经元发出纤维才能到达效应器，因此自主神经有节前神经和节后神经一说。第一个神经元称为节前神经元，其胞体在脑干和脊髓内，第二个神经元称为节后神经元，其胞体位于周围部的内脏神经节内。一个节前神经元可以和多个节后神经元组成突触连接。自主神经因为节前神经是薄髓纤维，节后神经是无髓纤维，因此传导速度比较缓慢。

　　1. 交感神经　交感神经的低级中枢位于脊髓 $C_8 \sim L_3$ 节段的灰质侧角，节前纤维从侧角细胞发出。交感神经的周围部包括交感神经节，后者又分为椎旁节和椎前节。椎旁节位于脊柱两旁，借助节间支连成两条交感干。交感干上起颅底，下达尾骨，两干下端在尾骨前面互相合并。颈部每侧只有颈上、中和下 3 个神经节，胸部有 10 ~ 12 个神经节，腰部 4 ~ 5 个神经节，骶部 2 ~ 3 个神经节，尾部两侧合为 1 个奇节，每侧椎旁节的总数为 22 ~ 25 个。椎前节位于脊柱前方，包括腹腔神经节、主动脉肾神经节、肠系膜上神经节和肠系膜下神经节。交感干神经节借助交通支于相应的脊神经相连结，脊髓灰质侧角细胞发出的有髓节前纤维为白交通支，节前纤维经前根、脊神经和白交通支进入椎旁节。由于脊髓灰质侧角的位置所在，白交通支只见于 $T_1 \sim L_3$ 共 15 对脊神经中。灰交通支由椎旁节细胞发出的节后纤维所组成，因缺乏髓鞘而呈灰暗色。

　　颈交感干位于颈血管鞘的后方，在颈椎横突的前方。颈上神经节最大，位于第 2 ~ 3 颈椎横突前方。颈中节最小，甚至缺如，位于第 6 颈椎处，颈下神经节位于第 7 颈椎处，在椎动脉起始部的后方，常与第 1 胸神经节合并，称为经胸神经节或星状神经节。胸部交感神经干的分支中主要有内脏大神经和内脏小神经。来自脊髓 $T_1 \sim T_5$ 节段侧角细胞的节前纤维，更换神经元后，发出的节后纤维支配头、颈、胸腔脏器和上肢；来自脊髓 $T_5 \sim T_{12}$ 节段侧角的节前纤维，换元后发出的节后纤维支配肝、脾、肾脏等实质性器官和结肠左曲以上的消化管。来自脊髓上腰段侧角细胞的节前纤维，换元后发出的节后纤维支配结肠左曲以下的消化管、盆腔脏器和下肢。

　　2. 副交感神经　副交感神经的低级中枢位于脑干的副交感神经核和脊髓 $S_2 \sim S_4$ 节段灰

质的骶部副交感核，节前纤维即起自这些核的细胞。周围的副交感神经节包括器官旁节和器官内节。位于颅内的器官旁节较大，包括睫状神经节、下颌神经节、翼腭神经节和耳神经节等。颅部副交感神经的节前纤维走在动眼神经、面神经、舌咽神经和迷走神经内部。随动眼神经走行的副交感神经节前纤维起自中脑的 Edinger – Westphal 核，在睫状神经节换元，节后纤维分布到瞳孔括约肌和睫状肌。随面神经走行的副交感神经节前纤维起自上涎核，经翼腭神经节换元后，发出的节后纤维分布到泪腺、下颌下腺和舌下腺。随舌咽神经走行的副交感节前纤维起自下涎核，在耳神经节换元后发出的节后纤维分布到腮腺。随迷走神经走行的副交感节前纤维起自迷走神经背核，到达胸、腹腔脏器附近和壁内的副交感神经节换元后，节后纤维分布到相应的器官上。骶部副交感神经的节前纤维起自脊髓 $S_2 \sim S_4$ 节段的副交感核，随盆丛分布到所支配的脏器附近或脏器壁内换元，节后纤维支配结肠左曲以下的消化管、盆腔脏器和外阴。

交感和副交感神经的活动是在脑的较高级中枢，特别是在大脑边缘叶和丘脑下部的控制和调节下进行的。交感神经和副交感神经既有相同的地方，又有很大的差别，对同一器官的作用来说，它们既互相拮抗，又相互统一。两者中枢的部位不同；一个交感神经的节前纤维可以与许多节后神经元组成突触联系，而副交感神经的节前纤维则与很少的节后神经元形成突触联系。交感神经在周围的分布范围非常广泛，几乎遍及全身，而副交感神经的周围分布则不如交感神经广泛，大部分的血管、汗腺、竖毛肌和肾上腺髓质都没有副交感神经的支配。

排尿是一个比较复杂的过程，需要周围反射弧、脊髓反射弧以及和大脑皮质的联系共同来完成排尿功能。位于膀胱壁中的终末节和神经纤维以及盆腔的神经节，正常时维持膀胱壁的张力和有尿时的节律性收缩。脊髓的传入神经通过 $S_2 \sim S_4$ 的后根，$S_2 \sim S_4$ 的前根为传出纤维，通过骨盆内脏神经，形成在出现膀胱胀满的感觉后即行排尿的脊髓反射弧。传入纤维也通过 $S_2 \sim S_4$ 的后根，再借助腹下神经丛和腹下神经形成潴尿的反射弧。膀胱的痛觉可能通过脊髓丘脑束到达大脑皮质，膀胱的胀满感可能通过脊髓后索到达大脑皮质。由大脑皮质的旁中央小叶通过锥体束作用于脊髓腰骶节的脊髓反射弧以及腹壁肌肉，将排尿功能纳入有意识的管理之下。

（郑　波）

参考文献

[1] SUN Ze – lin，C Aden Ka – Yin，C Ling – Chao，T Chao，Z Zhen – Yu，et al. TERT promoter mutated WHO grades Ⅱ and Ⅲ gliomas are located preferentially in the frontal lobe and avoid the midline ［J］. International Journal of Clinical and Experimental Pathology，2015，8（9）：11485 – 11494.

[2] SUN Ze – lin，JIA Gui – jun，ZHANG Ya – zhuo. Intracerebellar meningioma with peritumoral cyst in an adult：case report ［J］. Chinese Medical Journal，2009，122（15）：

1831 - 1833.

[3] Qu Rong - Bo, Jin Hua, Wang Kai, Sun Ze - Lin. Stent - Jail Technique in Endovascular Treatment of Wide - Necked Aneurysm [J]. Turkish Neurosurgery, 2013, 23（2）: 179 - 182.

[4] 孙泽林, 张亚卓. 单克隆人永生化骨髓基质干细胞分化能力与表面抗原 CD105 的相关性研究 [J]. 中华医学杂志, 2013, 93 (41): 3306 - 3308.

[5] 孙泽林, 张亚卓. 高接种密度对保留人永生化骨髓基质干细胞体内外分化能力的影响 [J]. 中华医学杂志, 2013, 93 (45): 3640 - 3642.

[6] 张天锡. 神经外科基础与临床 [M]. 上海: 第二军医大学出版社, 2013.

[7] 张赛. 现代神经创伤和神经外科危重症 [M]. 天津: 南开大学出版社, 2010.

[8] 张赛, 李建国. 神经创伤学新进展 [M]. 天津: 南开大学出版社, 2009.

[9] 江基尧, 朱诚. 现代颅脑损伤学 [M]. 上海: 第二军医大学出版社, 2010.

[10] 段国升, 朱诚. 神经外科手术学 [M]. 北京: 人民军医出版社, 2011.

第二章

神经外科学临床检查及常用诊疗技术

第一节　神经系统体格检查

体格检查是指医师对患者的客观检查。实际上，医师在询问病史时已经做了初步的客观检查，如对患者的精神状态、体位、姿势、表情、发音、言语、反应能力等已经做了观察。

神经系统体格检查的核心要求是检查者必须应用熟练、精确的基本功来获取正确的能反映患者本来现象的临床资料。这种信息的可靠性如何，直接关系到对疾病的正确诊断，因此，必须重视和熟练地掌握这一最重要的基本功。除此之外，还需要医师耐心细致地取得患者的信任和配合，这也是取得正确结果的重要一步。

检查前需准备一些必要的工具。普通用具：叩诊锤、棉絮、大头针、音叉、双规仪、试管（测温度用）、电筒、压舌板、带尺、皮肤铅笔、听诊器、视力表、眼底镜、视野计。特殊用具：嗅觉试验瓶（薄荷水、樟脑油、香水、汽油）、味觉试验瓶（糖、盐、奎宁、醋酸）、失语症试验箱（梳子、牙刷、火柴、笔、刀、钥匙、各种颜色、各式木块、图画本等）。

神经系统检查顺序一般为先查精神和认知，然后是头部和脑神经（包括头皮上的触诊、叩诊和听诊）、颈部、四肢运动和反射及各种感觉机能，最后查步态及小脑机能（如指鼻、Romberg 征等）。检查既要全面，又要根据病史掌握重点。如患者病情较重或处于昏迷状态，在必要检查后应立即抢救，待患者病情稳定后再做补充检查。

一、一般检查

神经系统症状仅为全身性疾病的一部分，因此不应忽视全身体检。关于全身体格检查的详细内容可参考诊断学，本节只对与神经系统疾病密切相关的全身检查做简要介绍。

（一）一般情况

观察患者意识是否清晰，检查是否合作，是否有发热、抽搐、全身或局部剧烈疼痛等，有无血压、脉搏、呼吸等生命体征的变化。另外应注意有无精神症状，对话是否正确，情绪是否紧张，有无痛苦面容，异常步态或不自主运动等。

然后观察全身发育状态及有无畸形，有无肢端肥大或矮小、侏儒，有无明显的骨骼畸形，有无消瘦、恶病质或明显肌肉萎缩，有无肥胖或不均匀的脂肪组织增多。观察畸形时，让患者解开衣服，一些明显的畸形便很清楚，如遗传性共济失调的弓形足、神经纤维瘤病的体积和外形以及咖啡斑，脊柱畸形的侧凸、后凸、前凸等。另外，对脊柱可作压触和叩诊，检查有无压痛和叩痛。

（二）意识状态

意识状态的判定，首先应观察患者是否属于正常的清醒状态。患者意识异常一般分为两种情况：一是以觉醒状态改变为主的意识障碍如嗜睡、昏睡、昏迷等；二是以意识内容改变为主的意识障碍如意识模糊、谵妄和醒状昏迷等，可根据具体的标准来进行判定。

（三）精神状态

脑部疾病常常出现精神症状，因此精神状态检查是一个重要项目，下面简述精神状态检查的几个步骤。

1. 一般仪表和行为　观察精神是充沛还是倦怠，以及个人卫生、衣着、举止等行为，得出一个大略印象。

2. 精神状态检查

（1）意识水平的确定：在精神状态检查中，首先进行觉醒水平的确定。正常的意识应该是机体处于觉醒状态，对痛、触、视、听及言语等刺激均能迅速、正确地做出反应。

（2）精神异常的确定：需进行粗略的语言功能检查。两项检查较为敏感：命名能力（视物命名、色命名、反应命名、列名等）和写一句话，如有一项不正常，则应进一步进行全面语言功能测试，包括回答问题、叙事、复述、命名、听理解、阅读和书写等。

（3）定向功能：主要包括时间、地点和人物定向检查。

（4）视空间功能：这一活动要求大脑半球许多不同静区的功能，而这些区域遭受破坏时，一般的神经病学或精神状态检查方法常不能发现，可用临摹立体图形的方法来检查。

（5）运用能力：运用是人类在内外神经冲动的刺激下，做出有目的的、合乎要求的活动。这种反应必须具备先天的各种感觉、运动系统的完整和自幼生活的实践。失用是后天获得性运用功能障碍，由于脑损害而不能按指令做有目的的或熟练的动作，而患者无运动障碍、无共济失调或震颤、无严重听理解障碍、无明显意识障碍、无严重痴呆。检查方法是患者能不能用面、口、手、足等做出已习得的灵巧的运动动作。

（6）记忆力：记忆是指生活经历和学习经历在脑内的储存和保留能力。有许多检测记忆功能的成套测验，现介绍几种简便的方法：①立即回忆测验（注意力测验）：典型方法为数字距亦即数字广度实验。检查者说出一串数字令受试者复述，能说出 5 个以上为正常，低于 5 个为注意力不集中。另一方法是说 4 个不相关的词，如紫颜色、图书馆、足球场、西红柿，立即要求受试者说出这四个词，正常应能立即说出 3～4 个词。只能说出 1 个，甚至 1 个也说不出，视为异常。②近记忆力测验：检测近记忆有许多方法。可用上述 4 个无关词（紫颜色、图书馆、足球场、西红柿），让患者重复 2～3 次，几分钟后回忆。正常应能记住 3 个词以上，只记住 1～2 个词视为异常。另一个简单的方法是检查者告诉患者自己的姓名，几分钟后问患者"我叫什么?"，有近记忆障碍者不能回忆，甚至说未告诉他。③远记忆测验：可提问个人重要经历，但这需要亲属或知情者证实患者说得是否对。也可问社会重大事件，但这也需注意患者文化水平及生活经历。

（7）情感：检查是否有情感淡漠、低落、欣喜、兴奋、不稳、稚气等。情感包括心境和表情两个方面。心境指内在的感受，而表情是感受的外在表现，情绪是上述二者的联合。心境如何可通过询问"你内心感受如何？""你现在感觉怎么样？"另外，还要注意患者有无抑郁，现在或过去有无自杀的念头。最后检查患者对未来的计划和预见。

（8）人格：人格是整个行为的体现，检查时观察是礼貌、热情、大方，还是粗暴、冷漠、刻薄，以及衣着和举止等。通过这些检查，对患者的人格做出一个客观评价。

（9）思维内容：检查有无错觉、幻觉、妄想等。

（四）脑膜刺激征和神经根征

1. 颈强直　检查时嘱患者仰卧，用一手托住枕部，并将其颈部向胸前屈曲，使下颏接触前胸壁，正常人应无抵抗存在。颈强直为脑膜受激惹所致，表现为颈后肌痉挛，尤其以伸肌为重，被动屈颈时遇到阻力，严重时其他方向的被动动作也受到限制。主要见于各种脑膜炎、蛛网膜下腔出血、脑脊液压力增高等。另外还可见于颈椎病、颈椎关节炎、颈椎结核、骨折、肌肉损伤等。

2. Kernig 征　嘱患者仰卧，先将一侧髋关节和膝关节屈成直角，再用手抬高小腿，正常人膝关节可被伸至135°以上。阳性表现为伸膝受限，并伴有疼痛与屈肌痉挛（图2-1）。

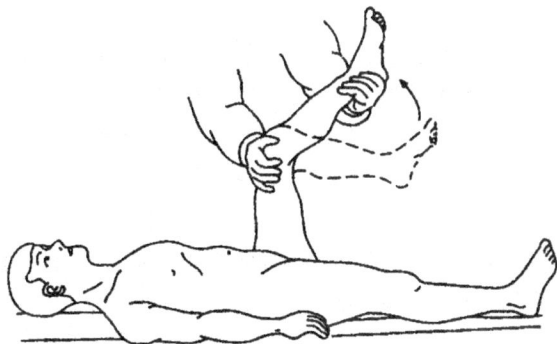

图 2 - 1　Kernig 征检查方法

3. Brudzinski 征　嘱患者仰卧，下肢自然伸直，医生一手托患者枕部，一手置于患者胸前，然后使头部前屈，阳性表现为两侧髋关节和膝关节屈曲（图2-2）。

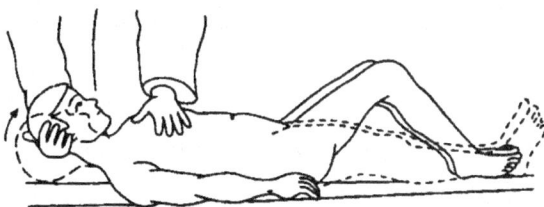

图 2 - 2　Brudzinski 征检查方法

4. Lasègue 征　检查时嘱患者仰卧，双下肢伸直，医师一手置于膝关节上，使下肢保持伸直，另一手将下肢抬起。正常人可抬高至70°角以上，如抬不到30°，即出现由上而下的放射性疼痛，是为 Lasègue 征阳性，为神经根受刺激的表现。见于坐骨神经痛、腰椎间盘突出或腰骶神经根炎等。

（五）头部和颈部

1. 头颅　观察头的形状、对称性、大小和有无畸形及发育异常。头颅的大小异常或畸形成为一些疾病的典型体征，常见类型如下：

（1）小颅：小儿囟门多在12～18个月内闭合，如过早闭合即可形成小头畸形，并伴有智能发育障碍。

（2）尖颅：头顶部尖突而高起，与颜面比例失调，见于先天性疾患如尖颅合并指（趾）畸形，即 Apert 综合征。

（3）方颅：前额左右突出，头顶平坦呈方形，见于小儿佝偻病或先天性梅毒。

（4）巨颅：额、顶、颞及枕部突出膨大呈圆形，对比之下颜面很小，见于脑积水。

（5）长颅：头顶至下颏部的长度明显增大，见于肢端肥大症。

（6）变形颅：发生于中年人，以颅骨增大变形为特征，同时伴有长骨的骨质增厚与弯曲，见于变形性骨炎。

2. 面部　面部需要观察的内容很多，从神经科角度主要检查有无口眼歪斜、血管色素斑、皮脂腺瘤、皮下组织萎缩、肌病颜面、重症肌无力的特征性面容和帕金森病的面部表情减少。

3. 五官　观察眼部有无眼睑肿胀、眼睑下垂、眼球突出、眼球下陷、巩膜黄染、结膜炎、角膜 K－F 环等；耳部有无外形异常、脓血流出和乳突按痛；鼻部有无畸形、鼻出血和副鼻窦按痛；口部有无口唇颜色苍白或青紫、溃疡、唇裂和疱疹样病变。

4. 颈部　检查时应取舒适坐位，解开内衣，暴露颈部和肩部。检查内容主要有：

（1）颈部的外形：有无粗短和后发际低，如有则见于先天性畸形疾病，如颅底凹陷症。

（2）颈部的姿势与运动：正常人坐位时颈部直立，伸屈转动自如。如检查时头不能抬起，见于重症肌无力、肌炎、脊髓前角灰质炎、进行性脊肌萎缩或严重消耗性疾病的晚期。头部向一侧偏斜称为斜颈，见于先天性颈肌痉挛或斜颈、颈肌外伤、瘢痕挛缩等。

5. 头颈部杂音　患者取坐位，应用钟形听诊器，详细和系统地对头顶、眼眶、乳突、锁骨上窝进行听诊。如有杂音，应注意其部位、强度、音调、传播方向和出现时间，以及颈部位置和姿势变化对杂音的影响。脑动静脉畸形的患者可在眼眶或颅部听到杂音。在颈部大血管区若听到血管性杂音，应考虑颈动脉或椎动脉狭窄。区别颅颈部杂音的生理和病理性对于临床诊断十分重要。正常儿童颅骨杂音的出现率较高，并非代表疾病的发生。如果成人出现，应查找原因。

6. 躯干及四肢观察内容有

（1）胸部：胸廓有无畸形，呼吸动作的幅度、力度和对称性，同时须观察两侧胸部肌肉有无萎缩，并触摸腋下淋巴结有无肿大。

（2）腹部：是否膨隆，触摸是否柔软，有无肝、脾肿大，有无腹股沟压痛和淋巴结肿大。

（3）背部：有肩胛骨异常或后突见于肌营养不良，有脊柱弯曲和伸直等运动受限见于强直性脊柱炎，有脊柱前凸、后凸和侧凸见于先天性异常、灰质炎、脊髓空洞症和外伤，有脊柱关节压痛见于感染性疾病，有脊柱局部强直见于坐骨神经痛和腰椎间盘突出，有下背部皮肤凹陷和异常毛发见于隐性脊柱裂或脊膜膨出。

（4）四肢：四肢有无瘫痪，有无陈旧骨折、关节强直、杵状指和弓形足，有无双侧肢体发育失对称。注意四肢尤其是末端的颜色和温度，触摸桡、足背等动脉的搏动。

（5）皮肤：有无皮肤多发性肿瘤、色素斑、毛细血管扩张、紫癜、褥疮、痤疮、带状疱疹等。注意皮肤粗细程度、颜色深浅和出汗多少。触摸有无硬皮病皮肤过紧、松皮病的皮肤过松和囊虫病的皮下结节。

二、脑神经检查

脑神经检查是神经系统检查中的一个重要部分，异常的发现往往是神经系统疾病中最早出现的症状，结合其他体征，对定位有重要意义。检查者应耐心地取得患者合作，以取得正确的检查结果。

脑神经检查应注意以下问题：①脑神经损伤是在脑干内还是在脑干外颅腔内（如小脑桥脑角或海绵窦）。②脑神经损伤是否由全身性疾病所引起（如重症肌无力）。③脑神经损伤是否为多发性损害（如多发性硬化、脑血管病、颅底脑膜炎）。在中枢神经系统疾病诊断中，脑神经的损伤有极为重要的定位意义，比如检查眼即能推断从视神经到枕叶的全部通路上的异常。而且，脑干内脑神经核的损伤可作为病变水平的一个标志，尤其是第Ⅲ、Ⅳ、Ⅵ、Ⅶ和Ⅻ对脑神经。比如当舌和面受到损伤并且和偏瘫同侧，病变一定在第Ⅻ和Ⅶ神经核以上。

（一）嗅神经

检查时须两侧鼻孔分开试验。将对侧鼻孔填塞，请患者闭目，用松节油、醋、酒、香皂置于鼻孔前，让患者用力嗅闻，说出气味的名称，然后检查另一侧。有些物质如氨水、福尔马林等，因刺激三叉神经末梢，不能用于嗅觉试验。有鼻腔炎症或阻塞时，也不宜做此检查。

嗅觉正常时可明确分辨测试物品的气味。一侧不能正确识别称单侧嗅觉丧失，双侧不能称双侧嗅觉丧失。单侧嗅觉丧失见于鼻塞、嗅球和嗅丝损害，前颅凹占位病变、颅底脑膜结核等。双侧嗅觉丧失的常见原因是：鼻塞（如感冒）、创伤、老年人嗅觉减退、帕金森病等。

（二）视神经

1. 视力　视力改变可有黑矇（失明）、光感、指动、指数、减退（以视力表上的数字表示程度）或正常，临床上以视力减退多见。

视力分为近视力和远视力两种，检查时应两眼分别测试。查近视力时，以国内通用的近视力表，置于患者眼前30cm处，两眼分别按顺序自上而下认读表上符号，直到不能辨认的一行为止，前一行即代表患者的视力。视力表视力有0.1～1.5，小于1.0为视力减退。远视力检查用国际远视力表，通常用分数表示其视力，分子表示检查患者的距离，一般为5m，分母表示正常人看到该行的距离。例如5/10指患者在5m处仅能看清正常人在10m处应能看清的一行。

视力减退到不能用视力表检查时，可嘱患者在一定距离内辨认检查者的手指（数指、手动），记录为几米数指、手动。视力减退更严重时，可用手电筒检查，以了解有无光感，完全失明时光感也消失。

视力减退的常见原因为眼部本身疾病，如屈光不正、玻璃体混浊、白内障等。即使中枢神经病变引起的视力变化也可能混杂有眼部病变。在视神经疾病中，视力的检查很重要，如球后视神经炎时视力的变化较眼底变化为早。另外，视力检查也可作为视乳头水肿或视神经萎缩的随访方法。

2. 视野　视野是眼睛保持固定位置时所能看到的空间范围。当用单眼向前凝视时，正常人均可看到向内约60°，向外90°~100°，向上50°~60°，向下60°~75°，外下方视野最大。检查方法分为两种：

（1）手试法：①大体视野测定：嘱患者双眼注视检查者的双眼，检查者将双手向外伸出约50cm，高于眼水平30cm左右，并伸出双食指，此时检查者双手指应出现在患者双上颞侧视野。询问患者说出哪一侧手指在动，是左、右还是双侧。然后在眼水平以下30cm重复本动作。如果检查者双手运动而患者只看到一侧，即有视野缺损存在（图2-3）。②单眼视野测定：大的物体比小的物体容易看到，白色比红色容易看到，因此视野也随物体的大小和颜色而变化。检查时嘱患者相距约60cm面对而坐，双方同时闭合或用手指遮住相对应的眼（如患者为左眼，则检查者为右眼），另一眼互相固定直视。检查者用棉签或其他试标在两者中间分别自上、下、颞侧、鼻侧、颞上、颞下、鼻上、鼻下八个方向，从外周向中心移动，请患者一看到试标时立即说明。检查者以自己的视野作为标准而与患者比较，即可测知患者的视野有无缺损（图2-4）。

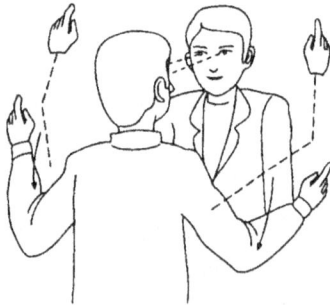

图2-3　视野双手测定方法　　　　图2-4　视野单手测定方法

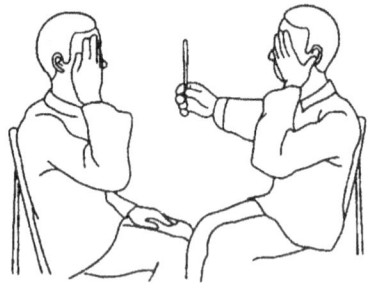

（2）视野计：患者单眼注视视野计中央的一点，然后把试标循着视野计某子午线逐步向中央点移动，瞳孔与中央点或试标间的距离固定在330mm。试标的大小，一般白色的直径在1~5mm。白色的视野为最大，依次为蓝色、红色、绿色（最小）。用颜色视标常可较早地发现视野变化。

视野的变化可分为视野缩小和盲点两类。视野向心性缩小严重时呈管状视野，可见于视神经萎缩或色素性视网膜变性，但更提示疲劳、照明不足或癔病。局部性缩小可分为偏盲（占视野的一半）和象限盲（占视野的1/4）。单眼全盲常见于视神经的病变（血管和炎症病变），双颞侧偏盲见于垂体瘤、颅咽管瘤的压迫，一侧鼻侧盲见于一侧视交叉侧部病变（如颈内动脉粥样硬化时压迫视交叉的外侧部），双眼对侧同向偏盲见于颞叶肿瘤向内侧压迫时，双眼对侧同向上象限盲见于颞叶后部肿瘤或血管病，双眼对侧同向下象限盲见于顶叶肿瘤或血管病，双眼对侧同向偏盲但有黄斑回避（偏盲侧光反射仍存在，同时视野的中心部保存）见于枕叶肿瘤或血管病。

盲点表示正常或相对正常的视野中间的视力缺失区。生理盲点扩大见于视乳头水肿和视神经炎。病理盲点，亦称暗点，有许多种类。中心暗点见于黄斑区或其纤维病损，如球后视神经炎和中毒性黑矇。环状暗点常见于视网膜细胞的病变，如色素性视网膜变性。弓形或楔状暗点见于视网膜神经纤维的病变。

3. 眼底　眼底检查应在不散瞳的情况下进行，以免影响瞳孔反射的观察。检查时，宜使患者背光而坐，固视正前方，勿移动眼球。检查右眼时，检查者可用右手持眼底镜，并用右眼观察眼底。检查左眼时，检查者用左手持眼底镜，并用左眼观察眼底。检查者与患者眼睛的距离不能超过2.5cm。检查时应注意：①视乳头的形态、大小、色泽、隆起、边缘等。②血管的粗细、弯曲度、动静脉粗细比例、动静脉交叉处情况等。③视网膜的水肿、出血、渗出物、色素沉着等。正常眼底视乳头呈圆形或卵圆形，淡红色，边缘清楚，有一中央凹陷，外围常有一圈色素沉积。视乳头的病理变化主要为水肿和萎缩。

（1）视乳头水肿：早期视乳头水肿在眼底检查时常不易发现，需结合临床表现和颅高压征象。常见的眼底改变有：①视乳头边缘模糊，先见于鼻侧，后为颞侧。②视乳头充血。③静脉充盈，静脉与动脉之比可为4∶2甚至5∶2（正常为3∶2）。

重度视乳头水肿可见生理凹陷全部消失，视乳头边缘十分模糊，直径增大，静脉怒张，并可出现迂曲。视乳头及其周围的血管因水肿而不甚清楚，视乳头也有不同程度隆起，周围可出现片状出血或渗出物斑块。视乳头隆起的高度可用屈光度（D）记录，即视乳头突出的最高点的屈光度和周边视网膜的屈光度的差距，例如用眼底镜片黑字2（+2）看清视乳头，而用镜片红字1（−1）看清周边视网膜，则可得出差距为3个屈光度（3D），即视乳头水肿为3D，相当于实际高度1mm。

（2）视神经萎缩：视神经萎缩是视神经纤维变性的结果，主要表现为视力减退和视乳头苍白。原发性视神经萎缩时视乳头呈白色或灰色，边缘整齐，筛板结构常清晰可见，萎缩经常出现于两眼，但有早晚和轻重之别。初期引起的视野缺损以向心性缩小为多。眼底常无其他改变（如视乳头水肿、视网膜病变等）。在继发性视神经萎缩中，视乳头呈苍白或边缘模糊，苍白程度常较原发性者稍轻，因胶质组织增生致使筛板结构不复见到，生理凹陷也不明显，血管变得细小。

（三）动眼、滑车和展神经

1. 眼睑　嘱患者平静地睁眼，观察双眼裂是否等大，有无增大或变窄，眼睑有无下垂。睑垂常见于动眼神经瘫痪，重症肌无力，肌营养不良等。

2. 瞳孔　瞳孔的大小是由动眼神经的副交感纤维和颈上交感神经节的交感纤维调节，主要检查其外形和反射。

（1）瞳孔外形：①大小：正常人瞳孔直径约为3~4mm，小于2mm为瞳孔缩小，大于5mm为瞳孔扩大。单侧瞳孔缩小见于动眼神经受到刺激或颈交感神经破坏。双侧瞳孔缩小可见于婴儿、老年、动脉硬化、桥脑病变、糖尿病、深昏迷、颅内压增高，以及睡眠状态等。单侧瞳孔扩大见于天幕裂孔疝、动眼神经损伤。双侧瞳孔扩大见于中脑病变、脑缺氧、疼痛、深昏迷、阿托品中毒等。②形状：正常人瞳孔为圆形，边缘整齐。形状变化有卵圆、不规则、切迹、锯齿等，见于虹膜睫状体炎、虹膜前或后粘连、手术后或先天异常。

（2）瞳孔反射：①光反射检查有两种方法：一种是嘱患者向光亮处注视，检查者用手掩盖其双眼，然后交替地移开一手，观察瞳孔变化。另一种方法是用电筒照射患者瞳孔，观察检查侧（直接）和对侧（间接）是否收缩、敏捷程度及收缩持续时间。检查侧有视神经损害时，表现为双瞳不收缩或反应迟钝。检查侧动眼神经损害时，直接光反射消失，但对侧间接光反射仍存在。②调节反射：嘱患者先向远处直视，然后注视放在眼前仅数厘米距离的物体，引起两眼球会聚（内直肌收缩）及瞳孔缩小，是为调节反射。调节反射的缩瞳反应丧失见于白喉（损伤睫状神经）、脑炎（损伤中脑）。会聚动作不能见于帕金森综合征（由于肌强直）等。缩瞳反应和调节反射不一定同时被损害。阿－罗瞳孔（Argyll－Robertson pupil）为光反射丧失，调节反射存在，见于神经梅毒、糖尿病、脑炎、脑外伤、中脑肿瘤、多发性硬化、酒精性脑病等。

3. 眼球运动　检查眼球动作时，先请患者注视检查者移动着的手指向各个方向转动眼球，最后检查其辐辏动作。在检查中注意有无眼球向某一方向运动障碍。眼球运动神经的损害有周围性、核性、核间性和核上性四种。如眼肌麻痹仅限于眼外肌而瞳孔括约肌功能正常者，称为眼外肌麻痹；相反，则称为眼内肌麻痹，两者都存在则称为完全性眼肌麻痹。

（1）周围性眼肌麻痹：①动眼神经麻痹：上睑下垂，外斜视，瞳孔散大，对光及调节反射消失，眼球不能向上、向内运动，向下运动亦受到很大限制。②滑车神经麻痹：即上斜肌麻痹，临床上少见，眼球活动限制较少，但向下向外运动减弱，并有复视。③展神经麻痹：内斜视，眼球不能向外侧运动。④动眼、滑车、展神经合并麻痹较为多见，此时眼球固定于中央位置，各方运动均不能，并有瞳孔散大、对光及调节反射消失。

（2）核性眼肌麻痹：多伴有邻近部位神经组织的损害。例如展神经损害常累及面神经、三叉神经和锥体束，产生同侧的展神经、面神经、三叉神经麻痹和对侧偏瘫（交叉性瘫痪）。动眼神经核病变可选择性损害个别眼肌功能如内直肌、上直肌，而其他动眼神经支配的肌肉则不受影响。

（3）核间性眼肌麻痹：主要表现为眼球的水平性同向运动遭到破坏，一侧眼球外展正常，另侧眼球不能同时内收，但两眼内直肌的内聚运动仍正常。病因为连接一侧眼球的外直肌和另侧眼球的内直肌的脑干内侧纵束受到损害所致。

（4）核上性眼肌麻痹：主要表现为两眼同向偏斜。眼球水平性同向运动的皮质中枢（侧视中枢）位于额中回后部（第8区），该区一侧的刺激性病灶（如癫痫）引起两眼向对侧偏斜，破坏性病灶（如中风）则向同侧偏斜。脑桥的侧视中枢在展神经核附近，支配两眼向同侧的侧视，受对侧皮质侧视中枢来的纤维的控制，故破坏性病灶引起眼球向健侧（对侧）同向偏斜，方向关系同皮质中枢相反。

（四）三叉神经

1. 运动功能　首先观察双侧颞肌及咬肌有无萎缩，然后以双手触按颞肌及咬肌，嘱患者做咀嚼动作，如果双侧咀嚼肌瘫痪，则下颌下垂，不能完成这一动作。另嘱患者露齿，以上下门齿的中缝线为标准，观察张口时下颌有无偏斜，以测试翼内、外肌的功能。一侧三叉神经运动支受损时，病侧咀嚼肌力弱或出现萎缩，张口时下颌偏向病侧，为核性或核下性病变。双侧三叉神经运动支病变时，肌萎缩不明显，下颌前后左右运动受限，下颌反射亢进，见于双侧皮质延髓束病变。

2. 感觉功能　以针、棉絮以及盛冷、热水的玻璃管等测试面部三叉神经分布区域内皮肤的痛觉、触觉及温度觉，并进行两侧对比，评定有无过敏、减退或消失，并判定出感觉障碍的分布区域，是三叉神经的周围分布，还是节段性分布。

3. 角膜反射　嘱患者向一侧注视，以捻成细束的棉絮轻触其对侧角膜，由外向内，避免触碰睫毛、巩膜或直接触碰瞳孔前面，检查另眼时嘱患者调换注视方向，方法相同。正常反应为双侧的瞬眼动作。角膜反射的传入通过三叉神经眼支，至脑桥而经面神经传出，故三叉神经感觉和面神经运动支病变、三叉神经和面神经病变均可使角膜反射消失。

4. 下颌反射　患者略微张口，检查者将手指放在其下颏中部，以叩诊锤叩击手指。反应为双侧咬肌和颞肌的收缩，使口部闭合。反射中枢在桥脑，传入和传出均经三叉神经。正常反应大都轻微，双侧皮质延髓束病变时反应亢进。

（五）面神经

1. 运动功能　先观察患者额纹及鼻唇沟是否变浅，眼裂是否增宽和口角是否低垂或向一侧歪斜，然后嘱患者作睁眼、闭眼、皱眉、示齿、鼓腮、吹哨等动作，以判断两侧是否对称及有无瘫痪。怀疑瘫痪时，可在闭眼或鼓腮时施加阻力，以观察肌肉收缩有无减弱。一侧面神经周围性（核或核下性）损害时，病侧额纹减少，眼裂较大，闭眼不拢，鼻唇沟变浅，示齿时口角歪向健侧，鼓腮及吹口哨时病变侧漏气。中枢性（皮质延髓束或皮质运动区）损害时，只出现病灶对侧下半部面肌瘫痪，上半部面肌因受两侧皮质运动区支配，皱眉及闭眼动作不受影响。

2. 味觉　嘱患者伸舌，检查者用棉签蘸取食糖、食盐、醋或奎宁溶液涂在舌前部的一侧，为了防止舌部动作时溶液流到对侧或舌后部，辨味时不能缩舌和说话，可令患者指出事先写在纸上的甜、咸、酸、苦四字中的一个，每次用过一种试液要漱口，舌的两侧要分别对照，面神经损害时舌前 2/3 味觉丧失。

（六）听神经（耳蜗神经和前庭神经）

1. 耳蜗神经　耳蜗神经的检查基本上限于听力。用手掩住一侧耳后，对另一侧耳用耳语、表音或音叉检查，声音由远及近，至听到声音，测其距离，再同另一侧比较，并和检查者比较，必要时可做电测听检查。

音叉（128Hz）检查可鉴别传导性聋（外耳或中耳病变引起）和神经性聋（内耳或蜗神经引起），常用两种方法：①Rinne 试验，将震动的音叉放在耳后乳突上，患者听不到后再移至耳旁，如能听到，则为：Rinne 试验阳性。正常为气导大于骨导。神经性耳聋时，气导也大于骨导，但两者时间均缩短。检查时应两侧分别试验。如震动的音叉骨导声音消失，置于耳旁仍听不到，则应先试气导，再试骨导，若骨导大于气导，则为 Rinne 试验阴性，为传导性聋。②Weber 试验，将震动的音叉放在患者的前额或颅顶正中。正常时两侧感受相同，传导性耳聋时感到病侧较响，是为 Weber 试验阳性，神经性耳聋时健侧较响，是为 Weber试验阴性。

2. 前庭神经　损害时主要产生眩晕、呕吐、眼球震颤和平衡失调。

（1）平衡障碍：主要表现为步态不稳，向患侧倾倒，Romberg 征和指鼻试验均向患侧偏倚等，此由于前庭与小脑有联系纤维之故。

（2）眼球震颤：眼球震颤多见于前庭及小脑病变。前庭性眼震的方向因病变部位、性质和病程而不同。急性迷路病变（如内耳炎症、出血）引起冲动性眼震，慢相向病侧，快相向健侧，向健侧注视时重，向病侧注视时轻。中枢性前庭损害（如脑干病变）时眼震方向不一，可为水平、垂直或旋转性，两眼眼震可不一致。

（3）前庭功能检查：①旋转试验：让受试者坐转椅中，头前倾30°，两眼闭合，将椅向左旋转 10 次（20 秒钟内）后急停，并请患者睁眼注视远处，正常时可见水平冲动性眼震，其快相和旋转方向相反，持续约 30 秒，少于 15 秒时表示前庭功能障碍。②变温试验：以冷水（通常为 15~20℃）灌洗外耳道，可产生眼球震颤，快相向对侧。眼球震颤停止后，可用温水（35℃左右）灌洗外耳道，也产生眼球震颤，但快相向同侧。眼球震颤在冷、温水灌洗后可持续 1.5~2 分钟。前庭受损后反应减弱或消失。

（七）舌咽、迷走神经

舌咽、迷走神经因解剖生理上关系密切，常同时受累，一般同时检查。

1. 运动　检查时注意患者有无发音嘶哑和鼻音，询问有无饮水呛咳和吞咽困难。然后令患者张口，发"啊"音，观察两侧软腭是否对称，扁桃体是否居中。一侧麻痹时，该侧软腭变低，发音时扁桃体偏向健侧，同时咽后壁由患侧向健侧运动，称幕布征。声嘶者必要时可用间接喉镜检查声音运动情况，以除外迷走神经的分支——喉返神经麻痹。

2. 感觉　主要检查两侧软腭和咽后壁的感觉，常用棉签进行测试。舌后 1/3 味觉为舌咽神经所支配，可用铜丝作为阳极导入微弱的直电流（0.2~0.4mA），正常时引起酸味觉。舌咽、迷走神经损害时，可有软腭、咽后壁和舌后部的感觉减退或消失。

3. 咽反射　嘱患者张口，发"啊"音，用压舌板分别轻触两侧咽后壁，观察有无作呕反应。此反射传入和传出均为舌咽及迷走神经，故此两神经损害时，患侧咽反射减退或消失。

（八）副神经

副神经由单纯运动神经，支配胸锁乳突肌和斜方肌组成。胸锁乳突肌的功能在于将头部旋向对侧，双侧同时收缩时颈部前屈，检查时可在头部向两侧旋转时施加阻力，同时注意收缩时肌肉的轮廓和坚硬度。斜方肌的功能为将枕部向同侧倾斜，抬高和旋转肩胛并协助臂部的上抬，双侧收缩时头部后仰。斜方肌的下部将肩胛骨向中线固定。检查时可在耸肩或头部向一侧后仰时加以阻力，并请患者将臂部高举。斜方肌瘫痪时该侧上臂不能抬过水平位，强举时肩胛内缘离开胸壁，称为翼状肩胛。副神经由双侧皮质支配，一侧瘫痪现象提示核性或核下性病变，或者肌病。

（九）舌下神经

舌下神经也是单纯运动神经，支配所有舌外和舌内肌群。检查时观察舌在口腔内的部位及其形态，然后请患者伸舌，并向各个方向做动作，并隔着腮部顶住检查者的手指，感觉其力量是否正常。在核下性病变中，可见明显的束性颤动，伸舌时健侧的颏舌肌将舌前部推向病侧。在核上性病变时，伸舌有偏斜，亦因健侧颏舌肌将舌推向偏瘫侧，但偶因伴舌部失用症而不能伸舌。双侧舌肌瘫痪者舌部完全不能动作。

三、运动系统检查

（一）肌肉体积和外观

注意有无萎缩和肥大，如有则应确定其分布及范围，是全身性、偏侧性、对称性还是散发性，是限于某个周围神经的支配区，还是限于某个关节的区域。而后则应确定具体部位是舌部、颈部、肩部、手部、腿部还是足部，具体肌肉则应确定是胸锁乳突肌、斜方肌、冈上肌、冈下肌、三角肌、二头肌、三头肌、骨间肌、股四头肌、胫前肌、腓肠肌还是伸趾短肌等，并做两侧对称性比较。右利手者，右侧肢体略粗，一般不超过2cm，检查时应注意这些生理变异。

（二）肌张力

指肌肉静止松弛状态下肌肉的紧张度，检查时可根据触摸肌肉的硬度及被动伸屈肢体时的阻力来判断。肌张力减低时，肌肉松弛，被动运动时阻力减少，关节运动的范围增大。锥体束损害时痉挛性肌张力增高，特点为上肢的屈肌和下肢的伸肌增高明显，被动运动开始时阻力大，终了时变小（折刀现象）。锥体外系损害所致的肌张力增高，伸肌和屈肌均等增高，被动运动时所遇到的阻力是均匀的，呈铅管样肌张力增高，伴有震颤者，出现规律而连续的停顿，犹如两个齿轮镶嵌转动，称为齿轮样强直。

肌张力减低见于肌源性疾患如进行性肌营养不良和肌炎，周围神经病变如格林－巴利综合征和多神经炎或单神经炎，后根和后索疾患如脊髓痨，脊髓疾患如前角灰质炎，小脑疾患等。肌张力增高见于锥体束病变如脑出血，锥体外系疾患如帕金森病，脑干病变如炎症和脱髓鞘等，以及其他疾患如破伤风等。

（三）肌力

肌力指患者在主动运动时肌肉的收缩力。因为有些肌肉部位过深，肌肉的功能又常有重叠，临床上只能对一部分主要肌肉或肌群进行检查。一般以关节为中心检查肌群的伸、屈力量或外展、内收、旋前、旋后等功能。这些检查适用于上运动神经元病变或多发性周围神经损害引起的瘫痪，但对单个的周围神经病变（如尺神经、正中神经、桡神经、腓总神经麻痹等）或较局限的脊髓前角病变（如脊髓灰质炎等），尚需对相关肌肉进行检查。

检查时嘱患者做某种运动并施以阻力，以判断其肌力的级别。或让患者维持某种姿势，检查者用力使其改变，也可观察肌力的强弱。如患者肌力明显减弱达不到抵抗阻力时，则应观察肌肉能否产生动作和能否抗引力而抬起肢体，如无抗引力肌力，则应观察肢体在平面上的运动程度。

常用的肌力分级标准为：0级：完全瘫痪；1级：肌肉可轻微收缩，但不能产生动作，仅在触摸中感到；2级：肢体能在床面上移动，但不能抬起，即所产生的动作不能胜过其自身重力；3级：肢体能抬离床面，但不能抵抗一般阻力；4级：能作抗阻力动作，但较正常差；5级：正常肌力。

1. 肌群肌力检查　测定肌群的肌力时，可选择下列运动：①肩：外展、内收。②肘：屈、伸。③腕：屈、伸。④指：屈、伸。⑤髋：屈、伸、外展、内收。⑥膝：屈、伸。⑦踝：背屈、跖屈。⑧趾：背屈、跖屈。⑨躯干：仰卧位抬头和肩，检查者给予阻力，观察腹肌收缩力量，俯卧位抬头和肩，检查脊柱旁肌肉的收缩情况。

2. 肌肉肌力检查　和测定肌群肌力不同的是，各块肌肉的检查方法需要具体的动作才能完成。应根据病情重点检查。例如手部肌肉的分别检查仅在发现手部周围神经或有关节段的病损时施行，而一般情况下，仅用握力即可满足临床需要。

3. 轻瘫检查　有些轻度瘫痪用一般方法不能肯定时，可用下列方法帮助诊断。

上肢：①上肢平伸试验：患者平伸上肢，掌心向下，数秒钟后可见轻瘫侧上肢逐渐下垂而低于健侧，并有旋前和掌心向外动作。②轻偏瘫侧小指征：双上肢平伸，掌心向下并维持这种状态时，常见轻瘫侧小指轻度外展。③数指试验：嘱患者手指全部屈曲，然后依次伸直，做计数动作，或手指全部伸直后顺次屈曲，轻瘫侧动作笨拙或不能。④手指肌力试验：嘱患者拇指分别与其他各指组成环状，检查者以一手指快速将其分开，测试各指肌力。

下肢：①外旋征：嘱患者仰卧，两腿伸直，轻瘫侧下肢呈外展外旋位。②膝下垂试验：嘱患者俯卧，膝关节屈成直角，数秒钟后轻瘫侧下肢逐渐下落。③足跟抵臀试验：嘱患者俯卧，尽量屈曲膝部，并使足跟接近臀部，病侧往往不能完成这一动作。④下肢下落试验：嘱患者仰卧，两下肢膝、髋关节均屈曲成直角，数秒钟后轻瘫侧下肢逐渐下落。

（四）共济运动

协调作用的障碍称为共济失调，主要见于小脑半球本身病变或其与对侧额叶皮质间的联系损害、前庭功能障碍、脊髓后索病变以及周围神经疾病。另外，不自主运动、肌张力增高和轻度瘫痪者也会影响动作的正常执行，检查前需排除。

共济运动可以通过患者的日常生活来观察，如穿衣、系扣、取物、进食等。共济失调患者在空间和时间上的控制失常导致了辨距不良、动作分解、语言迟缓或讷吃、书写字体过大或笔画不匀等，共济运动的检查方法有下列几种：

1. 指鼻试验　嘱患者将一侧上肢外展，用伸直的示指尖端触及自己的鼻尖，然后再试另一侧上肢。以不同的方向、速度、睁眼、闭眼重复进行，并进行两侧比较。小脑半球病变可看到同侧指鼻不准，接近鼻尖时动作变慢，或出现动作性震颤，且常常超过目标（辨距不良）。感觉性共济失调的特征是睁眼和闭眼时有很大差别，睁眼时仅见轻微障碍，而失去视力帮助时则很难完成动作。

2. 误指试验　患者上肢向前平伸，示指放在检查者固定不动的手指上，然后将手指抬至一定高度的垂直位置，再复下降至检查者的手指上，始终维持上肢伸直。先睁眼，再闭眼检查。两侧可分别或同时试验。前庭性共济失调者，双侧上肢下降时均偏向病变侧。小脑病变者，患侧上肢向外侧偏斜，感觉性共济失调者，闭眼时寻找不到目标。

3. 轮替动作试验　嘱患者快速、反复地做下列动作：①前臂的内旋和外旋，例如用手的掌侧和背侧交替地接触床面或桌面。②伸指和握拳，或其他来回反复动作。小脑性共济失调动作速度缓慢和节律不匀。

4. 跟膝胫试验　嘱患者仰卧，抬起一侧下肢，然后以足跟置放于对侧的膝盖上，最后沿胫骨向下移动。小脑性共济失调在抬腿触膝时呈现辨距不良，沿胫骨下移时摇晃不稳。感觉性共济失调患者寻找膝盖困难，下移时不能和胫骨保持接触。

5. 反跳试验　嘱患者用力屈肘，检查者握其腕部向相反方向用力，随即突然松手，正常人因为有对抗肌的拮抗作用前臂屈曲迅即终止。小脑病变时缺少这种拮抗作用，屈曲的前臂可碰击到自己的身体。

6. 平衡性共济失调实验　①Romberg征：嘱患者双足并拢站立，双手向前平伸，然后闭目，观察其姿势。感觉性共济失调特征为闭目后站立不稳，而睁眼时能保持稳定的站立姿式，称Romberg阳性。小脑性共济失调睁闭眼都站立不稳，但在闭眼时更为明显。具体地说，一侧小脑病变或一侧前庭病变向病侧倾倒，小脑蚓部病变则向后倾倒。②无撑坐起试验：嘱患者从仰卧位不用手支撑而试行坐起，正常人于屈曲躯干的同时下肢下压，而小脑性共济失调患者反而将髋部（患侧尤为明显）和躯干同时屈曲，称为联合屈曲现象。

（五）不自主运动

观察有无舞蹈样运动、手足徐动、震颤（静止性、动作性）、抽搐、肌束颤动、肌阵挛等骨骼肌的病态动作。如果发现这些异常，必须注意其部位、范围、时限（经常还是间歇发生）、强度（是否几个关节甚至整个身体）、规律和过程，以及与各种生理状态如休息、情绪、寒冷、疲劳和睡眠的关系。

（六）姿势和步态

观察患者平卧、站立和行走的异常。平卧时可见上运动神经元病变引起的上肢瘫痪，呈肘部、腕部、指部屈曲，前臂内旋的姿态，患者常用健侧的手去握持它。下肢的瘫痪，即使是轻微时一般也有小腿外旋的倾向。站立时的姿势异常主要依靠视诊，帕金森病患者头部前倾，躯干俯曲。小脑蚓部病变常前后摇晃，小脑半球或前庭病变向病侧倾倒。

步态检查时可嘱患者先做普通行走，然后根据需要可直线行走、后退行走、横向行走、跑步等，必要时做闭目行走。检查者观察起步和停止情况、抬足和落下的姿势、步基的大小、行走的节律和方向。另外还需要观察身体的动态，包括肢体和骨盆部的动作。常见的步态异常有以下几种（图2-5）。

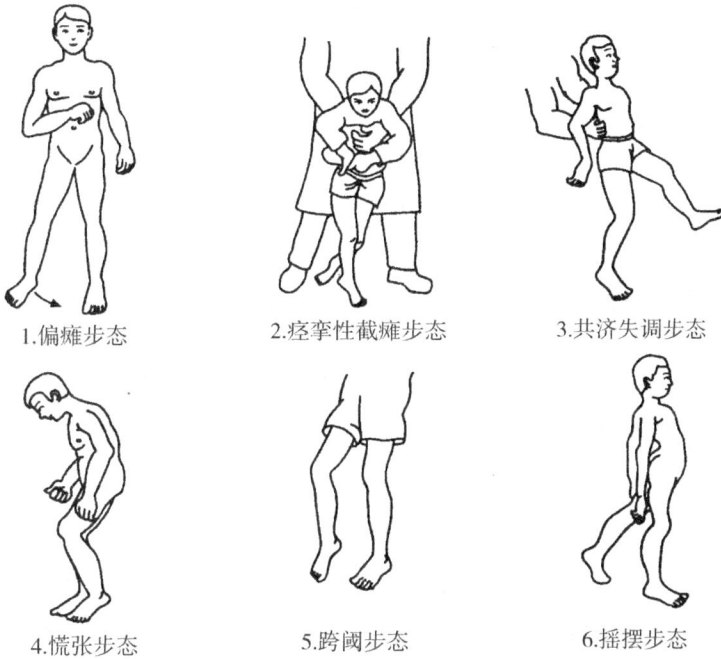

1.偏瘫步态　　2.痉挛性截瘫步态　　3.共济失调步态

4.慌张步态　　5.跨阈步态　　6.摇摆步态

图2-5　常见的步态异常

1. 偏瘫步态　患侧上肢内收、旋前，肘、腕、指关节呈屈曲状。下肢伸直并外旋，行走时患侧骨盆部提高，足尖拖地，向外做半圆形划圈动作，又称划圈步态。主要由于一侧锥体束损害引起，见于脑卒中等脑性偏瘫（图2-5-1）。

2. 痉挛性截瘫步态　行走时双下肢强直内收，交叉呈剪刀样，故又称"剪刀步态"。主要见于先天性痉挛性截瘫和脑性瘫痪等患者（图2-5-2）。

3. 共济失调步态　行走时两腿分开，因重心掌握困难，故左右摇晃，前扑后跌，不能走直线，方向不固定，上下身动作不协调，犹如酒醉，又称"醉汉步态"。小脑半球或前庭病变时向患侧偏斜，直线行走时尤甚。深感觉障碍时可有抬腿过高和落地过重，但睁眼时明显改善（图 2 - 5 - 3）。

4. 慌张步态　全身肌张力增高，起步和停步困难，走路时步伐细碎，足擦地而行，双上肢前后摆动的联带运动丧失。由于躯干呈前倾状而重心前移，致患者行走时不得不追逐重心而小步加速前冲，形似慌张不能自制，故又称"小步步态"或"前冲步态"。主要见于震颤麻痹（图 2 - 5 - 4）

5. 跨阈步态　周围神经病变时常出现足部下垂而不能背屈，行走时或是拖曳病足，或是将该侧下肢抬得很高，落脚时足尖先触地面，主要见于腓总神经麻痹（图 2 - 5 - 5）。

6. 摇摆步态　行走时有明显的脊柱前凸，常因臀中、小肌软弱而致骨盆部摇摆过度，称为摇摆步态，见于肌营养不良症（图 2 - 5 - 6）。

四、感觉系统检查

感觉系统检查是神经系统检查中最为冗长而又最容易发生误差的部分，需要耐心和细致。由于检查的结果主要根据患者表述，开始前应给患者解释检查的全过程和要求，以取得合作。检查中切忌暗示和提问，以免影响患者的判断。在检查中要注意两侧、近远的对比，一般从感觉缺失区向正常区进行检查。

（一）感觉检查

1. 浅感觉

（1）触觉：用一束棉絮在皮肤上轻轻掠过，有毛发处可轻触其毛发，嘱患者说出感受接触的次数。

（2）痛觉：以大头针轻刺皮肤，嘱患者感到疼痛时做出反应，须确定感觉到的是疼痛还是触觉。如发现痛觉减退或过敏的区域，需从各个方向用针尖在患区皮肤向外检查，以得到确切的结果。

（3）温度觉：用盛有冷水（5～10℃）及热水（40～45℃）试管交替接触皮肤，嘱患者报告"冷"或"热"。

2. 深感觉

（1）运动觉：患者闭目，检查者轻轻夹住患者指趾的两侧，上下移动 5° 左右，嘱其说出移动的方向，如发现有障碍可加大活动的幅度，或再试较大的关节。

（2）位置觉：患者闭目，将患者一侧肢体放一定位置，让患者说出所放位置，或用另一肢体模仿。

（3）振动觉：应用 128 Hz 的音叉，振动时置于患者的手指、足趾，以及骨隆起处如桡尺茎突、鹰嘴、膝盖、锁骨、髂前上棘、胸骨、脊椎棘突等，询问有无振动的感受，注意感受的时限，两侧对比。老年人足部振动觉常减退，并无明确的临床意义。

（4）压觉：用不同的物体交替轻触或下压皮肤，令患者鉴别。

3. 复合感觉（皮质感觉）

（1）触觉定位觉：患者闭目，以手指或其他物体轻触患者皮肤，嘱患者用手指点出刺激部位。

（2）两点辨别觉：患者闭目，用钝脚的两角规，将其两脚分开达到一定距离，接触患者皮肤，如患者能感觉到两点，则再缩小两脚的距离，一直到两脚的接触点被感觉成一点为止。正常身体各部位辨别两点的能力不尽一致：指尖为 2～4mm，指背 4～6mm，手掌 8～

12mm，手背 2 ~ 3cm，前臂和上臂 7 ~ 8cm，背部、股腿更大。检查时应注意个体差异，必须两侧对照。

（3）形体觉：患者闭目，可将常用物体如钥匙、纽扣、钢笔、硬币、圆球等放在患者一侧手中，任其用单手抚摸和感觉，并说出物体名称和形状，左、右分试。

（4）重量觉：用重量不同（相差 50% 以上）的物体先后放入一侧手中，令患者区别。有深感觉障碍者不做此检查。

（二）感觉障碍的类型

1. 周围神经型　为限于该神经支配皮肤区域内各种感觉的缺失。如果损害是部分性的，则可表现为该区域中的感觉减退、感觉过度、感觉异常或自发性疼痛。多发性周围神经病变中，感觉障碍以四肢末端最为明显，呈手套、袜套型分布。

2. 后根型　脊神经后根的损害可产生区域性的感觉缺失、减退或过敏，其范围按节段分布。后根受到压迫或刺激时常有放射性疼痛。

3. 脊髓型　横贯性脊髓病变出现损伤平面以下各种感觉缺失，但脊髓不完全损害则可出现分离性感觉障碍，如白质前联合的病变损害两侧的痛、温觉交叉纤维，后角的病变损害一侧尚未交叉的痛、温觉纤维，相应地产生双侧或单侧的痛、温觉缺失，而其他感觉正常或仅轻度受损。周围神经病变也偶有分离性感觉障碍，但如障碍呈节段型分布，则病变应在脊髓。

4. 脑干型　桥脑下部和延髓病变也可发生分离性感觉障碍，偏外侧病变（主要包括三叉神经及其脊束核、外侧脊丘束）可产生同侧面部和对侧身体痛温觉缺失。中央的病变可能损害一侧或双侧内侧丘系产生深感觉障碍。到脑干上部，内侧丘系、三叉丘系和脊丘束已经聚合，则产生面部和半身麻木。

5. 丘脑型　丘脑病变感觉障碍的特征是偏身麻木、中枢性疼痛和感觉过度。

6. 内囊型　内囊病变也可以产生对侧偏身麻木，一般不伴有中枢痛。

7. 皮质型　顶叶感觉皮质的病变一般产生部分性对侧偏身麻木。复合感觉和深感觉的障碍比较严重，浅感觉变化轻微，分布也多不完整，往往仅限于一个肢体，即使偏身感觉障碍，也常以肢体远端部分明显。

五、反射系统检查

检查时应将被检查部位暴露，肌肉放松，并进行两侧反射的比较。在神经系统检查中，反射检查比较客观，但有时受到紧张情绪的影响，仍需患者保持平静、松弛。反射活动还有一定程度的个体差异，在有明显改变或两侧不对称时意义较大，一侧增强、减低或消失有重要的定位意义。

（一）深反射

又称腱反射，强弱可用下列来描述：消失（－）、减弱（＋）、正常（＋＋）、增强（＋＋＋）、阵挛（＋＋＋＋）及持续阵挛（＋＋＋＋＋）。

1. 肱二头肌反射（$C_{5~6}$，肌皮神经）　患者坐或卧位，前臂屈曲90°，检查者以手指（右侧时中指，左侧时拇指）置于其肘部肱二头肌腱上，以叩诊锤叩击手指，反应为肱二头肌收缩，前臂屈曲（图2－6）。

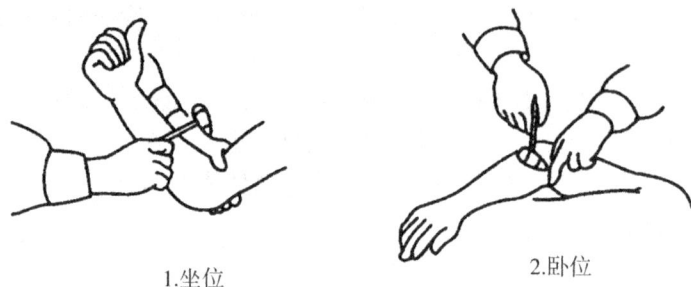

1.坐位　　　　　　　　　　　　　2.卧位

图 2-6　肱二头肌反射

2. 肱三头肌反射（$C_{6\sim7}$，桡神经）　患者坐或卧位，肘部半屈，检查者托住其肘关节，用叩诊锤直接叩击鹰嘴上方的肱三头肌腱，反应为肱三头肌收缩，肘关节伸直（图 2-7）。

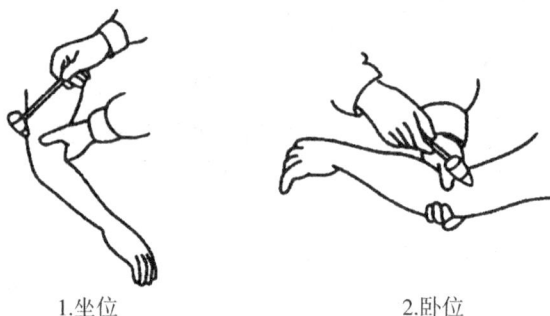

1.坐位　　　　　　　　　　　　　2.卧位

图 2-7　肱三头肌反射

3. 桡反射（$C_{5\sim6}$，桡神经）　又称桡骨膜反射。患者坐或卧位，前臂摆放于半屈半旋前位，叩击其桡侧茎突，反应为肱桡肌收缩，肘关节屈曲、旋前，有时伴有指部的屈曲（图 2-8）。

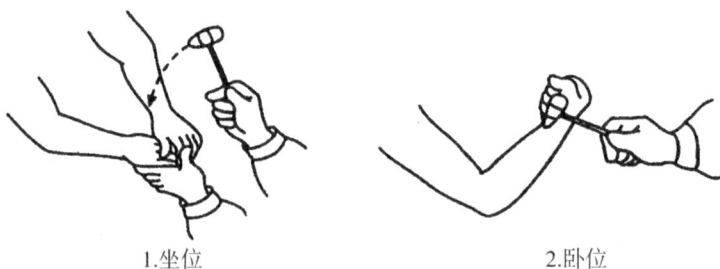

1.坐位　　　　　　　　　　　　　2.卧位

图 2-8　桡反射

4. 膝反射（$L_{2\sim4}$，股神经）　患者坐于椅上，小腿弛缓下垂与大腿成直角，或取仰卧位，检查者以手托起两侧膝关节，小腿屈成 120°，然后用叩诊锤叩击膝盖下股四头肌腱，反应为小腿伸展。如患者对下腿注意过度不易叩出时，可一腿置于另一腿上，嘱其两手勾紧向两方用力牵拉，此为常用的加强方法（图 2-9）。

5. 踝反射（$S_{1\sim2}$，胫神经）　又称跟腱反射。患者仰卧位，股外展，屈膝近 90°，检查者手握足，向上稍屈，叩击跟腱，反应为足向跖侧屈曲。如不能引出，令患者俯卧，屈膝90°，检查者手的拇指和其他各指分别轻压两足足跖的前端，而后叩击跟腱。也可嘱患者跪于凳上，两足距凳约20cm，检查者用手推足使之背屈，再叩击跟腱（图2-10）。

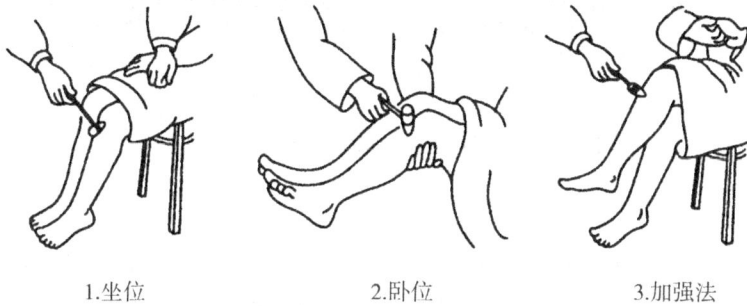

1.坐位   2.卧位   3.加强法

图2-9 膝反射

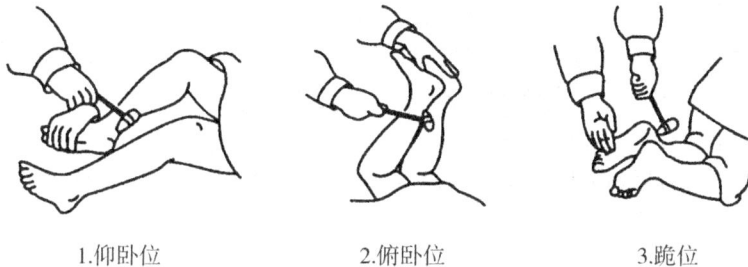

1.仰卧位   2.俯卧位   3.跪位

图2-10 踝反射

（二）浅反射

1. 腹壁反射（$T_{7\sim12}$，肋间神经） 患者仰卧，下肢膝关节屈曲，腹壁完全松弛，双上肢置于躯体的两侧。检查以钝针或木签沿肋缘下（$T_{7\sim8}$）、平脐（$T_{9\sim10}$）及腹股沟上（$T_{11\sim12}$）的平行方向，由外向内轻划腹壁皮肤，反应为该侧腹肌的收缩，使脐孔略向刺激部位偏移（图2-11）。

2. 提睾反射（$L_{1\sim2}$，生殖股神经） 用钝针或木签由上向下轻划上部股内侧皮肤，反应为同侧提睾肌收缩，睾丸向上提起。

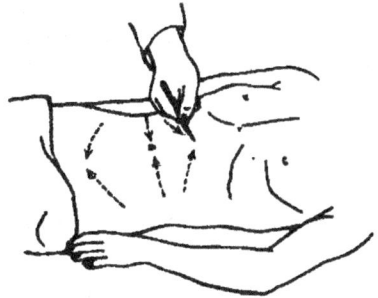

图2-11 腹壁反射

3. 跖反射（$S_{1\sim2}$，胫神经） 膝部伸直，用钝针或木签轻划足底外侧，自足跟向前方至小趾根部足掌时转向内侧，反应为各个足趾的屈曲（图2-12）。

4. 肛门反射（$S_{4\sim5}$，肛尾神经） 用大头针轻划肛门周围，反应为肛门外括约肌收缩。由于肛门括约肌可能受双侧中枢支配，故一侧锥体束损害，不出现肛门反射的障碍，而双侧锥体束或马尾等脊神经损害时，该反射减退或消失。

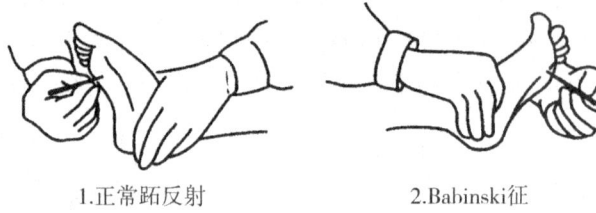

1.正常跖反射　　　　　　　2.Babinski征

图 2-12　跖反射和 Babinski 征的检查方法

（三）病理反射

传统意义上病理反射有 Babinski 征、Chaddock 征、Oppenheim 征、Gordon 征、Schöeffer 征、Gonda 征等。但临床中把阵挛和牵张反射如 Hoffmann 征、Rossolimo 征等习惯上也列入病理反射之列。

1. Babinski 征　方法同跖反射检查，但足趾不向下屈曲，踇趾反而较缓地向足背方向背曲（也称跖反射伸性反应），可伴有其他足趾呈扇形展开，是为 Babinski 征阳性。一般认为本征为上运动神经元病变的重要征象，但也可见于两岁以下的婴儿和智能发育不全、昏迷、深睡、中毒、严重全身感染、足趾屈曲肌瘫痪、疲劳，甚至少数正常人。临床意义需结合其他体征一并考虑（图 2-12-2）。

2. Chaddock 征　用钝针或木签轻划外踝下部和足背外侧皮肤，阳性反应同 Babinski 征（图 2-13）。

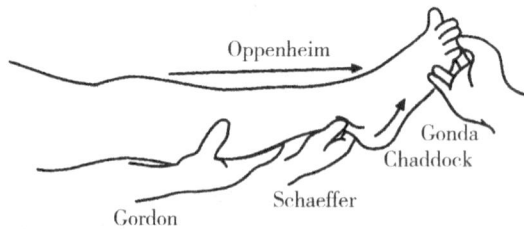

图 2-13　病理反射的各种检查方法

3. Oppenheim 征　以拇指和食指沿患者胫骨前面自上而下加压推移，阳性反应同 Babinski 征（图 2-13）。

4. Gordon 征　以手挤压腓肠肌，阳性反应同 Babinski 征（图 2-13）。

5. Schaeffer 征　以手挤压跟腱，阳性反应同 Babinski 征（图 2-13）。

6. Gonda 征　紧压足第 4、5 趾向下，数秒钟后再突然放松，阳性反应同 Babinski 征（图 2-13）。

以上六种测试，方法虽然不同，但阳性结果表现一致，临床意义相同。一般情况下，在锥体束损害时较易引出 Babinski 征，但在表现可疑时应测试其余几种以协助诊断。

7. Hoffmann 征　患者腕部略伸，手指微屈，检查者以右手示、中指夹住患者中指第二指节，以拇指快速地弹拨其中指指甲，反应为拇指和其他各指远端指节屈曲然后伸直的动作。如检查者用手指从掌面弹拨患者的中间三指指尖，引起各指屈曲反应时，称 Trömner 征（特勒姆内征）（图 2-14）。

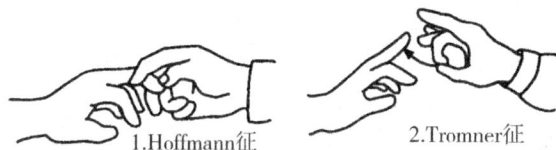

图2-14 Hoffmann 征和 Trömner 征检查法

8. Rossolimo 征　患者仰卧，两腿伸直，用叩诊锤叩击足趾基底部跖面，亦可用手指掌面弹击患者各趾跖面，阳性反应同 Babinski 征（图 2-15）。

9. 阵挛　阵挛是在深反射亢进时，用一持续力量使被检查的肌肉处于紧张状态，则该深反射涉及的肌肉就会发生节律性收缩，称为阵挛。①髌阵挛：检查时嘱患者下肢伸直，医生用拇指和示指捏住髌骨上缘，用力向远端方向快速推动数次，然后保持适度的推力。阳性反应为股四头肌节律性收缩，致使髌骨上下运动，见于锥体束损害（图 2-16）。②踝阵挛：嘱患者仰卧，髋关节与膝关节稍屈，检查者左手托住腘窝，右手握住足前端，突然推向背屈方向，并用力持续压于足底，阳性反应为跟腱的节律性收缩反应。见于锥体束损害（图 2-16）。

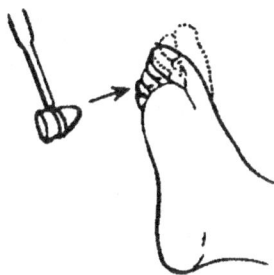

图2-15 Rossolimo 征

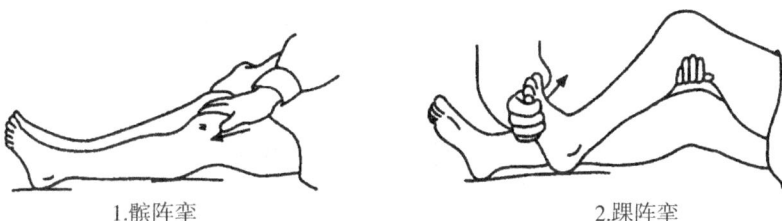

图2-16 阵挛的检查方法

六、自主神经（植物神经）功能检查

（一）一般观察

1. 皮肤与黏膜　注意观察以下内容：有无色泽变化如苍白、潮红、红斑、紫绀、色素减少或沉着等；有无质地变化如变硬、增厚、脱屑、潮湿、干燥等；有无水肿、溃疡、褥疮等。

2. 毛发与指甲　毛发有无过度增生或脱失，有无分布异常。指甲有无变脆、失去正常光泽和起条纹等。

3. 排汗与腺体分泌　观察有无局限性多汗或少汗、无汗，有无泪液和唾液等腺体分泌的过多或过少。

4. 体温、血压、呼吸、心率变化　注意24小时内体温变化情况，观察各种体位的血压变化，以及心率和呼吸在不同条件下的变化。

（二）括约肌功能

有无排尿障碍如尿急、费力、潴留、充盈性失禁、自动膀胱，有无膀胱膨胀及其膨胀程度，有无排便困难等。

（三）自主神经反射

1. 眼心反射　患者仰卧休息片刻后，数1分钟脉搏次数，然后闭合眼睑，检查者将右手的中指及示指置于患者眼球的两侧，逐渐施加压力，但不可使患者感到疼痛，加压20~30s后计数1分钟脉搏次数，正常每分钟脉搏可减少6~8次，减少12次/min以上提示迷走神经功能增强，减少18~24次/min提示迷走神经功能明显亢进。如压迫后脉率不减少甚或增加，称为倒错反应，提示交感神经功能亢进。

2. 卧立位试验　在患者平卧时计数1分钟脉搏数，然后嘱患者起立站直，再计数1分钟的脉搏数，如增加10~12次/min为交感神经兴奋增强。由立位到卧位称为立卧试验，前后各计数1分钟脉搏数，若减少10~12次/min为副交感神经兴奋增强。

3. 竖毛反射　将冰块放在患者的颈后或腋窝皮肤上数秒钟之后，可见竖毛肌收缩，毛囊处隆起如鸡皮状。竖毛反射受交感神经节段性支配，颈$_8$~胸$_3$支配面部和颈部，胸$_{4~7}$支配上肢，胸$_{8~9}$支配躯干，胸$_{10}$~腰$_2$支配下肢。根据反应的部位可协助交感神经功能障碍的定位诊断。

4. 皮肤划纹征　用钝针或木签适度加压在皮肤上划一条线，数秒以后皮肤就会出现白色划痕（血管收缩）并高起皮面，正常持续1~5min即行消失。如果持续时间超过5min，提示有交感神经兴奋性增高。经钝针或木签划后很快出现红色条纹，持续时间较长（数小时），而且逐渐增宽或皮肤隆起，则提示副交感神经兴奋性增高。

（孙泽林　戚晓渊）

第二节　周围神经活检术

一、适应证

周围神经活检主要用来显示病变的轴索和髓鞘，因此，活检的目的是明确周围神经病变性质和病变程度，如糖尿病性周围神经病、急慢性脱髓鞘神经病、类淀粉沉积症、血管炎等。

二、取材

一般取表浅、后遗症轻微的神经进行活检，如腓肠神经、枕大神经、前臂外侧皮神经等。但一般临床患者的活检取材主要是取小腿的腓肠神经，腓肠神经的走行比较表浅，易于手术取材，手术取材后无大的感觉和运动障碍，对疾病的预后无直接影响。手术时常规消毒，局麻，沿神经走行切开皮肤，找出神经，切取 2～3cm。

三、实验室技术

（一）固定

（1）用石蜡切片 HE 染色，采用中性缓冲甲醛液固定 24～48 小时。

（2）用于髓鞘染色的采用 Flemming 液固定 3～6 天。

（3）用于半薄切片和超薄切片的采用戊二醛及锇酸双重固定。

（二）脱水与包埋

1. 用于石蜡切片　常规 HE 染色和 Flemming 染色需石蜡包埋，包括纵横两个切面。

2. 用于半薄和超薄切片　采用环氧树脂混合液包埋。

（三）切片和染色

电镜采用超薄切片 0.5～1.0μm。

1. 石蜡切片　①HE 染色髓鞘和纤维组织染成红色，细胞核染成蓝色。②Masson 三色染色胶原纤维染成蓝色，弹力纤维染成棕色，肌纤维、纤维素及红细胞染成红色，细胞核染成黑蓝色。临床用于显示脱髓鞘后胶原纤维的增生。③Flemming 染色周围神经及正常的髓鞘染成黑色，变性纤维不着色。

2. 半薄切片　甲苯胺蓝染色正常脂肪和髓鞘呈黑色，变性髓鞘不着色。

（孙泽林　戚晓渊）

第三节　肌肉组织活检术

一、适应证

1. 代谢性肌病　不但提供组织学证据，还可获得生化改变的依据。如线粒体肌病、脂质沉积性肌病等。

2. 先天性肌病　如中央轴空病等。

3. 局部或弥漫性炎症性肌病　如多发性肌炎等。

4. 鉴别神经源性与肌源性损害　如进行性肌营养不良与脊髓性肌萎缩的鉴别。

5. 不明原因的静止性或进行性肌无力。

6. 确定病情严重程度及累及范围。

二、取材

（一）活检部位

多数肌病以肢体近端肌肉受累为重，故临床上多首选上肢肱二头肌和下肢股四头肌外侧肌，上述肌肉活检后较少影响患者活动。对急性肌病如多发性肌炎，应选压痛明显或肌无力较重的部位；对慢性肌病应选中等损害的部位，因为萎缩严重的部位肌纤维常常被脂肪组织代替，如肌营养不良患者，股四头肌受累较重，则选肱二头肌。另外肌电图改变明显的部位也可作为参考条件，但不宜在肌电图检查的部位活检，可在肌电图检查的对侧取活检，以免针电极对肌组织的损伤造成病理判断上的困难而影响结果。

（二）手术

按常规外科无菌手术操作，获得肌肉组织标本大小为 0.5cm×1cm×0.5cm，取材时注意局部麻醉药不能注射到肌肉，切取肌肉标本时动作要轻柔，不可过度牵拉或挤压肌肉，避免钳夹，一般用刀背分离肌肉，然后两端用线结扎后再用刀片切断。

需送电镜的从一端留取少许，放入戊二醛固定液中为电镜检查备用，其余部分快速冰冻切片供光镜检查使用。

三、实验室技术

（一）制片技术

为避免肌肉中的酶被破坏，目前多采用液氮快速冷冻法制片。冰冻过程是肌肉活检的关键步骤，肌肉组织中水分含量高，制片过程中易出现冰晶，给诊断造成困难。使用异戊烷间接制冷可防止冰晶伪差的形成。在恒冷箱式冰冻切片机（-20℃）条件下切片，厚度 8~10μm 左右，免疫组化为 5μm。

（二）染色

根据不同需要做免疫组化染色。

（孙泽林　戚晓渊）

第四节　经皮前囟穿刺术

病儿前囟未闭时，可经前囟侧角作硬脊膜下腔、蛛网膜下腔或脑室前角穿刺，用于诊断或治疗颅内病变。

一、适应证

（1）疑有硬膜下积液、积脓或血肿。
（2）严重颅内压增高并有脑疝危象。
（3）需作脑室造影诊断颅内病变。
（4）外伤或感染疑有脑与脑膜间局限性粘连。

二、禁忌证

（1）前囟周围有感染。
（2）前额部有巨大头颅血肿。
（3）前囟处有脑膜膨出或前囟异常狭小者。

三、操作方法

术前剃除前囟附近头发。病儿仰卧，头近台前，助手固定头部。术者用右手持 19~20

号斜面较短的腰椎穿刺针，或斜面短的普通 7～8 号针头，经前囟侧角穿刺，其方向与前入法穿刺侧脑室前角法相同，前囟大者与矢状面平行稍向内侧刺入；前囟小者针尖稍向外侧，刺入 0.2～0.5cm 穿过硬脑膜时有突破减压感，表示针尖已进入硬脑膜下腔，再按毫米为进度将针缓慢向前推进，边推进边观察，遇有脑脊液或病理性改变的液体流出，即表示进入蛛网膜下腔，当硬脑膜下积血、积液时，可经此交换插入一较粗大的 18 号针头进入硬脑膜下腔，再连接一引流管作持续引流。硬脑膜下血肿流出的血性液体较多，间或呈黄色；脑膜炎并发硬脑膜下积脓时，液体呈淡黄色或脓性。

若硬脑膜下无病理性液体，为临床诊断与治疗目的，穿刺按以上所述方向推进，深 3～4cm，如有减压感，拔出针芯，见有脑脊液流出，表示穿入脑室。

（孙泽林　戚晓渊）

第五节　脑血管造影术

一、适应证

（1）脑血管疾病，如动脉瘤、血管畸形、动静脉瘘及脑血管栓塞和狭窄。

（2）弄清某些颅内外病变的血供情况，如颈动脉瘤、头皮血管畸形，及脑膜瘤等的血供和回流静脉。

（3）血管内介入治疗手术。

二、禁忌证

（1）患有严重出血倾向者。

（2）对老年性动脉硬化者要慎重。

（3）有严重肝、肾、心脏疾病患者。

（4）对碘过敏者。

（5）脑疝或脑干功能衰竭或休克者。

三、术前准备

（1）应做好出、凝血时间检查，普鲁卡因和碘过敏试验。

（2）将造影的一些情况向患者及家属交代清楚，取得患者的配合和家属的同意签字。

（3）穿刺部位皮肤准备。

（4）术日禁食、除去假牙及发夹。术前半小时注射苯巴比妥和阿托品。

（5）不合作者或病儿拟用全麻。

四、造影技术

动脉穿刺部位有颈动脉、肱动脉、腋动脉、锁骨下动脉以及股动脉等。常用为颈动脉和股动脉。

1. 经皮颈动脉造影　患者仰卧位，肩下垫薄枕，头略低，颈伸展，皮肤常规消毒，铺消毒孔巾。穿刺部位于胸锁乳突肌内缘甲状软骨水平或稍下，颈总动脉搏动处。局麻后以左手食指、中指固定动脉或稍加压将动脉远端固定,右手持穿刺针(普通腰穿针刺入 1~2cm,在针头感觉到血管动脉前后壁,退出针芯后,再缓慢退出针鞘,一旦针尖退入动脉内即有鲜血喷出,此时将针鞘送入动脉内 1~2cm,插入针芯。以后按需要注入造影剂或药物)。

若要经颈动脉行脑血管造影时,待摄影准备就绪后,左手固定穿刺针,右手拔出针芯,换上装有含碘水溶液的注射器用 50% 泛影酸钠或 60% 泛影葡胺、60% 康锐(conray)等 8~10ml,在 2 秒钟内迅速注入动脉内,立即摄影,即为颈动脉造影的动脉期。摄影前将头置屈曲位,使下颌尽量接近胸骨柄,以免眼眶干扰影像,注药后 2 秒钟时摄影为毛细血管及皮质静脉期。注药后 4~5 秒钟时摄影为静脉期。动脉造影常规投照位置为颅前后位和侧位。

2. 腹股沟股动脉穿刺置导管造影术(血管内治疗) 患者平仰卧,下肢略外展,穿刺部位在腹股沟韧带下方约 2~3cm 股动脉搏动处,通常需要局麻下先用尖刀于进针点作一小切口,用 Seldinger 技术套针将导管插入股动脉,随后在电视或荧光增强屏监视下将导管送进颈总动脉或椎动脉系统,作颈动脉或椎动脉造影。椎动脉造影的投照位置为头颅前半轴(汤氏)位和侧位。还可用此法进行脊髓血管造影。

(陈 锋)

第六节 开颅术

开颅术(craniotomy)是手术治疗颅内各种疾病的必要步骤,也是神经外科医生需要掌握的基本功。开颅术按手术部位一般分为大脑半球开颅和颅后窝开颅,按手术方式又分骨瓣开颅和骨窗开颅。大脑半球病变多采用骨瓣开颅,颅后窝病变多采用骨窗开颅。

一、体位

1. 仰卧位 主要适用于大脑半球额、颞和鞍区病变的手术治疗。可根据病变的实际位置,将头偏向对侧以利显露。

2. 侧卧位 主要适用于大脑半球顶、枕、颅后窝病变以及脊髓病变的手术治疗。

3. 俯卧位 主要适用于大脑半球枕部、颅后窝、松果体区病变以及脊髓病变的手术治疗。

4. 坐位与半坐位 坐位主要适用于颅后窝病变以及高颈髓病变的手术治疗。半坐位适用于蝶窦鞍区手术。

二、切口设计和手术入路

1. 切口设计

(1)单额切口:用于额叶、鞍区、嗅沟、三脑室前部等部位的病变手术(图 2-17)。

(2)冠状切口:用于额叶、嗅沟、胼胝体、大脑镰等部位的病变手术,尤其是累及双侧的病变。有时为保持美观,手术切口设计在发际内,也采用冠状切口(图 2-18)。

(3)额颞切口:用于累及额颞的病变以及蝶骨嵴脑膜瘤、鞍旁肿瘤、前循环动脉瘤等(图 2-19)。

(4)颞部切口:主要用于颞叶、中颅窝、基底节、丘脑、中脑、上斜坡等部位的病变手术(图 2-20A、B)。

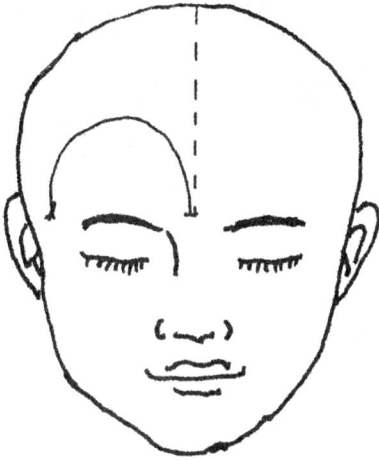

图 2 - 17　单额切口

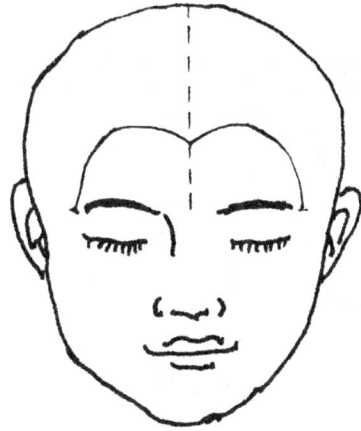

图 2 - 18　冠状切口

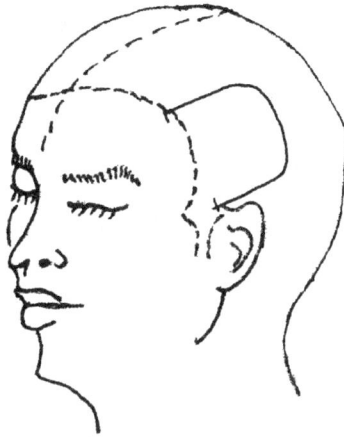

图 2 - 19　额颞切口

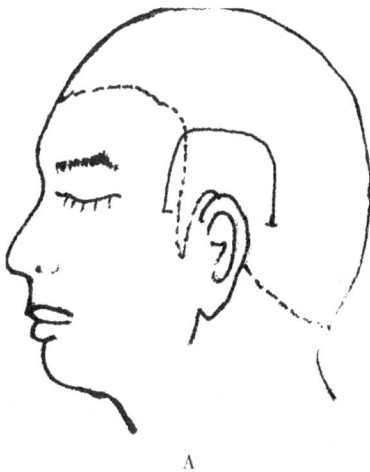

A

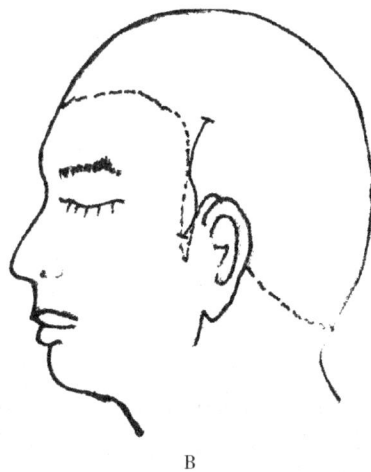

B

图 2 - 20　颞部切口

A：马蹄形；B：S 型

（5）顶部切口：用于顶部、中线部位病变手术，可根据病变位置选择偏外侧或近中线（图2－21）。

（6）枕部切口：主要用于枕叶、松果体区、小脑上部的病变手术（图2－22）。

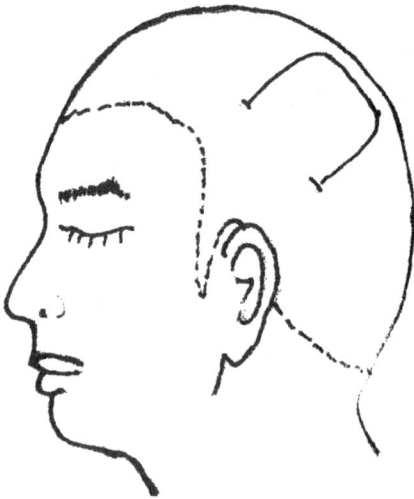

图2－21　顶部切口

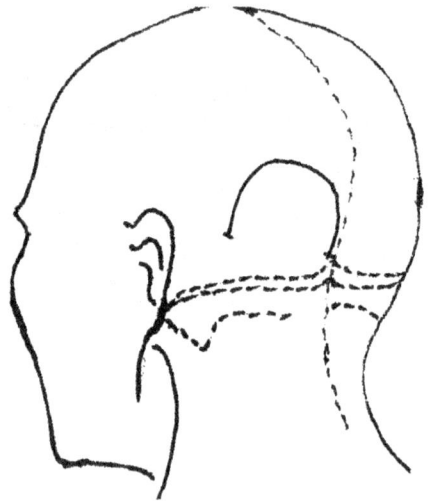

图2－22　枕部切口

（7）颅后窝正中切口：用于小脑蚓部、小脑半球偏中线部位、枕骨大孔区及第四脑室内的病变手术（图2－23）。

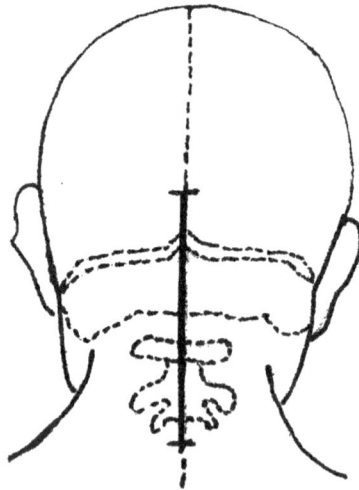

图2－23　颅后窝正中切口

（8）颅后窝旁正中切口：用于小脑半球及桥小脑角病变手术（图2－24A、B）。

（9）幕上下联合切口：用于累及小脑幕上下的病变手术（图2－25）。

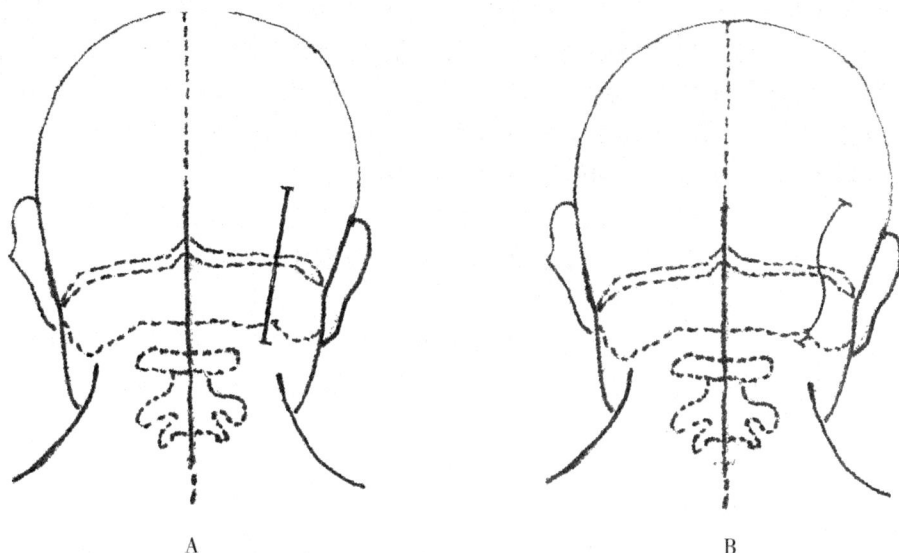

A   B

图 2 - 24　颅后窝旁正中切口
A：直切口；B：S 形切口

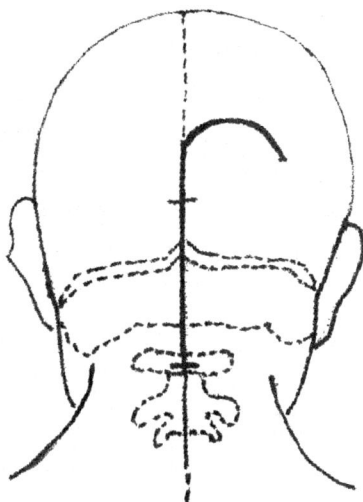

图 2 - 25　幕上下联合切口

2. 手术入路

（1）经额入路：适用于单侧颅前窝、鞍区、颅眶沟通肿瘤，脑脊液鼻漏及前循环动脉瘤等的手术治疗。

（2）经翼点入路：适用于鞍区、斜坡、蝶骨嵴、丘脑前下部病变、前循环动脉瘤及基底动脉分叉处动脉瘤等的手术治疗。

（3）经颞入路：适用于颅中窝底、颞叶深部、丘脑中部病变、三叉神经鞘瘤、大脑后动脉瘤、椎 - 基动脉瘤等的手术治疗。

（4）经大脑纵裂入路：主要用于胼胝体、三脑室前部、松果体区病变的手术治疗。

（5）经侧脑室入路：用于侧脑室内、丘脑前部、三脑室前部、三脑室顶部及室间孔后方的肿瘤手术；鞍区肿瘤突入三脑室伴脑积水时，也可采用此入路，例如颅咽管瘤。

（6）经乙状窦后入路：主要用于桥小脑角、脑干偏侧病变手术。

（7）经迷路入路：主要用于内听道内的小型听神经瘤手术。

（8）经小脑延髓裂入路：主要用于小脑下蚓部、四脑室内以及脑干背侧的病变手术。

（9）经蝶窦入路：主要用于垂体瘤手术和脑脊液鼻漏手术修补。

（10）经远外侧入路：主要用于下斜坡的枕骨大孔区肿瘤手术。

（11）经口咽入路：主要用于斜坡、脑干腹侧的肿瘤手术，有时也用于切除齿状突。

（12）经小脑幕下入路：主要用于小脑幕、小脑幕孔切迹、松果体肿瘤等的手术。

三、标准开颅术步骤

1. 大脑半球骨瓣开颅术

（1）切开头皮：术者与助手用手指沿切口线两侧压迫头皮，依次切开头皮各层，头皮夹夹住头皮与帽状腱膜的边缘止血；沿骨膜下游离皮肌瓣，并翻向皮瓣基底侧；用皮瓣拉钩固定皮瓣。

（2）骨瓣形成：显露好颅骨后，钻颅骨孔 4 ~ 5 个，线锯锯开骨瓣，取下骨瓣，骨边缘涂骨蜡止血。

（3）剪开硬脑膜：先用脑膜钩钩起硬脑膜，再用尖刀挑开硬脑膜一小口，然后根据需要"U"形或"十"字剪开硬脑膜，并将硬脑膜向四周翻开。

（4）切开脑皮层：用双极电凝电灼病变处的皮层表面的小血管，然后剪开皮层，钝性与锐性分离相结合，分离皮层进入病变区。

（5）关颅：切除病变后，若减压充分，严密缝合硬脑膜，并悬吊。放置引流管一条于病灶腔内，骨瓣复位并固定；依次缝合肌肉、皮下与皮肤。外接引流袋。

（6）注意事项：①在切开头皮前，可用 1∶1 000 浓度的肾上腺素盐水适量沿切口注入头皮内，可减少头皮出血；②切开的头皮边缘活动性动脉出血应电凝止血；③没有肌肉的头皮处可以一刀切开至骨膜，有肌肉处切到肌筋膜；④钻骨孔顺序是先钻安全不易出血的部位，最后钻靠近静脉窦或脑膜中动脉处。注意钻颅时勿用力过度，以防钻入颅内；⑤线锯导板在导入有阻力时不可强行导入，以防损伤硬脑膜进入颅内；拉线锯锯开颅骨时，要向外偏斜，使骨瓣外板大于内板；肌蒂侧颅骨一般不需要锯开，撬开即可；在撬起骨瓣时，如果骨瓣与硬脑膜有粘连，可先用骨膜剥离子分离，勿用力翻开，以免撕破硬脑膜；⑥硬膜外出血要在硬脑膜外与颅骨之间垫上明胶海绵悬吊止血；⑦剪开硬脑膜时，要距骨缘 1cm 左右，以便于缝合悬吊；⑧切开脑皮层部位的选择原则是兼顾脑非重要功能区和距离病变最近的部位，两侧要用湿棉片覆盖；⑨硬脑膜不能缝合需要修补时，可选择适当的脑膜修补材料；缝合硬脑膜时应将术腔内充满生理盐水，以防积气；⑩确切固定骨瓣是防止术后骨瓣移位、浮动的主要措施。

2. 颅后窝骨窗开颅术

（1）切开头皮：术者与助手用手指沿切口线两侧压迫头皮，依次切开头皮各层，头皮夹夹住头皮的边缘止血，沿骨膜下游离皮肌瓣，用牵开器撑开切口。

（2）咬除骨窗：在枕骨鳞部钻孔一个，咬骨钳咬除骨质，扩大骨窗，骨窗范围上达横窦下缘，向下咬开枕骨大孔，骨边缘涂骨蜡止血。

（3）剪开硬脑膜：先用脑膜钩钩起硬脑膜，再用尖刀挑开硬脑膜一小口，然后"Y"形剪开硬脑膜，并将硬脑膜向四周翻开拉起。

（4）切开脑皮层：用双极电凝电灼病变处的小脑皮层表面的小血管，然后剪开皮层，钝性与锐性分离相结合分离皮层进入病变区。

（5）关颅：切除病变后，根据需要确定是否缝合硬脑膜，但应悬吊硬脑膜。放置引流管一条于手术腔内；依次严密缝合肌肉、皮下与皮肤。外接引流袋。

（6）注意事项：①皮肤切开时，要沿中线韧带切开，可以减少出血；②枕动脉出血要充分电凝或结扎止血，枕骨导血管出血用骨蜡封闭止血；③要钝性与锐性分离相结合分离附着在枕骨上的肌肉；显露枕骨大孔或环椎后弓时，要轻柔锐性分离；④骨窗的左右范围要根据病变的大小、位置，适当扩大、偏侧；⑤剪开硬脑膜时，注意剪刀尖要翘起，不要损伤皮层，尤其是脑压力较高时；勿大幅度剪开硬脑膜，以免损伤横窦；在剪开枕窦时，也要注意结扎，防止有粗大的枕窦时盲目剪开后造成大出血；⑥由于颅后窝手术多数不需要缝合硬脑膜，因此，要严密缝合肌肉、皮下和皮肤，以防术后切口漏；⑦打开枕大池时，释放脑脊液不要太快，以防幕上压力骤降，引起出血或积气。

（陈　锋）

第七节　神经阻滞和局部静脉麻醉

满意的神经阻滞应具备三个条件：①穿刺针正确达到神经附近；②足够的局麻药浓度；③充分的作用时间使局麻药达到需阻滞神经的神经膜上的受体部位。

一、神经阻滞定位方法

（一）解剖定位

根据神经的局部解剖特点寻找其体表或深部的标志，如特定体表标志、浅层的骨性突起、血管搏动、皮纹及在皮肤上测量到的定位点深层标志如筋膜韧带、深部动脉或肌腱孔穴及骨骼。操作者穿刺时的"针感"，即感觉穿刺的深浅位置，各种深层组织的硬度、坚实感及阻力等。局麻药注入神经干周围后可浸润扩散到神经干表面，并逐步达到神经干完全阻滞。适用于成人和合作性较差的患者或学龄前儿童。但解剖定位只局限于较细的神经分支，如腕部和踝部神经阻滞成功率高，而较粗神经除了腋路臂丛通过穿透腋动脉定位的效果较好外，其他很少使用。

（二）找寻异感定位

成人或能够合作的患儿均可根据体表定位进行穿刺，按神经干的走行方向找寻异感。理论上，获得异感后注药，更接近被阻滞神经，其效果应更完善。根据手术范围和时间等决定阻滞方法。应尽可能用细针穿刺，针斜面宜短，以免不必要的神经损伤。目前应用神径刺激器及超声引导神经定位，因此不需找寻异感定位。

（三）神经刺激器定位

1. 工作原理　用周围神经刺激器产生单个刺激波，刺激周围神经干，诱发该神经运动分支所支配的肌纤维收缩，并通过与神经刺激器相连的绝缘针直接注入局麻药，达到神经阻滞的目的。目前临床使用的神经刺激器都具有较大可调范围的连续输出电流，电流极性标记清晰。

2. 穿刺针的选择　尽可能选用细的穿刺针，最好用22G。选用 B－斜面（19°角）或短斜面（45°角）的穿刺针。上肢神经阻滞通常选用5cm穿刺针，腰丛和坐骨神经阻滞选用10cm穿刺针（图2－26）。神经刺激器的输出电流0.2～10.0mA，频率1Hz。需一次注入大剂量局麻药时，用大容量的注射器与阻滞针相衔接，以确保在回吸和注药时针头位置稳定。

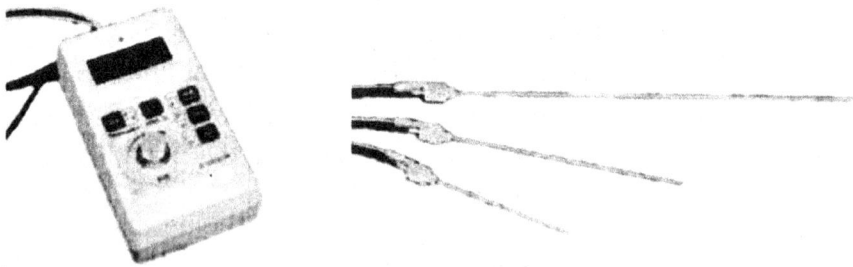

图2－26　神经刺激器和绝缘的神经刺激针

3. 操作方法　将周围神经刺激器的正极通过一个电极与患者穿刺区以外的皮肤相连，负极与消毒绝缘针连接。先设置电流强度为1～1.5mA，刺激频率为2Hz。该强度下局部肌肉收缩程度最小。穿刺针靠近神经时，减少刺激器的输出电流至最低强度（低于0.5mA）时仍能引起肌颤搐，可认为穿刺针尖最靠近神经，注入2～3ml局麻药，肌肉收缩立即消除。此时，增加电流至1mA，若无肌肉收缩发生，逐渐注完余下的局麻药。否则，应后退穿刺针重新调整位置及方向。

4. 神经刺激器效果评价　使用神经刺激器刺激运动神经分支，观察其支配肌肉的运动有助于精确定位，刺激正中神经、尺神经、桡神经后，腓总神经和胫神经支配的肌肉收缩的运动反应（图2－27）。

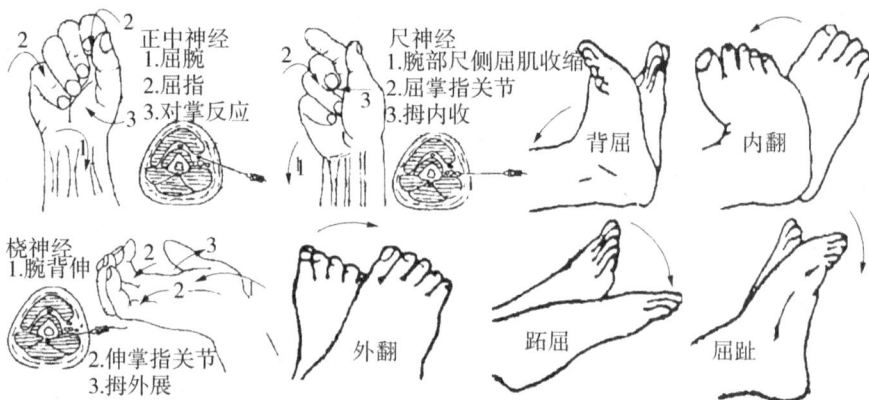

图2－27　刺激正中神经、尺神经、桡神经、腓总神经和胫神经后的运动反应

5. 优缺点　使用周围神经刺激器定位无需患者诉说异感，可用于意识不清或儿童等不合作患者，提高阻滞成功率，减少并发症发生。但刺激神经可能引起损伤。

（四）超声定位

临床应用的超声频率为 2.5 ~ 20MHz，频率越高分辨率越好，但穿透性越差；频率越低穿透性越好，但分辨率会下降。一般浅表神经可以采用 10Hz 以上频率，而深部神经需用 7.5Hz 以下频率，在超声的使用不管是深部或浅部神经，与周围局部解剖学相结合（图 2 - 28）。

目前脉搏波或多谱勒技术可以清楚地区分血管及血管中的血流，从而提高对于局部解剖的观察。超声技术可以直接看到神经及相邻结构，如臂丛神经阻滞的肌间沟径路（图 2 - 29）和股神经的腹股沟部位（图 2 - 30）的超声显像十分清晰，此外，还可观察局麻药注射后的局麻药扩散，提高神经阻滞定位的准确性和阻滞效果。超声引导下神经阻滞能减少患者不适，避免局麻药注入血管内、或局麻药神经内注射相关的并发症。

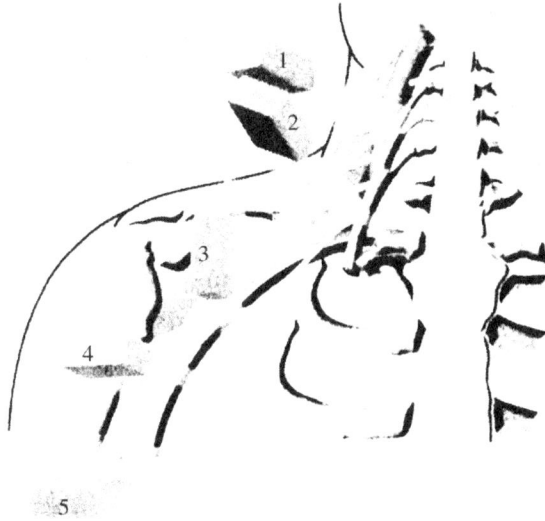

图 2 - 28　臂丛超声探头位置

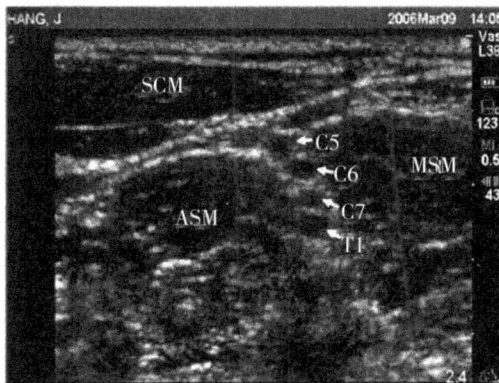

图 2 - 29　肌间沟臂丛超声图中针头位置（箭头所示）
SCM：胸锁乳突肌 SAM：前斜角肌 MSN：中斜角肌

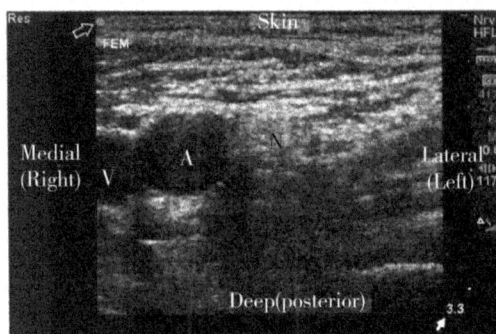

图 2-30 VAN 分别为股静脉、股动脉和股神经

　　但超声的使用要有一定的设备和人员培训，增加了操作步骤，且仪器价格昂贵，所以尚未在临床普及，但随着超声设备影像水平不断提高和经济改善，超声定位会逐渐增多，尤其是原来神经阻滞相对禁忌证和患者，如肥胖、创伤、肿瘤等引起的解剖变异，意识模糊，无法合作，已经部分神经阻滞的情况下，超声技术有更广阔的临床应用前景。

二、颈部神经阻滞

(一) 星状神经节阻滞

　　1. 解剖　颈交感链由下颈交感神经及 T_1 交感神经节融合而成，位于 C_7 椎突与第 1 肋骨颈部之间（图 2-31）。

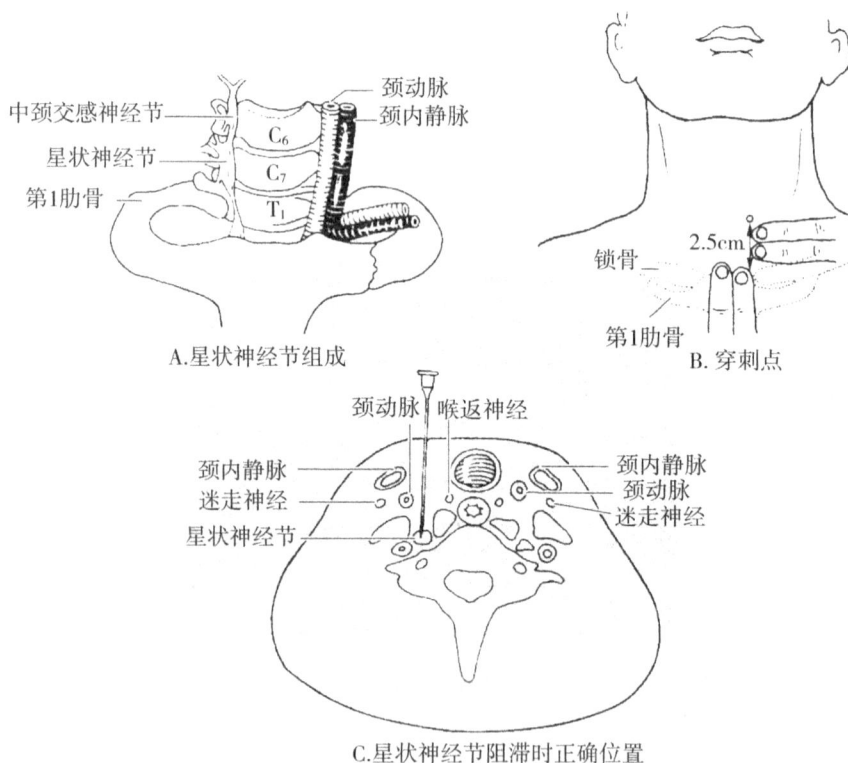

A.星状神经节组成　　B.穿刺点

C.星状神经节阻滞时正确位置

图 2-31 星状神经节阻滞

2. 操作方法　患者平卧、肩下垫小枕、颈部后仰，在环状软骨水平以两手指将胸锁乳突肌推至外侧，在环状软骨外侧垂直进针 2.5～4.0cm 直至碰到骨质，退针 0.5cm 仔细回吸无脑脊液和血液后注入局麻药 10～20ml。

3. 适应证　头痛、雷诺病、创伤或血栓性血管阻塞、闭塞性血管病、幻肢痛、带状疱疹、中枢神经系统损伤引起的疼痛、面神经麻痹等。

4. 并发症

（1）药物误入血管或蛛网膜下腔。

（2）血肿和气胸。

（3）喉返神经和（或）膈神经麻痹。

（二）颈神经丛阻滞

1. 解剖　颈神经丛位于 $C_{1～4}$ 颈椎的椎旁区域。由 $C_{1～4}$ 脊神经根的前支构成，位于胸锁乳突肌的深面和中斜角肌的前面，与形成臂神经丛的神经很相邻。颈神经丛分为浅丛和深丛。浅丛在胸锁乳突肌后面向前穿出颈筋膜，支配枕部、颈侧、肩前部和侧部的皮肤。深丛支配颈部肌肉和深部组织，并参与组成膈神经（图 2 - 32，图 2 - 33）。

2. 操作方法

（1）浅丛阻滞沿胸锁乳突肌的后缘中点，突破皮下及浅筋膜注入局麻药 10ml。

（2）深丛阻滞：患者仰卧，头偏向对侧。在乳突和 Chassaignac's 结节（第六颈椎横突，环状软骨水平）间作一连线，平行此线后 1cm 处再画直线。在乳突下方 1～2cm 处可触摸到 C_2 横突，C_3 和 C_4 横突在第二连线上，三者分别间隔 1.5cm。在以上三点处，以 22G、5cm 针头垂直皮肤并稍向足倾斜刺入，进针 1.5～3.0cm 直达横突，仔细回吸无脑脊液和血液后，分别注入局麻药 10ml。

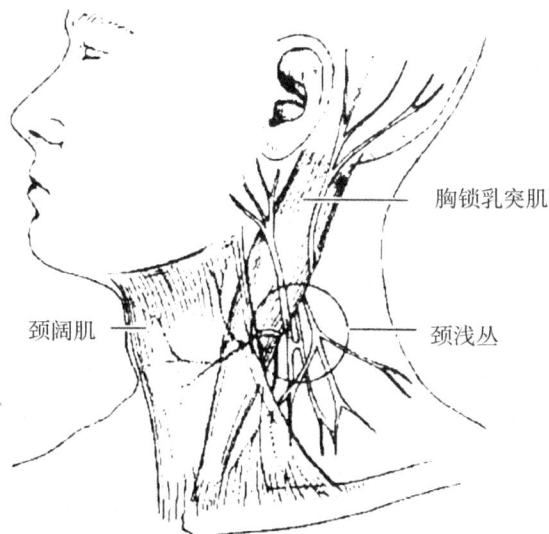

图 2 - 32　颈浅丛神经阻滞

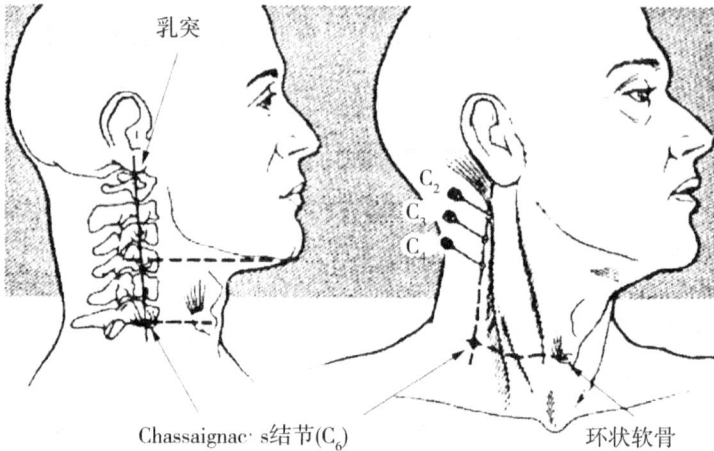

图 2－33 颈深丛神经阻滞

3. 适应证 颈浅丛神经阻滞只能麻醉皮肤，适于颈肩部浅表手术。颈深丛阻滞是在椎旁阻滞构成颈深、浅丛神经的 $C_{1～4}$ 脊神经根，颈深丛和浅丛都被阻滞。颈神经丛阻滞的适应证：①甲状腺手术；②颈动脉内膜切除术；③颈淋巴结活检或切除；④气管造口术。

4. 并发症

（1）膈神经麻痹是最常见的并发症。对肺储备功能下降的患者应慎用颈深丛阻滞。应避免双侧颈深丛神经阻滞，以防止阻滞双侧膈神经和喉返神经。

（2）喉返神经麻痹可引起声音嘶哑和声带功能障碍。

（3）局麻药误入硬膜外腔，可致颈部双侧硬膜外麻醉。

（4）局麻药注入椎动脉，可导致中枢神经系统毒性反应。

（5）穿刺针进入蛛网膜下腔可造成全脊麻。

（6）颈交感神经阻滞出现霍纳综合征（Homer's syndrome）。

三、上肢神经阻滞

（一）臂神经丛阻滞

1. 解剖

（1）除肩上和上臂内侧皮肤外，上肢由臂神经丛支配。肩上皮肤受颈神经丛支配，上臂内侧皮肤由肋间臂神经（T_2 脊神经的分支）支配。

（2）臂神经丛由 $C_{5～8}$ 及 T_1 脊神经的前支组成，有时 C_4 和 T_2 脊神经也参与。每一脊神经前支从椎动脉的后方穿出椎间扎，向第一肋骨走行，并与其他脊神经前支汇合构成臂神经丛的上、中、下三条神经干。神经干走行于前、中斜角肌之间，由筋膜形成一鞘膜包围神经丛，为注射局麻药提供一个潜在的封闭间隙。

（3）三条神经干穿过前、中斜角肌间隙到达第一肋骨中外侧，与锁骨下动脉共同包于一个鞘膜中。神经根和神经干有许多小分支，支配颈部、肩周和胸壁。刺激这些神经，不能可靠地定位臂神经丛。

（4）神经干穿过第一肋骨在锁骨下走行，又重新组合成臂神经丛的三个神经束。神经束进入腋窝，并发出数条小的神经分支，最后形成大的终末神经分支支配上肢。外侧束和内侧束的分支形成正中神经，外侧束还发出分支形成肌皮神经，后束成为腋神经和桡神经。内侧束还形成尺神经、前臂内侧皮神经和上臂皮神经。在腋窝，正中神经位于腋动脉外侧，桡神经在后侧，尺神经位于内侧。腋神经和肌皮神经在腋窝上部穿出鞘膜，肌皮神经穿过喙肱肌后分布于肘部皮下（图2－34）。

（5）臂神经丛的皮肤分布（图2－35）。上臂和前臂的内侧皮神经是内侧束的小分支。

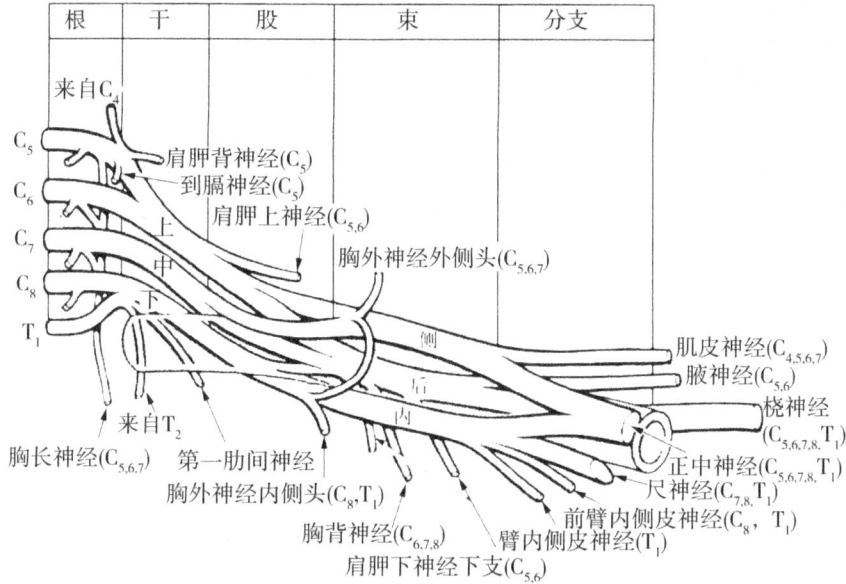

图2－34　臂丛神经的起源和分支

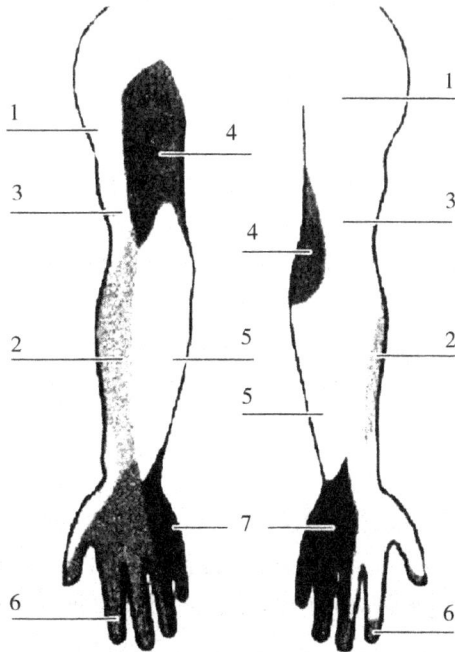

图2－35　臂丛神经支配区域

（6）五条神经的主要运动功能如下：①腋神经：肩外展；②肌皮神经：肘屈曲；③桡神经：肘、腕和指外伸；④正中神经：腕和指屈曲；⑤尺神经：腕和指屈曲。

2. 肌间沟经路

（1）操作方法（图2-36）：患者仰卧，头轻偏向对侧。先让患者抬头，找到胸锁乳突肌的后缘。前斜角肌在胸锁乳突肌后缘的下方。用手指从前斜角肌向后滚动，即可感到前中斜角肌的间隙。此肌间沟与环状软骨水平面的交叉点，为此入路的穿刺点。斜角肌是呼吸辅助肌，让患者深慢呼吸有助于定位。颈外静脉一般在 C_6 水平穿过肌间沟，可作为辅助定位标志。穿刺针垂直皮肤进针，可引发相应部位异感或由神经刺激器刺激臂丛神经，使其支配肌肉颤搐定位，有条件也可用超声技术引导。然后注入局麻药达到完全阻滞。局麻药的剂量为30ml。

（2）适应证：适用于肩关节脱位麻醉后闭合复位、上臂下1/3和前臂或手部手术。一般桡神经支配部位效果较好，但有时尺神经阻滞不全，可补充应用肘部或腕部尺神经阻滞。

（3）并发症：与颈神经丛阻滞基本相同，但还可能并发气胸。

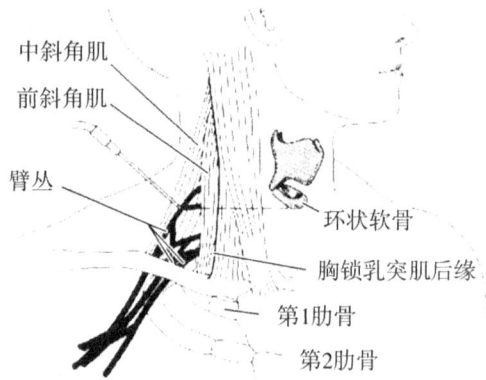

图2-36 臂丛神经阻滞肌间沟径路

3. 锁骨上经路

（1）操作方法：找到锁骨中点，穿刺针沿着与头颈平行的平面向尾侧方向穿刺直至第一肋骨。若无异感或对神经刺激器无肌肉运动反应，则将针头沿第一肋骨面向前和向后移动。找到臂神经丛后，注入局麻药30ml。如该法在超声引导下操作，则刺破胸膜而并发气胸的概率甚少。

（2）适应证：锁骨上入路可阻滞全部的臂神经丛，适用于上肢手术。

（3）并发症：可并发气胸（0.5%）和误入血管。霍纳综合征高达50%。如没有超声引导则锁骨上经路现已少用。

4. 锁骨下经路

（1）操作方法：仰卧位，阻滞侧手臂置于腹部，在肩峰的腹侧骨突和颈静脉切迹的中点，紧贴锁骨垂直进针，深度3~4cm。当使用神经刺激器时，在刺激到外侧束的初段（二头肌出现颤搐），如观察到受桡神经或正中神经支配的指伸肌或指屈肌颤搐时，表明定位理想（图2-37）。

（2）适应证：上臂远端区域、前臂和手部的手术。

（3）禁忌证：胸部畸形、锁骨骨折愈合性脱位。

（4）并发症：误入血管、气胸。

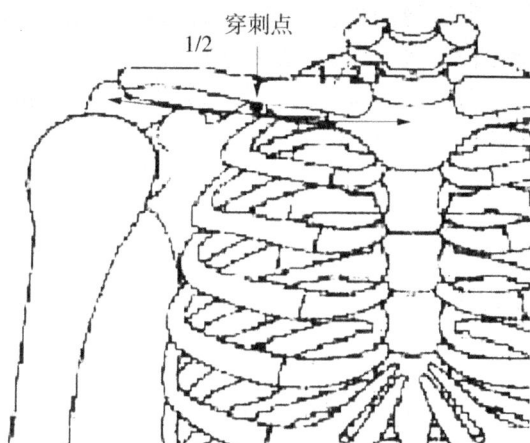

图 2 - 37　垂直锁骨下穿刺部位

5. 腋路

（1）操作方法：①患者仰卧，上肢外展 90°，肘外旋并屈曲。在腋窝顶端触摸腋动脉。若不易触其搏动，则将患者手移向体侧或减少肩部外展的角度；②以 22G 的 5cm 长穿刺针在手指触摸点的上方或下方穿刺，指向腋窝顶部。借助异感或神经刺激器证实针尖确在神经鞘膜内，注入局麻药 40ml。另外，也可在腋动脉搏动下方穿刺，两侧各注入局麻药液 20ml；③穿入鞘膜往往有突破感，若针头随动脉搏动，确定针已刺入鞘膜内，即可注入局麻药；④在上臂的远端加压的同时，改变穿刺针方向以使上臂外展与身体成直角。穿刺和注射局麻药时上肢远端加压使针尖恰在腋动脉上方并与皮肤垂直。进针直至触及肱骨，然后针尖向上移动 30°弧度，呈扇形注入局麻药 5ml。此种方法可阻滞喙肱肌内的肌皮神经。在腋动脉的下方至腋窝下缘的皮下注入局麻 5ml，即可阻滞肋间臂神经。阻滞完肌皮神经和肋间臂神经后拔针，将患者的上肢置于体侧，同时在其远端加压。

（2）适应证：适合前臂尺侧和手部手术，腋路是最简单和安全的方法。由于肌皮神经和臂内侧皮神经已穿出鞘膜，腋路不能阻滞上述两神经，故不适合肘以上的手术。上臂内侧手术或应用止血带时，除臂丛阻滞外，还应阻滞肋间臂神经。

（3）并发症：最常见的并发症是局麻药误入腋动脉，引起局麻药毒性反应。

（二）尺神经阻滞

（1）肘部：在肱骨内上髁和尺骨鹰嘴间定位尺神经沟，注入局麻 5～10ml，再在尺神经沟近端扇形注入 3～5ml。

（2）腕部：尺神经在尺侧腕屈肌腱的外侧，尺骨茎突水平。垂直皮肤刺入，在肌腱的外侧穿过深筋膜，注入药液 3～6ml。

（三）正中神经阻滞

（1）肘部：正中神经恰在肱动脉的内侧。在肘部皱褶上 1～2cm 处摸到动脉搏动后，在其内侧扇形注入局麻药 5ml。

（2）腕部：正中神经穿刺点在掌长肌腱和桡侧腕屈肌之间，腕部皱褶上方 2～3cm。在掌长肌外缘垂直皮肤进针穿过深筋膜，注入局麻药 3 ~ 5ml。

（四）桡神经阻滞

（1）肘部：桡神经在二头肌腱的外侧，肱桡肌的内侧，肱骨外上髁水平。在二头肌腱外 1 ~ 2cm 处进针，直至触到外上髁，注入局麻药 3 ~ 5ml。

（2）腕部：桡神经在浅筋膜处成为终末分支。在腕上方，从桡动脉前至桡侧腕伸肌后，皮下注入局麻药 5 ~ 10ml。

（五）肌皮神经阻滞

肌皮神经可在腋窝处被阻滞。其终末皮支可与在肘部的桡神经同时阻滞。

四、下肢神经阻滞

（一）解剖

（1）腰神经丛（图2 - 38）：由 $L_{1~4}$ 和 T_{12} 脊神经的前支组成，位于腰大肌内。腰神经丛最上面的三支神经是髂腹下神经、髂腹股沟神经和生殖股神经。这些神经向前穿过腹肌，支配髋部和腹股沟皮肤，下腹其他部位由肋间神经支配。腰神经丛最下端的三支神经是股外侧皮神经、股神经和闭孔神经。股外侧皮神经（LFC）由腹股沟韧带外侧端的下方穿出，支配大腿和臀部的外侧。股神经在腹股沟韧带的下方，恰在股动脉的外侧穿出，支配大腿前部的肌肉和皮肤，以及膝和踝关节。隐神经是股神经的终末皮神经，支配小腿内侧和足部的肌肉和皮肤。这是腰神经丛中唯一支配膝关节以下小腿的神经。闭孔神经从坐骨的闭孔穿出骨盆，支配大腿外展肌、髋和膝关节以及大腿内侧的部分皮肤。

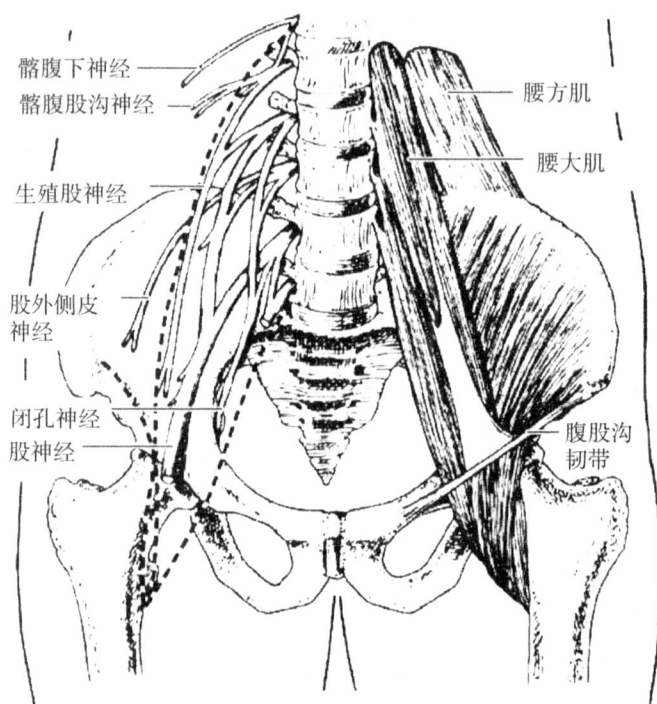

图 2 - 38　腰丛解剖

（2）骶神经丛：由 $L_{4\sim5}$ 神经和 $S_{1\sim3}$ 神经的前支组成，其两个主要分支是坐骨神经和股后皮神经。股后皮神经前段与坐骨神经伴行，支配大腿后部的皮肤。坐骨神经阻滞麻醉同时也阻滞该神经。坐骨神经通过坐骨大孔穿出骨盆，在臀大肌的下缘穿行，沿股骨中间下行，发出分支至腘绳肌腱，再在腘窝处浅行，在该处分为胫神经和腓总神经。胫神经沿小腿的后部下行，穿过内踝后分为终末分支，支配足底和足内侧皮肤，引起足跖屈。腓总神经绕过腓骨小头后分为腓浅和腓深神经。腓浅神经为感觉神经，它走行于腓肠肌的外侧；在外踝处分为终末神经，支配足前部皮肤。腓深神经在胫前动脉的外侧进入足部走行于踝部上缘，位于胫骨前肌腱和踇伸肌腱之间。它主要是足背屈的运动神经，同时也发出一感觉支支配第1、第2趾之间的皮肤。腓肠神经是股神经和腓总神经发出的分支形成的感觉神经，在外踝之下通过并支配足外侧皮肤。

（3）下肢感觉和运动神经支配

（二）腰神经丛阻滞（腰大肌阻滞）

（1）操作方法：神经刺激器可用于下肢神经的定位。患者侧卧，髋关节屈曲，手术侧向上。髂嵴连线距中线 4~5cm 处为进针点（图 2-39）。刺针垂直皮肤进针，如触到 L_4 横突，针尖再偏向头侧，用神经刺激器引发股四头肌颤搐及髌骨上下移动，即可确认腰丛神经，注药 30~40ml。

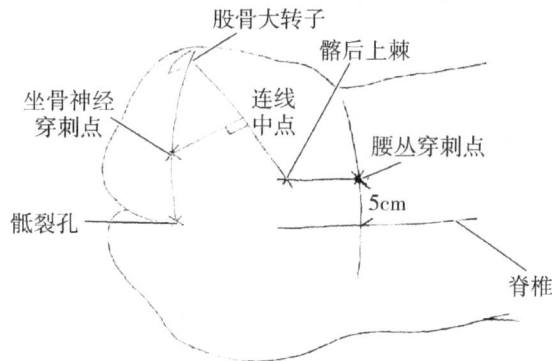

图 2-39　腰大肌阻滞穿刺方法

（2）适应证：单独阻滞腰神经丛大腿前部感觉消失，可施行浅表手术，如大腿前内侧取皮等。如使全部下肢麻醉，必须同时阻滞腰丛和骶神经丛。适用于老年、危重患者需行下肢手术如截肢术等。另外，还可作为全身麻醉的辅助措施用于术后镇痛。由于局麻药注入腰大肌中，被肌膜包裹而可麻醉全部腰神经丛，可在静脉镇静或喉罩通气下用于髋部手术。

（3）并发症：①局麻药毒性反应；②刺伤血管，局部形血肿；③神经损伤至术后神经功能障碍；④误入硬膜外腔，发生率 3%~10%。

（三）三合一阻滞

（1）操作方法：患者仰卧，穿刺针在腹股沟韧带稍下方股动脉外侧，45°角向头侧进针，直至引发股四头肌颤搐。注入局麻药 30~40ml，同时在穿刺点远端加压。

（2）适应证：适用于大腿前内侧部的手术，联合阻滞股神经-坐骨神经可用于膝关节手术。

（四）髂腹股-髂腹下神经阻滞

（1）操作方法：穿刺针从髂前上棘内3cm处垂直略向外侧进针。触到髂前上棘后，边退针边注入局麻药10～15ml。

（2）适应证：可用于腹股沟手术。

（五）股外侧皮神经阻滞

（1）操作方法：穿刺针从髂前上棘下内方各1.5cm处，稍向外上方进针。在髂前上棘内下方触到髂骨，注入局麻药5～10ml。

（2）适应证：可用于皮肤移植供皮区的麻醉；行股外侧皮神经和股神经联合阻滞可用于大腿前部的手术。

（六）股神经阻滞（图2-40）

（1）操作方法：与"三合一"阻滞操作方法相同，其不同点只是垂直皮肤进针而不是以45°角进针，注药量15～20ml。

（2）适应证：适用于股骨干骨折术后止痛、股四头肌成形或髌骨骨折修复术。联合阻滞外侧皮神经和坐骨神经阻滞，通常可防止止血带疼痛。

（七）闭孔神经阻滞

患者仰卧，穿刺针在耻骨结节处下1.5cm和外侧1.5cm处进针，触到耻骨后，稍退针并稍向外及向下进针2～3cm直至闭孔。回吸无血后，扇形注入局麻药（图2-40、图2-41）。

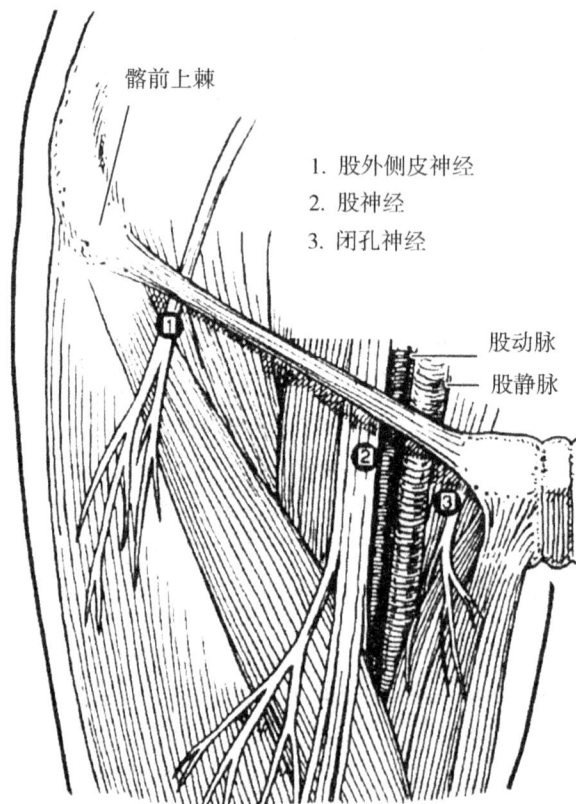

图2-40　股外侧皮神经、股神经和闭孔神经的解剖标志

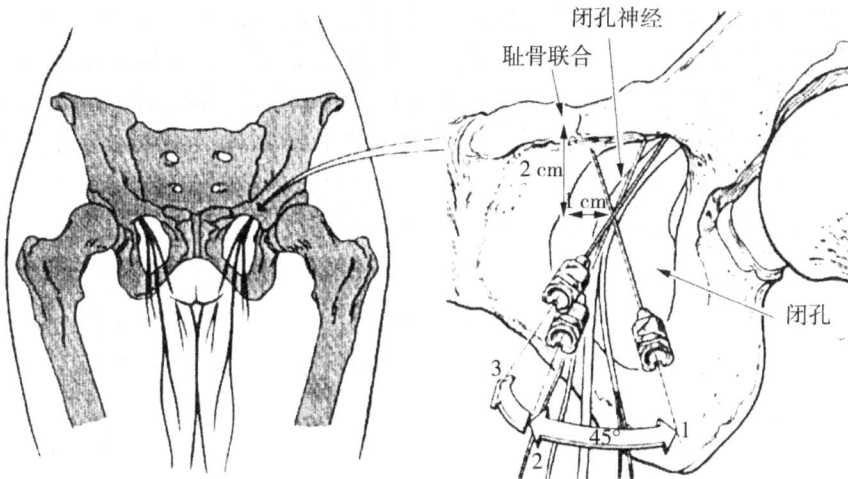

图 2-41 闭孔神经阻滞

（八）坐骨神经阻滞

（1）操作方法：传统后侧入路：置患者于 Sims 位（侧卧，阻滞侧下肢在上，屈膝屈髋）（图 2-42）。在髂后上嵴和股骨大转子之间作一连线，此连线中点的正下方 3~4cm 处为穿刺点。穿刺针垂直皮肤进针，并与神经刺激器相连，初始电流 1.0mA 可引发坐骨神经支配区的运动反应（腘绳肌腱或腓肠肌收缩，足背屈或跖屈）。如臀肌收缩表明刺激了臀上或臀下神经，需改变穿刺针方向。当出现正确的运动反应后，逐步减小刺激电流，以确定反应的阈值。继续进针或改变进针的角度，直至刺激阈电流低于 0.3~0.4mA，给予 3ml 试验量后，注入局麻药 20~30ml，每注药 5ml 回吸一次。

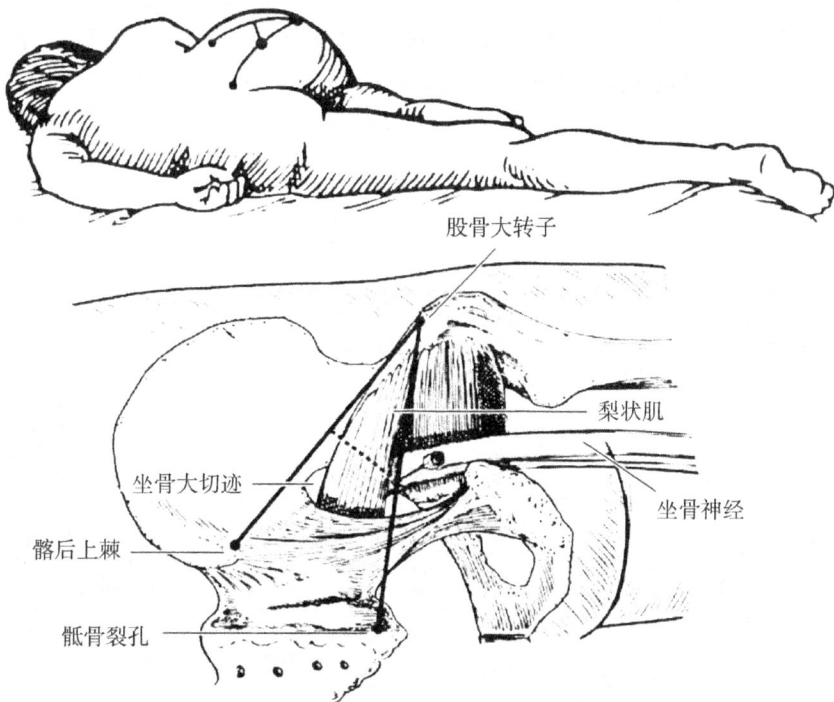

图 2-42 坐骨神经后路阻滞

坐骨神经联合股神经、股外侧皮神经和闭孔神经阻滞，用于膝关节手术。

膝部（腘窝）坐骨神经阻滞患者俯卧位，膝关节屈曲30°，显露腘窝边界，其下界为腘窝皱褶，外界为股二头肌长头，内侧为重叠的半膜肌腱和半腱肌腱。作一垂直直线将腘窝分为两个等边三角形，穿刺针从此线的外1cm和膝关节皱褶上7cm交点处进针（图2-43）。借助神经刺激器定位后如出现足内收和内旋则阻滞效果更完善，注入局麻药30~40ml。

（2）适应证：同时行隐神经阻滞，用于小腿手术足和踝关节手术。

（九）隐神经阻滞

隐神经（股神经）可在踝关节或在膝关节处阻滞。若在膝关节处阻滞，如局麻药10ml注入皮下组织，其范围从胫骨深部的内侧表面至半腱肌和半膜肌的重叠肌腱（图2-43）。

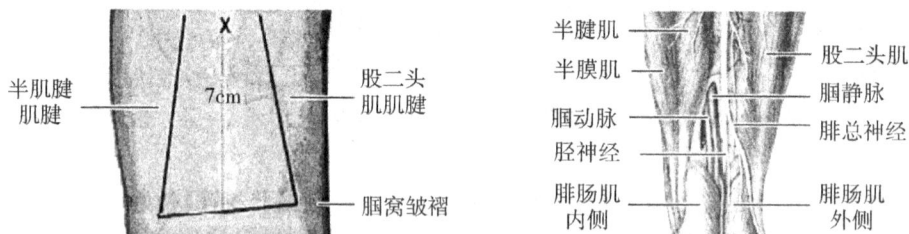

图2-43 腘窝坐骨神经阻滞

（十）踝关节阻滞

（1）操作方法：支配足的五条神经均可在踝关节阻滞。用枕头将足抬高以便踝部两侧操作。在踝部的上界，腓深神经位于胫前肌腱和蹈长伸肌腱之间，足背屈和第一蹈趾外伸时很易触到。穿刺针在胫前动脉外侧及上述两肌腱之间进针，直至触到胫骨，边退针边注入局麻药5~10ml。然后从内踝到外踝在胫前皮下注入局麻药10ml，如此可阻滞外侧的腓浅神经和内侧的隐神经。从内踝的后方进针，指向胫后动脉的下界，足底可有异感。针尖触到骨质后退针1cm，扇形注入局麻药5~10ml，可阻滞胫后神经。从跟腱和外踝间中点进针，针尖指向外踝的后表面，触到骨质后稍返针并注药5ml，可阻滞腓肠神经（图2-44）。

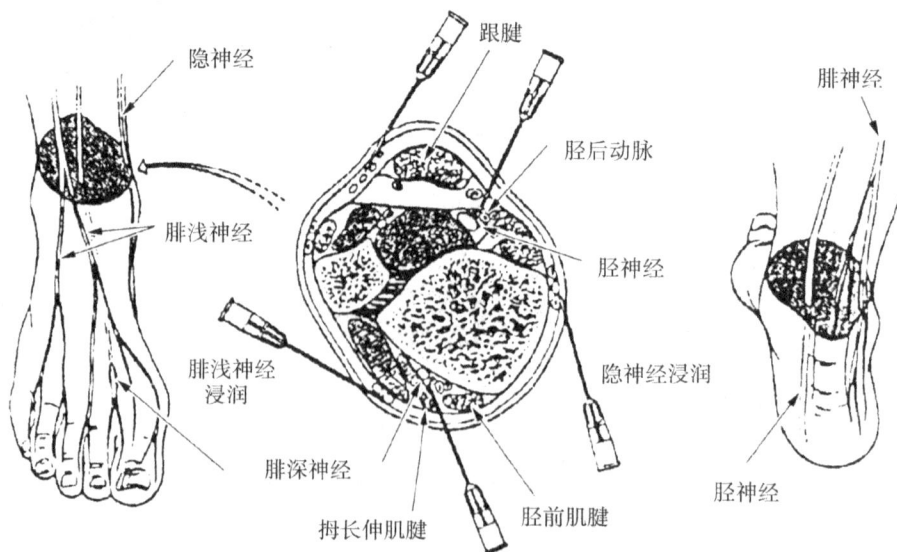

图2-44 腓浅、腓深和隐神经阻滞的解剖和进针方法

（2）适应证：可用于足部手术如足跖骨截趾术。

五、局部静脉麻醉

将局麻药注入用止血带阻断的远端上肢或下肢静脉内，产生局部麻醉作用称局部静脉麻醉（intravenous regional anesthesia, IVRA）。1908 年 Bier 首次介绍静脉内注射局麻药产生局部麻醉进行四肢手术的经验，故局部静脉麻醉又称 Bier 阻滞。局部静脉麻醉的作用机制是多方面的，包括开始时对外周神经末梢的阻滞，随后因缺血和止血带压迫神经而产生的对大神经干的阻滞。麻醉作用较为完善。

适应证和禁忌证　IVRA 可用于肘关节和膝关节以下手术，手术时间 <1.5h。手术方式包括开放性或闭合性骨折复位、骨与软组织手术。此外，IVRA 也可用于治疗慢性疼痛。

IVRA 禁用于肢体手术部位有感染病灶或血管栓塞引起肢体缺血坏死的情况，雷诺病及未经控制的高血压病患者。

操作方法（图 2 – 45）

（1）在远端静脉内（通常选手背静脉或踝静脉）留置静脉套管针。

（2）抬高肢体 2~3min，用弹力绷带从肢体远端紧绕至近端以驱除肢体血液（图2 – 45A）。

（3）在肢体手术区的近端缚二套空气止血带（D，P）或血压表气袖。手或前臂手术，止血带缚于肘上；足及踝部手术，止血带缚于膝上 10cm 处（图 2 – 45B）。

（4）先将近心端的一套空气止血带（D）充气，上肢压力达 200~300mmHg，下肢压力达 300~400mmHg，充气后放平肢体，解除绷带（图 2 – 45C）。

（5）将位于麻醉区远心端的第二套止血带（P）充气，压力同前（图 2 – 45D）。

（6）从静脉针注入稀释的局麻药，3~10min 后产生麻醉作用，拔除套管针。

（7）解除驱血带，放松第一套止血带（D），防止在近心端止血带充气后将出现止血带压迫局部疼痛。手术开始（图 2 – 45E）。当患者主诉止血带疼痛，必须首先将远端的止血带（D）充气。

（8）止血带充气时间不能超过 1~1.5h。在 1~1.5h 内手术尚未完成者，在远端止血带（D）再次充气后，可暂时放松近端止血带（P）以恢复肢体循环 1~2min 后，再次充气并重新开始手术（图 2 – 45F）。

局麻药的选择　用于局部静脉麻醉的局麻药，存在容量 – 剂量 – 浓度的相关性，首先要有足够容量的局麻药充盈血管，才能产生良好的麻醉效果。酯类和酰胺类局麻药均可用于IVRA。选用低浓度的局麻药以此降低局麻药的总量从而避免发生局麻药的毒性反应。

（1）利多卡因：最常用的是 0.5% 利多卡因，具有起效快、分布快、代谢快、心脏毒性低的优点，很少发生血栓性静脉炎。对利多卡因过敏者应禁用。上肢选用 0.5% 利多卡因为40ml，下肢选用 0.25% 利多卡因为 60~70ml，总剂量不超过 3mg/kg。

（2）丙胺卡因：丙胺卡因也具有分布快、代谢快、毒性低的优点。常用剂量（200~225mg）远低于产生临床上可检测到的高铁血红蛋白血症时的剂量（600mg）。

（3）2 – 氯普鲁卡因：用于 IVRA 偶尔会引起血栓性静脉炎，可能与其含有的防腐剂（羟苯甲酯）、抗氧化剂（亚硫酸钠）及低 pH（3.1）有关。

（4）罗哌卡因：由于布比卡因和罗哌卡因的蛋白结合力及脂溶性都很高，因此与利多卡因相比能产生较长时间的镇痛作用，但布比卡因的心脏毒性和中枢神经系统毒性较高，限制了其在 IVRA 中的广泛应用。而罗哌卡因由于是纯左旋异构体，心脏毒性和中枢神经系统毒性均低于布比卡因，可能在 IVRA 中的应用前景优于布比卡因。有文献报道，比较 0.5% 利多卡因 3mg/kg 与 0.22% 罗哌卡因 1.2mg/kg 及 0.36% 罗哌卡因 1.8mg/kg（最大剂量不超过 180mg）用于上肢的 IVRA，结果显示，1.8mg/kg 罗哌卡因产生与 3mg/kg 利多卡因相似的麻醉效果，而放松止血带后 1.8mg/kg 罗哌卡因感觉和运动阻滞的恢复时间比 3mg/kg 利多卡因显著延长，显然罗哌卡因还能提供长时间的镇痛作用，两组中各发现一例出现轻微头痛和听力障碍者。有关罗哌卡因在 IVRA 中的安全性及最适浓度还有待进一步研究。

并发症和注意事项　IVRA 的主要并发症是放松止血带后，大约有占给药总量 30% 的局麻药快速进入全身循环系统产生的局麻药毒性反应，主要累及心血管系统和中枢神经系统。其严重程度与注入的局麻药量成正比，与止血带的关系尚不肯定，但建议放止血带的时间不要少于 20min，尤其避免在注射局麻药 15min 内放松止血带，是由于止血带时间长，局麻药血浆浓度峰值将后移。可以根据需要，采用反复充气、放气的方法来调整从远端进入体循环的局麻药量，提高安全性。

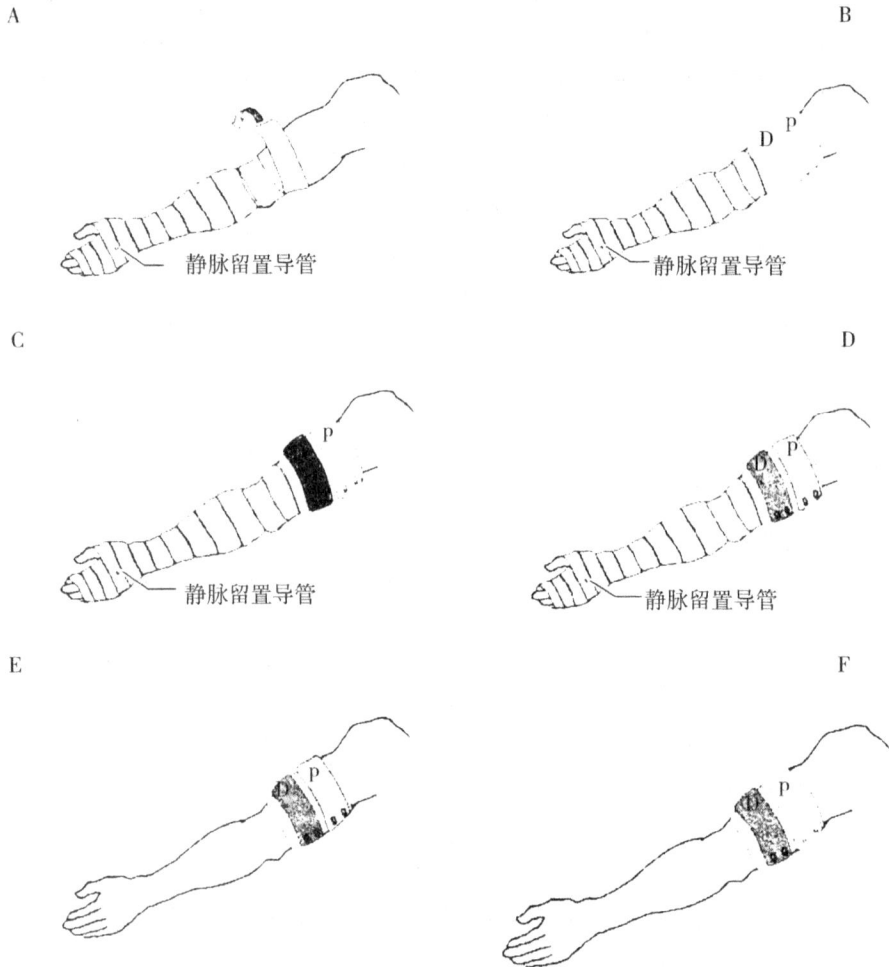

图 2-45　局部静脉麻醉的操作方法

（P 近端止血带，D 远端止血带）

Bell 等报道应用 0.5% 利多卡因的患者中有 50% 出现中枢神经系统毒性症状，表现为轻度的头痛、眩晕、肌颤甚至抽搐，改用 0.25% 利多卡因则无此类症状。

局麻药对心肌及末梢循环均有影响，抑制心肌自律性及收缩性，末梢血管扩张，其抑制程度与到达心脏及体循环的局麻药浓度有关。注射 >3mg/kg 利多卡因的总量，放松止血带后，发现窦性心动过缓的发生率明显增高。

（赵志勇）

第八节 蛛网膜下腔阻滞

蛛网膜下腔阻滞是将小剂量局麻药注入脑脊液中，直接阻滞脊髓神经，具有良好的镇痛和肌松效果。

一、操作方法

（一）操作前准备

（1）备急救设备（如氧气、麻醉机）及药品（如麻黄碱、阿托品）。

（2）蛛网膜下腔穿刺时使用物品均须无菌消毒，应用一次性穿刺包。尽可能选择细的穿刺针，24～25G 较理想，以减少手术后头痛的发生率。

（二）穿刺方法

（1）采用侧卧位或坐位：侧卧位时，双膝屈曲紧贴胸部，下颌往胸部靠近，使脊椎最大限度的拉开以便穿刺。女性通常髋部比双肩宽，侧卧时，脊椎的水平倾向于头低位；反之男性的双肩宽于髋部，脊椎的水平倾向于头高位。穿刺时可通过调节手术床来纠正脊椎的水平位。

（2）脊髓下端成人终止于 L_1 椎体下缘，幼儿终止于 $L_{3～4}$ 椎体。为避免损伤脊髓，穿刺间隙成人低于 $L_{2～3}$，小儿应在 $L_{4～5}$（图 2-46）。

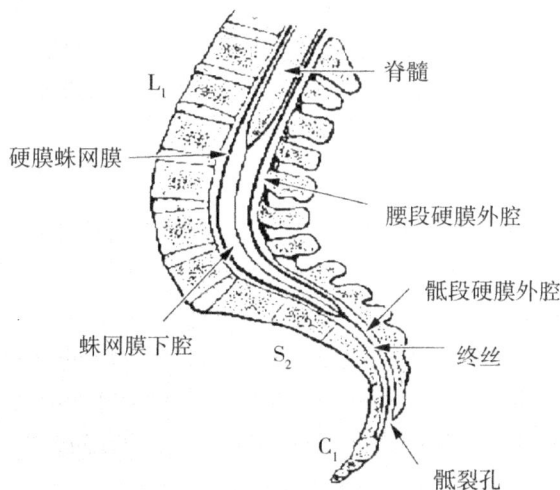

图 2-46 腰段脊柱、脊髓终端和周围被盖

（3）按无菌原则消毒铺巾：一般经正中途径穿刺，穿刺困难时也可用旁正中法，即改良旁开正中线 0.5~1.0cm（图 2-47）。穿刺点局部浸润麻醉后，穿刺针垂直进入皮肤，调整穿刺针头端的侧孔方向并将穿刺针斜向头端或尾端继续进针，到达黄韧带时会有轻轻的阻力感，继续推进穿刺针有黄韧带的突破感，穿破硬膜后有阻力消失感。此时拔出针芯，有脑脊液慢慢流出。穿刺针越细，黄韧带的突破感和硬膜的阻力感消失越不明显，脑脊液流出也就越慢。连接装有局麻药的注射器，回抽脑脊液通畅，注入局麻药。

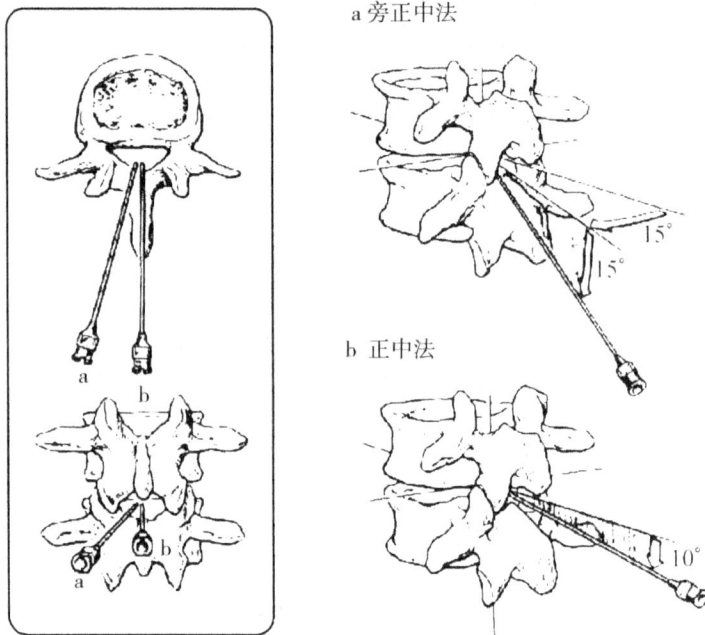

图 2-47　正中和旁正中法蛛网膜下腔穿刺

（三）常用局麻药

与脑脊液的比重相比，可将局麻药分为低比重、等比重和重比重三类。低比重局麻药由于比较难控制阻滞平面，目前较少使用。常用 0.5% 布比卡因 10~15mg，或 0.5% 丁卡因 10~15mg，也可用 0.5%~0.75% 罗哌卡因 15mg，推荐局麻药用 5%~10% 葡萄糖液稀为重比重溶液。

（四）阻滞平面的确认和调节

（1）当下肢不能抬高时，表明阻滞效果确切。此时不需要用针尖试平面，只需用湿棉球由患者的下肢往上擦拭，直到患者有湿冷感，此处为阻滞的平面。如果患者表述不清，可与上臂的感觉相对照。必要时用针尖轻刺皮肤，当患者有疼痛感时，可确定阻滞平面。

（2）注入局麻药后，根据所用局麻药的不同，可在 5~15min 内，通过改变患者体位来调整阻滞平面。仰卧位时脊柱颈椎向前突、胸椎向后突和腰椎向前突，形成天然的保护屏障（图 2-48）。重比重局麻药注入蛛网膜下腔后，药液向低的方向扩散，而轻比重局麻药与重比重相反。

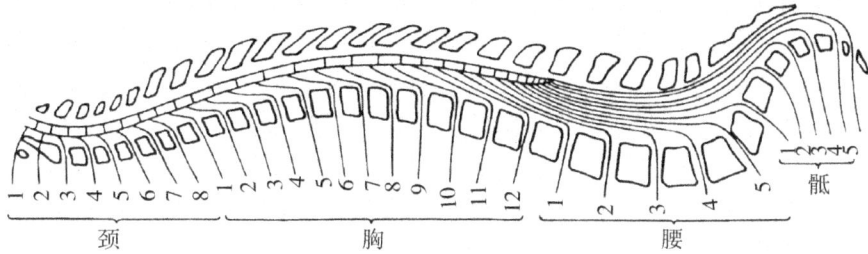

图 2-48　仰卧位时脊柱的生理弯曲

（3）蛛网膜下腔注入药后 10~15min，患者的下肢运动和感觉均无变化，表明局麻药未能注入蛛网膜下腔，需重新穿刺。

二、适应证、禁忌证和并发症

（一）适应证

（1）2h 以内脐以下腹部及盆腔手术。

（2）肛门及会阴区手术。

（3）下肢手术。

（二）禁忌证

（1）患者不合作或拒绝。

（2）缺少急救的设施和药品。

（3）凝血功能障碍如肝脏疾病、服用抗凝剂和血小板减少患者。

（4）低血容量患者，如出血、呕吐与腹泻导致的脱水。

（5）穿刺部位皮肤感染及脊柱畸形。

（6）败血症患者，尤其是伴有糖尿病、结核和艾滋病。

（7）神经系统疾病，特别是脊髓和颅内病变颅内高压的患者。

（8）慢性腰背病和下肢麻木患者也相对禁忌。

（三）并发症

1. 低血压　是最常见的并发症。阻滞前输入 500~1000ml 林格可有效预防。一旦发生可静注麻黄碱 5~10mg，伴心动过缓时用阿托品 0.5mg。严重低血压，必要时，可用甲氧明 2mg，去氧肾上腺素 0.1mg，间羟胺 1~5mg，肾上腺素 10μg。

2. 恶心、呕吐　常由低血压或迷走神经兴奋所致。一般用甲氧氯普胺 10mg 或氟哌利多 2.5mg。局麻药中加入 10μg 芬太尼，可减少腹膜刺激所致的恶心呕吐反应。

3. 呼吸困难或呼吸停止　由于阻滞平面过高，胸腹部运动的本体感觉传入神经被阻滞，引起呼吸困难。若平面高达 C_3 阻滞膈神经时，导致呼吸停止。可给予患者吸氧，必要时给予面罩加压吸氧，或气管插管呼吸支持。

4. 头痛　一般认为由于脑脊液经硬膜穿刺针孔漏入硬膜外腔，使颅内压降低所致。穿刺针越细头痛发生率越低。16G、20G 和 25G 穿刺针术后头痛发生率约分别为 75%，5% 和 1%~3%。25G 穿刺针虽头痛发生率低，但针较细软，穿刺时不易控制进针方向，容易造成穿刺困难。穿刺针头部呈笔尖形的 Whiteacre 针，笔尖上有一侧孔，穿透硬膜和蛛网膜时呈扩张型，不切割膜纤维，穿刺孔比较小且易闭合。手术后头痛的发生率约 1%，低于传统的头部呈斜面形的穿刺针（Quincke 针）。头痛与体位有关，坐位或直立时加重，平卧位可缓解。治疗包括：①饮用大量含咖啡因的饮料，如茶、咖啡、可口可乐等；②维生素 C 500mg 和氢化可的松 50mg 加入 5% 葡萄液 500ml 静脉滴注，连续 2~3 日；③必要时静脉输注低渗盐水；④口服解热镇痛药，咖啡因；⑤严重而上述治疗无效者，可在穿刺部位行硬膜外腔注入生理盐水或自体血 10~20ml，以堵塞硬膜上的穿刺孔。

5. 尿潴留　蛛网膜下腔阻滞，骶部（$S_{2~4}$）自主神经恢复最迟，尤其当输液过度时常发生尿潴留，常需导尿。

6. 背痛　主要是由于阻滞时，腰骶部肌肉处于松弛状态，脊椎的生理弧度改变，平卧时间较长后易发生。一般无需处理，疼痛严重时，可口服解热镇痛药，但应排除穿刺损伤和局部感染。

7. 持久性的神经损害　极罕见。多由于误注入药液引起化学性刺激或细菌感染导致的脑膜炎、蛛网膜炎、脊髓炎和马尾综合征。阻滞时较长时间的低血压，也可能诱发脊髓前动脉综合征。

三、注意事项

（1）应熟悉蛛网膜下腔解剖和生理特性：脊髓由内而外由三层脊膜包裹即软膜、蛛网膜和硬膜。93% 成人其末端终止于 L_2，终止于 L_1 及 L_3 各占 3%。出生时脊髓末端在 L_3，到 2 岁时，其末端接近成人达 L_2。蛛网膜下腔位于软膜和蛛网膜之间，上至脑室，下至 S_2。腔内含有脊髓、神经、脑脊液和血管。脑脊液为无色透明的液体，其比重为 1.003~1.009。

（2）穿刺针进入蛛网膜下腔而无脑脊液流出，应等待 30s，然后轻轻旋转穿刺针，如仍无脑脊液流出，可用注射器注入 0.5ml 生理盐水以确保穿刺针无堵塞。缓慢稍退针或进针，并同时回抽脑脊液，一旦有脑脊液抽出即刻停止退或进针。否则需重新穿刺。

（3）穿刺针有血液流出，如血呈粉红色并能自行停止，一般没问题。如果出血呈持续性，表明穿刺针尖位于硬膜外腔静脉内，只需稍稍推进穿刺针进入蛛网膜下腔便可。

（4）患者述说尖锐的针刺或异感，表明穿刺针偏离中线，刺激脊神经根，需退针，重新定位穿刺。

（5）穿刺部位疼痛，表明穿刺针进入韧带旁的肌肉组织。退针后，往中线再穿刺或再行局部麻醉。

（6）穿刺中无论如何改变穿刺针的方向，始终遇到骨骼，可改为旁正中或更换间隙穿刺。

四、影响蛛网膜下腔阻滞的因素

（1）局麻药的容量越大，在脑脊液中扩散范围越大，阻滞平面则越广。重比重药物尤为明显。

（2）局麻药剂量越大，阻滞平面越广，反之阻滞平面越窄。

（3）注药速度缓慢，阻滞平面不易上升；当注药速度过快时或采用脑脊液稀释局麻药时，容易产生脑脊液湍流，加速药液的扩散，阻滞平面增宽。一般注药速度 1ml/3~5s。

（4）局麻药的特性和比重，不同局麻药，其扩散性能不同，阻滞平面固定时间不同。如利多卡因扩散性能强，平面易扩散。普鲁卡因平面固定时间约 5min，丁卡因 5～10min，布比卡因甚至长达 15～20min 平面才固定。

（5）重比重液一般配成含 5% 葡萄糖的局麻药，使其相对比重达到 1.024～1.026，而高于脑脊液，注药后向低的方向扩散。等比重液一般用脑脊液配制，在脑脊液中扩散受体位影响较小，如加大剂量，对延长阻滞时间的作用大于对阻滞平面的扩散作用。轻比重液用注射用水配制，但由于难以控制平面，目前较少应用。

（6）体位是影响阻滞平面的重要因素。结合局麻药比重，利用体位调节平面需要在平面固定之前进行。如超过时间，平面已固定，则调节体位对平面影响不大。

（7）腹腔内压腹内压增高，如孕妇、腹水患者，下腔静脉受压使硬膜外静脉血流量增加，脑脊液的容量减少，药液在蛛网膜下腔容易扩散。

五、手术中需注意的问题

1. 术中是否应用镇静药　尽管蛛网膜下腔阻滞非常完全，但不能完全消除内脏牵拉反应，此外，有些紧张和焦虑的患者，应适当应用镇静药。

2. 气道管理　对于有潜在通气障碍的患者，一旦发生阻滞平面过高（＞T$_4$）、全脊麻或手术操作引起呼吸困难，需充分准备好困难气管插管的设备。

3. 与全麻联合应用　当阻滞效果不完全时，或使用镇静药后患者仍然紧张焦虑，可与全麻联合应用，减少全麻药的用量。

六、产科中应用的注意事项

（1）由于产妇脊椎的生理弧度发生变化，同时穿刺时的体位不能充分拉开脊椎间隙，蛛网膜下腔穿刺比一般的妇女困难。术后头痛的发生率也较一般患者高。中度先兆子痫常伴有凝血功能障碍和低血容量，不宜施行蛛网膜下腔阻滞。

（2）产妇在实施阻滞前，先输入 500ml 晶体液，预防阻滞后低血压而影响胎儿。阻滞后如发生低血压应尽快使用麻黄碱，在胎儿取出之前，其他的血管收缩药物均会引起子宫血管收缩而影响胎儿。

（3）由于产妇腹腔压力增高，下腔静脉受压导致硬膜外静脉扩张，蛛网膜下腔变窄，阻滞使用的局麻药剂量小于普通的妇女。

七、蛛网膜下腔和硬膜外腔联合阻滞

1. 联合阻滞方法的优点　起效快、阻滞作用完全、肌松满意、阻滞时间不受限制，可行术后镇痛。同时减少局麻药的用药量和不良反应，减少并发症的发生率。

2. 穿刺针　常用的为蛛网膜下腔与硬膜外腔联合阻滞套管针，其硬膜外穿刺针为 17G，距其头端 1～2cm 处有一侧孔，蛛网膜下腔穿刺针可由此通过。蛛网膜下腔穿刺针为 25～27G 的笔尖式穿刺针（图 2-49）

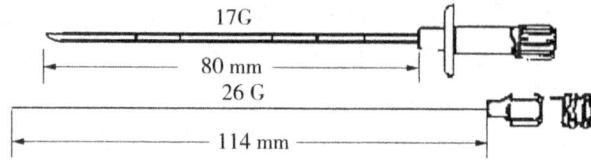

图 2 - 49　蛛网膜下腔与硬膜外腔联合阻滞套管针

3. 穿刺方法　穿刺间隙为 $L_{2\sim3}$ 或 $L_{3\sim4}$。先用硬膜外穿刺针行硬膜外腔穿刺后，再经硬膜外穿刺针置入 26G 的蛛网膜下腔穿刺针，穿破硬膜时有轻轻的突破感，拔出针芯后有脑脊液缓慢流出。蛛网膜下腔穿刺针的侧孔一般朝向患者头端，有利于脑脊液的流出。在蛛网膜下腔内注入局麻药后，拔出蛛网膜下腔的穿刺针。然后置入硬膜外导管，留置导管 3～4cm，退针、固定导管。患者平卧测试和调整阻滞平面，同时注意监测血流动力学变化，低血压和心动过缓者应及时处理。待蛛网膜下腔阻滞作用开始消退，如手术需要，经硬膜外导管注入局麻药行硬膜外阻滞。

4. 用药方法　由于蛛网膜下腔阻滞作用开始消退时，开始硬膜外腔注药。因此，无法观察硬膜外试验剂量及其效应，一般采用分次注药方法或持续注药方法（4～6ml/h）。同时严密观察是否有全脊麻的征象及局麻药毒性反应。联合穿刺时，硬膜外导管误入蛛网膜下腔的比例较高，通常有脑脊液从导管内流出。因此每次硬膜外腔注药时，须回抽无脑脊液后再注药。并且蛛网膜下腔与硬膜外腔的局麻药用药剂量均较小，阻滞平面容易扩散，可能有一部分局麻药经硬膜孔渗入蛛网膜下腔，以及硬膜外腔的压力改变后，局麻药易在蛛网膜下腔扩散。

八、连续蛛网膜下腔阻滞

（1）随着蛛网膜下腔微导管技术的发展，减少了置管及手术中的脑脊液丢失。适应于肌松要求高、手术时间长的脐以下部位手术。

（2）穿刺材料与方法：蛛网膜下腔穿刺选用 22G 的 Sprotte（lntrelong）笔尖形穿刺针，穿刺成功后，置入 27G 的微管，退出穿刺针并固定导管。

（3）常用药物：通常使用等比重的 0.5% 布比卡因或 0.5% 罗哌卡因。

（4）用药方法：置管成功后，平卧位。先给 1ml 局麻药，依据患者的阻滞平面间断给药 0.5ml，直到阻滞平面满意为止。

（5）此法也可用于术后镇痛和癌痛治疗。

（赵志勇）

第九节　硬膜外阻滞

硬膜外阻滞是将局麻药注入硬膜外腔，阻滞脊神经根，使其支配区域产生麻醉。1945年开始广泛应用于临床麻醉。目前硬膜外阻滞主要用于下腹部和下肢手术，上腹部以上手术已逐渐减少。

一、操作方法

（一）解剖基础

椎管上起自枕骨大孔下至骶裂孔，前方为椎体，两侧为椎弓根，后方为椎板与棘突。椎管内含有脊髓及其复盖的软脊膜、蛛网膜和硬膜（图 2 - 50）。脊髓在相当于 L_{1-2} 水平由脊神经形成马尾。硬膜位于最外层，硬膜内层呈囊状包裹脊髓，其最下端相当于 S_2 水平，硬膜外层与致密结缔组织和黄韧带相融合。蛛网膜与软脊膜之间的间隙为蛛网膜下间隙，内含有脑脊液，蛛网膜与硬膜内层之间的间隙为硬膜下间隙，两层硬膜之间的间隙为硬膜外间隙。硬膜外间隙内含有脂肪、淋巴和静脉。硬膜外间隙被脊神经分隔成四个互相沟通的间隙即前间隙、后间隙及左、右两个侧间隙。后间隙在背正中线部最宽，在腰段达 5 ~ 6mm，在中胸段为 3 ~ 5mm。

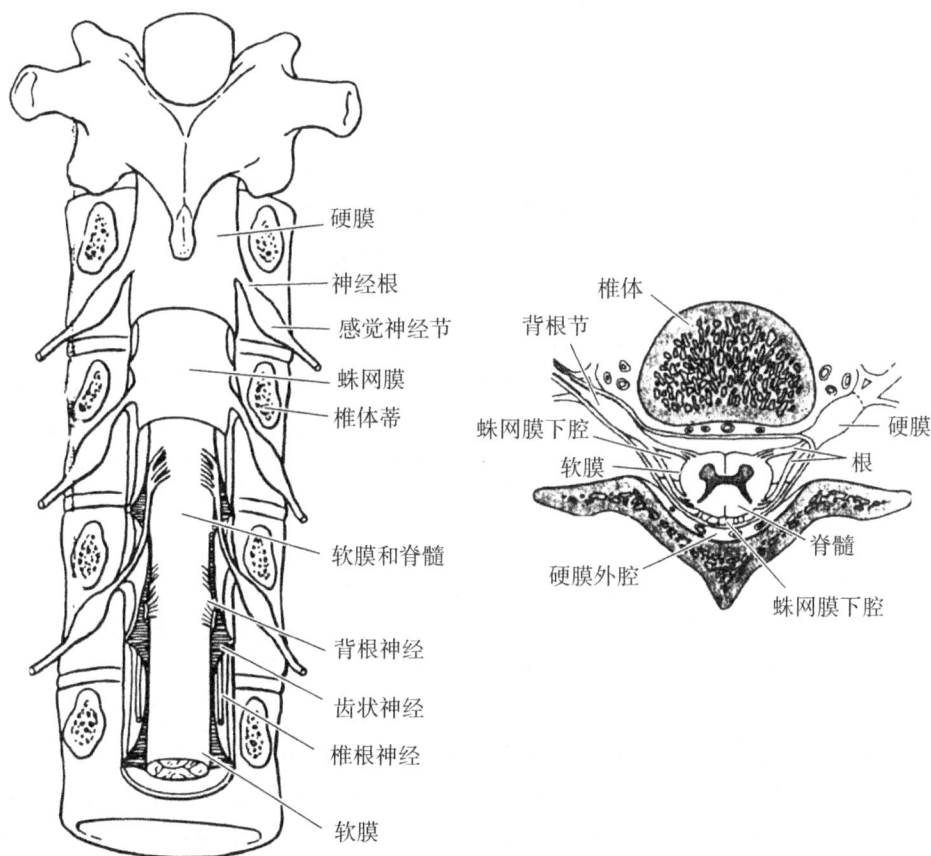

图 2 - 50　脊髓解剖

（二）操作前准备

（1）准备好麻醉机、建立人工气道的器材、急救设备及药品。

（2）一次性硬膜外腔穿刺包，常用的硬膜外穿刺针亦称 Tuohy 针，为 16 ~ 18G，总长 10cm，头部弯曲 10° ~ 30°，头部顶端为钝性。也可使用外套管尾端带双翼的 Weiss 针。硬膜外导管末端可为单孔，亦可为数个侧孔。导管远端需用滤过器以防止液体中的颗粒物质和细菌进入硬膜外腔。

（三）硬膜外穿刺及置管方法

1. 体位　水平侧卧位，也可坐位，患者尽量屈曲将脊椎间隙拉开。

2. 穿刺间隙　依据手术部位的不同，选择不同的穿刺间隙，一般以手术部位的中心为依据（表2-1）。

表2-1　手术部位与穿刺间隙

手术部位	穿刺间隙	导管方向
胸部手术	$T_{2 \sim 6}$	向头
上腹部手术	$T_{8 \sim 10}$	向头
中、下腹部手术	$T_{10 \sim 11}$	向头
盆腔手术	$T_{12} \sim L_4$	向头或向尾
会阴	$L_{3 \sim 4}$	向尾
下肢手术	$L_{2 \sim 4}$	向尾

3. 消毒　患者背部须按无菌原则消毒，并铺上无菌手术巾。

4. 穿刺途径　有正中法和旁正中法两种：①正中法穿刺点位于邻近两个脊椎棘突之间连线的中点，进行局部深层浸润麻醉后，用锐针穿刺破皮肤和棘上韧带，硬膜外穿刺针沿针眼进入皮肤、棘上韧带，穿刺针根据棘突的方向轻轻斜向患者头端，进入2~3cm穿过棘间韧带直达黄韧带，此时一般会有阻力感。一部分患者黄韧带薄弱没有阻力感，容易直接进入硬膜外腔；②旁正中法常用于胸部硬膜外的穿刺。由于胸椎的棘突角度更倾向尾端，用直入法穿刺时，硬膜外穿刺针一般往头端倾斜60°，穿刺时容易遇到骨质的阻力。旁正中穿刺点位于邻近两个棘突的下一个棘突的上缘，旁开正中线0.5~1.0cm。穿刺针垂直刺入达椎板，再退出1cm，针尖向头、中线方向，对准棘突间隙，穿破黄韧带进入硬膜外腔。胸椎的黄韧带比较薄弱，穿刺时黄韧带的阻力感和进针时黄韧带突破感不明显。由于硬膜外静脉、脊髓动脉、脊神经根均位于硬膜外腔的外侧，而且硬膜外的外侧腔较狭窄，此法容易损伤这些组织，因此，穿刺针必须尽可能正确对准硬膜外腔后正中部位。上胸段及腰部棘突较水平，中胸段棘突呈叠瓦状倾斜，穿刺时应棘突倾斜方向进针（图2-51）。

5. 确定穿刺针进入硬膜外腔的方法　①黄韧带突破感：由于黄韧带比较坚韧及硬膜外腔为一个潜在的腔隙，硬膜外穿刺针进入黄韧带的一瞬间会有一种突破感；②黄韧带阻力消失：穿刺针抵达黄韧带后，用注射器抽取2~3ml生理盐水并含有一个小气泡，与穿刺针连接，缓慢进针并轻推注射器，可见气泡压缩，也不能推入液体。继续进针直到阻力消失，针筒内的小气泡变形，且无阻力地推入液体，表明已进入硬膜外腔。禁止注入空气；③硬膜外腔负压：可用悬滴法和玻管法进行测试，硬膜外穿刺针抵达黄韧带时，在穿刺针的尾端悬垂一滴生理盐水或连接内有液体的细玻璃管，当进入硬膜外腔时，可见尾端的盐水被吸入或玻璃管内液柱内移，约80%的患者有这种现象。

6. 放置硬膜外导管　先测出皮肤至硬膜外腔的距离，然后用左手固定针的位置，右手安置导管约15cm。然后左手退针，右手继续送入导管，调整导管深度留置硬膜外腔内3~4cm并固定导管。

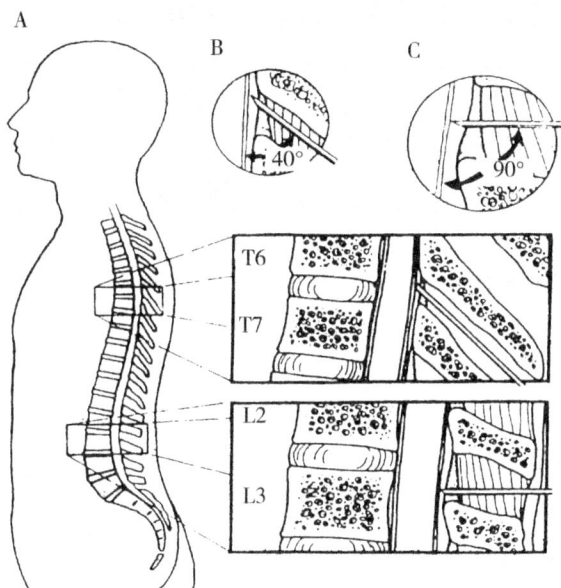

图 2 - 51　脊柱不同节段的棘突倾斜程度及进针方向

（四）硬膜外阻滞的实施

（1）建立有效的静脉通路和常规监测，在回抽无脑脊液或血液后，硬膜外腔注入试验量局麻药 3～5ml，观察 5min 内有无脊麻征象，观察硬膜外阻滞效果及循环、呼吸变化。无脊麻征象可测试麻醉平面，再根据阻滞范围注入局麻药（含肾上腺素 1 ∶ 400 000）5～8ml。首次总量个体差异很大，一般 10～20ml。

（2）局麻药选择：常用的药物及特性见表 2 - 2。可用一种局麻药，也可用两种局麻药混和，最常用的混合液是利多卡因（1%～1.6%）、布比卡因（0.375% 和 0.5%）或丁卡因（0.15%～0.3%），以达到阻滞作用起效快、持续时间长和降低局麻药毒性的目的。

表 2 - 2　常用的药物

药名	浓度（%）	剂量（mg）	起效时间（min）	持续时间（h）
利多卡因	1～2	50～500	3～5	0.5～1.5
罗哌卡因	0.5～1	30～300	5～15	2.0～4.0
布比卡因	0.25～0.75	37.5～225	5～15	2.0～4.0
丁卡因	0.15～0.33	150～300	5～10	2.0～4.0
氯普鲁卡因	2～3	200～900	3～5	0.5～1.5

二、适应证、禁忌证和并发症

（一）适应证

（1）胸部、上腹部手术，目前已不主张单独应用硬膜外阻滞，可用硬膜外阻滞复合全麻。

（2）下腹部、产科、下肢、会阴部、盆腔手术的麻醉。

（3）截肢术患者维持48～72h硬膜外阻滞，能有效地降低术后患者患肢痛的发生率。

（4）术后镇痛及分娩镇痛。

（二）禁忌证

（1）患者拒绝硬膜外阻滞。

（2）凝血障碍一般血小板不低于$75 \times 10^9/L$（75 000/mm^3）和使用抗凝剂治疗患者。

（3）穿刺部位感染。

（4）颅高压及中枢神经疾病。

（5）低血容量和心脏病变。

（6）脊椎解剖异常和椎管内疾病。

（三）并发症

1. 低血压　硬膜外阻滞后麻醉平面较广泛，周围血管扩张，血容量相对减少，特别在体位变动时更易发生低血压，可通过快速输液和用缩血管药纠正。

2. 局麻药中毒　局麻药过量或硬膜外导管误入硬膜外静脉时，可产生局麻药中毒，因此注药之前须回抽无血。轻者耳鸣、唇和舌麻木、头痛、头晕、视力模糊，严重时出现肌肉抽搐、意识不清、昏迷甚至呼吸心跳停止。出现轻度中毒症状时，停止给局麻药后，中毒症状一般能自行缓解。如果出现严重症状，给予镇静、抗抽搐治疗如咪达唑仑、硫喷妥钠。必要时支持呼吸和循环功能。

3. 全脊麻　穿刺针或硬膜外导管误入蛛网膜下腔又未能及时发现，而致注入局麻药相对过量，产生全部脊神经，甚至脑室阻滞，称为全脊麻。临床表现为呼吸困难、低血压、缺氧、意识消失甚至呼吸心跳停止。处理原则是维持呼吸和循环功能。面罩吸氧并辅助呼吸，快速扩容，静注麻黄碱10～30mg，如严重低血压或测不到血压，应静注肾上腺素5～10μg，或加大剂量纠正低血压。呼吸停止应立即气管插管人工通气直到局麻药的作用完全消失。如心跳停止则进行心脏复苏。

4. 穿破硬膜后头痛　穿刺针穿破硬膜，立即有脑脊液流出，易辨认。常导致术后较严重的低压性头痛，其表现和治疗与蛛网膜阻滞后头痛相同。

5. 硬膜外血肿　硬膜外腔有丰富的静脉丛。当穿刺损伤静脉时，在凝血功能有障碍、服用抗凝剂的患者中可发生大血肿，进而压迫脊髓，如不能及时发现和解除压迫，甚至会造成截瘫。有发生血肿可能的患者，应加强术后随访，发现截瘫，应立即进行 CT 或 MRI 检查，证实血肿压迫截瘫，则尽早急症手术（8h 之内效果较好），清除血肿和减压。

6. 神经损伤　硬膜外腔注入大量局麻药，或长时间的硬膜外阻滞，局麻药的酸性、高渗透压、浓度偏高及其本身的神经毒性等因素，可能会产生潜在性的神经损伤（如马尾综合征）。此外，穿刺可直接损伤神经。发现周围神经损伤，应积极治疗，应用激素及甲钴胺（弥可保）等营养神经药物，配合针灸和理疗，促使损伤神经修复。

7. 硬膜外腔感染　硬膜外腔脓肿是极其罕见的严重并发症。患者常有隐性的血源性感染、穿刺部位皮肤感染、硬膜外镇痛留置导管感染或穿刺过程中污染。临床表现为背部疼痛、发热和白细胞升高。磁共振成像（MR）可帮助诊断。治疗包括大剂量使用抗生素、紧急椎板切除减压术。如诊断和处理及时，神经系统的并发症较少。

8. 脊髓前动脉综合征　①硬膜外阻滞时麻醉期间较长时间的低血压；②局麻药中使用

过高浓度的肾上腺素、血管痉挛；③糖尿病血管病变者；④硬膜外腔注射大量空气；⑤手术操作。上述因素均可能引起脊髓前动脉的血流障碍，脊髓前侧角缺血坏死和空洞形成，导致患者运动功能障碍。

9. 导管折断　硬膜外导管如果韧性及强度不够，或操作不当，导致导管折断留置在硬膜外腔。是否需要手术取出，根据患者及拆断导管的具体情况而定。

10. 拔管困难　不可用力硬拔。应采用以下方法：①告知患者放松，侧卧位，头颈部和双下肢尽量向前屈曲，试行拔管，用力适可而止；②导管周围肌内注入1%利多卡因后试行拔管；③也可从导管内插入钢丝（钢丝尖端不可进入硬膜外腔）试行拔管；④必要时使用镇静药或全麻肌松（喉罩通气）状态下拔管。

三、注意事项

（1）穿刺时遇到骨质，请患者尽可能的屈曲身体以便拉开椎间隙、改变体位、改换间隙或用旁正中法穿刺。宜宁可改用全麻而不应反复穿刺。

（2）穿刺针内出血，表明穿破硬膜外腔血管，应退针，换一个间隙重新穿刺。

（3）放置导管困难，将穿刺针稍退出、进入或稍旋转穿刺针改变斜面方向，再置管。如不成功，表明穿刺针可能偏向侧腔，或不在硬膜外腔内。此时，将穿刺针与导管同时退出。切不可单独拉出导管，以免导管被针尖割断。

（4）液体从穿刺针中滴出，如是穿刺时使用过生理盐水，几秒钟后会停止。如持续滴出液体，表明穿刺针穿破硬脊膜进入蛛网膜下腔，一般应放弃硬膜外阻滞；也可经穿刺针置入导管改为持续脊麻。

（5）置导管时少数患者有一过性的触电感，如果呈持续性，针与导管须一同退出。并放弃硬膜外阻滞。

（6）置导管后有血液从导管中流出或回抽有血液：表明导管误入硬膜外静脉，退出导管1cm后，出血仍不止时，则应放弃硬膜外阻滞。

（7）硬膜外腔注药后20～30min仍不能达到预期的阻滞范围，需重新穿刺或改全麻。

（8）硬膜阻滞效果不佳，或术中牵拉反应及不适，应避免大量或多次重复使用辅助药而抑制呼吸。

（9）硬膜阻滞手术中应吸氧。尤其中、高位硬膜阻滞时，肋间肌和膈肌可能不同程度麻痹，呼吸抑制，应加强呼吸管理。

四、影响硬膜外阻滞的因素

1. 穿刺部位　胸部硬膜外腔比腰部的硬膜外腔小，因此胸部硬膜外腔药物剂量比较少，其阻滞范围与穿刺间隙密切相关。腰部硬膜外腔间隙较大，注药后往头尾两端扩散，尤其 L_5 和 S_1 间隙，由于神经较粗，阻滞作用出现的时间延长或不完全。

2. 局麻药剂量　通常需要 1～2ml 容量的局麻药阻断一个椎间隙。药物剂量其浓度不同而不同。一般较大剂量的低浓度局麻药能产生较广平面的浅部感觉阻滞，但运动和深部感觉阻滞作用较弱。而高浓度局麻药则肌松较好。持续硬膜外阻滞法，追加剂量通常为初始剂量的一半，追加时间为阻滞平面减退二个节段时。

3. 年龄、身高和体重　随着年龄的增长，硬膜外腔变窄，局麻药所需剂量减少。身高与剂量相关，身材较矮的患者约需 1ml 容量的局麻药可阻滞一个节段，身材较高的患者需1.5～2ml 阻滞一个节段。体重与局麻药的剂量关系并不密切。但孕妇由于腹腔内压升高，加之下腔静脉受压增加了硬膜外静脉丛的血流量，硬膜外腔变窄，用药剂量需减少。其他如腹腔内肿瘤、腹水患者也需减少用药量。

4. **体位**　体位与药物的关系目前尚未找到科学依据。但临床实践表明，由于药物比重的关系，坐位时低腰部与尾部的神经容易阻滞。侧卧位时，下侧的神经容易阻滞。

5. **血管收缩药**　局麻药中加入血管收缩药减少局麻药的吸收，降低局麻药的毒性反应，并能延长阻滞时间，但布比卡因中加入肾上腺素并不延长作用时间。控制肾上腺素浓度 < 1：400 000～1：500 000（2.0～2.5μg/ml）。禁忌证：①糖尿病，动脉粥样硬化，肿瘤化疗患者；②神经损伤，感染或其他病理性改变；③术中体位，器械牵拉挤压神经；④严重内环境紊乱，如酸碱失衡等。

6. **局麻药 pH**　目前市场上的局麻药大多偏酸性 pH 在 3.5～5.5。在酸性溶液中，局麻药的理化性质稳定并不利于细菌的生长。但由于局麻药的作用原理是以非离子形式进入神经细胞膜，在酸性环境中，局麻药大多以离子形式存在，药理作用较弱。

7. **阿片类药物**　局麻药中加入芬太尼 50～100μg，通过对脊髓背角阿片类受体的作用，加快局麻药的起效时间，增强局麻药的阻滞作用，延长局麻药的作用时间。

五、骶管阻滞

硬膜外间隙在骶管的延续部分是骶管间隙，该间隙末端终止于骶裂孔。骶管阻滞是经骶裂孔穿刺进入骶管后将局麻药注入该间隙产生该部脊神经阻滞。

1. **适应证**　①肛门会阴部手术；②小儿下腹部及腹股沟手术；③连续骶管阻滞可用于术后镇痛；④疼痛治疗，如椎间盘突出压迫神经引起下肢急慢性疼痛。可从骶管注入局麻药和激素。

2. **解剖和穿刺方法**　确定骶裂孔的骨性标志是位于骶裂孔两侧的骶骨角（S_3 的下关节突），骶裂孔为骶尾韧带复盖。骶管间隙内有脂肪、骶神经、静脉丛及硬膜囊。硬膜囊的终止平面相当于 S_2 下缘。针尖穿过骶尾韧带进入骶管时有突破感，针穿过骶尾韧带进入骶管间隙后进针角度与构成骶管的骨板相平行约与皮肤呈角 70°～80°针尖深度不超过 S_2 水平。新生儿硬膜囊终止水平在骶4，因此进针深度更浅。穿刺成功后与硬膜为阻滞一样要确认穿刺针在硬膜外间隙内，避免针已穿破硬膜进入蛛网膜下腔或针尖在静脉内（图 2 - 52）。

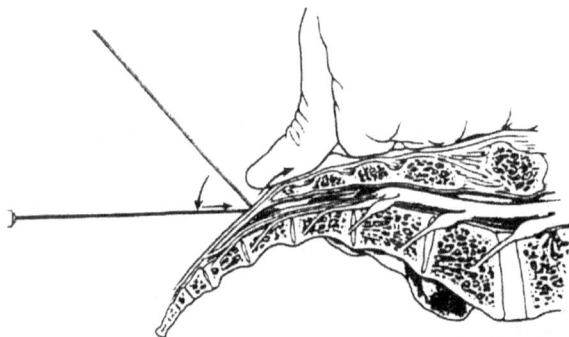

图 2 - 52　骶管阻滞穿刺方法

3. 注意事项 ①严格无菌操作，以免感染；②穿刺针位于正中线，并不可太深，以免损伤血管或穿破硬膜；③试验剂量 3～5ml；④预防局麻药进入蛛网膜下腔或误注入血管；⑤骶管先天畸形较多，容量差异也大，一般 15～20ml，阻滞范围很难预测。

（赵四军）

第十节　蛛网膜下隙和硬膜外联合阻滞

1937 年，美国外科医师 Soresi 最早报道了脊麻和硬膜外联合阻滞（CSEA）的方法，他在使用蛛网膜下隙穿刺针进行硬膜外间隙穿刺注入局部麻醉药物以后，继续向前推进穿刺针刺破硬脊膜，进入蛛网膜下隙再次注入局部麻醉药物。因其安全性一直存在一定的问题，未能引起重视，直至 1981 年 Brownridge 报道成功运用 CSEA 进行剖宫产后，才得以重视。在 1992 年 Lifschitz 和 Jedeilin 发明了带有背孔的 Tuohy 硬膜外间隙穿刺针后，才真正使 CSEA 的操作技术走向成熟。

一、CSEA 的特点

蛛网膜下隙阻滞和硬膜外间隙阻滞在很多方面都相似，但仍是两种不同的麻醉方法，具有各自的优点和缺点。蛛网膜下隙阻滞起效快，作用完善，运动神经阻滞完全，局麻药用量少；缺点在于阻滞平面的上界不易控制，难以满足长时间手术的需要，低血压发生率高。硬膜外间隙阻滞能满足长时间手术需要，低血压程度轻；缺点在于需要较大剂量的局麻药物，有一定的阻滞不全的发生率，常需要用辅助药物。

CSEA 具有蛛网膜下隙阻滞和硬膜外间隙阻滞的双重特点，既有蛛网膜下隙阻滞起效快、阻滞效果好的优点，也可通过硬膜外置管提供长时间手术麻醉。

1. 起效快　单纯的硬膜外间隙阻滞起效较慢，而 CSEA 可以发挥蛛网膜下隙阻滞起效快的优点，一般在 2～5min 即可产生麻醉效果。根据所使用的局部麻醉药物不同，5～10min 阻滞作用达到完全。在实施 CSEA 时，患者平卧以后一般就能测试到阻滞平面，待出现阻滞平面以后，即可消毒铺巾，从而较传统的连续硬膜外间隙阻滞节省时间。

2. 阻滞完善和肌肉松弛效果好　在硬膜外间隙阻滞的情况下，是通过局麻药的弥散至脊神经根附近方能发挥作用，故肌肉松弛程度较蛛网膜下隙阻滞差，当进行下肢手术应用止血带，往往有不同程度的止血带反应。而使用 CSEA 时，蛛网膜下隙阻滞在脊髓水平阻滞感觉及运动神经，其阻滞程度较硬膜外隙阻滞要完善和彻底，故肌肉松弛程度较硬膜外间隙阻滞满意，且很少发生止血带反应。

3. 任意延长麻醉时间和实施术后镇痛　蛛网膜下隙阻滞的作用时间有一定的限制，故适用于短时间下腹部和下肢外科手术。而 CSEA 在实施蛛网膜下隙阻滞的同时在硬膜外间隙放置了硬膜外导管，当蛛网膜下隙阻滞作用即将消退时，可以通过导管给予局部麻醉药物，任意延长麻醉时间，以满足不同类型手术的需要。在手术后，使用硬膜外导管可以进行术后镇痛。

4. 减少蛛网膜下隙炎症的发生　实施蛛网膜下隙阻滞时，穿刺针可能将皮肤和皮下组织的异物（碘酊、乙醇、脂肪组织等）带入蛛网膜下隙，导致无菌性的蛛网膜下隙炎症。实施 CSEA 时，腰穿针通过硬膜外穿刺针进入蛛网膜下隙，不再与皮肤和皮下组织接触，有效避免了将异物带入蛛网膜下隙，减少出现无菌性蛛网膜下隙炎症。

二、CSEA 的适应证和禁忌证

CSEA 适用于下腹部的普外科和泌尿外科手术、髋关节手术、下肢手术、妇产科手术、肛门会阴部手术和术后镇痛。

硬膜外间隙穿刺部位感染，或全身严重感染的患者不能应用 CSEA。活动性凝血障碍不能使用 CSEA。高血压、低血容量和心血管疾病患者应该避免应用 CSEA。脊髓损伤、缺血或炎症的患者不宜使用 CSEA。

三、蛛网膜下隙－硬膜外联合阻滞的操作技术

根据手术部位、范围及手术时间长短进行选择，可以采用单点法或双点法。操作者具备熟练进行硬膜外间隙穿刺和蛛网膜下隙穿刺技术的能力，才能实施 CSEA。

1. 穿刺方法 单点穿刺法多选择在 $L_{(2\sim3)}$ 或 $L_{(3\sim4)}$ 间隙穿刺，先用硬膜外间隙穿刺针（特殊设计的穿刺针）进行硬膜外间隙穿刺，进入硬膜外间隙后，使用 25GWhitacre 蛛网膜下隙穿刺针（特殊设计的锥形针尖）通过硬膜外间隙穿刺针，刺破硬脊膜进入蛛网膜下隙，此时应当有明显的突破感，同时可见针尾有脑脊液缓慢流出。可以根据手术部位的不同选择蛛网膜下隙穿刺针的前端开口方向（朝向头端或尾端），并注入局部麻醉药物，并缓慢回抽看是否有脑脊液抽出，以确认蛛网膜下隙穿刺针在蛛网膜下隙。此后，退出蛛网膜下隙穿刺针，迅速进行硬膜外间隙置管，然后改为平卧并根据蛛网膜下隙所用局麻药的比重，通过改变体位进行阻滞平面调节。待蛛网膜下隙阻滞的作用开始减退时，经过硬膜外导管给予局麻药物维持麻醉。注意先给予试验量，确认导管不在蛛网膜下隙以后再给药，以免发生全脊麻。

两点穿刺法则是根据手术部位不同来选择某一间隙实施硬膜外间隙穿刺置管，然后再选择 $L_{(2\sim3)}$ 或 $L_{(3\sim4)}$ 间隙穿刺实施 CSEA，方法与单点法相同。

2. CSEA 时的意外情况 CSEA 时可能发生蛛网膜下隙阻滞失败或硬膜外间隙阻滞失败。蛛网膜下隙阻滞的失败原因包括：蛛网膜下隙穿刺针过长或过短；将注入硬膜外间隙的生理盐水误认为是脑脊液；硬膜外穿刺针未处于正中位置，导致蛛网膜下隙穿刺针偏向一侧，不能进入蛛网膜下隙；脑脊液回流困难；穿刺技术不熟练，判断不准确。CSEA 时硬膜外间隙阻滞的失败率低于蛛网膜下隙阻滞，其原因有硬膜外导管置管困难，硬膜外导管误入血管等。当发生上述意外情况时，应根据具体情况处理，或改用其他麻醉方法。

3. 注意事项 确保硬膜外穿刺针位于正中，防止蛛网膜下隙穿刺针进入时偏向一侧，或不能进入蛛网膜下隙。若蛛网膜下隙穿刺针多次穿刺未能见脑脊液流出，应重新进行硬膜外间隙穿刺。蛛网膜下隙给药后，再经过硬膜外间隙导管给药的量要少于单纯的硬膜外间隙阻滞，因为 CSEA 时硬膜外间隙注药后阻滞区域易于扩散。为判断硬膜外导管位置正确，每次给药前应当回抽，确认没有脑脊液抽出后再给药。

四、CSEA 的并发症

CSEA 具有蛛网膜下隙阻滞和硬膜外间隙阻滞的特点，因此实施 CSEA 可能导致蛛网膜下隙阻滞或硬膜外间隙阻滞所固有的并发症，但是由于联合阻滞的技术改进不同于单一阻滞

方法，可以减少一些并发症的发生，如：蛛网膜下隙穿刺针的改进减少了脑脊液漏的发生，使头痛的发生率降低。联合阻滞也可能导致一些并发症的发生率增加（如：阻滞平面异常广泛），本章重点阐述后者。

1. 阻滞区域异常广泛　CSEA 的阻滞区域一般较单纯蛛网膜下隙阻滞或硬膜外间隙阻滞的范围广，其主要原因包括硬膜外间隙的局麻药通过硬脊膜的破损处进入蛛网膜下隙；硬膜外间隙的压力变化，负压消失，使硬脊膜压向脊髓方向，促使脑脊液中的局麻药扩散；硬膜外间隙注入局麻药物容积大，挤压脊膜，使腰骶部蛛网膜下隙压力增加，也促使局麻药向头端扩散。

因此，CSEA 期间要加强麻醉管理，合理应用局麻药物，密切监测生命体征，加快血容量的补充。

2. 低血压　蛛网膜下隙阻滞迅速出现或阻滞区域上限过高时，若患者心血管功能不足以代偿这种广泛的交感神经阻滞，必将出现低血压。尤其是当处于侧卧位的情况下，蛛网膜下隙给药后，还需要进行硬膜外间隙置管，而操作者注意力在置管上，若此间循环状况可能已经不稳定，可能导致严重低血压。因此，麻醉前应当扩充血容量，注意蛛网膜下隙阻滞药物的选择，操作过程中注意观察和监测生命体征，及时处理。若蛛网膜下隙给药后，不能顺利置入硬膜外导管，应当立即拔除联合穿刺针，改仰卧位并调整阻滞区域。

3. 呼吸抑制　呼吸抑制与阻滞区域有关，阻滞区域过广，特别是肋间肌肉和膈肌出现麻痹时，患者感觉呼吸严重困难，必须进行人工通气，避免缺氧或 CO_2 潴留。

4. 全脊麻　联合阻滞时硬膜外导管进入蛛网膜下隙是导致全脊麻的主要原因。表现为肋间神经和膈神经麻痹，呼吸动作减小，同时由于广泛的交感神经阻滞和血管扩张，回心血量减少，血压下降，伴有心率减慢。一旦发生必须立即抢救，迅速建立人工气道，同时给予血管活性药物，维持患者循环稳定。因此，经过硬膜外导管给予局麻药物时，应当先给予试验量，确认硬膜外导管不在蛛网膜下隙以后再给药，以免发生全脊麻。

（郑　波）

第十一节　脑脊液采集

脑脊液位于脑室和蛛网膜下腔内，是脑组织生存和活动的环境，故在生理或病理情况下，脑脊液可以反映中枢神经系统细胞、组织等代谢、功能的变化，通过对脑脊液各种成分的分析，将有助于中枢神经系统疾病的诊断及疗效评估。临床工作中，可采用穿刺术如腰椎穿刺、小脑延髓池穿刺和侧脑室穿刺等。腰椎穿刺为最常用，它由外向内，依次通过皮肤、皮下组织、棘上韧带、棘突间的棘间韧带、黄韧带、硬膜外隙（包括椎静脉丛、硬脊膜和蛛网膜），进入蛛网膜下腔，测定脑脊液压力或获取脑脊液标本用于临床分析检测。

（一）腰椎穿刺

1. 适应证

（1）疑诊中枢系统出血性疾病，但不具备条件作 CT 扫描检查者。

（2）疑诊神经系统变性疾病、感染疾病、炎性疾病。

（3）神经系统特殊检查，如气脑造影、同位素脑池扫描等。

（4）椎管内减压引流和注射治疗性药物。

2. 禁忌证

（1）有高颅压表现，或高度怀疑后颅窝占位性病变，慎行腰穿检查。

（2）穿刺点局部有感染。

（3）患者病情极危重，生命体征不平稳者。

（4）有明显出血倾向者。

3. 操作步骤

（1）患者取侧卧位，与床面垂直，头向前弯，双髋屈曲，两手抱膝，尽可能使椎间隙增宽。

（2）以3%碘酊消毒局部皮肤，再用75%酒精脱碘，随后以穿刺点为中心铺上消毒洞巾。用2%普鲁卡因或0.5%利多卡因在穿刺点处作皮内、皮下浸润麻醉。选择腰椎3~4间隙（相当于双侧髂骨嵴连线与脊柱中线交界处）为穿刺点，必要时亦可选择腰椎4~5间隙。右手持针，以左手食指和拇指固定并绷紧穿刺点皮肤，与脊椎垂直或略向头端倾斜进针（一般成人可刺入4~5cm，儿童为2~3cm），当感到两次落空感后，拔出针芯，可见脑脊液滴出。若无脑脊液流出，可缓慢将针退出少许，略微调整深度，直至脑脊液流出。切忌用针筒用力抽吸。

（3）穿刺成功后，要求患者全身放松，平静呼吸，两下肢半屈，头略伸。接上测压管，待液面不再上升且随呼吸脉搏有微小波动时，此时所测得的压力即为脑脊液的压力。若压力不高，可缓慢放出少许送检；而若压力显著升高，则应避免放出脑脊液。

留毕标本后，插回针芯，拔出穿刺针，稍加按压止血，敷上消毒纱布并用胶布固定。术后要求患者去枕平卧4~6h。

（二）小脑延髓池穿刺

1. 适应证

（1）因腰椎穿刺点局部有感染灶、腰椎相关疾病导致无法操作。

（2）椎管内占位或有明确梗阻。

（3）注射药物、造影剂等其他诊疗必需时。

2. 禁忌证

（1）穿刺部位局部感染。

（2）有后颅窝占位性病变以及高颅压表现。

（3）枕骨大孔处占位或畸形。

（4）高度怀疑有小脑延髓池粘连者。

3. 操作步骤

（1）剃除患者后枕以及颈部毛发。患者取侧卧位，头略前屈，可取软枕垫于头下，使头与颈保持在一个水平。

（2）以眼外眦至外耳道下缘连线的延长线与枕骨粗隆至第七颈椎棘突连线交叉外下0.5cm为穿刺点，消毒后浸润麻醉。

（3）沿寰椎上缘对准眉间中心进针，使针尖触及枕骨，依次逐步下滑，逐步进针。当穿刺针进入3cm后拔出针芯观察有无脑脊液滴出。若未见脑脊液滴出，可插回针芯，每进针2mm观察一次，总进针深度应控制在6cm以内。如穿刺过程中碰到骨性结构，可将针退出2cm左右，略向下修正后再慢慢进针。穿刺成功后测压和留取脑脊液标本，注入治疗或诊断用药物等。

（三）脑脊液穿刺并发症

1. 穿刺后头痛　是最为常见的并发症，多发生在穿刺后 1~7d，以青年女性多见。呈低颅压性头痛特征，前额及枕部为著，性质一般为胀痛或跳痛，直立位时加剧，平卧位可缓解。其原因可能与脑脊液放出后致颅内压力分布不均，颅内脑膜及血管组织受牵拉或位移引起。症状较轻者可嘱其头低位平卧休息，多饮水；较重者可适度给予止痛以及静滴生理盐水治疗。

2. 脑疝　是最为危险的并发症，发生于有高颅压者，特别是蛛网膜下腔出血病者，因留取脑脊液致上下位颅内压不平衡，形成压力差，致脑组织嵌入枕大孔内形成小脑扁桃体疝，压迫延髓导致呼吸骤停。故对有高颅压表现患者应严格掌握穿刺指征，对不确定者可酌情予以脱水剂减压后再作穿刺，同时注意穿刺过程中，避免迅速将针芯退出套管。

3. 出血　多是损伤了蛛网膜或硬膜静脉或是患者有严重的凝血功能障碍等而引起的外伤性蛛网膜下腔出血。出血量少者较少引起临床症状；若出血量较大时，患者可有背部剧烈疼痛，出现脑膜刺激征，严重者可发生截瘫。因此，除规范操作、避免动作粗暴外，腰穿前应了解患者凝血功能相关指标情况，若有出血倾向时，应避免穿刺或积极纠正后再予以操作。

4. 腰背痛及神经根痛　因穿刺造成局部软组织损伤所致，尤其是多次行穿刺或是穿刺过程较长及反复进针者多见。另外，须注意的是，由于脊椎的纵行韧带均为头尾方向，若穿刺时针孔斜面与韧带成垂直方向则可能切断韧带的纵行纤维，使韧带失去张力，产生腰背酸痛症状。

5. 感染　穿刺点局部有感染，消毒不严格或未严格遵循无菌操作等均可引起各种感染的发生。

6. 鞘内引入异物或药物所致并发症　多因操作不慎将某些异物（滑石粉、棉花纤维等）或药物（皮肤消毒剂等）引入鞘内，可引起急性化学性脑膜炎或黏连性蛛网膜炎等并发症。

（四）脑脊液送检注意事项

脑脊液收集最好避免用玻璃管，因为细胞会黏附在管壁而影响细胞计数。根据检测内容，一般可连续收集 3 管，第一管主要用于生化和免疫指标，第二管用于微生物病原体检测，第三管用于细胞计数和分类。但若第一管为血性脑脊液时，则各项检查以第三管脑脊液为佳。

脑脊液采集后应及时送检。若放置时间过久，细胞成分可能会发生变形、崩解或受脑脊液中蛋白影响而分布不均匀；葡萄糖由于细胞或微生物代谢、分解，造成含量降低；病原菌由于环境变化，发生死亡、崩解等。这些都可能导致脑脊液细胞或细菌数无法满足检测需要，以及对生化指标的误判等。

（孙泽林　戚晓渊）

第十二节　脑脊液的压力测定

成人卧位脑脊液压力为 0.78~1.76kPa（80~180mm H_2O），坐位为 3.43~3.92kPa

（350～400mmH$_2$O），通常儿童脑脊液压力低于成人。以成人卧位为例，当压力高于1.96kPa（200mmH$_2$O）时视为颅内压增高，低于0.58kPa（60mmH$_2$O）时称为颅内压降低。正常情况下，每次放出0.5～1ml脑脊液，压力约降低0.1kPa（10mmH$_2$O）。

（一）脑脊液压力

压力增高可见于：任何引起颅腔内容物增多、体积增大或血管扩张等的因素，都可能引起脑脊液压力的增高。正常情况下，包括咳嗽、喷嚏等行为；病理状态下，包括颅内占位病变（脑肿瘤、脑脓肿等）、感染（结核性脑膜炎、真菌性脑膜炎等）、脑血管疾病（颅内静脉窦血栓形成、脑出血、急性脑梗死等）、外伤（硬膜下血肿、硬膜外血肿等）、炎性疾病（系统性红斑狼疮脑病、血管炎等）、中毒性脑病（一氧化碳中毒、铅中毒性脑病等）以及某些全身疾病（高血压脑病、肾性脑病等）。

压力降低可见于：脑脊液循环受阻（枕大孔区阻塞、蛛网膜下腔粘连等）；脑脊液流失过多（脑脊液漏、持续性脑室引流等）；脑脊液分泌减少（病毒感染、药物所致等）；全身疾病（严重脱水等）。另外，还有部分目前尚不能明确的低颅压综合征。

（二）脑脊液动力学检查

压腹（Stookey）试验和压颈（Queckenstedt）试验主要用以了解蛛网膜下腔有无阻塞或阻塞的程度。患者取侧卧位，颈部予以血压计气袋缠绕。腰椎穿刺测定脑脊液初压后，握拳持续用力压迫患者上腹部10g正常情况下，压力会迅速上升，压迫停止后压力迅速下降至初压水平，证明穿刺针通畅且完全在蛛网膜下腔内；若压腹未能：引起压力的升高或升高的速度缓慢，则表明穿刺针没有完全在蛛网膜下腔内或椎管阻塞平面较低；将血压计气袋充气至2.67kPa（20mmHg），每10s记录一次脑脊液压力，持续至脑脊液压力不再上升或是保持30s。血压计气袋放气后，仍每10s记录一次脑脊液压力，至脑脊液压力不再下降为止。部分梗阻时压力上升、下降均缓慢，或上升迅速而下降缓慢，或上升后不能下降至初压水平；完全梗阻时，则在颈部加压后，脑脊液压力不升或上升极少。

对有颅内压增高或脑出血者，应禁忌作此试验，避免颅内压进一步升高，导致脑疝及出血加重。另外，影像学的迅速发展，其相对安全、直观和准确的特点，也使得脑脊液动力学检查临床应用进一步减少。

（孙泽林　戚晓渊）

第十三节　脑脊液的一般实验室检查

（一）脑脊液的颜色

正常人的脑脊液应呈无色水样液体。在病理状况下，通过观察颜色，的变化将有助于对部分疾病的直观判断。

1. 血色　往往提示脑脊液中有红细胞存在。正常脑脊液中是不含红细胞的，病理性出血常见于蛛网膜下腔出血、脑出血等。但在确定血性脑脊液是病理性之前；需先排除穿刺损伤所致的可能。通常可用下列方法予以鉴别。①三管试验：用三个试管依次留取脑脊液，观察前后各管中颜色是否均匀一致，若颜色由浓转淡，则可能是穿刺损伤；若三管颜色均匀一致，则可能是病理性出血。②离心试验：脑脊液离心后，观察上清液颜色，若上清液微黄，则可能是陈旧性出血；若上清液透明，则可能是穿刺损伤。③联苯胺试验：病理血性脑脊液中的红细胞破坏，释放出氧化血红蛋白，可与联苯胺反应显色；而穿刺损伤所致者不显色。④病理性出血一般不凝固，而穿刺损伤较重时，其中的血液成分可迅速凝固成血块。⑤脑脊液细胞学检查：病理血性脑脊液中可有单核 – 吞噬细胞反应，而穿刺损伤所致者不会出现此反应。单核 – 吞噬细胞是为清除红细胞及其分解产物而出现的一组病理细胞。一般于出血后 $12 \sim 24h$、$3d$ 内、$5d$ 后和 $10d$ 后，相继出现激活型单核样细胞，以及红细胞、含铁血黄素和胆红质巨噬细胞。⑥D – 二聚体（D – dimer）检测：病理血性脑脊液中可检测到 D – dimer，而穿刺损伤所致者一般检测不到。

2. 黄色　一般提示脑脊液中有陈旧性出血或蛋白含量增高、色素沉着或胆红素增多。常可见于：①陈旧性蛛网膜下腔出血及脑出血、硬膜下血肿等；②各种原因引起的椎管和蛛网膜下腔阻塞、中枢感染或炎性疾病；如化脓性脑膜炎、脊髓肿瘤、结核性脑膜炎、吉兰 – 巴雷综合征等；③含铁血黄素沉着症、胡萝卜素血症、新生儿核黄疸、重症肝炎等。

3. 乳白色　常见于化脓性脑膜炎等。

4. 微绿色　绿脓假单胞菌性、急性肺炎球菌性和甲型链球菌性脑膜炎等。

5. 褐色或黑色　见于中枢神经系统的黑色素瘤、黑色素肉瘤等。

（二）脑脊液透明度

正常脑脊液为清晰透明，久置不凝；病理状态下可出现混浊，甚而凝块或薄膜形成等，与含有的细胞和细菌数量多少有关。

1. 混浊　是脑脊液中含大量细胞成分的标志。常见于化脓性脑膜炎、结核性脑膜炎等感染性疾病。

2. 凝块出现　见于化脓性脑膜炎、神经梅毒、椎管内占位等脑脊液中蛋白量大幅升高的疾病。

3. 薄膜形成　提示纤维蛋白大量渗出。常见于结核性脑膜炎等。

（三）脑脊液比重

正常脑脊液中细胞和蛋白质等物质含量均低于血浆，故比重明显低于血浆。不同穿刺部位所得脑脊液，因其蛋白质含量不同而使比重略有差异，如腰穿所得脑脊液为 $1.006 \sim 1.008$ 小脑延髓池为 $1.004 \sim 1.008$，而侧脑室则为 $1.002 \sim 1.004$。病理情况下，凡使脑脊液细胞数增加、蛋白量增高等因素；均可使脑脊液比重增高。如中枢神经系统感染、肿瘤、出血等。在尿毒症、糖尿病等全身疾病患者中，也可出现脑脊液比重增高。

（四）脑脊液 pH

正常成人脑脊液呈弱碱性，pH 为 $7.35 \sim 7.40$，通常比较稳定，其主要的缓冲系统是碳酸和重碳酸盐。正常脑脊液的 $PaCO_2$ 高于血浆值，HCO_3^- 低于血浆值。由于 CO_2 较容易通过血脑屏障，故脑脊液中的 $PaCO_2$ 常受血液和脑组织中产生的 CO_2 的影响而变化；HCO_3^- 则不易，随血浆 HCO_3^- 急剧波动，而发挥缓冲作用。在中枢神经系统感染时，脑脊液 pH 值可降低，但临床实用价值不高。

（五）脑脊液细胞学

正常情况下，脑脊液中没有红细胞，仅含有少量淋巴细胞、单核细胞或中性粒细胞，通常成人每微升少于 8 个，婴幼儿每微升少于 20 个。病理情况下，脑脊液中可出现红细胞，多见于中枢血管相关疾病；白细胞增多则原因较为复杂，中枢神经系统感染和非感染性疾病均可能发生，而细胞种类和数量上的差异以及动态演变过程的分析，可有助于病变性质的鉴别诊断。

1. 中性粒细胞增多　可见于各种中枢神经系统感染疾病，如细菌性脑膜炎，早期结核性、真菌性脑膜炎，脑膜血管性梅毒早期等。亦可见于非感染性疾病，如中枢神经系统出血后的反复腰穿反应、转移性肿瘤以及白血病累及中枢神经系统等。

2. 淋巴细胞增多　见于结核性脑膜炎、细菌性脑膜炎、神经系统梅毒、钩端螺旋体脑膜炎、寄生虫病、亚急性硬化性全脑炎等中枢神经系统炎性疾病。亦可见于多发性硬化、吉兰－巴雷综合征、急性弥散性脑脊髓炎、多发性神经炎等。

3. 红细胞增多　见于脑出血、蛛网膜下腔出血等中枢血管相关疾病。穿刺损伤也可导致脑脊液中红细胞的增多。

4. 单核细胞增多　多见于中枢神经系统慢性感染，如真菌性脑膜炎和结核性脑膜炎慢性期等。

5. 浆细胞增多　主要见于急性病毒感染、吉兰－巴雷综合征、多发性硬化、结节病（sarcoidosis）、亚急性硬化性脑炎、梅毒性脑膜脑炎以及结核性脑膜炎等。

6. 嗜酸性细胞增多　脑脊液中出现嗜酸性细胞通常为病理性的。常见的为脑寄生虫病（囊虫病、血吸虫病、弓形体病等）、真菌性脑膜炎等，细菌性脑膜炎、病毒性脑炎等也可偶见。非感染性疾病见于急性多发性神经炎、中枢内异物反应、特发性嗜酸细胞脑膜炎、淋巴细胞白血病中枢神经系统浸润、接种狂犬病疫苗等。

7. 嗜碱性细胞增高　少见。主要见于慢性粒细胞白血病累及脑膜、寄生虫感染、炎症性疾病、异物反应等。

（六）脑脊液生物化学检验

1. 蛋白质测定　正常人脑脊液中总蛋白含量为 150 ~ 450mg/L，约相当于血浆蛋白浓度的 0.5%。经蛋白组学分析，目前已明确的脑脊液蛋白有 300 多种，其主要成分为清蛋白、球蛋白、转铁蛋白、前清蛋白和 α_1 糖蛋白等。

（1）定性测定：目前应用最为广泛的是潘氏试验，可以肉眼直接观察其结果。其结果判断可分 5 级（表 2 - 3）。

表 2 - 3　潘氏试验结果判断标准

级别	记录标识	判断标准
阴性	－	清晰透明
弱阳性	+	微混
阳性	+ +	混浊
强阳性	+ + +	强度混浊
超强阳性	+ + + +	乳状白浊

（2）定量测定：脑脊液蛋白质含量与获取部位有关，腰穿脑脊液正常蛋白含量为 0.2 ~ 0.4g/L，小脑延髓池穿刺脑脊液蛋白含量为 0.1 ~ 0.25g/L，侧脑室穿刺脑脊液蛋白含量为 0.05 ~ 0.15g/L。另外，还与年龄有关，儿童含量较低，成人稍高，老年人又比成年人高。

早产儿脑脊液蛋白含量可达 2.0g/L，新生儿为 0.8~1.0g/L，出生 2 个月后逐渐降至正常水平。

临床意义：脑脊液中蛋白含量增高，通常提示血脑屏障通透性增高、蛛网膜颗粒吸收减少、脑脊液循环阻塞以及鞘内球蛋白合成增多等。常见于中枢神经系统感染性疾病，如化脓性脑膜炎、结核性脑膜炎、神经梅毒、脑炎等，也可见于非炎性疾病、中枢肿瘤占位和脑出血等。脑脊液和血液中清蛋白比例即蛋白商是判断血脑屏障完整程度的重要指标；若再与两者球蛋白比例结合考虑，则构成免疫球蛋白指数，是判断中枢内是否有蛋白合成等自身免疫性疾病，如多发性硬化等疾病的重要参考指标。脑脊液若出现蛋白 - 细胞分离现象，即细胞数正常，而蛋白量明显升高，则对吉兰 - 巴雷综合征的诊断有提示性意义。

（3）特殊蛋白质测定

1）碱性髓鞘蛋白（myelin basic protein，MBP）：MBP 是少突胶质细胞和施万细胞合成的一种强碱性膜蛋白，这两种细胞是髓鞘组成的主要细胞，因此 MBP 在脑脊液中含量的变化可以反映中枢内髓鞘完整性的破坏。MBP 升高可见于神经变性疾病、中枢炎性疾病、感染性疾病、脑血管疾病以及肿瘤和颅脑损伤等疾病，但脑脊液中 MBP 水平同髓鞘破坏的严重程度并不完全呈正相关。

2）胶质纤维酸蛋白（gliaL fibriUaLy acidic protein，GFAP）GFAP 是星形胶质细胞的骨架蛋白，以中间微丝蛋白和可溶性蛋白两种形式存在于胶质细胞的胞质中。在星形胶质细胞受到刺激时，GFAP 表达可发生变化，能够作为星形胶质细胞激活的标记物。在神经变性疾病的病理进程中，胶质细胞的激活是重要的病理变化，因此脑脊液中 GFAP 检测可用于对变性疾病病理发展的评估。在 AD、FTD 等痴呆以及正常压力性脑积水等有痴呆表现的患者，脑脊液中 GFAP 都有不同程度的升高，但未有证据表明其中含量变化与临床表现的严重程度相关。脑脊液 GFAP 含量与多发性硬化（multiplcsclerosis，MS）患者症状缺损相关，可提示 MS 患者病情的进展，而在视神经脊髓炎患者中，GFAP 水平则可更高，这与其病理表现上星形胶质细胞损伤较退髓鞘改变更明显是一致的。随着治疗后病情的好转，GFAP 水平可有较为显著的降低。

3）14 - 3 - 3 蛋白：14 - 3 - 3 蛋白是一种可以自发聚集成二聚体的多功能胞质蛋白，主要存在于神经组织中，是由不同基因编码的蛋白家族，其氨基酸序列在各种属之间具有高度同源。脑脊液中 14 - 3 - 3 蛋白含量的升高常提示较短时间内神经细胞的大量死亡，主要发生于克 - 雅病（Creutzfeldt - Jakol：disease，CJD）、感染性脑病、横贯性脊髓炎、脑梗死、蛛网膜下腔出血、多发性硬化、血管炎、线粒体脑肌病、脑肿瘤等，伴有神经细胞大量死亡的疾病中。在临床工作中主要用于 CJD，尤其是变异型 CJD 与其他痴呆疾病的鉴别诊断。一般 CJD 痴呆发展进程较快，脑脊液 14 - 3 - 3 蛋白水平较高，而血管性痴呆或阿尔茨海默病等进程相对缓慢的痴呆疾病，14 - 3 - 3 蛋白水平则较低。

4）Tau 蛋白：Tau 蛋白是一种分布在中枢神经系统内的低分子量含磷糖蛋白，它可以与神经轴突内的微管结合，并且具有诱导与促进微管蛋白聚合成微管，防止微管解聚和维持微管功能稳定的作用。当 Tau 蛋白发生高度磷酸化、异常糖基化、异常糖化以及泛素蛋白化时，Tau 蛋白失去对微管的稳定作用，导致神经纤维退化，从而引起神经功能失调。脑脊液中的总 Tau 蛋白以及磷酸化 Tau（P - tau）蛋白水平可以反映神经轴突的损伤情况。

阿尔茨海默病患者脑中存在大量异常修饰的 Tau 蛋白，其对 AD 病理过程发生有重要作用，常被用于临床 AD 的检测，其敏感性可达到 80%，特异性达到 90%。在部分血管性痴呆患者中也有报道可大幅度升高，这可能是由于两者有部分交叉的病理变化。而在其他类型的痴呆中，如 FTD、路易体痴呆（LBD），可正常或仅有轻度升高。对于轻度认知功能损害（MCI）患者，显著升高的总 Tau 蛋白提示有进展成为 AD 的可能。

多发性硬化患者脑脊液中总 Tau 蛋白也可升高。缓解 - 复发型 MS 患者中，总 Tau 蛋白水平同中枢内强化病灶以及复发严重程度呈正相关；在临床孤立综合征（clinically isolatedsyndrome，CIS）及继发进展型 MS 患者中，总 Tau 蛋白水平与病程时间呈反相关，前者较高，而后者则较低。

5）β 淀粉样蛋白（amyloid β - protein，Aβ）：β 淀粉样蛋白由 β 淀粉样前体蛋白（β - arnyloid precursor protein，APP）水解而来，Aβ 生成的增多、清除的降低，使其聚集并沉积于神经细胞内，对神经元及其突触造成毒性损伤，导致阿尔茨海默病患者脑内老年斑的形成。

Aβ 包含多个不同长度的肽段，这主要是由于 APP 被水解位点的不同所致，其中 Aβ42 被认为是诊断 AD 较为敏感和特异的指标，在 AD 患者脑脊液中有较高水平；在同样有老年斑病理表现的路易体痴呆患者脑脊液中，也可检测到低水平的 Aβ42。另外，在少部分的血管性痴呆、额颞叶痴呆、CJD 以及肌萎缩性侧索硬化患者脑脊液中，Aβ42 也可有小幅度升高。因此，有学者认为，低水平的 Aβ42 可能与老年斑的形成并不相关，因为轴索变性等亦可产生少量的 Aβ。

（4）蛋白电泳：常规脑脊液蛋白电泳条带主要有三大组分：前清蛋白、清蛋白和球蛋白。球蛋白又可分 α_1、α_2、β_1、β_2 和 γ 球蛋白等组分。正常脑脊液与血清蛋白电泳带并不完全相同：脑脊液中的前清蛋白明显多于血清，β 球蛋白则略高于血清，而 γ 球蛋白仅为血清的一半。

1）前蛋白

增多：舞蹈病、帕森金病、手足徐动症等神经变性疾病等。

降低：脑膜炎、吉兰 - 巴雷综合征等。

2）清蛋白

增多：椎管梗阻、脑肿瘤、部分中枢血管性疾病等。

降低：脑外伤急性期等。

3）α_1 球蛋白

增多：中枢神经系统急性感染，如细菌性脑膜炎、脊髓灰质炎等。

降低：脑外伤急性期等。

4）α_2 球蛋白

增多：脑部转移瘤、癌性脑膜炎、胶质瘤、脑桥小脑角肿瘤等。

降低：脑外伤急性期等。

5）β_1、β_2 球蛋白

增多：中枢神经系统变性与退行性病变，如多发性硬化症、亚急性硬化性全脑炎、帕金森病、脑萎缩、阿尔茨海默病、手足徐动症、肌萎缩侧索硬化症等，还可见于小脑胶质瘤、延髓肿瘤等。

降低：脑膜瘤及髓内肿瘤等。

6）γ球蛋白

增多：多见于中枢神经系统免疫性和炎性疾病，如多发性硬化、亚急性硬化性全脑炎、病毒性脑炎、脑脓肿、多发性神经根炎、神经梅毒、酒精中毒性周围神经炎等，还可见于胶质瘤、脑桥小脑角肿瘤等。

降低：脑外伤等。

2. 葡萄糖测定　成人脑脊液葡萄糖含量为 2.5 ~ 4.4mmol/L，儿童为 3.9 ~ 5.0mmol/L。脑室脑脊液葡萄糖含量略高于腰椎穿刺脑脊液的糖含量，新生儿高于成人。脑脊液中糖的含量受血脑屏障膜转运系统以及血糖浓度影响。正常情况下，脑脊液内糖含量相当于血糖的 1/2 ~ 2/3，故应结合同步血糖，判断脑脊液血糖变化的意义。

糖含量降低：见于中枢神经系统化脓性、结核性、真菌性脑膜炎以及癌性脑膜炎，中枢寄生虫感染亦可有不同程度降低。另外，还可见于恶性肿瘤中枢转移，如结节病、黑色素瘤等。

糖含量增高：可见于流行性乙型脑炎、急性脊髓灰质炎等病毒性感染；各种原因所致的丘脑下部损害以及糖尿病等全身疾病。

3. 氯化物测定　脑脊液内蛋白质含量较低，为了维持脑脊液和血浆渗透压之间的平衡，正常脑脊液的氯化物含量比血浆高 20% 左右，但随血浆氯水平的改变而变化。成人脑脊液中氯化物正常含量为 120 ~ 130mmol/L，儿童为 111 ~ 123mmol/L。

氯化物含量降低：见于化脓性脑膜炎、结核性脑膜炎和隐球菌脑膜炎的急性期或慢性感染急性加剧期，一般与糖降低同时出现。若氯化物含量降低早于糖含量的降低，则提示病情不良。肾上腺皮质功能减退、严重腹泻与呕吐等亦可引起脑脊液氯化物减低。脊髓灰质炎、脑肿瘤等患者脑脊液氯化物含量也可有小幅降低。

氯化物含量增高：主要见于尿毒症、脱水以及慢性肾炎等可导致血氯升高的疾病。部分中枢病毒感染患者脑脊液氯化物也可轻度增高。

脑膜炎患者脑脊液鉴别诊断见表 2-4。

表 2-4　脑膜炎患者脑脊液鉴别诊断

脑脊液	细菌性	病毒性	真菌性	结核性
压力	升高	正常或轻度升高	升高	升高
白细胞计数	≥1000/μl	<100/μl	5 ~ 500/μl	10 ~ 500/μl
白细胞分类	中性粒细胞为主，少部分可以淋巴细胞为主	单核细胞为主，早期可以中性粒细胞为主	单核细胞为主，早期可以中性粒细胞为主	淋巴细胞为主，早期可以中性粒细胞为主
蛋白（mg/L）	1000 ~ 5000	500 ~ 2000	250 ~ 5000	1000 ~ 3000
糖（mmol/L）	≤2.22	正常	<2.75	<2.75
乳酸	中度或重度增加	正常或轻度增加	轻度或中度增加	轻度或中度增加

（孙泽林　戚晓渊）

第十四节　脑脊液特殊实验室检查

（一）脑脊液免疫球蛋白指数与鞘内合成率

单纯测定血和脑脊液中免疫球蛋白的临床意义不大。为了能客观地反映鞘内合成的免疫球蛋白水平，Delpech（1972）等提出了以免疫球蛋白 G 指数（IgG Index）用以判断。其依据为：正常人脑脊液中的清蛋白和球蛋白（IgG）随血清中的相应成分的变化而变化，但脑脊液与血清中的比值是相对恒定的。当血脑屏障发生破坏时，虽然 IgG_{CSF}/IgG_{Serum} 和 $AlbCSF/Alb_{Serum}$ 值均会发生改变，但两组比值的商仍应是个不变常数，一般应小于 0.7，大于此值则提示鞘内有免疫反应，IgG 合成增多。该方法也同样可用于 IgM 和 IgA 合成指数分析，IgM 和 IgA 指数的参考范围分别为 0.06 和 0.6。应该指出的是，免疫球蛋白指数分析不是一项定性诊断的项目，仅提示患者鞘内有免疫球蛋白分泌变化，主要支持如多发性硬化等神经系统免疫性疾病的诊断。另外，在神经系统感染性疾病中也可有 IgG 指数增高。

1975 年，Tourtellotte 创立了定量计算鞘内 IgG 合成率的推算公式：IgG 合成率 = $[（IgG_{CSF} - IgG_{Serum}/369）-（Alb_{CSF} - Alb_{Serum}/230）\times（IgG_{Serum}/Alb_{Serum}）\times 0.43]\times 5$。式中 369 和 230 分别为血液中，IgG 和 Alb 透过正常状态下的血脑屏障进入脑脊液的比例。由该式计算出的合成率系指每日产生和吸收 500ml 脑脊液中合成的 IgG 量。正常人 24h 鞘内 IgG 合成率为 0 ~ 33mg，高于此值则提示鞘内 IgG 合成增加。屏障与合成率的关系见图2 - 53。

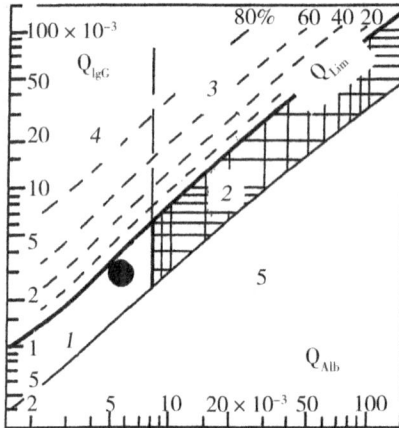

图 2 - 53　脑脊液血脑屏障及鞘内 IgG 合成评估
1. 正常；2. 仅有血脑屏障破坏；3. 鞘内 IgG 合成伴血脑屏障破坏；
4. 鞘内 IgG 合成不伴血脑屏障破坏；5. 试验偏差，无临床意义

（二）寡克隆区带 IgG 检测

1964 年 Laterre 等在对多发性硬化患者脑脊液进行电泳分析时发现，γ 球蛋白区域存在两条或多条不连续的区带，遂命名为寡克隆区带（图 2 - 54）。

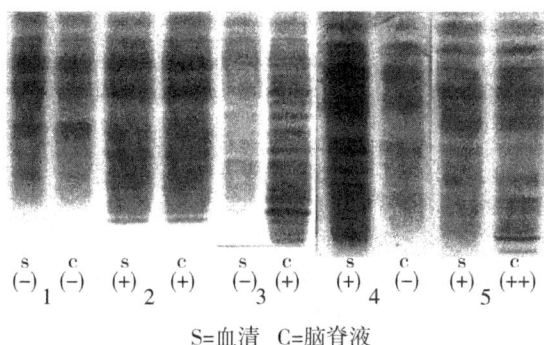

S=血清　C=脑脊液

图 2-54　寡克隆 IgG 条带

凡血清和脑脊液中均见寡克隆区带者，提示血脑屏障破坏，常见于中枢感染或炎性疾病，如脑膜炎、脑膜脑炎、吉兰-巴雷综合征等。凡血清中无寡克隆区带，而脑脊液中有寡克隆区带，或脑脊液中寡克隆区带条带数多于或异于血清中的条带，即为寡克隆区带阳性，提示中枢系统内有异常免疫反应，主要见于多发性硬化和亚急性硬化性全脑炎，及其他自身免疫病（如副瘤综合征、系统性红斑狼疮、干燥综合征等）、感染（神经梅毒、神经莱姆病、HIV 感染、脑膜炎等），以及先天性疾病（共济失调微血管扩张症、肾上腺脑白质营养不良）等。

（三）脑脊液酶学测定

酶学检查是测定体液中的酶活性以判断病理过程的实验室诊断方法。在现代检测技术下，健康人脑脊液中可测得约 20 余种酶，含量均明显低于血清，包括乳酸脱氢酶、谷丙转氨酶、谷草转氨酶、肌酸磷酸激酶等。在中枢感染、缺血缺氧以及肿瘤等神经疾病中，由于血脑屏障通透性改变、神经细胞受损释放以及肿瘤细胞异常代谢增强等因素，脑脊液中酶水平或活力会有所改变，通过对它们的测定，可以辅助对部分中枢神经系统疾病的诊断。

1. 乳酸脱氢酶（lactic dehydrogenase，LDH）　正常值参考范围：总 LDH 0.05 ~ 0.82μmol · s^{-1}/L（3 ~ 50U/L）。

LDH 是糖酵解过程中重要的酶，年龄越小，LDH 平均值越高。LDH 有多种同工酶，包括 LDH_1、LDH_2、LDH_3、LDH_4 和 LDH_5，其参考值见表 2-5。脑脊液中 LDH 含量和活性的增高一般提示中枢神经系统有缺血坏死性病灶。

表 2-5　LDH 同工酶及在脑脊液中的正常含量

	占总 LDH 百分比	正常值（U/L）
LDH_1	（46.69 ± 8.38）%	12.45 ± 5.01
LDH_2	（30.69 ± 4.64）%	8.07 ± 3.22
LDH_3	（15.65 ± 3.81）%	4.3 ± 2.21
LDH_4	（4.97 ± 1.71）%	1.43 ± 0.91
LDH_5	（1.98 ± 1.13）%	1.26 ± 0.91

（1）脑血管疾病：脑梗死、脑出血或蛛网膜下腔出血的急性期患者，脑脊液 LDH 明显升高，随病情好转而下降，缺血性脑血管病患者随着治疗及病情好转，LDH_1/LDH_2 值明显下降。

（2）中枢感染性疾病：细菌性脑膜炎和病毒性脑膜炎脑脊液 LDH 均可显著升高，前者升高的幅度一般大于后者，以 LDH$_4$、LDH$_5$ 增高为主；而病毒感染者以 LDH$_1$、LDH$_2$、LDH$_3$ 增高为主。

（3）肿瘤：癌性脑膜炎和脑转移瘤患者脑脊液的 LDH$_1$/LDH$_2$ 值小于 1，而原发性良性或恶性肿瘤患者则大于 1；转移瘤软脑膜浸润时，LDH$_5$/总 LDH 值增高；淋巴瘤及淋巴细胞性白血病 LDH$_3$ 及 LHD$_4$ 增高。

（4）中枢脱髓鞘疾病：尤其是多发性硬化症的急性期或病情恶化期，脑脊液 LDH 明显升高，缓解期下降，可用于判断多发性硬化症疾病的活动期。

（5）其他：颅脑外伤、脑肿瘤、脑积水和神经系统退行性变时也可升高。

2. 谷草转氨酶　即天冬氨酸氨基转移酶（aspartateaminotransferase，AST），正常值参考范围：0.04 ~ 0.16μmols^{-1}/L（5 ~ 20U/dl）。正常脑脊液中氨基转移酶活性约为血清中的 1/4，血脑屏障完整的情况下，外周疾病所引起的氨基转移酶水平变化一般不影响脑脊液中的水平。当中枢神经系统发生器质性病变时，脑脊液中氨基转移酶活性增高，以 AST 增高显著。

（1）脑血管病变：脑出血、蛛网膜下腔出血、脑梗死等。

（2）中枢感染性疾病：通常伴有血脑屏障破坏。多见于化脓性脑膜炎、结核性脑膜炎、病毒性脑膜炎、脑炎等。

（3）其他：继发性癫痫、中毒性脑病、急性颅脑损伤、中枢神经系统转移癌等也可有升高。近年研究提示，在排除其他疾病引起的 AST 升高情况下，可将脑脊液 AST 作为阿尔茨海默病诊断的一个辅助性生化指标。

3. 神经元特异性烯醇化酶（neuron specific enolase，NSE）　　正常值参考范围：0 ~ 28ng/ml。NSE 是一种二聚体糖酵解酶，特异性地存在于神经系统中成熟的神经元和神经内分泌细胞中。NSE 可作为反映脑梗死、癫痫、脑外伤后脑损伤程度的较敏感的指标。NSE 值与梗死面积以及预后密切相关，NSE 水平越高，则患者缺血面积和预后越差；脑脊液中 NSE 水平还有利于对心脏外科手术、体外循环以及新生儿窒息引起的缺氧性脑损害的早期和准确的判断；另外，脑脊液中 NSE 检测还可作为克 - 雅病诊断的重要生物标志物之一。

4. 肌酸磷酸激酶（creatine phosphokinase，CPK）　　正常值参考范围：0.69 ~ 1.19U/L。脑脊液中 CPK 的活性仅次于横纹肌和心肌，远高于血清，其活性增高可提示脑组织受损的程度和范围，同时对脱髓鞘疾病、脑血管疾病的诊断以及脑膜炎的鉴别诊断均有一定意义。

（1）脑血管病变：脑梗死、缺血缺氧性脑病等。CPK 活性增高程度与脑组织受损范围的大小成正比。

（2）中枢感染性疾病：化脓性脑膜炎 CPK 增高最为明显，其次是结核性脑膜炎，病毒性脑膜炎 CPK 仅轻度增高，可资鉴别。

（3）其他：进行性脑积水、多发性硬化、继发性癫痫、良性颅内压增高、感染性多发性神经根炎、星形胶质细胞瘤与髓母细胞瘤以及严重颅脑损伤、慢性硬膜下血肿等疾病中 CSF 中 CPK 也可升高。

5. 胆碱酯酶（cholinesterase，CHE）　　正常值参考范围：0.5 ~ 1.3U。CHE 包括特异性 CHE 和非特异性 CHE 两种，能专一性水解乙酰胆碱，特异性 CHE 可受高浓度乙酰胆碱抑制，可与非特异性 CHE 加以区别。乙酰胆碱是中枢胆碱能神经递质，故测定脑脊液 CHE 活性可反映中枢胆碱能神经元的功能状态。

（1）中枢感染疾病：细菌性和病毒性感染均有升高，而前者一般比后者升高幅度大，可作为临床上区别中枢感染的辅助诊断指标。

（2）神经变性疾病：多发性硬化患者脑脊液 CHE 可显著增高。痴呆以及弥漫性硬化患者亦有增高。

（3）其他：脑梗死、重症肌无力、恶性脑瘤、吉兰-巴雷综合征等患者脑脊液 CHE 也有报道增高。

6. 脑脊液溶菌酶（lysozyme，Lyz） 正常值参考范围：定性：阳性；定量：0.2mg/L。Lyz 一般只存在于粒细胞和单核细胞的溶酶体内，细胞裂解后释放至体液。正常脑脊液中细胞稀少，故没有或仅有微量 Lyz。

当血脑屏障通透性增高，血中 Lyz 可进入脑脊液，使脑脊液 Lyz 活性增高，如化脓性脑膜炎、结核性脑膜炎、病毒性脑炎、脑瘤等疾病，其中结核性脑膜炎增高最为明显。另外，即使脑脊液培养阴性，部分细菌性脑膜炎患者脑脊液中仍可测得增高的 Lyz，从而对诊断有提示意义。

7. 磷酸己糖异构酶（phosphohexoisomerase，PHI） 正常值参考范围：0~4.2Bodansky 单位。

PHI 是糖分解代谢的重要酶。脑组织的 PHI 活性是血清酶活性的 500 倍，该酶主要来源于白细胞，尤其是中性粒细胞，故在中枢神经系统感染中，包括细菌、真菌、病毒等引起的感染，脑脊液 PHI 有所升高，而其中以化脓性脑膜炎升高最为显著。约2/3 的脑瘤尤其是恶性肿瘤，PHI 增高明显。另有报道，家族性黑矇性痴呆等患者脑脊液中 PHI 也有所升高。

8. 腺苷脱氨酶（adenosine deaminase，ADA） 正常值参考范围：0.33~2.8IU/L。ADA 是一种与机体细胞免疫系统有重要联系的核酸代谢酶类，脑脊液的 ADA 主要来源于白细胞，有报道化脓性脑膜炎、结核性脑膜炎患者脑脊液 ADA 的活性明显升高，尤其是后者。然而，近年研究表明，脑脊液 ADA 升高并不能将结核性脑膜炎明确与其他性质脑膜炎区别开来，但可以作为结核性脑膜炎诊断的支持依据。

9. α_1 抗胰蛋白酶（α_1-Antitrypsin，α_1-AT） 正常值参考范围：87~285IU/L。α_1-AT 是具有蛋白酶抑制作用的一种急性炎症性糖蛋白。有报道，α_1-AT 在脑血管疾病和中枢神经系统感染等患者脑脊液中，可有不同程度的升高，以化脓性脑膜炎时升高最显著。中枢神经系统白血病患者脑脊液 α_1-AT 水平也可升高。

10. 基质金属蛋白酶谱（matrix metalloproteinases spectrum，MMPs） MPs 属于含锌的金属蛋白酶家族成员，为底物特异性多种钙离子依赖肽链内切酶，人脑组织中已发现MMP1、MMP2、IMP3、MMP9 等多种 MMPs。脑脊液中 MMPs 可来源于侵入中枢的炎性细胞，亦可来源于脑膜和脑的实质细胞。

健康人脑脊液中一般检测不到 MMP9，多发性硬化患者脑脊液则可检测到 MMP9，且MMP9 水平同血脑屏障破坏的程度成正比；血管性痴呆患者脑脊液 MMP9 和 MMP2 水平显著性高于阿尔茨海默病患者，对两者的鉴别诊断有提示性意义；HIV 相关性痴呆患者脑脊液MMP2、MMP7、MMP9 水平要明显高于不伴痴呆的 AIDS 患者；MMP9 和 MMP2 水平在恶性脑肿瘤患者脑脊液中也有升高；脑膜炎患者脑脊液中 MMP8、MMP9 水平升高，高水平的MMP9 还提示预后较差。

（四）脑脊液氨基酸分析

氨基酸类神经递质广泛分布于中枢神经系统内。由于天然血脑屏障的存在，血浆中的氨基酸（amino acid，AA）类递质在正常情况下并不会影响中枢神经系统中 AA 类递质的含量。就中枢神经系统本身而言，脑中 AA 类递质的含量又远高于脊髓，因而认为脑脊液中 AA 类递质主要来自脑组织，在某种程度上可以反映中枢 AA 类递质的生成、释放和分解代谢的状况，可提示脑结构、代谢、功能的变化。因此在临床医学研究中可以通过对脑脊液中 AA 的分析，了解中枢神经系统正常及病理状态下 AA 的变化规律，从而为临床对疾病的诊断和治疗提供指导。

阿尔茨海默病和血管性痴呆患者脑脊液中谷氨酸、天冬氨酸水平降低，但前者下降的水平更低，而帕金森病患者脑脊液中不仅谷氨酸、天冬氨酸降低，甘氨酸、γ 氨基丁酸也有明显降低；癫痫患者脑脊液中谷氨酸水平升高，而 γ 氨基丁酸明显降低；脑梗死发生的前 6h 内，谷氨酸、天冬氨酸有明显升高，而谷氨酸、天冬氨酸于 24h 左右才达最大量，认为这反映了保护性抑制机制发生的延迟，同时还认为卒中后 24h 内脑脊液中低水平的 γ 氨基丁酸及前 3d 进行性升高的谷氨酸、天冬氨酸水平在升高后的严重下降，都是预后不良的迹象；在脑膜炎患者中谷氨酸、天冬氨酸、甘氨酸均有不同程度升高；多发性硬化患者脑脊液中谷氨酸等兴奋性 AA 升高，而谷氨酰胺下降。

（五）脑脊液神经递质测定

神经递质是神经细胞功能发挥的重要物质，如多巴胺（DA）、去甲肾上腺素（NE）、二羟基苯乙酸（DOPAC）、5 - 羟吲哚乙酸（5 - HIAA）、高香草酸（HVA）等。在一部分中枢神经系统疾病中，正是神经递质的紊乱导致了疾病的发生，如帕金森病、亨廷顿氏病、肝豆状核变性（Wilson 病）、多系统萎缩（MSA）等。理论上，通过脑脊液中神经递质的测定，可以帮助直观地了解这类疾病的病理机制，并可以采取或补充或拮抗的治疗策略。

有报道，MSA 患者脑脊液中的 5 - HIAA 水平较 PD 患者明显下降；阿尔茨海默病患者脑脊液中 5 - HIAA 水平降低，而血管性痴呆却并无显著改变，路易体痴呆则下降的程度更显著，因此 5 - HIAA 可辅助上述疾病的鉴别诊断。脑脊液中 HVA 的水平可反映 PD 患者脑内残存黑质纹状体多巴胺能神经元的功能，可用于患者的评估。然而，近年来的研究表明，脑脊液中神经递质的增减，同部分疾病病理表现中递质的变化却不尽一致，脑脊液中神经递质测定的意义还有待进一步明确。如帕金森病发病的生化机制中表现为脑内 DA 等的减少，但有研究发现，患者脑脊液中的 DA 水平并无显著改变，而 NE 和 DOPAC 的水平是降低的。

（六）脑脊液细胞因子的测定

细胞因子是具有免疫调节和效应功能的蛋白质或小分子多肽，可以由多种细胞产生，除传统的免疫细胞，神经细胞也可以产生一些细胞因子。以往认为细胞因子在中枢神经系统感染性疾病病理过程中有重要的地位，而近年来的研究发现，细胞因子在神经炎性或变性疾病中，同样具有不可忽视的病理作用。

在细菌性脑膜炎患者的脑脊中可检测到高浓度的肿瘤坏死因子（tumor necrosis factor - α，TNF - α）、白介素 - 1（interleukin - 1，IL - 1）、白介素 - 6（interleukin - 6，11 - 6）、转化生长因子 β（transforming growth factor - β，TGF - β）等，而在病毒性脑炎患者脑脊液中 γ 干扰素（interferon - γ，IFN - γ）含量明显增加，脑脊液中这些细胞因子的测定对细菌

性与病毒性脑膜炎的鉴别诊断有一定的临床意义。

另外，在一些神经炎性或变性疾病患者脑脊液中也检测到细胞因子的变化，如阿尔茨海默病患者可检测到高水平的 TGF－β；肌萎缩性侧索硬化（ALS）中单核细胞趋化因子 1（monocyte chemotactic protein－1，MCP－1）增多；多发性硬化患者脑脊液中可观察到 B 淋巴细胞趋化因子（C－X－C modifychemokine 13，CXCL13）、IL－9、粒细胞巨噬细胞刺激因子（granulocyte－macrophage colony－stlmulating factor，GM－CSF）、巨噬细胞炎性蛋白 1β（macrophage inflammatoryprotein－1－beta，IIP－1β）、TNF－α、碱性成纤维细胞生长因子（fibroblast growth factor－basic，FGF－b）、IL－10 等浓度增加；视神经脊髓炎患者中则可检测到较高水平的 IL－6、IL－8、IL－13、IL－10 和粒细胞集落刺激因子（granulocyte colonystimulating factor9G－CSF）。

由于细胞因子调控网络非常复杂，且多种细胞可分泌同种因子，而有关疾病中脑脊液细胞因子的来源还存有一定争议，因此目前应用脑脊液中细胞因子水平检测对疾病鉴别诊断的参考价值有限。

（七）脑脊液生物标记物

1. 肿瘤标志物测定　肿瘤标志物是指特征性存在于恶性肿瘤细胞以及由其异常代谢而产生的物质，或是宿主对肿瘤的刺激反应而产生的物质，能够反映肿瘤发生、发展。它们既可存在于肿瘤患者机体中，也可在健康人群和非肿瘤患者体内发现，只是前者表达的水平往往较高，从而对肿瘤的发生有一定提示性意义。

在脑脊液中现已发现的肿瘤标志物有多种，包括癌糖蛋白类抗原（如 CA125、CA19－9、CA15－3 等）、特殊蛋白质类标志物（如 β_2 微球蛋白、铁蛋白、CYFRA21－1 等）、胚胎抗原［如癌胚抗原（CEA）、甲胎蛋白（AFP）等］、激素类标志物［绒毛膜促性腺激素（HCG）、降钙素等］、酶类肿瘤标志物［如碱性磷酸酶（ALP）、神经元烯醇化酶（NSE）等］。大多数肿瘤标志物不具备组织特异性，但对于某一组织类型的肿瘤还是具有一定特征的，因此，在脑脊液中发现高水平的标志物时，可结合其表达特征，注意查找肿瘤来源。如脑脊液中 CEA 的升高，要注意排查乳腺癌、结肠癌、胃癌、肺癌等脑转移可能；HCG 升高则需要注意转移性绒毛膜癌、胚胎细胞性睾丸癌、分泌促性腺激素的畸胎瘤累及中枢神经系统。

2. 阿尔茨海默病生物标记物　AD 临床表现为认知和记忆功能不断恶化，使得日常生活能力进行性减退，从而给社会和家庭带来沉重的负担。如何早日发现、早日诊断、早日治疗是近年来神经科学研究的一个热点，而寻找具有提示性意义的早期生物标记物则是重点研究方向。

AD 特征性的病理表现包括老年斑形成（senile plaques，SPs）以及神经纤维缠结（neurofibrillary tangles，NFTs）。SPs 的主要成分是 β 淀粉样蛋白，尤其是 β 淀粉样蛋白 42（A（342）；NFTs 则主要由 Tau 蛋白组成。由于脑脊液同神经细胞所处微环境息息相关，因而对于上述成分的检测可能对 AD 的诊断有所帮助。目前已经有不少试验证实，Aβ42 和 Tau 蛋白（含总 Tau 蛋白和磷酸化 Tau 蛋白）的确在 AD 患者脑脊液中有较高的表达，而对于这些指标的联合检测，则更有利于与同样具有 β 淀粉样蛋白和（或）NFTs 病理改变疾病的鉴别（如老年脑、路易体痴呆、遗传性额颞叶痴呆、拳击员痴呆等）（表 2－6）。

表 2 – 6   临床认知功能减退患者脑脊液检测鉴别诊断

	Aβ42	P – tau	T – tau	NFL	清蛋白商	细胞计数增多或鞘内球蛋白合成
AD	升高	升高	升高	不变	不变	不变
VaD	不变	不变	升高	升高	升高	不变
FTD	不变	不变	小幅升高	升高	不变	不变
LBD	升高	不变	小幅升高	不变	不变	不变
PD	不变	不变	不变	不变	不变	不变
PSP	不变	不变	不变	升高	不变	不变
CJD	不变	不变	升高	升高	不变	不变
抑郁证	不变	不变	不变	不变	不变	不变
莱姆病	不变	不变	不变	小幅升高	升高	升高（以 IgM 为主）
MS	不变	不变	不变	升高	不变或小幅升高	升高（以 IgG 为主）
急性脑梗死	不变	不变	升高	升高	升高	不变

注：P – tau = 磷酸化 tau 蛋白；T – tau = 总 tau 蛋白；NFL = 神经纤维丝轻链；AD = 阿尔茨海默病；VaD = 血管性痴呆；FTD = 额颞叶痴呆；LBD = 路易体痴呆；PD = 帕金森病；PSP = 进行性核上性麻痹；CJD = 克 – 雅病。

3. 多发性硬化（rnulitiple sclerosis，MS）生物标记物   MS 是中枢神经系统脱髓鞘疾病，具有时间和空间上多发的特点，其病程的迁延和缓解 – 复发的特点常造成患者生活和工作能力的丧失。MS 是自身免疫性疾病，早期予以合理的免疫调节剂治疗有可能缓解或是延缓疾病的进展，而 MS 表现多样，早期常难以与其他中枢系统疾病相鉴别，因而寻找 MS 生物标记物，尤其是早期标记物，也是国内外近年来广泛开展的研究。

目前，有报道提示 MS 的生物标记物有 20 余种，其意义还有待实际临床应用效果的证明。如 κ 游离轻链水平升高对进展性 MS 的提示有较高的灵敏度和特异性；可溶性血管细胞间黏附分子 – 1（sVCAM – 1）增加可提示临床孤立综合征进展至临床确诊多发性硬化（clinically definite multiple sclerosis. CDMS）的可能；24S – 羟基胆固醇可提示 MS 患者认知功能的受损；神经纤维丝重链在继发进展性患者脑脊液中则有较高表达（表 2 – 7）。

表 2 – 7   多发性硬化脑脊液生物标记物

可溶性血管细胞间黏附分子 – 1（sVCAM – 1）

24S – 羟基胆固醇

神经纤维丝

可溶性细胞间黏附分子 – 1（sICAM – 1）

可溶性 E 选择素

可溶性 CD30

血小板/内皮细胞黏附分子 – 1（PECAM – 1）

神经细胞黏附分子（NCAM）

胶质纤维酸性蛋白（GFAP）

一氧化氮

可溶性人类白细胞抗原Ⅰ、Ⅱ抗原（HLA－Ⅰ or Ⅱ）

肿瘤坏死因子

白介素－6

白介素－12

抗 GM3 抗体

金属蛋白酶－9（IVEMP－9）

重链异构体抗体

Tau 蛋白

肌动蛋白（Actin）

微管蛋白

14－3－3 蛋白

4. 视神经脊髓炎（neuromyelitis optlc，NMO）生物标记物　水通道蛋白－4（aquaporln protein－4，AQP4）是一种水转运蛋白，在脑和脊髓中含量丰富，主要存在于胶质细胞的突触上。有 NMO 发病机制的假说认为，AQP4 抗体可破坏并透过血脑屏障，激活补体，诱导中性粒细胞和嗜酸性细胞进入中枢内，对神经组织造成损伤。

尽管，有研究提示 IgM 和 IgG 型 AQP4 抗体都可能参与了 NMO 的发病机制，但由于试验技术等所局限，目前主要用于 NMO 检测的主要是 AQP4－IgG，且主要是血清标本的检测。30%～73% 白种人和 57%～90% 亚洲人群中的 NMO 患者可为 AQP4－IgG 阳性，而仅有 5%～10% 的多发性硬化患者阳性。有一些研究还认为，AQP4－IgG 水平同 NMO 患者症状严重程度相关。除 NMO 外，视神经炎、急性脊髓炎、系统性红斑狼疮和干燥综合征等结缔组织病部分患者中，血清中亦可出现 AQP4－IgG 阳性。脑脊液中 AQP4－IgG 阳性率很低，这一现象目前还没有有力和合理的解释，但尚不能排除抗体所检测免疫原区偏差、抗体类型以及检测限等试验室方法缺陷所致。

（八）脑脊液病原体检测

脑炎是常见的中枢神经疾病，有超过 100 种病原体被报道可引起中枢感染。病原体检测，对个体化治疗、诊疗评估、流行病学指导以及公共卫生预防具有极其重要的意义。

基于病原体蛋白、核酸组成以及生物特性等，主要的检测方法有抗原直接检测、核酸序列的分子生物学检测、抗体检测和质谱检测等。抗原直接检测包括荧光抗体直接染色细胞，应用固相包被抗体检测的 ELISA 方法，以及应用乳胶凝集法检测抗原等。分子生物学检测主要是应用聚合酶链式反应（polymerase chaln reaction，PCR）、连接酶链反应（ligase chain-reaction，LCR）、核酸序列依赖性扩增法（nucleic acid sequencebased amplification，NAS-BA）、链置换扩增术（strancldisplacement amplification，SDA）、环介导等温扩增技术（loop-mediated isothermal amplificatlon，LAMP）等，采用特定设计的引物，使靶序列被高效扩增，对病原体进行定性或是定量检测；抗体检测主要是基于中枢系统可针对侵入的病原体，发生鞘，内合成反应，产生包括 IgG、IgM 和 IgA 在内的寡克隆抗体。采用的技术主要有 ELISA 法、等电聚焦电泳法、免疫微球法、液态芯片技术、IgM 抗体捕捉酶联免疫吸附试验（IgM antibody capture ELISA，MAC－ELISA）等。在对这些方法的结果进行评价时，应考虑到血脑屏障破坏，外周血中的抗体进入到鞘内的因素，利用 Reiber 公式等进行纠正。质谱检测是指利用 MALDI – TOF – MS（matrix assisted laser desorptionionization/time of flight MS，基质辅助激光解析电离化/飞行时间质谱）对脑脊液中的病原体进行检测，目前已有关于人乳头状病毒、乙型肝炎病毒和流感病毒等检测方法的报道。

尽管病原菌检测的方法已经日趋可靠，但每种方法仍都有一定局限性以及假阳性或假阴性，这就需要在临床工作中有所甄别，结合病原菌流行病学特征、一般实验室检查、影像学表现等辅助资料，对病原菌的种类作出判断。

（九）脑脊液特殊检测技术

1. 脑脊液流式细胞术　在中枢神经系统感染以及炎性疾病中，脑内免疫细胞侵入和炎性因子的表达是重要的病理表现，而这些在一定发病时限内能够反映在脑脊液中细胞亚群及其功能的变化中。流式细胞术（flow cytometer，FCM）是一种在功能水平上对单细胞进行定量分析和分选的检测手段，与传统的荧光镜检查相比，具有速度快、精度高、准确性好等优点。以往，由于所获取的脑脊液量有限，且其中的细胞数远低于血液等其他体液中，故 FCM 在脑脊液分析中应用较少。随着技术水平的提高和方法学的改良，FCM 正逐渐成为脑脊液细胞标志及功能表达分析的又一利器。有报道，脑脊液中的 T 细胞数只要多于 3 个/μl，就可用于 CD4$^+$和 CD8$^+$T 细胞的 FCM 检测；而 B 细胞检测则需要至少多于 5 个/μl 的细胞量。

以多发性硬化为例，脑脊液中含有约 60% CD4$^+$T 细胞，同非炎性神经系统疾病（NIND）相比，具有较多的调节性细胞和较高的 CD4$^+$/CD8$^+$T 细胞比例，以及较低的 NK T 淋巴细胞；与血清标本相比，脑脊液中 CD8$^+$T 效应细胞则更少。在 MS 复发期，脑脊液中 CD4$^+$T 细胞比例升高，而 CD8$^+$T 细胞比例降低，CD45RA$^+$、CD50$^+$（ICAM – 3）T 细胞明显升高，而 CD54（ICAM – 1）T 细胞明显减少。另外，MS 脑脊液中有较高比例的成熟 B 淋巴细胞和浆细胞，其表面 CD80 表达明显高于健康人群和 NIND 患者。另有报道发现成熟 B 细胞（CD19$^+$CD138$^-$）在临床孤立综合征和进展复发型 MS（progessive – relapsing，PRMS）患者脑脊液中增多，复发 – 缓解型 MS（relpsing – remitting，RRMS）则无显著变化，而成熟 B 细胞与单核细胞的比值还可提示 MS 病情进展可能；MS 患者脑脊液中 TNF – α^+ IL – 2$^+$ CD4$^+$细胞以及 B 淋巴细胞趋化因子 – 1（C – X – C motif chemokine 13，CXCL13）、IL – 9、IL – 6 等细胞因子增多；经那他珠单抗治疗后，MS 患者 CD4$^+$/CD8$^+$T 细胞比例可下降等。这些结果无疑可为 MS，发病机制中 B 细胞、T 细胞的作用以及 MS 患者治疗效果的评估提供依据。

2. 酶联免疫斑点技术（ELISPOT）　ELISPOT 法是在 ELISA 基本原理上建立起来的、用以计数特异性抗体生成细胞的方法。其检测原理是细胞受到刺激后局部产生细胞因子，此细胞因子被特异单克隆抗体捕获，被捕获的细胞因子与生物素标记的二抗结合，其后再与碱性磷酸酶标记的亲和素结合。用碱性磷酸酶的显色底物 BCIP/NBT 孵育后，PVDF 孔板出现"棕色"的斑点表明细胞产生了细胞因子，通过 ELISPOT，酶联斑点分析系统对斑点的分析后得出结果。近年来，用单克隆抗体包被，成功地建立了多种细胞因子的分泌细胞的分析，将该技术从原先仅用于 B 细胞功能的评价拓展到 T 细胞功能的评价。

我们曾应用 ELISPOT 法，检测临床确诊结核性脑膜炎患者脑脊液中卡介苗（BCG）特异性 IgG 抗体分泌细胞，在疾病早期第 2 周即呈现明显的阳性结果，敏感性和特异性分别可达 84.0% 和 91.8%，对早期结核性脑膜炎的辅助诊断有重要的临床意义。Kim SH 等报道，应用 ELISPOT 对病程在 12 个月内的结核性脑膜炎患者脑脊液检测，敏感性和特异性仍可达 59.0% 和 89.0%。另有报道，应用 PPD-ELISPOT 法检测结核性脑膜炎患者脑脊液中 IFN-γ 分泌细胞，阳性率达 83.3%，亦表明 ELISPOT 良好的临床应用价值。

3. 分子生物学核酸检测技术　中枢神经系统感染和肿瘤等疾病临床表现的多样性和复杂性常给诊断带来困难。由于脑脊液可供留取的量有限，再加之传统形态学检查、脑脊液病原体培养以及免疫学的方法缺乏敏感性、特异性，使得病原学以及肿瘤细胞检查不能满足临床诊疗需要。

分子生物学核酸检测技术具有高倍放大痕量物质的优点，可以快速敏感地扩增，确定病原体和肿瘤细胞种类。在脑脊液检测中，较为广泛应用的主要有直接 PCR、巢式或半巢式 PCR、实时定量 PCR 以及 PCR 酶联免疫吸附法（PCR-EIA）等，可用以检测细菌类（脑膜炎球菌、结核杆菌、肺炎球菌、金黄色葡萄球菌、大肠杆菌等）、真菌类（白念珠菌、新型隐球菌等、球孢子菌等）、病毒类（疱疹病毒、EB 病毒等）以及脑肿瘤（胶质瘤、淋巴瘤等）。

随着科学技术的发展，近年来，一些较新的分子生物学技术被用于脑脊液病原体的检测，大大提高了检测限和特异性。如连接酶链反应（ligase chain reaction，LCR）属于一种探针扩增技术，是依赖靶核苷酸序列的寡核苷酸探针的连接技术；核酸序列依赖性扩增法（nucleic acid sequence basedamplification，NASBA）是由一对引物介导的、连续均一的、体外特异性核苷酸序列等温扩增 RNA 的新技术；链置换扩增术（strand displacement amplification，SDA）是一种酶促 DNA 体外等温扩增方法。在靶 DNA 两端带上被化学修饰的限制性核酸内切酶识别序列，核酸内切酶在其识别位点将链 DNA 打开缺口，DNA 聚合酶继之延伸缺口 3′端并替换下一条 DNA 链。被替换下来的 DNA 单链可与引物结合并被 DNA 聚合酶延伸成双链。该过程不断反复进行，使靶序列被高效扩增。环介导等温扩增技术依赖于能够识别靶序列上 6 个特异区域的引物和一种具有链置换特性的 DNA 聚合酶，在等温条件下可高效、快速、高特异地扩增靶序列。

然而，由于分子生物学还存在交叉污染、缺乏操作规范等问题，核酸检测在临床的大量应用受到了限制，不过随着技术操作的完善和规范以及检测方法特异性的提高，核酸检测诊断技术在临床诊断上具有良好的应用前景。

（孙泽林　戚晓渊）

参考文献

[1] 孙泽林，张亚卓，桂松柏，王红云，孙梅珍，李丹. 人永生化骨髓基质干细胞单克隆细胞系分化差异性的研究 [J]. 中国综合临床，2009，25（8）：785-788.
[2] 张彦，孙泽辉，孙泽林. 奈达铂、多西他赛联合同期放疗治疗局部晚期宫颈癌的临床效果分析 [J]. 中国综合临床，2015，31（5）：435-437.

［3］孙泽林，戚晓渊，李储忠，张亚卓．单克隆和不同接种密度人永生化骨髓基质细胞体外分化差异性的研究［J］．中华医学杂志，2009，89（31）：2202－2205．

［4］戚晓渊，孙泽林，戚素银，王颖，张彦，孙泽辉．糖尿病视网膜病变患者血清瘦素和脂联素的变化［J］．中国综合临床，2014，30（12）：1287－1290．

［5］Qu Rong－Bo，Jin Hua，Wang Kai，Sun Ze－Lin．Stent－Jail Technique in Endovascular Treatment of Wide－Necked Aneurysm［J］．Turkish Neurosurgery，2013，23（2）：179－182．

［6］离晋健，唐文渊．重型颅脑伤患者颈静脉血氧饱和度的监测及其临床意义［J］．中国危重病急救医学，2007．

［7］杨利孙，程娟丽，章翔，等．重型颅脑损伤急性期颈静脉血气动态观察［J］．中国急救医学，2010．

［8］郑丰任，袁军．重型颅脑损伤呼吸功能监测的意义［J］．中国神经精神疾病杂志，2010．

［9］朱玲，胡斌，王小玲．血与脑脊液气体及酸碱含量检测的比较及临床意义［J］．宁夏医学杂志，2010．

［10］韩剑，孙泽林．胶质瘤相关分子标志物和异质性的研究进展［J］．《河北联合大学学报（医学版）》，2015，17（6）：247－252．

第三章

颅脑损伤的监护

第一节　NICU 基本配置要求

神经重症监护（Neurological intensive care），是基于神经系统特殊的生理学特点而逐渐发展起来的学科，尤其是临床对于病情重、变化快的重型颅脑损伤监测的需要而产生的。

神经重症监护的主要内容包括卒中、脑出血、脑和脊髓的损伤、癫痫持续状态、脑炎、神经肌肉瘫痪、脑肿瘤以及神经外科术后的问题，这些情况的处理不能简单地靠一般 NICU 配置完成。对这些患者的监护不仅需要懂得神经系统检查及相关疾病过程，还需要了解脑血流量、颅内压、脑和神经肌肉电活动的生理变化，了解脑电图及其相关技术，呼吸动力学等知识。

神经重症监护病房（Neurological intensive care unit，NICU）的建立可以提高颅脑损伤急诊抢救治疗水平，促进颅脑损伤诊断治疗技术的发展，以及临床实施脑复苏、亚低温治疗和通过电生理的方法精细监测颅内生理指标的变化。NICU 既可以作为培育专业人员的教学基地，也可以作为发展神经急救医学的科研基地。

2003 年美国神经重症监护学会（Neurocritical Care Society，NCS）成立并创办了自己的刊物《Neurocritical Care》，更是极大地促进了神经重症监护的发展，越来越多的 NICU 或其他类似的病房已成为各种成规模医院常规设置的医疗单元。

一、NICU 的组成和运营

NICU 就是将神经外科重症患者集中起来，通过缜密的临床观察和生理监测发现某些迟发性的问题，并且可以通过专业、迅速的干预而得到一定程度的解决，以期能够降低患者的致残率和死亡率。而所有这些已经超出普通神经外科病房的能力范围。并且这些患者的病情既复杂又有专业性，需要一些专门培训过的医护人员集中治疗护理和特殊类型的技术监测。

NICU 最早或是在神经外科病房里预留几张床位或一间大屋子，用来监护那些需要频繁观察处理的患者，或是神经外科手术后恢复患者与其他住院超过一天的重症监护患者一起住在内科或外科 NICU。随着神经重症监护技术的进步和神经外科专业的发展，越来越多的 NICU，甚至是主要针对脑外伤的监护病房都建立了起来。

NICU 似乎有很多的益处，但是这些益处却很难确定，因为神经外科疾病的治疗费用与治疗效果的成本效益比并不都是很理想。确定一个 NICU 建立与运转是非常困难的。从最基本的管理角度来讲，应该对以下问题进行考虑。

经济效益方面的考虑包括：监护水平的提高可以吸引新的患者，增加神经外科患者数，由于特殊诊疗（如重症监护中常见的静脉插管、神经专科 TCD 和电生理检查等）增加专项收费和住院收费，但是也可能减少神经外科非重症病床的数量。费用方面的考虑包括：参加专业培训护理人员的增加产生的费用，增加或改造医院设备，购置监护仪器的费用等。如果再考虑成本支出是否与救治的患者数量或工作人员的工作效率成正比，NICU 的建立则更难确定。

从单纯经济学角度上讲，由于目前实施的医疗政策，NICU 可能并不带来经济效益。但是从促进复杂神经外科手术的开展，减轻普通病房工作压力，吸引更多的患者住院等方面讲，重症监护还是可能带来经济效益的。所以对是否要组建一个新的 NICU 或维持一个 NICU，必须综合考虑重症监护对患者的价值和对临床研究的贡献。

NICU 的病床数量根据所在医院的等级和实际收治神经重症患者的数量确定，一般以神经专科病床总数的 10%～20% 为宜，可根据实际需要适当增加。为便于管理，每个单元以 8 到 12 张床位为宜。

二、NICU 医务人员团队

NICU 医生作为神经外科亚专科医师，这些临床医师主要负责处理神经外科重症患者的治疗，拥有处理继发于神经专科危重状况的知识和经验，也具有常规重症监测的治疗技术。另外，这些医师还能熟练进行一些仅用于神经专科疾病的操作，如颅内压监测、脑电图、各种诱发电位和神经肌肉试验等。

NICU 医生必须拥有领导监护团队与神经专科医师协作的能力，通过建立和实施 NICU 各项临床及管理制度，与护理人员及其他人员密切合作，在监护病房的各种服务中起联系作用。

要想在 NICU 工作，单单进行脑血管疾病的处理的训练是不够的。NICU 医师要具有处理神经专科疾病的直接经验，这类经验通常通过做神经外科住院医师获取；要具有重症监护方面的基本理论，并接受过各种技能培训（包括呼吸机的使用、急性心血管疾病的处理、中心静脉、动脉压力的监测）；要具有处理各种内外科重症患者（如肺炎、脓毒败血症、肺栓塞、多发伤复合伤等）继发疾病的能力和经验；要经过颅内压监测和处理的特殊训练。通常在 NICU 进行一年或一年以上的规范化培训是必需的，当然在外科重症监护病房进行过专业培训也是比较理想的。受训者除了学会一些诸如动脉、静脉、肺动脉插管，呼吸机操作的技能，至少应该能够解释各种数据的具体意义，能够排除一些仪器的故障，处理常见的临床状况。

关于 NICU 的行医执照问题和工作范围的确定还有一些争议。不管是具有监护经验的 NICU 和神经麻醉医师，还是具有神经专科经验的神经内、外科医师，进入 NICU 工作，应考虑制定一个培训的最低标准，通过完成神经重症监护培训获得资质认证，并由神经专科协会发放证书以确认他们在 NICU 的合法化。借鉴美国的经验，可考虑成立神经专科协会下属的重症监护专业，提供相关课程，举办学术会议，逐步明确从事神经重症监护工作资格的认证标准和工作内容。

NICU 的医护团队应该制定患者入院、出院的指南，制定各自领域常见问题的解决流程，颅内压升高的处理，各种监护设备的使用，呼吸衰竭的治疗，蛛网膜下腔出血患者的护理，脑死亡的判定，护理技能的训练以及病房内所有人员责任都应该标准化。当然，指南应该具有一定的可操作性，以适应不同的情况。

研究表明，由专人负责协调管理、医护人员协作良好的重症监护病房，其工作效果要好于普通重症监护病房。NICU 医生作为专职重症监护医师，建议每个单元配备 1~2 名，日常工作可由轮科住院医师协助完成。工作模式主要为神经专科医师和 NICU 医生联合查房讨论，共同协商制订治疗方案。

NICU 的护理人员需要熟悉神经病学，具备危重症监护技术以及特殊仪器设备和监护病房内用药的知识。一般 1 名护士护理两名重症患者，如病情较轻，有时会 1 名护士护理四名患者，而某些病情不稳定的患者在一定时期内就需要一个专职护士。对于那些病情危重程度还不需要重症监护，但需要监护的神经外科患者，尤其是长期昏迷或上呼吸机的患者。配备较少护理人员的"过渡监护病房"可以减少长期 NICU 住院的患者人数和减少神经外科后遗症的发生。

三、NICU 的基本配置

NICU 设置于应方便患者转运、检查和治疗的区域，邻近神经外科病房、手术室、放射科、化验室和血库等，在横向无法实现"接近"时，应该考虑楼上楼下的纵向"接近"。NICU 开放式病床每床的占地面积为 $15 \sim 18 m^2$；鼓励在人力资源充足的条件下，多设计单间或分隔式病房。

每床配备完善的功能设备带或功能架，提供电源、氧气、压缩空气和负压吸引等功能支持。应配备适合 NICU 使用的病床，配备防压疮床垫。床旁配备多功能监护仪，进行心电、血压、脉搏血氧饱和度、有创压力监测等基本生命体征监护。呼吸机可根据实际需要配备适当数量的呼吸机。每床配备简易呼吸器（呼吸球囊）。为便于安全转运患者，每个 NICU 单元至少应有便携式监护仪和呼吸机各 1 台。其他设备包括输液泵和微量注射泵、心电图机、血气分析仪、除颤仪、心肺复苏抢救车（备有喉镜、气管导管、各种接头、急救药品以及其他抢救用具等）、纤维支气管镜、降温机等。为满足神经专科监测的要求，条件具备的可配置床边颅内压和脑电图监测以及床旁 CT。

（张海泉）

第二节 一般常规重症监护

重症监护对颅脑损伤（TBI）患者的治疗很关键，虽然早期的重点是判断和处理神经系统的病情变化，但是也必须注意一些全身性因素，如创伤或基础疾病引发的心肺功能问题、严重的合并伤都可能影响预后。另外创伤患者也容易出现凝血功能障碍、胃肠道出血、深静脉血栓形成、肺栓塞、肺部及泌尿系感染等并发症。

生命体征（心率、呼吸、血压、氧饱和度）在颅脑损伤时，尤其是重要部位如脑干、丘脑、下丘脑的损伤，都可能出现特征性改变，尤其是在颅内高压状态下表现为脉搏慢而洪大、呼吸慢而深大、血压升高，即 Cushing 反应（图 3-1）。

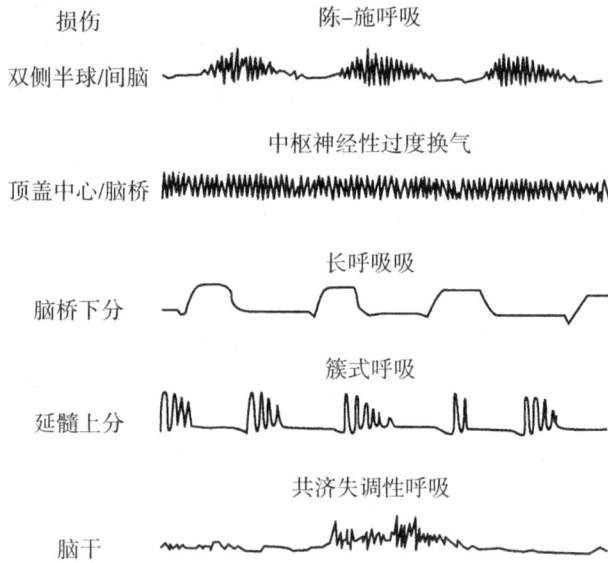

图 3-1　不同损伤部位的特殊呼吸形式

对神经系统的一般监测主要是对神经功能进行连续的床旁体格检查。对颅脑损伤患者的神经系统监测包括定时观察患者的神志、遵嘱活动、语言、瞳孔反应、角膜反射、肌力和GCS 评分。颅脑损伤患者的神经系统阳性体征可能多种多样，需要进行全面的检查，重点观察意识、瞳孔和肢体活动，其中意识障碍是最重要的监测指标之一。意识障碍的有无与轻重，一定意义上反映病情的轻重。反复对比，动态观察原有阳性体征的变化或有无新的阳性体征，及时发现病情变化，给予相应处理。

通常由于患者神经功能受到抑制以及应用镇静剂的影响，对患者临床症状加重的判定比较困难。因此，在常规对神经功能进行检查的同时，可以进行脑功能的特殊生理指标监测协助判断。

（梁　武）

第三节　颅内压监测

随着颅内压（ICP）监测日益成为颅脑损伤患者的常规监测项目，对颅内高压治疗的关注点随着认识的发展发生了变化。从最初只关注降低颅内压，到之后在处理颅内压的同时，也开始关注血压（BP）、脑灌注压（CPP）和脑血流量（CBF），其核心都是怎样避免发生脑灌注减少和大脑半球缺血。尽管这是多种疾病的最终结果，但是这一概念仍存在很多疑问。例如 ICP 升高无疑是有害的，但很难证明有创性处理措施可以改善预后，而降低颅内压措施可以逆转正常 ICP 和血压状态下发生的脑疝；如果 CPP 的严重降低是脑缺血损伤的原因，为何不升高血压抵消高颅压的影响？过度换气会直接降低脑血流量（CBF），如何有助于脑低灌注的治疗？

（一）颅内压监测目的及指征

颅脑损伤治疗目的可能或是降低 ICP，改善 CPP，或是缓解脑组织移位。要达到前两个目的，有必要进行 ICP 监测指导治疗。但对于同时存在的脑组织移位，ICP 监测则可能错误判定病情，因为颅内压正常也可以发生脑疝。处理脑组织移位时，患者对治疗的反应，只能通过一系列动态的临床检查和影像学检查进行检测。

ICP 监测的价值在于，如果 ICP 持续增高，应及时进行 CT 扫描，以确定是否有迟发血肿或挫伤周围广泛水肿的出现。尤其对于评估镇静状态下的颅脑损伤患者的病情变化是十分必要的。另外，ICP 监测可避免盲目应用降颅压措施，因为所有这类措施都有副作用。如果使用的是脑室内监测，那么引流脑脊液也有助于降低颅内压。最后，ICP 监测还可评价治疗反应及帮助判定预后。

尽管对于 ICP 监测能改善预后的论点还有很多争议，只要怀疑患者随病情进展可能出现迟发和进展性颅内压增高，都应积极使用 ICP 监测跟踪病情变化。目前认为 ICP 监测的禁忌证包括血小板 <100 000/mm^3，之前使用抗凝治疗，或是免疫抑制疾病（表 3 – 1）。

表 3 – 1　重型颅脑损伤颅内压监测的指征（GCS≤8 分）

CT 检查异常改变（血肿、脑挫伤、水肿、基底池受压）
CT 未见异常但至少有下列两种情况：年龄大于 40 岁，单侧或双侧运动异常体征，收缩压 <90mmHg

通常的推测是，脑组织移位使颅内压增高造成临床症状加重，因此，GCS≤8 分，合并大的颅内占位，影像学检查发现有脑组织移位是进行颅内压监测的指征。CT 上提示 ICP 增高的征象（并不绝对）包括：大脑半球脑沟的消失，基底池消失、组织移位超过中线和脑积水则更准确。另外，间接的颅内压监测指征包括：患者需要镇静但影响了神经系统体征的评估；或者治疗本身可能增高颅内压（如：过度换气停止，全身麻醉）；或者通过颅内压监测脑室内导管引流 CSF 的治疗效果；或者颅内压数值的动态变化可提供预后评价的信息。

安置 ICP 监测的操作地点也是有争议的。多数推荐在手术室内操作，因为可能出现在安置过程中出现严重并发症，仅在某些紧急情况下才不得不在 ICU 操作。但是，也有研究发现不管是在急诊室、ICU 还是手术室进行操作，三者感染率没有显著差异。

（二）ICP 监测的常用部位

临床上如果脑室各部分之间通畅，腰穿测量蛛网膜下腔压力也可反映颅内压；但脊髓蛛网膜下腔具有膨胀性，可能导致测量结果不准。如果存在颅内占位或非交通性脑积水，腰穿会很危险，可能造成枕骨大孔疝。

ICP 监测装置可以放置于硬膜外、硬膜下、脑实质内、脑室内或椎管内。安置脑室内导管，通过充满液体的低顺应性导管连接压力传感器是最常用的方式，也是颅内压监测的"金标准"。20 世纪 70 年代起使用 Richmond 螺栓（中空的螺栓），将螺栓旋进颅骨，直接与蛛网膜下腔交通测量颅内压，但可靠性较差。之后研发了顶端包含有压力传感器的光导纤维探头，应用于脑实质内、硬膜下或是脑室内的 ICP 监测，尤其是脑实质内的 ICP 监测。而硬膜外和硬膜下的 ICP 监测，现在不是经常使用，主要原因是由于存在技术局限性，有时造成读数不可靠。当脑室体积足够大，临床医生们更愿意选择脑室内导管，因为脑室内导管在监测 ICP 的同时，还有助于治疗 ICP 增高。

文献中，几乎没有有关监测装置安放位置的指南。在脑实质内何处放置监测装置，如果不考虑其他的问题，比较好的位置是非优势半球侧额叶，因为把导管放置在此处，造成可能的临床损伤最小。然而在存在占位现象时，监测器是放在同侧，还是对侧，目前尚无明确的结论。当通过监测来确定 ICP 和 CPP 的治疗目标时，监测放置在占位同侧，还是对侧须慎重决定，同时要相应考虑改变治疗的阈值。如果双侧半球都放置监测装置，经常要测量两侧的压力梯度（表3-2）。

表3-2　颅内压监测装置类型以及优缺点

监测装置	优点	缺点
脑室内置管	被认为是 ICP 监测的"金标准"	创伤性操作
	可作为脑脊液引流和采样的途径	感染发生率较其他方法为高
	可作为局部给药途径	并非所有患者均可穿刺到脑室
	可校正零点	导管可能被血块或组织堵塞
		头部位置变化时，需要重新校正零点
蛛网膜下腔：中空螺栓或导管	感染发生率较低	准确性有限
	操作简单快速	管路堵塞，或肿胀的脑组织堵塞螺栓
	不损伤脑实质	监测失败率较高
		需要反复冲洗管路
硬膜外或硬膜下导管	创伤性较小	准确性有限
	导管容易放置	
光纤探头	可放置到脑室、脑实质、硬膜外、硬膜下、蛛网膜下腔等部位	监测参数可能随时间漂移
	易于固定和患者运转	探头置入后无法校正零点
	ICP 波形显示良好	有光纤断裂的报道
	刺激性小，感染发生率较低	价格昂贵
	患者体位改变无需校正零点	
间接监测手段：包括鼓膜移位、经颅多普勒和视觉诱发电位	无创监测	准确性有待进一步验证

　　没有一个 ICP 的监测方式是完美的，各有利弊。蛛网膜下腔螺栓非常简单和便宜，它无需脑室钻孔因而并发症少，但是局部创伤性感染的风险很高，随着 ICP 监测时间延长，传感器基线偏移造成可靠性变差，而且随着脑实质增加，传感器可能被血凝块和脑组织碎片堵塞。硬膜外和硬膜下压力监测方式的主要问题是由于装置会随着头部的转动可能发生改变，导致读数不准和需要校准，另外，采用这个方式操作本身就很困难。脑室内压力监测方式尽管发生感染风险高，但这种方式可以外引流脑脊液。

　　光导纤维脑实质测压可以提供准确数据，操作简单，在患者转运中连接中断也无需校准，并发症发生率低。不足之处包括在需要脑脊液外引流的患者需要另行脑室置管，费用高，很容易损坏。另外一个不足之处是无法每日校正调零，在校正后必须重新安置。带有光导纤维传感器的脑室引流管最大的优势是可以同时进行脑脊液外引流和 ICP 监测。这种传感器装置的不足是高感染率和在脑室狭窄和中线偏倚的情况下操作困难。脑实质置管和脑室内置管技术性的并发症发生率文献报道没有显著差异。在发展中国家，由于费用低和可以行脑室外引流，脑室内测压多用于儿童患者。

（三）颅内压监测的并发症

ICP 监测两个最主要的并发症为颅内出血和感染。除此以外还有机械因素并发症（如固定螺钉的脱落、传感器脱落、光导纤维损坏、不明原因探头功能障碍等）。

出血原因是凝血性疾病或安置导管困难。在凝血系统异常患者，安置 ICP 要推迟，直到 PT 和 APTT 正常或血小板计数大于 100 000/mm³。如果患者在导管安置 24 小时内或是临床有提示时（例如，瞳孔对光反射变差或是 GCS 评分降低时），需要常规进行头颅 CT 检查，明确有否与传感器植入相关的颅内出血。脑室内置管发生大量出血的机会为 1%～2%。

脑室内导管很容易被脑室出血的血块堵塞，可表现为 ICP 持续增高，时间长达数小时，波形消失和导管无法引流 CSF。采用生理盐水冲洗导管通常可以解决问题，但感染风险增高，并且大量脑室出血者会再次出现堵塞；有人建议使用血栓溶解药，但又可能会增加再出血的风险，目前此方法的安全性和有效性正在研究之中。需要强调，置管后 CSF 引流失败可能是导管位置不佳，过度引流造成脑组织移位和塌陷，使导管在脑室内位置改变，通过影像学检查可以确定这原因。

脑室内导管发生感染的几率很小，但危险极高，报道发生率在 4%～10% 之间。之前认为在脑室内测压的患者中，监测时间被认为是造成感染的重要因素，5～7 天后感染率呈指数增加。因此脑室管一般在安置 5 天后需要更换。但现在更多发现使用导管的时间长短与发生感染的风险之间没有相关，建议监测的持续时间应该根据监测的需要来定。但是存在脑脊液鼻漏和伤口感染是 ICP 监测并发颅内感染的危险因素。监测和确定颅内感染，最好的手段是留取 CSF 检查。每天观察和消毒导管插入点周围，每周两次定期留取 CSF 标本进行检查和培养，特别是在发热或是白细胞总数增高时。由于颅脑损伤患者 CSF 中常常存在血液，要明确脑室炎诊断，需要综合分析 CSF 的糖含量，G-ram 染色和培养结果。在出现感染并发症的情况下，传感器就会被取出，同时需要再次留取脑脊液样本检查和培养。脑室引流导管的尖端送检做培养检查。

对于是否预防性使用抗生素仍有争论。在安置脑室内导管前，常规给予抗生素，留置期间持续给药防止感染的做法未发现有任何益处。而且抗生素的不合理使用会导致耐药菌感染、过敏反应、出血时间的延长和全身毒性。一旦发生感染，更多是由皮肤上的凝血酶阴性的葡萄球菌、凝血酶阳性的葡萄球菌、鲍曼不动杆菌、铜绿假单胞菌等引起，可经验性针对革兰阳性细菌或根据具体的细菌学资料选择用药。

（四）ICP 增高的治疗阈值

颅脑损伤时尽量将颅内压维持在正常范围（5～15mmHg）以确保脑组织正常的血流量和脑灌注压。那 ICP 增高到什么水平需要处理呢？对于重型颅脑损伤患者，普遍认为 ICP 读数长时间高于 20mmHg 是预后不良的独立危险因素。TBI 治疗指南建议，当 ICP 高于 20～25mmHg 开始积极的降颅压治疗，治疗措施还要考虑神经系统临床检查和 CPP 的情况。

ICP 和 CPP 的绝对值不是唯一决定治疗的因素。占位效应可导致脑组织移位压迫脑干，也可以不伴随颅内高压。ICP 正常的 TBI 患者，也可以发生脑疝。CT 出现基底池受压或消失，预示预后不良，与 ICP 升高与否无关。

因此，对神经系统临床检查显示神经功能急剧恶化或有脑疝临床表现的（瞳孔扩大和固定）的患者，在安置颅内压监测装置，进一步检查明确诊断的同时，应该进行经验性和积极的处理。

（梁　武）

第四节　脑血流监测

脑血流量一般可以通过脑灌注压测算。脑灌注压为脑动、静脉的压力差，接近于脑入口处（Willis 环）的平均动脉压（MAP）与颅内静脉压之差。当颅内压大于静脉压时，在计算脑灌注压时将用颅内压代替静脉压。即 CPP = MAP − ICP。当颅内压和静脉压低时，血压则近似于脑灌注压。

脑组织灌注取决于灌注压和血管阻力，正常成人脑自动调节功能使 CPP 在 50 ~ 150mmHg 范围保持稳定的脑血流量。当脑灌注压下降时，血管扩张增加脑血流，从而增加脑血容量。随着脑灌注压的增加，血管收缩，脑血流减少，脑血容量降低。颅脑损伤时自动调节功能受损，使 CBF 随 CPP 改变而改变。动脉血压过高或过低，都能直接影响脑血流量，产生脑充血或脑缺血。

二氧化碳分压可影响脑血管的自我调节和脑血流量。二氧化碳分压在 20 ~ 80mmHg 的范围内，脑血流量和二氧化碳分压呈线性联系。持续的高碳酸血症会使正常脑组织的血流量和颅内压升高，而严重的低碳酸血症可以引起血管过度收缩而降低血流量造成缺血（图 3 − 2）。

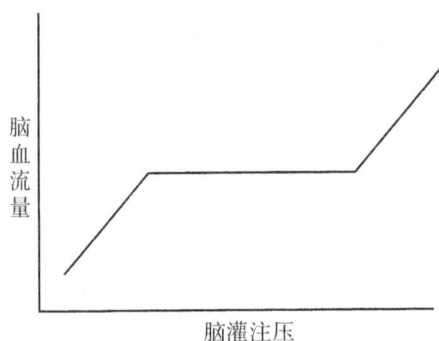

图 3 − 2　脑灌注压自动调节曲线

脑血流量下降可造成脑组织代谢所需底物不足，以致无法维持正常脑功能。大量研究表明，在假定脑代谢正常的情况下，脑血流量低于每分钟 20 ~ 25ml/100g 的范围的长期缺血状态，可以造成神经细胞不可逆转的损伤。血流量减少的程度和持续时间共同决定了神经组织损伤的程度。但是在存在其他抑制脑代谢因素的情况下，如低温，则需要对脑血流量和脑代谢的关系做出估价，缺血仅在脑血流量已经降至能满足脑的低代谢水平需要的临界点以下时发生。

对颅脑损伤颅内高压进行控制的一般目标是，保证处理 ICP 的措施不会导致 CPP 的降低，特别是避免全身血压降低，必要时可使用缩血管药物升高血压。而以颅内压和脑灌注为导向的"Lund 概念"，主张可以通过适当的液体疗法保证相对较低的 CPP 目标（大概 60mmHg），同时只在 ICP 高于 20 ~ 25mmHg 时，再对 ICP 进行处理，这种策略对于改善脑灌注和脑组织氧合作用取得了较好的效果。

脑血流量的监测主要方式是经颅多普勒超声监测（TCD）。超声波能够穿透颅骨较薄的部位进入颅内，根据多普勒位移原理检测红细胞移动速度，直接获得颅底动脉血流速度。TCD 监测评价颅内动脉血流动力学的参数包括血流速度，血流方向（血细胞运动方向）、血流频谱形态（峰形，频窗的分析）血流声频、血管搏动指数 PI 和阻力指数 RI。PI 和 RI 指数是反映脑血管弹性或血管阻力的重要指标，它与血流速度的变化密切相关；需要注意的是TCD 直接监测到的是颅底动脉血流速度，而非 CBF。

TCD 持续监测的应用主要包括三个方面：①诊断脑血管痉挛：颅内血管痉挛引起脑组织严重缺血缺氧是 SAH 主要的并发症，可直接影响患者的预后。TCD 呵动态观察脑血管痉挛的发生，发展过程，为脑血管痉挛的用药提供依据。②颅内压增高的间接评估：随着 ICP 的持续升高，血流速度逐步增快，直至 ICP 高于 CCP 时，脑血管内有效血流灌注消失，血流速度减慢乃至停止，可辅助诊断脑死亡；频谱形态表现从阻力波形到脉冲波形或收缩峰波形；PI 明显增高。③评价脑血管自身调节功能：当 ICP 增高超过 60mmHg 时，脑血管自动调节功能消失，TCD 显示 Vs、Vd、Vm 降低，Vd 降低尤为明显甚至消失为零，形成"收缩峰图形"，此时如采取及时有效的治疗措施，病情尚可逆转。

早期开始 TCD 监测，可以及时发现脑血流异常改变，并作为可靠的客观依据指导有效的治疗。而且 TCD 监测简便、经济、无创、可重复，目前已成为 NICU 不可缺少的监测技术与手段。

（梁　武）

第五节　脑代谢监测

当脑组织存在灌注不足时，大脑将发生一系列生物化学异常。正常脑血流量是保证脑细胞代谢的前提，但不能全面、完整反映脑细胞代谢的状况。脑缺血造成的氧和糖原供给不足，引起脑细胞能量供应和生化代谢发生障碍，引起细胞坏死和细胞凋亡。

脑代谢监测包括多种，其中临床最常应用的是颈静脉氧饱和度监测，其他还有近红外光谱仪经颅脑氧饱和度监测、脑组织氧分压监测和脑微透析监测。

（一）颈静脉氧饱和度（$SjVO_2$）监测

$SjVO_2$ 监测是在颈静脉球处安置导管，获取混合静脉血血样测定颈静脉血氧含量。可提示脑氧供给和消耗之间的平衡，并间接反映脑血流的情况。根据 $SjVO_2$ 可计算脑动静脉氧含量差（$a-VDO_2$）。当脑氧代谢率 $CMRO_2$ 稳定时，$SjVO_2$ 的降低 $a-VDO_2$ 差值加大往往提示 CBF 降低或脑氧含量降低。对于究竟应将颅脑损伤患者的 $SjVO_2$ 维持在何种水平，也缺乏相应的推荐意见。多数单位选择 55% ~ 75% 为 $SjVO_2$ 的目标界限。

$SjVO_2$ 监测的影响因素包括：①由于颈内静脉颅外段还要汇集面静脉的血流，应将导管尖端尽量置入颈静脉球部；②颅脑损伤患者双侧 $SjVO_2$ 测量差异较大，甚至会超过 15%；③$SjVO_2$ 监测的是全脑氧耗的状况，对于颅脑损伤局部挫伤脑组织或血肿周围的情况，其监测灵敏度可能存在问题。

当连续监测发现 $SjVO_2$ 低于 50% 的次数逐渐增加，提示颅脑损伤患者的转归恶化。单独应用 $SjVO_2$ 进行脑功能监测的价值是有限的，但是与其他监测手段联合使用，可提供患者脑氧代谢变化的资料，辅助治疗策略的调整。见表（表3-3）。

表3-3 $SjVO_2$ 监测的影响因素

$SjvO_2$ 下降		$SjvO_2$ 升高	
氧输送降低	氧耗增加	氧输送增加	氧耗降低
CPP 降低	代谢增强	高动力循环状态	低温
低氧血症	疼痛	高碳酸血症	镇静
血管痉挛	发热	血管扩张	脑梗死
过度换气	抽搐	动静脉畸形	深度昏迷
贫血		动脉氧分压升高	脑死亡

（二）近红外光谱仪（NIRS）氧饱和度监测

根据氧合血红蛋白与去氧血红蛋白的光吸收波长不同这一原理，可进行脑氧饱和度测定。与脉搏血氧饱和度不同，NIRS 测定的脑氧饱和度不能区分动静脉血，所监测的是整个脑组织血管床的氧饱和度，包括动脉、静脉和毛细血管，其中约 70% 的成分来自静脉血。

NIRS 的优点在于无创和连续，但是由于很难排除颅外组织对光线的吸收和散射，使 NIRS 测定结果的可靠性受到质疑。

（三）脑组织氧分压（$PbtO_2$）监测

$PbtO_2$ 是将微电极放置于脑组织，可持续监测脑组织局部氧含量。$PbtO_2$ 与吸入氧浓度、脑灌注压、脑血流量和血红蛋白呈正相关，与脑氧摄取率呈负相关。但是，$PbtO_2$ 并不能直接替代这些参数，它应该是反映脑氧代谢的综合指标，也可以理解为监测当时的脑组织氧储备。

一般来说，由于探头周围细胞外液的影响，$PbtO_2$ 低于动脉血氧分压，在 15~50mmHg。重型颅脑损伤 $PbtO_2$ 降低的程度和持续时间是预后不良的一个独立危险因素，$PbtO_2$ 持续低于 15mmHg 或是任何时候低于 7mmHg 都是致命的。

$PbtO_2$ 与 CBF 密切相关，但是不能单独依靠 $PbtO_2$ 监测反映脑代谢和血流改变，因为与 $SjVO_2$ 监测不同，$PbtO_2$ 只代表局部范围而不是全脑的氧代谢。

（四）脑微透析监测

作为一种新型床旁生化监测手段，脑组织微透析在神经重症领域的应用越来越广泛。微透析导管壁为聚酰胺材料的微透析膜，内充透析液。将导管放置于脑组织中，脑细胞外液中小于微透析膜孔径的物质（一般为 20 000Dal 以下），可由于浓度梯度弥散到透析液，定时收集透析液进行生化分析，提示脑组织细胞外液的代谢改变。临床主要监测的参数包括：能量代谢相关参数（如葡萄糖、乳酸、丙酮酸、腺苷、黄嘌呤）、神经递质（如谷氨酸、天冬氨酸、GABA）、组织损伤和炎症介质（如甘油、钾离子、细胞因子）、外源性物质（如药物）。

2004 年发表的专家共识推荐微透析监测可用于已经建立 ICP 监测的重度颅脑损伤患者。目前微透析主要用于脑缺血早期监测，敏感指标是乳酸/丙酮酸比值和葡萄糖浓度，预警界限分别为 >30mmol/L 和 <0.8mmol/L。

微透析监测技术的进展主要体现在监测导管半透膜的孔径上。随着孔径的增大，生物大分子透过半透膜的可能性越大，对细胞损伤和炎症反应的提示越强。这种技术进步将促进对颅脑损伤病理生理学的深入认识，并产生新的治疗理念和方法。

（赵志勇）

第六节　脑电生理监测

神经重症监护病房（NICU）的首要功能是对神经功能的监护，只有认真进行动态连贯的神经检查，才不会遗漏患者病情的重要变化，这与检查者的临床经验密切相关。脑电图（EEG）和诱发电位（EP）等脑电生理学监测是 NICU 医生客观评价脑功能状态的主要工具。EEG 和 EP 通过测量脑电生理活动，对一般神经系统检查进行补充，还可以提供相关特殊脑电波形（例如 EEG 暴发性抑制波、梭形波、异常 α 波、衰减波、痫性发作波和日间周期性改变）或解剖功能（例如 EP 脑干受损的证据）等独特的诊断信息。

在 NICU 脑电生理学监测有四种主要用途：①检测痫性发作和癫痫灶，评价和指导镇静剂的治疗；②监控神经功能状态（例如由于缺血导致神经损害的早期检测）；③评估预后。电子信息技术的发展使得脑电生理学监测可以充分地整合脑灌注压（CPP）、颅内压（ICP）和脑组织氧分压等指标进行多模式监护，使 NICU 医生优化诸如 CPP、PCO_2 等生理指标改善神经系统功能。

一次或反复多次的脑电检查不能反映患者的全部情况，如许多昏迷患者在白天显示了 EEG 的周期性变化模式，而间断的脑电检查是不能检测出这些日间模式的；痫性发作通常是短暂而突发的，间断的 EEG 检查很容易错过。目前的技术手段已经可以收集、存储、分析和传输大量连续的 EEG 和 EP 数据，因此 NICU 连续的脑电监护可以很好地监测中枢神经系统功能的变化，从而使临床医师在还来得及进行干预的时候，预测到即将发生的 CNS 损伤，例如颞叶脑疝造成第三对脑神经受压和瞳孔扩大，是提示一些不可逆损伤发生的常见临床标志；对于脑血管痉挛的病例，从缺血开始到查体检查发现临床损害的症状或体征之间可以间隔数个小时；非惊厥性的癫痫持续状态（NCSE）若不进行处理，会加重神经损伤，并逐渐进展为难治性癫痫。

但是在 NICU 中，cEEG 技术仍然面临很多的实际问题。最主要的障碍是怎样维持患者与机器之间的低阻抗、低噪音连接。在 ICU 中经常出现非常复杂的多种电噪声和伪差的产生源；呼吸机可能产生机械节律和电节律两种伪差；胸部物理治疗的操作是另一个伪差的来源，可能产生从正常到病理性频率范围的脑电活动；电极完全脱离后，偶尔会记录一种类似于中度到严重程度的弥漫性脑电波减慢和衰减患者的脑活动；在 NICU 中经常使用的镇静药物也可以影响 EEG。因此，ICU 护士、医生、临床神经生理学家和技术人员必须密切合作，以确保 EEG 准确地反映脑电活动，临床医护团队的培训和继续教育是任何 NICU 中 cEEG 监测成功的关键。

要对 cEEG 做出合理有效的解释，必须参照患者在 ICU 期间的各种操作活动，或者根据持续的视频记录与 EEG 记录。数字视频特别有助于鉴别细微的发作现象（例如颜面抽搐或有节律的眼动）以及与伪差相关的 EEG 异常。

（一）持续脑电监护

持续脑电监护（cEEG）的应用最初仅限于癫痫监护病房，其重点是对痫性发作进行分类和量化，识别发作间期癫痫样放电以及进行癫痫手术患者的术前评估。现在持续脑电监护作为 NICU 的监护技术已经日益被接受，其适应证包括发现非惊厥癫痫持续状态（NCSE）、调节镇静药物的输注速度、监测脑缺血和其他造成神经损害的原因、评估预后。

1. 检测痫性发作活动　过去对一名急性严重脑损伤患者来说，"痫性发作－昏迷－死亡"是一个非常常见的病程。昏迷患者经常出现几乎没有临床表现的非惊厥痫性发作，导致患者的意识水平下降或进一步的脑损伤。非惊厥痫性发作和非惊厥癫痫持续状态（NCSE）在所有类型的急性颅脑损伤中非常普遍，并不仅限于癫痫患者或那些临床诊断痫性发作的患者。在所有 NICU 患者中，cEEG 监测发现达 34% 的患者出现非惊厥痫性发作，而其中发生 NCSE 的可达 75%。非惊厥痫性发作的脑组织过度代谢可能导致颅内压升高，使脑组织发生缺血或兴奋性毒性损害的危险增加，会直接损伤脑组织，并造成持久性神经损伤。

没有 cEEG 监护，很多缺乏明显的痫性发作临床症状的 NCSE 患者经常不能及时得到合理的治疗，癫痫持续状态如不进行及时抗惊厥治疗，可导致不良预后和难治性 SE 可能性的增加。cEEG 监护的出现增加了改变这种情况的可能性。积极地证实 NCSE，尽早终止由脑电图检出的正在进行中的痫性发作，可以促进意识恢复和临床改善，获得较好的预后。持续使用静脉抗癫痫药物治疗难治性癫痫持续状态，也应当对患者进行 cEEG 监护（表3-4）。

表3-4　脑电图可检出的痫性发作的标准

超过每 3 秒一次的重复性棘波
在抗癫痫药物治疗后有所改变的不足每 3 秒一次的重复性棘波
增量开始或减量终止的节律波，放电后节律减慢或衰减

2. 监测脑缺血　异常的脑血流和脑氧代谢可引起脑电改变。主要表现为多形 δ 波、快速活动、睡眠纺锤波的减少和局灶性衰减。

脑电图对缺血非常敏感，通常在开始发生可逆的神经功能障碍（CBF 每分钟 25～30mL/100g）时就出现变化，此时进行干预治疗，可预防永久性脑损伤的发生。EEG 对脑血流的改变和药物因素的敏感性也提示 cEEG 监测可以弥补 NICU 中神经功能检查的不足。另外 EEG 对神经功能恢复也同样敏感，可以比临床检查更早地发现再灌注后脑功能的恢复。

但是研究也发现 ICP 水平与 EEG 活动之间的关系并不密切。

3. 评估预后　过去 EEG 主要用于明确大脑电活动消失，从而诊断脑死亡。虽然对颅脑损伤 EEG 评估预后的作用仍存在争议，但是现在认为自发的 EEG 周期性变化和生理性睡眠提示预后良好，EEG 表现为一成不变的无反应性、单调的 α 波或 θ 波活动（α－θ 波昏迷）、暴发抑制模式、对外界刺激反应性的缺失以及癫痫样放电的周期性暴发则预后不良。这些提示 EEG 可作为临床神经功能检查和 Glasgow 昏迷量表评估预后的补充。

未来系列的 cEEG、连续性的原始和自动化的"趋势"测试，反应性测试以及多种变量的应用都有可能提高对患者预后的预知能力。

（二）诱发电位

诱发电位可以检查昏迷患者中枢神经系统的功能水平。临床上应用的脑干听觉诱发电位（BAEP）和体感诱发电位（SEP）的依据是 EP 波形与特殊解剖结构之间关系密切，而且其特异性、不受生理和代谢改变干扰的稳定性，使 EP 也可以提供关于特定 CNS 结构功能的可靠、客观的数据，例如短潜伏期体感诱发电位和脑干听觉诱发电位仅对应相应解剖部位的结构性病理改变，除此以外的任何情况对其都没有影响。

EP 评估预后的作用有限。对于颅脑创伤昏迷的患者，有研究认为正常的 SEPs 一般与良好的预后相对应，而双侧皮层 N20/P22 反应缺失则提示预后不良（植物状态或死亡），如果是 N20/P22 反应是单侧缺失，预后相对好些。但也不绝对如此，双侧皮层 N20/P22 反应缺失当中也可以有意识恢复的患者。

除非是脑深部结构损伤，EP 皮层下信号非常稳定，持续 EP 监测对于提前预警可能会出现神经损伤的作用很小，EP 并不随着临床恶化同时出现异常征象。

（赵志勇）

第七节　脑功能的多元化监测理念

各种脑功能监测手段都具有各自的优点和局限性，目前尚缺乏任何单一准确有效的监测手段。在这种背景下，近年来越来越多的研究推荐脑功能的监测应该采取多种手段、综合评价，逐渐形成了"多元化监测"的理念。

脑灌注、血流、代谢以及脑电活动之间相互联系、互为因果，监测指标也具有互补性。然而，多元化监测并不是指监测手段越多越好。盲目采用多种监测势必会增加操作并发症的发生，且增加患者的医疗费用。而且，随之而来的问题是，当临床医师面对大量多项监测数据时，如何解读、选择和应用这些数据，指导病情判断和临床治疗。

不同颅脑损伤类型的患者，病理生理改变也存在差异，监测的重点不同，指标的组合也各有侧重。对 NICU 医护人员进行基础知识和技能的培训，选择恰当的监测指标组合和及时采集数据进行分析，才是改进颅脑损伤患者转归的关键。

（赵志勇）

参考文献

［1］只达石，张赛．颅脑损伤病人的 ICU 监护『M』//易声禹，只达石．颅脑损伤诊治，北京：人民卫生出版社，2000.

［2］张赛．现代神经创伤和神经外科危重症［M］．天津：南开大学出版社，2010.

［3］张赛，李建国．神经创伤学新进展［M］．天津：南开大学出版社，2009.

［4］许百男，段国升，张纪．颅脑手术后颅内压监测的临床研究［J］．中华神经外科杂志，1995.

［5］章翔．重型颅脑损伤患者持续颅内压和脑灌注压监测的临床意义［J］．中华创伤杂志，2010.

第四章

颅脑创伤的救治

第一节 颅脑损伤患者手术指征

一、概述

1. 头皮开放性损伤的手术指征 头皮开放性损伤应在客观条件许可的情况下，争取24h内清创缝合。由于头皮血运丰富，组织再生和抗感染能力均较强，如未能及时处理，在72h内也可进行清创缝合。伤后72h以上者，视感染情况而定。无明显感染，仍可按早期彻底清创处理；如伤口已化脓，处理仅限于适当扩大伤口，摘除浅表阻塞性异物，使引流通畅，待感染消退后行二期手术。但具体情况应具体分析。根据临床实践，也有在伤后1周以上，伤口已有感染，经清创后全部或部分缝合头皮，并放置引流而获得一期痊愈。合理选择和早期应用抗生素是十分重要的。

2. 颅骨骨折的手术指征 单纯线性骨折或粉碎性骨折不伴有凹陷时，不需手术治疗。凹陷性骨折或粉碎性骨折深度达0.5cm以上，尤其是位于运动、语言等重要功能区时宜尽早手术整复，以防局部脑皮质受压过久退变萎缩，引起癫痫、失语等并发症。如陷入深度不超过0.5cm、重要脑功能区未累及、无症状和体征者，无须手术。位于上矢状窦、横窦表面之凹陷骨折，如未引起静脉窦受压表现，可保守治疗。如骨折片刺破静脉窦，按静脉窦损伤做手术处理。术中注意防止大出血，术前应做好大量输血的准备。

3. 脑挫裂伤的手术指征 脑挫裂伤一般采用保守治疗，但广泛性脑挫裂伤（体积 > 50mm³），并发严重蛛网膜下隙积血和脑水肿造成颅内压升高，进行性意识下降、经保守治疗无效时，应早期清除失活的挫碎脑组织和血凝块，并行去骨瓣减压术，可早期控制颅内高压并减少迟发性颅内压增高和晚期脑积水的发生。尽量采用标准外伤大骨瓣术，必要时行颞肌切除，保留颞肌筋膜与硬脑膜减张缝合。双侧脑挫裂伤患者应该行双侧标准外伤大骨瓣减压术。

4. 颅内血肿的手术指征 颅内血肿有幕上、幕下之分，按部位深浅又分为硬膜外、硬膜下、脑内及脑室内。决定颅内血肿患者是否施行手术的关键因素包括是否有明显颅内压增高、患者的神经功能状态（意识水平和神经体征）、影像学征象（如血肿大小与部位）以及颅外合并损伤的程度。

当颅内血肿进行性扩大造成明显占位效应使病情快速恶化时，无疑具有明确的手术指征。一般认为，幕上血肿量 >30ml（颞部血肿 >20ml），血肿厚度 10mm，CT 扫描提示中线向对侧移位 >5mm，基底池受压，临床有明显颅内压增高征象者，应行急诊手术。幕上出血量 <20ml，中线移位 <3mm，脑室无明显受压且意识、生命体征稳定、无局灶神经征象者，可在严密监护下行保守治疗。幕下血肿因颅后窝体积有限、代偿容积有限，血肿量 >10ml 时，即应早期手术。

对处于临界值的颅内血肿，是否手术存在争议。针对硬膜外或硬膜下血肿，厚度介于 5～10mm、GCS 评分 9～13 分的病例，如累及语言区皮质（如优势侧颞叶）或邻近中央区者，可先考虑非手术治疗。同样，病变限于深部白质或基底节区也可先予保守治疗。但患者出现意识恶化、瞳孔异常、偏瘫加重或 CT 证实基底池消失、血肿扩大造成明显占位效应时应行急诊手术。病情稳定或意识改善行保守治疗的病例，应随时复查 CT。对于伤后首次 CT 检查发现脑挫伤或颅骨骨折者，3d 内应每 4～8 小时行 CT 复查，及时发现迟发性血肿的可能并加强监护。当病情出现迅速恶化表现时应急行 CT 复查或直接送手术室手术。另一类适于首选保守治疗的是半球间的硬膜下血肿、无神经功能损害的患者，因手术有损伤矢状窦的危险。

5. 脑神经损伤的手术指征　脑神经损伤多采用保守治疗，仅少数需手术治疗。

（1）视神经损伤：凡颅脑创伤后立即发现因视神经管或其附近骨折合并视神经损伤者，应争取在伤后 7～10d 内作视神经管开放减压术，最迟不超过 2 周。一般认为时间过迟，可发生视神经纤维变性，甚至坏死，手术效果较差。也有报道认为即使视神经部分萎缩，只要未完全失明；或视力、视野进步后又趋向退步的病例，即使受伤 100d 以上，仍可试行手术。但伤后立即无光感，已达 30d 以上，而且视盘苍白者，则不宜手术。

（2）面神经损伤：对伤后立即出现的完全性面瘫、CT 扫描发现岩骨骨折造成面神经管明显不连续时，应尽早将面神经管磨开，行面神经减压术。对于迟发性面瘫，若面神经肌电图检测证实面神经有严重变性迹象（通常标准为面神经肌电刺激反应完全丧失或神经肌电图电位降低达 90% 以上），亦应尽早手术探查。完全性面瘫持续时间较长者，可行神经吻合术：包括面 - 副神经吻合术及面 - 舌下神经吻合术。

6. 外伤性脑脊液漏的手术指征　外伤性脑脊液漏多数可经非手术治疗而自行愈合。伤后立即发生的急性脑脊液鼻漏 80%～85% 可望在 1 周内自行停止漏液；外伤性耳漏则几乎都可在 5～10d 内愈合。脑脊液漏延续 4 周以上仍不愈合者，应考虑行漏口修补术。术前漏口定位十分重要。CT 颅底薄层扫描和腰穿造影是漏口定位的主要方法。漏口位于颅前窝、颅后窝以及术前漏口尚不能定位者，均需开颅行颅内修补。术前已明确脑脊液鼻漏来自蝶窦者，可经蝶窦修补。如脑脊液漏合并感染者，应待炎症完全消退后再行手术。

7. 合并伤的手术指征　颅脑创伤合并其他脏器严重创伤时，原则上应优先处理危及生命的损伤。当颅脑创伤和合并伤均有危象时，应同时一并处理。在这类严重多发伤手术中，可分两个手术组同时做开颅和合并伤紧急手术。例如，合并颈部动、静脉损伤或气管破裂时，出血可能注入气管发生窒息，应立即止血和修复。合并胸部损伤时，可出现张力性气胸或血气胸，应尽快作胸腔闭式引流，必要时，还可开胸探查。合并腹腔脏器内脏伤时，如患者出现休克，务必在补充血容量、纠正休克的同时，迅速剖腹探查，查明脏器伤情并制止出血。长骨骨折累及大血管损伤者亦应及时手术。

二、论点形成过程

通过 MEDLINE 检索，输入关键词为颅脑损伤和手术指征，共发现相关文献 1 220 多篇。另外，还参照了 Youmans：Neurological Surgery（1994）及 Kaye：OperativefVeurosurgery（2000）等多部专著、中国颅脑创伤手术指南（2009）和颅脑创伤去骨瓣减压中国专家共识（2013）。

（赵志勇）

第二节　颅脑创伤患者颅内压监护指征及方法

一、概述

颅内压（intracranial pressure，ICP）是指颅腔内容物对颅腔壁所产生的压力，也是颅腔内的压力与大气压之间的压力差。颅腔的容积是固定的，颅腔内容物（包括脑组织、脑血流和脑脊液）无论是在生理或病理情况下均可发生变化，从而导致 ICP 的变化。颅脑创伤患者常因多种原因导致 ICP 改变，因此，ICP 是颅脑创伤患者的一项重要观察指标。

（一）量化监测颅内压

颅内高压分为轻、中、重 3 型。

ICP 分级：①正常，压力为 0.67~2.0kPa；②轻度增高，压力为 2.1~2.67kPa；③中度增高，压力为 2.8~5.3kPa；④重度增高，压力 >5.3kPa。

（二）了解颅内压容积代偿能力

在病理条件下，颅内容积增加的早期，由于机体有较强的容积代偿功能，ICP 可不增高或增高不明显。随着颅内容积的进一步增加，代偿功能逐渐耗竭，当发展到一临界点，即使少量容积增加都将引起 ICP 明显上升。压力－容积关系可以从颅内的顺应性及回缩性来预测，顺应性代表颅腔代偿空间，回缩性是顺应性的倒数。压力容积指数也能反映 ICP 的代偿情况。

（三）早期发现颅内病变，及时予以处理

在 ICP 轻度增高及中度增高的早期，生命体征（心率、呼吸、血压等）、神志、瞳孔尚无明显变化，但 ICP 监测能明确显示 ICP 增高以及增高的程度。因此，ICP 监测可以在颅内高压出现相关症状、体征之前，早期发现 ICP 增高的程度，以便进一步检查，如 CT 扫描，有利于早期发现颅内病变，有助于早期诊断，并及时予以处理。

（四）监测脑灌注压与脑血流量

脑血流量（cerebral blood flow，CBF）大小取决于脑灌注压（cerebral perfusionpressure，CPP），而 CPP 与平均动脉压（1VIAP）、ICP、脑血管阻力（CVR）等因素密切相关。CPP = MAP − ICP。CBF =（MAPICP）/CVR = CPP/CVR。CPP 正常值为 9.3~12.0kPa。这时脑血管自动调节功能良好，如因 ICP 增高导致 CPP 下降时，能通过血管扩张使 CVR 降低来维持 CBF 在正常范围内。但当 ICP >5.3kPa、CPP <6.7kPa 时，脑血管自动调节功能失调，脑血管不能相应扩张，则 CBF 急剧下降。当 ICP 上升接近 MAP 水平时，脑血流几乎完

全停止，患者处于严重脑缺血状态，患者可在 20s 内进入昏迷状态，4~8min 可能进入植物生存状态，甚至死亡。因此，在监测 ICP 的同时监测 MAP，获得 CPP 信息，有可能及时治疗及预防上述情况的发生。

（五）指导治疗

ICP 监测对指导治疗颅内高压有重要意义，医师可根据 ICP 随时调整治疗方案。大量资料表明，所有控制 ICP 的方法均有不良作用。但在没有 ICP 监护的指导下，盲目的、长时间的过度换气，$PCO_2 < 3.3kPa$ 可能会因脑血管收缩造成脑缺血，导致不良预后。在没有 ICP 监护的指导下，短期内大剂量使用甘露醇，不仅可能导致肾衰竭，而且可因其蓄积、漏入脑组织间隙反而加重脑水肿。在严重的颅内高压病例中，可以应用巴比妥类药物进行昏迷治疗，此时应根据 ICP 监测的数值，决定用药剂量、是否继续或终止这一疗法。在应用脑室内置管法监测 ICP 的同时，可以进行脑脊液引流，引流出血性脑脊液，减轻脑水肿，降低 ICP，并可减少脑积水发生的机会。通过 ICP 监测，有利于及时发现迟发性的手术后再出血或其他引起 ICP 增高的病变，及时采取手术治疗。另外，通过 ICP 监测，还可以借此监测 CPP，对于调整治疗方案有重要意义。综上所述，ICP 监测在指导治疗中起着非常重要的作用。

（六）提高疗效，降低病死率

ICP 监测能够早期发现 ICP 增高，及时指导应用降 ICP 措施，在合理应用降 ICP 药物、脑室内置管法监测 ICP 的同时，还可以引流出血性脑脊液，减轻脑水肿，降低 ICP，提高 CPP。如果 ICP 监测提示 ICP 已明显增高，早期行头颅 CT 检查，早期发现颅内病变，早期手术处理，可明显提高治疗效果，降低颅脑创伤病死率及致残率。

（七）判断预后

可以通过 ICP 监测来观察治疗效果，判断预后。临床上应争取控制 $ICP < 4.0kPa$；若通过相关治疗后，ICP 仍 $> 5.3kPa$，患者将难以救治。

二、论点形成过程

通过 MEDLINE、《中文科技期刊数据库》检索 1990 年 1 月 1 日至 2013 年 12 月 31 日文献，输入关键词：脑外伤、颅内压及颅内压监测，发现相关文献 3141 篇，其中英文 3068 篇，中文 73 篇。对上述文献浏览后，对其中 61 篇文章进行重点阅读，取其精华，并进行综述。

三、科学基础

（一）支持和反对 ICP 监测的证据

大多数学者认为重型颅脑创伤患者行 ICP 监测有助于提高治疗效果，故提倡使用 ICP 监测技术。1982 年，Saul 和 Ducker 报道 127 例 $ICP > 2.7 ~ 3.3kPa$、$GCS \leqslant 7$ 分患者行甘露醇及脑脊液引流治疗的前瞻性研究，另外 106 例重型颅脑创伤患者接受相似的治疗，但控制 ICP 在较低水平（2.0kPa）。他们发现高颅内压组患者病死率为 46%，而低颅内压组患者病死率为 28%（$P < 0.0005$）。1989 年，Colohan 等报道弗吉尼亚大学医学院和印度新德里医学中心颅脑创伤预后的比较研究（美国 822 例，新德里 511 例）。两个中心中（GCS 运动评

分为1分)患者预后均差,而按吩咐动作(GCS运动评分为6分)预后均良好;具有肢体伸直、异常屈曲或屈曲回缩(GCS运动评分分别为2、3、4分)的患者在美国弗吉尼亚大学医学院的患者病死率(40.9%)低于新德里患者的病死率(56.2%);对疼痛刺激定位(GCS运动评分为5分)患者的病死率存在显著差异,新德里患者的病死率(12.5%)比弗吉尼亚大学医学院的患者病死率(4.8%)高2.5倍(P<0.01)。他们认为弗吉尼亚大学医学院运用ICP监测以及较好的重症监护条件可能是导致差异的主要原因。Ghajar等报道一组34例ICP>2.0kPa行ICP监测和脑室引流患者与一组未行ICP监测及未用ICP治疗患者的非随机化比较性研究,结果提示,监测组病死率为12%,而非监测组病死率为53%。美国14组脑外伤病例分析也提示行脑室引流可降低ICP和病死率,如常规脑脊液引流患者病死率为21%,偶尔行脑室脑脊液引流患者的病死率为35%,而不行脑室脑脊液引流患者病死率为43%。2010年,Stein等报道,通过积极的ICP监护和治疗,病死率降低了12%(P<0.001),结果改善6%(P=0.015),结果证明,通过积极的ICP监护和治疗,可明显改善患者预后。2013年,Tai-Hsin Tsai等对66例重型颅脑创伤患者进行回顾性分析,结果发现,ICP和CPP监护组患者预后明显优于对照组(P<0.001),病死率明显低于对照组(P=0.016)。2013年,Peep等报道了总共216例sTBI患者,他们均符合脑创伤基金会制定的ICP监护标准,101例行ICP监护,115例未行ICP监护,比较两组患者总的病死率、脑疝导致的病死率,结果发现,未行ICP监护组总的病死率明显高于ICP监护组(为53.9% Vs32.7%,校准P=0.019),脑疝导致的病死率也高于颅内压监护组(为21.7% Vs12.9%,校准P=0.046)。国内学者,1996年,张文德等报道100例重型颅脑创伤(GCS 3~8分)患者,50例为ICP监护组,50例为对照组,结果发现,ICP监护组中8例ICP<2.0kPa、CPP>9.3kPa外,余42例均有不同程度的ICP增高与CPP降低,这些患者分别为创伤性颅内血肿、广泛性脑挫裂伤、继发性脑水肿或脑肿胀等,均采取积极的手术及综合治疗,预后良好,病死率为14%,对照组预后较差且并发症较多,病死率为28%。江基尧教授在2002年美国神经损伤杂志上发表论文,分析846例重型颅脑创伤患者的临床资料,评价低氧血症、年龄、GCS评分、瞳孔和ICP变化等指标与患者预后的关系。结果表明,ICP<2.7kPa的患者病死率为13.76%,恢复良好率为29.36%;ICP>5.3kPa的患者病死率为40.43%,恢复良好率为9.57%,两者相差具有统计学意义。临床研究资料充分表明,颅内高压增加重型颅脑创伤患者的死残率。2008年,胡群亮等报道了2058例重型颅脑创伤行颅内压动态监护治疗,观察ICP与患者生命体征、临床表现和预后的关系,分析ICP对脑室外引流及其降ICP治疗措施的指导作用,结果发现,持续ICP监护未并发严重的颅内感染及出血,脑室外引流对持续ICP增高者有显著的治疗作用,ICP值与患者预后呈显著负相关。

ICP监护在急性重型颅脑创伤中已广泛应用,但是在急性轻型或中型颅脑创伤中应用一直存在争议。但是,国内一些学者在急性轻型或中型颅脑创伤治疗中果断尝试应用ICP监护,取得比较好的治疗效果。2002年,李增惠等报道71例急性中型颅脑创伤患者,35例行ICP监护,36例行常规治疗,观察两组治疗效果。结果表明,ICP监测能及早发现病情变化,可降低致残率和病死率,有效提高疗效,改善预后。2004年,张银清等报道125例无手术指针的急性中型颅脑创伤(GCS 9~12分)患者,随机分成ICP监护组和对照组,观察两组患者临床治疗效果,结果显示,ICP监护组,脱水剂的使用量、使用时间及临床疗效均优于对照组(均P<0.05)。2004年,武宇鼎等报道100例急性轻型颅脑创伤(GCS 13~15

分）患者，随机分成 ICP 监护组 50 例，对照组 50 例，观察两组患者的治愈率和常见并发症（肾功能不全、上消化道出血、应激性高血糖和颅内感染）的发生率。结果显示，ICP 监护组治愈率明显优于对照组，并发症的发生率明显低于对照组。2008 年，胡群亮等报道了 4050 例颅脑创伤患者进行 ICP 动态监护，其中轻型、中型、重型颅脑创伤分别为 784、2 208 和 1 058 例。分析 ICP 监护与患者预后的关系，结果发现，ICP 值与患者的预后呈明显负相关，ICP 监护可较好地指导疾病的早期治疗，也能为预后评估提供重要的参考依据。

但有人认为 ICP 监测不能提高重型颅脑创伤患者疗效，故反对使用 ICP 监测在临床应用。1983 年，Stuart 等报道澳大利亚昆士兰的 100 例重型颅脑创伤患者未使用 ICP 检测技术的前瞻性研究。该组患者病死率为 34%，49% 患者恢复良好或中度残疾。他们认为不用 ICP 监测技术和不采用强化降低 ICP 治疗方案也可取得满意的结果，质疑 ICP 监测技术的价值何在？当然，这组临床资料无同期对照，缺乏说服力。1986 年，Smith 等报道 80 例重型颅脑创伤（GCS≤8 分）随机化前瞻性研究。Ⅰ组 ICP > 3.33kPa 接受甘露醇治疗，ICP > 4.67kPa 接受苯巴比妥治疗。Ⅱ组不采用 ICP 监测，只经验性地给予甘露醇 0.25g/（kg·2h）治疗。结果发现Ⅰ组患者病死率为 35%，Ⅱ组为 42%。虽然Ⅰ组预后较好，但并无统计学显著性差异。2012 年，Chesnut 等在《新英格兰医学杂志》上发表了一篇文章，报道了 324 例重型颅脑创伤患者随机分成基于 ICP 监护治疗组和基于影像学 - 临床检查治疗组，结果发现 6 内病死率、ICU 治疗时间无差异，两组严重不良事件也无差异，但脑特异性治疗比如高渗液体和过度换气的使用影像学 - 临床治疗组明显高于 ICP 监护组。对这篇文章的结果有学者持反对意见，指出这篇文章缺乏普遍性，因为这些临床病例都来于南美国家的 ICU，存在院前急救水平相对落后，病例选择也欠妥等问题。另外，他们的 ICU 治疗与美国和欧洲都不一样，脑室外引流作为降低 ICP 的一项有效治疗措施，在这两组患者中使用得都非常少，分别为 1% 和 2%。

（二）有关 ICP 监护技术方法

19 世纪后期创用的腰椎穿刺测量 ICP 的方法一直沿用至今，已成为传统的、标准的检测方法。但是对于颅内高压患者，腰椎穿刺有导致发生脑疝的危险；一旦脑疝形成，由于脊髓的蛛网膜下隙与颅内蛛网膜下隙的连接部位被脑疝阻挡，此时腰穿压力不能反映 ICP 真实情况，因而临床上应慎用。

根据压力传感器是否直接置于颅内，ICP 监测可以分为下列两类：①植入法，经颅骨钻孔或开颅，将压力传感器直接植入颅内；②导管法，将导管置入脑室、脑池或蛛网膜下隙，传感器在颅外，它与导管中充填的液体或脑脊液接触进行测压。不同的压力传感器均将颅内的压力转换为电信号、数字，再经放大，即能显示并记录 ICP。

从科研和临床两方面看，ICP 监测可以分为无创及有创两大部分。无创的方法有多种，如采用前囟测压、测眼压、经颅多普勒超声测脑血流、生物电阻抗法、鼓膜移位测试法、闪光视觉诱发电位监测颅内压等，但无创 ICP 监测尚处于研究阶段或作为临床上一种 ICP 辅助测量措施。目前，临床上应用最多的 ICP 监测主要以有创 ICP 监测为主，主要包括脑室内置管法、脑实质内光纤传导检测法、蛛网膜下隙法、硬膜下法和硬膜外法 5 种方法。

ICP 监测的正常波形为一平直曲线，振幅稳定，主要来自脉络丛的波动，其波形与脉搏浪类似。随着 ICP 的增高，常可见到 3 种波型：①A 波，又称高原波，压力陡然上升至 6.7 ~ 13.3kPa，持续 5 ~ 20min 甚至更长时间后，又迅速降至原来甚至更低水平。它提示颅腔代偿容积接近衰竭，颅内情况恶化。②B 波，每分钟出现 0.5~2 次，振幅≥0.67kPa，是 A 波的前奏，提示颅腔代偿容积功能下降。③C 波，每分钟出现 4~8 次，振幅＜B 波。其临床意义待定，有人认为与全身动脉压不稳定有关；也有人认为 C 波可见于正常人而无明显病理学意义。

1. ICP 监护仪的精确性和稳定性　医学仪器进展联合会（AAMI）与神经外科协会确定了 ICP 监护仪的美国国内标准。这一标准的目的是提供确定 ICP 监护仪的安全性和有效性的方法。

按照 AAIVII 的标准，ICP 监护仪应该具有以下特性：①压力范围：0~13.3kPa；②精确度：在 0~2.67kPa 范围内误差为 0.27kPa；在 2.7~13.3kPa 范围内最大误差为 10%。现代 ICP 监护仪采用外接测压装置、导管顶端压力感受器，或导管顶端光纤 ICP 测定技术来进行压力传导。外接测压装置是经充满液体的导管与患者的颅内脑室系统相连接，而导管顶端传感器技术的探头则可放置在颅内任何部位。外接测压装置是精确的，并可以再校准，但液体的阻塞可以引起精确度下降。另外，外接测压装置必须被持续地维持在一个相对于患者头部的固定参照点上，以避免测量上的错误。导管顶端传感器或光纤颅压测定系统须在插入颅内前进行校准，一旦插入后就不能再作校准。如果探头测定漂移，且不能再校准，则将造成测量不精确，尤其是 ICP 探头已经使用几天后这种情况更容易发生。在脑实质内应用光纤压力传感器和其他压力传感器的压力传导有可能造成明显的 ICP 测定的漂移。然而，近来在患者中尝试应用一种新的导管顶端压力传感器的 ICP 监护仪，证实在平均 4d 以上没有明显的测定漂移。可以通过将压力传感器探头放入脑室导管的腔内，并与被测试监护仪上液体压力的读数相比较来评价压力传感器装置的精确性。以这种形式测试的导管顶端光纤 ICP 感受器和其他 ICP 监护装置，与脑室 ICP 读数相比较，存在着一定的差异（＞±0.27kPa）。

2. ICP 监护仪探头在颅内的最佳部位　根据 ICP 监测仪传感器或导管放置在颅内的不同部位，又可分为脑内室法、脑组织内法、蛛网膜下隙法、硬膜下法和硬膜外法。其中以脑室内法最常用、最准确；其次为硬膜外及硬膜下法。下面介绍其中常用的 3 种方法：①脑室内导管法。一般认为它是"金标准"，它能准确地记录 ICP、压力曲线及波形，并可进行脑脊液引流、促进脑水肿液的廓清及脑室内注药，具有诊断和治疗双重价值。其方法简单，可使用快速颅锥床旁钻孔，将导管插入侧脑室前角进行 ICP 监测，利用三通接头，可同时进行控制性、持续性、密闭式引流将 ICP 控制在合理范围内。②硬膜外法。此法将压力传感器植入至颅骨与硬膜之间来监测 ICP。由于硬膜能防止脑内感染，因此较为安全，但如果传感器与脑膜贴合不严密，可导致测压不准甚至监测失灵；传感器可因硬膜受刺激而增厚，使其敏感性逐日下降。此外，如传感器楔入颅内过多可产生楔入压而使记录的 ICP 偏高。③硬膜下法。此法将压力传感器植入硬膜与蛛网膜之间来监测 ICP。此法测得的 ICP 较硬膜外法准确，但发生颅内感染的机会多，临床上较少使用。

3. 并发症　ICP 监护仪并发症包括感染、出血、功能障碍、阻塞和移位。大部分临床研究将感染定义为在脑室和蛛网膜下隙放置 ICP 监护系统的导管中脑脊液细菌培养阳性或颅内装置细菌培养阳性。更确切的定义应该是装置的细菌移生（colonization），因为在有关 ICP 监护仪装置发生临床明显的颅内感染的前瞻性研究中没有类似的报道。在 ICP 探头植入 5d 后，ICP 装置的细菌显著增加，临床可以通过拔除装置进行治疗。液体传导 ICP 装置的冲洗会显著地增加细菌污染和感染的机会。一项研究报道发现细菌污染和感染的机会从 6% 增加到 19%。脑室系统细菌移生的平均发生率为 5%（0~9.5%），蛛网膜下隙为 5%（0~10%），硬膜下为 4%（1%~10%），以及在脑实质内放置导管顶端压力传感器或光纤探头分别为 11.7% 和 6.6%。尽管这些研究证实所有 ICP 装置放置时间过长将增加细菌移生，但临床上发生严重的颅内感染并不常见。

ICP 装置导致颅内出血并不多见。为了评价颅内血肿的发生率，5 篇报道颅内出血平均发生率为 1.1% 另外，有 3 篇有关脑实质内光纤导管顶端装置报道颅内血肿发生率平均为 2.8%。有人认为各种 ICP 装置引起颅内血肿发生率为 1.4%，其中 0.5% 颅内血肿需要手术清除。

在液体传导的脑室导管、蛛网膜下隙导管或硬膜下导管中的功能障碍和阻塞分别报道为 6.3%、16% 和 10.5%。ICP 测定值 >6.65kPa，可观察到较高的阻塞发生率和使 ICP 信号无法传出，监测失败率介于 2.26%~10% 之间。

四、小结

（一）ICP 监测指征

所有重型颅脑创伤（GCS 3~8 分）头颅 CT 扫描显示有异常的患者，这些异常包括：颅内血肿、脑挫裂伤、脑肿胀、脑疝或基底池受压，无论是术前还是术后都应行 ICP 监测。GCS 评分 3~8 分，即使头颅 CT 扫描未见异常，但有下列情况者：年龄 >40 岁、一侧或双侧运动异常（异常屈曲或伸直）、收缩压 < 12.0kPa。接受巴比妥治疗或低温治疗者，可行 ICP 监测。当患者使用大剂量镇静剂出现意识状态改变时，应行 ICP 监测。轻型或中型颅脑创伤（GCS 9~15 分）不是常规 ICP 监测的指征，但伤后复查头 CT 发现损伤灶扩大，病情加重但尚不需要手术的患者，可行 ICP 监测。另外，伤后曾有休克、低氧血症或高碳酸血症者，往往会出现脑水肿加重及 ICP 增高的趋势，ICP 监测也有价值。

（二）ICP 监测的意义

（1）诊断方面的意义：主要是有助于早期诊断。ICP 的高低与 GCS 和（或）生命体征之间无始终一致的相关性，当 ICP <4.0kPa 时，由于颅内容积代偿尚能发挥一定的作用，可能其临床表现较轻；当 ICP 达 4.0~5.3kPa 时，由于颅内容积代偿功能濒于衰竭，此时 ICP 与临床表现呈密切相关，故单纯从临床表现来推断颅内高压有时是不可靠的。ICP 监测可以动态地反映颅内压力改变，通过监测，可以明确 ICP 是否异常及 ICP 增高的具体程度（轻、中或重度）。ICP 增高常先于临床表现，故 ICP 监测可更早地发现颅内高压，及时行头颅 CT 检查，能够早期发现颅内病情变化（颅内血肿增大、脑水肿加重、中线移位、基底池受压、脑积水等），有助于早期诊断。

（2）治疗方面的意义：①通过 ICP 监测，能够准确了解颅内压力变化，指导合理降颅压措施，减少治疗的盲目性，如果颅内压为正常线，可能不用或少用脱水治疗，避免不必要的用药，并减少药物的不良反应；②在应用脑室内置管法监测 ICP 的同时，可以进行脑脊液引流，引流出血性脑脊液，减轻脑水肿，降低 ICP，并可减少脑积水发生的概率；③通过 ICP 监测，有利于及时发现迟发性的、手术后再出血或其他引起 ICP 增高的病变，以便及时采取手术治疗；④通过 ICP 监测，还可以借此监测 CPP。

（3）判断预后方面的意义：ICP 监测可以用来观察治疗结果、判定预后。在治疗颅内高压的过程中，可根据 ICP 监测了解治疗效果。临床上应争取将颅内压控制在 <4.0kPa；若通过相关治疗后，ICP 仍 >5.3kPa，患者将难以救治。

（三）ICP 监测方法的性能比较

ICP 监测的方法包括脑室内置管法、脑实质内光纤传导检测法、蛛网膜下隙法、硬膜下法和硬膜外法 5 种方法。脑室内置管、外接引流管及传感器装置是最可靠、经济、最精确的 ICP 监测方法，并可行脑脊液外引流，降低 ICP，减轻脑水肿。脑实质内光纤传导监测法虽可以提供类似脑室内置管法所提供的 ICP 信息，但其价格昂贵，数值容易浮动，监测期间无法校对，但在脑室内法无法实施时可作为替补方法。蛛网膜下隙、硬膜下、硬膜外监测 ICP 法不准确，现已废弃不用。脑室内 ICP 监测法引流颅内感染或出血极为罕见，不应成为阻止该方法使用的原因。

（四）ICP 监测提供的信息及其作用

（1）直接提供压力数据，根据此数据，可了解患者 ICP 是属于正常还是增高，是轻度、中度还是重度增高。

（2）ICP 波形：①A 形，即高原波形，说明患者颅内容积代偿功能已接近衰竭。②B 形是 A 形的前奏。③C 形为低辐慢波，每分钟 4~8 次，被认为是独立于呼吸运动的血管搏动，可见于正常人无病理学方面的重要性，其确切的发生机制尚不清楚。

（3）反映颅内压力 - 容积关系。顺应性代表颅腔的代偿空间，即承受颅内容物增加的潜力；回缩性是顺应性的倒数。根据容积压力指数，可以计算颅内的顺应性。

五、主要依据

不同 ICP 监护仪方法的精确性和稳定性比较见表 4 - 1。

表 4 - 1　不同 ICP 监护仪方法的精确性和稳定性比较

作者及年份	研究概要	结论
Anru 1992	100 例患者应用脑实质内光纤导管顶端 ICP 监护仪的前瞻性研究	每天基线漂移 40Pa
Chambers 1992	患者同时记录 20 例脑室内液体传导与在脑室导管顶端脑室光纤导管顶端压力传感器 ICP 的比较	60% 光纤装置的 ICP 读数与脑室液体传导 ICP 相差在 0.27kPa 内
Czech 1993	15 例患者应用脑室内液体传导 ICP 监护系统和硬膜外气体 ICP 监护仪的 ICP 同时记录比较	硬膜外 ICP 与脑室 ICP 差异在 1.6kPa 内
Gambardella 1992	18 例患者进行脑实质内光纤导管传感器与脑室液体传导 ICP 读数之间的比较	55% 的实质内光纤 ICP 读数与脑室 ICP 值差值为 ±0.67kPa
Gopinath 1995	评价一种新的导管顶端压力传感器测定的精确性和漂移，在 25 例患者的脑室导管腔内置入该装置	平均 4d 以上未记录到明显测量漂移，与脑室内 ICP 读数比较，该装置的精确性为 63%（<0.27kPa）
Piek 1990	13 例同时从脑实质内导管顶端压力传感器和脑室液体传导导管中进行 ICP 记录比较	脑实质内 ICP 测定值一般较脑室 ICP 低 0.53~1.06kPa

作者及年份	研究概要	结论
Schickner 1992	10 例患者脑实质内光纤导管压力传感器装置与脑室液体传导导管之间行 ICP 监测比较	66% 的脑实质内光纤测定值超过脑室内 ICP，21% 低于脑室内压。最大绝对压力差异达到 5.3kPa
Brain Trauma Foundation 2000	ICP 监测的临床价值	①帮助早期发现颅内占位病变；②制止滥用降脑脊液药物；③经脑脊液引流降低 ICP，改善 CPP；④帮助预测预后；⑤提高治疗效果
Birch 2006	ICP 监护措施之间的误差比较	脑室内引流管行 ICP 监测会出现较明显的误差，主要原因在于引流管存在压力差，关闭引流进行测量可以获得较为接近实际的 ICP 值
钱惠农 2006	经颅多普勒超声（TCD）检测重型颅脑创伤患者颅内压	TCD 可以无创监测颅脑创伤患者 ICP 的升高，对临床治疗和预后评价有重要指导意义
江基尧 2002	对 846 例重型颅脑创伤患者预后因素分析	ICP < 2.66kPa 患者病死率为 13.76% 恢复良好率为 29.36%；ICP > 5.3kPa 的患者病死率为 40.43%，恢复良好率为 9.57%
黄国栋 2005	经颅多普勒超声无创检测中、重型颅脑创伤患者的脑血流动力学变化与 ICP 和脑灌注压的关系	无创脑血流动力学检测可实时反映 ICP 和 CPP 的变化，可作为 ICP 和 CPP 监测的一种有效办法
周青 2007	无创颅内压监护仪在颅脑创伤中的应用	无创 ICP 监测仪测得的 ICP 与腰穿测得的 ICP 结果比较差异无意义
胡群亮 2008	2058 例重型颅脑创伤 ICP 动态监护分析	ICP 监护有助于 sTBI 患者病情变化的及时、正确判断，能为临床医师制定治疗方案及患者的预后评估提供重要的参考依据
王延民 2009	颅脑创伤皮质诱发电位 FVEP 无创 ICP 监测的应用及其意义	FVEP 无创 ICP 监测可以较准确反映颅内压

（邢俊领）

第三节　颅脑创伤患者颅内高压治疗阈值与方法

一、概述

ICP 治疗需要用定量指标进行评估。重型颅脑创伤后 ICP 对预后的影响有以下两方面：①影响脑灌注压（CPP）；②引起颅内占位效应。由于人们可通过控制性提高动脉压力提高 CPP，因此，ICP 的阈值是造成脑疝形成的主要决定性因素。提出控制颅内高压阈值的目的是使在防治脑疝形成的同时，也应防止医源性过度降 ICP 而引起不良后果。

ICP 是指颅腔内容物（脑组织、脑脊液和血液）对颅腔壁产生的压力，它由液体静力压和血管动脉压两个因素所构成。正常成年人在侧卧时的腰椎穿刺或平卧时侧脑室内的压力为 0.7～2.0kPa，儿童为 0.5～1.1kPa。如 ICP 持续升高在 2.0kPa 以上则称之为 ICP 增高。急性 ICP 增高是指 ICP 急剧升高超过机体的代偿功能，发生失代偿的一种病理学情况。它是神经外科患者较常见的危重急症，如得不到及时、正确的处理，将会造成严重继发性脑损害，甚至危及生命。

根据 Monroe–Kellic 原理，颅腔是一个容积相对固定的骨腔。在颅腔内，脑组织、脑脊液和血液三者所占容积保持着相对恒定的比例关系，以维持正常 ICP。当脑组织肿胀、颅内占位性病变，或脑脊液分泌过多、吸收障碍、循环受阻，或脑血流灌注过度等均可引起 ICP 增高。

ICP 增高的治疗有以下两方面。

（一）病因治疗

颅内高压的病因治疗是最理想和有效的治疗方法，如及时处理广泛的颅骨凹陷骨折和清除颅内血肿或脑脊液积聚，通过去除病因，ICP 增高症状即可消失，ICP 恢复正常。

（二）对症治疗

在进行病因治疗过程中或不能完全去除病因时，应及时针对不同情况采取对症处理措施，以暂时缓解 ICP 增高症状，防止病情急剧恶化。常用的对症治疗方法包括以下。

1. 扩大颅腔容积　常用的扩大颅腔容积的方法有颞肌下减压术、手术骨窗减压术等。但因本手术是对症处理的手段，虽然可以达到暂时缓解 ICP 增高和改善病情的目的，但毕竟不是病因治疗的根本方法，因此应慎重选择。

2. 缩小颅内容物容积　缩小颅内容物容积的措施主要有：控制脑水肿，对创伤性脑水肿早期可适当选用高渗性脱水剂，如甘露醇、山梨醇、血浆清蛋白、浓缩血浆等，非汞利尿剂，如尿素、呋塞米等。其中甘露醇、血浆清蛋白、呋塞米联合用药是目前治疗脑水肿、降低 ICP 最有效的方法。甘露醇的有效剂量为 $0.25 \sim 1g/kg$，$4 \sim 12h$ 一次；呋塞米 $20 \sim 40mg$，$6 \sim 12h$ 一次；血浆清蛋白 $5 \sim 10g$，$4 \sim 12h$ 一次。用量和间隔时间根据患者颅内高压程度决定。同时应及时纠正酸中毒和代谢功能紊乱，改善脑缺血、缺氧状况和补充高能量药物如三磷酸腺苷和细胞代谢药物如辅酶 A、细胞色素 C 等。必要时可选用地塞米松或氢化可的松、钙离子拮抗剂，并与右旋糖酐 40 合用，有利于改善脑微循环，降低脑微血管通透性，控制脑水肿的发展。其他如维持液体出入量平衡，适当地应用冬眠低温，有利于减少脑组织耗氧量，降低脑代谢率，增加脑细胞对缺氧的耐受性，对防治脑水肿亦有一定的作用。缩小颅内容物容积有利于减少脑血容量，改善缺氧状态，控制 CO_2 蓄积，促使颅内静脉回流，降低颅内静脉窦压力。当 $PaCO_2$ 升高时，应注意保持呼吸道通畅，改善呼吸功能；要充分给氧，并要保持脑血管自动调节反应和全身血管加压反应的正常代偿功能；使脑血管灌注压和脑血流量维持在相对恒定水平；保证脑血流供应。应用冬眠低温还能缩小脑毛细血管床的总容积，有利于减轻脑微循环扩张现象，还可减少脑脊液量和纠正脑脊液的潴留。

二、论点形成过程

在 MEDLINE 检索自 1966—2014 年，输入主题词包括颅内高压、ICP、颅脑创伤、治疗与复苏、ICP 阈值。共查到 277 篇参考文献，其中 70 篇是临床方面的文章，并且是有关 ICP 治疗阈值与预后的文章。对这些文献分别按照目的、内容和关联性进行了综述。

三、科学基础

（一）ICP 增高的原因

在颅缝闭合后，颅腔内的容积即相对固定不变。颅腔内容物主要为脑组织、血液和脑脊液。因此，颅腔容积即相当于三者的总和，可用公式表示为：

颅腔容积 = 脑组织体积 + 脑血容量 + 脑脊液量

正常情况下，成人的颅腔容积为 1400 ~ 1500ml，其中脑组织的体积为 1150 ~ 1350ml。颅内血容量变动较大，占颅腔容积的 2% ~ 11%。脑脊液量约占颅腔容积的 10%，约为 150ml，其中 2/3 在颅内，1/3 在脊髓蛛网膜下隙中。

由于颅腔容积相对不变，当某一颅腔内容物的体积或容量发生改变时，为了保持颅腔容积与颅腔内容物体积之间的平衡，其他颅腔内容物的体积或容量就可能发生减缩或置换，以维持正常的 ICP。通常脑组织的压缩性很小，体积在短期内不可能缩小。因此，ICP 主要依靠脑脊液或脑血容量的减少来缓冲。而在这两者中，脑血流量的减少极为有限，它必须保持在相对稳定的范围以保证正常脑功能。颅腔容积仅有 8% ~ 10% 的缓冲体积，若颅腔内容物的体积或容量超过颅腔容积的 8% ~ 10%，则会产生 ICP 增高。

在颅内有占位性病变时，颅腔内容物中又增加了占位病变的体积，上述公式即变为：

颅腔容积 = 脑组织体积 + 颅内血容量 + 颅内脑脊液量 + 占位病变体积

颅脑创伤后引起 ICP 增高的原因如下。

1. 脑体积增加　颅脑创伤脑体积增加最常见的原因是脑水肿。急症神经外科的多种脑疾病，如脑挫裂伤、颅内血肿、脑脓肿和脑手术后等都可引起脑水肿。

2. 颅内血容量增加　呼吸道梗阻或呼吸中枢衰竭引起的 CO_2 蓄积或高碳酸血症，可导致脑血管扩张、脑血容量急剧增加；丘脑下部、鞍区或脑干部位手术使自主神经中枢或血管运动中枢受刺激，引起急性脑血管扩张，也可使脑血容量急剧增加，从而引起急性 ICP 增高。

3. 脑脊液量增加　脑脊液增加是 ICP 增高的主要原因之一。常见情况包括脑脊液吸收障碍及脑脊液分泌过多。

（二）ICP 增高的病理生理学

颅内病变的早期，当某一颅腔内容物体积增加而引起颅腔容积与颅腔内容物之间出现失衡时机体可通过减少颅内血容量和脑脊液量来代偿。颅腔容积 - 压力关系曲线用来反映 ICP 增高的过程和生理学调节功能。曲线的水平部分表示 ICP 增高的代偿期，垂直部分代表失代偿期。容积与压力之间关系表明了颅腔内容积存在顺应性和抗塑性两个特点。所谓顺应性是指颅腔内的空间可容纳占位物体的潜在能力，即每升高 1 个单位压力时所需要压缩颅腔内容物容积的量的变化。

至今没有进行前瞻性随机性试验对 ICP 治疗阈值进行过比较研究。最大宗的研究是采用前瞻性收集到的临床观察资料，用回归方法将 ICP 以每 0.67kPa 为单位分组分析了平均 ICP 对预后的影响，发现 2.66kPa 是判断颅脑创伤患者预后的理想阈值。这些数值与其他非对照性报道的 2.0 ~ 3.3kPa 阈值范围结果相一致。Saul 和 Ducker 报道，在连续两阶段治疗组患者中，将 ICP 阈值由 3.3 kPa 降到 2.0kPa，病死率也相应地从 46% 降到 28%。然而，第 1

和第 2 阶段治疗期间记录的差别对于判断 ICP 治疗阈值对预后的影响有一定误差。

Eisenberg 等的研究是唯一进行前瞻双盲安慰剂的对照研究，证实降低 ICP 可改善预后。他们最低的 ICP 阈值在未行开颅术的患者为 3.3kPa，而在开颅术后患者为 2.0kPa。然而，他们还另外规定了短程颅内高压与预后无明显相关。

患者 ICP 在 2.66~3.33kPa 以下也能形成脑疝。是否会形成脑疝取决于颅内占位病变的部位。据 Marshall 等报道，ICP 值≤2.4kPa 时可出现瞳孔异常。因此，对于任何 ICP 阈值的确定，必须结合每个患者仔细临床检查结果和 CT 表现等因素进行综合分析。

ICP > 2.66kPa 时，一般可维持足够的 CPP 值。患者开始出现脑疝体征时的 ICP 偶尔超过 2.66kPa。在选定的条件下，只要能维持足够的 CPP，就可选择较高可接受治疗的 ICP 阈值。

四、小结

应该接受治疗的绝对 ICP 阈值是不存在的。然而，大量临床资料支持 2.66~3.33kPa 作为应开始降 ICP 治疗的阈值。大多数研究均支持早期进行 ICP 的监测，在 ICP 增高的代偿期时（也就是 ICP 增高的阈值前）即进行有效的病因和对症治疗。

五、前景与展望

尚未解决的主要问题是 ICP 的临界值与它对 CPP 的作用。正如我们已认识到 CPP 的重要性有时不依赖 ICP，亦可安全地维持足够的 CPP 一样。与脑疝形成最相关的因素是 ICP 的绝对值，并且该值在每位患者及在整个治疗过程中是不同的。假若可找到评估这种脑疝形成压力的方法，并可测定不依赖平均动脉压和 ICP 的 CPP 值的范围，即可确定更为精确的 ICP 和 CPP 治疗阈值。

近年来，随着人们对 ICP 监测重要性的认识不断加深，ICP 动态监测在神经外科临床工作中得到越来越广泛的应用，而且 ICP 监测不仅被用于颅脑创伤患者术后监护，还逐渐被应用于其他神经外科疾病，如脑血管病、颅底肿瘤等术后患者的监护。但在对于非颅脑创伤患者的 ICP 治疗阈值，目前尚无共识。另一方面，ICP 动态监测对改善颅脑创伤患者预后的价值，目前也存在不同看法。部分研究者认为，单纯的 ICP 动态监测可能无助于改善颅脑创伤患者预后，但也承认此观点有待进一步研究和证实。而更多研究者则提出，ICP 动态监测有助于改善颅脑创伤患者预后；然而，单纯的 ICP 监测存在局限性，而包括 ICP 和 CPP 在内的多种监测方式联合运用，可能更有利于改善颅脑创伤患者预后。

六、主要依据

形成本章观点主要作者的研究概要及结论见表 4 - 2。

表 4 - 2　形成颅内高压治疗阈值观点主要作者的研究概要及结论

作者及年份	研究概要	结论
Andrews 1988	回顾性综述了 45 例幕上脑内血肿患者的临床过程和 CT 扫描结果。测定了血肿部位对临床过程和预后的影响	在指导治疗时，应想到与 ICP 不同的因素（如占位病变的部位）

作者及年份	研究概要	结论
Eisenberg 1988	多中心前瞻性研究 73 例重型头部外伤患者，用"传统疗法"未能控制 ICP，随机分为大剂量苯巴比妥与安慰剂对照组。疗效标准是能否控制 ICP 在 2.7kPa 以下	采用一种疗法能使 ICP 降至 2.66kPa 以下的患者，其预后显著优于 ICP 难以控制的患者当采用 2.66kPa 能控制 ICP 时，可改善预后
Marmarou 1991	由 1030 例重型头部外伤患者前瞻性研究中，选择接受 ICU 监护的 428 例患者，对影响预后和阈值的监护参数进行了分析	以 0.7kPa 为增量单位经回归分析评价 ICP 从 0 至 10.6kPa 对 6 个月时预后最有预测价值的 ICP 阈值。结果发现阈值定为 2.66kPa 与预后相关性最强。每小时 ICP 读数 > 2.66kPa 对预后具有决定性影响重型头部外伤的病残率与病死率与颅内高压能否控制有显著相关性，2.66kPa 是最有预测价值的 ICP 阈值
Marshall 1979	回顾性分析了 100 例连续入院的重型头部外伤患者	按常规用 2.0kPa 作为阈值监护并控制 ICP，作为一种积极治疗方法的一部分，与文献已有报道的无 ICP 监护疗法的患者相比提高了预后用 2.0kPa 作为阈值控制 ICP，作为对重型头部外伤整个积极治疗方法的一部分，可能与改善预后有关
Marshall 1983	报道了由 ICP 升高引起的椭圆形瞳孔患者 14 例	相关的 ICP 值为 2.4 ~ 5.1kPa。当使 ICP 降低时，9 例患者的瞳孔恢复正常由于颅内高压引起的脑疝体征可见于 ICP 值较宽的范围内。应在每个患者中用其他临床值对 ICP 治疗阈值进行验证
Narayan 1982	回顾性分析了 207 例连续入院的重型头部外伤患者的临床过程	处理包括以 2.66kPa 为阈值，积极控制 ICP。预后与能否控制颅内高压显著相关以 2.66kPa 为阈值控制 ICP，作为对重型头部外伤整个积极治疗方法的一部分，与改善预后有关
Saul 1982	一组重型头部外伤患者，ICP 达到 2.7 ~ 3.3kPa 时开始针对 ICP 进行治疗，但无严格的治疗方案；随后一组 106 例患者，与前一组患者有相似的受伤特点，在严格的方案下以 2.0kPa 为 ICP 阈值接受治疗，两组加以比较。其他方面治疗不变	第 1 组的病死率（46%）显著高于第 2 组（28%）结果提示若 ICP 保持在 2.0 ~ 3.3kPa 以上的阈值，则病死率增加
Steiner 2006	总结 ICP 监测和脑血流监测的技术特点	对 ICP 的评估应同时结合脑血流的评估，但是目前没有明确证据表明脑血流检测可以改善患者预后
Chesnut 2012	对 324 例重型颅脑创伤患者进行随机对照研究	与影像学和临床观察相比，以 2.66kPa 为阈值的持续 ICP 监测，并不能更有效地改善重型颅脑创伤患者的预后
Le Roux 2014	总结分析了单独使用 ICP 监测对改善颅脑创伤患者预后的局限性	在对颅脑创伤患者的治疗过程中，应强调包括 ICP 和 CPP 监测在内的多种监测方式联合运用的重要性

（王万卿）

第四节　颅脑创伤患者血气指标监测及其意义

一、概述

过去 20 多年的深入研究显示，颅脑创伤导致的脑损害分为原发性和继发性两类。继发性脑损害是影响存活率、神经功能恢复的最主要因素。其中与继发性脑损害的发生发展密切相关的最重要因素之一是脑组织的缺血、缺氧。组织学检查已经证实，绝大多数脑伤死亡者有脑缺血（氧）的病理学改变。大量的研究证据显示颅脑创伤后头 24h 脑血流量下降超过 50%，在头 4h 甚至可降至 20ml/（100g·min）以下。另一方面，颅脑创伤可引起呼吸抑制、呼吸节律紊乱、误吸、神经源性肺水肿、肺淤血、肺通气/灌流比例失调（肺分流）等，导致呼吸功能不全，出现缺氧。研究表明，颅脑创伤后低氧血症常立即发生，然而，临床上判断缺氧的程度却十分困难，通常要在 $PaO_2 < 6.67kPa$ 时才有缺氧症状，发绀的出现往往标志着组织缺氧已非常明严重。因此，及时了解脑组织氧合程度及酸碱状况，尽早采取相应的治疗措施，对降低颅脑创伤的病死率具有重要意义。

理论上，脑脊液生化测定、气体分析更能反映脑组织代谢（包括脑氧代谢）状态。但脑脊液气体分析的准确性受技术操作的限制，误差比较大；颅脑创伤后脑脊液血染对气体分析有影响；不同部位（脑室、延髓池、腰池）的脑脊液气体指标也有差别。另外，因腰穿存在诱发脑疝的风险，或血肿形成、脑肿胀致脑室受压变小，使脑脊液的采集存在困难，尤其是重伤患者难以常规进行脑脊液气体分析。近年来，$PtiO_2$ 的直接测定日渐普及，可以直接动态地测定 $PtiO_2$、$PaCO_2$、pH 值，能及时发现脑组织缺血缺氧的程度。

PaO_2、$PaCO_2$ 直接影响脑血管的舒缩状态，同时血液的酸碱度影响氧在组织的释放。因此，脑组织的血供和氧供与动脉血的氧合程度及酸碱状态密切相关。血气分析具有指标多、敏感性高、标本采集方便、微创无风险等优点，可在临床广泛应用。在过去的 30 多年，国内外学者对颅脑创伤后血气指标变化的规律、血气指标与脑损伤程度和预后的关系以及血气分析的价值进行了较深入的研究。

目前存在多种监测局部脑组织氧合水平的方法，包括检测局部脑代谢率的微透析法，检测局部脑血流的热弥散法和监测局部脑组织氧饱和度的近红外波谱仪等。这些检测方法在最近 20 年里引起了人们越来越多的兴趣。因为这些检测的结果有助于临床探索改善颅脑创伤患者脑血流、氧合与代谢的针对性治疗策略。最近 10 年里，直接测定脑组织中的 $PtiO_2$ 已经成为脑氧监测最常用的技术，这种技术可在床边简单连续使用，提供每立方毫米单位脑组织中实时的氧合信息，但其确切机制仍有待明确。

二、论点形成过程

对 1970 年到 2013 年文献进行了检索，输入关键词为颅脑创伤、气体分析、酸碱平衡、呼吸障碍、$ETCO_2$、SjO_2 和 $PtiO_2$。其中中文文献以生物医学文献中文期刊数据库和 VIP 数据库检索获得，国外文献利用 MEDLINE 检索获得，对所有涉及颅脑创伤血气分析、氧代谢监测、$PaCO_2$ 监测的中、英文临床研究文献进行了复习。

三、科学基础

绝大多数研究采用动脉血标本监测血气指标，少部分研究同时对静脉血（主要是颈静脉血）和（或）脑脊液的气体指标进行观察。仅有极少的研究专门对颈静脉血、脑脊液气体指标或脑组织氧分压进行检测。总体上看，少有临床大样本（>100例）研究。Zupping最早报道对45例颅脑创伤同时进行动脉血、颈静脉血和脑脊液气体指标检测的结果，发现脑伤组PaO_2、脑脊液氧分压（$P_{CSF}O_2$）明显低于对照组，深昏迷患者更明显；而颈静脉血氧分压（PvO_2）虽有下降，但与意识障碍无关，且死亡者PvO_2高于存活者；PaO_2与PvO_2和$P_{CSF}O_2$之间无相关关系。脑伤组动脉血、颈静脉血、脑脊液的二氧化碳分压均明显低于对照组，昏迷和死亡者低碳酸血症最为明显。脑伤组动脉血和颈静脉血 pH 值升高，脑脊液 pH 值则下降；动脉血呈碱血症的原因主要是过度通气，脑脊液酸中毒则为乳酸含量增高所致。随后的国内、外对动脉血气指标监测结果基本相同。典型的表现是PaO_2、$PaCO_2$明显低于正常，pH 值升高，AB 下降并低于 SB，即呼吸性碱中毒。这些研究证实，颅脑创伤急性期低氧血症、低碳酸血症是最常见的血气指标异常。陶寅检测142例颅脑创伤患者动脉血气指标，并按脑伤严重程度分成4组比较，发现随着脑伤加重，低氧血症比例从30%升至77.8%，其他研究也显示，中型颅脑创伤低氧血症发生率约为20%，重型颅脑创伤中，低氧血症平均发生率一般均超过50%（48%~72.5%），可持续数天，在手术后24~48h PaO_2降至最低；脑伤越重PaO_2越低，昏迷、植物生存和死亡者的PaO_2明显低于清醒和存活者；说明PaO_2与伤情和预后有密切关系。Chesnut 等认为$PaO_2 < 8.0kPa$是估计预后的5个最具价值预测指标之一，但无其他研究支持确定PaO_2的危险阈值。低碳酸血症发生率为50%~81%。朱诚报道60例颅内血肿术后均有过度通气，并可持续数天，提示大多数脑伤患者存在自发性过度通气。脑伤越重低碳酸血症越明显，昏迷和死亡者低碳酸血症最明显，持续降低者预后不良。与低碳酸血症相对应，动脉血酸碱失衡主要表现为碱血症，为呼吸性碱中毒，可伴有代谢性酸中毒或代谢性碱中毒，但代谢因素较少参与颅脑创伤后的酸碱改变。有关血气指标与 ICP 关系的研究较少，Paul 等发现$PaCO_2$对 ICP 的影响有3种类型，PaO_2过度下降并不能进一步降低 ICP；朱诚对 ICP 与血气指标变化的关系进行了比较，ICP >2.0kPa 时，PaO_2明显降低，但观察病例样本量有限。血气指标与 ICP 变化的关系尚不明确。

对脑脊液气体指标的检测结果仅 pH 值和HCO_3^-的下降是比较一致的发现，而PaO_2、$PaCO_2$的变化各家报道差异较大，甚至相互矛盾。因此，对$P_{CSF}O_2$是否能反映脑组织氧合情况存在争议，这也提示脑脊液气体分析的临床价值尚不肯定。颈静脉血气分析研究较少，各家研究结果也不尽一致，尚需更多的研究才能对其临床意义做出评价。

近年来，对于脑组织基质供氧和线粒体代谢产物二氧化碳的直接监测逐渐增多，并日益受到重视。对于脑组织监测结果比较一致的发现是$PtiO_2$、pH 值下降以及脑组织的酸中毒。目前，由于研究结果尚少，其临床价值尚不能确定，比较一致的看法是，$PtiO_2 < 3.3kPa$时，患者病死率明显升高。

$PtiO_2$受吸氧浓度、PaO_2、$PaCO_2$以及平均动脉压的影响。Rosenthal 等证明$PtiO_2$主要代表的是脑血流和动静脉的氧分压差，反映的是跨血脑屏障的氧弥散和满足脑氧代谢后的氧投放水平。多项研究试图确定$PtiO_2$的正常值以及缺氧时的$PtiO_2$值，一般认为$PtiO_2$的正常范围为3.1~6.83kPa，但 Pennings 等也曾发现正常脑组织$PtiO_2$可低至1.2kPa。在多项研究中

人们发现脑缺血时 $PtiO_2$ 为 $1.33 \sim 3.3kPa$，$PtiO_2$ 正常值和缺血值范围宽且有部分重叠，使得难以确定脑缺血确诊阈值，而且其与脑氧化、能量代谢间的关系也未能确立。还有一些作者对 $PtiO_2$ 水平与重型颅脑创伤的病死率之间的关系，以及 $PtiO_2$ 导向的治疗对患者预后的影响进行了研究，虽然有三类证据支持缺氧持续的时间与颅脑创伤的病死率呈正相关，但尚无证据表明 $PtiO_2$ 导向的治疗能改善颅脑创伤患者的预后。

多数学者认为，在呼吸道保持通畅的情况下，颅脑创伤后的低氧血症的形成与肺通气/灌流比例失调，肺分流增加，静脉血掺杂及微肺不张等因素有关，而自发性过度通气则是脑组织酸中毒的代偿性反应，由此产生的低碳酸血症使脑血管痉挛，自动调节功能丧失，加重脑组织缺血、缺氧，形成恶性循环。因此，纠正低氧血症和低碳酸血症非常重要。许多研究者提出一些处理意见或经验，但极少有严格设计的处理颅脑创伤后低氧血症和低碳酸血症的研究报道，仅有一项研究提供了气管切开加机械通气降低病死率的证据。一般主张对已有 $PaCO_2$ 下降、pH 值升高病例，应控制过度通气，如用纸罩罩住患者口鼻或气管切开处，增加 CO_2 回吸，对采用人工呼吸者则应减少通气量。对大流量吸氧仍不能纠正低氧血症者，则应行气管切开及机械辅助通气，采用呼气末正压给氧法。

维持正常的血 $PaCO_2$ （$4.5 \sim 5.0kPa$）对颅脑创伤患者也是非常重要的，应连续监测 $ETCO_2$，至少是在气管插管之后即应开始，并通过系列动脉血气分析进行比照。$PaCO_2$ 每毫米汞柱的变化将导致脑组织 CBF $2.5ml/$（$100g \cdot min$）的波动，过度通气的作用概述于表 4-3，不推荐预防性的过度通气（$PaCO_2 < 3.3kPa$）。但过度通气可以作为临时性的措施用于降颅压治疗。在颅脑创伤的第一个 24 小时内应该避免使用过度通气，因为此时脑血流通常严重减少。在应用过度通气时，应监测颈静脉氧饱和度或 $PtiO_2$ 以了解氧输送情况。

表 4-3 过度通气的益处与害处比较

过度通气的益处	过度通气的害处
降低颅内压	减少局部或分水岭区的脑血流量
中和代谢性酸中毒	减少舒张期的充盈和心输出量
使脑血管自动调节功能正常化	降低平均动脉压和脑灌注压
逆转盗血	水盐潴留
减少脑脊液生成	抑制脑组织的氧输送
	气压伤

四、小结

对颅脑创伤患者动脉血气指标的监测显示，低氧血症、低碳酸血症（自发性过度通气）、呼吸性碱中毒是颅脑创伤后血气指标改变的主要形式，且与脑伤轻重、预后密切相关。适当控制过度通气，气管切开、机械辅助呼吸以及呼气末正压给氧对纠正低碳酸血症和低氧血症有益。维持适当的血二氧化碳浓度和压力对颅脑创伤患者具有同样重要的意义，$ETCO_2$ 是一种无创的监测手段，适用于所有气管插管或气管切开患者，$ETCO_2$ 监测下指导呼吸机应用有助于为重型颅脑创伤患者提供稳定的血气环境。

五、前景与展望

应对颅脑创伤后血气指标的改变与 ICP 变化的关系，与脑氧代谢的关系进行更多大样本的研究。越来越多的研究者已经将目光投向能更直接反映脑氧代谢水平的检测手段，一些研究的结果已经显示，颈静脉血的氧分压、氧饱和度能够代表脑氧代谢水平，而最近十年里，直接测定脑组织中的 $PtiO_2$ 已经引起了人们的重视。尽管其确切机制仍有待进一步深入的研究，但它正成为脑氧监测最常用的技术手段之一，对此进行更多的研究将有助于为临床医师提供更加精确和实时定位的脑氧代谢信息，指导临床及时保护脑代谢的内环境，减轻颅脑创伤后的继发性脑损伤。

六、主要依据

形成本章观点主要作者的研究概要和结论见表 4-4。

表 4-4　形成血气指标监测观点主要作者的研究概要和结论

作者及年份	研究概要	结论
Zupping 1970	前瞻对照研究，对 45 例颅脑创伤患者伤后头 12d 的动脉血、颈静脉血、脑脊液进行气体分析。根据意识水平将患者分成 3 组	最具特征性的发现是脑脊液代谢性酸中毒、动静脉血呼吸性碱中毒和低氧血症，脑损害程度与脑脊液酸中毒及动脉血低碳酸血症有密切关系。脑组织缺氧和酸中毒对脑水肿的发生及永久性脑损害有重要作用
Sinha 1973	对 94 例颅脑创伤和 58 例脊髓损伤患者 PaO_2 进行前瞻性对照研究	有近一半脑伤和脊髓损伤患者的 $PaO_2 < 10.64kPa$，10%~20% 患者 $PaO_2 < 8.0kPa$。所有脑脊髓损伤患者伤后应立即检测 PaO_2
King 1974	对 16 例单纯脑损伤患者伤后 4d 动脉血、脑脊液进行气体分析和乳酸测定，但对照组无脑脊液气体分析	伤后 4d 内存在呼吸性碱中毒和低氧血症。脑脊液因乳酸升高呈代谢性酸中毒，导致过度通气，降低脑血流，加重脑损害
Frost 1979	根据吸入氧分压和 PaO_2 计算 86 例颅脑创伤患者肺动静脉分流量，未设对照组	肺动静脉分流增加是引起脑伤后低氧血症和影响预后的重要因素。未明确前，所有颅脑创伤患者都应当以低氧血症对待
Gulati 1980	对 15 例颅脑创伤患者进行前瞻性对照研究，观察动脉血、脑脊液气体指标的变化与脑伤轻重及预后的关系	脑脊液为代谢性酸中毒，动脉血为呼吸性碱中毒及低氧血症，这些指标的变化与脑损伤轻重及预后相关
Stiefel 2004	对 28 例重度颅脑创伤患者进行前瞻性对照研究，观察颅内压、脑灌注压、$PtiO_2$ 的变化与预后的关系	$PtiO_2$ 的检测对于指导治疗有重要作用，$PtiO_2 < 3.3kPa$ 时，病死率明显增加
谭启富 1981	对 50 例中、重型颅脑创伤进行动脉血气检测，无对照组	中伤组低氧血症占 20%，重伤组为 65%，重伤组 PaO_2 平均值明显低于中伤组；低碳酸血症占 58%；酸碱失衡占 82%，其中有呼吸性碱中毒者占 68%
朱诚 1983	检测 60 例颅内血肿患者手术前后动脉血气指标的变化，无对照组	低氧血症高达 72.5%，但与血肿量关系不大；术后 10d 内均有过度通气，病情越重越明显；呼吸因素引起碱血症
朱诚 1985	对 65 例颅脑创伤患者进行术后血气分析，对其中 18 例作了动态观察，5 例进行 ICP 监测。设立对照组	低氧血症发生率为 72.3%，死亡者 PaO_2 低于存活者，硬膜外血肿者低于硬膜下血肿者，昏迷长者低于昏迷短者，术后 24~48h 降至最低，ICP 增高，PaO_2 显著下降；低碳酸血症发生率是 80%；碱血症达 50%。对颅脑创伤患者宜应用动脉血气分析，及时了解动脉血氧合程度，为救治提供依据

作者及年份	研究概要	结论
陶寅 1986	检测 142 例颅脑创伤患者动脉血气指标，并按伤情分组比较，无对照组	随伤情加重低氧血症发生率明显增加，脑干伤组低氧血症比例达 77.8%，PaO_2 越低，病死率越高；过度通气者达 81%；呼吸性酸碱失衡比例为 59%，其中呼吸性碱中毒者为 81%。连续监护动脉血气，可观察治疗效果，估计预后
郭强 1994	检测 40 例重型颅脑创伤患者动脉血气指标变化。未设对照组	低氧血症达 57.5%，低碳酸血症达 50%，碱血症 52.5%。气管切开能提高 PaO_2
朱玲 2000	对 60 例中型、重型颅脑创伤患者进行前瞻对照研究，检测动脉血和脑脊液气体指标	脑伤组 PaO_2 低于对照组，重伤组低于中伤组，中伤组低氧血症发生率为 26.7%，重伤组为 70%；脑伤组 $PaCO_2$ 低于对照组，重伤组低于中伤组；重伤组 pH 值高于对照组和中伤组；$P_{CSF}O_2$ 降低，$PaCO_2$ 升高，pH 值下降。血和 CSF 气体分析反映机体内环境状况
何升学 2004	对 28 例重型颅脑创伤者术中、术后进行持续脑组织氧代谢监测，观察 $PtiO_2$、$PaCO_2$ 和 pH 值指标	颅脑创伤后发生脑组织缺氧，二氧化碳潴留及酸中毒，$PtiO_2 < 3.3$ kPa 时，病死率明显升高
Rosenthal 2008	前瞻性观察性研究，对 14 例颅脑创伤患者行氧挑战试验以评估脑组织的氧反应能力，以压力挑战试验评估脑血管自动调节功能，以二氧化碳挑战试验评估脑组织的血管反应能力	$PtiO_2$，检测的是脑血流的产物和脑动静脉的氧分压差而非直接测量总的氧输送或脑氧代谢

（王万卿）

第五节 颅脑创伤患者激素的应用

一、概述

早在 20 世纪 60 年代初，糖皮质激素就应用于脑水肿的治疗。在实验性脑水肿中，类固醇能阻断血管壁渗透性增加，减少脑脊液的生成，减少自由基产生及其他治疗作用。应用糖皮质激素治疗脑肿瘤患者，常使临床症状得到明显缓解，在脑肿瘤围手术期治疗中也有益处。French 和 Galicich 的报道认为，糖皮质激素对脑水肿有很重要的临床治疗作用，特别是对脑肿瘤患者。1973 年，Renauldin 的研究表明，对常规激素剂量无效的脑肿瘤患者，应用大剂量糖皮质激素具有良好疗效。

糖皮质激素曾普遍应用于经受各种神经外科手术的患者中，并成为重型颅脑创伤救治中的常规。1976 年，Gobiet 等比较了应用大剂量和小剂量（常规剂量）地塞米松治疗重型颅脑创伤，认为大剂量组有效。1976 年，Faupel 等进行了双盲试验，在重型颅脑创伤救治中应用糖皮质激素能提高存活率，并存在量－效关系。随后，有 6 组大宗病例的研究评价了糖皮质激素对预后及颅内压的影响，均一致认为糖皮质激素疗法无明确疗效。2004 年，世界著名医学杂志《柳叶刀》（Lancet）发表了全世界 49 个国家 239 家医院 10 008 例急性颅脑创伤患者前瞻性随机双盲对照研究结果，发现超大剂量甲泼尼龙不但无效，反而会显著增加患者病死率。研究呼吁急性颅脑创伤患者不能使用超大剂量甲泼尼龙。

脑创伤后激素的使用主要有以下两个目的：①减轻神经损伤、减轻脑水肿，促进神经功能恢复。实现这一目的激素主要是指糖皮质激素，包括：地塞米松、泼尼松龙、甲泼尼龙、氢化可的松、倍他米松等。②另一个使用目的是脑创伤后一些并发症的治疗。脑创伤后一些并发症，如下丘脑损伤致使血管升压素分泌不足导致尿崩症和内分泌功能减弱等的治疗。

二、科学基础

自 20 世纪 60 年代以来，糖皮质激素治疗肿瘤引起的脑水肿的效果已经被肯定；但糖皮质激素对创伤性脑水肿的治疗效果一直有较大争议。支持使用糖皮质激素的学者认为脑创伤后应用糖皮质激素，尤其是早期大剂量应用具有显著的脑保护作用。他们的依据是：①大剂量的糖皮质激素，特别是甲泼尼龙和地塞米松能有效地减轻脑创伤后血脑屏障的破坏，继而减轻脑水肿的程度。脑损伤后血脑屏障的损害主要与下述机制有关：a. 内皮细胞钙超载；b. 血管活性物质的释放；c. 氧自由基的生成；d. 脑微循环障碍。大剂量糖皮质激素治疗是指地塞米松 3 ~5mg/kg 体质量或甲泼尼龙 30mg/kg 体质量，可减轻内皮细胞损伤和血脑屏障通透性升高。②能抑制神经创伤后细胞膜的脂质过氧化反应。③稳定脑细胞膜离子通道，维持膜对 Na^+、Ca^{2+} 的主动转运，重建细胞内外 Na^+、Ca^{2+} 的正常分布。④清除自由基。近些年来，大量的实验证实糖皮质激素能清除氧自由基，抑制神经细胞膜脂质过氧化反应，减轻脑水肿。⑤抑制 IL-1β、TNF-α 等促炎细胞因子的表达，减轻脑创伤后的炎症反应，从而发挥脑保护作用。⑥减少内皮素、单氨类物质及前列腺腺素类物质的生成，增加脑损伤区的血流量，改善局部微循环。⑦抑制脑脊液分泌。⑧利尿作用，使尿中 Na^+、K^+、Cl^- 排出增多。⑨糖皮质激素在血中的半衰期较短（氢化可的松 100min、甲泼尼龙 180min、地塞米松 200min）。如果治疗剂量应用 3 ~5d，递减至停用再历时 3 ~5d，大剂量糖皮质与小剂量同样安全，激素的不良反应和用药的持续时间有关而与每日剂量大小关系不大。

1976 年，Gobiet 比较了小剂量和大剂量地塞米松治疗 93 例重型颅脑创伤患者，结果发现大剂量地塞米松治疗有效，而小剂量则无效。1992 年，朱诚等将 83 例重型颅脑创伤患者分为大剂量地塞米松治疗组（n=51）和小剂量地塞米松治疗组（n=32），观察大剂量激素的治疗作用。临床结果显示大剂量地塞米松治疗的患者病死率为 14.61%，小剂量组患者病死率为 56.25%，两组相差显著。1999 年，富壮等对 30 例重型颅脑创伤患者使用大剂量甲泼尼龙治疗，30 例不给激素作对照组，观察大剂量激素的治疗作用。临床结果显示大剂量地塞米松治疗的患者病死率为 10%，对照组 26%，两组相差显著。

近些年来，促皮质素（ACTH）治疗创伤性脑水肿的作用开始受到重视，它的作用是多方面的，可分为直接和间接作用。ACTH 的直接作用在于对脑细胞起着多方面的功效：ACTH 作为第一信使，与细胞内特异性受体结合后，通过兴奋细胞内环磷酸腺苷（cAMP）作为第二信使，催化蛋白激酶 C（PKC）作为第三信使，促进细胞内蛋白质合成和能量生成、神经递质的合成和释放、细胞膜磷脂代谢，恢复细胞膜钠泵、钙泵功能，维持细胞间联系起调整作用，从而在精神状态、记忆、学习、注意力、定向力、动机、觉醒等方面起着促进作用，尤其是在发生血管升压素分泌异常综合征时，血管升压素与 ACTH 失去平衡，ACTH 相对不足，给予 ACTH 治疗更能起恢复平衡之效。ACTH 的间接作用是兴奋其周围靶腺，促使肾上腺皮质醇分泌增多，与地塞米松的作用相似；不同之处在于 ACTH 同时兴奋肾上腺雌、雄激素的分泌，促进合成代谢，足以抵消糖皮质激素增强分解代谢的不良反应。长时间使用地塞米松会引起肾上腺皮质萎缩，停药时有肾上腺皮质功能衰竭的可能，而 ACTH 兴奋肾上腺皮质使之增生，停药时无这方面的后顾之忧。

反对使用糖皮质激素学者提出的疑问是：①糖皮质激素能否减轻脑创伤所引起的脑水肿？a. 脑水肿分为血管源性、细胞毒性和间质性脑水肿，而实验资料表明糖皮质激素减轻血管源性脑水肿的效果并不理想；b. 临床研究表明，大剂量糖皮质激素没有降低颅内压（ICP）的作用。对几百名脑创伤患者采用双盲法研究大剂量甲泼尼龙和地塞米松的作用，观察用药 24 ~ 48h 内 ICP 的变化，结果一致认为糖皮质激素不能降低 ICP，相反使用甲泼尼龙还有升高 ICP 的可能。②早期应用大剂量糖皮质激素是否有效？实验研究发现，中枢神经损伤后的病理生理学变化进展迅速，伤后 6h 神经元及轴突发生破裂，伴有水肿、缺血和广泛神经结构的进行性变性，大多数临床研究未能证实糖皮质激素能治疗神经系统创伤后的脑水肿，有人认为是糖皮质激素的应用剂量过小或应用时间较晚的缘故。因而主张大剂量和早期（伤后 6h 内）给药。但周良辅总结了 1965—1988 年的文献报道，认为 1979 年以后的文献报道具有较周密的设计，采用双盲法，以 GCS 来衡量伤情（入选病例 GCS <8 分），在受伤现场或伤后早期（大多在伤后 3 ~ 6h）给药，分大剂量、安慰剂和小剂量组进行观察，以 ICP、病残率、病死率及 6 个月后生存质量等指标进行综合疗效评价，除少数学者报道糖皮质激素可能有效外，大多数报道在病死率、病残率和半年后生存质量等方面，治疗组与对照组并无显著差异。因此得出糖皮质激素不论小剂量或大剂量，在伤后早期或晚期给药，均无治疗重型颅脑创伤作用的结论。③糖皮质激素具有不良反应，尤其是长期应用更明显，常见不良反应如下：a. 胃肠道出血发生率较高，原有胃肠道出血或溃疡者发生率更高。b. 糖和氮代谢障碍：高血糖可见于 20% ~ 85% 的患者，尤其发生于大剂量应用之后。由于脑创伤后 ICP 增高可引起神经元缺氧，高血糖引起高乳酸血症可加重神经元缺氧。氮代谢异常也将加重代谢性酸中毒，不利于神经系统和全身组织的功能恢复。c. 免疫系统抑制，尤其是重型颅脑创伤患者感染机会增加。d. 皮肤伤口延迟愈合，全身感染发生率增加。结论：大量的临床和实验研究证明，糖皮质激素对于颅脑创伤及创伤性脑水肿没有治疗作用，加之糖皮质激素本身具有较多的不良反应，特别是长期、大剂量应用更易发生。因此对重型颅脑创伤，特别是伴有明显高颅内压者，不应该使用大剂量糖皮质激素。美国神经外科医师联合会（the American College of Neurological Surgeons，ACNS）也于 1996 年宣布糖皮质激素不应当应用于闭合性颅脑创伤的治疗。

Gudeman 研究了 20 例重型颅脑创伤应用大剂量甲泼尼龙对 ICP 和容量 - 压力反应的影响。伤后 24h 内，每 6 小时注射甲泼尼龙 40mg。在伤后 24 ~ 48h，给予冲击剂量甲泼尼龙 2g，然后每 6 小时给予 500mg。结果表明，ICP 和容量 - 压力反应无明显改变。而胃肠道出血及高血糖的发生率分别增加了 50% 和 85%。1979 年，Cooper 等报道了应用地塞米松治疗重型颅脑创伤的前瞻性随机双盲法研究。97 例重型颅脑创伤按伤情分类，并分别用安慰剂、小剂量地塞米松（60mg/d）、大剂量地塞米松（96mg/d）。其中 76 例有完整的随访资料，51 例进行了 ICP 监测。结果表明，患者预后、ICP、系列神经学检查均无明显差别。1981 年，Saul 等报道 100 例前瞻性、随机性临床试验。治疗组接受甲泼尼龙 5mg/（kg·d），对照组不用药。伤后 6 个月时患者预后无统计学差异。该研究还发现，治疗组中只有伤后 3 个月内病情有改善的患者，预后优于对照组。到目前为止，最大的一宗前瞻性、双盲法试验由 Braakman 等在 1983 年报道。161 例重型颅脑伤随机接受安慰剂和大剂量地塞米松（100mg/d），随后逐渐减量。伤后 1 个月存活率及 6 个月预后在两组间无差别。1984 年报道了 88 例前瞻性、双盲临床试验，分别接受安慰剂、小剂量甲泼尼龙（1.5mg/kg 冲击剂量，随后逐渐减量）、大剂量甲泼尼龙（30mg/kg 冲击剂量，随后逐渐减量）。结果表明，小剂量组或大剂量组与对照组无明显差别。他们还发现，在年龄 <40 岁年龄组，大剂量组的存活率、语言能力优于对照组。Dearden 等于 1986 年报道了 100 例应用大剂量地塞米松治疗重型颅脑创伤的预后及 ICP 的前瞻性、双盲研究结果。患者随机接受了安慰剂及药物。ICP 动态监测及伤后 6 个月预后两组间无明显差异。有资料表明，糖皮质激素治疗重型颅脑创伤会对患者营养状态造成不良影响，并对代谢产生有害作用。在部分研究中观察到高血糖发生率增加，而高血糖的出现与颅脑创伤的不良预后显著相关。

2004 年，世界著名医学杂志《柳叶刀》发表了全世界 49 个国家 239 家医院 10 008 例急性颅脑创伤患者前瞻性随机双盲对照研究结果，发现超大剂量甲泼尼龙不但无效，反而会显著增加患者病死率。10 008 例急性颅脑创伤患者中，5007 例为甲泼尼龙组，5001 例为安慰剂组，两组间患者年龄、性别、伤因、伤情、入院治疗时间、CT 扫描表现等都无显著差异（$P>0.05$）。治疗 2 周的患者病死率：甲泼尼龙组为 21.1%，安慰剂组为 17.9%（$P<0.001$）。按格拉斯哥预后评分方法，两组患者随访 6 个月的病死率：甲泼尼龙组为 25.7%，安慰剂组为 22.3%（$P=0.000\ 1$）；重度致残率：甲泼尼龙组为 11.9%，安慰剂组为 13.6%；中度致残率：甲泼尼龙组为 17.6%，安慰剂组为 16.9%；恢复良好率：甲泼尼龙组为 43.7%，安慰剂组为 45.9%。进一步分析临床资料发现，超大剂量甲泼尼龙导致的病死率增加与伤情、用药时间、CT 征象等无关。甲泼尼龙病死率增加的主要原因是感染和应激性溃疡出血等。研究者呼吁急性颅脑创伤患者不应该使用超大剂量甲泼尼龙。

颅脑创伤后各种并发症时使用激素的情况。

（一）血管升压素分泌异常综合征

下丘脑 - 垂体区损伤或手术等的刺激使渗透压调节中枢功能紊乱，血管升压素的分泌失去控制，持续不断地分泌，导致肾小管加强了对水分的重吸收，细胞外液容量增加，引起稀释性低钠血症。由于细胞外容量增加，使醛固酮的分泌受到抑制，肾小管对钠的重吸收减少，尿中排钠增多，更加重细胞外液的低钠。由于水分不能排出体外，进入细胞内引起脑水肿，进一步加重下丘脑的损害，形成恶性循环。

单纯的 ICP 增高也可能引起血管升压素分泌失调。近期的研究表明 ICP 增高值与血管升压素释放量之间有直接关系，而且当 ICP 升高时，血管升压素的释放并不会因低张性液体的输入而抑制。

1. 诊断依据　排除肾炎、肾上腺皮质功能减退，肝硬化或心力衰竭等情况下，发现：①血浆钠浓度 <130mmol/L；②血浆渗透浓度 <270mmol/L；③尿钠浓度 >80mmol/L；④尿渗透压高于血浆渗透压；⑤血浆精氨酸加压素（AVP）>1.5ng/L。

2. 治疗

（1）一旦确诊血管升压素分泌异常综合征后，迅速减少输液，限制入水量在 1000ml/d 以内。

（2）血管升压素分泌异常综合征时，存在腺垂体 ACTH 功能的绝对或相对不足，因此给予 ACTH 治疗是矫正血管升压素与 ACTH 失衡的治本之法，有助于恢复血管升压素与 ACTH 的动态平衡。

（3）利尿和脱水：可应用呋塞米和 20% 甘露醇，但首选呋塞米，以 1mg（kg·d）的剂量用药。

（4）补钠：一般认为，血管升压素分泌异常综合征引起的低钠血症，并不代表体内真正缺钠，补钠过多可能有害，因此血管升压素分泌异常综合征的患者补钠应慎重，每日应监测血钠和尿钠。严重的患者血钠浓度 <120mmol/L，有明显的精神症状者，可静脉输入 5% 氯化钠溶液，使血钠升至 130mmol/L。

（二）尿崩症

尿崩症在颅脑创伤中的发生率不高，其机制完全不同于血管升压素分泌异常综合征，可能是由于直接创伤或继发性脑水肿影响到垂体 – 下丘脑轴，血管升压素的分泌不能适应机体体液渗透压的升高。

1. 诊断依据

（1）清醒患者表现为烦渴。

（2）尿量 >200mL/或 4000ml/d。

（3）尿相对密度 <1.005。

2. 治疗

（1）维持水和电解质平衡，补充丢失的液体量。

（2）诊断明确后，无论何时只要尿量 >200ml/h，即可肌内注射 5U 的神经垂体素。

（三）颅脑创伤后高糖血症

早在 1849 年，Berade 就描述了颅脑创伤后血糖升高的现象，此后这一现象为大量的临床研究和动物实验所证实。颅脑损伤后高糖血症能明显加重脑组织病理损害程度，增加脑缺血梗死灶的范围。高血糖加重脑损害的机制，目前认为主要与脑组织能量代谢障碍、乳酸堆积和酸中毒有关。

治疗原则和措施主要有：①颅脑创伤后早期禁用高渗含糖液体；②早期适量应用胰岛素。

三、小结

使用糖皮质激素治疗源于 20 世纪 60 年代，主要基于糖皮质激素的抗炎作用，能减轻脑水肿，减少自由基的生成，抑制神经细胞膜的脂质过氧化反应，保护神经细胞。但 20 世纪 70 年代中期以来，人们对糖皮质激素治疗颅脑创伤的作用产生怀疑。此后，糖皮质激素治疗颅脑创伤的应用逐渐减少，甚至有些临床医师在治疗颅脑创伤患者时放弃了糖皮质激素疗法，尤其是美国神经外科医师联合会于 1996 年宣布糖皮质激素不应当应用于闭合性颅脑创伤的治疗后，糖皮质激素在颅脑创伤患者中的应用更是大为减少。这并不单纯由于疗效不佳，同时还考虑到激素的不良反应，尤其是大剂量长期应用时更易发生。因此，对颅脑创伤后激素的应用应严格掌握适应证，不宜常规使用。特别应该重视的是，2004 年《柳叶刀》报道的全世界 49 个国家 239 家医院 10 008 例急性颅脑创伤患者前瞻性随机双盲对照研究结果，发现超大剂量甲泼尼龙会显著增加患者病死率。

四、前景与展望

Alderson 等 1997 年系统回顾了皮质糖皮质激素在急性颅脑创伤中应用的随机对照实验，糖皮质激素在急性颅脑创伤中的作用仍有相当大的不确定性，既不能排除有益作用，也不能排除有害作用。在回顾了以往糖皮质激素治疗闭合性颅脑创伤的临床研究资料的基础上，Borsody 等于 2001 年 1 月发表文章认为，现有资料支持对没有伴发颅内出血的闭合性颅脑创伤患者使用糖皮质激素，而对于伴发颅内出血的患者使用糖皮质激素是有害的。2004 年《柳叶刀》报道的全世界 49 个国家 239 家医院 10 008 例急性颅脑创伤患者前瞻性随机双盲对照研究结果，发现超大剂量甲泼尼龙会显著增加患者病死率。所以，目前对于急性颅脑创伤患者使用糖皮质激素持反对的意见占主流。当然，大量实验证明糖皮质激素具有抗炎、抗水肿、阻断继发性脑损伤的病理生理学过程等作用是公认的事实，将来研究的重点方向是发现具有抗脑水肿和继发性脑损害等病理过程，同时无糖皮质激素所致的不良反应。

五、主要依据

形成支持使用糖皮质激素的论点的依据见表 4-5，不支持使用糖皮质激素的论点的依据见表 4-6。

表 4-5　支持使用糖皮质激素的主要作者的研究概要和结论

作者及年份	研究概要	结论
Gobiet 1976	93 例重型颅脑创伤者使用常规剂量或大剂量地塞米松治疗，比较其疗效	大剂量地塞米松治疗有效，小剂量无效
Hall ED 1993	伤后 8h 内进行大剂量冲击疗法，甲泼尼龙能促进脊髓损伤患者的恢复	甲泼尼龙的脑保护作用与抑制脂质过氧化反应有关，而与糖皮质激素作用无关
Hall EDC 1985	CF-1 小鼠脑创伤后 5min 内使用不同剂量的甲泼尼龙、泼尼松龙、泼尼松和氢化可的松尾静脉内注射，观察神经病学评分情况	30mg/kg 体质量的甲泼尼龙效果最好，剂量过小和过高的泼尼松龙效果较好，剂量过小过大均无效，氢化可的松无效
朱诚 1992	83 例重型颅脑创伤患者使用常规剂量或大剂量地塞米松治疗，比较其疗效	大剂量地塞米松组病死率为 14.61%，小剂量地塞米松组病死率为 56.25%
富壮 1999	30 例重型颅脑创伤患者使用大剂量甲泼尼龙 30 例不给激素作对照组，比较其疗效	大剂量地塞米松治疗的患者病死率低于对照组
信照亮 1997	观察局部应用地塞米松对 SD 大鼠创伤性脑水肿和血脑屏障通透性的影响	脑创伤灶局部应用地塞米松可减轻脑创伤性水肿，其机制与降低血脑屏障的通透性有关
周幽心 1995	对经 CT 扫描证实重型颅脑创伤伴发急性弥漫性脑肿胀的 21 例患者应用大剂量地塞米松联合甘露醇加以综合治疗成功地抢救了 5 例患者	脑创伤后急性弥漫性脑肿胀的治疗中，地塞米松联合甘露醇有效地缓解和控制性弥漫性脑肿胀的发展
吴厚慧 1999	经头颅 CT 扫描确诊为脑挫裂伤伴颅内血肿形成手术者 18 例，血肿清除后由硅胶管局部注入地塞米松 20mg 并夹闭，以后每天注药一次，7d 后拔除	经观察局部应用地塞米松疗效明显
王锐 2000	制作豚鼠创伤模型，使用 4mg/kg 地塞米松或 0.1mg/kg 的促甲状腺素释放激素治疗，测定脑水含量，伊文蓝染色，血中肌酸磷酸激酶、钙和乳酸脱氢酶含量	大剂量地塞米松的疗效较促甲状腺素释放激素疗效好

表 4 - 6　不支持使用糖皮质激素主要作者的研究概要和结论

作者及年份	研究概要	结论
Nagashima 2000	回顾了 250 例无血管性股骨头坏死，其中 11 例是在神经外科使用糖皮质激素治疗造成的。如果神经外科治疗过程中总的糖皮质激素剂量达到 5000mg（如氢化可的松），就有较高的风险发生。无血管性股骨头坏死，即使在治疗垂体功能低下的补充治疗过程中也可能发生	此病通常发生于神经外科治疗后 2～3 年，常常被神经外科医师所忽略
White - Gbadeb 1993	使用皮质酮治疗脑液压冲击伤后的大鼠，发现皮质酮治疗组较对照组有短暂的运动缺陷加重，并且认知功能也较对照组减弱	长期使用皮质酮治疗能加重大鼠创伤性脑损伤的运动缺陷
Fanconi 1988	对 25 名严重脑创伤的儿童进行了随机研究，地塞米松治疗组（13 名）使用 1mg/kg 的剂量，对照组不接受地塞米松治疗。有患者接受标准治疗方案，并测定了尿中的游离氢化可的松含量。6 个月后使用 GCS 评分评价治疗效果	大剂量地塞米松能抑制内源性氢化可的松的生成，并能增加细菌感染的风险性，但对临床和实验室检查及最终的治疗结果没有影响
DeMaria 1985	研究了 197 个连续多发性创伤患者，用来确定使用皮质糖皮质激素治疗脑和脊髓损伤后引起的感染性并发症	使用糖皮质激素治疗中枢神经系统创伤使患者感染性并发症的发生率和严重程度均明显增加
Dearden 1986	使用双盲法研究了 130 个重型颅脑创伤患者，使用地塞米松剂量 150mg/d，观察病死率和 ICP 的变化情况	地塞米松无效
Braaman 1983	使用双盲法研究了 1 61 个重型颅脑创伤患者，使用地塞米松剂量 200mg/d，观察病死率和病残率的变化情况	地塞米松无效
Saul 1981	使用双盲法研究了 100 例重型颅脑创伤的患者，使用甲泼尼龙 750mg/d	甲泼尼龙对患者的死亡率和病残率无显著影响
Giannotta 1984	研究了 88 例重型颅脑创伤患者，使用甲泼尼龙 30mg/kg 或地塞米松 1.5mg/kg	对 40 岁以上患者的病死率和病残率无显著影响
Cooper 1979	前瞻性双盲法研究；97 例重型颅脑创伤按伤情分类，分别接受安慰剂、60mg/d、96mg/d 地塞米松；76 例有完整的随访资料	伤后 6 个月时的预后、系列神经学检查、颅压均无明显差异
Saul 1981	前瞻性双盲法研究；100 例重型颅脑创伤分别随机接受安慰剂或甲泼尼龙 5mg/d	伤后 6 个月预后无明显差异
Crash 试验 2004	10 008 例重型颅脑创伤分别随机接受安慰剂或超大剂量甲泼尼龙 21.2g/48h	显著增加病死率
Entezari2007	随机双盲法研究；31 例视神经损伤接受安慰剂或超大剂量甲泼尼龙 250mg/6h，使用 3d	视力恢复无明显差异

（毛建辉）

第六节 颅脑创伤患者过度通气的应用

一、概述

强制性过度通气（$PaCO_2 \leq 3.3kPa$）在过去 20 多年时间里是处理严重颅脑创伤患者颅内高压的基本方法之一，因为它会使 ICP 迅速下降。然而，至今没有研究表明，过度通气能改善严重颅脑创伤患者预后。40% 的严重颅脑创伤患者出现脑肿胀和 ICP 升高；颅脑创伤后 ICP 增高是引起死亡和脑功能障碍的最常见原因之一。因此，大多数临床医师设想通过过度通气降 ICP 来改善重型颅脑创伤患者的预后。

然而，过度通气是通过脑血管收缩和 CBF 减少来降低 ICP。过去 20 年中研究确实证明了 CBF 在伤后第 1 天低于正常值的一半，且强制性过度通气有加重脑缺血的风险。在大多数严重颅脑创伤死亡病例中都发现了存在脑缺血的组织学证据。一组前瞻性随机研究发现不使用预防性过度通气和使用过度通气相比，伤后 3 个月和 6 个月随访发现不使用过度通气的患者预后较使用者更好。因此，限制重型颅脑创伤后过度通气的应用则可能有助于改善脑神经功能恢复以及避免医源性脑缺氧。

二、论点形成过程

首先对过去 25 年中所有发表的相关文章进行广泛回顾。通过计算机检索国家医学图书馆，得到大约 400 篇文章。检索用下列医学主题词：脑创伤、脑缺血、颈静脉、局部脑血流、脑灌注、脑过度灌注。综述了相关文章写成初稿。作者尤其重视颅脑伤后 CBF、A - VDO_2、SjO_2 和过度通气。所有这些文章都是 8 个病例以上的大宗临床随机化研究，仅 1 篇是双盲随机对照前瞻性临床研究。

三、科学基础

（一）CBF 与重型颅脑创伤

CBF 在伤后最初 24h 内最低，并在随后 3d 中逐渐增加，除难以控制性颅内高压的死亡患者外。典型重型颅脑创伤患者的 CBF 在伤后最初 8h 内 < 30mL／（100g·nin），且在伤后最初 4h 内可能 < 20ml／（100g·min）。

颅脑创伤后引起不可逆性缺血或梗死的 CBF 阈值尚不清楚。Obrist 等提出颅脑创伤会引起脑代谢抑制。因此，颅脑创伤后 CBF 减少在多数情况下可能与脑代谢相适应。然而在一组正电子发射断层扫描（PET）研究中，Heiss 等观察到 16 例临床和 CT 扫描证明的半球卒中患者在症状出现后平均 23h，梗死中心的平均 CBF 为（16.7 ± 7.95）ml（100g·min），梗死灶附近区域为（31.0 ± 10.65）ml／（100g·min）。

严重颅脑创伤时，CBF 在硬膜下血肿、弥散性损伤和低血压患者中最低，在硬膜外血肿或 CT 扫描正常的患者中最高。在伤后最初 24h 内 CBF 和格拉斯哥评分（GCS）或预后有直接的相关。CBF 与 ICP 变化并不始终呈平行关系，在某些病例中，CBF 升高会引起 ICP 降低。

（二）脑血管的 CO_2 调节机制

脑细小动脉的管径受到动脉血 $PaCO_2$ 的调节，这种调节机制对于脑血管阻力（cerebral vascular risistanc，CVR）、CBF 以及脑血容量（cerebral blood volume，CBV）具有重要意义。$PaCO_2$ 的降低引起细小动脉收缩，CVR 增加，CBF 相应减少；$PaCO_2$ 的升高则作用相反。实际上，CO_2 的调节作用是通过脑脊液 pH 值的变化实现的：pH 值降低，血管扩张；pH 值升高，血管收缩。

血和脑脊液中的 pH 值主要取决于缓冲对 HCO_3^-/H_2CO_3 的比值。CO_2 和 H_2CO_3 以及 HCO_3^- 之间存在以下关系：

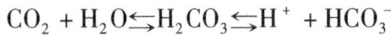

$$CO_2 + H_2O \leftrightarrows H_2CO_3 \leftrightarrows H^+ + HCO_3^-$$

过度通气时全身的 $PaCO_2$ 降低，pH 值增高，数小时至数天后，受到肾脏调节作用血 HCO_3^- 浓度亦降低，血 pH 值逐渐代偿接近正常水平。因为，CO_2 能够自由通过血脑屏障，过度通气同样引起脑脊液 PCO_2 的迅速降低和 pH 值的相应增高，但由于脉络丛碳酸酐酶的作用，HCO_3^- 浓度在数小时内很快降低，而 H^+ 和 HCO_3^- 不能自由通过血脑屏障，故脑脊液 pH 值较快得以代偿。这种变化特点的临床意义在于，过度通气通过降低血和脑脊液中的 PCO_2，脑脊液的 pH 值相应增高，引起脑血管收缩、CBF 降低，CBV 相应减少，达到降低 ICP 的效果。但在数小时内，脑脊液的 pH 值便因为脉络丛碳酸酐酶的作用得到代偿，达到或接近过度通气前的水平，脑细小动脉的管径、CBF、CBV 以及 ICP 亦随之恢复到初始水平。因此，过度通气难以较长时间地维持降 ICP 的作用；而且，过度通气一旦终止，脑脊液中 PCO_2 相对于 HCO_3^- 迅速回复正常，pH 值相应降低，引起脑血管扩张，CBF、CBV 以及 ICP 出现反弹甚至超过过度通气前的水平。在动物实验中发现，过度通气 24h 后，回升 $PaCO_2$ 引起脑血管的明显扩张，血管口径超出过度通气前的大小；在人体研究中观察到，维持 $PaCO_2$ 在 2.0～2.66kPa 水平 4h 后，CBF 恢复至接近原水平，5h 后终止过度通气，CBF 出现明显增高并超出原先的 31%。

（三）颅脑创伤后脑血流和脑代谢水平的改变

过度通气在减少 CBF、降低 ICP 的同时，有引起脑缺血损害的危险，尤其是在伤后 24h 内或过分运用过度通气的情况下。这个问题涉及颅脑创伤后 CBF 和脑代谢水平的改变。脑缺血损害取决于 CBF 和脑代谢水平之间的平衡，当 CBF 降低不能满足脑组织的代谢需求时，即发生脑缺血性损害。如果在重型颅脑创伤后业已存在脑组织的缺血，过度通气无疑会加重这一病理过程。

对重型颅脑创伤患者的尸解组织切片中发现，缺血性脑损伤普遍存在。但这种缺血性脑损伤是发生在受伤当时，或是继发于伤后 CBF 的减少，尚不能肯定。研究发现重型颅脑创伤后的早期，CBF 明显减少。Marion 等报道重型颅脑创伤后 1～4h，CBF 平均为（27±14）ml/（100g·min），伤后 5～24h 升至（44±10）ml/（100g·min）；Bouma 等报道的伤后 6h 内 CBF 为（22.5±5）ml/（100g·min），6h 后 CBF 开始增加，36～42h 达到高峰。尽管上述发现证实重型颅脑创伤后 24h 内存在 CBF 的降低，但并不能说明脑组织有缺血损害，因为脑组织缺血与否除与 CBF 有关外，还与脑组织的代谢水平密不可分。

当 CBF 减少时，脑组织为满足代谢需要会增加对血流中氧的摄取，氧摄取分数可由正常状态下的 30%～40% 升高到 90%，$A-VDO_2$ 增大。当仍不足以代偿时，脑组织的能量代谢便出现障碍。正常脑代谢状况下，CBF < 20ml/（100g·min）便会出现神经电活动的异常，<18ml/（100g·min）即出现脑缺血性损害。但是当脑组织的代谢水平降低，如使用巴比妥药物后，脑需氧量相应减少，脑组织对缺血的耐受增加，CBF 还会出现继发性的下调，称之为 CBF 的代谢自动调节作用。Obrist 等发现重型颅脑创伤后患者在 CBF 降低的同时，有脑组织的氧代谢率（$CMRO_2$）的降低，而氧摄取分数正常，$A - VDO_2$ 在正常范围以内，提示 CBF 的降低是继发于脑组织代谢水平的下降，而并不支持脑缺血损害变化。其他的研究亦证实，在重型颅脑创伤患者，无论 CBF 降低抑或是升高，$CMRO_2$ 均降低，且 $CMRO_2$ 水平与患者的意识和预后相关。

综上所述，在重型颅脑创伤后的早期 24h 以内，存在 CBF 的降低，但目前尚不能证实此时的 CBF 降低伴有脑缺血性损害，CBF 降低可能是继发于伤后脑组织代谢水平下降的一种改变。尽管如此，对于过度通气的运用来说，伤后早期可能使已降低的 CBF 更行降低，有加重或引起脑缺血损害之虞。

（四）过度通气对 CBF 的影响

动物实验发现，当过度通气 $PaCO_2$ 达到 1.3 ~ 2.0kPa 时，CBF 下降至 18ml/（100g·min）；当 $PaCO_2$ 降至 3.2 ~ 3.5kPa 时，CBF 下降的同时，$A - VDO_2$ 增高，脑组织的 $CMRO_2$ 不变，提示脑组织通过增加对血流中氧的摄取以代偿 CBF 的下降，维持脑组织的能量代谢；但不适的过度通气还是会引起神经元电活动的异常和 $CMRO_2$ 的下降，尤其是当 ICP 增高接近引起脑缺血的阈值时，过度通气使 $PaCO_2$ 达到 2.0kPa，即出现脑缺氧变化。

在正常人体研究中发现，当过度通气使颈内静脉氧分压降至 2.8kPa 时，出现脑电图改变。Cold 等在临床观察到，过度通气前就存在 CBF 降低的重型颅脑创伤患者，在过度通气后脑内 CBF 降低区域的范围扩大，但因为没有同时检测 $CMRO_2$，不能判断 CBF 的下降是否导致脑缺血；Obrist 在一部分具有较高 $CMRO_2$ 而 CBF 较低的重型颅脑创伤患者发现，当过度通气 $PaCO_2$ 降至 3.1kPa 时，CBF 下降到 19ml/（100g·min），脑 $A - VDO_2$ 增大，$CMRO_2$ 下降近 1/2，提示脑能量代谢受到影响，此时颈内静脉氧分压从 5.0kPa 降至 3.0kPa；Reinstrup 等对 27 例颅脑创伤患者急性期行 CBF 和 TCD 流速监测，也发现过度通气的低碳酸血症可导致 TCD 平均流速和 CBF 降低，二者虽然不能直接影响颅脑创伤患者的 CO_2 反应性，但是可以对颅脑创伤后脑血管情况评估提供有用信息。

上述研究表明，过度通气在部分患者，尤其是在已有 CBF 降低的患者，可能会导致脑组织缺血和能量代谢障碍。只是在人体引起脑组织缺血的阈值尚不确切。

20 世纪 90 年代以来，人们采用脑组织氧直接监测技术能够直接监测局部脑组织氧含量。荷兰鹿特丹大学医学院 Carmona 对 90 例重型颅脑创伤患者采用脑组织氧直接监测技术，观察过度通气对患者脑组织氧含量的影响。结果发现过度通气使患者脑组织氧含量从（3.4 ± 1.6）kPa 降至（3.0 ± 1.3）kPa，证明过度通气有害无益。

Coles 等对 30 例闭合性颅脑创伤患者的前瞻性研究中，观察过度通气对 CBF、$CMRO_2$、SjO_2 等的影响，发现过度通气后 CBF 明显下降，导致 SjO_2 监测不能探查到的氧摄取指数和脑缺血范围增加；平均 $CMRO_2$ 虽然轻度增加，但是变化范围很大。过度通气继发的急性 CBF 下降和 $CMRO_2$ 增加将会消耗脑组织的生理储备，以此保障氧代谢。

（五）$A - VDO_2$ 和 SjO_2

除硬膜下血肿患者外，$A - VDO_2$ 和 CBF 在伤后 24h 内呈负相关。$A - VDO_2$ 增加 9% 容积可能提示脑缺血。

SjO$_2$ 通常 >50%，<50% 被认为氧饱和度下降。长时程和 SjO$_2$ 降低与患者预后不良有关。SjO$_2$ 下降常出现 CBF 下降。低碳酸血症与 SjO$_2$ 下降相关。在 6 例患者中，Cruz 等发现当 PaCO$_2$ <2.9kPa 时，SjO$_2$ 平均为（45±8）%，当 PaCO$_2$ 增加 1.33kPa 后，SjO$_2$ 为（59±3.2）%。Sheinberg 等证明 PaCO$_2$ <3.7kPa 是 33 例患者中 10 例 SjO$_2$ 下将的原因。

（六）过度通气

过度通气能有效降低 ICP 的前提是脑血管具有对 CO$_2$ 的反应性。尽管在部分重型颅脑创伤终末期的患者，脑血管丧失了对 CO$_2$ 的反应，但在多数情况下，这一反应性仍然存在。

1. 预防性持续过度通气　对于预防性持续过度通气的运用尚存在争议。一组研究将重型颅脑创伤患者（GSC≤8 分）随机分为 3 组，正常通气组、过度通气组、过度通气+氨丁三醇（THAM）组，后两组持续应用过度通气 5d，结果在 GCS 运动评分 4～5 分的患者中发现过度通气组患者的预后不如另外两组；同时发现，过度通气后的 24h 和 72h，联合应用 THAM 的过度通气组中，CBF 较基线下降 25%，而单用或未用过度通气组的 CBF 与基线比较没有变化。通过此研究作者得出结论，预防性持续过度通气在部分重型颅脑创伤患者具有不利影响，而联合静脉应用 THAM 能够克服这一不利影响。THAM 是一种可通过血脑屏障的弱碱性药物，过度通气后的几个小时，脉络丛通过降低 CSF 中 HCO$_3^-$ 浓度，使脑脊液 pH 值很快恢复。当静脉应用 THAM 后，因其缓冲作用使 CSF 的 pH 值维持在较高水平，同时也有利于过度通气对伤后脑组织乳酸酸中毒的缓解作用。此外，Obrist 等观察到，在部分重型颅脑创伤患者的伤后 4d 内，CBF 不是降低而是升高，这种高血流状态平均持续 3d，在伤后 24d 即可出现，并且与 ICP 增高密切相关；而 CBF 对过度通气的反应在这些患者中更为明显。

上述发现提示在重型颅脑创伤的治疗中，可能存在一个适用预防性持续过度通气的窗口期，同时联合应用一些弱碱性药物如 THAM，可维持过度通气的降压作用，消除其对预后的不利影响。

2. 过度通气在顽固性颅内高压中的应用　目前过度通气的临床运用得到认可的是作为一种临时的救治手段，在 ICP 急剧增高或难以利用其他降 ICP 措施控制时，可予以合理使用。

由于 ICP 的波动性，在颅脑创伤的患者，ICP 会出现短暂的自发性增高，或者由于各种刺激因素如吸痰、体位变动等骤然增高。虽然这种一过性的变化历时不过数分钟，但可导致脑灌注压的急剧下降。在这种情况下，可短时程应用过度通气，有利于缓解 ICP 增高。在一过性因素消除后，即可停止过度通气。这种短时程过度通气的应用尚不致引起脑脊液中 HCO$_3^-$ 的变化，故不存在 ICP 的反跳现象。

对于一些颅脑创伤的患者出现难以控制的颅内高压，当其他降 ICP 措施如脑室外引流、手术清除血肿或内外减压仍不能有效控制，或者还来不及采取这些处理时，可使用过度通气作为救治手段。然而，这种情况下一旦用上了过度通气，因为停用后的反弹现象，可能难以撤除。

Raichle 等研究了一组健康志愿者对过度通气的正常反应：PaCO$_2$ 降至 2.0～2.66kPa 30min 后，CBF 减少了 40%；4h 后 CBF 增加到基础值的 90%。当 PaCO$_2$ 恢复正常后，CBF

超过正常值 31%。

JagersbergM 在 26 例颅内高压的颅脑创伤和蛛网膜下隙出血（SAH）患者的研究中，测量了不同颅内高压治疗方法对全脑 CBF 和有效 CPP 的影响。与渗透疗法相比，过度通气可降低 ICP（P < 0.001）和 CBF（P < 0.001），并且有效 CPP 也降低（P = 0.002）。

在重型颅脑创伤中 CO_2 相关的血管反应性为：$PaCO_2$ 每变化 0.133 kPa，CBF 变化 3%。但在 CBF 较低时变化值较小。血管对 CO_2 反应性降低与预后不良相关。在很多患者中，局部 CO_2 血管反应性与全脑血管反应性相差 > 50%。在部分患者中，脑自主调节在正常碳酸血时保存，而在低碳酸血症时丧失。在某些病例，过度通气确实可造成 ICP 的下降。Crockard 等发现 14 例患者中 4 例 $PaCO_2$ 下降至 25 ~ 30mmHg、ICP 也相应降低。Obrist 等发现 31 例患者中仅 15 例出现过度通气后 ICP 下降，但有 29 例出现 CBF 下降。强制性过度通气能造成 A – VDO_2 和 CBF 降到或接近脑缺血阈值。在 10 例 $PaCO_2$ 为（23.2 ± 2.8）mmHg 的患者中，Obrist 等发现 A – VDO_2 为（10.5 ± 0.7）容量%，CBF 为（18.6 ± 4.4）ml/（100g·min）。

1991 年，Muizelaar 等发表了一组随机化前瞻性临床研究结果。此研究将 77 例严重颅脑创伤患者随机分为 2 组。一组伤后 5d 内以长时程过度通气［$PaCO_2$（3.3 ± 0.4）kPa］治疗；另一组在同一时期内保持相对正常血碳酸值［$PaCO_2$（4.7 ± 0.27）kPa］。在伤后 3 个月和 6 个月随访，过度通气组患者预后明显差于正常血碳酸组。伤后 1 年随访未发现两组患者预后有明显统计学差异。然而，差异的不明显可能是由于统计学错误造成的，因为伤后 1 年实际上只有较少患者得到随访。

3. 过度通气使用方法和过度通气的终止　利用过度通气控制 ICP 的患者多处于昏迷状态，需要气管插管维持呼吸道的通畅，同时也有利于机械辅助过度通气的应用。气管插管可引起血压和 ICP 的急剧增高，诱发脑疝形成，故插管前需静脉用药，如硫喷妥钠、利多卡因或依托咪酯能缓解 ICP 的增高。

要达到降低 $PaCO_2$ 的目的，需要提高每分钟通气量（潮气量×呼吸频率）。通常利用增加呼吸频率来提高每分钟通气量，而维持正常潮气量不变（10 ~ 12ml/kg），这样能避免增加潮气量引起胸腔压的增高，进而导致 ICP 升高。常用的观察指标为呼气末 CO_2 分压。由于肺内通气/血流灌注比的不均衡和气道无效腔对呼出 CO_2 的稀释，呼气末 CO_2 分压稍低于 $PaCO_2$，如果能行血气分析明确呼气末 CO_2 分压和 $PaCO_2$ 的相关关系，可更好地实现对 $PaCO_2$ 的监测。一般 $PaCO_2$ 控制在 2.66 ~ 4.0kPa 的范围，同时需要对 $CMRO_2$、CBF、A – VDO_2 等指标进行观察，以防出现脑缺血损害。

过度通气的终止应循序渐进。过度通气的终止对 ICP 的影响取决于两个因素，即过度通气时间的长短和当时颅内容物的顺应性。短暂使用过度通气的患者，在 ICP 得到控制后即时便可终止，不必担心 ICP 的反弹。而对于较长时间应用过度通气的患者，过度通气的终止应在 ICP 变化的监测下，遵循个体化原则。开始时可试行将呼吸频率减少 1 ~ 2 次，在有些患者即可见到 ICP 立即升高；如果升高不显著，维持该频率直到 CSF 经重新调节适应后 ICP 回降，再依据这样的变化规律进行以后的调整；如果 ICP 在呼吸频率降低 1 ~ 2 次后显著升高，说明此时颅内容物的顺应性很差，需综合采用其他降低 ICP 的措施后，才可能安全地终止过度通气。

目前，我国尚没有统一的过度通气临床使用准则。美国《重型颅脑创伤救治指南》提出的过度通气使用原则为：当重型颅脑创伤后存在 CBF 的降低时，过度通气会进一步影响脑组织的血流灌注。因此，重型颅脑创伤后的 24 h 内应避免预防性地使用过度通气（$PaCO_2$ ≤4.7kPa）；当神经症状急剧恶化时，可考虑短时程使用过度通气；对于顽固性的颅内高压，在镇静、脱水、脑脊液引流等治疗措施控制无效时，可较长时程使用过度通气。SjO_2、A – VDO_2、CBF、脑组织氧分压（$PtiO_2$）等指标的监测有助于对脑缺血的判断和预防。但是在欧洲的一项多中心研究中，发现过度通气仍被广泛应用于重型颅脑创伤患者，而且未严格按照《重型颅脑创伤救治指南》中的过度通气使用原则，并没有进行相关的脑氧监测等。

四、小结

长时程过度通气疗法应被禁止用于重型颅脑创伤后早期 5d，特别是最初 24h。重型颅脑创伤患者的 CBF 监测证明伤后早期脑血流降低。过度通气能进一步降低 CBF，但并不确定能降低 ICP，且可能造成脑血管自主调节功能丧失。在严重颅脑创伤患者，脑血管对低碳酸血的反应降低，且灌注压下降。虽然发生不可逆脑缺血的 CBF 水平尚未明确确立，但在颅脑创伤后死亡患者中 90% 被证明有缺血性细胞损害改变。PET 检查也证明不可逆性脑损害可能发生于 CBF 降至 <20ml/（100g·min）时。随机化前瞻性临床试验表明，长时程过度通气疗法治疗不但不能改善重型颅脑创伤患者预后，反而会增加患者病死率。

五、前景与展望

仍然需要更多的大宗随机化前瞻性临床试验，以最终确定伤后早期 24 内的短程过度通气是否有害。

六、主要依据

形成本章观点主要依据见表 4 – 7、4 – 8 和 4 – 9。

表 4 – 7 重型颅脑创伤后 CBF 的临床测量

作者及年份	研究概要	结论
Bouma 1991	186 例重型颅脑创伤患者的大宗研究，设计用于测量伤后早期 CBF 及其与预后的关系	伤后最初 6h 的平均 CBF；为（22.5 ± 5.2）ml/（100g·min），CBF 在伤后 36 ~ 42h 最高
Bouma 1992	35 例重型颅脑创伤患者极早期 CBF 的大宗研究，于伤后平均（3.1 ± 2.1）h 进行	全脑或局部 CBF <18ml/（100g·min）被定义为缺血阈值。31.4% 患者出现脑缺血
Fieschi 1974	12 例重型颅脑创伤患者的 CBF 大宗研究设计用于描述伤后最初数日的 CBF 暂时变化	CBF 通常在伤后最初 12h 最低，在死亡和生存患者中平均值分别为 17 和 28ml/（100g·min）
Marion 1991	32 例重型颅脑创伤者的大宗研究，目的在于定义伤后最初 5d 内发生的 CBF 暂时性变化	伤后最初 1 ~ 4h 的平均 CBF 为 27mL/（100g·min），CBF 通常在伤后 12 ~ 24h 内最低。局部 CBF 有实质性差异
Muizelaar 1989	32 例重型颅脑创伤儿童的大宗研究以测量伤后最初数日的 CBF	CBF 在伤后最初 24h 内最低
Salvant 1993	54 例重型颅脑创伤和硬膜下血肿患着的大宗研究，设计用于定义 CBF 的暂时性变化和血肿对局部 CBF 的影响	最低 CBF 通常出现于伤后最初 24h 内；硬膜下血肿同侧半球，9% 患者的 CBF <18ml/（100g·min）

表 4-8 颅脑创伤后缺血的组织学证据和伤后 A-VDO$_2$ 增宽的证据

作者及年份	研究概要	结论
Bouma 1991	186 例重型颅脑创伤患者的大宗研究以测量伤后早期 CBF 和 A-VDO$_2$ 的变化过程	A-VDO$_2$ 在伤后最初 4~6h 最宽〔7.1±1.5)% 容积〕，在 36~42h 时降至 (4.2±1.7)% 容积
Graham 1988	71 例致死性重型颅脑创伤病例的组织学研究，患者死前无 ICP 增高证据（临床、放射学，或病理学）	在 70% 的脑组织发现缺血性细胞改变
Robertson 1974	102 例重型颅脑创伤患者的大宗研究以检测 A-VDO$_2$、CBF 和 ICP 的变化过程和相互关系	A-VDO$_2$ 通常在伤后最初 24h 内增宽
Ross 1993	37 例致死性重型颅脑创伤病例的组织学研究以确定基底节区缺血性细胞改变的发生	89% 病例中发现丘脑网状神经元的减少

表 4-9 过度通气对 CBF，A-VDO$_2$，SjO$_2$ 和临床预后的影响

作者及年份	研究概要	结论
Cruz 1991	6 例重型颅脑创伤患者的研究，患者伤后 48h 内接受持续 SjO$_2$ 监测	在所有 6 例患者接受强制性过度通气期间观察到 SjO$_2$ 降低 (45.5±8)%，所有患者停止过度通气后 SjO$_2$ 增加至 50% 以上
Muizelaar 1991	77 例重型颅脑创伤患者的前瞻性随机化临床试验，比较一组伤后 5d 内用过度通气使 PaCO$_2$ 为 (3.3±0.27kPa) 的患者和一组在同一时期 PaCO$_2$ 维持 (4.7±0.27kPa) 的患者的临床预后	在伤后 3 个月和 6 个月，最初 GCS 运动评分为 4~5 分的患者未接受过度通气者预后好于过度通气者
Obrist 1984	31 例重型颅脑创伤患者的大宗研究，测量了进取性过度通气对 ICP、CBF 和 A-VDO$_2$ 的影响	过度通气使 CBF 下降（29731 病例）的影响明显大于其对 ICP 下降（15731 病例）的影响。10 例患者的强制性过度通气〔PaCO$_2$ (3.1±0.4) kPa〕导致 A-VDO$_2$ 值为 (10.5±0.7)% 容积和 CBF 降低至 (18.6±4.4) ml/ (100g·min)
Sheinberg 1992	45 例重型颅脑创伤患者的大宗研究，SjO$_2$ 监测 1~8d	过度通气是引起 SjO$_2$ 降低 (<50%) 的第 2 种最常见原因，是造成 10/33 病例 SjO$_2$ 下降的原因
Marion 1992	20 例重型颅脑创伤患者的前瞻性临床研究，检测细胞外谷氨酸、乳酸和周部 CBF 变化	过度通气能显著升高细胞外谷氨酸、乳酸水平，并降低局部 CBF。且这一作用在伤后 24~36h 较伤后 3~4d 更为常见
Coles 2002	33 例重型颅脑创伤患者和 14 例健康志愿者的前瞻性研究以测量对 CBF 的影响	过度通气显著降低全脑血流灌注，增加脑损伤后的严重低灌注脑组织体积
Carmona 1999	90 例重型颅脑创伤患者的大宗研究，采用脑组织氧直接监测技术，观察过度通气对患者 PtiO$_2$ 的影响	过度通气使患者 PtiO$_2$ 从 (3.4±1.6) kPa 降至 (3.0±1.3) kPa，证明过度通气有害无益
Imberti 2002	36 例重型颅脑创伤患者（GCS≤8 分），观察过度通气对 ICP、SjO$_2$、PtiO$_2$，的影响	过度通气可使 ICP 显著下降，但也会降低脑灌注，引起脑缺血改变
Soustiel 2006	36 例重型颅脑创伤患者的回顾性研究，观察过度通气对 CBF、CMRO$_2$. CMRGLc、CMRLct 等的影响	过度通气后 CBF 明显下降，同时伴有 CMRO$_2$ 下降，引起无氧糖酵解和乳酸堆积

续　表

作者及年份	研究概要	结论
Coles JP 2007	30 例闭合性颅脑创伤患者的前瞻性研究，观察过度通气对 CBF、$CMRO_2$、SjO_2 等的影响	过度通气后 CBF 明显下降，导致 SjO_2 监测不能探查到的氧摄取指数和脑缺血范围增加。平均 CMRO，虽然轻度增加，但是变化范围很大。过度通气继发的急性 CBF 下降和 $CMRO_2$ 增加将会消耗脑组织的生理储备，从而保障氧代谢
Jagersberg M 2010	26 例颅内高压的颅脑创伤和 SAH 患者的研究，测量了在不同颅内高压治疗方法对全脑 CBF 和有效 CPP 的影响	与渗透疗法相比，过度通气可降低 ICP 和 CBF，并且有效 CPP 也降低
Reinstrup P 2014	27 例颅脑创伤患者急性期行 CBF 和 TCD 流速监测	过度通气的低碳酸血症可导致 TCD 平均流速和 CBF 降低。二者虽然不能直接影响颅脑创伤患者的 CO2 反应性，但是可以对颅脑创伤后脑血管情况评估提供有用信息

（孙泽林　戚晓渊）

第七节　亚低温治疗重型颅脑创伤患者的疗效

一、概述

20 世纪 50 年代以来，国内外神经外科曾经采用轻度（33～35℃）至中度低温（28～32℃）治疗重型颅脑创伤。据文献检索发现，全世界几十家医院对 100 多例重型颅脑创伤采用低温治疗，多数学者都认为低温对重型颅脑创伤有一定疗效，且无任何心脏和凝血系统的严重并发症。但由于上述报道均为临床个案少量病例报道，未作临床前瞻性对照研究，所以无法对低温治疗重型颅脑创伤的疗效做出确切结论。加上无系统动物实验研究和临床降温方法的落后，低温治疗重型颅脑创伤已被国内外医师所遗忘。直至 20 世纪 80 年代末期人们才证明亚低温对实验性颅脑创伤具有显著的治疗保护作用。90 年代以来的前瞻性临床应用研究结果也发现，30～33℃亚低温能显著降低重型颅脑创伤患者的死残率，说明亚低温对颅脑创伤患者具有肯定的疗效。目前，国内外有条件的医院已将亚低温治疗方法列为重型颅脑创伤患者的治疗常规。但近年来国外学者对有关亚低温治疗的时间窗、指征、时程和疗效提出不同意见，特别是美国学者 Clifton 医师领导的美国多中心临床研究未证明亚低温的治疗作用。直至 2010 年，他在《低温杂志》（Therapeutic Hypotherrn, ia an, cl Temperature Management）上发表文章承认美国多中心无效的根本原因是复温太早导致颅内压反跳所致。2013 年，美国《低温杂志》刊登中国低温专辑，高度认可中国长时程低温治疗重型颅脑创伤患者的成果。2007 年，美国《重型颅脑创伤救治指南》将长时程亚低温作为Ⅲ级推荐用于治疗重型颅脑创伤患者。目前，美国和中国已经分别在美国 www. clinicaltrial. org 注册，正在开展长时程亚低温治疗重型颅脑创伤患者临床多中心随机对照研究。

亚低温概念的提出和分类：从临床医学角度，目前国际上将低温划分为轻度低温（mild hypothermia）：33～35℃，中度低温（moderate hypothermia）：28～32℃，深度低温（profound hypothermia)：17~27℃，超深低温（ultraprofound hypothermia）：16℃以下。由于轻中度低温（28~35℃）都有良好的脑保护作用，而且无明显不良反应。所以，江基尧于1993年首先将28~35℃轻中度低温定义为亚低温。随后亚低温这一概念被国内同行所广泛引用。尽管笔者的动物实验研究结果表明，30℃亚低温疗效优于33℃，但由于32℃以下低温易引起低血压和心律失常等并发症，所以，目前国内外临床多采用33~35℃亚低温治疗重型颅脑创伤患者。最近有人提出35~36℃轻度低温更安全。

二、论点形成过程

通过 MEDLINE 查阅1980年以来，以 mild to moderate hypothermia（亚低温）和 traumatic brain injur（颅脑创伤）为关键词的217篇文章，以这些文献来评估亚低温在治疗重型颅脑创伤患者中的作用。

三、科学基础

20世纪90年代，美国、欧洲、日本和中国神经外科相继开展了30~35℃亚低温治疗重型颅脑创伤的前瞻性临床研究，大多数临床研究结果令人满意。

1993年，日本大阪大学医学院医师等将33例重型颅脑创伤（GCS≤8）伴颅内高压患者随机分成两组，进行临床前瞻性研究。第1组16例患者采用34℃低温治疗；第2组17例患者维持正常体温作为对照组。临床结果表明，34℃低温能显著降低伤后颅内高压（平均1.4kPa）、升高脑灌注压（平均1.7kPa）。低温还能显著提高重型颅脑创伤患者的生存率，正常脑温颅脑创伤患者生存率仅为18%，34℃低温治疗颅脑创伤患者生存率为50%。2001年，他们将91例重型颅脑创伤（GCS≤8分）不伴有颅内高压患者（<3.3kPa）随机分成两组，进行临床前瞻性研究。第1组45例患者采用33.5~34.5℃（48h）亚低温治疗；第2组46例患者维持正常体温作为对照组。临床结果表明，33.5~34.5℃亚低温不能显著提高重型颅脑创伤患者的生存率，他们认为亚低温仅能用于重型颅脑创伤（GCS≤8分）伴颅内高压患者。

1993年，美国德克萨斯大学休斯敦医学中心 Clifton 医师对46例重型闭合型颅脑创伤患者进行前瞻性临床研究。46例患者随机分为两组，24例患者为低温治疗组（体温：32~33℃），另22例患者为正常体温对照组（体温：36~37℃）。46例重型颅脑创伤患者均在伤后6h之内入院并开始降温治疗。采用冰毯全身降温使体温降至32~33℃、维持48h左右。低温治疗和复温过程中使用适当剂量肌肉松弛剂和镇静剂以防患者发生寒战。3个月的临床随访结果表明，经32~33℃低温治疗的重型颅脑创伤患者恢复良好率为52.2%，而正常体温颅脑创伤患者恢复良好率仅为36.4%，表明亚低温对重型颅脑创伤有显著的治疗效果。他们还发现经亚低温治疗的颅脑创伤患者伤后癫痫发生率（0/24）明显低于正常体温颅脑创伤患者（5/22）（P<0.01）。32~33℃亚低温治疗未发生任何严重并发症。最近由他牵头组织的9个医学中心亚低温治疗（32~33℃，24~48h）392例重型颅脑创伤患者前瞻性随机临床研究结果已发表，结果表明亚低温治疗能显著提高 GCS 6~8分、年龄<45岁、伤后6h内达到亚低温水平的患者的治疗效果，而其他经亚低温治疗的重型颅脑创伤患者则无效。另外，在参加该项研究的9个医学中心中，3个最早开始研究的医学中心都发现亚低温治疗有效，而其他6个后参加的医学中心则无效。总体研究结果发现，亚低温不能明显改善重型

颅脑创伤患者的疗效，主要原因可能与亚低温治疗时程太短、开始亚低温治疗的时间晚（伤后6h以上）等因素有关。2002年，他又将多中心临床研究资料作进一步分析研究发现：①伤后早期入院时患者的体温状态与亚低温治疗效果有密切相关：56例入院时（<6h）体温已降至33~34℃的患者随机分为亚低温治疗组和常温组，亚低温组患者预后良好率较常温组提高12.6%；102例入院时（<6h）体温34~35℃的患者随机分为亚低温治疗组和常温组，亚低温组患者预后良好率较常温组提高17.2%；196例入院时（<6h）体温35~36℃的患者随机分为亚低温治疗组和常温组，亚低温组患者预后良好率较常温组提高0.7%（$P<0.05$）。说明伤后尽早（<6h）使患者处于35℃以下的亚低温状态，能有效提高亚低温治疗效果。②伤后早期入院时体温已达到35℃以下的亚低温状态，但随机分组为常温组，只好将这类患者体温加温升至37℃正常温度，他们的死残率较其他常温组患者增加26%（$P<0.01$）。说明伤后早期处于亚低温状态的患者不能复温，早期复温会加重脑损害，增加死残率。③患者年龄与亚低温治疗效果密切相关：年龄<45岁的81例亚低温治疗的重型颅脑创伤患者的死残率较其他年龄组重型颅脑创伤患者降低24%（$P<0.05$）。④年龄>45岁重型颅脑创伤患者实施亚低温治疗会增加患者并发症发生率。直到2010年，他在《低温杂志》上撰文承认：美国多中心研究疗效差的根本原因是复温太早导致颅内压反跳所致。

1996年，西德瑞格斯堡医院报道10例特重型颅脑创伤患者采用32~33℃亚低温治疗结果。10例特重型颅脑创伤患者中，GCS 3分7例，GCS 4分2例，GCS 6分1例。所有特重型颅脑创伤患者均在伤后6~23h开始亚低温治疗，3h内使脑温降至32~33℃，持续23~26h。结果表明，32~33℃亚低温治疗能有效地减低颅内高压，降低脑氧耗量，明显提高特重型颅脑创伤患者治疗效果，10例患者中，7例恢复良好，1例重残，2例死亡。

1997年，美国匹斯堡大学医学院将82例重型颅脑创伤患者（CGS 3~7分）随机分为两组作前瞻性临床研究。一组40例重型颅脑创伤患者采用32~33℃低温治疗，另一组42例重型颅脑创伤患者维持正常体温作为对照组。所有低温治疗的重型颅脑创伤患者均在伤后10h内入院，且立即开始低温治疗，使脑温降至32~33℃，持续24h左右。结果表明，32~33℃低温治疗能有效地减轻重型颅脑创伤患者伤后颅内高压，提高重型颅脑创伤患者治疗效果。伤后1年随访结果表明，亚低温治疗组颅脑创伤患者恢复良好率为61.0%，正常体温颅脑创伤患者恢复良好率为38.0%（$P<0.05$），而且经亚低温治疗的患者未发生严重并发症。2000年，日本大学医学院报道采用7~14d长时程32~33℃亚低温治疗99例特重型颅脑创伤脑疝（GCS<6分）患者。另外，64例特重型颅脑创伤患者作常温对照组。临床研究证明99例患者亚低温对照组恢复良好率为42.0%，而65例患者常温组恢复良好率仅为17.0%；亚低温组病死率为45.0%，常温组病死率为63.0%（$P<0.05$），充分证明亚低温对特重型颅脑创伤有显著的治疗效果。

2002年，美国弗吉利亚大学医学院报道58例重型颅脑创伤合并恶性颅内高压、经常规方法治疗无效的患者，分别采用亚低温和常温治疗。研究结果发现，亚低温治疗不但能显著降低颅内压、改善脑血流，而且能提高治疗效果。亚低温治疗患者恢复良好率和中残率为51.7%，常温组为37.5%；亚低温治疗患者病死率为17.2%，常温组为54.6%（$P<0.05$）。

2002年，荷兰阿姆斯特丹医学中心报道136例重型颅脑创伤合并恶性颅内高压、经常规方法治疗无效的患者，64例采用长时程亚低温治疗（平均115.2h），另72例接受常温治疗。研究结果发现，亚低温能显著提高重型颅脑创伤合并恶性颅内高压患者的治疗效果，亚低温治疗组患者恢复良好率为29%，常温组仅为8%；亚低温治疗患者病死率为52%，常温组为76%（P<0.05）。

2006年，日本神经损伤昏迷资料库（Japan Neurotraurna Coma Data Bank）收集到1998年到2003年中救治的708例重型颅脑创伤昏迷患者，其中579例患者为采用低温治疗，129例患者采用亚低温治疗。亚低温治疗时程>3d。伤后6~12个月随访结果发现，亚低温治疗组患者恢复良好率为28.7%，常温治疗组恢复良好率为15.7%；亚低温治疗组病死率45.0%，常温治疗组病死率69.0%（P<0.05）。

2000年，笔者报道了长时程亚低温临床治疗初步结果。通过87例重型颅脑创伤患者前瞻性对照研究发现，亚低温治疗患者病死率为25.58%（11/43），对照组为45.45%（20/44），亚低温治疗患者恢复良好率为46.5%（20/43），对照组为27.4%（12/44）（P<0.05），说明33~35℃亚低温能显著改善重型颅脑创伤患者的预后。笔者还发现亚低温能显著降低颅内高压。最近笔者报道了长时程与短时程亚低温对重型颅脑创伤颅内高压患者治疗效果的差异，结果发现5d长时程治疗效果明显优于短时程。108例亚低温治疗组预后良好和中残率为43.5%，重残和病死率为56.5%；107例常温对照组预后良好和中残率为29.0%，重残和病死率为71.0%（P<0.05）。

2003年，天津环湖医院报道396例重型颅脑创伤患者长时程亚低温治疗的疗效，亚低温治疗患者恢复良好率为38.8%，中残率22.7%，病死率25.7%；常温对照组恢复良好率为19.7%，中残率为18.2%，病死率为36.4%（P<0.05），也证明33~35℃亚低温能显著改善重型颅脑创伤患者的预后。

2002年，欧洲5个国家9个医学中心对273例心搏骤停5~15min、60min内自主循环恢复的患者进行前瞻性临床亚低温（n=136）和常温（n=137）对照研究。结果证明亚低温治疗组患者病死率（39.0%）低于常温对照组（55.0%）（P<0.01）。脑功能恢复良好率（55.5%）明显优于常温对照组（41.0%）（P<0.05），而且未增加任何并发症发生率，充分证明亚低温对脑缺血损伤有显著的治疗作用。

2014年，日本山口大学神经外科分析日本颅脑创伤昏迷资料库发现，年龄<50岁、颅内出血减压术后经亚低温治疗的88例重型颅脑伤患者预后良好率为77.8%，而常温组仅为33.3%。

亚低温脑保护的确切机制尚不十分清楚，可能包括以下几方面：①降低脑组织氧耗量，减少脑组织乳酸堆积；②保护血脑屏障，减轻脑水肿；③抑制乙酰胆碱、儿茶酚胺以及兴奋性氨基酸等内源性毒性物质对脑细胞的损害作用；④减少钙离子内流，阻断钙对神经元的毒性作用；⑤减少脑细胞结构蛋白破坏，促进脑细胞结构和功能修复；⑥减轻弥漫性轴索损伤；⑦减少神经细胞凋亡。

（一）降低脑组织氧耗量，减少脑组织乳酸堆积

长期以来人们一直认为，低温脑保护的机制可能主要是降低脑损伤后脑细胞氧耗量，减少乳酸堆积。29℃低温能显著减少脑缺血缺氧动物脑组织中乳酸含量，能使脑组织ATP能量维持在正常范围。脑缺血后局部脑组织对葡萄糖利用率出现明显障碍，30℃低温则能促进ICMRglu恢复。近年来，还有人通过31P磁共振光谱分析技术动态测定脑损伤后脑组织pH值，结果发现31~35℃低温能明显促进脑损伤后脑组织pH值恢复到正常范围，提示亚低温

能减轻脑损伤后脑组织酸中毒程度。日本大阪大学医学院对 16 例重型颅脑创伤患者采用 34℃低温治疗，发现 34℃低温能明显降低颅脑创伤后脑组织氧耗量。笔者采用脑微透析技术研究发现，30℃低温能显著降低液压脑挫裂伤区细胞外液乳酸含量。天津市神经外科研究所观察了 30～32℃亚低温治疗的重型颅脑创伤患者脑能量代谢和脑组织氧含量变化，他们发现 30～32℃亚低温时脑能量代谢降至常温的 40%，而脑组织氧含量则处于正常水平。说明亚低温能减少脑组织耗能和氧耗量。最近有人采用脑组织内直接置入氧含量测定光纤探头，研究发现亚低温治疗能使颅脑创伤后脑组织氧含量显著增加。而笔者最近进行的动物实验研究发现，亚低温治疗对颅脑创伤后脑组织氧含量无明显作用，但能显著降低颅脑创伤后脑组织酸中毒程度。

（二）保护血脑屏障，减轻脑水肿

最近国外学者对亚低温对颅脑创伤后血脑屏障保护作用进行了较深入的研究。美国迈阿密大学医学院研究人员分别观察了 30℃、33℃、36℃和 39℃脑温对 4 条脑血管（两侧颈总动脉和两侧椎动脉）结扎 20min 脑缺血动物血脑屏障的影响，发现 36℃脑温脑缺血动物大脑半球血脑屏障明显破坏；30～33℃低温治疗的血脑屏障则完全正常；39℃高温脑缺血动物大脑半球、丘脑、海马和纹状体广泛性血脑屏障破坏，较正常脑温脑缺血动物血脑屏障破坏更严重。用电镜观察血脑屏障超微结构变化，发现血脑屏障破坏的超微结构特点主要有毛细血管内皮细胞吞噬增加和内皮细胞紧密连接开放及受损内皮细胞渗透性增加等。笔者研究了 30℃低温对实验性颅脑创伤动物血脑屏障的影响，也发现正常脑温动物伤后大脑半球、丘脑、海马等部位血脑屏障明显破坏，30℃低温治疗动物伤后血脑屏障几乎完全正常。30℃低温能有效地抑制颅脑创伤动物伤后急性高血压反应，并认为这可能是低温对血脑屏障起保护作用的原因之一。1996 年，有人研究发现伤前和伤后 30min 开始亚低温治疗（33～35℃）能显著减轻脑挫裂伤区血脑屏障通透性。另外，30～31℃低温能明显减轻双侧颈总动脉结扎 40min 脑缺血动物脑水肿程度，30～31℃低温能明显降低脑缺血后脑组织花生四烯酸代谢物白三烯 B_4 含量，说明低温能有效地抑制脑损伤后花生四烯酸代谢反应，减少白三烯 B_4 生成，继而抑制或阻断氧自由基产生，有效地减轻脑水肿程度。还有人发现 29℃低温也能完全防止脑缺血缺氧动物脑水肿形成。

（三）抑制内源性毒性产物对脑细胞的损害作用

众所周知，脑损伤会导致兴奋性氨基酸、乙酰胆碱、多巴胺、去甲肾上腺素和 5 - 羟色胺等内源性毒性物质异常释放，这些内源性毒性产物会加重继发性脑细胞损害。近年来，大量实验研究发现，亚低温能有效地抑制脑缺血后内源性毒性产物生成和释放，从而有效地减轻继发性脑损伤发病过程。谷氨酸过多释放可能对脑组织神经元有很强的毒性作用，甘氨酸是调节谷氨酸作用于 N - 甲基 - D - 天冬氨酸（NMDA）受体的必需辅助因子。目前研究已经证明，30～34℃低温能显著抑制脑损伤后谷氨酸和甘氨酸的生成释放。最近笔者研究发现，30℃低温能有效降低实验性颅脑创伤后脑脊液中乙酰胆碱含量，减轻乙酰胆碱对脑神经元的毒性作用。此外，亚低温还能明显抑制脑损伤后脑组织多巴胺、去甲肾上腺素和 5 - 羟色胺等单胺类物质生成和释放，从而有效地阻断这些毒性产物对神经细胞的损害作用。一氧化氮通过介导谷氨酸 NMDA 受体毒性作用，抑制线粒体酶系统，抑制糖分解和 DNA 复制，催化氧自由基脂质过氧化反应等途径，加重继发性脑损害。亚低温能显著减少脑损伤后脑组织一氧化氮含量，从而发挥对脑神经元的保护作用。

（四）减少钙离子内流，阻断钙对神经元的毒性作用

细胞内游离钙离子浓度过高会导致神经元坏死。日本学者采用微荧光测定法测定神经细胞内钙离子浓度，并观察不同温度（31~37℃）对缺氧后脑切片神经元内钙离子浓度的影响，结果发现31~33℃低温能显著抑制缺氧所造成的神经元钙离子内流，降低神经细胞内钙离子浓度。另外，有人研究发现亚低温能使缺血性脑组织蛋白激酶C活力恢复至正常水平。蛋白激酶C是一种钙/磷脂依赖酶，对细胞内钙浓度、神经递质释放和基因表达都有重要的调节作用。

（五）减少脑细胞结构蛋白破坏，促进脑细胞结构和功能修复

脑损伤后脑细胞蛋白的合成明显降低，特别是重要的细胞结构蛋白微管相关蛋白2（MAP2）含量也显著降低。进一步研究发现，30℃低温能有效地使脑损伤动物脑组织蛋白质合成以及MAP2含量恢复至正常水平。研究结果充分说明，亚低温对脑损伤动物伤后脑神经细胞结构具有显著的保护作用。

（六）减轻弥漫性轴索损伤

弥漫性轴索损伤是导致颅脑创伤死残的主要病理学基础，尤其是脑干网状上行激活系统轴索损伤是导致长期昏迷的确切因素。最近研究发现，亚低温治疗能显著减少颅脑创伤后弥漫性轴索损伤程度，为亚低温治疗颅脑创伤提供了有力的病理形态学证据。

（七）减少神经细胞凋亡

采用TUNEL、DAPI染色和RT-PCR、Western Blot技术，发现脑损伤后海马CA1区凋亡细胞和凋亡标志蛋白胱冬裂酶（caspase）-3明显增加，亚低温能抑制凋亡关键蛋白胱冬裂酶（caspase）-3的表达，显著减少神经细胞凋亡。本研究首次从细胞和分子水平阐述了低温脑细胞保护重要机制。

四、小结

20世纪90年代以来的绝大多数前瞻性临床应用研究结果表明，33~35℃长亚低温能显著降低重型颅脑创伤患者的死残率，疗效比较肯定。但必须重视亚低温治疗窗、治疗时程、治疗方法和亚低温治疗期间的医疗护理等问题，以真正发挥亚低温的治疗作用，减少其并发症。所以，国内有条件的医院应该开展亚低温治疗严重脑挫裂伤脑水肿、脑干伤的重型或特重型颅脑创伤患者。

五、前景与展望

由于亚低温具有显著的脑保护作用，而且无明显副作用，在欧美、日本、中国等许多医院已应用于治疗重型颅脑创伤患者，特别是严重脑水肿和重度颅内高压、脑干伤患者，具有良好的推广应用前景。但目前仍存在几方面问题：①临床大多数患者在使用半导体降温毯+肌松冬眠合剂+呼吸和辅助呼吸的情况下才能达到亚低温治疗水平，但由于仪器比较贵重，医疗护理技术要求高，仅适合有条件大医院推广使用。难以向中小医院推广。②由于患者使用肌松冬眠合剂和呼吸机辅助呼吸，加强呼吸道管理、保持呼吸道通畅、防治肺部并发症十分重要。③有关亚低温治疗时程仍有争议，国外有人主张24~48h短时程、有人则主张1~

2 周长时程亚低温治疗。笔者认为亚低温治疗时间通常维持在 3 ~ 14d，但应根据每个患者病情决定，对于严重脑水肿和重度颅内高压的患者，亚低温时间要长；而对于脑水肿和颅内高压不十分严重的患者，亚低温时间要相对要短。④重型颅脑创伤患者的救治是涉及多学科多环节，且十分复杂的综合性治疗技术，亚低温治疗只是伤后早期抢救的一部分。要充分认识亚低温治疗的客观性。在重型颅脑创伤患者的救治过程中，仍不要忽视基础医疗护理。⑤尽管亚低温能显著降低重型颅脑创伤患者死残率，但仍有 25% ~ 50% 的病死率，如何进一步降低重型颅脑创伤患者的病死率，提高治愈率仍是神经外科医师所面临的新课题。

有学者牵头的长时程亚低温治疗重型颅脑创伤患者的前瞻性多中心研究已经成功在美国 www. clinicaltrials. gOV 注册，全国 14 家医院通过伦理学论证，正在开展随机前瞻性临床对照研究，期待得出更加明确结论。2013 年，美国 Therapeutic Hypothermia andTemperature Management 刊登中国低温专辑。

六、主要依据

国内外有关亚低温治疗重型颅脑创伤患者疗效的研究概要和结论见表 4 – 10。

表 4 – 10 国内外有关亚低温治疗重型颅脑创伤患者疗效的研究概要和结论

作者及年份	研究概要	结论
Clifton 1993	46 例重型颅脑创伤前瞻性研究。22 例患者常温对照组，24 例患者亚低温对照组（亚低温持续 24 ~ 48h）	低温组恢复良好率 52.2%，常温组恢复良好率 36.4%；降低癫痫发生率
Clifton 2001	392 例重型颅脑创伤多中心研究。193 例患者常温对照组，199 例患者亚低温对照组（亚低温持续 24 ~ 48h）	伤后 6h 内亚低温有效，年龄 <45 岁亚低温有效，GCS 6 ~ 8 分亚低温有效，总体无效
Clifton 2002	193 例患者常温对照组，199 例患者亚低温对照组（亚低温持续 24 ~ 48h）	年龄 <45 岁患者亚低温有效；伤后 6h 内 35℃ 以下有效；伤后早期复温有害
Hayashi 2000	164 例特重型颅脑创伤临床研究。65 例患者常温对照组，99 例患者亚低温对照组（亚低温持续 7 ~ 14d）	低温组恢复良好率 42.0%，低温组病死率 45.0%，常温组恢复良好率 17.0%，常温组病死率 63.0%
Marion 1997	82 例重型颅脑创伤前瞻性研究。42 例患者常温对照组，40 例患者亚低温对照组（亚低温持续 24h）	低温组恢复良好率 61.0%，常温组。恢复良好率 38.0%
Metz 1998	10 例特重型颅脑创伤亚低温治疗。GCS 3 分 7 例、GCS 4 分 2 例、GCS 6 分 1 例（亚低温持续 24h）	7 例恢复良好，1 例重残，2 例死亡
Shiozaki 1993	33 例重型颅脑创伤前瞻性研究。17 例患者常温对照组，16 例患者亚低温治疗（亚低温持续 7 ~ 14d）	34℃ 低温治疗组生存率 50%，常温对照组生存率 18%，降低颅内压
Shiozaki 2001	91 例重型颅脑创伤（ICP <3.3kPa）。46 例患者常温对照组，45 例患者亚低温治疗（亚低温持续 48h）	亚低温对正常颅内压患者无效，建议用于颅内高压患者

作者及年份	研究概要	结论
江基尧 2000	87 例重型颅脑创伤前瞻性研究。44 例患者常温对照组，43 例患者亚低温治疗（亚低温持续 2～14d）	亚低温组恢复良好率为 46.5%，常温组恢复良好率为 27.4%；降低颅内压
江基尧 2006	215 例重型颅脑创伤前瞻性研究。108 例长时程亚低温组，107 例短时程亚低温组	长时程亚低温组恢复良好率为 43.5%，短时程亚低温组恢复良好率为 29.0%；短时程患者有颅内压反跳现象
只达石 2000	87 例重型颅脑伤前瞻性研究 0 44 例患者常温对照组，43 例患者亚低温治疗（亚低温持续 1～7d）	亚低温组恢复良好率为 58.1%，常温组恢复良好率为 40.9%；降低颅内压
只达石 2003	396 例重型颅脑创伤前瞻性研究。198 例患者常温对照组，198 例患者亚低温治疗（亚低温平均 2.6d）	亚低温组恢复良好率为 38.8%，常温组恢复良好率为 19.7%；降低颅内压
Holzer 2002	273 例心搏骤停 5～15min 的全脑缺血患者前瞻性研究。137 例患者常温对照组，136 例患者亚低温治疗（亚低温持续 1～2d）	亚低温组恢复良好率为 55.0%，常温组恢复良好率为 41.0%；亚低温组病死率为 39.0%，常温组病死率 55.0%
Soukup 2002	58 例重型颅脑创伤前瞻性研究。33 例患者常温对照组，25 例患者亚低温治疗	亚低温组恢复良好率为 51.7%，常温组恢复良好率为 37.5%；亚低温组病死率为 17.2%，常温组病死率 54.6%
Polderman 2002	136 例重型颅脑创伤前瞻性研究。72 例患者常温对照组，64 例患者亚低温治疗	亚低温组恢复良好率为 29.0%，常温组恢复良好率为 8.0%；亚低温组病死率为 52.0%，常温组病死率 76.0%
Takasato 2006	708 例重型颅脑创伤临床研究。579 例患者常温对照组，129 例患者亚低温治疗	亚低温组恢复良好率为 28.7%，常温组恢复良好率为 15.7%；亚低温组病死率为 45.0%，常温组病死率 69.0%

（孙泽林　戚晓渊）

第八节　颅脑创伤患者巴比妥疗法

一、论点形成过程

在前一版内容的基础上，通过 PubMed 检索 2007 年以来国外文献，分别输入主题词 "barbiturate" 和 "brain injury"、"pentobarb" 和 "brain injur"、"thiopental" 和 "braininjury"、"pentobarbital" 和 "brain injury" 及 "phenobarb" 和 "brain injur"，共检索出相关文献 11 篇。

二、科学基础

颅脑创伤后常出现 ICP 升高。针对 ICP 升高的治疗，主要包括一线治疗及二线治疗。一线治疗包括 CSF 引流、甘露醇、镇静、麻醉、温和的过度通气等，二线治疗包括高通气使

$PaCO_2$ 值 <4.0kPa，巴比妥治疗及手术去骨瓣减压等。ICP 升高特别是出现难治性 ICP 增高（定义为外伤后 6h 内 ICP >2.66kPa）时，常需要进行二线治疗。其中，巴比妥治疗作为常用的二线治疗方法，在不同的文献中使用频率达到 13% ~56%。

在难治性 ICP 增高的治疗中，巴比妥治疗降低 ICP 的机制仍未明，可能与使脑血流量减少及脑代谢率减低的双重影响相关。而关于巴比妥治疗难治性 ICP 增高治疗的疗效，结合近年相关文献提示，仍存在很大争议。一些研究认为巴比妥治疗能较显著改善难治性 ICP 增高患者预后。如 Thorat 等前瞻性研究 12 例重型颅脑创伤出现难治性 ICP 增高的患者，得出巴比妥治疗能改善 ICP、脑组织氧分压及脑的自主调节过程。Marshall 等回顾性分析 55 例重症颅脑创伤难治性颅高压患者接受苯巴比妥治疗，发现使用戊巴比妥治疗维持较高的脑灌注压与患者存活率相关，当其他方法治疗难治性 ICP 增高无效时，利用戊巴比妥治疗可能是更加重要的治疗手段。Chen 等分析 10 例重型颅脑创伤使用巴比妥治疗并且进行 $PtiO_2$ 监测，得出在大多数患者中，使用巴比妥治疗能增加 $PtiO_2$。在使用高剂量巴比妥治疗的研究中，Mellion 等回顾性分析 36 例重型颅脑创伤后难治性 ICP 增高儿童患者使用高剂量巴比妥治疗，得出近 30% 的患者得到 ICP 的控制。

然而，在巴比妥治疗中，特别是高剂量巴比妥治疗中，可能发生较严重的并发症，如低血压、呼吸障碍、免疫缺陷、感染、肝肾功能影响等。这些严重的并发症限制了其在重型颅脑创伤后难治性 ICP 增高中的治疗。Majdan 等在高剂量巴比妥治疗的研究中得出，高剂量巴比妥治疗虽能造成 69% 的患者 ICP 下降，但是却增加了血流动力学的不稳定。Roberts 等在其关于巴比妥治疗的 Meta 分析中提出，在急性重型颅脑创伤中使用巴比妥治疗不能改善患者临床预后，巴比妥治疗在每 4 个接受巴比妥治疗的患者中就有 1 个发生血压下降，低血压效应将抵消任何 ICP 下降的效应。同样，Llompart - Pou 的研究也提示巴比妥治疗可能出现肾上腺功能不全，进而导致严重的系统性低血压。Kontogiorgi 等报道一例年轻男性颅脑创伤后使用巴比妥治疗，发现使用巴比妥治疗使 ICP 稳定后，终止巴比妥治疗时出现脑性盐耗综合征。Jung 等报道 1 例中年颅脑创伤后使用巴比妥治疗中，甚至出现补钾无反应的致命性低钾血症，出现心动过缓及心搏骤停。

同时，依据 Meyer 等的综述评论，提示巴比妥治疗是否比其他传统的颅高压治疗策略更加有效存在较多争议。如 I 级证据提示硫喷妥钠和苯巴比妥治疗颅高压之间没有显著差异。II 级证据提示甘露醇使用比苯巴比妥更加有效。III 级证据提示巴比妥治疗可能造成可逆性的白细胞减少，粒细胞计数减少及系统性低血压。

三、小结

综上所述，巴比妥治疗在难治性 ICP 增高中存在一定的积极作用，关于它的使用应限于难治性 ICP 增高的二线治疗，在使用过程中应密切监测可能出现的并发症并积极处理。

四、前景与展望

重型颅脑创伤后难治性 ICP 增高是神经外科的急危重症之一，如何处理好颅高压对于患者的预后密切相关。单纯巴比妥治疗因其可能出现的严重的并发症而限制了使用。今后的研究将致力于对巴比妥治疗存在颅内高压有降低反应的患者中，联合使用一线治疗如甘露醇使用，或者其他二线治疗如去骨瓣减压治疗，来获得更加理想的疗效，进一步改善重型颅脑创伤后难治性 ICP 增高患者的预后。

五、主要依据

巴比妥治疗的随机性研究结果见表 4 – 11。

表 4 – 11　巴比妥治疗的随机性研究

作者及年份	研究概要	结论
Thorat 2008	用巴比妥治疗对 12 例重型颅脑创伤患者进行随机临床试验	巴比妥治疗能改善 ICP、PtiO₂ 及脑的自主调节过程
Chen 2008	用巴比妥治疗对 10 例重型颅脑创伤进行随机临床试验	进行 $PtiO_2$ 监测，得出在大多数患者中，使用巴比妥治疗能增加 $PtiO_2$
Perez 2008	用两种巴比妥类药物对 44 例难治性 ICP 增高患者进行随机临床试验	硫喷妥钠比戊巴比妥能更好地控制一线药物难以控制的难治性 ICP 增高，而两者之间的不良反应却无显著差异

（赵志勇）

第九节　颅脑创伤患者甘露醇的应用

一、概述

甘露醇治疗已经成为处理颅脑创伤患者的基本方法，尤其是在急性期疑有或已经有 ICP 升高存在时。但从未有过严格控制的与安慰剂对照的随机双盲多中心临床研究。虽然有许多关于作用机制的研究资料，但关于甘露醇不同给药方法及有效剂量的研究较少。值得重视的是，最近有人提出低血压同时合并有颅脑创伤的患者，在其急性期复苏时，甘露醇可作为小容量复苏液体（small volume resuscitation fluid）。

二、论点形成过程

在过去 30 年里，MEDLINE 收录的关于甘露醇应用于颅脑创伤的临床研究文献约 690 篇，大部分为甘露醇在颅脑创伤的处理或急诊创伤的救治中的治疗方法。仅有 4 篇文献为对比研究或阐述甘露醇对预后的影响作用。对其中 46 篇进行复习，因为其重点探讨了甘露醇的作用机制或对预后的影响或在颅脑创伤的处理中的作用。

三、科学基础

过去的 30 年，甘露醇已经取代了其他渗透性利尿剂。甘露醇对 ICP、脑灌注压（CPP）、脑血流量、脑代谢和其对神经功能预后的作用，在人和动物的许多机制性研究中得到证实，并已经被广泛地接受。关于甘露醇的确切作用机制或其发挥有效作用的机制尚有争议，甘露醇有可能对脑组织有两种截然不同的作用。

（一）立即扩容作用

甘露醇可降低血细胞比容，降低血液黏滞度，增加脑血流量，增加脑氧携带。这些血液流变学的作用，可以解释为什么给予甘露醇后的几分钟内可以降低ICP，且为什么对ICP的作用在低CPP者最明显（<9.3kPa）。这种扩容作用，在大剂量时最明显。

（二）渗透作用

甘露醇的渗透作用在给药后15~30min出现，即血浆和神经细胞间建立了浓度梯度。其作用持续1.5~6h。甘露醇完全从尿中排出，在应用大剂量尤其是血浆渗透浓度超过320mmol/L时，会发生急性肾衰竭（急性肾小管坏死）的危险。如果应用其他肾毒性药物或有败血症存在，或以前有肾脏疾患病史者，更容易发生肾衰竭。甘露醇能明显升高尿渗透压和尿相对密度，因此在大量应用甘露醇患者不能根据此结果而诊断为糖尿病。甘露醇与其他渗透性利尿剂一样，可以开放血脑屏障，这意味着甘露醇和其他循环于血液中的小分子物质可以进入脑组织。因为甘露醇可以积聚于脑组织，因此在多次给予甘露醇后积聚作用可能有害，引起反向的渗透梯度移位，增加脑的渗透压。理论上因此会加重脑细胞水肿而升高ICP。当甘露醇在血液内循环较长时间时，如持续灌注甘露醇时，甘露醇在脑组织中的积聚作用最明显。因此，甘露醇的应用应该为间歇给药，而不是持续静注。

甘露醇现已较多成为小容量复苏液，并常与高渗盐水（7.5%）相比较。在有全身性损伤和颅脑创伤同时存在并发休克者，甘露醇尤被推荐应用而发挥容量复苏作用。理论上认为，休克时甘露醇可有害于心功能，降低心输出量，这在动物实验上尚未得到证实，对颅脑创伤有低血容量的患者，有人将甘露醇推荐为与胶体液同步的第1阶段复苏液。有人建议在应用大剂量的甘露醇时，同时应用利尿剂如呋塞米，但临床的试验尚缺少足够资料支持这一观点。在缺血或外伤的动物实验研究中，未发现甘露醇有减轻脑缺血灶大小的作用。

在处理疑有或已经有ICP升高的颅脑创伤患者时，给予甘露醇已经成为常规方法，但从未有严格控制的与对比剂对照的临床对比实验研究。Vialet比较了甘露醇与7.5%高渗盐水治疗重型颅脑创伤所致的顽固性颅内高压患者的预后，在维持水、电解质平衡和降低病死率方面，高渗盐水显示了微弱的优势，但是该研究样本各组仅有10例，其意义无法定论。而Danielle的研究证实，在酮症酸中毒引起的脑水肿治疗中，高渗盐水治疗组比甘露醇治疗组病死率更高。Schwartz比较了甘露醇和巴比妥在控制颅脑创伤后高ICP的效果。在改善CPP、ICP和预后上，虽然统计结果表明甘露醇优于巴比妥。但仅有59例患者进行了研究总结。Smith比较了当ICP超过3.3kPa时给予大剂量的甘露醇与按经验每2小时给予小剂量的甘露醇的疗效。这实际上是有ICP监护和无ICP监护时治疗的比较。遗憾的是，由于两组均给予甘露醇治疗，因而未能得出其疗效的比较结果。甘露醇每天的用量是治疗强度水平的重要内容，也是其他控制ICP疗法有效性的验证指标。

对于ICP<2.66kPa的局部脑挫裂伤、颅内血肿的急性颅脑创伤患者，不应该使用甘露醇，更不应该长期使用甘露醇。因为长期使用甘露醇会造成血液浓缩、电解质紊乱、黏滞度增加、脑微循环障碍，从而加重脑损害。另外，还会增加肾功能损害的发生率。

（三）使用甘露醇应注意的问题

（1）甘露醇有增加红细胞膜的柔韧性、减少血液黏滞度的作用。当大剂量快速应用时可引起反射性血管收缩和减少脑血流量，因而可引起头痛、视物模糊和眩晕等。

（2）重复应用甘露醇数天（3~4d）后其效果逐渐下降，尤其是在颅脑创伤后更是如此。有研究证实，受伤脑组织血脑屏障处于破坏、开放状态，血液中的甘露醇进入该组织间隙空间并积聚，导致局部高渗，细胞外液量反而增多，ICP 降低后又出现反弹。因而建议在颅脑创伤患者使用甘露醇 3d 后改用甘油果糖，当其进入细胞间液后可被脑细胞摄取利用，既可脱水、利尿，又可避免甘露醇在局部积聚的缺点。

（3）使用甘露醇时应监测血浆渗透压、电解质及血容量。这是因为甘露醇的可引起明显利尿，对于血容量低的患者要小心。另外，其升高血浆渗透浓度的作用有时可导致稀释性低钠血症，而且当又合并大量利尿丢失钠时，低钠血症更为严重。由于颅脑创伤时为了加强脱水利尿治疗，往往合并使用呋塞米，可导致低钾。可用中心静脉插管来解决上述问题，一方面根据中心静脉压监控补充血容量，还可监测电解质和血浆渗透浓度，宜于大量补充电解质。血浆渗透浓度宜控制在 315mmol/L 以下，不能超过 320mmol/L。

（4）由于甘露醇主要是针对颅脑创伤后血脑屏障完整的正常和相对正常脑组织起脱水作用达到降低 ICP，因而在有目的使用的时候，还要注意应用稳定受伤区域细胞膜、改善局部微循环的药物。值得注意的是，对脑充血或脑血流量增加引起的颅内高压，应用甘露醇主要是降低脑实质顺应性为主，而不是降低 ICP。

（5）在使用甘露醇时应注意其有过敏、肾功能损害、漏出血管致肿胀坏死等不良反应。

四、小结

甘露醇能有效地降低 ICP，在处理创伤性颅内高压时可以应用。当血浆渗透浓度超过 320mmol/L 和有低血容量时应避免应用。有资料显示间歇给予甘露醇的效果优于持续静注的给药方法。对于 ICP < 2.66kPa 的急性颅脑创伤患者不应该常规使用甘露醇，更不应该长期使用。

五、主要依据

形成本章观点主要作者的研究概要及结论见表 4 - 12。

表 4 - 12　形成甘露醇应用观点主要作者的研究概要及结论

作者及年份	研究概要	结论
Becker 1972	缓慢给予渗透性药物降低 ICP 作用。对 ICU 治疗开始应用时的资料进行回顾性分析	持续灌注甘露醇较大剂量给药无优点，当血浆渗透浓度超过 320mmol/L 时，持续灌注甘露醇常引起肾衰竭
Cold 1990	急性颅脑创伤时脑血流的变化。对探讨甘露醇治疗机制性的动物实验研究和人脑创伤后 CBF、CMRO$_2$、自身调节作用的报道进行复习	甘露醇可增加脑血流量、中心静脉压、心输出量和 CMRO$_2$，降低血细胞比容、血液黏滞度、CBF 和 ICP，尤其是 ICP 高时，单次用药最好
Cruz 1990	10 例急性颅脑创伤者持续监测脑氧代谢：在过度通气的同时给予快速静滴甘露醇	当极度过度通气致脑缺血时，甘露醇可使 SjO$_2$ 恢复至正常水平
Eisenberg 1988	大剂量巴比妥对 925 例重型颅脑创伤者颅内高压影响，在常规方法控制 ICP 无效时巴比妥的疗效	推论结果：甘露醇、过度通气和 CSF 引流对 78% 的重型颅脑创伤患者的 ICP 控制是有效的
Freshman 1993	高渗盐水（7.5%）和甘露醇对急性颅脑创伤的治疗比较	给予甘露醇和高渗盐水，两组 ICP 的降低和脑组织的含水量的结果一致

作者及年份	研究概要	结论
Gabb 1990	21 例非随机资料 THAM 对创伤性脑水肿的作用比较	大剂量甘露醇可降低 ICP 的 32%，作用持续 69min。THAM 至少与甘露醇的疗效相同
Israel 1988	犬颅内高压和休克模型观察甘露醇对血流动力学的作用	甘露醇对颅内高压合并有休克犬的 CPP、平均动脉压和心输出量量无有害作用。有降 ICP 作用
James 1980	高渗甘露醇控制 ICP 的方法学研究。对 ICU 治疗中心的用药方法进行回顾性分析总结	①多次给药后作用不明显（24h 内超过 3～4 次）；②开始时给予过度通气可以避免 ICP 在最初的几分钟内突然升高的危险
Kuroda 1994	NMDA 拮抗剂对 ICP 增高的作用。鼠急性硬膜下血肿模型鼠神经保护研究	甘露醇对硬膜下血肿后的缺血性脑损害无保护作用
Marshall 1978	颅脑创伤者甘露醇需要量的非对照回顾性机制性研究	①渗透梯度 ≥10mmol/L 对降低 ICP 是有效的；②0.5～1g/kg 快速静脉内灌注疗效最好；③2min 开始起效，持续 6～8h 或更长时间
Mendelow 1985	甘露醇对颅脑创伤者 CBF 和 CPP 影响的回顾性机制性研究	甘露醇可持续改善 MABP、CPP 和 CBF，给药后 10～20min 降低 ICP，其作用在弥漫性脑损伤和正常的大脑半球明显。CPP<6.7kPa 时 CBF 增加最大。甘露醇对血液流变学和血流动力学的作用是显著的
Miller 1975	甘露醇和类固醇对患者颅内容积－压力关系的影响。观察 ICU 中颅脑创伤者的压力/容积指数等	灌注甘露醇后脑组织的可塑性迅速改善；可能为甘露醇对血液流变学作用的效果
Miller 1993	颅脑创伤者的颅内高压的处理	甘露醇是重型颅脑创伤后控制 ICP 首选单一药物。在 25% 的高 ICP 中单独应用有效（208 例）。安眠药在小部分患者中有效，±5% 为轻度伤伴血管充血
Muizelaar 1984	在重型颅脑创伤后患者中，甘露醇对 ICP 和 CBF 的作用及其与压力自身调节的关系。甘露醇对 8 例患者脑白质含水量的作用	当自身调节未受到破坏时，甘露醇对 ICP 的作用最强；提示其对血液流变学作用较渗透性作用更重要给予低剂量甘露醇（0.28g/kg）15min 后伤侧脑白质的含水量降低 6%
Rosner 1987	CPP：甘露醇对血流动力学及机制的前瞻性机制研究	当 CPP<9.3kPa 时最有效，提示当脑微血管扩张至最大限度时，甘露醇的血流动力学作用较渗透性作用更重要
Schwartz 1984	多伦多大学颅脑创伤治疗研究。比较苯巴比妥和甘露醇的疗效	前瞻性随机比较甘露醇和巴比妥对控制 ICP 的疗效。59 例结果分析：苯巴比妥比甘露醇的疗效差，甘露醇组的预后好；两组的病死率为 41%（甘露醇组）比 77%（苯巴比妥组）
Smith 1986	在 ICP 监测的条件下，比较重型颅脑创伤后患者用两种甘露醇给药方法的疗效。ICP>3.3kPa 时单一大剂量甘露醇的疗效与常规使用甘露醇（当血浆渗透浓度>310mmol/L 或神经系统表现恶化）	两组患者 ICP 的变化无区别，在常规给药组，ICP 较平稳且较低
Vialet 2003	20 例随机单盲实验，比较 20% 甘露醇与 7.5% 高渗盐水的预后	甘露醇组与高渗盐水组比较死亡相对危险度为 1.25 [RR=1.25（95% CI 0.47～3.33）]

（邢俊领）

第十节　颅脑创伤患者的营养支持

一、概述

（一）颅脑创伤患者的营养代谢特点

急性颅脑创伤后患者机体处于高分解、高代谢状态，常同时伴有应激性胃肠道黏膜屏障受损导致胃肠道消化吸收功能障碍。如果不及时补充足够能量，会导致患者严重营养不足、免疫功能降低、伤口愈合不良等，可直接导致病死率增加，并影响中枢神经系统的修复和功能代偿。故此，急性颅脑创伤后早期建立营养通道并进行规范合理的营养支持是保证患者顺利康复、降低死残率的重要环节。

（二）颅脑创伤后早期肠内营养治疗理念

重型颅脑创伤早期患者因颅内高压及下丘脑自主神经功能紊乱，常有呕吐和胃排空延迟等胃肠功能抑制现象。传统观点认为颅脑创伤后患者消化道功能恢复慢，肠内营养（EN）应于肠鸣音恢复后开始，早期行肠外营养（PN）较安全。然而，随着临床营养治疗的理论和实践的发展，人们发现 PN 带来了很多问题，其中最值得关注的是肠源性饥饿综合征及肠源性感染的风险升高。目前已明确 EN 与 PN 比较，至少有三方面的优点：①EN 营养全面均衡、符合生理，不易引起血糖升高。②EN 具有刺激肠道蠕动、刺激胃肠激素分泌、改善肠道血液灌注、保护胃肠黏膜屏障、减少致病菌定植和细菌移位等优势，能减少肠源性感染的发生。③EN 在降低住院费用方面较 PN 更具优势。临床研究还证实，早期肠内营养对应激性溃疡也具有预防作用。

近半个世纪临床应用与研究说明，不能经口正常摄食的颅脑创伤危重昏迷患者，一旦胃肠道功能允许，应该优先考虑给予 EN 治疗。当任何原因导致胃肠道不能使用或应用不足时，可以考虑 PN，或联合应用 EN 和 PN。首选 EN 不是单纯从营养支持的目的出发，更重要的是有利于维护及改善肠屏障功能，减少肠源性感染的发生，含有治疗目的。

《美国营养指南》（ASPEN，2009）及《欧洲营养指南》（ESPEN，2006）明确提出 EN 能早即早，不应等待肠鸣音恢复。多个随机对照试验及系统评价也证实，伤后 24～72h 开始进行早期 EN 有助于减少感染、降低死残率，从而最终改善颅脑创伤危重患者的预后。

（三）颅脑创伤后肠内营养输注管道选择及热能需要量评估

短期 EN 患者首选鼻胃管喂养，简便易行，符合生理状态。不耐受鼻胃管喂养或有反流和误吸高风险患者建议采用鼻肠管，鼻肠管头端越过幽门甚至屈氏（Trietz）韧带置入十二指肠或空肠进行营养输注，有利于提高胃排空延迟患者 EN 耐受性，避免营养液的反流或误吸。长期（>4 周）EN 患者在有条件的情况下，可选择经皮内镜下胃造口术（PEG），避免鼻腔刺激，可置管数月至数年，能满足长期喂养的需求。

重型颅脑创伤患者的日均热能需要量可根据其静息状态代谢消耗量（RME）测算。非瘫痪患者必须接受大约为每天每千克体质量 125.4 kJ（30kcal）（大约为 RME 的 14%）的总热量，瘫痪患者必须接受大约为每天每千克体质量 104.5kJ（25kcal）（大约为 RME 的 100%）的总热量；所提供的配方中能量比例至少 15% 应以蛋白质的形式补充。

近期的循证医学证据表明，营养基线正常的危重患者可耐受1周左右的低热能喂养。早期 EN 应遵循循序渐进的原则，无须急于达到目标量以提高耐受性。对于无营养不良的重症患者，在 EN 营养1周后仍无法达到目标量时才建议联用 PN 补足营养。

（四）肠内营养配方的规范化选择

EN 配方选择取决于对营养配方成分的了解以及对营养支持目标的确认。颅脑创伤后胃肠道功能正常的患者首选整蛋白标准配方，有条件者选用含有多种膳食纤维的整蛋白标准配方。有胃肠功能障碍患者可选用预消化短肽型、低脂肪配方，可明显减轻患者的胃肠道负担、改善胃排空及消化吸收功能障碍、保证完整而足量的营养支持。需限制液体入量的患者宜选用高能量配方。糖尿病或应激性高血糖患者可选用具有低糖比例、高单不饱和脂肪酸、富含膳食纤维等特点的糖尿病适用型配方。低蛋白血症患者可选用高蛋白配方。在营养配方中加入可溶性膳食纤维能增加肠道短链脂肪酸产生，刺激益生菌生长，减少腹泻；加入不溶性膳食纤维能增加粪便体积和水分，促进肠道运动，减少便秘。

（五）肠内营养操作注意事项及常见并发症防治

《美国营养指南》（ASPEN，2009）推荐：EN 患者床头抬高至少30°最好达到45°；每4小时用30ml 水冲洗管道，每次中断喂养前后也应用30ml 水冲洗管道，以避免管道堵塞；在有条件情况下，尽量用营养输注泵持续缓慢泵注。以上操作注意事项有助于减少腹泻、呕吐、反流和吸入性肺炎的发生。

EN 过程中胃肠道并发症可能由疾病本身引起，也可能因营养支持不耐受、感染及药物等原因造成。常规处理包括减慢输注速度、减少输注总量、更换营养配方、积极寻找原因以及对症处理。腹泻是 EN 过程中最常见的并发症。胃肠动力不全患者胃潴留量增加时极易发生呕吐、误吸导致病情恶化，需重点加以防范。必要时应暂停 EN，并对患者胃肠耐受性进行再评价。

二、论点形成过程

输入英文主题词"traumatic brain injur"和"nutrition"，检索 PubMed 1985－2014 年的文献，共发现相关外文文献345篇，国内文献检索《中华神经外科杂志》《中华创伤杂志》《中国外科年鉴》等核心杂志，对相关颅脑创伤和营养支持的基础与临床研究进行全面的系统复习和分析总结。

三、科学基础

营养支持治疗是中型和重型颅脑创伤患者综合治疗的重要一环。国外于20世纪60～70年代开始关于颅脑创伤后营养代谢特点的研究，相应的营养支持临床应用开始于20世纪70年代晚期及80年代；我国对颅脑创伤后代谢及营养支持特点的基础及临床研究则起步较晚，开始于20世纪80～90年代。经过不断的探索，国内外已达成共识，颅脑创伤后早期建立营养通道，并进行合理的营养支持治疗对颅脑创伤患者的预后起重要作用。

（一）颅脑创伤患者的营养代谢及胃肠道功能变化

颅脑创伤特别是重型颅脑创伤患者，早期应激反应导致整个机体进入"急性分解代谢期（acute catabolicphase）"，其突出特点是"自噬代谢"，表现为机体能量消耗增加伴分解代谢亢进，出现体温升高、呼吸和心率增快，创伤组织的修复和新生组织细胞对能量的需求增加。但在此期间机体摄取的外源性能量（食物）明显减少，因而机体的消耗远大于补充。与此同时，由于糖皮质激素、儿茶酚胺、胰岛素和胰高糖素的分泌增加，机体动员内源性营养物质以支持机体对能量的需求，表现为血糖大量消耗，肝糖原、肌糖原加速分解。由于机体的糖原储备十分有限，且脑组织、红细胞和肾髓质所需的能量几乎都由葡萄糖供应，伤后体内的葡萄糖来源主要转由体内蛋白质和脂肪分解后的糖异生过程供给。此时不及时补充大量消耗，体质量将迅速下降，出现营养不良。不同类型的颅脑创伤以及创伤的不同时期，患者的能量消耗差异巨大：未进行镇静治疗的颅脑创伤患者平均静息代谢消耗可达预测值的14% ~200%；颅脑创伤患者给予巴比妥盐镇静后肌肉松弛，能使患者静息代谢消耗从正常值的160%下降至100% ~120%。氮是蛋白质代谢的主要产物，创伤后数日内，尿素、肌酸、磷、钾等排出增加，呈负氮平衡状态，中等创伤时每日尿素氮排出量为10 ~15g，相当于50 ~100g蛋白质，严重创伤时每日尿素氮排出量可增至20 ~30g，相当于150 ~200g蛋白质，颅脑创伤后负氮平衡维持2 ~3周，尿素氮排出峰值在伤后10 ~14d。负氮平衡产生低蛋白血症，其潜在危险包括：①加重脑水肿；②延迟伤口愈合，阻碍脑组织结构和功能的恢复；③抗体产生受到影响，免疫功能降低，对感染的抵抗力下降，感染发生率增加；④长期蛋白质缺乏将严重影响肺功能及通气量；⑤营养不足时，除肌肉蛋白分解外，体内其他蛋白质如血浆蛋白、各种酶类也被消耗，以致影响全身各脏器的功能及机体内环境的稳定。另外，颅脑创伤后胰岛素受体数目减少，亲和力下降，即发生胰岛素抵抗，这些因素均可导致血糖升高。颅脑创伤后的应激性高糖血症更进一步加重了脑组织的病理损害程度。当患者度过分解代谢期，能量和蛋白质消耗减少，胃肠功能逐渐恢复，摄取营养物质所补充的能量大于消耗量，氮平衡由急性期的负平衡转为正平衡，组织修复开始，进入"合成代谢期（anabolic ploase）"。经过数周或数月，机体将完全恢复，在此期间合成代谢增强成为机体代谢的主要特征。对机体代谢过程的研究表明，对于颅脑创伤患者，特别是重型颅脑创伤患者，首先要保证能量补充充足，在此基础上摄入足够量的蛋白质才能确保机体合成代谢和组织修复的需要。而氮的正负平衡是反映机体能量代谢的重要指标。

在生理情况下，机体的胃肠屏障由黏膜屏障、化学屏障、生物屏障和免疫屏障组成。其中黏膜屏障主要由肠黏膜上皮及紧密连接构成，化学屏障主要由胃肠道分泌的消化液、消化酶组成，免疫屏障包括肠黏膜间质中的T淋巴细胞、B淋巴细胞和浆细胞分泌的分泌型IgA，生物屏障是指肠道内正常菌群。颅脑创伤后机体在应激状态下，存在由神经－内分泌介导的适应性反应，儿茶酚胺释放增加可导致全身血流重新分配，表现为选择性内脏血管低灌注，以保证心、肺及脑等重要脏器的血液供应，结果导致胃肠黏膜缺血、缺氧。由此可引起黏膜上皮水肿、上皮细胞坏死或凋亡，上皮从绒毛顶端脱落，甚至黏膜全层脱落而形成溃疡，胃肠通透性增加、细菌和内毒素移位。应激还使得内毒素等细胞因子大量生成，胃肠道缺血再灌注，又使氧自由基增加，破坏细胞膜结构，胃肠道黏膜屏障受损。此外，肠上皮DNA含量减少，胃肠道分泌的消化液、消化酶分泌不足，消化吸收功能下降，化学屏障受损。机体在早期处于高分解代谢，加之胃肠道缺血，缺氧，胃肠道黏膜组织的蛋白质合成减弱，淋巴细胞减少，免疫球蛋白水平下降，免疫屏障损害。大量应用抗生素导致肠道菌群紊乱，造成生物学屏障损伤。另外，由于不恰当使用胃酸抑制剂，如H_2受体拮抗剂或质子泵抑制剂，使胃酸减少，均可加重机体消化功能障碍。因此，颅脑创伤后的胃肠功能的改变主要有四个方面：第一，胃肠黏膜吸收功能的变化，导致营养吸收不良；第二，胃肠黏膜的缺血、缺氧性损害，由此而导致应激性溃疡和消化道出血等；第三，胃肠蠕动障碍，表现为腹胀、反流、腹泻和胃潴留等，严重者可出现中毒性肠麻痹；第四，胃肠黏膜屏障功能受到破坏，细菌和内毒素移位，导致全身炎症反应综合征或全身感染。

（二）颅脑创伤后营养支持治疗的途径选择及应用时机

国内外有关颅脑创伤后营养支持途径的争论集中在 PN 与 EN 的选择以及应用时机上。提倡早期 PN 的研究认为，伤后 1~2d 由于儿茶酚胺诱导糖原异生和肝糖原释放以及下丘脑受创伤影响，此时机体不能吸收外界营养物质，因此把营养支持安排在伤后 48h 给予符合临床病理机制。由于颅脑创伤早期有颅内高压存在及下丘脑自主神经功能紊乱，常有呕吐和胃排空延迟等胃肠功能抑制现象，此时如给予胃肠营养不但营养不能吸收，反易因呕吐、反流造成误吸，诱发肺部感染，增加机体负担，因而此期给予 PN 是合适而安全的。提倡早期 EN 的研究则认为，长期使用完全肠外营养支持（totalparenteral nutrition，TPN）的危重患者可出现肠源性饥饿综合征，表现为肠蠕动减慢、肠黏膜细胞减少、黏膜萎缩、肠腔内分泌型 IgA 明显减少，易导致多种并发症，包括水、电解质紊乱及酸碱平衡异常，营养素摄入过多或不足，静脉炎等。由于代谢的改变而引起营养素的需求改变，加之不合理的营养治疗方式与途径而引起机体内环境的紊乱，TPN 支持下，机体则难以充分发挥自身代谢调节。提倡早期 EN 的研究还进一步发现，EN 可获得与 PN 相似的营养支持效果，特别是 EN 有利于维持肠黏膜细胞结构和功能的完整性，减少肠源性感染的发生。因此在减少全身性感染等并发症发生及费用方面 EN 较 PN 更具有优势。此外，对于确实具有反流和误吸高风险的患者，早期经空肠营养支持而不是传统的经鼻胃管营养支持可以有效避免呕吐、反流等情况，从而消除伤后因胃排空延迟引起的患者对 EN 的耐受性降低。多个随机对照试验及系统评价也证实，伤后 24~72h 开始进行早期 EN 有助于减少感染、降低死残率，从而最终改善颅脑创伤危重患者的预后。故此，目前营养支持治疗的方式已转变为 EN 治疗为主。首选 EN 不是单纯从营养支持的目的出发，更重要的是有利于维护及改善肠屏障功能，减少肠源性感染的发生，含有治疗目的。

（三）颅脑创伤患者热能与氮需要量的计算

急性重型颅脑创伤患者急性应激期代谢变化剧烈，能量供给或基本底物比例不适当可能加重代谢紊乱和脏器功能障碍，并导致预后不良。临床可采用间接热能仪来测定患者的 RME，其原理是通过测量患者静息状态下消耗的氧气量，根据已知的每升氧耗对应的热能消耗量推算出患者静息状态下的能量消耗总量。由于能耗存在年龄、性别、体表面积的差异，颅脑创伤等状态下患者的实际代谢消耗常用患者正常静息状态下 RME 的百分比（%RME）来表示。故此，颅脑创伤患者热能需要量计算：每天热能需要总量（kj）= RME × %RME。但由于 RME 热能仪测定法操作较繁杂，较少作为常规应用。临床上可以根据 Harris - Benedict 公式简便地推算出 RME：男性 RME（kj）= 4.18 × [66 + 13.7 × 体质量（kg）+ 5 × 身高（cm）- 6.8 × 年龄（岁）]；女性 RME（kj）= 4.18 × [65 + 9.6 × 体质量（kg）+ 1.8 × 身高（cm）- 4.7 × 年龄（岁）]。%RME 可按下述原则计算：非瘫痪患者必须接受大约为每天每千克体质量 125.4kj（30kcal）（大约为 RME 的 140%）的总热量，瘫痪患者必须接受大约为每天每千克体质量 104.5kJ（25kcal）（大约为 RME 的 100%）的总热量。故此，非瘫痪患者系数为 140% ；瘫痪患者系数为 100%。

为颅脑创伤患者所提供的能量配方中至少应有 15% 以蛋白质的形式补充。其氮需要量可根据氮平衡公式计算：氮平衡（g/d）＝24h 蛋白质摄入量（g）÷6.25－24 h 尿内尿素氮量（g）－4g（代表肺、皮肤、尿、粪便中损失的非尿素氮）。一般每天应补充氮 0.2～0.3g/kg，相当于每天每千克体质量补充 1.25～2.0g 蛋白质。实际上，即使补充大量蛋白质和能量，颅脑创伤后近 2 周内也很难达到正氮平衡，但最好使氮平衡 ≥－10g/d。

四、小结

不能经口正常摄食的颅脑创伤危重昏迷患者，一旦胃肠道功能允许，应该优先考虑给予 EN 治疗。当任何原因导致胃肠道不能使用或应用不足时，可以考虑 PN，或联合应用 EN 和 PN。首选 EN 不是单纯从营养支持的目的出发，更重要的是有利于维护及改善肠屏障功能，减少肠源性感染的发生。EN 应在伤后 24～72h 尽早开始进行。早期 EN 应遵循循序渐进的原则，无须急于达到目标量。规范化选择合理的营养输注管道及 EN 配方、有效防治 EN 常见并发症是早期肠内营养顺利实施的重要保证。通过重型颅脑创伤患者肠内营养专家共识的制定和完善，有利于进一步规范重型颅脑创伤患者的肠内营养支持治疗并提高疗效。

五、前景与展望

随着对颅脑创伤后代谢反应及其机制的深入研究，颅脑创伤患者的营养支持治疗将不断完善并开拓出新的研究方向。近年来，针对患者营养代谢的不同特点以及颅脑创伤后的不同阶段专门设计的多种 EN 新配方的推出，为临床医师制定合理、规范、高效的营养支持方案提供了便利和依据。有人新近提出，颅脑创伤后早期可先给予经过预消化的短肽配方，待胃肠道功能恢复后逐渐过渡到含多种膳食纤维的整蛋白配方。这种"序贯肠内营养治疗"理念似乎更符合重型颅脑创伤患者的胃肠道病理生理特点。此外，国外学者目前正在进行的研究表明，在补充 EN 及 PN 的同时添加某些含有特异性营养成分的免疫营养素，如精氨酸、谷氨酰胺、ω－3 多不饱和脂肪酸（鱼油）、抗氧化剂等，具有增强免疫、促进蛋白质合成、强化肠黏膜屏障、调控炎症反应及组织氧化等作用，有利于提高颅脑创伤患者的救治效果。

六、主要依据

形成颅脑创伤后营养支持治疗观点的主要作者的研究概要及结论见表 4－13。

表 4－13　形成颅脑创伤后营养支持治疗观点的主要作者的研究概要及结论

作者及年份	研究概要	结论
Rapp 1983	38 例颅脑创伤患者随机分为全胃肠道外营养组和胃肠营养组，两组颅脑创伤严重程度（GCS 评分）无差异。全胃肠道外营养组伤后 18d 内摄入为 7315 kJ 及 10.2g/d 氮，获得充足的营养支持，胃肠营养组每日获得 6688J 直至伤后第 14 天，胃肠营养组在同一时期内平均摄入为 2863.3J 及 4.0g/d 氮。胃肠组有 8 例患者死亡，而全胃肠道外营养组于伤后 18d 无死亡	早期给予饮食可减低颅脑创伤病死率

作者及年份	研究概要	结论
Hadley 1986	45 例 GCS 5～8 分的患者分为 EN 组（21 例）和 PN 组（24 例），研究氮和热量平衡、感染发生率及预后	急性颅脑创伤后首选 EN 作为营养支持，优点在于费用低，并发症发生率较小
Grahm 1989	32 例颅脑创伤患者随机分成鼻肠管喂养和鼻胃管喂养两组，前者氮平衡为 −4.3g/d，而后者为 −11.8g/d	鼻肠管喂养可增加热能摄入，并能改善氮平衡
Klode Ⅱ 2000	118 例中型、重型颅脑创伤患者前瞻性研究，比较经皮内镜下胃造口术（PEG）与鼻胃管喂养	114 例中 111 例应用鼻胃管喂养，耐受良好，仅 5 例有误吸风险需 PEG
Rhoney 2002	152 例重型颅脑创伤患者回顾性队列研究，比较鼻胃管团注和持续滴注喂养差异	间断推注喂养组更不易耐受，持续滴注组感染率低，但二者整体预后无显著差异
Gramlich 2004	纳入 13 个随机对照试验（RCT），856 例危重患者比较 PN 与 EN 哪种营养支持途径更优	EN 减少危重症患者感染率，同时降低医疗费用
Elia 2005	有关糖尿病专用配方的荟萃分析，纳入 23 个 RCT，784 例糖尿病患者	糖尿病专用配方与标准配方相比，更有助于改善血糖控制；长期使用还可能降低糖尿病慢性并发症发生率（如心血管事件）
Perel 2006	Cochrane 系统综述：纳入 7 个 RCT，284 例颅脑创伤患者，评价早期 EN 优越性	伤后 24～72h 开始进行早期 EN，有助于减少感染率，降低死残率，改善预后
Martindale 2009	美国肠外与肠内营养学会（ASPEN）营养指南	EN 治疗能早即早，24～48h 启动 EN 治疗，不要等待肠鸣音，但血流动力学需稳定
江基尧 2010	神经外科危重昏迷患者肠内营养专家共识	通过专家共识的制订和完善，有利于进一步规范重型颅脑创伤患者的肠内营养支持治疗并提高疗效
Casaer 2011	针对 ASPEN 和 ESPEN 两大指南有关 EN 第一周是否需联用 PN 的争议，纳入 7 个 ICU，早期联用 PN 组 2312 例，早期单用 EN 组 2328 例	早期单用 EN 可以降低感染率，加速康复和降低治疗成本。对于无营养不良的重症患者，在 EN 营养 1 周后仍无法达到目标量时才建议联用 PN 来补足营养
黎介寿 2013	EN 在患者尚有肠功能时应是首选，首选 EN 的主要目的是改善肠黏膜屏障功能，含有治疗目的	表明临床营养支持已进入营养支持治疗的阶段

（王万卿）

第十一节　颅脑创伤后颅内感染的治疗

一、概况

随着基础科学的研究及更有效抗生素的研制，增进了对潜藏在各种感染过程中的病理生理学过程的认识，同时也推动了对许多难治性感染的治疗。尽管如此，中枢神经系统感染仍在神经系统疾病的发病率和病死率中占据重要的地位。本章主要介绍颅脑创伤后各种颅内感染的治疗。

二、一般原则

（一）应用抗生素

颅脑创伤后各种颅内感染，无论处于什么阶段，抗生素的治疗都是必须的治疗措施。在患者已经有颅内感染征象且致病菌不明确的情况下，可以全身应用广谱并且可通过血脑屏障的抗生素，以后再根据细菌学检查结果选用敏感的抗生素。由于血脑屏障的存在，抗生素的剂量应足够，防止剂量不足造成致病菌耐药性的形成。易通过血脑屏障的抗菌药物有：磺胺嘧啶、青霉素类、氯霉素，庆大霉素、甲硝唑、万古霉素和第三代头孢类药物（如头孢曲松钠）。其中甲硝唑在脑膜炎发作时的血脑屏障通透率可达到100%，磺胺嘧啶的血脑屏障通透率可达到50%以上。

鞘内抗生素的应用是颅内感染的有效治疗途径之一，前提是患者没有腰椎穿刺禁忌。常用的鞘内注射药物有：庆大霉素，2万U/次；阿米卡星，10毫克/次；头孢曲松钠，25~50毫克/次；多黏菌素，1万~5万U/次；万古霉素，20毫克/次。上述药物均为生理盐水稀释后缓慢鞘内注射。

（二）颅内高压的处理

在颅内感染尚未局限的情况下，除抗生素治疗外，可根据患者的情况采用不同强度的脱水治疗。常用的药物有20%甘露醇、甘油、尿素及胶体性脱水剂（如冻干血浆、血清清蛋白等）。对弥漫性颅内压增高患者，可反复行腰椎穿刺放出部分脑脊液。如果感染已经局限，患者全身情况允许，脓肿不在重要功能区和脑深部，应争取手术去除病灶以降低颅内压。采用冬眠疗法，可以降低脑代谢率（当温度降至30℃时脑代谢可降低50%），减少脑耗氧量（每降低1℃，脑耗氧量可较正常降低5%），因而可以提高脑组织对缺氧的耐受程度，改善脑血管及神经细胞的通透性，减轻脑水肿以降低颅内压。

三、论点形成过程

通过检索1970年以后的文献，发现与颅脑创伤后颅内感染相关的文献共30余篇。并查阅相关专著。对其中的主要内容进行了整理分析。

四、各种类型颅内感染的治疗

（一）细菌性脑膜炎

细菌性脑膜炎是一种急症，延误病情可导致严重的永久性的神经系统后遗症，甚至死亡。

1. 治疗选择

（1）给予一般支持治疗，包括保证气道的通畅，尤其是对于有意识障碍的患者。

（2）对于有系统性败血症的症状的患者，应确保其血流动力学的稳定性。

（3）如若出现癫痫发作，应当积极地予以控制。

（4）由于脑膜炎可出现继发性血管升压素分泌不当综合征，从而加重脑水肿，应密切监测血清电解质水平以避免低钠血症的发生。

（5）若没有颅内压增高的证据，应立即行腰椎穿刺；若怀疑存在颅内压增高，应立即行 CT 扫描，以除外颅内占位性病变。

（6）抗生素的选择应当基于患者的年龄、临床表现和存在的任何合并感染。培养及药敏试验结果出来后，抗生素疗法应当相应进行调整，并持续 10～14d。抗生素应用要遵循如下原则：①静脉给药；②对于该病原菌是杀菌性的；③可使脑脊液中的药物浓度达到该病原菌最小杀菌浓度的数倍以上。

（7）如果单用静脉给药无法达到脑脊液中的杀菌药物浓度，则须行辅助性的鞘内给药治疗，尤其被推荐用于革兰阴性菌感染的患者，因为此类患者单用静脉抗生素的病死率较高。

2. 预后　患者常常留有神经系统的后遗症。脑神经功能障碍发生在 10%～20% 的患者，尤其是奈瑟脑膜炎球菌感染的病例。动眼、滑车、外展、面和前庭蜗神经最常受累。第八脑神经功能障碍引起感音神经性听觉障碍特别多见于流感嗜血杆菌和奈瑟脑膜炎球菌的感染。这类神经病变虽然有些是永久性的，尤其是累及前庭蜗神经的，但多数在原发感染康复后数周内可以减轻。癫痫发作发生在 20%～30% 的细菌性脑膜炎患者，并且可能与局灶性的脑损伤、发热、低血糖、脑肿胀或药物神经毒性（如庆大霉素）有关，尤其是大剂量用药导致肾衰竭出现时。急性脑水肿偶尔并发于细菌性脑膜炎并可导致脑疝、长期后遗症、以及明显的行为和认知功能的障碍。

（二）颅骨骨髓炎

颅脑创伤后颅骨骨髓炎常与颅脑创伤，尤其是开放性凹陷性颅骨骨折和开颅术后出现的术后感染相关。颅骨骨髓炎可被局限于颅骨，也可合并有颅骨下颅腔内感染。在临床上可表现为一个连续性的过程，从隐匿、无痛和几乎无症状一直到具有威胁生命的相关疾病。颅骨骨髓炎在临床上分为急性和慢性两种类型。其最主要的病原体是金黄色葡萄球菌。

1. 抗生素的应用　抗生素的应用已大大降低了骨髓炎（尤其是急性骨髓炎）和颅内并发症（如硬膜外脓肿和硬膜下脓肿）的发病率。开始时通常经验性地使用对葡萄球菌有效的几种抗生素，直至获得细菌培养结果后，停用不敏感的抗生素。从临床表现上也可提示应当使用具有何种抗菌范围的抗生素；如果患者具有其他已知的感染部位，骨髓炎很可能是由这一已知感染的病原体感染所致。

某些病原体的感染具有特征性的临床表现。沙门菌是血红蛋白病患者常见的病原体；药物依赖者常为假单胞菌感染；免疫功能受损的患者较免疫功能正常的患者更易受许多相对少见的病原体的感染。一旦获得病原体培养及药敏结果，抗生素则应当选用特异性地针对培养出的病原体；只要有可能，就应当尽量选择可在骨组织中达到较高治疗浓度的抗生素。对骨髓炎的抗生素治疗，并没有统一、理想的常规应用的药物和疗程。Bullitt 等发现无论口服或静脉给药，接受至少 8 周治疗的患者均获得了最好的效果。

2. 手术治疗　手术治疗仍在颅骨骨髓炎的治疗中起重要的作用。手术疗法的范围应包括所有受感染骨的完全清除，而且应当从各个方向进行，小心地除去全部含有脓性物质的游离腔，直到正常出血的骨质与周围相互邻接为止。如果未能有效地将坏死组织除去，则会有较高的复发率。

（三）硬膜外脓肿

硬膜外脓肿是指脓液聚集在硬膜和颅骨之间的潜在间隙的脓肿，大多数是由于继发于外伤后异物进入、开颅术后或完全由鼻旁窦的感染引起。其病原菌与引起感染的病因有关；继发于外伤或术后感染的病例，病原菌多为金黄色葡萄球菌或表皮葡萄球菌，而继发于鼻旁窦炎、耳炎、乳突炎的病例，其潜在感染的微生物为溶血性链球菌或微需氧链球菌或需氧链球菌。

应用抗生素及外科引流脓肿是必不可少的治疗措施。一般情况下，可从帽状腱膜下穿刺抽吸出血性波动性液体行革兰染色及细菌培养，以便选择敏感抗生素治疗。然而，仅靠穿过头皮吸出脓性物质合并抗生素治疗是远远不够的。

外科处理包括开颅术或部分颅骨切除术，清除所有脓性物质和致命性的坏死组织、碎屑并进行充分冲洗等。如果脓肿继发于潜在的额窦炎，可选择颅骨切开及额窦黏膜清除术。对黏附于硬膜上的肉芽组织，如果未紧密黏附于硬膜上且容易去除，则应予以去除；如果已经紧密黏附于硬膜上且血供丰富，一旦去除，很可能撕裂硬膜并造成硬膜下间隙的污染，可不予清除。由于硬膜外脓肿很可能并发硬膜下积脓，因此在缺乏足够的证据的情况下，不主张常规探查硬膜下间隙。对于如何处理引流术后的骨瓣问题，争议很多，一些人认为如果影像学证明无骨髓炎且颅骨的表现"正常"，则骨瓣可经杀菌溶液浸泡后安放回手术创口，但必须将吸引—冲洗的操作时间控制在 48～72h；笔者一般建议行部分颅骨切除术，最早 6 个月后（最佳 1 年后）行颅骨成形术。静脉内应用抗生素需持续 6 周。如果早期即进行积极有效的干预，那么可把单纯硬膜外脓肿的发病率和病死率都控制在很低的水平。

（四）硬膜下脓肿

硬膜下脓肿是指化脓性感染发生在硬膜下间隙而引起的脓肿。颅脑创伤的硬膜下脓肿可继发于开颅术后、外伤后或脑脓肿破裂后脓液渗入硬膜下间隙。

1. 一般治疗　硬膜下脓肿患者常表现为意识水平下降，其首要治疗应保证患者呼吸道通畅，气管插管过程中要注意防止出现脑疝，下鼻胃管能有效预防胃内容物反流所致误吸。由于癫痫发生率很高，所有被疑诊为硬膜下脓肿的患者需使用抗惊厥药物，并且应快速积极治疗各种类型的癫痫发作。

2. 外科治疗　对硬膜下脓肿患者的恰当治疗措施包括外科手术清除脓性物质，随后静脉内应用抗生素。对病情很重的患者或伴随有其他临床疾病不适宜开颅术的患者来说，钻孔引流为最佳选择，而对那些病程较长、脓液积聚相对局限、外面有包裹的膜较厚的病例，钻孔引流亦很有效。但钻孔引流常常并不彻底，近 20% 的病例随后还需要行择期的开颅手术。

开颅术已被建议用于弥漫性积脓病例。在手术中尽可能去除脓性物质并探查影像学难以发现的镰旁和额叶下区域内是否存在小的硬膜下积脓。清除脓性物质须采用大量的温性冲洗液体进行反复缓慢的冲洗，脓性物质清除干净后，脑实质表面留下一层半固体性物质，应轻轻去除，由于这层物质血供丰富，如果与皮质表面粘连紧密，不宜强行去除。

对如何处理骨瓣问题仍存有争议。如果硬膜外无明显受累且骨质正常，可将其放回骨瓣；如果颅骨欠正常，则弃之，术后 6 个月到一年再行颅骨成形术。手术后，静脉内持续应用抗生素 6 周以上。硬膜下积脓的预后与最初诊断硬膜下积脓时的神经系统功能障碍程度密切相关，尤其是与意识障碍的程度相关性更大。

（五）脑脓肿

1. 脑脓肿的感染源及病原菌　通常感染源比较明显，鼻旁窦感染通过板障静脉逆行性血栓性静脉炎向颅内扩散至额叶和颞叶；骨髓炎和额窦后壁裂开常使感染直接播散到额叶前部及基底后部；中耳感染通过颞骨的鼓室盖或岩部直接播散至颅内，最易导致颞叶脓肿形成；迷路感染是通过圆窗、卵圆窗扩散至耳蜗和前庭导水管。乳突感染可直接播散至颅内，在颞叶和小脑形成脓肿；转移性脓肿常是远处感染微生物经血行播散形成。常见的原发灶包括皮肤脓疱、肺部感染等等。转移性脓肿常呈多发状态，大多位于血流较为缓慢的灰白质交界处，当然亦可发生在脑实质深处。脓肿分布区多与该区域的脑血流有关，所以，大多数位于大脑中动脉供血区，包括额叶和顶叶。

脑脓肿的病原微生物有细菌、真菌、寄生虫。致病菌主要有需氧链球菌（β 溶血性链球菌）、肺炎球菌、金黄色葡萄球菌。近来发现革兰阴性菌的感染率已达 22% 左右。随着厌氧菌分离技术的发展，大大提高了细菌培养阳性率，厌氧菌也是目前脑脓肿常见的致病菌。从脓肿病灶中分离出来的厌氧菌最多见的有拟杆菌（脆弱类拟杆菌、黑色素拟杆菌）和厌氧链球菌（消化道链球菌）。其他常见菌还有消化球菌、梭形杆菌、韦永球菌、短小棒状杆菌菌苗、放线菌。

研究发现，脑脓肿的细菌谱与感染的病因学联系密切。对与各种感染相关常见菌的认识有助于选择敏感抗生素的治疗。厌氧菌感染在耳源性、牙源性脑脓肿中多见；也可见于转移性、隐源性脓肿。源于鼻旁窦扩散的脑脓肿的致病菌，与鼻旁窦中正常菌群相一致，金黄色葡萄球菌、需氧链球菌、人类流感病毒通常都可从脓肿中分离出来，在 50% 以上的病例中还可分离出厌氧菌。

2. 脑脓肿的治疗

（1）抗生素治疗脑脓肿的原则：抗生素的效力和很多因素有关，包括抗生素具有杀菌作用还是抑菌作用、治疗方式和时间、宿主以及感染的反应以及药物在脓肿内的浓度等。原则上，应用抗生素治疗都应根据培养和药敏结果而定。比较理想的是能够知道从脓肿内培养出来的致病菌，根据其药敏来选择用药。治疗效力不仅和药物在感染区的浓度有关，而且与药物对致病菌的最小杀菌浓度有关。抗生素在脑脊液中的浓度很重要，但这并不完全反映出药物在脓腔内的浓度。能够在脑组织内起治疗作用的抗生素包括氯霉素、甲硝唑、青霉素、甲氧西林、苯唑西林钠、万古霉素、甲氧苄胺 – 磺胺甲基异恶唑和一些三代头孢菌素。Black 及其同事发现，即使脓肿内的抗生素浓度达到了最小抑菌浓度，仍能在脓汁里培养出存活细菌。他们把这归因于抗生素在脓腔的酸性环境下受抑制和失活的结果。因此他们认为在抗生素治疗的同时，所有的脓肿都还应进行脓液的抽吸。

在得到培养结果之前的抗生素的经验性选择应该基于对脑脓肿的最常见致病菌的了解。鼻旁窦源性的脓肿大多由嗜二氧化碳链球菌所引起，它对青霉素非常敏感，对甲硝唑耐药。由于产 β – 内酰胺酶类病菌可能存在，故建议加用作用于专性厌氧菌的抗生素，如甲硝唑和氯霉素。耳源性脓肿常由需氧菌和厌氧菌的混合感染所引起，因此开始就应使用覆盖阴性需氧菌、链球菌和厌氧菌的多种抗生素联合治疗。青霉素、甲硝唑和一种第三代头孢菌素如头孢噻肟联合使用可以满足需要。转移性脓肿有很多致病菌，由转移源决定。这种情况下，使用覆盖革兰阴性需氧菌和厌氧菌的广谱抗生素。而创伤后脑脓肿多由金黄色葡萄球菌引起，最好使用半合成的耐青霉素酶青霉素或万古霉素。在得到培养结果后应该立即更改治疗方案，停用不敏感的抗生素以防止耐药菌株的出现。

经非手术治疗的脑脓肿患者必须进行随访。治疗期间至少每周进行一次 CT 扫描，治疗结束后需要每月一次的 CT 扫描。CT 上表现出脓肿消退的时间并不稳定，但是通常在影像学上脓肿消退的时间要落后于临床症状的改善。大多数病例，在治疗 2~3 周后脓肿明显缩小；3~4 个月也不一定能完全消除脓腔、占位和对比增强；偶尔残留的增强区会持续 6~9 个月。尽管如此，大多数残留影像增强的患者不会复发。

（2）皮质类固醇的使用：在脑脓肿的治疗中，使用皮质类固醇仍只是一种辅助手段。皮质类固醇能减轻脑脓肿并发的脑组织水肿和脑内占位，但也有不良反应。在脑炎早期，类固醇能限制白细胞的趋化作用，降低宿主的防御能力。经皮质类固醇治疗后，脑脓肿，尤其是在脑炎期，在 CT 上显示的增强效果显著降低。因此，在接受类固醇治疗的患者中，增强 CT 上显示的病变的减轻并不能作为脓肿得到治疗效果的确定证据。皮质类固醇的应用目前仅仅限于那些被认为由脑部巨大占位效应导致出现神经功能缺陷的患者，而且当神经症状稳定后，类固醇就应渐渐减量直至停用。

（3）外科手术治疗：手术治疗最常用的方法是持续引流、抽吸和完全切除。治疗方法的选择要考虑诸多因素：患者的年龄，神经系统的状况，脓肿的位置、分期和种类，以及是否存在多发病变等。只有正确选择手术方法，才能达到最佳治疗效果。

1）脓肿穿刺抽脓：方法简便，对脑组织损伤轻、反应小，部分患者可以一次或多次抽脓治愈。部分患者抽脓后脓腔缩小，症状缓解，有利于择期行脓肿根治切除术。它适用于任何类型的脑脓肿，只要定位明确，病情允许，均可使用。特别是对于病情危急、需迅速解除脑受压者，脑重要功能区或脑深部脓肿及婴儿、老年患者，一般情况差不能耐受开颅手术的脑脓肿患者更为适宜。在穿刺抽脓时应选择距脓肿最近部位并避开功能区，选择无血管区，穿刺周围用棉片保护防止脓液污染。定位要准确，防止穿破脑室引起感染扩散。一次放脓不宜过快，以免皮质迅速塌陷，桥静脉破裂导致硬膜下血肿。最后用抗生素溶液反复冲洗。位于小脑深部脓肿穿刺时一定要掌握穿刺方向及深度，以免伤及脑干。脑脓肿一次穿刺抽脓后，腔内注入抗生素溶液，部分脓肿可以治愈，尤其是脓腔较小、脓壁较薄者治愈可能性大。如每一次抽脓术后脓腔未能闭合，可行重复手术。但反复抽脓，有感染扩散之虞，治疗时间亦长，对多房性脓肿效果不佳。为此有人主张在第一次穿刺时，可将一硅胶管留置于脓腔内，固定于头皮上，于每次经管抽脓，注入抗生素溶液后，将引流管远端封闭。此管可留置 7~10d，经复查脓腔闭合后再行拔除。

2）脓肿穿刺导管持续引流术：脓肿壁较厚、脓液较浓稠、甚至有脓块时，一次穿刺抽脓效果可能不理想，为避免重复穿刺，可用穿刺针向脓腔内置入硅胶导管，进行导管持续引流，引流管固定于头皮，行低位闭式引流。如引流不畅，有人应用尿激酶脓腔内注入，将脓块溶解，以利引流。有报道应用自行设计的脑脓肿双腔导管，术后其中一管接输液瓶，滴入抗生素生理盐水溶液；另一管低位持续引流，使用这种装置可取得良好效果。对脑深部结构和重要功能区如丘脑、脑干部位脓肿，可应用立体定向仪行立体定向穿刺术。它有定位准确、安全可靠、损伤性小等特点。

3）脑脓肿切除术：脓肿切除术可彻底清除病灶，必要时可行去骨瓣行外减压术。它主要适用于：①脓肿包膜形成完好、位置表浅位于非功能区者；②有脓腔异物、碎骨片者；③脓肿包膜厚，估计单纯穿刺抽脓或导管引流脓腔不易愈合者；④脑脓肿溃破于脑室或蛛网膜下隙者。在急性脑膜炎期或化脓期，一旦颅内压升高引起脑疝时，即使脓肿包膜尚未形成，亦应急诊开颅，清除炎症坏死脑组织，直至达正常脑组织。脓肿切除时，要定位准确，可先行穿刺脓腔减压，注意棉片保护周围脑组织，沿脓肿包膜由浅入深逐步分离。如部分脓肿壁和重要组织结构粘连紧密，不要勉强分离切除，可予以保留，电凝包膜内壁。如术前已形成脑疝，可去骨瓣减压。小脑脓肿切除时如颅内压甚高，可先行脓腔穿刺或脑室穿刺放脑脊液。切除脓肿后宜敞开硬膜减压。

在上述脓肿切除术中，要注意脓肿尽量完整切除，正常脑组织应敷以棉片保护，整个手术过程中避免脓液污染手术野。如不慎污染则用过氧化氢溶液、生理盐水加抗生素冲洗创口，必要时鞘内注射抗生素。

（4）术后处理：

1）应继续应用抗生素至少 1～2 周，以防止脓肿复发和感染的扩散；必要时可定期行腰椎穿刺和脑脊液检查。

2）防治并发症：如有癫痫发作应抗癫痫治疗。因癫痫的发生率较高，可达 50%，且术后 4～5 年为发生高峰，所以有人主张术后应预防用药 5 年以上。

3）全身疗法及对症处理。

五、小结

手术前应用抗生素治疗很可能使培养呈阴性，而对于状态稳定的患者几乎没有作用。因此，应该在手术后才开始使用抗生素，而且在培养和药敏结果的指导下使用足量的适当的抗生素，使脓肿内药物达到一定的浓度。静脉内用药的时间由治疗的方式决定，至少应持续 6 周。患者每周应进行一次 CT 扫描观察病灶的消退情况，并且根据患者每天的临床情况评价治疗效果。治疗结束后，应每月进行 CT 检查，持续 4～6 个月，或者直到残留增强影像完全消失。考虑到脓肿复发的可能性，所以 CT 检查应该灵活运用，特别是当患者出现新的神经症状和体征时。患者所有的基础感染和易患条件都应加以处理，从而使复发的危险性降至最低。

六、主要依据

国内外有关颅脑创伤后中枢神经系统感染的研究概要和结论见表 4-14。

表 4-14　国内外有关颅脑创伤后中枢神经系统感染的研究概要和结论

作者及年份	研究概要	结论
Sellner 2013	颅内感染性癫痫综述	颅内感染性癫痫通常为难治性癫痫，易发生在脑炎、脑膜炎、脑脓肿早期阶段
Beckham 2012	颅内感染评述	强调早期、及时、准确诊治及外科干预
Kourbeti 2012	258 例颅脑创伤后感染危险因素分析	中枢神经系统感染仍以革兰阳性菌（主要为葡萄球菌属），但革兰阴性菌呈现上升趋势，涉及脑脊液的操作（如腰穿、脑室外引流等）是感染危险因素
Camacho 2011	119 例脑室外引流患者术后感染分析	致病菌以革兰阴性杆菌多见，置管时间是唯一独立的感染危险因素
Chow 2011	中枢神经系统感染血管并发症	血管并发症患者预后差，强调早期、早期治疗的重要性

作者及年份	研究概要	结论
Arlotti 2010	脑脓肿治疗系统性评述	强调对于脓肿直径 < 2.5cm、GCS > 12 分，致病菌明确患者可在密切观察下行单纯药物治疗，经验性抗生素应用策略无最佳方案，需联合药代动力学及易感因素等综合考虑，疗程一般 4 ~ 6 周，药物保守治疗需 6 ~ 8 周；不建议口服给药；患者预后不依赖手术方式，但通常深部、小的、多发、功能区脓肿建议立体定向抽吸术，表浅、颅后窝脓肿建议开颅引流术，手术预留于上述失败或外伤后存在异物、颅骨碎片的脓肿
Beer 2010	颅内感染神经重症监护治疗	重症监护病房中侵入性脑室操作易于出现多重耐药致病菌的颅内感染，及时诊断、早期抗生素治疗是关键

（郑　波）

第十二节　颅脑创伤后脑积水的诊断与处理

一、概述

PTH 是颅脑创伤后常见的并发症，其重要的病理生理学基础是脑脊液循环动力学异常，表现为脑室内或蛛网膜下隙脑脊液异常积聚使其部分或全部异常扩大，临床上所指脑积水通常是指室内积水。

急性 PTH 多发生在颅脑创伤后 2 周内，最早可发生在伤后 3d 内，慢性 PTH 多见于伤后 3 ~ 6 周，或迟于 6 ~ 12 个月。伴有颅内压增高的 PTH 轻症患者表现为头痛及进展性神经功能减退（智力障碍、步态不稳、尿失禁三联征），昏迷患者则表现为持续性意识障碍无好转或神经功能恢复停滞甚至逆转。

PTH 常按流体动力学分为梗阻性脑积水和交通性脑积水。梗阻性脑积水是指脑室系统内脑脊液流动受限；交通性脑积水是指脑室系统无梗阻，大脑凸面或颅底蛛网膜粘连，以及颅内静脉回流受阻导致脑脊液吸收障碍。

PTH 发生与患者颅脑创伤程度、外伤性蛛网膜下隙出血、去骨瓣减压处理、颅内感染等多因素有关，其诊断必须结合影像学和临床症状综合判断。因此各家医疗机构报道 PTH 发病率差异较大，为 0.7% ~ 34% 文献报道 PTH 通常发病率为 0.7% ~ 8%。PTH 的治疗方式在各医疗机构报道亦有不同，包括脑脊液体腔分流术（脑室 - 腹腔分流术、脑室 - 心房分流术和腰大池 - 腹腔分流术）以及脑脊液颅内转流术（第三脑室底造瘘术、终板造瘘术和透明隔造瘘术），故 PTH 治疗有效率及并发症发生率也差别较大。但总的治疗思路是解决因颅内压增高及脑组织结构病理改变引起的神经功能损伤，同时结合术后定期随访可减少术后并发症发生。

二、论点形成过程

通过 PUBMED 主要检索 2007 年以后，查找与"颅脑创伤后脑积水"颅脑创伤后正常颅压脑积水""脑积水手术治疗"的相关文献 50 余篇,对相关文献进行复习,整理分析近期有关颅脑创伤后脑积水诊治的新观点。

三、科学基础

1. 病因　有关 PTH 发生的确切病因尚未明确,主要有以下假说:①脑室内压力增高,脑脊液静水压使脑室系统扩大,主要表现为脑室系统机械性梗阻。如颅脑创伤后脑室系统内积血,血块梗阻堵塞脑脊液循环通路,以室间孔、中脑导水管开口和第四脑室多见。此外,创伤后颅内占位效应,如硬膜下血肿、脑挫伤灶、大面积脑梗死和脑水肿也可以影响脑脊液的循环。②脑脊液吸收障碍:颅脑创伤后蛛网膜下隙出血和颅内感染导致颅底蛛网膜粘连,后期红细胞溶解,脑脊液内蛋白含量增高导致蛛网膜颗粒吸收功能障碍。③脑脊液动力学改变:颅脑创伤后脑表面的蛛网膜破裂,脑脊液从蛛网膜裂口流入硬膜下隙,或去骨瓣减压术后移位脑组织复位后硬膜下隙扩大积液,在硬膜下积液基础上发展成为 PTH。

2. 高危因素　各医疗机构 PTH 的发生率差异较大,与颅脑创伤患者伤情和年龄构成比、治疗方案等因素有关。PTH 发生的相关因素总结如下:①颅脑创伤严重程度:患者术前低GCS、去骨瓣减压前高颅内压是 PTH 发生的高危因素;②蛛网膜下隙出血和脑室内出血:二者是 PTH 发生的主要相关因素;③去骨瓣减压术和减压窗上界距离中线 < 25mm 是 PTH发生的独立相关因素;④去骨瓣减压术后对侧硬膜下积液患者常见脑积水,大脑镰旁硬膜下积液是脑积水发生的独立预后因素;⑤老年颅脑创伤患者 PTH 发生率较高。

3. 诊断

(1) 病史:有明确的颅脑创伤病史。

(2) 临床表现:颅脑创伤患者脑积水最常发生在伤后 1 年以内,因此临床症状和体征观察需延续到康复期。急性 PTH 患者临床表现缺乏特征性,主要为头痛、呕吐颅内压增高特征和精神意识障碍。慢性 PTH 患者在恢复过程中出现持续性意识障碍无好转或神经功能恢复停滞甚至逆转,如存在头部减压窗则出现逐步膨隆。典型脑积水三联征:智力障碍、步态不稳和尿失禁可同时或单个出现。

(3) 辅助检查:头颅 CT 和 MRI 是诊断 PTH 最常用的影像学检查方法。影像上见脑室扩大,双额角径或颅内径(Evans 指数)> 0.33 是诊断的标志性指标。各脑室增大,脑沟正常或消失,同时见脑室旁水肿改变。心电门控相位对比 MRI 电影:梗阻性脑积水患者见中脑导水管中无明显脑脊液流动,正常压力脑积水患者则表现为脑脊液流速增加。

放射性脑池造影是经腰穿注入放射性核素,交通性脑积水患者因出现脑脊液吸收障碍表现为核素进入脑室系统并存留时间延长超过 48h。

脑脊液检查中 cleaved – tau 蛋白可能是脑积水标志物,但有文献报道 cleaved – tau 蛋白在颅脑创伤后出现增高,所以这并不能作为 PTH 诊断的生物标记物。

(4) 鉴别诊断:PTH 须与颅脑创伤后脑萎缩相鉴别,尤其是老年颅脑创伤患者。脑萎缩患者脑脊液压力正常,脑沟明显增宽,脑室和脑池均扩大,影像学检查脑室旁无水肿。部分正常压力脑积水与老年性痴呆、血管性痴呆存在鉴别困难。

4. 预防　PTH 的发生除注意以上高危因素以外,需着重注意以下几点:①颅脑创伤后出现蛛网膜下隙出血的患者在病情允许的情况下应尽早行腰穿放出血性脑脊液,保障脑脊液循环通路通畅;②颅脑创伤后出现脑室内出血患者根据情况选择脑室外引流或腰穿将血性脑脊液放出；③手术中尽可能将术野出血清除干净；④注意无菌操作和避免脑脊液漏，减少颅内感染机会。

5. 治疗　PTH 的治疗目的是减少脑脊液循环通路梗阻或恢复脑脊液分泌和吸收平衡，须结合患者 PTH 原因和个体状况，采取个体化治疗方法。

（1）脑脊液体腔分流手术是 PTH 最常用的治疗方法，通常进行脑室-腹腔分流术。脑室-心房分流术一般应用于具有脑室-腹腔分流术禁忌证的患者，如腹腔内感染、腹腔脏器损伤和胸腹部皮肤感染等。但 McGovern 近期研究认为脑积水手术方式选择中脑室-心房分流术与脑室-腹腔分流安全性是等同的。对于分流管置入的手术方式，Nigim 研究发现使用腹腔镜放置腹腔端分流管可以减少分流管远端失败率。此外，腰池-腹腔分流术较为少用，适用于交通性脑积水和正常压力脑积水。

（2）第三脑室底造瘘术适用于梗阻性脑积水和部分交通性脑积水。透明隔造瘘术适用于单侧脑室积水。

（3）在脑室内出血急性期和颅内感染尚未控制的情况下，脑室外引流、腰椎穿刺术和腰池引流术可以达到暂时缓解脑室压力的作用，待血性脑脊液吸收和感染控制后可行分流术。

（4）硬膜下积液处理：绝大部分硬膜下积液可自行吸收，但须密切观察其是否发展成PTH。对于有占位效应的硬膜下积液可行钻孔引流术，硬膜下积液-腹腔分流术和脑室-腹腔分流术。Nalbach 认为颅骨缺损患者早期行颅骨成形术能有效防止积液形成和加重，并能使脑脊液动力学恢复。

（5）PTH 合并颅骨缺损患者行脑室分流术和颅骨成形术有利于病情恢复。

6. 分流手术并发症及处理

（1）分流异常：表现为过度分流或分流不足。前者表现为裂隙脑室综合征、硬膜下积液或硬膜下血肿，后者则表现为临床症状无改善。建议术前行腰穿检查了解脑脊液压力选择不同压力分流管可以减少此并发症发生。目前可调压分流管已广泛应用，根据随访脑室大小调整分流泵压力阀门可明显减少因分流泵压力不适配的二次手术。

（2）感染：包括术后颅内感染、切口感染、腹腔内感染、分流管皮下通道感染等。患者出现感染迹象，应将分流管取出并加强抗感染治疗。可行脑室外引流术或腰池引流暂时改善脑积水压迫症状，待感染控制后再行脑室-腹腔分流术。随着带有抗菌涂层分流管面世和应用，术后感染的发生率因此明显下降。

（3）出血：包括术后脑内出血、穿刺道出血、硬膜下出血等。根据出血部位、出血量和出血原因采取保守或手术治疗，调整分流泵压力阀门有时可使保守治疗更有效。

（4）分流管堵塞：可发生于分流管脑室端、分流泵和腹腔端，原因主要为脑室端接近脉络丛或贴近脑室壁，分流泵内血性液淤积，腹腔内大网膜包裹。通过按压分流泵或行腹腔B超检查判断分流管堵塞原因，必要时行分流管调整或更换术。手术中应用脑室镜和腹腔镜可将分流管放置于满意位置。

（5）分流管易位：分流管腹腔端可易位进入肠腔、膀胱、胸腔、阴道和心包等。术中使用腹腔镜操作可减少此类并发症发生。一旦发生分流管易位，通常需要取出分流管，确定无感染后再进行相应处理。

7. 疗效评估及随访　PTH 患者行脑积水治疗后必须加强随访。脑积水分流术后早期疗效评估在手术后 2 周内，远期随访在术后 1 个月至 1 年，甚至到终身随访。疗效观察包括临床症状和影像学检查（术前和术后两者对比）。临床症状是主要评估指标，包括意识状态、神经系统反应、减压窗张力、排尿功能和日常生活能力等。影像学检查主要观察脑室大小的变化，术前高压 PTH 患者可出现较明显变化。部分等压性脑积水患者由于脑室扩张变形时间较长、顺应性较差，术后脑室变化不明显甚至无改变。有学者指出分流术后脑室系统周围水肿渗出减少是可靠的评估指标之一。

由于分流手术的并发症较多，PTH 患者行分流术后需定期门诊随访并行影像学检查观察手术效果。目前可调压分流管使用较广泛，可根据患者临床症状调整分流泵压力阀以达到最佳分流状态。近期有学者研究磁场对可调压分流泵的影响，发现便携式游戏机、平板电脑可对部分分流泵设置有影响。目前有新型的可调压分流泵面世，具有预防意外调整的功能，甚至可进行 3.0T 磁共振检查。

四、小结

PTH 是颅脑创伤后常见的并发症，对于发生颅脑创伤的患者应加强观察和随访，特别是有 PTH 发生高危因素的患者需密切随访，及时发现 PTH 并作出相应处理。颅脑创伤患者治疗过程中要尽量减少 PTH 发生的危险因素。PTH 的诊断除影像学检查结果外，更注重于临床症状。PTH 治疗目的是减少脑脊液循环通路梗阻或恢复脑脊液分泌和吸收平衡，须结合患者 PTH 原因和个体状况，采取个体化治疗方法。PTH 诊断后在病情允许情况下尽早手术处理，根据不同类型 PTH 常用的手术方式是脑室 - 腹腔分流术、脑室 - 心房分流术和第三脑室底造瘘术。自分流手术方式诞生以来，分流管及分流泵已不断更新换代以更适合患者使用。目前可调压分流泵和带有抗菌涂层分流管使用较为广泛，术后并发症高发情况得到有效改善。值得注意的是，可调压分流泵置入术后仍存有意外调整的风险。

五、前景和展望

PTH 的诊断仍然缺乏客观的指标，现在热门的颅脑创伤后分子标记物测定可能可以借鉴到 PTH 的诊断，为今后 PTH 诊断和治疗有效性评估提供客观依据。进一步推广内镜技术置入脑室 - 腹腔分流管可以减少并发症的发生。期望新型的分流泵具有自行根据临床症状和脑室大小调整分流量的作用。

六、主要依据

形成近期颅脑创伤性脑积水诊断和治疗观点主要作者的研究概要及结论见表 4 - 15。

表 4 - 15　近年颅脑创伤性脑积水诊断和治疗观点主要作者的研究概要及结论

作者及年份	研究概要	结论
Chiari 2014	根据 ISO 7197 标准对 26 种分流泵长期效果进行长程测试	磁场会对早期设计的可调压分流泵设置产生不良影响，新型的分流泵具有预防分流泵意外调整功能，甚至可进行 3.0T 磁共振检查

作者及年份	研究概要	结论
Su 2011	149 例颅脑创伤后行单侧去骨瓣减压患者，35 例发生脑积水需性脑室腹腔分流术（23.5%）。98 例未发生硬膜下积液患者中 18 例发生脑积水（18.4%），51 例发生硬膜下积液患者 17 例发生脑积水（33.3%）。而发生去骨瓣减压对侧硬膜下 13 例患者中 6 例发生脑积水（46.2%）	重型颅脑创伤患者行去骨瓣减压后容易发生脑积水并发症，特别是出现去骨瓣减压对侧硬膜下积液的患者常见
Kaen 2010	73 例接受去骨瓣减压的重型颅脑创伤患者回顾性研究，20 例患者发生脑积水（27.4%）。17 例发生大脑镰旁硬膜下积液患者中 15 例发展成为脑积水（88%）	大脑镰旁硬膜下积液是颅脑创伤后脑积水发生的独立预后因素
Bauer 2009	71 例接受脑室外引流术的颅脑创伤患者中 16 例患者在出院前需要接受脑室 – 腹腔或脑室 – 心房分流术（22%）	颅脑创伤患者在出院前必须评估是否需要接受永久脑脊液分流手术
Cengiz 2008	12 例脑积水需要接受脑室腹腔分流术或分流管调整术儿童患者与 9 例对照儿童脑脊液分析比较，cleaved – tau 蛋白水平明显升高	脑脊液中 cleaved – tau 可能是脑积水标志物
Kammersgaard 2013	444 例重型颅脑创伤患者回顾性研究，脑积水发生率为 14.2%，而 75% 脑积水患者发生在康复期。老年及脑损伤程度较重的患者脑积水发生率较高	对于老年及严重意识障碍颅脑创伤患者康复期需注意随访是否脑积水
Nalbach 2012	34 例颅脑创伤后骨瓣减压术后患者中 21 例出现脑外积液，其中 18 例为经脑室外引流处理后出现	早期行颅骨成形能有效防止该积液形成和加重，并能使脑脊液动力学恢复
Honeybul 2012	159 例经去骨瓣减压术存活的重型颅脑创伤患者中 72 例患者影像学检查出现脑室扩张，而 26 例出现临床症状需行脑室 – 腹腔分流术	去骨瓣减压前颅内压、硬膜下积液和低 GCS 是去骨瓣减压术后脑积水发生的危险因素
Tsuang 2012	14 例颅脑创伤后硬膜下积液的患者，1 例接受硬膜下积液引流术，另 13 例接受硬膜下积液分流术。这 14 例患者均出现脑积水，其中 13 例行硬膜下积液引流术患者最终接受可调压脑 – 腹腔分流术	颅脑创伤后硬膜与蛛网膜间层面撕裂导致硬膜下积液和脑脊液循环受阻，引起脑积水
De Bonis 2010	41 例闭合性颅脑创伤行去骨瓣减压术患者中，9 例出现脑积水。其中 8 例去骨瓣范围距离中线 <25mm。统计学分析结果显示减压窗上界与中线的距离是脑积水发生的独立因素	减压窗上界距离中线应 >25mm
Wen 2009	31 例颅脑创伤后出现正常压力脑积水患者，行分流手术后随访 12 个月。20 例患者出现明显改善，其中 10 例去骨瓣减压的脑积水患者在分流术后进行颅骨成形术，9 例出现临床症状改善	颅脑创伤后脑积水患者伴有大骨瓣缺损时行分流术及颅骨成形术有利于病情恢复
Nigim 2014	232 例正常压力脑积水和非正常压力脑积水患者第一次脑室腹腔分流术后远端分流管失败原因分析，发现 77 例腹腔开放手术中有 7 例失败，155 例腹腔镜手术中有 6 例失败。失败原因与脑室压力无关	使用腹腔镜放置腹腔端分流管可以减少分流管远端失败率

续　表

作者及年份	研究概要	结论
Nakashima 2011	体外观察4个生产商的4种可调压分流泵设置是否受游戏机磁场干扰，结果显示2种可调压分流泵设置受磁场影响而出现改变	患者接受分流手术后须认识到使用便携式游戏机和家庭电器的风险
He 2013	体外观察4个生产商的6种型号可调压分流泵设置是否受iPAD 3磁场干扰，结果显示1种可调压分流泵设置受iPAD 3磁场影响而出现改变	平板电脑的普及可能对部分脑积水患者分流泵设置有影响

（郑　波）

参考文献

［1］戚晓渊，孙泽林，刘方军，李储忠，张亚卓. 单克隆永生化人骨髓基质干细胞分化能力和 VEGF 分泌量的相关性［J］. 中华医学杂志，2011，91（17）：1193－1196.

［2］戚晓渊，史秀灵，高银辉，等. 绿原酸抗肝纤维化作用的研究［J］. 中国实验方剂学杂志，2011，17（15）：139－143.

［3］戚晓渊，周程艳. 杜仲多糖的均匀设计法提取工艺分析［J］. 中国实验方剂学杂志，2011，17（13）：56－59.

［4］戚晓渊，丁秀荣，吕虹，康熙雄，刘志忠. 循环内皮干细胞与症状性颅内动脉狭窄关系研究［J］. 中国实验诊断学，2011，15（6）：965－967.

［5］Qu Rong－Bo，Jin Hua，Wang Kai，Sun Ze－Lin. Stent－Jail Technique in Endovascular Treatment of Wide－Necked Aneurysm［J］. Turkish Neurosurgery，2013，23（2）：179－182.

［6］江基尧，高国一. 中国颅脑创伤十年［J］. 中华神经外科杂志，2013.

［7］易声禹，只达石. 颅脑损伤诊治［M］. 北京：人民卫生出版社，2014.

［8］江基尧. 现代颅脑损伤学［M］. 上海：第二军医大学出版社，2010.

［9］武宇鼎，付志刚，李增惠. 颅内压监护在急性轻型颅脑损伤中的应用［J］. 现代医学，2014.

第五章

神经外科急症

第一节　创伤性头颅损伤

一、概述

外伤性颅脑损伤是 1~44 岁的儿童和成年人死亡、致残的最主要原因。据估计，在美国每年有 150 万例的头部损伤发生。目前至少有 530 万的美国人（占美国人口 2%），身处外伤性颅脑损伤所致的残疾生活。中至重度头部损伤可分别导致罹患阿尔茨海默病的风险增加 2.3 倍和 4.5 倍。由于发生外伤性脑损伤导致每年约 52 000 人死亡。脑外伤的主要原因是跌落、机动车车祸、被物体撞击或反弹被击中及被袭击，男性发生脑外伤的机会为女性的 2 倍。

紧急医疗服务人员通常首先到达事故现场并提供初步但重要的基本处理，使得院前急救成为外伤性脑损伤治疗中的重要组成部分。重视院前急救适当的分检和区域创伤中心的发展将改善患者预后和生存。

安全快捷的运送颅脑损伤病人快速到达一级创伤中心是至关重要的。在运输过程中必须特别注意气道管理和警惕脊椎损伤。

外伤性脑损伤治疗的重要部分是预防继发性损伤。继发颅脑损伤定义为在到大脑发生最初打击后发生的任何并发的损害。它可以由于全身性低血压、缺氧和 ICP 升高，或者是初始的创伤诱发的一系列生理变化的结果。继发损害可能在现场发生并在转运中及进入急诊室后持续存在。预防低氧血症、高碳酸血症和低血压在防止继发性损伤中非常重要。遵循 A、B、C 策略（气道、呼吸和循环）是治疗颅脑损伤患者的最初步骤。

气道管理：保护气道是脑外伤病人复苏的第一步；然而，这在面部创伤和可能的颈部脊柱不稳定的病人是困难的。即使在面部创伤时行气管内插管仍为首选；如果行不通，则行环甲膜切开术或针刺环甲膜可能是必要的。

呼吸：确保有足够的输氧是避免继发性脑损伤的关键。应避免预防性高通气（prophylactic hyperventilation，HPV）。目前建议的 $PaCO_2$ 是 35~40mmHg，已有证据表明 HPV（即 $PaCO_2 < 30$mmHg）可恶化脑损伤病人的脑灌注。

循环：在做好气道控制和通气后，下一步是判断和治疗低血压。建立大口径静脉径路并注入等渗溶液是标准的治疗方法，但有证据表明，高渗盐可有效治疗低血压和降低颅内压（在中、重度 TBI 中，颅内压往往是升高的）。应通过静脉输液维持平均动脉压（mean arterial bloocl pressure，MAP）在 90mmHg 以上，同时 CPP > 60mmHg。现场快速进行神经病学评估确定基础神经系统状况，便于随访病情，获得最佳复苏。

连续对患者的神经功能状态进行评估是至关重要的。患者入院时可能为轻度异常 GCS，但由于颅内血肿扩大或逐步脑肿胀而迅速恶化。瞳孔最初可能正常，随着颅内压上升和脑疝综合征（即颞叶沟回疝、大脑镰下疝及小脑扁桃体疝形成）而随后散大。

甘露醇有低血压和容量剥夺的效应，因此急诊室内应避免预防性使用。

报道显示 2% ~ 5% 的闭合性颅脑损伤可发生外伤性癫痫，但在头部穿透性伤的患者中发生率高达 50% 以上。这种外伤性癫痫可以分为早期（头部外伤 < 7d）和晚期（头部外伤 > 7d 后）。脑外伤后常规使用抗惊厥药（anticonvulsantsAED）并不能防止晚期外伤性癫痫的发生。抗癫痫药物可考虑短期使用（通常为 1 周），尤其是突然发作可能是有害的。头部外伤后 2 周内应用苯妥英钠可有效降低早期外伤性癫痫发作（头部外伤后的第一个 7d 内），同时并未显著增加不良反应发生的风险。

外伤性癫痫发作的高风险因素参阅表 5 – 1。AEDs 通常于 1 周后逐渐减量，除非为大脑穿透伤，患者行开颅术，或出现晚期癫痫发作（颅脑损伤 > 7d）。

表 5 – 1　创伤后癫痫发作高风险的因素

| 急性颅内出血（硬膜下、硬膜外或脑实质血肿） |
| 开放性压缩性颅骨骨折伴脑实质损害 |
| 受伤 24h 内癫痫发作 |
| Glascow 昏迷量表评分 < 10 |
| 穿透性脑外伤 |
| 酗酒史 |

脑外伤患者常规使用镇静药或瘫痪，可能会导致肺炎发病率增高、ICU 时间延长及败血症。这些药物还可能影响对神经系统的连续评估，因此它们的应用应该限制在有颅内压（ICP）升高征象以及需转运的神经外伤病人。

在颅脑损伤患者的诊疗中，头部 CT 扫描非常关键，而磁共振成像（MRI）在脊髓损伤的诊治中逐步发挥更大的作用。然而，病人的其他部位损伤可能影响到患者及时获得这些检查，尤其是多脏器创伤的患者。一般情况下，血流动力学不稳定的患者，不应运送至放射科行 CT 或磁共振成像检查。足够的复苏和给氧的益处大于延迟影像学检查的风险。此外，ICP 的开始监测通常可以在复苏期间完成，并会提供有用的信息，以帮助指导病情不稳定患者的治疗。

（梁　武）

第二节　颅内高压的处理

（一）引言

在大脑损伤的病人中，颅内压增高是导致发病率和病死率的首要因素。头颅骨是一个刚性容器，有固定的体积容量，包含物由大脑（80%~90%）、脑脊液和血液组成。颅内压的基本规则是一个组成部分的扩大，必将有其他部分的损失（Monro - Kellie 学说）。例如，如果病人有颅内血肿，颅骨内的压力线性上升，直到一个临界点到达，这时候颅内容物不能在容量上补偿。在这一点上，颅内压增高指数陡升。随着颅内压的增加，机体通过反射增加全身血压，试图保持脑灌注压。如果这个过程不中止，会产生脑缺血，从而颅内压进一步增高、最终死亡。

（二）颅内压监测指征

不应轻易决定连续监测患者的 ICP，但是一般而言，任何一个颅内压可能升高的患者及接受内科或手术治疗的患者应给予 ICP 监测。脑外伤基金会指南推荐下列患者给予 ICP 监测：重度颅脑损伤患者（GCS 3 - 8），入院头颅 CT 异常，显示血肿、挫伤、基底池挤压或水肿；或者头颅 CT 正常，但同时有两个或多个以下情况存在：年龄 >40 岁、收缩压 < 90mmHg，或查体发现运动体态。CT 扫描发现的血肿可能来源于硬膜下（subdural，SDH）、硬膜外（epidural，EDH）或脑实质内（intraparenchymal，IPH）。ICP 监测的最重要目的是维持合适的 CPP，以及监测药物或手术治疗的反应。

（三）颅内压监测的禁忌证和并发症

清醒的患者没有必要监测 ICP，可于临床追踪。放置 ICP 监测装置时，凝血功能障碍为相对禁忌证。凝血障碍是头部严重外伤中常见的但常被忽视的问题，高达 30% 的外伤患者可能会出现。在这种情况下，应推迟放置 ICP，直到凝血功能障碍通过应用新鲜冷冻血浆（FFP）、Novoseven［一种重组人凝血因子Ⅶa（rFⅦa），可通过激活凝血外部途径，促进凝血级联反应］，血小板或其他血液制品得以纠正。

在严重的脑水肿和侧脑室受压的患者中，经脑室造瘘术放置导管可能非常困难。这种情况下，可以选择在脑实质内或蛛网膜下腔放置监测器，来代替脑室造瘘术放置导管。

ICP 监测的两个主要并发症如下。

1. 脑内出血　一项大型研究中显示脑出血概率为 1.4%，与凝血功能障碍和（或）放置困难相关。发生需要手术引流的颅内出血的风险是 0.5%。

2. 感染（脑室炎）　感染是一种较常见的并发症，与监测的时间密切相关。Mayhall 等发现，85% 的脑室外引流（external ventrlcular drains，EVD）相关的感染发生于监测 >5d 之后，监测 <3d 的患者无感染发生。然而，近来关于皮下隧道导管放置的经验对这些发现提出疑问。最近的分析发现，在最初的 10~12d 风险呈非线性增加之后感染率快速下降，但患者在 5d 内预防性更换新导管时感染率并没有显著下降。

其他并发症包括由于放置不正确或凝块、碎片闭塞引 EVD 功能失常，或反复尝试插入导管到脑室引起的脑肿胀。颅内压监视器的类型见表 5 - 2。

表 5 - 2　颅内压监测的类型

类型	优点	缺点	注解
脑室造口（引流），AKA	能引流脑脊液	多为有创性，有出血、感染的风险	在多数情况下，首选 ICP 监测
脑室外引流（external ventricular drainage，EVD）	准确，可靠，能够重新校准以尽量减少测量偏移；低成本	在脑室受压时可能置入困难	

续 表

类型	优点	缺点	注解
脑实质	创伤小，易放置	不能引流脑脊液，置入后不能重新校准	对脑室受压的病人可能是较好的选择
蛛网膜下腔	创伤小	不能引流脑脊液，较长时间可能导致不准确	
硬膜下	创伤小	不能引流脑脊液，较长时间可能导致不准确	

（四）治疗颅内高压的一般措施

1. 头部和颈部的位置　头部和颈部的位置可以通过改变平均动脉压、颈内静脉引流和脑血容量来影响颅内压和脑灌注压。最近的数据表明，头抬高30°可减少颅内压而不会影响脑灌注压和脑血流量。颈静脉挤压可以改变大脑灌注压，应该使颈部保持在一个中立位，并确保妥善安置护颈项圈，以避免这种情况发生。

2. 镇静和麻痹　躁动可能缘于疼痛、中毒或脑损伤，它可能是颅内压增加的早期征象。躁动可导致脑代谢需求增加和颅内压升高。因此，镇静在治疗颅内压升高方面能起一个显著的正性作用。但是，它会影响神经学检查并可能会导致血压和大脑灌注压下降。

多种方法可治疗颅脑损伤患者的躁动。可根据患者能接受的最低镇静需求调整药物剂量，由于只有当患者出现躁动的迹象时才使用镇静药，因此这种方法有导致颅内压波动的风险。如果从神经系统的角度来看，患者不能耐受周期性使用镇静药的不良反应，最好给予基础剂量或持续静脉滴注。

没有一种镇静催眠药有特别优势，但丙泊酚在神经外科ICU中的使用有大幅增长。它的半衰期短，便于临床医生进行频繁的神经系统体检，此外，丙泊酚是一种强抗惊厥药。但是，应谨慎使用丙泊酚，它可以产生过多热量，导致三酰甘油水平升高。它还可引起低血压，尤其是低血容量患者，长时间使用可导致肝功能障碍和代谢性酸中毒。"丙泊酚综合征"最初报道于儿童，随后在成年人中也观察到，它为一种罕见并发症，特征是心力衰竭、代谢性酸中毒和横纹肌溶解症。

其他镇静药物包括咪达唑仑和劳拉西泮。由于咪达唑仑产生的具有长效的代谢产物也具有镇静属性，因此长期持续静脉滴注时，劳拉西泮的效应较咪达唑仑清除得更快。长时间使用劳拉西泮可能导致丙二醇中毒，尤其是当高剂量长时间使用时。虽然苯二氮䓬类药物是有效的镇静药，但是由于没有镇痛效应，因此，镇静催眠药往往与阿片类药物联合使用。

神经肌肉阻滞药可通过控制躁动和防止人机对抗来降低颅内压，但是这种情况下常规应用并未显示可改善患者预后，并且事实上还是有害的。麻痹可以防止咳嗽，但咳嗽有助于清除分泌物、防止肺炎。致麻痹药物的应用可掩盖癫痫发作，并与持续的肌无力和肌病的发生有关。虽然琥珀酰胆碱（一种非去极化药物）可能会增加ICP，但不经常发生。患者应用神经肌肉阻滞药时，应该根据临床和四联（train - of - four，TOF）监测来评估，目的是调整神经肌肉阻滞的程度。在开始使用神经肌肉阻滞药前，应该给予患者镇静药和镇痛药，以保证足够的镇静和镇痛。

3. 过度换气　过度换气（hyperventilation，HPV）是一种已被证实有效的降低颅内压的方法，但有越来越多的证据表明，过度的 HPV 可通过大脑血管收缩，降低 CBF 和血容量，从而导致脑缺血突发或加剧。然而，过度换气在处理急性颅内高压和减轻脑疝综合征时可能是有用的。在准备其他长期介入治疗时，过度换气可作为一项临时措施应用。PaCO$_2$ 的有效低限值尚未确定，但 PaCO$_2$ 降低至 30 ~ 35mmHg 似乎是安全的。对 ICP 的影响快速产生，颅内高压的下降开始于 30s 内，并于 8min 时达高峰。

4. 脱水疗法　脱水药常规用于治疗颅内高压和脑水肿。甘露醇以及近来的高渗盐是常用药。

（1）甘露醇：甘露醇是一种强效高渗溶液（20% ~ 25%），入血（0.9%）后可导致细胞外渗透压的急剧升高。完整的血脑屏障（blood - braln barrier，BBB）可防止甘露醇离开血管，从而创建一个梯度，便于水离开细胞内和细胞外室进而进入血管内。通常需要 15 ~ 30min 起效，疗效持续 1.5 ~ 6h。

甘露醇作用的另一个机制是，它可增加红细胞膜的弹性并降低血黏度（改善血液流变学），从而导致 CBF 和 O$_2$ 输送增加。甘露醇还可用作一种自由基清除剂。

每 3 ~ 6 小时间歇静脉注射甘露醇（0.25 ~ 1g/kg）较连续输液疗效更好；后者一旦输液停止可能引起颅内压反弹。长时间连续输注实际上还可能恶化脑水肿。外伤性脑损害患者的血脑屏障破坏，甘露醇可渗入脑实质，从而促使液体注入损伤的大脑。

甘露醇是一种强效利尿药，并可能在输注中导致血容量不足和低血压。应放置尿管并监测尿量，并换用等渗盐水；目标是保持高渗和正常容量状态。每 6 小时常规测量血清电解质和渗透压是很重要的。血清渗透压的上限值为 320mOsm/L。血清渗透压 > 320mOsm/L 时，同时应用肾毒性药物、败血症及原有肾病者应用甘露醇可能会导致急性肾衰竭。

髓襻利尿药可通过低渗性利尿增加血管内渗透压来降低颅内压，从而降低脑水肿和 CSF 的生成。它可与甘露醇产生协同作用。

（2）高渗盐水：近年来，应用高渗盐水替代或辅助甘露醇用于颅内高压的治疗引起人们的兴趣。类似于甘露醇，高渗盐水可通过增加大脑和血液之间的渗透压梯度，随后会导致液体从细胞内转移进入血管内室，从而减轻脑水肿。

实验数据表明，即使甘露醇已经不能产生疗效，高渗盐水仍可非常有效地降低颅内压，但是，使用高渗盐水仍然被认为是研究性的。目前正在研究如何确定最佳浓度，体积及输液时间。

高渗盐水可以改善和维持平均动脉压（mean arterial pressure，MAP）已经在动物研究和人体试验中得到广泛证实。这可能是缘于容量扩张，也可能是由于增加心输出量的作用。MAP 的增加和随后的 CPP 改善使得大脑受损区域得到更好的灌注。目前没有证据支持哪种浓度更能有效控制 ICP 和脑水肿。有学者使用的方案为连续输注 3% 生理盐水或每隔 4 ~ 6 小时静脉输注 7.5% 生理盐水（2ml/kg）。使用甘露醇治疗时，建议经常测量血清电解质和渗透压。

高渗盐水治疗同样有并发症和不良反应，渗透脱髓鞘综合征（osrnotic dem_ yelination syndrome，ODS），急性肾功能不全和血液学异常均可能发生。关于渗透脱髓鞘综合征的知识大多来自动物模型。ODS 的机制可能是由于血清中迅速升高的钠破坏了髓鞘结构。然而，动物实验中诱发 ODS 发生的血清钠增加的速度是人体的 5 倍，因此目前没有人体试验中发生 ODS 的报道。虽然急性肾功能不全主要与甘露醇有关，但目前已有发生于高渗盐水治疗的报道。黄等报道，与应用乳酸林格液的患者相比，使用高渗盐水治疗的患者发生肾衰竭的可能性增加了 4 倍。

众所周知，糖皮质激素可减少脑肿瘤周围的血管源性水肿，但是在治疗脑卒中，脑细胞毒性水肿、出血或头部受伤等没有任何作用。

（3）巴比妥类药物：巴比妥类（如苯巴比妥）药物可通过抑制大脑的新陈代谢活动，降低氧需求和 CBF、CBV，继而降低颅内压。巴比妥类药物的其他理论上的获益包括：清除自由基，降低细胞内钙离子，以及稳定溶酶体。毫无疑问，即使当其他治疗失败，巴比妥酸盐仍能有效降低颅内压。然而，使用巴比妥类药物在改善临床结果方面存在的数据仍有争议。巴比妥昏迷通常是在严重的顽固性颅内高压的情况下，当所有常规治疗方法均失败时，才最后使用。

开始巴比妥酸盐应用前所需的辅助措施包括：

1. 漂浮肺动脉导管　巴比妥类药物需要能诱导等电位脑电图的剂量，可能有心脏毒性，因此需要密切关注心输出量。

2. EEG 监测　应用巴比妥的目的是诱发"化学昏迷"。EEG 可评估暴发抑制程度，目标是暴发 <3/min。

3. 高剂量的巴比妥类药物可导致麻痹性肠梗阻　所以应放置一个鼻胃管。通常需要静脉高营养。

在本机构使用的巴比妥昏迷方案为：

（a）戊巴比妥 10mg/kg 静脉注射（输注时间 >30min）。

（b）随后在 3h 内，每 1 小时给予 5mg/kg 静脉推注 1 次以建立等电位 EEG。

（C）继之以巴比妥 1mg/（kg/h）维持静脉滴注，并逐渐调整剂量以逐步实现暴发抑制。

巴比妥昏迷疗法中低血压和心肌抑制很常见，通常需要应用血管活性药物（如多巴酚丁胺、多巴胺、肾上腺素、去氧肾上腺素）。巴比妥昏迷的并发症包括败血症、肺炎、急性肾衰竭和肺栓塞。

（五）低体温

类似于巴比妥昏迷，在大脑受伤的病人，低体温也可降低脑代谢率并降低脑血量、脑血流量和颅内压。已有报道显示，与常温相比，降低到目标温度 32~33℃ 持续 24h，并在 24h 内复温，可减少神经系统预后不良的风险。期间患者必须监测心输出量减少、血小板减少症、凝血功能障碍及胰腺炎。寒战可增高颅内压，必须避免。

颅内压增高的手术治疗，包括通过脑室造瘘术进行脑脊液分流，肿块清除（血肿、肿瘤、缺血性或在极端，情况下的脑组织挫伤），或减压性颅骨去除术。

图 5-1　概述了脑损伤病人选择上述操作的方法。

（六）结论

虽然脑外伤和颅内压增高诊疗的建议在很大程度上基于 II 类和 III 的证据，与既往的对照相比，指南和草案指导下的对这些患者的诊疗改善了患者的预后。颅内压监测已经成为颅内高压患者诊疗中的一个非常有用的工具。脑室 ICP 监测是最可靠的方法，包括其重新校准能力和排放脑脊液以及低成本的优势，仍然被认为是"金标准"。

严重头部损伤或其他损伤引起ICP升高，GCS<8

↓

气管插管、液体复苏、镇静、床头抬高30° ±甘露醇

↓

CT扫描

↓

外科损伤 ——是→ 手术室

↓

重症监护室

↓

适当镇静和镇痛，床头抬高，颈部中立位
避免低血压、缺氧和体温升高，避免高血糖症

↓

ICP监测 否

↓

心室引流可能 ——否→ 脑实质内监测

↓ 是

CSF引流

↓

ICP>20mmHg ——否→ ICP<20mmHg，大于48h ——→ 逐步撤掉ICP治疗，停EVD，减少镇静药

↓

渗透治疗–甘露醇或高渗盐水

↓

ICP>20mmHg ——否→

↓

复查头CT

↓

外科创伤 ——是→ 手术室

↓

渗透治疗：增加甘露醇的剂量至1g/kg，开始给予高渗盐水7.52ml/kg

↓

ICP>20mmHg ——否→

↓

二线治疗，巴比妥昏迷，低温血症，减压性颅骨切开术

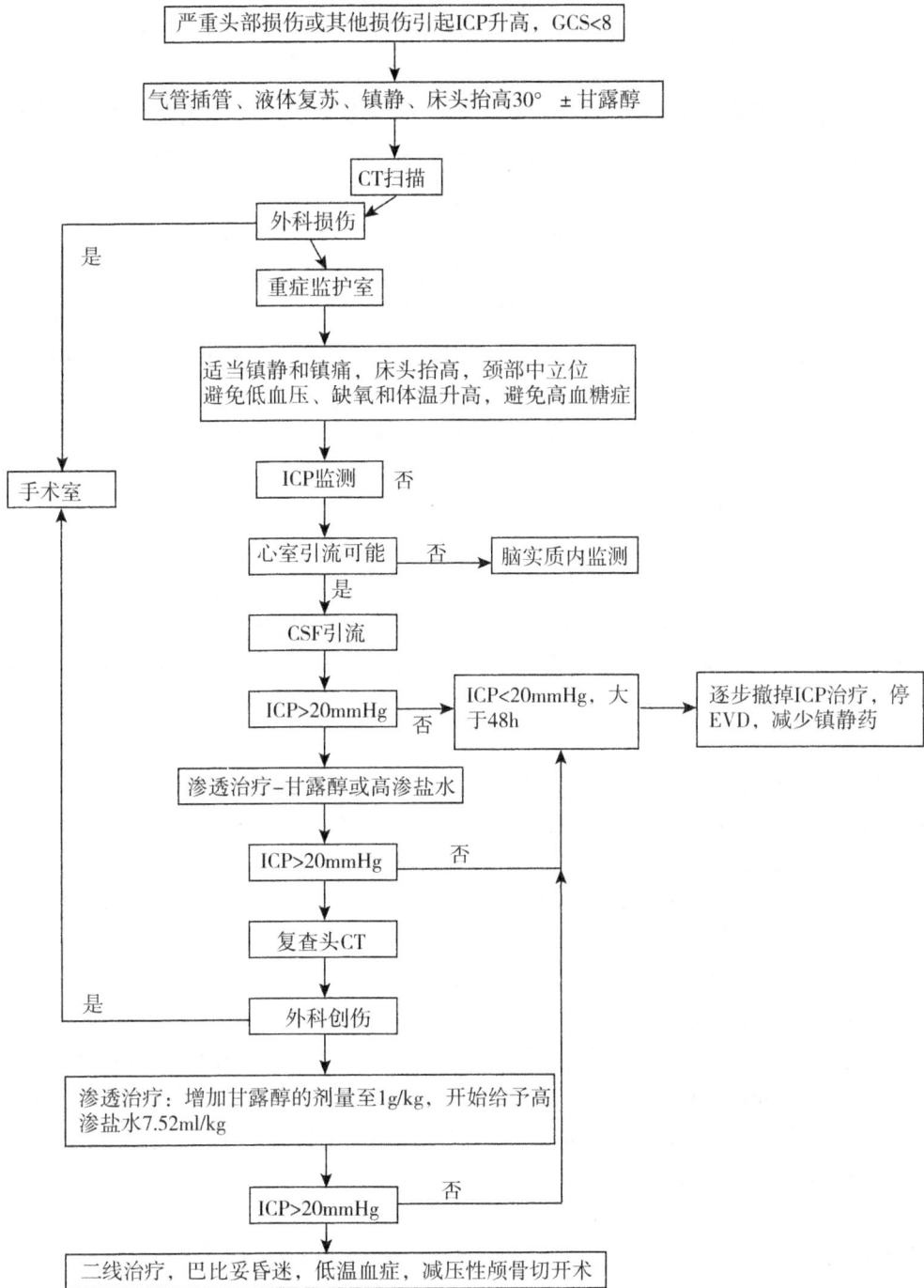

图 5-1 严重头部损伤的治疗和评估流程

（梁 武）

第三节　垂体卒中

　　垂体卒中是一种罕见但可能致命的疾病,临床特点为突然发作的剧烈头痛伴有神经系统或内分泌恶化。很容易漏诊,因为大多数患者的垂体腺瘤未能诊断,在临床上,其影像可被误认为蛛网膜下腔出血(subarachnoid hemorrhage,SAH)或脑膜炎。垂体卒中是神经外科在紧急情况下快速干预可能会中止甚至逆转神经缺失和危及生命的情况。

　　垂体卒中继发于蝶鞍内肿块的突然扩张,通常为出血和(或)梗死的结果。一个较好的理论描述是,随着肿块的快速增长,肿瘤超过了其血液供应,造成缺血和继发出血。Cardoso 和 Petersen 推测内在血管病变使得垂体腺瘤更容易发生梗死和出血。这也许可以解释为什么垂体腺瘤比其他任何肿瘤更容易发生血管损伤。

　　虽然多数情况下垂体卒中为自发性,但仍有许多促发因素。Biousse 等报道多种卒中突发的因素,分为 4 类:①腺体中的血流减少;②脑垂体血液急性增加;③过度刺激脑垂体;④抗凝状态。多巴胺受体激动药的应用及停药(如溴隐亭和卡麦角林)也已报道与卒中有关。

　　垂体卒中的临床特点多样,可由轻度症状到灾难性的表现:永久性的神经缺失症状或甚至死亡。95% 的病例表现为头痛。头痛为突发性,通常在眼窝部位,常伴有呕吐。头痛的机制归结为脑膜刺激和(或)颅内压增高。垂体卒中时,与脑垂体邻近的视器和动眼脑神经(即海绵窦)受累导致视觉缺失(占 64%)和眼肌麻痹(占 78%)。经典的视觉缺失发生于双侧颞部上象限。

　　动眼神经最常受累,从而导致单侧瞳孔散大、上睑下垂、眼球向下、侧方偏离。患者也可因继发脑积水或低钠血症(艾迪生危象)导致精神萎靡。其他临床表现包括霍纳综合征、颈部僵硬、畏光、低血压、癫痫发作和下丘脑功能障碍。

　　头颅 CT 可能显示蝶鞍区的出血性肿块;然而,磁共振是首选的成像技术,因为它可清晰地显示出血和梗死的特征,蝶鞍上扩展,压缩视交叉,并扩展到海绵状窦。有时需要脑血管造影区分垂体卒中和动脉瘤性蛛网膜下腔出血。

　　脑垂体残余少到 10% 时仍能分泌适量的激素,但激素不足可导致肾上腺危象。最重要的是立即给予垂体卒中患者开始类固醇替代治疗。每 8 小时静脉注射 1 次 100mg 的氢化可的松。垂体卒中的明确治疗方法是手术减压,尤其是在患者视力下降或视野缺失、意识水平下降、视觉或动眼神经功能进行性恶化时。大多数的病例适合经蝶窦手术路径。视觉的预后与损伤的持续时间、最初视觉缺陷的严重程度、视盘的形态和早期减压相关。

　　少数文献报道显示,孤立的和稳定的假性脑膜炎或眼肌麻痹可经内科治疗。内科治疗包括严密的内分泌、神经、眼肌功能监测,使用激素、液体和电解质的静脉支持。

(梁　武)

第四节　动脉瘤蛛网膜下腔出血的急性 ICU 管理

　　蛛网膜下腔出血(SAH)是血液出现在蛛网膜下腔时发生的病理状况。最常见的原因是头部受伤。头部受伤的患者中蛛网膜下腔出血的发病率随着伤害的严重性增加和穿通伤而增加。自发性蛛网膜下腔出血最常见的原因是动脉瘤破裂。但并非所有的蛛网膜下腔出血是由于动脉瘤破裂，而且并非所有的动脉瘤破裂主要进入蛛网膜下腔。动脉瘤破裂后，脑内、脑室出血超过硬膜下出血。

破裂的脑动脉瘤与病死率和死亡率高相关。约12%的患者在就医前死于动脉瘤蛛网膜下腔出血。流行病学研究估计，约40%到达医院时死亡。根据 McCormick 的尸检系列报告，显示10万～15万美国人有隐匿性动脉瘤。

由于动脉瘤破裂，血液进入蛛网膜下腔，直到局部或全身性的颅内压增加，使出血停止。这可以导致继发于脑脊液循环和吸收受阻的急性脑积水，局部血块形成，脑实质水肿及局部刺激。这些颅内事件可伴发全身表现，如心律失常，心肌梗死和肺水肿，所有这些都加剧了潜在的脑损伤。

蛛网膜下腔出血导致的脑损伤的发展有两个主要阶段：①原发性损害，发生在出血时；②继发性损伤是由复杂的过程导致，它开始于出血时，但直到晚些时候才会有临床表现。超过2/3的 SAH 死亡患者，病理证实为继发性脑损伤，即弥漫性水肿、脑疝或坏死。这些损伤是由于缺氧而引起脑氧供减少、全身性低血压和由于颅内压升高引起的相对低灌注。

（一）患者的评估

患者通常会突发剧烈头痛（80%）、恶心、呕吐（77%）、头晕、晕厥（53%）、颈强直（35%）、畏光或局灶性神经征象。25%～50%的患者在大的 SAH 前数天或数周有"警告性渗漏"（局灶出血）的病史。10%～25%的 SAH 患者通常在出血后的最初几分钟有癫痫发作。这是由于突然升高的颅内压和（或）直接由血液皮质脑刺激导致。癫痫发作更常见于前循环动脉瘤和大脑中动脉（MCA）的病变。30%～40%患者的 SAH 发作于休息时。剩余的60%～70%患者的发病与身体或情绪应激、排便、性交、头部外伤不同程度相关。

不同部位的动脉瘤破裂可能会产生不同的临床特点。瞬间的双侧下肢无力可能是由于大脑前动脉瘤破裂。来源于大脑中动脉动脉瘤的 SAH 更容易产生轻偏瘫，感觉倒错、偏盲、言语障碍。第三对脑神经麻痹或单方面的后眼窝痛表明破裂的动脉瘤可能来源于颈内动脉与后交通动脉交界处或小脑上动脉。颈动脉-眼动脉瘤可能导致单侧视力减退或视野缺陷。SAH 后的局灶性神经性缺失可能是由于动脉瘤的占位效应、血管痉挛、癫痫发作、或大脑或硬膜下/蛛网膜下腔血肿引起。

最常见的误诊频率递减的顺序是：全身感染或病毒疾病、偏头痛、高血压危象、颈椎疾病、如关节炎或椎间盘突出、脑肿瘤、无菌性脑膜炎、鼻窦炎和酒精中毒。表5-3是根据临床表现对 SAH 严重程度进行分类的 Hunt 和 Hess 量表。

表5-3 Hunt 和 Hess 评分量表

分级	描述
1	无临床症状，或轻度头痛和轻度颈强直
2	CN 麻痹，中重度头痛，颈背僵硬
3	轻度局灶性缺失、昏睡，意识错乱
4	木僵，中至重度偏瘫，早期去大脑
5	深昏迷，去大脑强直

注：有严重全身疾病（如高血压、糖尿病、慢性阻塞性肺部疾病）或血管造影有严重的血管痉挛时加1分。

1. 诊断　当怀疑是 SAH 的患者时应首先进行头颅平扫 CT。如果动脉瘤破裂的 48h 内完成平扫 CT 时，大约 95% 的患者将有 SAH 的证据。最高敏感度是在出血 24h 内，3d 时敏感度为 80%，1 周时敏感度为 50%。头颅 CT 对蛛网膜下腔出血的定量和定位能够为血管痉挛和 SAH 后的后果提供重要信息。Fisher 等在一项前瞻性研究中，认为 CT 显示的蛛网膜下腔出血的位置和厚度与发生血管痉挛的可能性及临床预后有相关性（表 5 - 4）。

表 5 - 4　**FISHER CT 分级量表**

CT FISHER 分级	CT SAH	血管造影 血管痉挛（%）	临床 血管痉挛（%）
1	无出血	4	0
2	弥散薄层 <1mm	3	0
3	局限凝块或层厚 >1mm	24	23
4	脑内或脑室内血液件弥漫或无蛛网膜下腔出血	2	0

2. 腰椎穿刺　如 CT 正常则有指征行腰椎穿刺（lumbar puncture，LP）以诊断蛛网膜下腔出血。因为如果仅有一个非常小的 SAH 时，扫描可能为正常，或是由于 SAH 后至第 1 次扫描之间的时间过长。腰椎穿刺的禁忌证包括血凝异常，由于占位性病变引起的颅内压增高、怀疑脊髓动静脉畸形或穿刺部位的感染。风险包括动脉瘤再出血或脑疝导致的神经系统恶化。

3. 血管造影　导管为基础的四血管脑动脉造影仍然是诊断颅内动脉瘤的首选。血管造影的风险包括缺血性事件（1% ~2%），神经系统恶化（1.5%），对造影剂的过敏反应，肾功能不全/肾衰竭。血管造影时罕见动脉瘤破裂。

近来 CT 血管造影已经被用于诊断脑动脉瘤。

在发现直径 3mm 以上的颅内动脉瘤时，脑 CT 血管造影与数字减影血管造影（digital subtraction angiography，DSA）的灵敏度相当。它对前交通动脉瘤（anterior communlcatlng aneurysms，ACOA）和 MCA 分叉处动脉瘤具有 100% 的检出率，但在某些部位如后交通动脉瘤，仍有困难。

10% ~20% 的患者临床诊断为 SAH［CT 和（或）腰穿刺］但血管造影结果为阴性。如果动脉瘤在出血后完全形成血栓则可能会漏诊，通常需要在 10 ~21d 重复血管造影。

4. 处理　应该获得一个完整的病史，进行体格检查和神经系统检查。最初的急诊处置可能包括评估气道、呼吸和循环系统功能。对意识水平，脑神经、运动功能的简短的神经系统评估可明确是否需要紧急外科干预（如放置 EVD，清除颅内血肿）。其他抢救生命的措施如降低严重的 ICP，治疗动脉瘤的主要目标是减少再出血的危险。

5. 血压和容量控制　最佳血压取决于多种因素，包括自蛛网膜下腔出血发生后的时间、是否已治疗动脉瘤、颅内压和患者的既往状况。理论的治疗目标是在优化大脑灌注的同时最大限度地减少跨动脉瘤的压力梯度。显然，这些目标间有矛盾，可能无法得到必要的信息来确定最佳血压。除非进行心室导管或颅内压监测，否则不知道颅内压。最佳灌注压还取决于发病前的血压。如果患者出血前的高血压未良好控制，那么降低血压到"正常"水平以下，可能会危害脑血流灌注。一般情况下，未经治疗的动脉瘤患者，不应以降低血压来减少再出血风险。应避免高血压，尤其是在 SAH 后的前几小时，转运和血管造影期间有发生血压增高的风险。

一旦动脉瘤被去除，可不治疗高血压，除非血压升高显著或已经发生梗死，这种状况下由于自身调节功能丧失，CBF 可能为压力依赖性。在 SAH 后任何时间，血压升高可能为颅内压升高或血管痉挛的自我平衡反应。

6. 脑水肿　由于急性脑积水与术前较低的评分及预后较差相关，因此临床医生必须严密监测患者急性脑积水的早期迹象。最可靠的临床检查是病人的意识水平。任何意识水平的改变需要一个紧急的头颅 CT 扫描以评估脑室的大小。反应迟钝的患者出现脑室扩张时需要立即行脑室造瘘术。

脑室造瘘术后，颅内压不应快速显著降低以避免增加透壁压，而这可能会增加再出血的危险。

7. 再出血　再出血的高风险是在首次蛛网膜下腔出血的第 1 个 24h。SAH 的第 1 天，再出血风险为 4.1%；此后这种风险逐渐降低，至第 3 天，稳定于每天 1.5% 的风险。2 周时的累积风险是 19%，6 个月时 50% 患者发生第 2 次出血。预防再出血的最佳方法是早期行血管内弹簧圈栓塞或手术夹闭动脉瘤。

8. 血管痉挛　血管痉挛是 SAH 的延迟局灶性缺血性神经缺损。继发于血管痉挛的症状性脑缺血的发病高峰为出血后的 7～10d，几乎不发生于 SAH 后的前 3d。症状性血管痉挛的风险可由入院的 CT 预见，基底池周围层厚的血块比层薄的风险高。诊断脑血管痉挛（cerebral vasospasm，CVS）有一定的困难，需要排除其他可能会导致迟发性神经功能恶化的情况，如再出血、脑积水、水肿、癫痫发作和败血症。

下面的测试有助于诊断 CVS。

（1）TCDs：改变可能先于临床症状，基线检查结果（早期进行）较疑诊 CVS 后进行的第一次检查结果更有帮助。

（2）头部 CT 扫描有助于排除其他病因导致的精神状态下降，可能会显示提示脑梗死的低密度灶。

（3）CT 血管造影和 CT 灌注检查可显示受累区域血管痉挛和灌注减少。

（4）脑血管造影仍是诊断脑血管痉挛的"金标准"，并可通过血管成形术和（或）血管内注入维拉帕米和罂粟碱，同时获得诊断和治疗的价值。

钙通道阻滞药尼莫地平（60mg，口服，q4h）可降低血管痉挛的发病率。临床研究显示虽然没有证据显示病死率改变，但预后改善。

通过早期的稳定动脉瘤后，可以积极治疗而不用担心动脉瘤再破裂。血管痉挛高风险的患者给予预防性 3H 治疗者可减少发病率。这种疗法的目标收缩压 160～220mmHg，CVP 的目标为 8～12cmH$_2$O，PCWP 的目标压为 12～14mmHg。血液稀释治疗的目标血细胞比容为 25%～33%。

9. SAH 后的心脏问题　一项对因 SAH 入院的 70 位患者的前瞻性研究中显示，70 例检测到心律失常者 64 例（91%），其中 29 例（41%）显示严重心律失常，3 例出现恶性室性心律失常，如尖端扭转型室性心动过速，心室扑动和心室纤颤。严重室性心律失常与 Q-Tc 间期延长、低血钾相关。SAH 时的心电图偶有与急性心肌梗死的异常无法鉴别。SAH 时儿茶酚胺激增可诱发心内膜下的损害。SAH 后的神经源性肺水肿（neurogenic pulmonary edema，NPE）患者可出现一种可逆性心脏受损，并且与特征性临床表现相关。受损的左心室血流动力学功能受损可能会导致心血管波动、肺水肿形成和并发脑缺血。心肌顿抑为一种可逆的心肌功能不全，偶见于蛛网膜下腔出血后，与急性心肌梗死的超声心动图显示一致，然而连续测定心肌酶为阴性，其持续时间短暂，通常在 5d 之内可消失。

10. 肺部并发症　内科治疗持续的动脉瘤性蛛网膜下腔出血时，肺部并发症是一个挑战。有时，它可以进展为成人呼吸窘迫综合征。

11. 电解质紊乱　SAH 患者电解质紊乱现象相当普遍。SAH 后出现容量不足和低钠血症的原因尚不清楚，但可能部分是由于排钠增多或脑性盐耗综合征（cerebral salt wastlng syndrome, CSWS）。部分患者，在尿钠增多之前即出现心钠肽浓度显著增高，伴有其他水调节的异常（可能包括垂体后叶素浓度相对减少），从而导致血容量不足。尿钠增多的患者出现 SAH 后延迟脑梗死的风险增加。低渗透压可加重脑水肿并导致神经系统恶化，并可能诱发癫痫发作和降低意识水平。可用于区别 CSWS 与抗利尿激素分泌异常综合征（syndrome of inappropriate diuretic hormone, SIADH）的因素见表 5 - 5。

CSWS 的处置包括容量替换和维持充分水化，通常给予静脉注射等渗盐溶液（0.9% 氯化钠）和血液制品（尤其是患者贫血时）。还可给予胶体以扩容或吸收间质/第三间隙内液体，可能需要添加口服盐或高渗盐来确保钠的正平衡。氟氢可的松可直接作用于肾小管促进钠的重吸收，也可用于 CSWS 的治疗。

表 5 - 5　CSWS 和 SIADH 的鉴别

1. 两者具有相同的化验特点：血清渗透压降低，尿渗透压高（高于血清）
2. 主要区别在于容量状态
3. 皮肤肿胀，黏膜干燥，少汗，心动过速
4. 直立性低血压
5. 入院后连续测定体重下降（SIADH 时升高）
6. 出入量表中显示负的水平衡
7. 侵入性容量状态检测显示，肺毛细血管楔压降低（PCWP < 8mmHg）或中心静脉压降低（CVP < 6mmHg）
8. 尿钠量显著升高（SIADH 时可不同）以及 CSW 时尿量增加
9. 尿素氮和血细胞比容升高支持 CSWS（肾前性氮质血症和血液浓缩）
10. 血 K^+ 升高通常不会在 SIADH 中出现，常提示 CSWS
11. 在血容量不足时（CSWS）血清尿酸增高，而在（SIADH）中降低

12. 感染　由于需要放置多个导管（中央静脉、动脉导管、脑室造瘘术、弗利导管），在 SAH 患者中感染很常见。由于很大比例患者行气管插管，呼吸道感染和呼吸机相关性肺炎（ventilator - associated pneumonlas, VAP）并不少见。

13. 静脉血栓形成　在 SAH 患者中，静脉血栓形成是一种特殊状况，尤其是在动脉瘤得到控制前，谨慎应用标准预防措施（肝素、低分子肝素）时。报道显示深静脉血栓（deep venous thrombosis, DVT）事件约 2%，有诊断依据的肺动脉栓塞（pulmonary embolism, PE）为 1%。建议的预防措施是使用下肢弹力长袜和气压式弹力袜，术后尽可能早期活动。我们目前采用的措施还包括在高风险的患者放置可取出的下腔静脉滤器。

（二）结论

蛛网膜下腔出血与显著的发病率和病死率相关。

许多幸存者残留有持续的躯体、认知、行为或情绪的变化，这将会影响他们的日常生活。死亡和残疾的最重要预测因素是患者当时的临床状况。年龄、并发症、动脉瘤类型、出血多少也与不良预后相关。多种措施应同时进行，以实现快速准确的诊断，稳定病情以及处置神经系统后遗症。采取这些措施时，应当尽早明确针对 SAH 病因的治疗方案，以及防止毁灭性再出血的风险。

（梁 武）

第五节 中枢神经系统感染

（一）脊柱感染

脊柱感染是潜在致命的神经外科急症，可分为以下几类。

1. 脊椎骨髓炎 椎间盘炎，可自发或手术后
2. 硬膜外脓肿
3. 硬膜下积脓
4. 脑膜炎

（1）化脓性骨髓炎：化脓性骨髓炎最常见的致病原是金黄色葡萄球菌（6：0%），其次是肠杆菌（30%）。非脊柱感染可能通过血行播散或直接延伸导致脊柱感染。血行播散是感染扩散到脊椎最常见的途径。Batson 证明，盆腔静脉丛中的血流可通过一系列的无瓣静脉（Batson 丛）逆行到椎前神经丛；这一静脉网络允许肿瘤和感染从骨盆蔓延到脊椎。由 Wiley 和 Trutea 提出的小动脉的理论，提出细菌可定植于椎体终板的终末小动脉网，导致骨髓炎和关节盘炎。

第二个最常见的路线是从邻近软组织的感染灶直接蔓延。

某些疾病及治疗可导致免疫功能低下，如艾滋病、恶性肿瘤、长期使用类固醇、静脉吸毒者、糖尿病、肾衰竭、近期脊柱外科手术或既往脊髓手术史，均导致患者容易发生脊柱脓肿或骨髓炎。

腰椎是紧随胸椎之后受累最多的部位。

早期可能无神经系统缺陷。由于压缩位于矢状面上椎体前侧，因此运动症状和长束征比感知症状更常见。

评估：评估椎体骨髓炎的流程应包括以下内容。

实验室化验：全血细胞计数（仅有 35% 患者 WBC 升高）、血培养（约 50% 阳性）、红细胞沉降率（e - rythrocyte sedimentatlon rate，ESR）和 C - 反应蛋白（C - reactive protein，CRP）为非特异改变，但几乎所有病例均升高，通过适当治疗，CRP 迅速趋于正常。

疼痛部位的影像改变延迟出现（至少感染发生 4 周后），最早发现为椎体终板透明变性后的椎间隙变窄。在显示骨破坏程度上，CT 扫描起着重要的作用（好于 MRI）。然而，MRI 仍然是诊断脊柱感染的首选技术，它对椎体，软组织和神经元的细节描述更为优越。感染后的 1~2d 骨扫描可能为阳性，但继发于退行性改变，手术或骨折者也可呈现假阳性。

没有阳性血培养时，怀疑骨髓炎部位的活检有助于明确诊断及确定病原体；针吸活检培养检出率为 60%~90%。

约 90% 的脊椎骨髓炎可经非手术治疗。可非手术治疗的标准包括明确病原体并对抗生素高度敏感，单个椎间盘受累同时少有椎体受累，无或轻度神经缺损，很少或无脊柱不稳。非手术治疗包括静脉注射抗生素，基础疾病的治疗及矫形器固定。如果患者临床疗效和影像

改变满意、ESR 下降，应持续静脉注射抗生素至少 6 周（表 5 - 6）。

表 5 - 6　手术干预的适应证

需切开活检
内科治疗失败
脓肿引流
与神经缺损相关的脊髓或神经根压迫减压
矫正脊柱畸形和不稳定

（2）非化脓性骨髓炎：非化脓性骨髓炎通常由结核（Pott 病）和真菌（曲霉菌、芽生菌、球孢子菌）导致。

（3）关节盘炎：关节盘炎是一种髓核感染，继发软骨终板感染并可能累及椎体。可自发产生（最常见）或在手术后，往往是自限性和良性的。

（4）脊椎硬膜外脓肿：脊椎硬膜外脓肿（spinal epidural abscess，SEA）是一种罕见但可能危及生命的疾病，需早期发现和及时处理。腰椎最常见，其次为胸椎和颈椎。发生的高峰年龄为 57 岁，男性居多。硬膜外脓肿通常与椎体骨髓炎及椎间盘炎相关。

硬膜外脓肿的危险因素与脊椎骨髓炎相似，包括糖尿病、静脉吸毒、肾衰竭、酗酒、长期应用类固醇和近期手术，或诊断性脊柱操作史。

硬膜外腔内的化脓可通过以下 3 种路径发生：①从邻近部位感染（压疮、腰大肌脓肿、穿透伤、咽脓肿）直接蔓延；②最常见为由远处的皮肤感染致血行播散（15% 的病例可发现疖肿）；③脊髓操作（腰椎穿刺、硬膜外麻醉、类固醇注射或脊髓手术）直接污染。部分病例系列报道显示约 50% 患者未发现感染源（表 5 - 7）。

表 5 - 7　脊椎硬膜外脓肿的鉴别诊断

转移性肿瘤，尤其是淋巴瘤
横贯性脊髓炎
脊髓肿瘤
瘘管
硬膜外血肿
脊髓梗死、缺血

（二）病理生理及临床特点

症状可能与神经压迫，继发于供应脊髓的动脉、静脉血供及微循环血栓形成的缺血以及感染性血管炎有关。

硬膜外脓肿的重要表现之一在于症状的多变性；因此，必须有高度疑诊的指征以便早期诊断，预防不可逆的神经系统缺损。Heusner 的描述中将典型的临床表现分为 4 个阶段：①脊髓疼痛与压痛；②神经根性疼痛；③运动和感觉缺失，括约肌功能障碍导致失禁；④完全瘫痪。

（三）引起脊椎硬膜外脓肿的病原体

50% 的脊椎硬膜外脓肿病例中的病原体证实为金黄色葡萄球菌，需氧和厌氧性链球菌是第二个最常见的有机体；近年来，革兰阴性需氧菌（大肠埃希菌、铜绿假单胞菌、肺炎克雷伯菌、枸橼酸杆菌）所占比例不断提高。10% 的病例中可检测到多种病原体，30% ~ 50% 的病例未能检出病原体。

脊椎硬膜外脓肿的实验室结果通常为非特异性，多数情况下有轻度的白细胞增多，血沉增快和CRP升高，血培养可多达67%为阳性。腰椎穿刺可以在病灶部位邻近同一水平进行，但可能导致感染播散到蛛网膜下腔和脊髓的风险。脑脊液化验通常显示脑膜改变：轻度的细胞数增多、蛋白质升高及糖水平正常。

（四）影像学研究

平片通常正常，当发生椎间盘炎和脊椎脊髓炎时，可见椎间隙变窄及终板透明样变。合并脊椎脊髓炎时，CT扫描可正常或显示相应骨破坏的证据。静脉注射造影剂的增强造影可见硬膜外腔的积聚。核磁共振成像可用于诊断脊椎硬膜外脓肿。此外，磁共振成像可以排除其他疾病，包括对如椎间盘突出症、横脊髓炎、肿瘤、血肿等的鉴别诊断。当患者有MRI检查禁忌证时，可行脊髓CT造影以排除SEA，但该检查有种植感染的风险。

（五）治疗

当患者明显疼痛或有脊髓不稳定可能性时，应给予固定。胸椎和腰椎可通过胸腰骶部矫正术来固定，这足可以使患者重新行走。颈椎病变可通过应用Philadelphia颈圈（或其他硬颈圈）固定。固定应维持到疼痛缓解，并通过神经影像学检查证明脊柱稳定。应尽早开始抗生素，最好在取得血培养和（或）活检样本后开始应用，以便确定致病原。经验性治疗通常包括：①万古霉素，除非可排除耐甲氧西林金黄色葡萄球菌（MRSA）感染；②第三代头孢菌素；③口服利福平。获得培养结果后，抗生素应相应调整。治疗时间通常为静脉注射抗生素3~4周后再给予4周的口服抗生素。如果有证据显示合并骨髓炎，建议静脉抗生素持续至少6周。

传统上，脊椎硬膜外脓肿一直被认为是需要立即干预的外科手术事件。然而近年来，部分学者主张保守治疗，尤其是神经功能完好并且手术风险非常高的患者。

出现任何神经功能恶化的迹象均应及时进行手术减压。瘫痪超过3d的患者可考虑保守治疗。

（六）外科手术

有足够的证据显示患者预后与外科手术时的神经功能状态密切相关。背侧脓肿通常行椎板切除术和脓肿引流即足够，但是，当合并椎体脊髓炎及脓肿位于腹侧时，需经前路径或经椎弓根或外侧途径行椎体切除术、移植物放置（表5-8）。

表5-8 手术适应证和目标

解除神经压迫	缓解持续剧烈疼痛
分离微生物	依从性差的患者以及不能连续行MRI密切跟踪的患者
坏死组织的清创	6周静脉注射抗生素后脓肿仍未清除
脊柱的稳定和畸形校正	

Rath等对43例手术治疗胸部（19例）和腰部（24例）的脊椎骨髓炎患者进行回顾性分析，结果显示存在感染时使用脊髓器械和自体骨移植并未导致感染持续或复发的风险增高。

（七）预后

由于严重的并发症及患者基础状况，脊柱感染的病死率仍然高达20%。超过几小时的瘫痪罕见逆转，然而，系列病例研究显示 36h 内治疗仍能有所改善。神经系统功能受损是脊柱感染的严重并发症，它的发病率与手术时神经受损的程度密切相关。神经系统预后不良的相关因素包括合并糖尿病、类风湿关节炎、颈椎受累、治疗延误至神经功能缺损 72h 以后（图 5 – 2）。

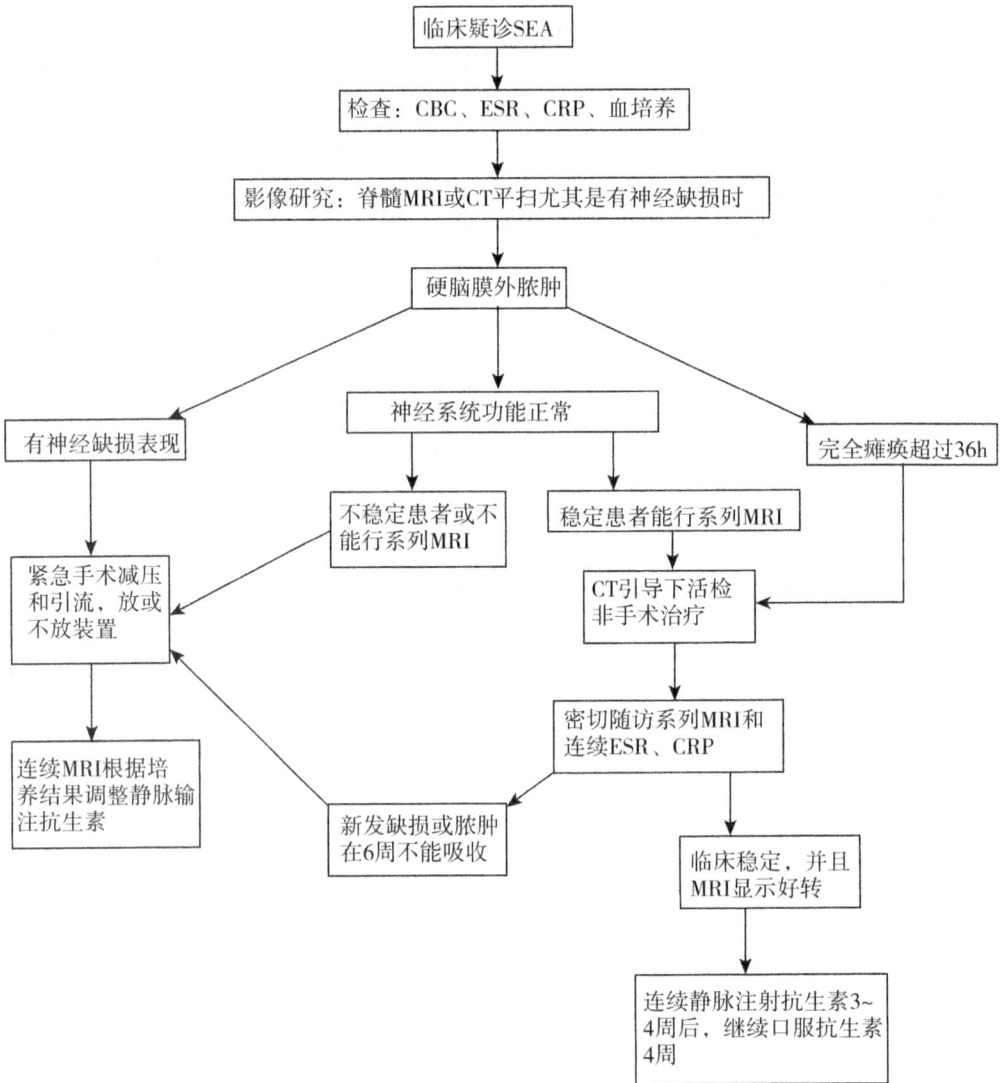

图 5 – 2　SEA 评估和治疗流程
SEA，脊柱硬膜外脂肪；CBC，全血细胞计数；ESR，红细胞沉降率；CRP，C – 反应蛋白

（梁　武）

第六节　脑脓肿

颅内脓肿为少见的严重的可危及生命的感染。据报道美国每年有 1500 ~ 2500 例发病。

多数病例发生于 40 岁以前,中位年龄为 30~40 岁。患病率随着艾滋病和器官移植增多而增加。脑脓肿常见相关危险因素包括发绀型先天性心脏病,肺部异常如动静脉瘘,邻近结构感染(例如,中耳炎、牙科感染的感染、乳突炎、鼻窦炎),颅骨外伤或手术,很少继发于脑膜炎。

(一)发病机制

1980 年以前,来自邻近结构的直接播散是最常见的病原,但目前血源性传播更常见。直接播散导致的脓肿通常为孤立的,血行播散的脓肿通常为多发。高达 25% 的病例培养可以是无菌的。

免疫缺陷的患者,包括移植和艾滋病患者,有较高的真菌感染发生率,如弓形虫病、诺卡菌、念珠菌、李斯特菌和曲霉菌。IgM 不能通过胎盘,因此婴儿发生革兰阴性菌感染的概率较高。

(二)临床表现

脑脓肿的症状主要由其大小和位置所致。虽然脓腔可能更为明显,但相关的血管源性水肿通常是产生症状的更重要因素。症状还可与 ICP 升高相关(恶心、呕吐、头痛、嗜睡)。最常见症状为 2 周内的头痛,可发生于 75% 的患者。其他局灶性神经系统征象可根据脓肿的部位不同而不同(图 5-3)。

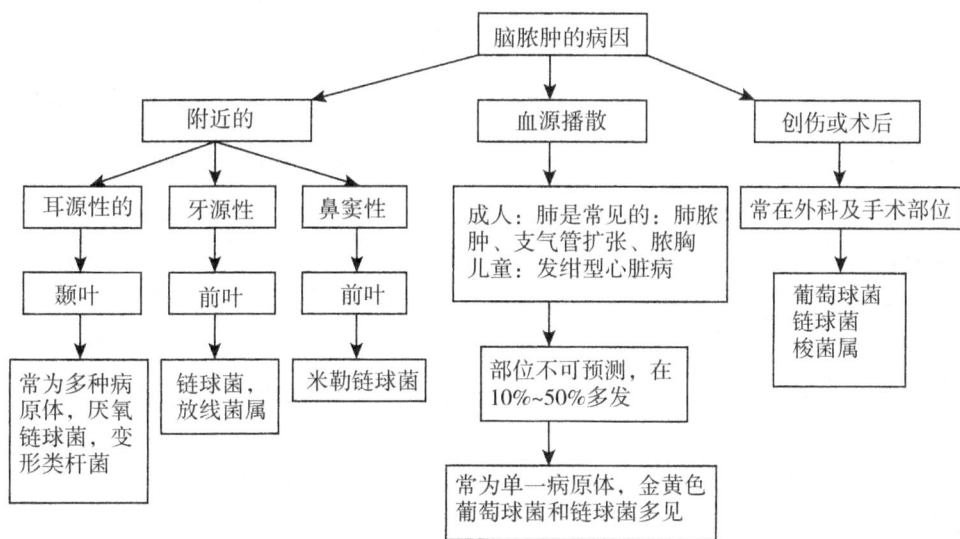

图 5-3 脑脓肿的病因学

(三)评价

血常规临床价值不大,60%~70% 患者外周血白细胞计数正常或轻度升高,ESR 和 CRP 通常升高,但为非特异性变化。常规行血培养,但结果常常为阴性。

腰椎穿刺的意义是有争议的。虽然腰椎穿刺在 90% 以上的病例是异常的,但无特征性改变。蛛网膜下腔压力常增高,白细胞计数和蛋白质也可升高。除非脓肿破入脑室,CFS 中很少能分离出病原体。伴有显著占位效应和水肿的较大病灶患者行腰椎穿刺有诱发或恶化脑疝的风险。一般情况下,我们倾向于避免腰椎穿刺。

总的来说，分离的最常见微生物为链球菌和杆菌，其中33%～50%是厌氧菌或微需氧菌。

(四) 成像

CT 和 MR 成像的进展代表了一个脑脓肿患者治疗改善的最重要因素。弥散加权 MR 可用于鉴别脓肿和肿瘤坏死。弥散加权的超声平面图形显示脓肿的高信号强度伴有表现弥散系数的对应性减少。弥散加权成像（diffusion weighted imaging，DWI）的亮度与脓腔内的细胞构成和黏滞度相关。中心坏死的肿瘤的 DWI 呈显著低密度伴有非常高的表现弥散系数值。重要的是上述脓肿的表现还可显著见于急性脑梗死（表5-9）。

表5-9　脑脓肿的病理分期与相应的 CT 和 MR 表现

分期	组织性特点	CT 表现	MRI 表现
脑炎早期第1~3天	与相邻脑组织界限不清，血管周围浸润	边界不清的低密度灶，静脉造影很少或无增强	可见明显水肿，T_1加权像低密度，T_2加权像高密度
脑炎晚期第4~9天	坏死中心和网状间质形成	边缘模糊的低密度影，早期无明显增强，晚期边界环形强化	早期增强的模式更易检测
早期包膜第10~13天	中心坏死，新生血管形成，及沿脑室边缘发育不良的网织结构	平扫CT可见淡的边缘（中心坏死伴有周围水肿导致胶原包膜可见），边界清楚的包膜增强，包膜内壁通常是薄而均匀，内膜光滑	由于一个薄壁等信号与稍高信号环相对比，因此增强之前即可见胶原脓肿包膜，该环在T_2加权像为低信号
晚期包膜 >14d	胶原包膜，中心坏死及包膜周围的胶质细胞增生	环形增强的包膜逐渐增厚，可见由包膜延伸出的子脓肿	在 MR 弥散像上坏死中心非常明亮

(五) 脑脓肿的处理

尽管脑脓肿一度被认为是紧急外科手术急症，CT 和 MR 的出现允许早期发现脑脓肿，并提供一种准确的无创技术跟踪病变。如果在脑炎阶段开始治疗，仅仅内科治疗即可能成功（尽管许多病变在使用抗生素后将形成包膜）。小的脓肿（建议界限值为小于3cm），在症状少于2周时，经过第1周的抗生素治疗后有证据显示分离到的致病原改善，则主张内科治疗。

外科手术干预（包括吸引术、立体定位吸引、颅骨切开术和切除）脑脓肿，可用于诊断和治疗。

如果脓肿破裂入脑室，发病率和病死率显著增加。定向抽吸具有多重优势，可仅在局部麻醉下通过一个钻孔安全地进行。因为抗真菌药物的穿透性差，开颅手术通常保留用于颅后窝脓肿、多发损伤、留有异物的创伤性脓肿，并且由于抗真菌药物渗透力差，还用于真菌脓肿。因早期和晚期癫痫的发病率较高，大多数病例预防性应用抗惊厥药物。类固醇可减少抗生素的效用，因此选择性用于由于占位效应和水肿导致神经系统缺失或将形成疝的患者。抗生素是治疗脑脓肿的重要组成部分；初始抗生素治疗方案应包括万古霉素（直到 MRSA 排除），加上第三代头孢菌素，加下列之一：甲硝唑或氯霉素，创伤后的脓肿可口服利福平。培养结果回报后，可根据具体病原体调整抗生素。即使 CT 扫描仍异常，静脉滴注抗生素也可在6~8周停止；新生血管形成和增殖需要较长时间才能消退（CT 扫描上需6~9个月，

MRI 需更长的时间）。

如果脓肿和包膜被手术切除，静脉注射抗生素治疗的时间可能会缩短。

随访很关键，重要的是反复临床和影像学评估以确定对治疗的反应。治疗过程中，推荐每周 CT 扫描，完成抗生素疗程 1 周后，然后每 1～2 个月检查 1 次共 1 年，以确保脓肿完全消退。可以用 MRI 检查，但在随访中，与 CT 相比没有优势。为前后比较而言，在整个治疗过程中用相同的检查技术更为合理。

（六）脑脓肿破裂的处理

脑脓肿脑室内破裂是一种罕见但可致命的并发症。既往大脑内化脓性脓肿的病死率高达85%。破裂往往表现为患者临床状况的灾难性恶化，随之出现昏迷。由于与脑室相比，蛛网膜下腔包膜外皮更为完整，脑脓肿往往破裂入侧脑室而不是入蛛网膜下腔。最近的系列病例研究显示其病死率有所改善至38%，认为是由于适当的静脉和鞘内抗生素（庆大霉素）应用，并与脓肿引流术或脑脓肿切除术，以及放置脑室造瘘导管以引流脑脊液并防止脑水肿有关。

（七）结论

中枢神经系统感染为真正的神经外科紧急情况，需要及时诊断，随之给予适当的药物治疗，大多数情况下采取手术治疗。尽管目前有抗菌药物和成像技术不断进展，但是外科干预仍是对神经病变诊断和减压的基本手段。

（梁　武）

第七节　脊髓损伤的重症监护管理

在美国，每年约 10 000 名患者由于脊髓损伤导致截瘫或四肢瘫痪，约 20 万患者伴有严重的脊髓损伤生存。脊髓损伤最常发生在青少年和年轻的成年人。受伤的平均年龄为 30.7 岁，最常发生于 19 岁。受累男性是女性的 4 倍；4 种最常见的脊柱骨折的原因是机动车事故（50%）、跌落（25%）、枪击伤（12%～21%）和运动伤害（10%）。在现场早期给予脊柱固定后快速运送到三级医疗中心。

（一）初步评估

颈部损伤的预后包括简单的颈部疼痛到四肢瘫痪，甚至死亡。85% 的患者脊髓损伤发生在创伤时，15% 的患者脊髓损伤为晚期并发症。损伤后的最初时期对神经功能恢复或恶化是关键性的。延迟对颈椎受伤的识别或不当的固定可导致不可逆的脊髓损伤和永久性的神经损害（表 5-10）。

表 5-10　临床上除外颈部脊椎损伤的标准

无颈部疼痛	无精神状态改变/中毒史
触诊无颈部压痛	无神经系统功能缺失
全范围运动无疼痛	无放射性疼痛
无意识丧失史	

早期排除明显的脊髓损伤是重要的，因为可避免不必要的颈椎项圈或其他制动装置来妨

碍护理。然而，在多创伤和有并发症的患者，有必要维持颈椎项圈和脊髓的预防措施，直到严重的损伤得到处理和脊柱受伤得到清理。

（二）影像学检查

普通平片是观察颈椎最快的方式。全面的脊柱平片包括 3 个层面：一个横位片（其中必须包括所有 7 个颈椎以及 $C_7 \sim T_1$ 交界处）、前后位片和开口齿状突位片。由于 CT 扫描的高质量和可获得性，使其成为多家医疗机构评估颈部脊柱的首选，特别是它可以在行头颅 CT 的同时完成。颈椎的韧带损伤较为常见。颈部明显受伤或者患者昏迷时，建议行标准的 X 线检查和 CT 扫描，并辅以 MRI 或透视检查以排除韧带不稳定。清醒的患者神经系统查体及 CT 扫描正常的情况下，仍诉有颈部疼痛或压痛，可行俯曲 – 伸展位 X 线以排除韧带损伤。

固定装置也可发生并发症。44% 的患者放置护颈圈 6d 后出现颈圈下压疮溃疡。因此需定期检查，并优先考虑早期移除。颈椎项圈不合适或放置不当将通过压迫颈静脉增加颅内压。

此外，Lind 等发现，安装 Halo 固定器可限制肺功能，神经损伤患者放置 Halo 固定器后肺活量立即下降 10% ~ 30%，神经损伤患者受限最为显著。

（三）急性内科处理

对于任何外伤病人，评估均开始于气道，呼吸和循环，还应包括对整个脊柱稳定性的评估，直到损伤被清除。推荐急性脊髓损伤均应入住 ICU 管理。

（四）类固醇

使用类固醇在专家之间有很大的争议。美国国家急性脊髓损伤研究中显示，在创伤后 8h 内以 30mg/kg 静脉注射甲泼尼龙（持续时间 >15min），此后以 5.4mg（/kg·h）连续滴注 23h，神经系统的预后改善。然而，人们普遍认为，应用类固醇的意义不大，并且增加了高血糖、肺部并发症、败血症和肺炎的风险。

（五）血压的管理

脊髓缺血被认为是急性脊髓损伤后神经元损伤和神经功能缺损的最重要的因素之一。大多数较高位胸椎和颈椎受伤的患者表现为继发于交感神经受损的轻度低血压，血管扩张，心动过缓，即脊髓休克。这些患者通常静脉输液有效，但偶尔需要应用升压药。

保持良好的脊髓灌注可改善临床预后。应通过联合补液与升压药物使平均动脉压在第 1 周内维持在 85mmHg 以上。

可维持最佳心脏功能和全身灌注的最佳肺动脉楔压（pulmonary wedge pressure，PWP）为 12 ~ 18mmHg。偶尔患者在较长一段时间需要升压药来维持。应用氟氢可的松（FLORI-NEF）和（或）口服肾上腺素受体激动药（如麻黄碱）可能有益。

慢性脊髓损伤引起的压疮的发生率很难统计，但根据对 SCI 20 年的随访，估计大约为 30%。

压疮是由于压力持续未减轻导致组织损伤所致，通常发生于骨突部位。摩擦伤，营养差和病变水平以下的皮肤生理变化，都能促发压疮。压疮的预防非常重要，尽早应用特殊病床以持续不断地改变患者体位和受压点，有助于预防压疮。

对于危重症团队来说，脊髓损伤患者的诊疗及护理是一个巨大的挑战。胃肠无力可导致明显的胃扩张，更严重者可使膈肌上抬，导致呼吸功能不全；这种情况可通过防止鼻胃管进行胃减压来缓解。胃肠功能紊乱可能会持续数周；此外，颈髓损伤患者通常为负氮平衡，所以可能需要肠外营养。

在早期常通过口服肠道药物（大便软化剂多库酯钠；肠道刺激药番泻叶和比沙可啶；膨胀剂蚤草）建立定时排便的模式，然后逐渐停用。

（六）自主反射障碍

在脊髓损伤患者，无论副交感神经（迷走神经）的传入和传出通路是否完整，由于交感神经支配障碍导致自主功能调节改变，从而产生多种临床表现。具体而言，严重的自主神经反射异常可以被定义为"收缩期血压至少增加 20% 伴有相应的心率改变，同时至少伴有下列一种体征（出汗、立毛、面部潮红）或症状（头痛、视物模糊、鼻塞）；它常常限定于 T6 以上的脊髓病变患者"。

值得强调的是，急性脊髓损伤患者静息时收缩压和舒张压低于未受伤人群，因此虽然血压升高大于 20% 通常被认为是在正常范围，但是对这些患者来说可能是致命的。

自主神经反射异常的调节应包括以下步骤：第一，如果是仰卧，应立即改为坐位。第二，衣物或束紧的部位需要放松。第三，筛查潜在的诱因，包括膀胱膨胀，肠梗阻等。如患者收缩压在 150mmHg 及以上，进行感官刺激性检查（如直肠检查）之前，应考虑给予起效迅速、药效持续时间较短的抗高血压药物（如硝苯地平或硝酸盐）进行处理。抗胆碱能药物可减少这些症状的发生，但也可加重胃肠道和膀胱张力缺失；加巴喷丁作为一个神经调节药物，可能有益。自发体温波动常见，导致感染的早期诊断困难。

（七）肺部护理

需特别注意呼吸系统，频繁的翻动可刺激肺的呼吸活动从而减少肺不张和肺炎的发生。如果脊髓损伤在 C_4 水平以上，呼吸机辅助通气或膈肌的刺激可能是必需的。$C_3 \sim C_5$ 的损伤导致支配膈肌运动的神经损伤。急性住院期间，机械通气常常是必要的，但呼吸运动强度一般都能够恢复，所以通常不需要长期机械通气支持。肺功能的改善主要取决于随着脊髓炎症的消退，神经损伤水平功能的恢复，辅助呼吸肌力量的增强、肌无力功能的逐渐恢复，以及痉挛型瘫痪转为松弛型瘫痪。

$C_{5\sim8}$ 水平脊髓损伤的患者，通过使用功能健全的膈肌以及颈部的辅助肌肉完成吸气；主要通过胸壁和肺的被动回缩力呼气，但也可能利用锁骨头部分的胸大肌增强力量。

对于脊髓损伤患者的呼吸道管理，除了呼吸肌功能，还须考虑其他几方面，包括外伤、误吸、肺水肿（通常是神经性的）和急性呼吸窘迫综合征等时的直接肺损伤。在这类患者中，气道反应性升高及支气管分泌物增多是很常见的。

这些患者也存在混合或阻塞性睡眠呼吸暂停的风险。可能机制包括颈部肌肉肥大、呼吸肌痉挛、应用镇静解痉药物、肥胖等导致阻塞，引起睡眠呼吸暂停发生增加，或 SCI 累及控制睡眠的脊髓通路。

神经源性肺水肿可以发生于急性或慢性脊髓损伤阶段，但很少发生于 C_7 或其以上水平的完全性脊髓损伤。

神经源性肺水肿的病理生理学尚未完全了解，但认为富蛋白性水肿液是由于延髓功能障碍导致交感神经兴奋性升高所致，它可能会导致肺静脉收缩，肺血管顺应性降低，肺毛细血管通透性增强，淋巴管收缩和（或）全身血管阻力升高等复杂性改变。

由于脊髓损伤后患者咳嗽困难和肺部分泌物排出受限，患肺炎的风险增加。虽然肺炎的发病率在 SCI 后的第 1 年最高，但是这些患者此后的生命中均有患肺炎的高风险。

胸部理疗可以降低 SCI 患者发生肺不张、黏液潴留及肺炎的风险。这些策略包括刺激性肺功能锻炼、频繁变换体位、体位引流分泌物、经鼻气管吸痰和手动协助咳嗽。手动协助咳嗽是通过在上腹部向后向头侧用力猛推，这就是所谓的"象限咳嗽法"。

（八）静脉血栓栓塞症

深静脉血栓形成和肺动脉栓塞是急性脊髓损伤患者的常见并发症。制动是静脉血栓栓塞（venousthromboembolism，VTE）的一个主要危险因素，尤其是四肢瘫痪的患者。随着时间的推移，SCI 后静脉血栓栓塞发生率下降，但是其他潜在静脉血栓栓塞的高危因素仍然存在，如纤维蛋白溶解活性改变、血小板功能异常、止血和纤维蛋白溶解指标的生理周期变化受损。

已证实，每日 2 次或 3 次皮下注射普通肝素 5000U，可减少深静脉血栓的发生。研究发现，与普通肝素相比，低分子量肝素在防止深静脉血栓形成和减少出血并发症上有良好的效果。由于大多数肺栓塞发生于损伤后 2 ~ 3 个月，抗凝预防疗程通常为 8 ~ 12 周，有效的下肢活动可降低 DVT 的风险。

SCI 患者放置下腔静脉滤器仍存在争议。在一项对近端 DVT 患者进行抗凝及放置下腔过滤器的随机试验研究发现：常规放置下腔静脉滤器，可降低最初 12d 内肺栓塞的发生率，但这也使得发生 DVT 的长期风险增加了 1 倍。这促进了可回收的临时下腔静脉滤器 IVC 的开发。

（赵志勇）

参考文献

［1］易声禹，只达石. 颅脑损伤诊治［M］. 北京：人民卫生出版社，2010.

［2］江基尧，朱诚. 现代颅脑损伤学［M］. 3 版. 上海：第二军医大学出版社，2010.

［3］张赛. 现代神经创伤和神经外科危重症［M］. 天津：南开大学出版社，2010.

［4］中华医学会神经外科分会. 神经外科危重症管理专家共识［J］. 中华医学杂志，2013.

［5］何升学，陈建良，吕文，等. 急性颅脑伤患者脑组织氧代谢监测意义［J］. 中华创伤杂志，2014.

第六章

脑血管疾病

第一节　自发性蛛网膜下腔出血

自发性蛛网膜下腔出血（spontanous subarachnoid hemorrhage，SSAH）是指各种非外伤性原因引起的脑血管破裂，血液流入蛛网膜下腔的统称。它不是一种独立的疾病，而是某些疾病的临床表现，占急性脑血管疾病的10%～20%。

一、发病率

自发性蛛网膜下腔出血的发病率为5～20/10万人/年。

二、病因

最常见的病因为颅内动脉瘤，约占自发性蛛网膜下腔出血的75%～80%，其次为脑血管畸形（10%～15%），高血压性动脉硬化、动脉炎、烟雾病、脊髓血管畸形、结缔组织病、血液病、颅内肿瘤卒中、抗凝治疗并发症等为少见原因。

三、临床表现

（一）性别、年龄

男女比例为1∶1.3～1.6。可发生在任何年龄，发病率随年龄增长而增加，并在60岁左右达到高峰，以后随年龄增大反而下降。各种常见病因的自发性蛛网膜下腔出血的好发年龄见本节鉴别诊断部分。

（二）起病形式

绝大部分在情绪激动或用力等情况下急性发病。

（三）症状、体征

1. 出血症状　表现为突然发病，剧烈头痛、恶心呕吐、面色苍白、全身冷汗。半数患者可出现精神症状，如烦躁不安、意识模糊、定向力障碍等。意识障碍多为一过性的，严重者呈昏迷状态，甚至出现脑疝而死亡。20%可出现抽搐发作。有的还可出现眩晕、项背痛或下肢疼痛。脑膜刺激征明显。

2. 颅神经损害 6%～20%患者出现一侧动眼神经麻痹，提示存在同侧颈内动脉后交通动脉动脉瘤或大脑后动脉动脉瘤。

3. 偏瘫 20%患者出现轻偏瘫。

4. 视力、视野障碍 发病后1h内即可出现玻璃体膜下片状出血，引起视力障碍。10%～20%有视乳头水肿。当视交叉、视束或视放射受累时产生双颞偏盲或同向偏盲。

5. 其他 约1%的颅内动静脉畸形和颅内动脉瘤出现颅内杂音。部分蛛网膜下腔出血发病后可有发热。

（四）并发症

1. 再出血 以出血后5～11d为再出血高峰期，80%发生在1个月内。颅内动脉瘤初次出血后的24h内再出血率最高，为4.1%，第2次再出血的发生率为每天1.5%，到第14天时累计为19%。表现为在经治疗病情稳定好转的情况下，突然再次发生剧烈头痛、恶心呕吐、意识障碍加重、原有局灶症状和体征重新出现等。

2. 血管痉挛 通常发生在出血后第1～2周，表现为病情稳定后再出现神经系统定位体征和意识障碍。腰穿或头颅CT检查无再出血表现。

3. 急性非交通性脑积水 常发生在出血后1周内，主要为脑室内积血所致，临床表现为头痛、呕吐、脑膜刺激征、意识障碍等，复查头颅CT可以诊断。

4. 正常颅压脑积水 多出现在蛛网膜下腔出血的晚期，表现为精神障碍、步态异常和尿失禁。

四、辅助诊断

（一）CT

颅脑CT是诊断蛛网膜下腔出血的首选方法，诊断急性蛛网膜下腔出血准确率几乎100%，主要表现为蛛网膜下腔内高密度影，即脑沟与脑池内高密度影（图6-1）。动态CT检查有助于了解出血的吸收情况、有无再出血、继发脑梗死、脑积水及其程度等。强化CT还可显示脑血管畸形和直径大于0.8cm的动脉瘤。蛛网膜下腔出血的CT分级（Fisher法）见（表6-1）。

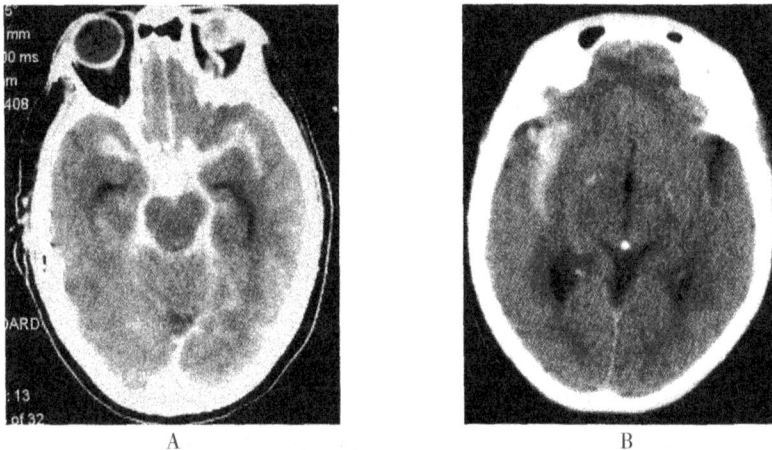

图6-1 A：自发性蛛网膜下腔出血（鞍上池与环池）的CT表现；

B：自发性蛛网膜下腔出血（外侧裂池）的CT表现

表 6 – 1　蛛网膜下腔出血的 CT 分级（Fisher 法）

级别	CT 发现
Ⅰ级	无出血所见
Ⅱ级	蛛网膜下腔一部分存在弥漫性薄层出血（1mm）
Ⅲ级	蛛网膜下腔有较厚（1mm 以上）出血或局限性血肿
Ⅳ级	伴脑实质或脑室内积血

由于自发性蛛网膜下腔出血的原因脑动脉瘤占一半以上，因此，可根据 CT 显示的蛛网膜下腔出血的部位初步判断或提示颅内动脉瘤的位置。如颈内动脉动脉瘤破裂出血常是鞍上池不对称积血，大脑中动脉动脉瘤破裂出血多见外侧裂积血，前交通动脉动脉瘤破裂出血则是纵裂池、基底部积血，而出血在脚间池和环池者，一般不是动脉瘤破裂引起。

（二）脑脊液检查

通常 CT 检查已确诊者，腰穿不作为临床常规检查。如果出血量较少或者距起病时间较长，CT 检查无阳性发现时，需要行腰穿检查脑脊液。蛛网膜下腔的新鲜出血，脑脊液检查的特征性表现为均匀血性脑脊液；脑脊液变黄或发现了含有红细胞、含铁血黄素或胆红质结晶的吞噬细胞等，则提示为陈旧性出血。

（三）脑血管影像学检查

1. DSA　即血管造影的影像通过数字化处理，把不需要的组织影像删除掉，只保留血管影像，这种技术叫做数字减影技术。其特点是图像清晰，分辨率高，对观察血管病变，血管狭窄的定位测量，诊断及介入治疗提供了真实的立体图像，为脑血管内介入治疗提供了必备条件。主要适用于全身血管性疾病、肿瘤的检查及治疗。是确定自发性蛛网膜下腔出血病因的首选方法，也是诊断动脉瘤、血管畸形、烟雾病等颅内血管性病变的最有价值的方法。DSA 不仅能及时明确动脉瘤大小、部位、单发或多发、有无血管痉挛，而且还能显示脑动静脉畸形的供应动脉和引流静脉，以及侧支循环情况。对怀疑脊髓动静脉畸形者还应行脊髓动脉造影。脑血管造影可加重脑缺血、引起动脉瘤再次破裂等，因此，造影时机宜避开脑血管痉挛和再出血的高峰期，即出血 3d 内或 3 周后进行为宜。

旋转 DSA 及三维重建技术的应用，使其能在三维空间内做任意角度的观察，清晰地显露出动脉瘤体、瘤颈、载瘤动脉及与周围血管解剖关系，有效地避免了邻近血管重叠或掩盖。此项技术突破了常规 DSA 一次造影只能显示一个角度和图像后处理手段少等局限性，极大地方便了介入诊疗操作，对脑血管病变的诊断和治疗具有很大的应用价值。

由于 DSA 显示的是造影剂充盈的血管管腔的空间结构，因此，目前仍被公认为是血管性疾病的诊断"金标准"，诊断颅内动脉瘤的准确率达 95% 以上。但是，随着 CTA、MRA 技术的迅速发展，在某些方面大有取代 DSA 之势。

2. CT 血管成像（CTA）　CTA 检查经济、快速、无创，可同时显示颈内动脉系、椎动脉系和 Willis 环血管全貌，因此，是筛查颅内血管性疾病的首选影像学诊断方法之一。由于 CTA 受患者病情因素限制少，急性脑出血或蛛网膜出血患者，当临床怀疑动脉瘤或脑动静脉畸形可能为出血原因时，DSA 检查受限，CTA 可作为早期检查的可靠方法。

由于脑血流循环时间短，脑动脉 CTA 容易产生静脉污染以及颅底骨质难以彻底清除，Willis 动脉环近段动脉重建效果欠佳，血管性病变漏诊率高。但是，近年来，64 层螺旋 CT

的扫描速度已超越动脉血流速度，因此，无论是小剂量造影剂团注测试技术还是增强扫描智能触发技术，配合 64 层螺旋 CT 扫描，纯粹的脑动脉期图像的获取已不成问题，尤其是数字减影 CTA（Subtraction CT Angiography，DSCTA）技术基本上去除了颅底骨骼对 CTA 的影响。超薄的扫描层厚使其能最大限度地消除了常规头部 CT 扫描时颅底骨质伪影，显著地提高了 Willis 动脉环近段动脉 CTA 图像质量，真正地使其三维及二维处理图像绝对无变形、失真，能最真实地显示脑血管病变及其与邻近结构的解剖关系，图像质量媲美 DSA，提供诊断信息量超越 DSA。表面遮盖法（SSD）及最大密度投影法（MIP）是最常用的三维重建方法，容积显示法（VR）是最高级的三维成像方法。DSCTA 对脑动脉瘤诊断的特异性和敏感性与 DSA 一致，常规 CTA 组诊断 Willis 动脉环及其远段脑动脉瘤的特异性和敏感性亦与 DSA 一致，但对 Willis 动脉环近段动脉瘤有漏诊的情况，敏感性仅 71.4%。但是，DSCTA 也存在一定局限性，基础病变，如血肿、钙化、动脉支架及动脉银夹等被减影导致漏诊或轻微运动可致减影失败，患者照射剂量增加及图像噪声增加等也是问题。近期临床上应用的 320 层螺旋 CT 更显示出了其优越性。

目前，CTA 主要用于诊断脑动脉瘤、脑动静脉畸形、闭塞性脑血管病、静脉窦闭塞和脑出血等。CTA 能清晰观察到脑动脉瘤的瘤体大小、瘤颈宽度及与载瘤动脉的关系；能清晰观察到脑动静脉畸形血管团大小、形态及供血动脉和引流静脉；能清晰观察到脑血管狭窄或闭塞部位、形态及血管壁硬、软斑块。64 层螺旋 CTA 对脑动脉瘤检查有较高的敏感性和特异性，诊断符合率达 100%，能查出约 1.7mm 大小的动脉瘤。采用多层面重建（MPR）、曲面重建（CPR）、容积显示（VR）和最大密度投影（MIP）等技术可清楚地显示动脉瘤的瘤体大小、瘤颈宽度及与载瘤动脉的关系；并可任意旋转图像，多角度观察，能获得完整的形态及与邻近血管、颅骨的空间解剖关系，为制定治疗方案和选择手术入路提供可靠依据。CTA 可显示脑动静脉畸形的供血动脉、病变血管团和引流静脉的立体结构，有助于临床医生选择手术入路，以避开较大脑血管和分支处进行定位和穿刺治疗。脑动静脉畸形出血急性期的 DSA 检查，其显示受血肿影响，而 CTA 三维图像能任意角度观察，显示病灶与周围结构关系较 DSA 更清晰。CTA 诊断颈内动脉狭窄的符合率为 95%，最大密度投影法可更好地显示血管狭窄程度。在脑梗塞早期显示动脉闭塞，指导溶栓治疗。CTA 可清晰显示静脉窦是否通畅。CTA 显示造影剂外溢的患者，往往血肿增大。

总之，CT 血管造影（CTA）与数字减影血管造影（DSA）相比，最大优势是快速和无创伤，并可多方位、多角度观察脑血管及病变形态，提供近似实体的解剖概念，对筛查自发性蛛网膜下腔出血的病因和诊断某些脑血管疾病不失为一种重要而有效的检查方法。但是，CTA 的不足之处在于造影剂用量大，需掌握注药与扫描的最佳时间间隔，不能显示扫描范围以外的病变，可能漏诊。并且对侧支循环的血管、直径小于 1.2mm 的穿动脉、动脉的硬化改变及血管痉挛的显示不如 DSA。

3. 磁共振血管成像（MRA）　包括时间飞越法 MRA 及相位对比法 MRA，其具有无创伤、无辐射、不用对比剂的特点，被广泛应用于血管性病变的诊断中，可显示颈内动脉狭窄、颅内动静脉畸形、动脉瘤等疾病。主要用于有动脉瘤家族史或破裂先兆者的筛查，动脉瘤患者的随访以及急性期不能耐受脑血管造影检查的患者。不足之处是由于扫描时间长及饱和效应，使得血流信号下降，血管分支显示不佳，大大降低了图像的效果及诊断的准确性。

MRA 探测脑动脉瘤有很高的敏感性，特别是探测没有伴发急性蛛网膜下腔出血的动脉瘤。MRA 能完全无创伤性地显示血管解剖和病变及血流动力学信息，能清楚的显示瘤巢的供血动脉和引流静脉的走行、数量、形态等。另外，MRI 可通过其直接征象"流空信号簇"对脑动静脉畸形做出明确的诊断。因此，MRI 与 MRA 的联合应用，作为一种完全无损伤性的血管检查方法，在临床症状不典型或临床症状与神经系统定位不相符时，可以大大提高脑血管畸形的发现率和确诊率。

五、诊断

根据急性发病方式、剧烈头痛、恶心呕吐等临床症状、体征，结合 CT 检查，确诊蛛网膜下腔出血并不困难。进一步寻找蛛网膜下腔出血的原因，即病因诊断更为重要，尤其是确定外科疾病引起蛛网膜下腔出血的原因。因此，对于自发性蛛网膜下腔出血患者，若无明显的血液病史、抗凝治疗等病史，均要常规行脑血管造影或/和 CTA、MRA 检查，以寻找出血原因，明确病因。

六、病因鉴别诊断

临床上常见的自发性蛛网膜下腔出血的病因鉴别诊断见（表 6-2）。

表 6-2　自发性蛛网膜下腔出血的病因鉴别诊断

病因 发病年龄	动脉瘤	动静脉畸形	高血压	烟雾病	脑瘤出血
	40~60 岁	35 岁以下	50 岁以上	青少年多见	30~60 岁
出血前症状	无症状，少数动眼神经麻痹	常见癫痫发作	高血压史	可见偏瘫	颅压高和病灶症状
血压	正常或增高	正常	增高	正常	正常
复发出血	常见且有规律	年出血率2%	可见	可见	少见
意识障碍	多较严重	较重	较重	有轻有重	较重
颅神经麻痹	2~6 颅神经	无	少见	少见	颅底肿瘤常见
偏瘫	少见	较常见	多见	常见	常见
眼部症状	可见玻璃体出血	可有同向偏盲	眼底动脉硬化	少见	视乳头水肿
CT 表现	蛛网膜下腔高密度	增强可见 AVM 影	脑萎缩或梗塞灶	脑室出血铸型或梗塞灶	增强后可见肿瘤影
脑血管造影	动脉瘤和血管痉挛	动静脉畸形	脑动脉粗细不均	脑底动脉异常血管团	有时可见肿瘤染色

七、治疗

（一）急性期治疗

1. 一般处理

（1）密切观察：生命体征监测；密切观察神经系统体征的变化；保持呼吸道通畅，维持稳定的呼吸、循环系统功能。

（2）降低颅内压：常用的有甘露醇、速尿、甘油果糖或甘油氯化钠，也可以酌情选用白蛋白。

（3）纠正水、电解质平衡紊乱：记出入液体量；注意维持液体出入量平衡。适当补液、补钠、补钾，调整饮食和静脉补液中晶体胶体的比例可以有效预防低钠血症。

（4）对症治疗：烦躁者给予镇静药，头痛给予镇痛药。禁用吗啡、哌替啶等镇痛药。癫痫发作，可采用抗癫痫药物，如安定、卡马西平或者丙戊酸钠。

（5）加强护理：卧床休息，给予高纤维、高能量饮食，保持尿便通畅。意识障碍者可放置鼻胃管，预防窒息和吸入性肺炎。尿潴留者，给予导尿并膀胱冲洗，预防尿路感染。定时翻身、局部按摩、被动活动肢体、应用气垫床等措施预防褥疮、肺不张和深静脉血栓形成等并发症。

2. 防治再出血

（1）安静休息：绝对卧床 4~6 周，镇静、镇痛，避免用力和情绪激动。

（2）控制血压：如果平均动脉压 > 125mmHg 或收缩压 > 180mmHg，可在血压监测下使用降压药物，保持血压稳定在正常或者起病前水平。可选用钙离子通道阻滞剂、β - 受体阻滞剂等。

（3）抗纤溶药物：常用 6 - 氨基己酸（EACA）、止血芳酸（PAMBA）或止血环酸（氨甲环酸）。抗纤溶治疗可以降低再出血的发生率，但同时也增加脑动脉痉挛和脑梗死的发生率，建议与钙离子通道阻滞剂同时使用。

（4）外科手术：已经确诊为动脉瘤性蛛网膜下腔出血者，应根据病情，及早行动脉瘤夹闭术或介入栓塞治疗。

3. 防治并发症

（1）脑动脉痉挛及脑缺血：①维持正常血压和血容量：保持有效的血液循环量，给予胶体溶液（白蛋白、血浆等）扩容升压。②早期使用尼莫地平：常用剂量 10~20mg/d，静脉滴注 1mg/h，共 10~14d，注意其低血压的副作用。③腰穿放液：发病后 1~3d 行腰穿释放适量的脑脊液，有利于预防脑血管痉挛，减轻脑膜刺激征等。但是，有诱发颅内感染、再出血及脑疝的危险。

（2）脑积水：①药物治疗：轻度脑积水可先行醋氮酰胺等药物治疗，酌情选用甘露醇、速尿等。②脑室穿刺脑脊液外引流术：蛛网膜下腔出血后脑室内积血性扩张或出现急性脑积水，经内科疗后症状仍进行性加重者，可行脑室穿刺外引流术。但是，可增加再出血的几率。③脑脊液分流术：对于出血病因处理后，出现慢性交通性脑积水，经内科治疗仍进行性加重者，可行脑室—腹腔分流术。

（二）病因治疗

1. 手术治疗　对于出血病因明确者，应及时进行病因手术治疗，例如开颅动脉瘤夹闭术、脑动静脉畸形或脑肿瘤切除术等。

2. 血管内介入治疗　适合血管内介入治疗的动脉瘤、颅内动静脉畸形患者，也可采用动脉瘤或动静脉畸形栓塞术。

3. 立体定向放射治疗　主要用于小型动静脉畸形以及栓塞或手术后残余病灶的治疗。

八、预后

自发性蛛网膜下腔出血的预后与病因、治疗等诸多因素相关，脑动静脉畸形引起的蛛网膜下腔出血预后最佳，血液病引起的蛛网膜下腔出血效果最差。动脉瘤第 1 次破裂后，死亡率高达 30% ~40%，其中半数在发病后 48h 内死亡，5 年内死亡率为 51%；存活的病例中，1/3 生活不能自理，1/3 可再次发生出血，发生再次出血者的死亡率高达 60% ~80%。脑动静脉畸形初次出血死亡率 10% 左右。80% 血管造影阴性的蛛网膜下腔出血患者能恢复正常工作，而动脉瘤破裂引起的蛛网膜下腔出血患者只有 50% 能恢复健康。

（曹　刚）

第二节　自发性脑室内出血

一、概述

自发性脑室内出血（Spontaneous intraventricular hemorrhage）是指非外伤性因素所致的颅内血管破裂，血液进入脑室系统。Sanders 于 1881 年首先根据病例资料将自发性脑室内出血分为原发性与继发性两大类。原发性脑室内出血（primary intraventricular hemorrhage，PIVH）系指出血来源于脑室脉络丛、脑室内及脑室壁和脑室旁区的血管。原发性是指病理表现，即出血部位，而不是指病因不明。根据邻近脑室和脑室旁区的离心走行的血管解剖，脑室周围距室管膜下 1.5cm 以内血肿亦属于原发性脑室内出血。继发性脑室内出血（secondary intraventricular hemorrhage，SIVH）是指脑室内或蛛网膜下腔出血，血肿破入或逆流入脑室内。自愈性脑室内出血（spontanous resolution ofintraventricular hemorrhage，SRIVH）指脑室内出血后未经外科处理而出血自行吸收消失，并且神经功能障碍完全恢复者。

（一）病因

1. 原发性脑室内出血　一般认为原发性脑室内出血最常见的病因是脉络丛动脉瘤及脑动静脉畸形。高血压及颈动脉闭塞、烟雾病也是常见的病因。其他少见或罕见的病因有脑室内脉络丛乳头状瘤或错构瘤、囊肿、出血素质、胶样囊肿或其他脑室旁肿瘤、先天性脑积水、过度紧张、静脉曲张破裂（特别是丘纹静脉或大脑大静脉）、室管膜下腔隙梗死性出血、脉络丛猪囊尾蚴病、白血病、垂体卒中以及术后（脑室穿刺、引流术、分流术）等，许多病因不明者可能与"隐性血管瘤"有关，采用显微镜或尸体解剖详细检查脉络丛可能会发现更多的"隐性血管瘤"。综合以往文献报道，病因分类明确的原发性脑室内出血，动脉瘤占第一位，为 35.5%；高血压占第二位，为 23.8%；以下依次是颈动脉闭塞（包括烟雾病）占 19.8%，脑动静脉畸形占 10.5%，原因不明者占 6.4%，其他病因占 4.1%。

2. 继发性脑室内出血　高血压、动脉瘤、脑动静脉畸形、烟雾病、颅内肿瘤卒中，其他少见或罕见的病因有凝血功能异常，约占自发性脑室内出血的 0.9%。这类脑室内出血一部分是由于疾病引起的凝血功能障碍。另一部分为抗凝药物治疗的并发症。引起出血的疾病有白血病、再生障碍性贫血、血友病、血小板减少性紫癜、肝病、维生素原减少症等。脑梗死后出血是继发性脑室内出血的另一少见原因，约占自发性脑室内出血的 1.4%。其他引起继发性脑室内出血的病因有出血体质、蛛网膜下腔出血后血管痉挛的血流动力学治疗、系统性红斑狼疮、脑曲霉病、遗传蛋白 C 缺乏症、颈动脉内膜切除术后和代谢性疾病。

（二）病理基础及发病机制

以往许多人认为脉络丛是脑室内出血的基本来源。血管瘤破裂或粟粒样动脉瘤破裂可引

· 205 ·

起原发性脑室内出血。在血管分化成大约直径为 3mm 时，在丰富的脉络丛的附近，有些较大的动脉与静脉内皮吻合。在这些区域，当原始血管吻合时，可出现瘘管，因此，可以发生血管动静脉畸形。动静脉畸形也可因原始通道没有消失而发生。血管瘤被定义为局限性结构数目异常的血管团，包括正常或畸形的动静脉及毛细血管或它们的混合体。脑室旁区的血管瘤可部分突入脑室内，破裂出血可引起原发性脑室内出血；脑室内血管异常也可以深部血管囊性动脉瘤的形式出现而发生原发性脑室内出血。原因不明的脑室内出血，隐性血管瘤被认为是其主要根源。Gerlash（1969 年）更欣赏"微血管瘤"这一概念。他定义为最大直径为 2cm 的血管团，既包括肉眼可见的血管瘤，又包括只有显微镜下才能发现的血管瘤。蛛网膜下腔出血（SAH）或脑实质内任何部位出血，都有可能造成继发性脑室内出血。因为血肿的扩展总是沿阻力最小的方向进行，所以，脑实质内的血肿可以穿破脑室壁形成脑室内出血。

继发性脑室内出的血液进入脑室系统的途径可分为逆流型和穿通型两种。

1. 逆流型　为蛛网膜下腔出血，血液通过第四脑室的侧孔与正中孔逆流入脑室系统。

2. 穿通型　是脑实质内血肿或蛛网膜下腔出血直接穿破脑室或破坏脑实质形成血肿，再穿破脑室壁进入脑室系统。此型又分为五个亚型。

（1）侧脑室体部或三角区穿通型：最为常见。

（2）侧脑室前角穿通型：次之。

（3）第三脑室穿通型：占第三位。

（4）侧脑室后角穿通型：少见。

（5）胼胝体穿通型：最少见。

Willis 动脉环处动脉瘤破裂出血，血肿可破坏胼胝体嘴部而进入第三脑室。

二、临床表现与诊断

（一）临床表现

自发性脑室内出血临床表现轻重不一，许多病例临床表现呈良性过程。其预后主要与病因、出血部位、大小等因素有关。轻者可仅表现为脑膜刺激征而无脑定位征或意识障碍，甚至仅表现为定向力等认识功能障碍而无其他症状和体征。这部分患者往往容易被误诊为蛛网膜下腔出血或漏诊，或只有在 CT 扫描时才发现有脑室内出血，并且部分患者（15.6%）可以自愈（指脑室内出血未经外科手术，出血完全自然吸收消失，并且神经功能完全恢复者）。严重者表现为意识障碍、抽风、偏瘫、失语、高热、肌张力高、膝反射亢进、眼肌活动障碍、瞳孔缩小及双侧病理征阳性等。晚期可出现脑疝、去脑强直和呼吸循环障碍以及自主神经功能紊乱。部分患者可并发上消化道出血、急性肾衰竭、坠积性肺炎等。

绝大多数自发性脑室内出血患者为急性起病，少部分患者可呈亚急性或慢性起病。自发性脑室内出血患者最常见的首发症状为头痛、头晕、恶心、呕吐，其次为意识障碍、偏瘫、失语、肢体麻木和其他症状（发热、瘫痪、视物不清等）。

自发性脑室内出血有关的危险因素主要有高血压、心脏病、脑梗死、脑出血、糖尿病等。

1. 原发性脑室内出血　占自发性脑室内出血的 4% ~ 18%，Sanders（1881 年）报道 20% 的原发性脑室内出血发生在 20 岁或 20 岁以下。男女之比文献报道为 1 ：0.86。原发性脑室内出血的临床表现，除具有头痛、头晕、恶心、呕吐、血压升高、脑膜刺激征等一般表现外，与继发性脑室内出血相比尚具有以下特点：①年龄分布两极化，即 30 岁以下，50 岁以上为高发年龄。②意识障碍相对较轻或无（76.2%）。③可亚急性或慢性起病（19%）。④定位体征不明显，如运动障碍轻或无，较少发生脑神经受累及瞳孔异常。⑤多以认识功能（如记忆力、注意力、定向力及集中力）障碍和精神症状为常见表现。

此外，三脑室内出血可出现上视不能、血管舒张障碍、尿崩症或去脑强直。但是，原发性脑室内出血有时也可以昏沉为唯一发病症状，而无其他症状和体征。总之，原发性脑室内出血由于没有脑实质的破坏，若没有急性梗阻性脑积水，整个临床过程要比继发性脑室内出血来的缓慢。

2. 继发性脑室内出血　继发性脑室内出血约占自发性脑室内出血的 82%～96%。继发性脑室内出血的原发出血部位不同，临床表现亦不尽相同。

（1）大脑半球出血破入脑室：大脑半球出血破入脑室，约占继发性脑室内出血的 84.6%。出血部位有基底核、丘脑和脑叶等，这些部位脑室内出血除具有一般脑室内出血的特点外，还有其自己的特点。

1）基底核出血破入脑室：基底核出血破入脑室约占继发性脑室内出血的 4.7%～33.3%。位于内囊前肢前 2/3，尤其是尾状核区的血肿，极易破入脑室，此区血肿约 88%～89.3% 穿破侧脑室前角破入侧脑室内。此类患者临床表现往往相对较轻，意识障碍轻、无感觉障碍、轻度偏瘫，部分患者甚至无明显脑定位征。内囊后肢前 2/3 区的血肿，可穿破侧脑室三角区或体部破入脑室内，往往是血肿较大，多在 60ml 以上，病情一般较重。由于血肿距脑室相对距离较远，血肿穿破脑室时，脑实质破坏严重，面积较大，故患者多表现为突然昏迷、偏瘫，病理征阳性、眼球向病灶侧凝视、克氏征阳性，若血肿在主侧半球可有失语。严重时，可发生呼吸衰竭和脑疝。位于内囊后肢后 1/3 的血肿，血肿往往是通过三角区破入脑室，患者多有感觉障碍和视野变化，而运动障碍相对较轻。

2）丘脑出血破入脑室：丘脑出血破入脑室占继发性脑室内出血的 3.1%～20.8%，往往是通过侧脑室三角区或体部穿破脑室或穿破三脑室进入脑室系统。患者可出现意识障碍、偏瘫或肢体麻木、两眼上视困难、高热、尿崩症、病理征阳性等症状。但是，穿破脑室的丘脑出血要比穿破脑室的基底核出血死亡率为低。这是因为丘脑出血破入脑室不一定会破坏生命中枢，它还能减轻血肿对中线结构的压迫，并且丘脑出血距脑室较近，即使穿破脑室，也不会造成大片脑实质破坏。丘脑出血破入脑室时，其脑实质内的血肿量不一定很大，平均约 15.8ml。

3）脑叶出血破入脑室：脑叶出血破入脑室约占继发性脑室内出血的 1.2%～8.9%。其临床表现要比单纯脑叶出血严重得多，预后也差。这是因为脑叶出血破入脑室，血肿需要破坏大面积的脑实质才能穿破脑室，这就是说血肿量往往很大，平均 60ml，最大可达 400ml 以上。此类患者多表现为突然深昏迷、完全性偏瘫、明显的颅内压增高或去脑强直、脑疝等。

（2）小脑出血破入脑室：小脑出血破入第四脑室约占继发性脑室内出血的 6.4%，多急性起病。若患者神志清楚，多诉说剧烈头痛、头晕、恶心、呕吐、颈后疼痛、颈强直，查体可见脑膜刺激征阳性、共济失调、面神经损伤、肢体瘫痪不明显。由于小脑出血容易造成梗阻性脑积水，临床表现往往迅速恶化而出现意识障碍；有些患者可于发病后 1～2h 内发展至深昏迷，四肢抽搐或强直，双侧病理征阳性，呼吸衰竭或突然呼吸停止。这部分患者往往是由于小脑大量出血，直接压迫脑干或造成小脑扁桃体下疝而发生死亡。

（3）脑桥出血破入脑室：临床上遇到的脑干出血，绝大多数是脑桥出血，而脑桥出血容易破入第四脑室。脑干出血约占继发性脑室内出血的2%。若出血量较少，患者可以神志清楚，有剧烈头痛、眼花、呕吐、复视、吞咽困难、后组脑神经损伤、颈强直等表现。若大量出血，患者常于发病后几十分钟甚至几分钟内发展至深昏迷、高热、大小便失禁、急性上消化道出血等表现，并有双侧瞳孔缩小、交叉性瘫痪、呼吸障碍等生命体征紊乱症状。由于这部分患者发病时即十分危重，往往未到达医院或未来得及诊治便死亡，故预后极差，死亡率几乎为100%。

（4）蛛网膜下腔出血逆流入脑室和多发性脑出血破入脑室：

1）蛛网膜下腔出血逆流入脑室：蛛网膜下腔出血可通过第四脑室逆流入脑室系统内，约占继发性脑室内出血的5.9%。轻者临床表现与无脑室内出血的蛛网膜下腔出血相似，即头痛、发热、不同程度的意识障碍、精神异常、癫痫和脑神经麻痹等。重者多数（92.2%）出现昏迷、发作性去脑强直性抽搐、视盘水肿、玻璃体下出血、病理征阳性、脑定位征、脑疝等表现。上述症状与体征的出现机会要比单纯蛛网膜下腔出血高得多，其预后也较单纯蛛网膜下腔出血差。

2）多发性脑出血破入脑室：多发性脑出血破入脑室约占继发性脑室内出血的2%。原发出血部位可分为大脑半球和幕下。大脑半球出血部位可以是同侧，亦可以是双侧对称性部位。幕下多发出血和幕上、幕下多发性脑出血临床上少见。多发性脑出血破入脑室，临床上多数患者（80%）仅出现一个出血灶的体征或无脑定位征。这主要与出血部位是否影响脑的主要功能区有关，而与血肿的大小关系不大。但是患者也可出现多病灶表现，除具有一般脑室内出血的表现外，往往临床过程较重，约80%的患者出现意识障碍，死亡率高。单靠临床表现是难以诊断多发性脑出血破入脑室的，必须依靠CT等先进仪器帮助诊断。

（二）自发性脑室内出血的诊断

由于自发性脑室内出血的临床表现可轻可重，变化不一，CT问世以前明确诊断多根据手术或尸解。因此，对活体术前病例或症状轻者临床上常诊断困难或漏诊、误诊。凡突然发病、有急性颅内压增高、意识障碍、脑定位征、脑膜刺激征等表现者，均应考虑到有脑室内出血的可能。自发性脑室内出血单靠临床查体确诊困难，应及时行特殊检查，尤其是CT扫描检查和数字减影脑血管造影检查，这对于明确病因是十分必要的。即使如此，亦会发生漏诊，因为某些轻型脑室内出血患者可仅表现为头痛、头晕、恶心呕吐等，而无意识障碍或脑定位体征。所以，有条件者，应放宽CT扫描检查的指征，并及时行其他辅助检查。

1. 一般检查

（1）血常规、出凝血时间及凝血酶原时间：约85%的病例白细胞高于$1 \times 10^4/mm^3$，主要是多核白细胞升高。白细胞计数多在（1～2.5）$\times 10^4/mm$。之间，小儿可出现血红蛋白下降。其他常规项目可无明显变化。出凝血时间及凝血酶原时间绝大多数患者正常，只有在病因是白血病、肝病、妊高征子痫及抗凝治疗等引起凝血功能障碍而发生脑室内出血的患者身上才出现异常，表现为出凝血时间及凝血酶原时间延长，但有时亦在正常范围之内。

（2）尿常规部分患者可出现尿糖和蛋白尿：凝血功能异常或妊高征子痫引起的脑室内出血，发病前后可以出现进行性血尿，提示将有可能发生脑室内出血。

（3）腰穿检查：几乎所有的患者都出现血性脑脊液，腰穿压力多超过2.6kPa（约为

200mmH$_2$O），多数患者为 3.3～6.7kPa（250～500mmH$_2$O）。脑室压力为 1～10kPa（约80～800mmH$_2$O）。急性期脑脊液中以红细胞和嗜中性粒细胞为主，病后 3～5d 可见含铁血黄素吞噬细胞，7～10d 可见胆红质巨噬细胞。但是，此项检查在急性期要慎重施行，以免诱发脑疝。腰穿放液时要缓慢，放液量以不超过 8 滴/min 和 7ml 为宜。

（4）颅骨平片：大脑半球出血引起的继发性脑室内出血可见松果体或脉络丛钙化斑向对侧移位。病因为动脉瘤者有时可见一侧眶上裂扩大，颈内动脉管增粗，视神经孔扩大及边缘模糊。脑动静脉畸形可见颅骨血管沟异常，颅内异常钙化斑点。颅内肿瘤患者可见有慢性颅内压增高征象，有时亦可见局部颅骨增生或破坏，这些对自发性脑室内出血的病因诊断均有一定参考价值。

2. 特殊检查

（1）脑室造影术：CT 应用之前，脑室造影对确诊脑室内出血很有价值。脑室穿刺时即可发现脑脊液为血性，压力增高。造影时可出现以下表现：①脑室扩大。②脑室变形移位。③脑室内充盈缺损，为自发性脑室内出血的特征性表现。④脑池及脑沟扩大或不显影。⑤脑池充盈缺损。

（2）脑血管造影术：脑血管造影术除能显示出自发性脑室内出血的病因（如动脉瘤、脑血管畸形、烟雾病和颅内肿瘤等）表现及脑实质内血肿的表现外，血肿破入脑室时尚表现为：正位片可见外侧豆纹动脉向内侧移位，其远端下压或变直；大脑前动脉仍居中或移位不明显，大脑内静脉明显向对侧移位（超过6mm）与大脑前动脉之间有"移位分离"现象，这是血肿破入脑室的特征表现。侧位片可见侧脑室扩大征象即大脑前动脉膝部呈球形和胼周动脉弧度增大，静脉角变大，室管膜下静脉拉直等。

（3）CT 扫描：CT 扫描检查是目前诊断脑室内出血最安全、可靠、迅速和无创伤的手段。必要时应反复检查，以便动态观察其变化。脑室内出血表现为脑室内高密度影，偶尔亦可表现为等密度影。CT 扫描尚能清楚地显示出其原发出血部位、血肿大小、形态、脑水肿程度、中线结构移位程度、脑积水的阻塞部位及其程度、穿破脑室的部位和脑室内出血的程度等，为临床指导治疗判断预后提供重要的资料依据。反复 CT 扫描不仅能动态观察血肿的自然过程，而且能发现是否有再出血。

（4）MRI：脑室内出血的 MRI 表现与脑出血的表现一致，其 MRI 上信号的变化规律详见表 6-3。

表 6-3　自发性脑室内出血不同时期的 MRI 表现

分期	出血后时间	T$_1$ 加权像	T$_2$ 加权像
超急性期	<24h	等信号	等信号
急性期	1～3d	等信号	低信号
亚急性早期	3～7d	高信号	低信号
亚急性晚期	7～14d	高信号	高信号
慢性早期	2～3 周	高信号	高信号
慢性期	大于 3 周	低信号	高信号

3. 病因鉴别诊断

（1）高血压性脑室内出血：高血压性脑室内出血患者，绝大多数有明显的高血压的病史，中年以上突然发病，意识障碍相对较重，偏瘫、失语较明显，脑血管造影无颅内动脉瘤及畸形血管。

（2）动脉瘤性脑室内出血：多见于 40～50 岁，女性多于男性，发病前无特殊症状或有一侧眼肌麻痹、偏头痛等。发病后症状严重，反复出血较多见，间隔时间 80% 为 1 个月之内。患者有一侧动眼神经损伤，视力进行性下降，视网膜出血，在此基础上突然出现脑室内出血的表现，很有可能为动脉瘤破裂出血导致脑室内出血，应及时行 CT 扫描和脑血管造影明确诊断。

（3）脑动静脉畸形性脑室内出血：易发年龄为 15～40 岁，平均年龄比动脉瘤性脑室内出血约小 20 岁。性别发生率与动脉瘤相反，即男性多于女性。发病前可有出血或癫痫病史，进行性轻偏瘫而无明显颅内压增高表现，或有颅后窝症状，呈缓慢波动性进展。如突然发生轻度意识障碍和一系列脑室内出血表现，应首先考虑脑动静脉畸形。确诊需要 CT 扫描及脑血管造影术。

（4）烟雾病性脑室内出血：多见于儿童及青年，在发生脑室内出血之前，儿童主要表现为发作性偏瘫，成人则多表现为蛛网膜下腔出血，在此基础上出现脑室内出血的症状和体征。脑血管造影示颈内动脉末端严重狭窄或闭塞，在脑底部有密集的毛细血管网，如同烟雾状为其特征表现。

（5）颅内肿瘤性脑室内出血：多见于成人，凡是脑室内出血恢复过程不典型或脑室内出血急性期脑水肿消退，神志或定位体征不见好转，查体发现双侧视神经盘水肿等慢性颅内压增高的表现，或发病前有颅内占位性病变表现或脑肿瘤术后放疗患者，应考虑到有脑肿瘤出血导致脑室内出血的可能。必要时可行 CT 强化扫描确诊。另外，其他少见或罕见病因的脑室内出血，多有明显的病因可查，根据病史不难做出其病因诊断。

三、自发性脑室内出血的治疗

目前，自发性脑室内出血急性期的治疗措施大致可分为内科治疗和外科治疗两大类。常用的外科手术治疗方式为脑室引流术和开颅血肿清除术，而脑内血肿穿刺吸除术临床上较少用。

（一）内科治疗

内科治疗自发性脑室内出血，以往死亡率较高。CT 出现以后，内科治疗自发性脑室内出血的死亡率已降至 34.1%～57.1%，平均 38.4%。这并非因内科治疗措施有很大提高，而是因轻型的自发性脑室内出血患者发现增多，并且能够及时明确诊断，及时治疗。

1. 适应证　凡属于 I 级的患者均应首选内科治疗。自发性脑室内出血内科保守治疗的具体指征包括：①入院时意识清醒或意识模糊。②临床轻、中度脑定位体征，保守治疗过程中无恶化倾向。③入院时血压不超过 26.7kPa（200/120mmHg）。④无急性梗阻性脑积水或仅有轻度脑积水（脑室颅比率在 0.15～0.23）的原发性脑室内出血。⑤中线结构移位＜10mm。⑥非闭塞性血肿。⑦对于继发性脑室内出血幕上脑实质内血肿＜30ml，或小脑、脑干、多发性出血破入脑室，蛛网膜下腔出血逆流入脑室；原发血肿量少，患者意识障碍轻者，亦可考虑保守治疗。⑧高龄伴多个器官衰竭，脑疝晚期不宜手术者。

2. 治疗措施　内科治疗自发性脑室内出血的治疗原则基本上同单纯脑出血和蛛网膜下腔出血一样。传统的内科治疗措施为镇静、止血、减轻脑水肿、降低颅内压、控制血压及防治并发症、改善脑功能等。

腰穿对于严重颅内高压者禁止施行，以免诱发脑疝。但是，对于颅内压已正常，尤其是原发性脑室内出血患者，可慎重地反复腰穿缓慢放液，每次 1～7ml 为宜，以减少脑脊液中的血液成分，缓解症状，避免因血液吸收引起的高热反应和蛛网膜颗粒阻塞而发生迟发性交通性脑积水。

（二）外科治疗

由于自发性脑室内出血约93%的患者属于继发性脑室内出血。而且脑出血血块期作为占位性病变，以及急性梗阻性脑积水的形成，存在着颅内高压和脑受压、脑疝的威胁，内科治疗措施不尽满意。因此，自发性脑室内出血作为自发性脑出血的一种严重类型，外科治疗更值得探讨。

1. 手术方法与适应证　手术方法大致可分为直接手术（穿刺血肿吸除及引流术、开颅血肿清除术）及脑室穿刺脑脊液引流术。

（1）直接手术：对于脑实质内血肿较大而脑室内血肿较小的继发性脑室内出血，或有脑疝症状以及脑室穿刺脑脊液引流术未能奏效者，反复 CT 扫描血肿逐渐增大以及脑血管造影时发现造影剂外溢者，均应考虑直接手术清除血肿。直接手术的死亡率一般为33.75%，这主要是由于做手术的患者多为危重患者所致，并非手术效果不好。

1）立体定向脑内血肿穿刺吸除术和引流术：以往因本手术方式带有一定的盲目性，血块抽不出或吸除不全及不能止血等原因，使这项手术的应用受到限制，大有被废弃之势。近年来，随着 CT 及立体定向术的发展与应用，此手术又开始复兴。据报道，首次准确穿刺血肿可吸出急性期血肿量的35%，然后用尿激酶反复冲洗引流，于 1～2d 内可完全清除血肿。另外，用阿基米德钻可以一次全部清除血肿：

2）骨窗开颅与骨瓣开颅血肿清除术：此手术是目前最常用的方法。现在多采用局麻下小切口骨窗开颅血肿清除术，这是在传统的骨窗和骨瓣开颅术基础上的改进。此法的优点是损伤较小，并发症少，手术简单迅速。一旦进入血肿腔，由于周围脑组织压力较高，可不断将血肿推向切口部位，使血肿"自然娩出"。但是，由于手术视野小，需要良好的照明：也有人认为还是骨瓣开颅为好，其优点是手术暴露好，血块清除彻底，便于清除脑室内的血肿，止血充分。但是，这样颅脑损伤较大，手术时间长。无论使用哪种方法，术后均应放置引流管，以利脑水肿的消退及残留血块的引流。

无论何种手术方式，要降低死亡率，关键在于恰当地掌握好手术适应证。

3）直接手术适应证：意识障碍进行性加重或早期深昏迷者；大脑半球出血，血肿量超过30ml，中线结构移位超过10mm 的继发性脑室内出血；脑实质内血肿大而脑室内血肿小者，或复查 CT 血肿逐渐增大者；小脑血肿直径 >3cm，脑干血肿直径 >2cm，或脑室引流后好转又恶化的继发性脑室内出血；早期脑疝经脑室穿刺脑脊液引流好转后，亦应考虑直接手术。

（2）脑室穿刺脑脊液引流术：脑室穿刺脑脊液引流术是治疗自发性脑室内出血的另一重要而有效的手术方式，分单侧和双侧脑室穿刺脑脊液引流术。一般多采用经额穿刺脑室脑脊液引流。

1）治疗效果：脑室穿刺脑脊液引流治疗脑室内出血，临床上往往能收到意料不到的效果。尤其是对于原发性脑室内出血，单靠脑室穿刺脑脊液引流就能基本上解决问题。但也有人否定此方法的治疗作用，其根据是引流管几乎全被血块堵塞。脑室穿刺脑脊液引流术治疗自发性脑室内出血的死亡率一般为25%左右。

2）适应证：由于脑室穿刺脑脊液引流术简单易行，安全有效，可在床边进行，故可作为自发性脑室内出血患者的首选治疗方法，亦可作为直接手术之前的应急治疗措施以缓解症状，赢得时间，进一步手术治疗。凡内科保守治疗无效或高龄、有心、肺、肝、肾等脏器严重疾病者，以及脑干血肿不能直接手术或脑疝晚期患者，均可试行脑室穿刺脑脊液引流术。尤其对于有急性梗阻性脑积水的原发性脑室内出血患者和有闭塞型血肿的脑室内出血患者，更为适用。但是，对于动脉瘤，动静脉畸形等破裂出血引起的脑室内出血，在未处理原发病之前，行脑室穿刺脑脊液引流要小心谨慎，避免过度降低颅内压，诱发再出血。

3）注意事项：钻颅与置管的部位：一般可于含血量少的一侧侧脑室前角或健侧侧脑室置管引流。这样对侧侧脑室内血液需要经过室间孔和第三脑室才能达到引流管，避免了较大的血块对引流管的阻塞。另外，出血侧侧脑室可能有病理性血管，于同侧穿刺时，可能会造成再出血。若室间孔阻塞可同时行双侧侧脑室穿刺脑脊液引流术。

引流管的选择：有关脑室引流管的选择问题很重要。因为脑室穿刺脑脊液引流不仅是为了引流脑脊液，更重要的是引流血肿，这样要求引流管的内径要适当的粗些，故宜选择质软、无毒、壁薄、腔大、易消毒的导管。若采用大钻头钻孔可用内径为4mm的橡胶管。

拔管时机：何时拔除脑室引流管，临床上没有统一的时间规定。一般来说，引流的血性脑脊液色泽变淡或颅内压已正常，特别是经CT复查后，脑室内血肿明显减少或消失，临床症状好转，即可拔除脑室引流管。若无CT检查，亦可在临床表现明显好转后，夹闭引流管观察24h，若临床表现无变化即可拔管。若引流的脑脊液已变清，但是颅内压仍较高或引流量仍多，可考虑行脑室—腹腔或脑室左心耳分流术。然而，如果引流后病情明显好转，即使引流出的脑脊液含血量较多，但颅内压已正常，也可以及早拔管，必要时可以间断腰穿放液，以免长期引流并发颅内感染。遇此情况，应酌情尽早地拔除引流管，终止脑脊液引流。

预防感染：继发性化脓性脑室炎和脑膜炎是脑室穿刺脑脊液引流术最严重的并发症，也是造成患者额外死亡的主要原因之一。细菌侵入的最重要的途径是引流管内波动的脑脊液。严格要求无菌操作，避免引流管漏液和逆流，防止引流管外口与脑脊液收集瓶内液体接触，CT复查时夹闭引流管等，都是预防颅内感染的重要环节。另外，预防性应用抗生素对预防颅内感染也是十分必要的。

2. 手术时机　手术时机可分为超早期（发病后7h之内）、早期（发病后7h至3d）和延期（发病后3d以上）手术3种。

（1）超早期手术：超早期手术治疗自发性脑室内出血的死亡率为7%～14%。超早期手术的优点可概括为以下四点。

1）手术时脑水肿轻微或无脑水肿，此期将血肿清除，利于防止和打断脑水肿的发生和发展的恶性循环。

2）脑室内血肿清除并给予脑室引流，可尽早地解除脑脊液循环障碍。

3）尽早地解除因血肿压迫导致的脑疝，降低死亡率和致残率。

4）超早期手术得到早期止血，防止血肿的增大或再出血，利于术后意识和神经功能的恢复。

超早期手术治疗自发性脑室内出血的临床效果均比早期和延期手术更为理想。

（2）早期与延期手术：出血1d内自主神经功能紊乱，生命体征多不稳定，而数天后，血肿和脑水肿造成的颅内压增高逐渐明显，此时手术效果较好。延期手术时，自主神经功能紊乱，脑水肿多已消退，血肿与脑组织分界清楚，此时手术比较容易，再出血的机会也减少。目前，在实际工作中，由于各种因素的限制，神经外科医师在很多情况下是被动地接受手术患者。因为自发性脑室内出血的患者首诊往往不是神经外科医师，在会诊时，不少患者往往已处于脑疝晚期阶段，不要说是超早期手术，就连早期手术的时机也失去了。因此，多数手术患者属于延期或早期手术。

（三）治疗方法的选择

国内外学者曾对自发性脑室内出血的治疗进行过许多探讨，其疗效差别很大，而且这些报告中手术治疗的病例都是经过筛选的，所以不能说明手术治疗是否较内科治疗优越，也看不出手术治疗所能提高疗效的程度，并且，由于其轻重患者的构成比不一样，故内、外科治疗的方法的死亡率不具可比性。

自发性脑室内出血的最佳治疗方案为：Ⅰ级患者行内科治疗；Ⅱ级患者行超早期脑室穿刺脑脊液引流术；Ⅲ级患者行超早期开颅血肿清除术；Ⅳ级患者应积极探索新的治疗方法，以挽救患者的生命，治疗上亦可考虑行超早期手术。但是，Ⅳ级患者即使偶尔有个别病例存活，也多遗有严重的神经功能障碍。

（徐　胜）

第三节　脑动静脉畸形

脑动静脉畸形（cerebral arteriovenous malformations）是一种先天性脑血管疾病。在胚胎早期，原始的动静脉是相互交通的，以后由于局部血管发育异常，动静脉血管仍然以直接沟通的形势遗留下来。由于缺少正常毛细血管的阻力，血液由动脉直接进入静脉，使静脉因压力增加而扩张，动脉因供血增加而增粗。同时，由于侧支循环形成及扩大，形成了迂曲、粗细不等的畸形血管团。脑动静脉畸形又称脑血管瘤、血管性错构瘤、脑动静脉瘘等。在畸形的血管团两端有明显的供血输入动脉和回流血的输出静脉。虽然该病为先天性疾病，但大多数患者在若干年后才表现出临床症状，通常50%～68%可发生颅内出血，其自然出血率每年为2%～4%，首次出血的病死率近10%，致残率更高。

一、病因

因畸形血管管壁无正常动静脉的完整性而十分薄弱，在病变部位可有反复的小出血，也由于邻近的脑组织可有小的出血性梗死软化，使病变缺乏支持，也容易发生出血，血块发生机化和液化，再出血时使血液又流入此腔内，形成更大的囊腔，病变体积逐渐增大；由于病变内的动静脉畸形管壁的缺欠和薄弱，长期经受增大的血流压力而扩大曲张，甚至形成动脉瘤样改变。这些均构成了动静脉畸形破裂出血的因素。

二、病理

病变血管破裂可发生蛛网膜下腔出血、脑内或脑室内出血，常形成脑内血肿，偶可形成硬膜下血肿。因多次反复的小出血，病变周围有含铁血黄素沉积使局部脑组织发黄，邻近的甚至较远的脑组织因缺血营养不良可有萎缩，局部脑室可扩大；颅后窝病变可致导水管或第四脑室阻塞而产生梗阻性脑积水。

三、临床特点

小的动静脉畸形也可无症状。除非出血或引起癫痫才能被发现。绝大多数脑动静脉畸形患者可表现出头痛、癫痫和出血的症状，也有根据血管畸形所在的部位表现出相应的神经功能障碍者；少数患者因血管畸形较小或是隐性而不表现出任何症状，往往是在颅内出血后被诊断，也有是在查找癫痫原因时被发现。

1. 颅内出血　是脑动静脉畸形最常见的症状，约50%的患者为首发症状，一般多发生在30岁以下年龄较轻的患者，高峰年龄较动脉瘤早，为15～18岁。为突然发病，多在体力活动或情绪激动时发生，也有在日常活动及睡眠中发生者。表现为剧烈头痛、呕吐，甚至意识不清，有脑膜刺激症状，大脑半球病变常有偏瘫或偏身感觉障碍、偏盲或失语；颅后窝病变可表现有共济失调、眼球震颤、眼球运动障碍及长传导束受累现象。颅内出血除表现为蛛网膜下腔出血外，可有脑内出血、脑室内出血，少数可形成硬膜下血肿。较大的脑动静脉畸形出血量多时可引起颅压升高导致脑疝而死亡。

与颅内动脉瘤比较，脑动静脉畸形出血的特点是出血年龄早、出血程度轻、早期再出血发生率低，出血后发生脑血管痉挛较一般动脉瘤轻，出血危险程度与年龄、畸形血管团大小及部位有关。

2. 头痛　约80%的患者有长期头痛的病史，多数是颅内出血的结果，除此以外，约43%的患者在出血前即有持续性或反复发作性头痛。16%～40%为首发症状，可表现为偏头痛、局灶性头痛和全头痛。头痛的部位与病灶无明显关系，头痛的原因与畸形血管扩张有关。当动静脉畸形破裂时头痛变得剧烈且伴有呕吐。

3. 癫痫　也是脑动静脉畸形的常见症状，可单独出现，也可在颅内出血时发生。发生率为28%～64%，其发生率与脑动静脉畸形的大小、位置及类型有关。位于皮质的大型脑动静脉畸形及呈广泛毛细血管扩张型脑动静脉畸形的发生率高。癫痫常见于30岁以上年龄较大的患者，约有半数患者为首发症状，在一部分患者为唯一症状。

4. 神经功能障碍　约40%的患者可出现进行性神经功能障碍，其中10%为首发症状。表现的症状由血管畸形部位、血肿压迫、脑血循环障碍及脑萎缩区域而定。主要表现为运动或感觉性障碍。位于额叶者可有偏侧肢体及颜面肌力减弱，优势半球可发生语言障碍；位于颞叶者可有幻视、幻嗅、听觉性失语等；顶枕叶者可有皮质性感觉障碍、失读、失用、偏盲和空间定向障碍等；位于基底节者常见有震颤、不自主运动、肢体笨拙，出血后可发生偏瘫等；位于脑桥及延髓的动静脉畸形可有锥体束征、共济失调、听力减退、吞咽障碍等脑神经麻痹症状，出血严重者可造成四肢瘫、角弓反张、呼吸障碍等。

5. 颅内杂音　颅内血管吹风样杂音占脑动静脉畸形患者的2.4%～38%，压迫同侧颈动脉可使杂音减弱，压迫对侧颈动脉则增强。主要发生在颈外动脉系统供血的硬脑膜动静脉畸形。患者感觉自己脑内及头皮上有颤动及杂音，但别人听不着，只有动静脉畸形体积较大且部位较浅时，才能在颅骨上听到收缩期增强的连续性杂音。横窦及乙状窦的动静脉畸形可有颅内血管杂音。

6. 智力减退　可呈现进行性智力减退，尤其在巨大型动静脉畸形患者，因严重的脑盗血导致脑的弥漫性缺血和脑的发育障碍。

7. 眼球突出　位于额叶或颞叶、眶内及海绵窦者可有眼球突出。

8. 其他症状　动静脉畸形引流静脉的扩张或其破裂造成的血肿、蛛网膜下腔或脑室内出血，均可阻塞脑脊液循环通路而引起脑积水，出现颅内压增高的表现。脑干动静脉畸形可引起复视。在婴儿及儿童中，因颅内血循环短路，可有心力衰竭，尤其是病变累及大脑大静脉者，心衰甚至可能是唯一的临床症状。

四、实验室检查

1. 脑脊液　出血前多无明显改变，出血后颅内压大多在 1.92～3.84kPa，脑脊液呈血性。

2. 脑电图　多数患者有脑电图异常，脑电图异常主要表现为局限性的不正常活动，包括 α 节律的减少或消失，波率减慢，波幅降低，有时出现弥漫性 θ 波，与脑萎缩或脑退行性改变的脑电图相似；脑内血肿者可出现局灶性 δ 波；幕下动静脉畸形可表现为不规则的慢波；约一半有癫痫病史的患者表现有癫痫波形。

3. 核素扫描　一般用 ^{99}Tc 或 ^{197}Hg 作闪烁扫描连续摄像，90%～95% 的幕上动静脉畸形出现阳性结果，可做定位诊断。直径在 2mm 以下的动静脉畸形不易发现。

五、影像学检查

1. 头颅 X 线平片　有异常发现者占 22%～40%，表现为病灶部位钙化斑、颅骨血管沟变深加宽等，颅底平片有时可见破裂孔或棘孔扩大。颅后窝动静脉畸形致梗阻性脑积水者可显示有颅内压增高的现象。出血后可见松果体钙化移位。

2. CT 扫描　虽然不像血管造影能显示病变的全貌，对出血范围、血肿大小及血栓形成梗死灶脑室内出血、脑积水也有很高的价值。有利于发现较小的病灶和定位诊断。

3. 磁共振影像（MRI）及磁共振血管造影（MRA）　MRI 对动静脉畸形的诊断具有绝对的准确性，对畸形的供血动脉、血管团、引流静脉、出血、占位效应、病灶与功能区的关系均能明确显示，即使是隐性脑动静脉畸形往往也能显示出来。主要表现是圆形曲线状、蜂窝状或葡萄状血管流空低信号影，即动静脉畸形中的快速血流在 MRI 影像中显示为无信号影，而病变的血管团、供血动脉和引流静脉清楚地显示为黑色（图 6-2）。

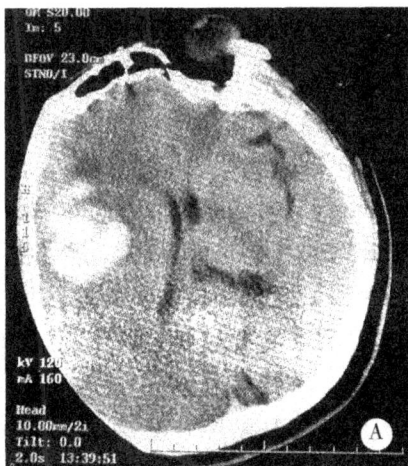

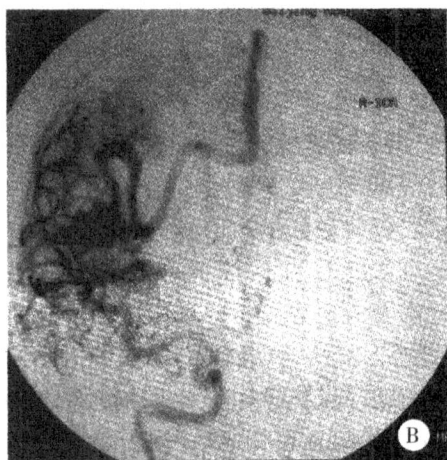

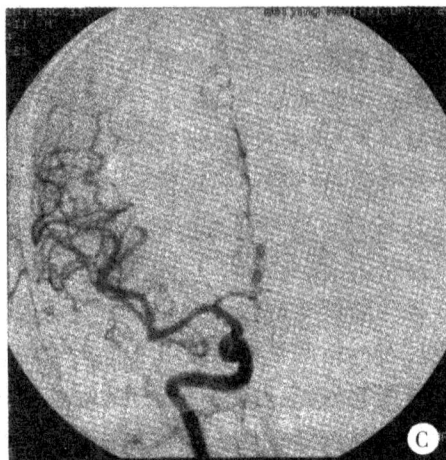

图 6 - 2　外侧裂区脑动静脉畸形

4. 脑血管造影　蛛网膜下腔出血或自发性脑内血肿应进行脑血管造影或磁共振血管造影（MRA），顽固性癫痫及头痛提示有颅内动静脉畸形的可能，也应行脑血管造影或 MRA。

　　Lasjaumias 等（1986 年）报道，在超选择性血管造影见到畸形血管的结构是：①动脉直接输入血管团。②动脉发出分支输入病灶。③与血流有关的动脉扩张形成动脉瘤。④不在动静脉畸形供血动脉上的动脉瘤。⑤动静脉瘘。⑥病灶内的动脉扩张形成动脉瘤。⑦病灶内的静脉扩张形成静脉瘤。⑧引流静脉扩张。

5. 经颅多普勒超声（TCD）　经颅多普勒超声是运用定向微调脉冲式多普勒探头直接记录颅内一定深度血管内血流的脉波，经微机分析处理后计算出相应血管血流波形及收缩期血流速度、舒张期血流速度、平均血流速度及脉搏指数。术中利用多普勒超声帮助确定血流方向和动静脉畸形血管结构类型，区分动静脉畸形的流入和流出血管，深部动静脉畸形的定位，动态监测动静脉畸形输入动脉的阻断效果和其血流动力学变化，有助于避免术中因血流动力学变化所引起的正常灌注压突破综合征等并发症。经颅多普勒超声与 CT 扫描或磁共振影像结合有助于脑动静脉畸形的诊断（图 6 - 3 ~ 图 6 - 5）。

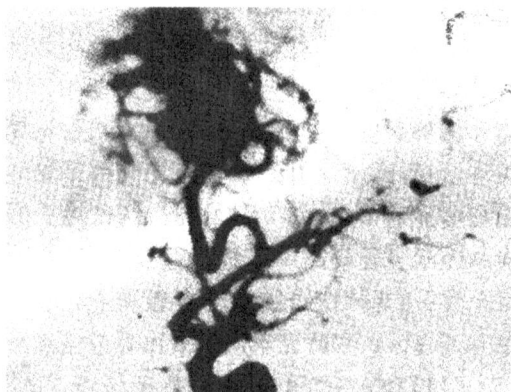

图 6 - 3　颈动脉造影侧位像

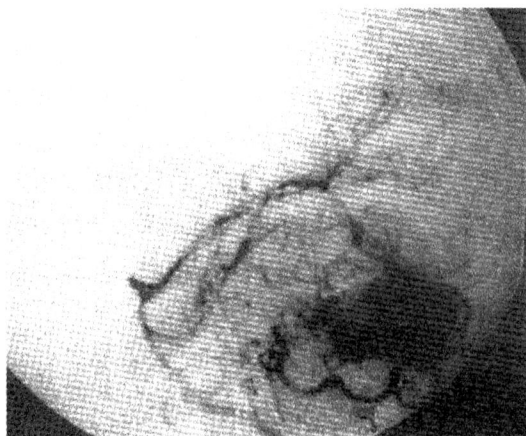

图 6 - 4　椎动脉供血小脑血管畸形侧位像

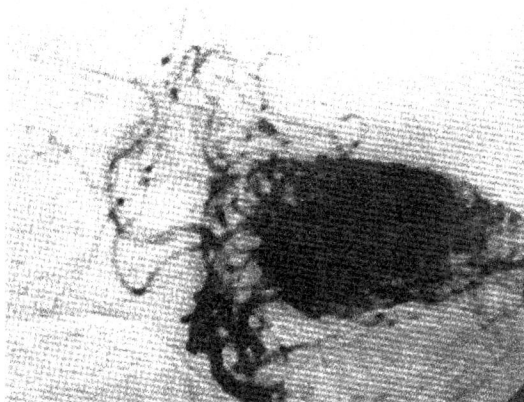

图 6 - 5　椎动脉供血小脑血管畸形正位像

六、诊断与鉴别诊断

（1）诊断：年轻人有突然自发性颅内出血者多应考虑此病，尤其具有反复发作性头痛和癫痫病史者更应高度怀疑脑动静脉畸形的可能；听到颅内血管杂音而无颈内动脉海绵窦瘘症状者，大多可确定为此病。CT 扫描和经颅多普勒超声可提示此病，协助确诊和分类，而选择性全脑血管造影和磁共振成像是明确诊断和研究本病的最可靠依据。

（2）应注意与下列疾病相鉴别：①海绵状血管瘤。②胶质瘤。③转移瘤。④脑膜瘤。⑤血管母细胞瘤。⑥颅内动脉瘤。⑦静脉性脑血管畸形。⑧moyamoya 病等。

七、治疗方法

脑动静脉畸形的治疗目标是使动静脉畸形完全消失并保留神经功能。脑动静脉畸形治疗目的是阻断供血动脉及去除畸形血管团，解决及预防出血、治疗癫痫、消除头痛、解决盗血，恢复神经功能。

1. 手术治疗

（1）脑动静脉畸形全切除术：仍是最合理的根治方法，既杜绝了出血的后患，又除去了脑盗血的根源，应作为首选的治疗方案。适用于 1～3 级的脑动静脉畸形，对于 4 级者因切除的危险性太大，不宜采用，3 级与 4 级间的病例应根据具体情况决定。

（2）供血动脉结扎术：适用于 3～4 级和 4 级脑动静脉畸形及其他不能手术切除但经常反复出血者。可使供血减少，脑动静脉畸形内的血流减慢，增加自行血栓形成的机会，并减少盗血量。

2. 血管内栓塞　由于栓塞材料的完善及介入神经放射学的不断发展，血管内栓塞已成为治疗动静脉畸形的重要手段。对于大型高血流量的脑动静脉畸形、部分深在的重要功能区的脑动静脉畸形、供血动脉伴有动脉瘤、畸形团引流静脉细小屈曲使引流不畅者适用。

3. 立体定向放射治疗　是在立体定向手术基础上发展起来的一种新的治疗方法。该方法利用先进的立体定向技术和计算机系统，对颅内靶点使用一次大剂量窄束电离射线，从多方向、多角度精确地聚集于靶点上，引起放射生物学反应而达到治疗疾病的目的。

4. 综合治疗　近年来，对脑动静脉畸形采用一些先进的治疗方案，包括：①血管内栓塞治疗后的显微手术治疗。②放射治疗后的显微手术治疗。③血管内治疗后的放射治疗。

④显微手术后的放射治疗等，这些疗法已取得一定的临床效果。

（赵志勇）

第四节　脑缺血性疾病

一、概述

脑卒中包括出血性卒中和缺血性卒中两大类，前者包括脑出血和蛛网膜下腔出血，后者为各种原因引起的脑缺血性疾病（cerebral ischemic diseases），缺血性卒中占所有卒中的75%~90%。

造成脑缺血的病因是复杂的，归纳起来有以下几类：①颅内、外动脉狭窄或闭塞。②脑动脉栓塞。③血流动力学因素。④血液学因素等。

1. 脑动脉狭窄或闭塞　脑由两侧颈内动脉和椎动脉供血，两侧颈内动脉供血约占脑的总供血量的80%~90%，椎动脉占10%~20%。当其中一条动脉发生足以影响血流量的狭窄或闭塞时，若是侧支循环良好，可以不发生临床缺血症状，如果侧支循环不良，或有多条动脉发生足以影响血流量的狭窄时，则会使局部或全脑的CBF减少，当CBF减少到发生脑缺血的临界水平［18~20ml/（100g·min）］以下时，就会产生脑缺血症状。

轻度的动脉狭窄不至于影响其血流量，一般认为必须缩窄原有管腔横断面积的80%以上才足以使血流量减少。从脑血管造影片上无法测出其横断面积，只能测量其内径。动脉内径狭窄超过其原有管径的50%时，相当于管腔面积缩窄75%，即可认为是足以影响血流量的狭窄程度，也就是具有外科意义的狭窄。

多条脑动脉狭窄或闭塞对脑血流的影响更大，因可使全脑血流处于缺血的边缘状态［CBF为31ml/（100g·min）］，此时如有全身性血压波动，即可引发脑缺血。造成脑动脉狭窄或闭塞的主要原因是动脉粥样硬化，而且绝大多数（93%）累及颅外段大动脉和颅内的中等动脉，其中以颈动脉和椎动脉起始部受累的机会最多，而动脉硬化则多累及脑内小动脉。

2. 脑动脉栓塞　动脉粥样硬化斑块除可造成动脉管腔狭窄以外，在斑块上的溃疡面上常附有血小板凝块、附壁血栓和胆固醇碎片。这些附着物被血流冲刷脱落后形成栓子，被血流带入颅内动脉，堵塞远侧动脉造成脑栓塞，使供血区缺血。

最常见的栓子来源是颈内动脉起始部的动脉粥样硬化斑块，被认为是引起短暂性脑缺血发作（TIA）最常见的原因。

动脉栓塞另一个主要原因是心源性栓子。患有风湿性心瓣膜病、亚急性细菌性心内膜炎、先天性心脏病、人工瓣膜和心脏手术等形成的栓子随血流进入脑内造成栓塞。少见的栓子如脓毒性栓子、脂肪栓子、空气栓子等也可造成脑栓塞。

3. 血流动力学因素　短暂的低血压可引发脑缺血，如果有脑血管的严重狭窄或多条脑动脉狭窄，使脑血流处于少血状态时，轻度的血压降低即可引发脑缺血。例如心肌梗死、严重心律失常、休克、颈动脉窦过敏、直立性低血压、锁骨下动脉盗血综合征等。

4. 血液学因素　口服避孕药物、妊娠、产妇、手术后和血小板增多症引起的血液高凝状态；红细胞增多症、镰状细胞贫血、巨球蛋白血症引起的黏稠度增高均可发生脑缺血。

二、临床表现与诊断

(一) 脑缺血的类型和临床表现

根据脑缺血后脑损害的程度，其临床表现可分为两类，一类由于轻度或短暂的供血不足引起暂时性神经功能缺失，但无明显脑梗死存在，临床上表现为短暂性脑缺血发作 (TIA)，另一类缺血程度较重，持续时间较长，造成脑梗死，临床上表现为可逆性缺血性神经功能缺失 (RIND)、进展性卒中 (PS) 和完全性卒中 (CS)。

1. 短暂性脑缺血发作 (TIA)　　TIA 为缺血引起的短暂性神经功能缺失，在 24h 内完全恢复。TIA 一般是突然发作，持续不到 10～15min，有的可持续数小时，90% 的 TIA 持续时间不超过 6h。引起 TIA 的主要原因是动脉狭窄和微栓塞。

重视 TIA 是近 30 年来脑缺血疾病防治工作的一大进展，因为 TIA 的发生率很高，而且是发生完全性卒中的一个警兆，正确处理 TIA 患者，可能使很多患者免于发展成死亡率和致残率都很高的完全性卒中。

据 Whisnant 调查美国罗契斯特城的资料，每年每千人中有 0.31 例新发生的 TIA 患者，65 岁以上的人口中，发生率为 0.93/ (1000 人·年)。完全性卒中的患者中，在发病之前大部分患者有 TIA 史，最危险的时期是首次 TIA 发作之后数日之内，约有半数发生在一个月之内，首次 TIA 后的 5 年之内有 35% 的患者发生完全性卒中。曾发生过 TIA 者有半数患者将再次发生 TIA。有的 TIA 患者，在数小时至数天之内连续发生越来越频繁和持续时间越来越长的 TIA，称为"渐重性 TIA"，这种发作显示神经状态特别不稳定，而且发生脑梗死的危险性很大。

TIA 的临床表现根据病变累及的动脉不同而各异。

(1) 颈动脉系统 TIA：表现为颈动脉供血区神经功能缺失。患者突然发作一侧肢体无力或瘫痪、感觉障碍，有的有失语和偏盲，有的发生一过性黑矇，表现为突然单眼失明，持续 2～3min，很少超过 5min，然后视力恢复。黑矇有时单独发生，有时伴有对侧肢体运动和感觉障碍。

(2) 椎 - 基底动脉系统 TIA：椎 - 基底动脉系统 TIA 的症状比颈动脉系统复杂，眩晕是最常见的症状，当眩晕单独发生时，必须与其他原因引起的眩晕相鉴别。此外，可出现复视、同向偏盲、皮质性失明、构音困难、吞咽困难、共济失调、两侧交替出现的偏瘫和感觉障碍、面部麻木等。有的患者还可发生"跌倒发作"，表现为没有任何先兆的突然跌倒，但无意识丧失，患者可很快自行站起来，是脑干短暂性缺血所致。跌倒发作也见于颈椎病的患者，由于颈椎的骨赘压迫椎动脉，当颈部转动到某一方位时，骨赘将主要供血一侧的椎动脉压闭，使脑干突然缺血，当颈部转离该特殊方位后，又恢复供血。

2. 可逆性缺血性神经功能缺失 (RIND)　　RIND 是一种局限性神经功能缺失，持续时间超过 24h，但在 3 周内完全恢复，神经系统检查可发现阳性局灶性神经缺失体征。RIND 患者可能有小范围的脑梗死存在。

3. 进展性卒中 (PS)　　脑缺血症状逐渐发展和加重，超过 6h 才达到高峰，有的在 1～2d 才完成其发展过程，脑内有梗死灶存在。进展性卒中较多地发生于椎基底动脉系统。

4. 完全性卒中 (CS)　　脑缺血症状发展迅速，在发病后数分钟至 1h 内达到高峰，至迟不超过 6h。

区分 TIA 和 RIND 的时间界限为 24h，在此时限之前恢复者为 TIA，在此时限以后恢复者为 RIND，在文献中大体趋于一致。但对 PS 和 CS 发展到高峰的时间界限则不一致，有人定为 2h，但更常用的时限为 6h。

（二）检查和诊断

造成脑缺血性卒中最常见的原因是颈内动脉和动脉粥样硬化。动脉粥样硬化的病变不仅可使动脉管腔狭窄或闭塞，而且可形成栓子堵塞远侧脑动脉。在诊断脑血管病变方面，脑血管造影自然是最佳方法，但可能造成栓子脱落形成栓塞，这种危险虽然并不多见，但后果严重。因此近年来很多非侵袭性检查，如经颅多普勒超声探测、磁共振血管造影应用较多，只有在 TCD 和 MRA 不能确诊时才行常规脑血管造影。

1. 脑血管造影　脑动脉粥样硬化病变可发生于脑血管系统的多个部位，但最多见于头 – 臂动脉和脑动脉的起始部，在脑动脉中则多见于颈内动脉和椎动脉的起始部。有时在一条动脉上可发生多处病变，例如在颈内动脉起始部和虹吸部都有病变，称为串列病变。故应进行尽可能充分的脑血管造影。

直接穿刺颈总动脉造影对颈总动脉分叉部显影清晰，简单易行，但直接穿刺有病变的动脉有危险性。穿刺处应距分叉部稍远，操作力求轻柔，以免造成栓子脱落。经股动脉插管选择性脑血管造影可进行 4 条脑动脉造影，是最常用的造影方法，但当股动脉和主动脉弓有狭窄时插管困难，颈总动脉或椎动脉开口处有病变时，插管也较困难并有一定危险性。经腋动脉插管选择性脑血管造影较少采用，腋动脉较少发生粥样硬化，且管径较粗并有较丰富的侧支循环，不像肱动脉那样容易造成上臂缺血，但穿刺时易伤及臂丛神经。经右侧腋动脉插管有时不能显示左颈总动脉、左锁骨下动脉和左椎动脉，遇此情况不得不辅以其他途径的造影。经股动脉或腋动脉插管到主动脉弓，用高压注射大剂量造影剂，可显示从主动脉弓分出的所有脑动脉的全程，但清晰度不及选择性插管或直接穿刺造影。

脑血管造影可显示动脉的狭窄程度、粥样斑块和溃疡。在造影片上测量狭窄程度的方法如（图 6 – 6）。计算公式如下：

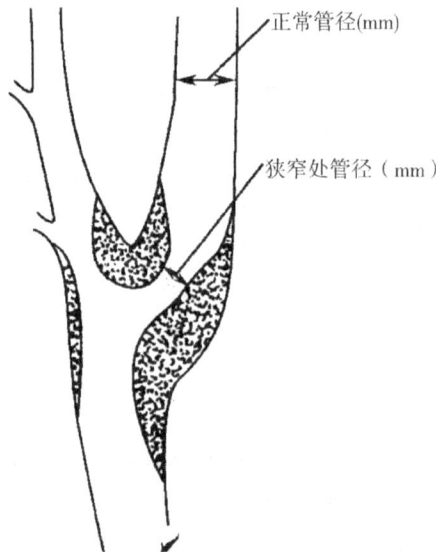

图 6 – 6　动脉狭窄度测量法

$$狭窄程度 = \frac{1 - 狭窄处管径（mm）}{正常管径（mm）} \times 100\%$$

如狭窄程度达到50%，表示管腔横断面积减少75%，狭窄度达到75%，管腔面积已减少90%。如狭窄处呈现"细线征"，则管腔面积已减少90%～99%。

动脉粥样硬化上的溃疡可被血管造影所显示，在造影片上溃疡的形态可表现为：①动脉壁上有边缘锐利的下陷。②突出的斑块中有基底不规则的凹陷。③当造影剂流空后在不规则基底中有造影剂残留。有时相邻两个斑块中的凹陷可误认为是溃疡，也有时溃疡被血栓填满而被忽略。因此，脑血管造影对溃疡的确诊率只有47%左右。

2. 超声探测　超声探测是一种非侵袭性检查方法。B型超声二维成像可观察管腔是否有狭窄、斑块和溃疡；波段脉冲多普勒超声探测可测定颈部动脉内的峰值频率和血流速度，可借以判断颈内动脉狭窄的程度。残余管腔越小其峰值频率越高，血流速度也越快。根据颈动脉峰值流速判断狭窄程度的标准（表6-4）。

颈动脉指数等于颈总动脉的峰值收缩期频率除颈内动脉的峰值收缩期频率。根据颈动脉指数也可判断颈内动脉狭窄的程度（表6-5）。

表6-4　多普勒超声探测颈内动脉狭窄程度

狭窄的百分比（%）	颈内动脉/颈总动脉 峰值收缩期流速比率	峰值收缩期流速（cm/s）
41～50	<1.8	>125
60～79	>1.8	>130
80～99	>3.7	>250或<25（极度狭窄）

表6-5　颈动脉指数与颈内动脉狭窄

狭窄程度	狭窄的百分比（%）	残余管径（mm）	颈动脉指数
轻度	<40	>4	2.5～4.0
中度	40～60	2～4	4～6.9
重度	>60	<2	7～15

经颅多普勒超声（TCD）可探测颅内动脉的狭窄，如颈内动脉颅内段、大脑中动脉、大脑前动脉和大脑后动脉主干的狭窄。

多普勒超声还可探测眶上动脉血流的方向，借以判断颈内动脉的狭窄程度或闭塞。眶上动脉和滑车上动脉是从颈内动脉分支眼动脉分出的，正常时其血流方向是向上的，当颈内动脉狭窄或闭塞时，眶上动脉和滑车上动脉的血流可明显减低或消失。如眼动脉发出点近侧的颈内动脉闭塞时，颈外动脉的血可通过这两条动脉逆流入眼动脉，供应闭塞处远侧的颈内动脉，用方向性多普勒探测此两条动脉的血流方向，可判断颈内动脉的狭窄或闭塞。但这种方法假阴性很多，因此只能作为参考。

3. 磁共振血管造影（MRA）　MRA也是一种非侵袭性检查方法。可显示颅内外脑血管影像，根据"北美症状性颈动脉内膜切除试验研究"的分级标准，管腔狭窄10%～69%者为轻度和中度狭窄，此时MRA片上显示动脉管腔虽然缩小，但血流柱的连续性依然存在。管腔狭窄70%～95%者为重度狭窄，血流柱的信号有局限性中断，称为"跳跃征"。管腔狭窄 95%～99%者为极度狭窄，在信号局限性中断以上，血流柱很纤细甚至不能显示，称为"纤细征"。目前在 MRA 像中尚难可靠地区分极度狭窄和闭塞，MRA 的另一缺点是难以显示粥样硬化的溃疡。

4. CT 脑血管造影（CTA）　　用螺旋 CT 进行三维重建是近年来发展的另一种非侵袭性检查脑血管的方法。需静脉注入 100～150ml 含碘造影剂，然后进行扫描和重建，可用以检查颈动脉的病变，与常规脑血管造影的诊断符合率可达 89%。其缺点是难以区分血管腔内的造影剂与血管壁的钙化，因而对狭窄程度的估计不够准确。

三、脑缺血性疾病的外科治疗

治疗脑动脉闭塞性疾病的外科方法很多，包括球囊血管成形术，狭窄处补片管腔扩大术，动脉内膜切除术，头-臂动脉架桥术，颅外-颅内动脉吻合术，大网膜移植术以及几种方法的联合等。

（一）头-臂动脉架桥术

从主动脉弓发出的各条头臂动脉都可发生狭窄或闭塞引起脑缺血。其中无名动脉、颈总动脉、锁骨下动脉、颈内动脉和椎动脉的起始部都是好发部位。最常见的病因是动脉粥样硬化，约有半数患者累及一条以上的动脉。颈动脉系统和椎-基底动脉系统闭塞性病变除可引起各该系统的缺血性神经症状以外，还可引起全脑性症状，如头晕、昏厥、错乱、痴呆和嗜睡等。一侧锁骨下动脉发出椎动脉的近侧段闭塞还可引起一种特殊的综合征，多发生于左侧锁骨下动脉，表现为上肢无力、疼痛、脉搏无力或消失，运动患肢时引发椎-基底动脉缺血症状。因患侧椎动脉通过椎-基底动脉会合处将对侧椎动脉的血"偷漏"到患侧椎动脉，以供应上肢而致脑缺血，称为"锁骨下动脉分流综合征"。

治疗这些大动脉闭塞性疾病最常用的外科方法是动脉架桥术。主动脉上大动脉起始部的闭塞，必须开胸在升主动脉与阻塞部远侧的动脉之间架桥。由于开胸的并发症较多且较困难，故应尽量避免开胸，而只在颈部各条动脉之间架桥。架桥的方式有多种，应根据动脉闭塞的不同部位来设计。架桥所用的材料为涤纶（Dacron）或聚四氟乙烯（Teflon）制成的人造血管，较小的动脉之间也可用大隐静脉架桥。

（二）动脉内膜切除术

动脉内膜切除术可切除粥样硬化斑块而扩大管腔，同时消除了产生栓子的来源，因此是防止和治疗脑缺血的有效方法。颈部动脉内膜切除术适用于治疗颅外手术"可以达到"的病变，包括乳突-下颌线（从乳突尖端到下颌角的连线）以下的各条脑动脉，其中主要为颈总动脉分叉部和椎动脉起始部的病变。

最常发生阻塞性病变的部位是颈总动脉分叉部，特别是颈内动脉的起始部，两侧的发生率相等，其次是椎动脉的起始部，左侧的发生率高于右侧。颅外手术可达到部分的阻塞性病变中，狭窄多于闭塞，二者之比为 3：1。

（三）颈动脉内膜切除术

1951 年 Carrea 等首次对脑缺血患者进行了颈内动脉血管重建术。1953 年 DeBakey 首次对颈内动脉完全闭塞的患者成功地进行了内膜切除术，1954 年 Eastcott 对颈动脉内膜切除术作了详细的描述。50 多年来，颈内动脉内膜切除术经受了时间的考验，证明是治疗脑缺血疾病有效的外科方法。近年来，有两种趋势在并行地发展着，一方面是对缺血性卒中危险因素处理的进步和抗血小板凝集药物的应用，使缺血性卒中的发生率下降，另一方面由于外科技术、麻醉和监护技术的进步，使颈动脉内膜切除术的安全性增加，这两种趋势的相互发展将影响颈动脉内膜切除术的适应证和手术对象的选择。

1. 适应证和禁忌证　决定颈动脉内膜切除术的适应证时应根据两个条件，即血管病变情况和临床表现。

（1）血管病变：要根据颈动脉狭窄的程度和范围，有无对侧颈动脉狭窄或椎动脉狭窄，有无溃疡和溃疡的大小等。管腔狭窄超过原有直径的50%即认为具有外科意义。溃疡深而面积大者易发生脑栓塞。而且有溃疡者手术中发生并发症的危险要大得多。

（2）临床表现：以下情况可作为手术的适应证。

1）有 TIA 发作者，为防止以后发展为完全性卒中。

2）完全性卒中患者，有轻度神经功能缺失，为改善症状和防止再次卒中。

3）慢性脑缺血患者，为改善脑缺血和防止发生卒中。

4）无症状性血管杂音患者，虽无症状但在数年内发生卒中的可能性在15%～17%。正常颈动脉管径约为5～6mm，狭窄超过50%时即可出现血管杂音，超过85%或直径<1～1.5mm时杂音即消失，因此时血流显著减弱以致不能产生杂音，但发生卒中的危险性很大。

有下列情况者内膜切除术的效果不良。

1）脑梗死的急性期，因重建血流后可加重脑水肿，甚至发生脑内出血。

2）慢性颈内动脉完全闭塞超过2周者，手术使血管再通的成功率和长期通畅率很低。

3）有严重全身性疾病不能耐受手术者，例如心脏病、严重肺部疾病、糖尿病、肾脏病、感染、恶性肿瘤和估计手术后寿命不长者。

虽然有上述手术适应证和禁忌证的大体界定，但由于病情的复杂性，必须考虑手术的危险和效益的关系，对具体患者要个别地进行选择，在这方面仍存在争议。

颈动脉闭塞性疾病的患者，经4条脑血管造影，发现多数（67.3%～73%）有2处以上的病变，或2条以上的动脉上都有病变，称为多发性病变。对多发性病变的处理提出以下原则。

1）同一条动脉中有多发性病变时，应先处理近侧的病变，后处理远侧的病变。例如，应先处理无名动脉的病变，后处理右颈动脉和椎动脉的病变。

2）颈动脉和椎动脉都有病变者，应先处理颈动脉的病变，因为颈动脉显露容易且管腔较大，手术的危险性较小。颈动脉的血流量比椎动脉大2.5～10倍，疏通之后可更有效地改善脑的供血。表现为颈动脉系统缺血的患者中，有1/3的患者还有椎-基底动脉系统症状，颈动脉内膜切除术后，往往椎-基底动脉系统的症状也得到改善，如果颈动脉手术后无效，再考虑做椎动脉内膜切除术，或其他改善椎动脉供血的手术。

3）有狭窄程度不同的多发性病变时，应先处理狭窄程度较重的动脉，以期更有效地改善供血。例如一侧颈动脉狭窄90%，手术中阻断血流对脑的 CBF 影响较小，而另一侧狭窄50%，仍有相当多的血液供应脑内，阻断后对脑供血影响较大，可能耐受不良，如对侧颈动脉已经疏通，则增加耐受阻断的能力。若是两侧颈动脉狭窄程度相等，则看脑血管造影时交叉充盈程度而定。当一侧颈动脉造影时，可以通过前交通动脉供应对侧颈动脉系统，表示该侧的血流量大，是为"主侧"，暂时阻断后对脑的灌注影响较大，应先做"非主侧"的颈动脉内膜切除术。

4）两侧颈动脉狭窄程度相等时，应先做非优势半球侧的颈动脉内膜切除术，这样可增加优势半球的侧支供血，以便下次做优势半球侧颈动脉内膜切除时，会增加阻断血流的安全性。两侧手术应分期进行，相隔时间至少1周。

5）一个可以达到的颈部动脉病变和一个不可达到的颅内动脉病变同时存在，而两个病变之间有侧支循环渠道时，近侧病变疏通之后可以改善远侧病变动脉供血区的血流量。例如，一个病变在颈内动脉起始部，另一个在大脑中动脉，当颈内动脉的阻塞疏通后，血液可通过大脑前、中动脉间的吻合血管床和大脑后、中动脉间的吻合血管床，供应大脑中动脉的供血区。若是两个病变之间无侧支循环通路，则近侧病变疏通后不能改善远侧病变的供血。例如一个病变在颈内动脉起始部，另一个在虹吸部，二者之间无侧支循环渠道，当虹吸部狭窄程度超过颈内动脉，则疏通颈内动脉不会改善供血状态。反之，若近侧病变狭窄超过远侧病变，则近侧病变疏通后可以改善供血。

6）颈内动脉闭塞同时有颈外动脉狭窄，疏通颈外动脉后可通过眼动脉增加颈内动脉颅内段的供血。当颈外动脉狭窄超过50%时，即有手术指征。

上述选择手术对象的标准是一个完整的思路，代表某些专家的实践经验，其中有些方面仍存在争论，例如对无症状性狭窄杂音的手术态度、双侧颈动脉狭窄时对无症状侧手术的问题、卒中急性期和完全性闭塞的手术问题等，将随内科治疗的进步和外科方法的改善逐步得出结论。

2. 麻醉　颈动脉内膜切除术可采用区域性阻滞麻醉或全身麻醉，区域性麻醉时患者清醒，便于术中观察缺血症状，有助于决定是否需用分流管。但手术野显露受限，患者精神紧张易导致手术的仓促。全身麻醉便于呼吸道管理，以保持正常的血气状态，充分显露手术野，便于进行防止脑缺氧的措施。故一般多采用全身麻醉，只有在患者患有严重的心、肺疾病而患者又能合作的情况下才采用区域麻醉。

3. 手术中的脑保护和监测　用氟烷或异氟烷全身麻醉可降低脑耗氧量，增加脑对缺氧的耐受性。巴比妥类虽也有同样作用，但对脑电活动的抑制作用不利于术中进行脑电图的监测，且可延缓术后的苏醒，妨碍术后对神经功能的检查。如果没有心脏方面的禁忌，阻断颈动脉后可适当提高血压以促进侧支循环，但收缩压不宜超过22.7kPa（170mmHg）。较术前血压提高1.3～2.6kPa（10～20mmHg）为宜。

手术中最常用于监测脑缺血的方法是连续监测脑电图。麻醉前先测定双侧大脑半球的基础脑电图，然后在手术中连续监测。脑电图与局部脑血流量的改变有高度相关性。在全身麻醉和 $PaCO_2$ 在正常范围的条件下，维持正常脑电图的最低 rCBF 为 18ml/（100g·min）。直接测定 rCBF 的方法较烦琐，故较少应用。如果术中阻断颈内动脉有缺血危险者，应放置分流管。

关于术中是否需要放置分流管有不同意见，有的外科医师常规放置分流管，有的则不用分流管，有的则选择性地放置分流管。分流管为9～15cm的硅胶管，有不同的管径（8～14F）。两端必须非常光滑，以免损伤动脉内膜。在正常血压下，内径为2.5mm的分流管可流过血液125ml/min，虽然不能完全替代颈内动脉的正常血流量，但已够维持脑的最低需血量，何况狭窄的颈内动脉在手术前已有血流量减少。安放分流管的缺点是：①可损伤动脉内膜。②造成栓子脱落堵塞远侧脑动脉。

安放分流管的指征如下：

（1）区域性麻醉者，暂时阻断颈内动脉血流，观察半小时，如出现脑缺血症状即应安放分流管。

（2）阻断颈内动脉后测量远侧的残余血压，如降到 6～7kPa（50～55mmHg）以下即应安放分流管。

（3）阻断颈动脉后描记脑电图，如发生显著改变即应安放分流管。

（4）阻断颈内动脉后测量 rCBF，如降到 30ml/（100g·min）以下即应安放分流管。

一般约有 10% 的患者需要放置分流管。

4. 颈动脉内膜切除术的技术

（1）切口：沿胸锁乳突肌前缘切开皮肤和颈阔肌，严密止血。在胸锁乳突肌前方显露颈总动脉，仔细保护舌下神经和迷走神经。

（2）分离颈动脉：先显露颈总动脉，然后向远侧分离颈内和颈外动脉。用利多卡因封闭颈动脉窦，以防发生反射性心动过缓和低血压。操作务必轻柔以免导致栓子脱落。保护喉上神经。颈内动脉至少应显露近侧段 2cm，颈外动脉需显露到甲状腺上动脉分支处以远。用条带绕过动脉以便控制其血流。

（3）切开动脉壁：静脉注入肝素 5000～7000U。抽紧控制带，沿动脉长轴切开颈总动脉和颈内动脉壁至能看到斑块，沿斑块与动脉的界面向远侧分离。动脉壁切口从颈总动脉分叉部近侧 1～2cm 开始，并超过颈内动脉中斑块的远端。

（4）切除斑块：先切断颈总动脉中的斑块的近端，然后切断颈外动脉内的斑块。最后在斑块和正常内膜交界处切断颈内动脉远端的斑块。此时注意不要将内膜与肌层分离，如有分离可稍加修剪或缝合固定在动脉壁上，否则重建的血流会将内膜冲开形成隔膜堵塞管腔。

（5）缝合动脉壁：切除斑块后用肝素盐水冲洗管腔，用 6－0 血管缝合线连续缝合切口，也可从切口两端向中央相对缝合，缝至最后 3～4 针时先放开颈内动脉的控制带，使回流的血将管腔内的空气和碎片或血块冲出，再控制颈内动脉。然后松开颈总动脉的控制带，冲出其中的空气和碎片或血块，再控制颈总动脉，迅速将切口完全缝合。缝合完毕后先放开颈外动脉的动脉夹，再放开颈总动脉，使血流将可能残存的空气和碎片冲到颈外动脉中去，最后放开颈内动脉恢复血流。此时如有条件可进行血管造影，有助于发现远侧动脉狭窄和内膜瓣，这些在外观上很难发现。

（6）动脉壁补片成形术：当显露颈动脉后，如果发现管腔很细，估计缝合后管腔仍然狭窄，先从下肢取一段大隐静脉，纵行剖开备用，也可用浸以胶原的绦纶织片补在动脉切口上以扩大管腔。

（7）安置分流管：如有符合安放分流管的指征时，在切开动脉壁时连同斑块一起切开至管腔，在分流管中充满肝素盐水后夹住，先松开颈内动脉，迅速放入分流管远端后收紧控制带，放开分流管使回流的血冲出，再用同样方法将近端放入颈总动脉，即可建立从颈总动脉到颈内动脉的血流，然后进行内膜切除术。缝合动脉壁至最后几针时抽出分流管，最后完成缝合。

手术完毕后用鱼精蛋白中和肝素。有人为了防止手术后血栓形成而不中和肝素，并在手术后继续应用 5～7d，但必须妥善止血。

5. 手术后并发症

（1）心血管并发症：心肌梗死在手术中和围手术期发生的危险性很大。以往认为手术后应提高血压以促进脑供血的观点应慎重考虑并酌情而定。

（2）神经系统并发症：常见并发症有以下几种。①脑内出血。②手术中阻断颈内动脉引起的脑缺血。③手术中脑栓塞。④颈动脉闭塞。应立即进行 CT 扫描或脑血管造影，如果是脑内出血或颈动脉闭塞需立即进行手术处理。绝大多数（＞80%）神经系统并发症发生于手术后的 1~7d，多因脑栓塞或脑缺血所致。如脑血管造影显示手术部位有大的充盈缺损，需再次手术加以清除。如动脉基本正常，则多因脑栓塞所致，应给予抗凝治疗。

（3）切口部血肿：出血来源有。①软组织渗血。②动脉切口缝合不严密漏血。由于术中和术后应用肝素，如果止血不彻底，容易形成血肿。大的血肿可压迫气管，需立即进行止血，紧急情况下可在床边打开切口以减压。

（4）脑神经损伤：手术入路中可能损伤喉上神经、舌下神经、迷走神经、喉返神经或面神经的下颌支，特别是当颈动脉分叉部较高位时。并可损伤交感神经链发生 Horner 综合征。

（5）补片破裂：通常的静脉补片取自下肢踝前的大隐静脉，此处的静脉管径小而壁薄，不能承受颈内动脉的血压，手术后有破裂的可能。多发生于术后 2~7d，突然颈部肿胀、呼吸困难。文献中报告静脉补片破裂者均取自踝前的大隐静脉，破裂率为 1%~4%。而取自大腿或腹股沟的静脉补片很少发生破裂。

（6）高灌注综合征：动脉内膜切除术后有 12% 的患者发生高灌注综合征，表现为各种神经症状，少数发生脑内血肿。多发生于颈动脉严重狭窄的患者。原因是长期缺血使脑血管发生极度扩大，内膜切除后血流量突然增加而脑血管的自动调节功能尚未恢复，以致 rCBF 和血流速度急骤增高。故对高度狭窄的患者应进行 TCD 或 rCBF 监测，如发现高灌注状态，应适当降低血压。

6. 颈动脉内膜切除术的评价和效果　从 20 世纪 50 年代初开始，用内膜切除术预防和治疗颈动脉闭塞性疾病引起的脑缺血性卒中以来，有逐年增加的趋势。美国每年有 85000 例颈动脉内膜切除术在施行，仅次于冠状动脉血管重建手术。这种手术的理论根据是合理的，因为：①除去动脉粥样硬化斑块、溃疡和附壁血栓，可消除脑栓塞的来源。②疏通和扩大颈动脉管腔，增加脑供血量，可改善缺血引起的神经功能障碍。有关颈动脉内膜切除术的文献浩繁，对这种手术的评价基本上是肯定的，但由于其中很多资料缺乏长期的随机对照研究，有人对这种手术与内科治疗何者更为优越提出质疑。因此必须对这种手术的危险—效益比率作全面的估计，才能评价这种手术与最佳的内科治疗何者对防治脑缺血卒中更为恰当，以及如何选择手术适应证。

内膜切除术的危险包括手术死亡率和围手术期发生的各种并发症，其中主要有心脏并发症，切口并发症（血肿、感染等）和神经系统并发症。据多中心研究的统计，内膜切除术的手术死亡率为 0~5%，围手术期卒中的发生率为 15%~16%。手术死亡率和致残率的高低与手术患者的病情程度和各种危险因素有关，也与手术医生的经验和技术有关。引起不良后果的危险因素有：①年龄＞75 岁。②有无同侧或对侧的症状。③术前舒张压＞110mmHg。④有心绞痛史。⑤为冠状动脉搭桥术预行颈动脉内膜切除术。⑥动脉内有血栓形成。⑦狭窄接近颈动脉虹吸部。如果有两个以上的危险因素同时存在，则手术的危险性增加 1 倍。

颈动脉内膜切除术的预防意义大于治疗意义。具有发生脑缺血性卒中高危险因素的颈动脉狭窄患者，经内膜切除术后确可减少卒中的发生率。

随着颈动脉内膜切除术在麻醉、监测、脑保护和手术技术进步的同时，内科治疗也在进步，内膜切除术在防治颈动脉源性脑缺血卒中的作用，也将会有新的评价。

（四）颈外动脉内膜切除术

颈动脉内膜切除术通常是指颈内动脉的内膜切除术。当颈内动脉完全闭塞时，颈外动脉作为一个重要的侧支循环即显得很重要。脑血管造影时可见颈内动脉闭塞，有的可留下一个残株，颈外动脉明显扩大，与眶上动脉的吻合明显，通过眼动脉注入颈内动脉的虹吸部。由于颈内动脉完全闭塞的手术再通率低，故当颈内动脉完全闭塞，而颈外动脉有斑块性狭窄并引起视网膜栓塞或 TIA 时，是颈外动脉内膜切除术的适应证。当双侧颈内动脉闭塞时，颈外动脉狭窄可导致全脑弥散性低灌注的症状，在此情况下颈外动脉内膜切除术可改善脑供血。此外，颈外动脉疏通后，可为颞浅动脉提供更充分的供血，有利于进行颅外颅内动脉吻合术。

颈外动脉内膜切除术的手术技术与颈内动脉内膜切除术相同，只是其管径比颈内动脉小，故较常应用静脉补片以扩大管腔。

（五）椎－基底动脉供血不足（VBI）和椎动脉内膜切除术

椎动脉的解剖分段可分为 4 段：第一段从椎动脉起始处到第 6 颈椎的横突孔；第二段从第 6 颈椎横突孔至第 1 颈椎的上缘；第三段从第 1 颈椎上缘至进入寰枕膜处；第四段从寰枕膜进入颅内，至与对侧椎动脉会合成为基底动脉处。这是人体中仅有的解剖现象，即由两条动脉合成为一条单一的第三条动脉。在第四段上发出一个最大的分支，即小脑后下动脉。

椎动脉粥样硬化性病变可发生于椎动脉的任何节段，但最多见于椎动脉的起始部和颅内段。由于动脉内的斑块性狭窄引起脑供血减少，或由于栓子脱落引起脑栓塞。椎－基底动脉供血不足的症状还可因心脏原因引起或诱发，如心律失常和心源性栓塞。椎基底动脉缺血可表现为 TIA 或脑梗死，TIA 的发生率约为前循环的半数，其中 25%～35% 将会在 5 年内发生脑梗死。

VBI 可表现为 3 方面的症状：①脑干症状，例如复视、构音障碍和吞咽困难。②小脑症状，例如眩晕、共济失调。③枕叶症状，例如双侧黑蒙或同向性偏盲。此外还可有猝倒和运动、感觉障碍。

并非所有椎动脉的病变都能引起 VBI 症状，因为对侧椎动脉可以代偿。在下述情况下可引起 VBI：①锁骨下动脉盗血综合征。②一侧椎动脉狭窄，对侧椎动脉也有狭窄或闭塞，或对侧椎动脉发育不良。③一侧椎动脉狭窄达到足以减少椎－基底动脉血流的血流并有溃疡易形成脑栓塞。

VBI 的外科治疗应根据具体情况选择，如为锁骨下动脉盗血综合征，可将椎动脉近侧切断，近侧断端结扎，远侧断端与同侧颈总动脉作端侧吻合。此外可根据椎动脉狭窄或闭塞的部位进行颅外颅内动脉吻合术，如枕动脉－小脑后下动脉吻合术、枕动脉小脑前下动脉吻合术、颞浅动脉小脑上动脉吻合术或颞浅动脉－大脑后动脉吻合术等。

1. 椎动脉近侧段内膜切除术　1957 年 Cate 和 Scott 首次成功地进行了枕动脉起始部的内膜切除术，经锁骨上入路显露锁骨下动脉，控制锁骨下动脉远侧段时需切断前斜角肌，颈内乳动脉和甲状颈干，但应保全膈神经，显露左侧锁骨下动脉时要注意不要伤及胸导管、迷走神经和喉返神经。暂时阻断椎动脉起始部近、远侧的锁骨下动脉和病变远侧的椎动脉，沿椎动脉长轴切开椎动脉并延长切口到锁骨下动脉，或是在椎动脉起点处沿锁骨下动脉长轴切开锁骨下动脉，行内膜切除术后缝合动脉壁，因椎动脉管径小，故常用静脉补片法以扩大管腔，一般不需放置分流管。缝合完毕后依以下次序放开动脉夹：锁骨下动脉远侧段 – 椎动脉 – 锁骨下动脉近侧段。切开动脉前静脉输入肝素 5000U，手术完毕后用鱼精蛋白 50mg 中和肝素。

2. 椎动脉远侧段内膜切除术　过去对远侧段椎动脉狭窄引起的 VBI 只能用抗凝疗法治疗，自从颅外 – 颅内动脉吻合术开展以后，采用各种方式的吻合术来改善后循环的供血。1981 年 Allen 首先对颅内段椎动脉狭窄行内膜切除术。1982 年 Ausman 等为 1 例从颈$_2$ 至小脑后下动脉之间的椎动脉狭窄患者行内膜切除术，1990 年又报告 6 例，采用枕下正中直切口入路。1993 年 Anson 等认为后循环缺血一旦发生梗死，在急性期的死亡率达 20% ~ 30%，而且椎动脉颅内段比颅外段病变更易发生脑梗死，抗凝疗法的效果不佳，建议用远外侧枕下入路进行椎动脉颅内段的内膜切除术。根据"北美症状性颈动脉内膜切除术试验研究"（NASCET）报告，后循环的内膜切除术对防止缺血性卒中效果良好，但技术上较为困难。

3. 椎动脉减压术　椎动脉的第二段即横突孔内段也可发生狭窄或闭塞，引起 VBI。其病因与近、远侧段椎动脉狭窄不同，多由于颈椎骨赘压迫所致，除 VBI 的症状外，一个特殊的临床表现就是当颈部转到某一方位时引发 VBI 症状甚至猝倒，离开此方位后立即恢复。椎动脉造影可见椎动脉在横突孔处狭窄或在椎间隙处弯曲。处理的方法是行椎动脉减压术。采用颈前部横切口或胸锁乳突肌前斜切口，经胸锁乳突肌前缘进入，在颈动脉与气管之间的界面达到椎体前部，向外侧牵开颈长肌，用高速磨钻将钩椎关节处压迫椎动脉的骨赘磨去，并将横突孔敞开，彻底松解椎动脉。

（六）大脑中动脉血栓 – 栓子摘除术

大脑中动脉闭塞的原因很多，其中 90% 是由栓塞造成，其他原因有血栓形成、烟雾病、肿瘤压迫和动脉炎等，栓塞与血栓发生率之比约为 10 ：1，与颈内动脉闭塞的原因恰好相反，故有人称大脑中动脉为"栓塞的动脉"，颈内动脉为"血栓的动脉"。

大脑中动脉栓塞的来源大部分来自心脏，其他有颈内动脉或主动脉，有的来源不明。栓子多停留在大脑中动脉主干及其分为主支处。栓塞的后果因侧支循环的差异而不同。

大脑中动脉栓塞后经过一段时间，有些栓子可以溶解而使动脉重新管道化，脑血管造影见动脉又复通畅。虽然如此，但脑梗死业已形成，神经功能障碍将长期存在。

大脑中动脉闭塞后短时内尚不至发生脑梗死，发生脑梗死后再重建血流容易发生出血。很多学者在灵长类动物实验中，探讨大脑中动脉闭塞后至发生不可逆脑梗死的临界时间，其结果不一致，大致为 2 ~ 7h。Meyer 等从临床过程估计，人类大脑中动脉闭塞后的可逆性临界时间为 6h。但同时指出，6h 内重建血流并不完全预示后果良好，而超过 6h 重建血流也不都发生出血性梗死。

大脑中动脉血栓栓子摘除术是 1956 年 Welch 首先进行的。至 1985 年，英文文献中只有 64 例报告。对于这一手术的评价仍存在争论，原因是：①由于病例较少，对手术疗效和保守疗法何者更为恰当尚无定论。②大脑中动脉急性闭塞后的自然史尚无统一认识。③动物实验证明，动脉闭塞后有一可逆性的临界时限，超过此时限，脑梗死区将不可逆转。由于侧支循环的个体差异，这一时限并不适用于每一例患者。Chou 报告一例栓塞后 9h 行手术获得良好效果。为了延长这一时限，很多脑保护方法正在研究中。主要是降低脑代谢率（低温、巴比妥类药物等）和增加缺血区的脑灌注（扩容、降低血液黏稠度），以推迟脑梗死的发生。大脑中动脉血栓栓子摘除术采用翼部入路，充分敞开外侧裂，显露大脑中动脉主干及其分支，有栓塞的部位动脉呈蓝色而无搏动，暂时夹闭栓塞部的近、远侧，切开动脉壁，取出或用镊子挤出栓子，用肝素盐水冲洗管腔，放开远侧的动脉夹，见有血反流，表示远侧已通畅，再放开近侧动脉夹，冲出可能存在的血块，重新夹住，然后用 11 - 0 单股尼龙线连续缝合动脉切口。缝至最后一针时，再先后放开远、近侧的动脉夹，冲出气泡和碎块，最后完全缝合切口。术后可用抗血小板药物防止血栓形成。

大脑中动脉血栓 - 栓子摘除术可直接疏通管径较大的主干和各分支的血流，比颅外颅内吻合术更能有效地改善供血，如果在分支处有阻塞，各分支都将发生缺血，而吻合术只能与其中一个分支吻合，不能使大脑中动脉全部供血区都能得到灌注。因此，如果手术及时和成功，应比吻合术的效果更为优越。

（七）颅外 - 颅内动脉吻合术

早在 1951 年，Fisher 就曾提出将颅外动脉与颅内动脉吻合以增加脑供血的设想。1960 年 Jacobson 等用显微技术吻合管径为 2mm 的动脉，获得很高的通畅率，为颅内小血管吻合术奠定了技术基础。1967 年 Yasargil 和 Donaghy 分别在苏黎世和美国的伯林顿同时成功地进行了颞浅动脉大脑中动脉吻合术（STA - MCA），揭开了颅外颅内动脉吻合术（extracrani-alintracranial arterial bypass，EIAB）的历史篇章。从此这种手术便作为预防和治疗脑缺血的一种新手术在全世界广泛开展起来，在头 10 年中世界上已有 4000 多例报告。在 EIAB 发明后 20 年中，有关这种手术的理论和临床研究成为脑血管外科的一个热点，各种吻合方式也不断涌现。

EIAB 的理论根据是，当颈内动脉或椎基底动脉发生狭窄或闭塞而致脑的血流量减少时，运用颅外—颅内动脉吻合技术，使较少发生狭窄或闭塞的颅外动脉（颈外动脉系统）直接向脑内供血，使处于脑梗死灶周围的缺血半暗区（Penumbra）和处于所谓艰难灌注（Misery perfusion）区的脑组织得到额外的供血，从而可以改善神经功能，增强脑血管的储备能力（cerebrovascular reserve capacity，CRC），可以增强对再次发生脑栓塞的耐受力。很多文献报告，在 EIAB 术后局部脑血流量和脑代谢率（$CMRO_2$）有增加，并有神经症状的改善和脑缺血发作减少，有的甚至发生戏剧性效果。Roski 等报告 1 例有右侧同向偏盲 7 年之久的患者，经 STA - MC 之后视野缺损立即消失。认为是视放射区的 rCBF 原处于边缘灌注状态，增加侧支供血后功能得以恢复。

1985 年，"EIAB 国际性随机研究"发表了一篇题为"颅外颅内动脉吻合术在减少缺血性卒中危险的失败"的研究报告。进入该项研究的中心共 71 个，病例为 1377 例，时间从 1977～1985 年。将患者随机分为两组：一组 714 例进行"最好的"内科治疗（主要是控制血压和抗血小板治疗）；另一组 663 例行 EIAB。手术组中吻合口通畅率为 96%，术后 30d 内死亡率为 0.6%，致残率为 2.5%。两组随访时间平均为 55.8 个月。其结论是"颅外 - 颅内动脉吻合术在减少缺血性卒中危险方面不比最好的内科治疗更优越"。这个结论无异对 EIAB 在防治脑缺血卒中作用的全面否定。由于这项研究的权威性，使全世界神经外科医生对 EIAB 的热情骤降，手术例数大为减少，而且对手术适应证也重新规定。但事情并未就此终结，不少著名的脑血管外科专家对这项研究的合理性、严密性和统计方法提出质疑。A-wad 和 Spetzler 指出，至少有两类患者可能在 EIAB 中受益，但未包括在这项国际协作研究中：①虽经最好的内科治疗但无效的脑缺血患者。②经检查明确是因血液动力障碍引起脑缺血的患者。认为有的"协作研究"经过时间检验后才发现有错误，例如1960年关于蛛网膜下腔出血的国际协作研究中，对动脉瘤再度出血的时间和发生率的结论就是不正确的。

Sundt 也提出：①经调查参加这次研究的71个中心中的57个中心共有2572例手术病例未进入这项研究，只有601例进入随机的 EIAB 组。②协作研究的样本中，无症状的病例所占的比例过高，与实际情况不符，因而不能全面地反映 EIAB 防治脑缺血的效果。

争论的尘埃尚未完全落定，但是不可否认，在 EIAB 发明以后的十几年中，手术的适应证确实过宽。自协作研究报告发表以后，很多人又转而持完全否定的态度，说是"一个美丽的理论被一件丑陋的小事所扼杀"。Awad 和 Spetzler 则认为，EIAB 对于因血液动力因素引起的脑缺血患者仍是一个有效的治疗方法，"不要把孩子连同洗澡水一起泼掉"。虽然如此，但 EIAB 的手术适应证必须重新审定。

1. EIAB 的手术适应证　在协作研究报告以后，一些著名的脑血管外科专家提出以下的 EIAB 手术适应证。

（1）血液动力因素引起的脑缺血：脑缺血主要由两个因素引起，即血栓栓塞和低灌注，其中前者占绝大多数。血栓栓塞如为颈内动脉粥样硬化所引起，可行颈动脉内膜切除术，但有15%的患者其病变位于颅外手术不可到达的部位，即位于乳突尖端与下颌角的连线以上的部位，这样的病变不能行颈动脉内膜切除术，但可以造成脑的低灌注状态。此外，多发性动脉狭窄或闭塞也是低灌注状态的原因。低灌注状态经内科治疗无效者是 EIAB 的手术指征。

血液动力因素引起的脑供血不足的症状较为含糊，包括头昏眼花、眩晕或头痛。客观的检查包括脑血管造影、CT、MRI、rCBF 测定、PET 等，并经详细的心脏功能检查和排除了心源性栓塞。

（2）颅底肿瘤累及颈内动脉，切除肿瘤时不得不牺牲动脉以求完全切除肿瘤者，可在术前或术中行动脉架桥术以免发生脑缺血。

（3）梭形或巨大型动脉不能夹闭，需行载瘤动脉结扎或动脉瘤孤立术者。

2. EIAB 的手术方式　自 STA-MCA 开展以来，EIAB 的手术方式不胜枚举，现择其重要者分述如下。

（1）颞浅动脉-大脑中动脉吻合（STA-MCA）：是最先开展也是应用最多的一种手术方式。将颞浅动脉的前支（额支）或后支（顶支）分离出来，根据脑缺血的部位，与大脑中动脉的皮层支作端-侧吻合。STA 分支的内径为 1.2~1.5mm，吻合后血流量为 20~40ml/min，而正常 MCA 的平均血流量为 120ml/min，颈内动脉为 330ml/min，故只能补充而不能取代这些大动脉的供血。但吻合术后 STA 的管径可逐渐增大，血流量也随之增加。为增加供血量，有人建议将 STA 直接或用静脉移植架桥法吻合在 MCA 的主干上。

（2）脑膜中动脉-大脑中动脉吻合术（MMA-MCA）：当 STA 不宜于作为供血动脉时，可将 MMA 与 MCA 吻合。MMA 的平均内径为 1.1mm（0.8~1.4mm），约为 STA 的 2/3，但也属肌肉型动脉，吻合后可以扩张。MMA 虽是颈外动脉的分支，但位于颅内，与皮层动脉靠近，不必通过颅骨。

（3）颞浅动脉－小脑上动脉吻合术（STA－SCA）：1979 年 Ausman 首先报告，适用于基底动脉远侧段病变引起的后循环供血不足的病变。

（4）颞浅动脉－大脑后动脉吻合术（STA－PCA）：为 Sundt 首先报告，适用于后循环供血不足的病变。手术方法与 STA－SCA 相似。

（5）枕动脉－小脑后下动脉吻合术（OA－PICA）：1975 年 Ausman 首先开展，适用于 PICA 发出点近侧的椎动脉狭窄或闭塞性病变引起的脑缺血。

（6）枕动脉－小脑前下动脉吻合术（OA－AICA）：1980 年 Ausman 首先开展，适用于 AICA 发出点近侧的椎－基底动脉病变引起的脑缺血。

（7）颞浅动脉－静脉－大脑中动脉吻合术（STA－V－MCA）：当 STA 的分支管径太细，不宜于作为供血动脉时，可在 STA 主干与 MCA 分支或主干之间移植一段自体静脉以增加供血量。

（8）颈总（外）动脉静脉－颈内动脉吻合术（CCA－V－ICA）：1971 年 Lougheed 首先开展。用一长段大隐静脉在颈总（外）动脉与床突上段颈内动脉之间架桥，血流量可达 150ml/min，适合于立即需要大量供血者。

（9）颈外动脉－静脉－大脑后动脉吻合术（ECA－V－PCA）：1982 年，Sundt 在颈外动脉与大脑后动脉之间移植一条大隐静脉以治疗椎基底动脉缺血。颈外动脉与静脉行端端吻合，静脉与大脑后动脉行端一侧吻合。术中测静脉的血流量为 35～170ml/min。

（10）颞浅动脉－动脉－大脑前动脉吻合术（STA－A－ACA）：1981 年刘承基为 1 例大脑前动脉闭塞而有对侧下肢轻瘫的患者行颞浅动脉－胃网膜动脉—大脑前动脉吻合术。移植的胃网膜动脉长 10cm，外径 2mm。动脉近端与 STA 作端－端吻合，远端与胼周动脉作端－侧吻合。术后对侧下肢肌力明显改善；1982 年 3 月 15 日，Ishii 报告在 STA 与 ACA 之间移植一段头静脉获得成功。

（11）锁骨下动脉－静脉－颈外动脉吻合＋颞浅动脉－大脑中动脉吻合术（SCLA－V－ECA＋STA－MCA）：1978 年 Ausman 在锁骨下动脉与颈外动脉之间移植一条大隐静脉，然后行 STA－MCA。用以治疗颈总动脉和颈内动脉闭塞的患者。手术后患者原有的一过性黑矇不再发作。

3. 颅内外血管连通术　　1950 年 Henschen 在一次手术中将颞肌覆盖在脑的表面，后来发现颞肌上的血管与脑表面血管建立了吻合。以后用这种方法治疗脑缺血，称为脑－肌－血管连通术（Encephalo－myo－synangiosis，EMS）。1976 年 Ausman 为 1 例脑缺血患者行 STA－MCA，5 个月后脑血管造影时，发现头皮血管通过开颅术的切口与脑皮层血管建立了丰富的连通，8 个月后血管连通更为增多。1981 年 Matsushima 根据这一原理，将颞浅动脉从头皮内面剥离一段而不切断，将此段颞浅动脉缝合固定在切开的硬脑膜上，使动脉与脑表面接触。手术后脑血管造影发现，颞浅动脉游离段与脑表面血管建立了血管连通，用以治疗烟雾病，称这种手术为脑硬脑膜－动脉－血管连通术（Encephalo－duroarterio－synangiosis，EDAS）。

1993 年 Kinugasa 等认为烟雾患者行 STA－MCA 时常常找不到合适的受血动脉，而单纯的 EMS 或 EDAS 仍不足以提供丰富的供血，于是将 EMS 和 EDAS 联合起来，先行 EDAS，然后将硬脑膜敞开，将颞肌贴敷在裸露的脑表面上，使其发生血管连通，称这种手术为脑硬脑膜－动脉－肌－血管连通术（Encephalo－duro－arterio－myo－synangiosis，EDAMS）。已行

17例，效果良好。

4. 大网膜颅内移植术　1936年Oshauguessy首先用带血管的大网膜包裹在缺血的心脏表面以建立大网膜与心脏之间的侧支循环。1973年Gold-smith等用带蒂的大网膜覆盖在缺血的脑表面以建立侧支循环。从大网膜的动脉中注入颜料，发现脑表面血管有染色。1974年Yasargil等首先在动物实验中将游离大网膜片上的动、静脉与颞浅动、静脉分别吻合，然后将大网膜覆盖在脑表面上，使之与脑血管发生连通，改善脑的供血。目前大网膜颅内移植的方法有带蒂移植和游离移植两种方法。

（1）带蒂大网膜移植术：1972年Alday和Gold-smith研究了136例尸体大网膜动脉的分布，将其分为5型。

Ⅰ型：大网膜中动脉（MOA）的分叉处接近大网膜裙的下端，占85.2%。

Ⅱ型：MOA分叉处在胃网膜动脉弓与大网膜裙下端的中点，占10.2%。

Ⅲ型：MOA分叉处在胃网膜动脉弓下2~3cm处，占2.9%。

Ⅳ型：MOA缺如，左、右大网膜动脉在大网膜裙下方合成大网膜血管弓，占0.7%。

Ⅴ型：脾动脉不参与胃网膜动脉弓的构成，而是直接构成左大网膜动脉。MOA和右大网膜动脉由胃网膜动脉弓发出，占0.7%。

1977年我国宁夏医学院解剖教研组报告80例尸体的大网膜动脉分布，按Alday的标准分型，其所占百分比有所不同：其中Ⅰ型占77.5%，Ⅱ型占11.2%，Ⅲ型占6.2%，Ⅳ型占1.3%，Ⅴ型占3.8%。

根据大网膜动脉的分布，可以将大网膜制成带血管的长条，通过胸部和颈部的皮下隧道，覆盖在脑的表面，使大网膜血管与脑表面血管建立连通。

（2）游离大网膜颅内移植术：1877年Yonekawa等在Yasargil动物实验的基础上，用游离大网膜颅内移植术治疗脑缺血患者。1993年Karasawa等用游离大网膜颅内移植术治疗30例儿童烟雾患者，大网膜片可裁成（8cm×8cm）~（13cm×13cm）大小，其动、静脉分别与颞浅或枕动、静脉吻合。术后除2例外均有不同程度的改善。

大网膜颅内移植可以覆盖大面积的脑表面，而且不受脑表面受血动脉条件的影响，此点非其他手术方法所能达到。目前这种手术很少应用，但直到1993年仍有人用于治疗难治的儿童烟雾病，而且获得一定的疗效。外科手术史上不断涌现各种新的术式，有的经过时间的检验而被扬弃，有的则由于其优越性而传诸后世，有的则经过一个时期的湮没而在新的条件下又新被起用，例如经蝶窦垂体瘤切除术早在20世纪20年代即有人进行，后来只有少数人采用，但是现在在显微技术条件下已成为治疗垂体瘤的主要手术方法。在浏览文献时常被一些神经外科医生的创新性尝试所打动，其中凝集着他们的智慧和劳动。虽然后来有的方法已很少应用，但却给他人以启示，为科技的发展提供了正反两方面的借鉴。

（吴　震）

第五节　脑血管痉挛

一、概念

目前认为脑血管痉挛这一概念的含义包括：①脑血管造影见一条或多条脑底部大血管的

管腔明显变窄。②蛛网膜下腔出血后出现迟发性神经功能缺失症状。③上述两种情况并存，即所谓的症状性脑血管痉挛。

二、发生率

由于脑血管痉挛的发现与发生受脑血管造影的时间、血管测量方法、出血部位、患者的年龄等因素的影响，故其真正的发生率目前难以估计。自发性蛛网膜下腔出血后，脑血管痉挛的发生率为 16% ~80%，动脉瘤术后的发生率为 9% ~71.2%，脑血管造影上脑血管痉挛的发生率为 30% ~50%。各部位动脉瘤脑血管痉挛的发生率分别为：前交通动脉动脉瘤 21.4%，颈内动脉动脉瘤 16.8%，大脑中动脉动脉瘤 25.7%，大脑前动脉动脉瘤 25%，椎—基动脉动脉瘤 31.3%，多发性动脉瘤 24.5%。

三、病理

（一）范围与部位

脑血管痉挛的轻重不一，一般是先局限性发生，然后广泛累及大脑，亦可是节段性血管痉挛。脑动脉痉挛常发生在大脑前、中动脉及颈内动脉硬脑膜内段，椎—基动脉系统较少见。脑血管痉挛多发生在患侧，亦可见于对侧。破裂的动脉瘤的近侧端与远侧端均可发生。广泛性脑血管痉挛者仅见于有颅内压增高者。血管痉挛可局限在载瘤动脉或该动脉主干，有时亦可扩展到对侧动脉或累及全脑。

（二）组织结构变化

在蛛网膜下腔出血的 3 周内（早期），显微镜下可观察到血管内膜水肿，肌层变性、坏死，内弹力层肿胀、排列混乱，出现肥胖细胞，外膜水肿并有淋巴细胞、浆细胞和巨噬细胞浸润。在出血 3 周后（晚期）可见痉挛的血管内膜增厚和纤维变性，内弹力层和肌层萎缩及纤维变性，外膜结缔组织增生等。总之，脑血管痉挛早期仅为动脉肌层收缩或组织学上可逆性改变，而后期则为动脉内膜、弹力层、肌层的变性、坏死与增生一系列的器质性变化。

（三）继发变化

脑血管痉挛发生后常继发出现迟发性脑缺血与脑梗死。由脑血管痉挛引起的脑缺血和脑梗死，肉眼观可见脑组织苍白、肿胀，与其他阻塞性脑血管病引起脑组织充血性肿胀不一样。因为脑血管痉挛仅导致血管腔狭窄，并非闭塞，故脑缺血与脑梗死多为不完全性，而其他阻塞性血管病引起的脑梗死多是完全性的。

四、发生机制

（一）机械因素

血管壁的破裂刺激，出血后的血凝块，手术操作，电刺激以及围绕血管壁的纤维带的牵引均可引起血管痉挛。机械因素所引起的脑血管痉挛多为局限性的，且短暂，多历时 20 ~30min。动脉瘤破裂出血发生蛛网膜下腔出血时，使蛛网膜下腔胀满，牵拉蛛网膜下腔血管壁上的束带，刺激其中的神经引起脑血管痉挛。

（二）神经因素

脑血管上有丰富的自主神经分布，血管中层及最外层的平滑肌细胞间形成的神经肌肉接头可产生若干收缩因子使血管痉挛，此神经肌肉接头处由颈交感神经发出神经纤维支配。在脑血管痉挛急性期是通过神经介质改变交感神经张力，后期则通过体液介质改变交感神经张力，通过神经反射引起血管舒缩。

（三）体液因素

亦称化学因素。能引起脑血管痉挛的体液因素很多，以下简介几种引起脑血管痉挛的主要体液因素。

1. 血管痉挛因子　蛛网膜下腔中的血块可释放出许多种血管痉挛因子，而脑血管壁上存在各种受体，如肾上腺素能、胆碱能、5-羟色胺、组织胺、前列腺素等受体。积血与脑脊液相混合分解释放出各种血管活性物质，包括肾上腺素（AD）、去甲肾上腺素（NA）、多巴胺、血管紧张素、组织胺、5-羟色胺、前列腺素（PG）、氧合血红蛋白（OXYHb）、凝血酶、血浆素、血栓素 A_2、过氧脂质、纤维蛋白降解产物、K^+ 等。其中以 5-羟色胺、收缩性前列腺素及氧合血红蛋白的作用最强，它们之间可相互作用，增强导致血管痉挛的效应。5-羟色胺几乎全部存在血小板中，它具有强大的血管收缩作用，也是蛛网膜下腔出血后在脑脊液中唯一能达到血管收缩浓度的物质。一般认为 5-羟色胺在蛛网膜下腔出血后 15min 即可从血小板中释放出来，在数分钟内引起脑血管痉挛，持续时间不到 1h，故它是引起急性期血管痉挛的原因。蛛网膜下腔出血后脑脊液中的前列腺素增高，具有血管收缩作用。5-羟色胺可加速前列腺素的释放。氧合血红蛋白可能是引起慢性期血管痉挛的原因。蛛网膜下腔积血导致脑血管痉挛可能从以下三方面发挥作用，即脑血管周围的血管活性物质浓度增高致使动脉痉挛；血液成分阻塞血管外膜与蛛网膜下腔相通的微孔道，影响了血管壁自身营养代谢；蛛网膜下腔出血造成血管壁的炎性改变。

2. 内皮细胞功能障碍　蛛网膜下腔出血后脑主干动脉内皮细胞发生广泛性损伤，表现为内皮细胞对辣根过氧化酶（HRP）通透性增强，使血管活性物质作用于平滑肌，引起血管痉挛。当屏障进一步损坏时，血中的大分子活性物质、血浆蛋白等透入内皮下，引起内皮细胞水肿，刺激平滑肌细胞增殖，使动脉管腔狭窄，构成脑血管痉挛的后期病理表现。内皮细胞具有产生血管活性物质、调节血管张力的功能。产生的舒血管物质有前列环素（PGI_2）、内皮源性血管舒缓因子（EDRF）、血小板活化因子（PAF）等；缩血管物质有血栓恶烷 A_2（TXA_2）、内皮源性血管收缩因子（EDCF）如内皮素等。正常情况下，上述物质相互协调，处于生理平衡状态。当内皮细胞受损时，导致其功能障碍，生理平衡失调，脑血管的紧张度发生变化，促进脑血管痉挛的发生和发展。

3. 其他　血管壁的炎性反应及器质性改变是引起晚期脑血管痉挛病理改变的主要原因。

五、临床表现

蛛网膜下腔出血后脑血管造影显示有脑血管痉挛的患者，临床上并不一定都有延迟性脑缺血所致的临床症状恶化，只有 20%～30% 的患者发生症状性脑血管痉挛。

（一）发生时间

脑血管痉挛可发生在各个年龄组患者，以 50 岁以下者常见。其发生时间为蛛网膜下腔出血后的 4～16d，亦可发生在出血后 24h 内，高峰时间为 6～9d。在再出血的患者中，脑血管痉挛的发生高峰为出血后 4～9d，慢性痉挛持续的时间一般在 6～17d 之间。脑血管痉挛在血管造影上可持续 3~4 周。

（二）发生部位

动脉瘤的部位与脑血管痉挛的发生无明显关系。

（三）前驱征象

蛛网膜下腔出血的患者经适当的治疗多逐步好转。若在出血的 3~4d，患者头痛、意识障碍、偏瘫、脑膜刺激征进行性加重，以及周围血白细胞持续增高、持续高热（39℃ ~ 40.5℃），均提示可能发生脑血管痉挛。昏迷不足 1d 者易发生脑血管痉挛，而无昏迷或昏迷超过 1d 者，发生率相对较少。

（四）辅助检查

1. CT 扫描　在蛛网膜下腔出血 4d 内，行颅脑 CT 扫描基底池内出血量及积血部位，均可提示脑血管痉挛的发生及其程度。CT 显示蛛网膜下腔有 1mm 以上厚度的高密度影像者，几乎都可能发展成为脑血管痉挛，并且出血量越多，其发生率越高，程度也越严重。另外，CT 增强扫描有血管通透性增加及脑池、池周增高效应者可能发生脑血管痉挛。CT 上无脑池积血者，脑血管造影上血管痉挛的发生率为 32%，发生缺血性神经功能缺失者仅 5%；而有脑池积血者，造影上脑血管痉挛及缺血性神经功能缺失的发生率分别为 55% 和 90%。

2. 经颅 Doppler 超声　经颅 Doppler 超声显示颈内动脉颅内段及大脑前、中动脉近端血流速率异常增加或脑血流下降，均提示可能发生脑血管痉挛。大脑中动脉直径降至 1.5mm 以下，则血流速度增至 1.4m/s 以上，这是诊断大脑中动脉显著痉挛的标准。大脑中动脉血流速率与颅外颈内动脉血流速度之比超过 10 时（正常人为 1.1~2.3），提示脑血管痉挛发生。

3. 脑血流量及颅内压测定　当脑血流量低于 6.7μl/（g·s）时以及颅内压持续高于 3.5kPa 时，均提示脑血管痉挛的发生。

（五）延迟性缺血综合征

1. 意识变化　患者的意识变化是本综合征的特点，可为首发或主要体征。表现为由清醒转为嗜睡或昏迷，或由昏迷到清醒又转为昏迷。

2. 颅内压增高征　表现为头痛、恶心呕吐、眼底视乳头水肿等，这是由于脑血管痉挛发生后脑梗死或脑缺血的范围增大，继发脑水肿所致。

3. 局灶性体征　可有不同程度的偏瘫、失语、偏身感觉障碍等。其他表现尚有高热、项强加重等脑膜刺激征。

多数患者病情发展缓慢，蛛网膜下腔出血后经数小时或数天逐渐出现较重的神经障碍或意识恶化，持续 1~2 周，然后逐渐缓解；约半数患者可自行缓解，少数患者恶化死亡。

六、诊断与鉴别诊断

脑血管痉挛是指形态学上的改变，主要依靠脑血管造影确诊。在阅片时应考虑到动脉硬化、先天性动脉发育不良、占位病变的压迫或牵拉、造影中的伪迹如血液层流现象等因素并加以排除，才能诊断为脑血管痉挛。

临床上根据脑血管痉挛发生的时间、临床表现及辅助检查多不难诊断。但尚需要与颅内血肿、交通性脑积水、再出血、手术损伤、先天性颈动脉及椎—基动脉发育异常等相鉴别，借助 CT 等辅助检查多容易鉴别。

七、治疗

迄今尚无特效方法。因此，脑血管痉挛关键在于预防，一旦发生，很难逆转其进程，只能减少神经并发症。

（一）预防

维持有效循环量、应用尼莫地平以及早期手术清除脑池内积血是预防脑血管痉挛的有效措施。

1. 维持有效循环量　扩充血容量和提高血压被公认为是预防和治疗脑血管痉挛的方法。扩容有助于提高患者血压、增加心搏出量、稀释血液、降低全血黏稠度、增加脑灌注压，进而改善全身和脑微循环的血流。早期或超早期手术处理动脉瘤、密切监测中心静脉压及肺动脉楔压等措施，以保证扩容和提高血压疗法的顺利进行。

目前常用的扩容和提高血压的药物有血浆、白蛋白、低分子右旋糖酐、706 代血浆及晶体液体等。

2. 应用尼莫地平　尼莫地平可选择性扩张脑血管，其给药途径及剂量对于治疗和预防脑血管痉挛有一定影响。

（二）治疗

除采用扩容、提高血压及应用尼莫地平外，脑血管痉挛的治疗尚包括：

1. 抗炎治疗　可采用激素、布洛芬、消炎痛、甲氯灭酸、自由基清除剂等，对治疗脑血管痉挛均有一定效果。

2. 与前列腺素代谢有关的药物　有前列环素、Carbacyclin、OKY - 1581、OKY - 046、ITF - 182、T - IHA 和咪唑啉等。

3. 其他钙离子拮抗剂　除尼莫地平外尚有尼卡地平、verapamil、diltiazon、nifedipine 等。

4. 血管内球囊技术　后期的脑血管痉挛多为血管壁的器质性病变，药物治疗常常无效，仅能用物理方法扩张。球囊腔内血管成形术的应用指征是：①患者对常规治疗和药物治疗反应差。②CT 和/或 MRI 证实没有血管痉挛区坏死。③在血管内球囊栓塞治疗动脉瘤时，颅内血管痉挛造成神经体征恶化。但动脉粥样硬化造成的脑内动脉狭窄属于禁忌证。

5. 其他治疗　包括脑保护药物（如巴比妥类药）、改善脑血管血液流变学药物以及肾上腺能 α 受体阻滞剂（如酚妥拉明）、磷酸二酯酶抑制剂（异丙肾上腺素、氨茶碱等）等药物均可应用。血管内支架、高压氧治疗及脑室引流术必要时也可试用。

八、预后

弥漫性脑血管痉挛预后不良，节段性血管痉挛预后较好，局限性者预后最好。术前发生脑血管痉挛的死亡率为 18.5%，术后发生脑血管痉挛的死亡率为 13.3% ~ 50%，未手术者的死亡率为 76.8%。动脉瘤半年时死亡和致残的主要原因是脑血管痉挛，占死残总数的 33.5%。弥漫性血管痉挛者死亡率为 22%，无血管痉挛者仅为 9.2%。

（王万卿）

第六节　海绵状血管瘤

海绵状血管瘤（cavernous angioma 或 cavernoma）也称海绵状血管畸形。海绵状血管瘤是由众多结构异常的薄壁血管窦聚集构成的团状病灶，可发生在中枢神经系统任何部位，但以大脑半球为最多见，72%～78% 位于幕上，其中 75% 以上在大脑半球表面；20% 左右位于幕下，7%～23% 位于基底节、中脑及丘脑等深部结构；位于脑室系统者占 3.5%～14%；也有位于脊髓的报道。

一、临床特点

因病变侵犯的部位不同而异，多以癫痫、头痛、局灶神经损害症状及出血为临床特征。

1. 癫痫　是病灶位于幕上病人最常见的症状，发生率约为 62%。病灶位于颞叶，伴钙化或严重含铁血黄素沉积者癫痫发生率较高。

2. 出血　几乎所有的海绵状血管瘤病灶均伴亚临床微出血，有明显临床症状的出血相对较少，为 8%～37%。幕下病灶、女性尤其孕妇、儿童和既往有出血史者有相对高的出血率。

3. 局灶性神经症状　常表现为急性或进行性神经缺失症状，占 16%～45.6%。

4. 头痛　不多见，主要因出血引起。

5. 无临床症状　无任何临床症状或仅有轻度头痛，据近年的磁共振扫描统计，无症状的海绵状血管瘤占总数的 10%～14%，部分无症状者可发展为有症状的病变，Rob - Lnson 等报道 40% 的无症状病人在半年至 2 年后发展为有症状的海绵状血管瘤。

二、影像学检查

1. 颅骨 X 线平片　表现为病灶附近骨质破坏，无骨质增生现象。

2. 脑血管造影　由于海绵状血管瘤的组织病理特点，血管造影很难发现该病，可能与病灶内供血动脉细小、血流速度慢、血管腔内血栓形成及病灶内血管床太大、血流缓慢使造影剂被稀释有关。

3. CT 扫描　病灶平扫时表现为边界清楚的圆形或椭圆形等密度或高密度影，也可呈混杂密度影。

4. 磁共振成像　具有较高的敏感性和特异性，是目前确诊和评估海绵状血管瘤的最佳检查方法。典型的表现是在 T_1 加权像上有不均一高强度信号病灶，周围伴有低密度信号环，应用顺磁性造影剂后，病灶中央部分有强化效应，病灶周围无明显水肿，也无大的供血或引流血管。当伴有急性或亚急性出血时，显示出均匀高信号影。如有反复多次出血，则病灶周围的低信号环随时间而逐渐增宽。

三、治疗方法

（1）本病临床上多采用手术治疗，对有神经功能缺失和出血的表浅病灶应尽早切除病灶；对于位于脑重要结构部位的病灶，如反复出血和进行性神经功能缺失，也应考虑手术治疗。立体定向治疗无效。

（2）放射治疗：应用 γ 刀或 χ 刀治疗，可使病灶缩小和减少血供，但易出现放射性脑损伤的并发症。目前仅限于手术难于切除的或位于重要功能区有明显症状者，并应适当减少周边剂量以防止放射性脑损伤。

（王万卿）

第七节　脑底异常血管网症

脑底异常血管网症（moyamoya disease）是指原发性颈内动脉进行性狭窄和（或）闭塞，伴有脑底部异常血管网开成，是一种少见病。脑血管造影时可见新生血管很像喷出的烟雾，故用日语"moyamoya"（烟雾）命名此病。该病在世界各地均有报道，而以亚洲，尤其是日本居多。

一、病因

本病病因不明，目前认为本病可能先有 Willis 环某种程度的发育不全，以后由于多种病因（尤其是结核性脑膜炎、钩端螺旋体动脉炎等）引起血管（特别是双侧颈内动脉及基底动脉）炎症、狭窄、闭塞，周围动脉代偿性扩张，形成新生侧支循环，而在脑底部出现异常毛细血管扩张样的血管网。

发病年龄为 10 岁以内的青少年，通常在 3 岁左右发病。成人为 20～30 岁。有关资料表明，本病有家族倾向，但遗传学尚不能证实。

二、病理

本病的病理学特点是：①受累血管多为双侧性，以颈内动脉末端，大脑中、前动脉起始部，基底动脉末端狭窄或闭塞最为突出；受累血管主要改变为内膜增厚，内弹力度屈曲、增厚或变薄、分层、断裂、崩解；异常血管网的血管壁薄而脆弱，明显扩张、弯曲，直径为 200～300μm；②少数病人可并发颅内动脉瘤，动脉瘤多位于异常血管网或其他侧支循环上，其发生显然与侧支循环血管内血流量显著增加有关。

三、临床特点

（1）青少年以局部缺血为主要表现，约占 81%，其中短暂性局限性脑缺血发作占 41%，脑梗死占 40%，常由过度通气所诱发（如吹风装置、哭喊等），也表现为癫痫发作、（TIA）型、梗死型和出血型。

（2）一般病人多呈进行性发展过程，在发病数周至数月由单侧发展为双侧，持续 1 年至数年，表现为智能低下、头痛、失语、抽搐、肢体麻木、感觉障碍、视力障碍、偏瘫、脑神经麻痹、眼球震颤、局限性癫痫、四肢痉挛等。这些症状反复发作，随着脑底异常血管网形成，侧支循环建立，病情渐趋稳定。

（3）随着年龄的增长，新生血管网及侧支循环动脉增粗、纤曲、扩张，血管壁张力增高，管壁脆弱，甚至形成动脉瘤。如某种因素使血管内压力骤增可导致破裂出血，临床上则表现为出血性卒中。多伴有较明确的偏瘫、失语、精神智力障碍等局灶性定位体征。如无危及生命的颅内血肿，一般预后良好。

四、诊断要点

1. 脑血管造影　本病的确诊主要依靠脑血管造影，随着病变的发展，脑血管造影像有不同的阶段性表现。

2. CT 扫描　烟雾病病人的脑 CT 扫描所见并无特异性，主要是缺血或出血引起的 CT 图像改变，前者表现为双侧多发性低密度改变，皮质萎缩，脑室扩大；后者为高密度块影。但增强的 CT 像则可见典型的脑底异常血管网症特征，脑底部有广泛弯曲的丛状血管影，脑表面有多条扩大的皮质血管，是扩大的软脑膜侧支循环通道。

3. 磁共振成像　磁共振成像（MRI）在显示增多的侧支血管方面比 CT 更为清晰。而磁共振血管造影（MRA）则诊断价值更高，能看到狭窄和闭塞的颅内动脉和增多的侧支循环。

4. 正电子发射断层扫描（PET）　PET 是一种无侵袭性测定 rCBF 和氧耗量的方法。

5. 脑电图　烟雾病的脑电图改变有两种特征性形式，一是在安静状态下病侧大脑半球有弥漫性高电位慢波，于额叶和枕叶尤为明显；二是过度换气后慢波增多，称为慢波建立现象（build up phenomena），过度换气停止后慢波增多仍延续一段时间。脑电波恢复到静止状态 20～50 秒后，再度出现慢波增多，称为再建立现象（rebuild up phenomena），持续约 10 分钟。

6. 单光子发射断层扫描（SPECT）　在缺血区有 rCBF 下降，同时可进行 DiaMox 试验测知脑血管储备能力（CRC），有助于决定治疗方法。

五、治疗方法

1. 内科治疗　发生脑缺血症状后可进行内科治疗，类固醇药物对于偶发和短暂性、局限性脑缺血发作复发时有效。包括皮质激素、阿司匹林、噻氯匹定（ticlopidine）（血小板抑制剂）、血管扩张剂和抗凝疗法。右旋糖酐 40、烟酸、尼莫地平、氟桂利嗪（西比灵）及神经细胞营养剂均可应用。如有明确的病因如钩端螺旋体病、非特异性感染等，应积极进行病因治疗。药物治疗对防止成年病人发生出血无任何效果。

2. 外科治疗　有许多办法对缺血的脑组织供血重建有益，主要包括：①颅内外血管吻合搭桥：主要是颞浅动脉－大脑中动脉吻合（STAMCA），及脑膜中－大脑中动脉吻合术；②非吻合搭桥术，手术方法简单，效果不亚于血管搭桥，目前常用的方法为脑－肌－血管连通术，即将颞肌贴敷缝合于脑皮质之上，可与 STAMCA 吻合并用；③大网膜颅内移植术；④星状神经节切除和颈动脉周围交感神经切除术；⑤颞肌贴敷术（但在谈话和咀嚼时可导致感染问题和大脑神经冲动的传递）。

3. 血管吻合术并发症　①慢性硬膜下血肿；②吻合部位脑内血肿；③脑缺血症状；④术后癫痫及再出血。

（曹　刚）

第八节　短暂性缺血发作

短暂性脑缺血发作（transient ischemic attack，TIA）经典的定义是 1964 年第四届普林斯顿会议上确定的，是指由于大脑局灶性缺血产生相应区域的神经功能缺失症状，并在 24h 内症状完全缓解。这个定义近年来随着影像学的发展越来越受到质疑。以弥散加权磁共振（DWI）为基础的多中心 TIA 研究报告（包括 10 个中心共 808 例 TIA 患者）的综合分析显示，60% 的 TIA 发作时间持续不足 1h，发作超过 6h 的患者仅占 14%；33% 的患者 DWI 存在新发梗死灶，如果发作持续超过 6h，近一半的患者在 DWI 上存在高信号。因此，2009年，美国心脏/卒中协会提出新的 TIA 定义：TIA 是由于局部脑、脊髓、视网膜缺血导致一过性神经功能障碍，且无急性梗死证据。还有提出以急性神经血管综合征（acute neurovascular syndrome）或脑发作（brain attack）代替 TIA 来表述这种急性的尚未定性的脑血管事件。

一、病因

任何导致缺血性脑梗死的疾病都可诱发 TIA，两者的病因基本一致。血液供应障碍的原因有以下三个方面。

1. 血管病变　最常见的是动脉粥样硬化和在此基础上发生的血栓形成。其次是高血压伴发的脑小动脉硬化。其他还有各种血管炎、血管发育异常、动脉夹层、手术、穿刺等导致的血管壁损伤等。血管壁病变处内膜受损，血小板等黏附聚集形成血栓。或者动脉粥样硬化的斑块破裂形成栓子阻塞血管。

2. 血液成分的异常　血液中的成分如红细胞、血小板、胆固醇、纤维蛋白原等含量的增加，导致血液黏稠度增加，血流速度减慢，容易在血管狭窄处形成血栓。血液中出现的异常的栓子如来自心脏的栓子、气体栓子、脂肪栓子等可造成脑栓塞。

3. 血流改变　脑血流量的调节受许多因素的影响，最重要的就是血压的变化，当平均动脉压低于 70mmHg 和高于 180mmHg 时，由于血管本身存在的病变如管腔狭窄，脑血管自动调节功能丧失，局部血流供应发生障碍。

二、发病机制

TIA 发病机制主要分为血流动力学型和微栓塞型。

血流动力学型 TIA 是在动脉严重狭窄基础上因血压波动而导致远端一过性脑缺血，血压低于脑灌注代偿的阈值时发生 TIA，血压升高脑灌注恢复时症状缓解。颈内动脉管径 ≤ 1.5mm 时（正常 5~10mm，平均 7mm，女性偏小），可出现视网膜或脑循环的血液动力学改变，95% 的分水岭区缺血是这一原因。一小部分人群由于颈动脉或基底动脉狭窄导致其由卧位或坐位改为立位时出现由于血流下降导致的 TIA 发作。睡醒后发作的 TIA 提示潜在卒中的可能。有时运动或姿位性 TIA 提示主动脉弓的狭窄（如 Takayasu 动脉炎）以及主动脉弓夹层，有时也可能是颈动脉的狭窄。过度换气导致的 TIA 提示 moyamoya 病。

微栓塞型 TIA 又分为动脉-动脉源性和心源性。其发病基础主要是动脉或心脏来源的栓子进入脑动脉系统引起血管阻塞，如栓子自溶则形成微栓塞型 TIA。如果栓子移动，阻塞远端血管，由于侧支循环的代偿或者处于亚功能区，则表现为 DWI 高信号但无临床神经功能缺损现象的 TIA。纤维蛋白-血小板栓子可能是部分 TIA 的原因，但很难解释为什么每次都进入同一血管。而且栓塞一般会遗留组织损伤导致的症状或体征，很难完全恢复。单独一次发作且持续时间较长的 TIA 应考虑栓塞的可能。有些报道称栓塞导致的 TIA 症状从异常到正常的波动可持续 36h。

眼底显微镜观察到在一过性黑矇发作（amaurosis fugax）时，存在视网膜动脉血流的减少和静脉血流前中断从而形成火车厢式的血流改变，或者有视网膜动脉的白色血栓，但难以区分是原位血栓形成还是血小板或纤维蛋白栓子栓塞。

单次发作且持续时间超过 1h 和多次不同形式发作均提示栓塞，而短暂（2～10min）、重复、刻板的 TIA 发作提示为大动脉的动脉粥样硬化和血栓形成。

贫血、红细胞增多症、血小板增多症、高脂血症、高球蛋白血症导致的血黏度增加、镰状细胞贫血、高或低血糖血症也可导致 TIA，临床可表现为血管狭窄的症状，但其实血管壁本身是正常的。抗磷脂抗体综合征患者也可发生 TIA。极少数情况下，TIA 与运动、激怒、兴奋及剧烈咳嗽相关。

三、临床表现

TIA 总的临床特点是，起病突然，持续时间短，可反复发作，能完全缓解。TIA 一般持续几分钟至 1h，多数持续 2～15min，如果时间更长多提示栓塞。根据不同的发病机制，TIA 的临床表现有不同的特点。血流动力学型 TIA 的表现较为刻板，因为系同一个血管供血区发生缺血，所以每次 TIA 的发病形式基本一致。微栓塞型 TIA 的表现较为多样，与每次发作时栓子的大小、栓塞的部位、侧支循环代偿的状态等因素有关。

1. 颈内动脉系统 TIA　颈内动脉系统 TIA 的症状包括视觉受损或半球病变。视觉受损是同侧性的，感觉运动障碍是对侧的。仅少数发作是视觉和半球病变同时或相继发生，多数都是单独出现的。半球病变主要是大脑中动脉远端或临近区域的缺血，导致对侧上肢和手的麻木无力。但是临床上会呈现不同的症状组合，如面部和嘴唇、嘴唇和手指、手指、手和足。除了无力以外，有时上肢还会不规律地抖动，类似痫性发作，有时还呈现短暂的运动失调。其他少见的症状还包括意识障碍、失语和失算（优势半球受损）。非优势半球受损可出现体像障碍和其他颞顶叶症状。头痛不是 TIA 的特征。

视觉症状中，短暂单眼失明（transient monocular blindness，TIVIR）或一过性黑矇是最常见的。多数的黑矇很短暂，持续 5～30s，表现为视野内的明暗度逐渐下降（或增加）逐渐演变为单眼完全的无痛性失明。症状的消退也缓慢。有时表现为楔形的视野缺失、突发的全面视物模糊或者灰色或明亮的视物模糊。TMR 的发作更倾向于刻板的重复发作。同向偏盲 TIA 提示后动脉狭窄，有时与 TMR 不易区分。

一过性黑矇的卒中风险没有半球 TIA 高，特别是年轻一些的患者。Poole 和 Ross Russell 观察 110 例一过性黑矇的患者（排除胆固醇栓塞），随访 6～19 年，6 年后病死率是 21%，主要死亡原因是心脏病，而卒中发生率是 13%（年龄匹配的人群预计的卒中发生率为 3%～15%）。观察期结束存活患者 43% 没有一过性黑矇的复发。颈动脉正常的患者只有 1/35 有卒中发作，而颈内动脉闭塞或狭窄的患者卒中发生率为 8/21。Benavente 等认为随访 3 年内没有类似糖尿病风险的患者，卒中发生率不足 2%，但有动脉粥样硬化危险因素的老年患者卒中发生率可达 24%。

2. 椎-基底动脉系统 TIA　与前循环 TIA 相比，椎-基底动脉 TIA 是非刻板发作，且持续时间较长，最终多导致梗死。后循环 TIA 的表现变化多端，原因是这一循环体系具有多个感觉运动传导束。眩晕、复视、构音障碍、双侧面部麻木、共济失调、单侧或双侧的无力和麻木是后循环受累的特征。孤立的、短暂的眩晕、复视或头痛与 TIA 的关系应严格区分。

孤立的眩晕与 TIA 的关系需要仔细考虑，反复短暂发作的眩晕，持续 1min 或更短时间，而且眩晕的强度也有波动的眩晕可能是脑干缺血的表现。详细询问病史有助于分析判断。有些主诉眩晕的患者最后证实为前循环 TIA，因此这个症状对于分析是否为后循环受累是不可靠的。椎 – 基底动脉 TIA 的其他表现包括步态不稳、向一侧偏斜、视物交错或暗视、视物模糊、管状视野、部分或全盲、瞳孔改变、上睑下垂、凝视障碍、构音障碍、失音。不常见的症状包括偏瘫、头鸣或耳鸣、头面部疼痛或其他特殊的头部感觉、呕吐、呃逆、倾斜感、记忆丧失、行为紊乱、困倦、短暂意识丧失（罕见）、听力受损、聋、单侧抽搐、幻觉、双眼球不共轭。跌倒发作（drop attacks）多是由于晕厥、痫性发作导致。

椎 – 基底动脉 TIA 的特点是每次发作形式不同或在同样背景下有所变化，如这次是手指和面部麻木无力，下次可能仅是手指的异常；或者此次有眩晕和共济失调，而其他发作中又出现了复视。在动脉硬化血栓形成性基底动脉病变中，可以出现任何一侧的肢体受累。在 10s 至 1min 或几分钟内，后循环区可同时出现双侧受累，或渐进的从一侧区域到另一个区域的病变，比癫痫的蔓延速度要慢，一次发作可突然中止或者逐渐消失。由于症状的复杂多变导致鉴别诊断也很宽泛，但是一次发作中汇集如此多的症状强烈提示后循环 TIA 的诊断。

3. 腔隙性 TIA　由于小的穿支血管阻塞导致的 TIA 的特点是发作呈间歇性（磕磕绊绊的或结结巴巴的，stuttering），发作间隙可以完全正常。对医生来说，困难的是难以区分是小血管还是大血管的短暂阻塞。Donnan 等在 1993 年提出"内囊警示综合征"（capsular warning syndrome）的概念，是指逐渐加重的面部、上肢和腿的无力，最终以内囊区梗死为终点的发作。腔隙性 TIA 的症状可以是在数小时或数天内波动或恢复，而且发展成卒中的可能性大。部分发作类似皮层 TIA，但很罕见。

四、鉴别诊断

痫性发作、偏头痛、短暂性全面遗忘、多发性硬化都可出现类似 TIA 发作。脑膜瘤、胶质瘤、位于皮层或接近皮层的转移瘤、硬膜下出血都可出现短暂、可逆的局灶性脑部症状发作。尽管不常出现，但由于某些情况下是不适合抗凝治疗的，所以必须加以区分，如脑膜炎和硬膜下血肿。一些脑膜瘤也会出现 TIA 表现。而类似后循环 TIA 的其他疾病却很少。

五、TIA 的评估

急诊和专科医生应重视 TIA，2010 年 Stroke 发表的关于 TIA 近期和远期缺血性卒中事件发生风险的一个综合性分析结果表明，TIA 患者短期内再发缺血性卒中事件的风险很高，TIA 发生 1 个月内再发风险是无 TIA 病史者的 30.4 倍；1～3 个月内再发风险是 18.9 倍，由此可见，TIA 应该作为一个紧急的缺血性事件及早处置。对 TIA 进行评估预判就显得极为重要。

TIA 评估方法主要有 ABCD3、ABCD 和 Califorma 评分等，2007 年 Lancet 发表的文章认为 ABCD3 预测 90 日内再发卒中风险的效能最好，表 6 – 6 是具体评分方法。

表 6 - 6　ABCD2 评分（最高分 7 分）

TIA 的临床特征			得分
A（age）	年龄	>60 岁	1
B（blood pressure）	血压	SBP >140mmHg 或 DBP >90mmHg	1
C（clinical syndrome）	临床症状	侧无力伴言语障碍	2
		仅有言语障碍不伴无力	1
D（duration）	持续时间	>60min	2
		10 ~ 59min	1
D（diabetes）	糖尿病	存在	1

六、影像学检查和实验室检查

原则是：对待 TIA 应该同脑梗死一样进行充分的影像学和实验室方面的评估，TIA 患者如果及时解决潜在的导致卒中的危险因素，可以避免或减轻未来发生严重卒中的可能，必须予以充分的重视和及时的诊治。

影像学评估不仅能够帮助医生明确诊断，而且对预后的判断和治疗方法的选择也有很重要的意义，因此 AHA 和英国皇家医师协会都推荐对 TIA 尤其是 ABCD$_2$ 评分 4 分以上的患者进行充分的影像学评估。

检查内容包括：病灶性质的确定包括头颅 CT 扫描、MRI 尤其是 DWI 的检查，血管及血流状态的检查包括颈动脉超声、TCD、CTA、MRA 和 DSA，心脏超声以及经食管心脏超声等。

2009 年美国 AHA 推荐意见：①TIA 患者应尽早进行影像学评估。②发病 24h 内需进行 MRI 包括 DWI 的检查，如果无条件，必须做 CT 检查。③疑似 TIA 患者必须进行颅内外血管的无创检查，以确定有无血管狭窄，如果发现血管狭窄，应该进行 DSA 检查。

实验室检查包括血常规、尿常规、生化指标尤其血糖和血脂的检查、凝血功能等，如果是特殊原因的卒中还应该检查免疫、炎性指标，如 ANA、ANCA、HIV、梅毒血清学指标等，以及特殊的凝血因子。心脏超声以及必要时的经食管心脏超声、24h 心电图、颈动脉超声、常规的胸片、腹部 B 超等。这些都有助于查找发病的原因和危险因素。

七、病后的管理和治疗

1. 评估和入院治疗　对 TIA 的早期管理和治疗与其预后密切相关，英国现行卒中预防策略（existing preventive strategies for stroke，EXPRESS）研究表明，延迟诊治会明显增加缺血事件再发的风险以及增加预后不良事件的发生。2009 年美国 AHA 建议，发病 72h 内的 TIA 患者如果 ABCD$_2$ 评分≥3 或者 ABCD$_2$ 评分在 0 ~ 2 分，但预计 2 日内无法确立诊断的患者均应该入院诊治。

2. 单元的作用　TIA 患者的病情虽然较轻，但是仍需要神经科医生、影像学医生和血管介入医生的专业评估和治疗。

3. 一般治疗　包括 TIA 危险因素的控制和合并症的治疗。主要是血压、血糖、血脂的管理，心律失常的治疗等，原则与缺血性卒中相同。这里仅介绍一些特殊之处。

（1）血压的管理：TIA 由于持续时间短暂，患者很快恢复正常，那么是否在恢复正常后，就马上恢复原有的降压治疗或者给予充分的降压治疗，让血压很快达到二级预防的目标值呢？目前并没有针对这一问题的准确答案，根据缺血性卒中的诊治经验，首先应该分析 TIA 的原因，如果是血液动力学性 TIA，即存在血管狭窄的可能，就不应该马上降压治疗，而是在充分的血管评估和解决血管狭窄或者使用了针对性的抗栓治疗之后，逐步将血压降到目标值。除非患者的血压在 220/120mmHg 以上，并存在紧急降压的适应证，而这种情况在 TIA 患者中是十分罕见的。

（2）血糖和血脂等其他危险因素的处理：均应该尽快达到二级预防的目标值。

（3）抗栓治疗：原则是有明确栓子来源的栓塞性 TIA 应该首选抗凝治疗，血液动力学性 TIA 首选抗血小板治疗，频繁发作的 TIA 可选择静脉抗凝治疗，待病情稳定，明确原因后选择口服抗凝或抗血小板治疗。药物的选择和治疗方案与缺血性卒中相同。

（4）介入和手术治疗：原则和方法与缺血性卒中相同。

（吴　震）

第九节　脑梗死

脑梗死是指局部脑组织由于血液供应缺乏而发生的坏死。由于其高发病率、高残障率，目前已经是引起痴呆的第二大原因，是引起老年癫痫的最常见原因，也是引起抑郁的常见原因。

一、病因和病理

脑梗死的病因主要是血液供应障碍。血管壁、血液成分和血压的改变均可造成脑供血动脉缺血（具体见 TIA 病因），其中最常见的是脑动脉粥样硬化，其次是各种原因造成的脑栓塞。动脉粥样硬化性脑梗死是脑部供应动脉病变引起脑局部血流量减少与侧支循环及血流量的代偿性增加这两种对立的病理生理过程之间矛盾发展的结果。动脉粥样硬化和血栓形成并不一定使脑血流量减少，脑血流量减少并不一定就发生脑梗死，即使发生了脑梗死也并不一定就引起临床症状。因为脑的病变和功能障碍的程度还要取决于：血供不足的发生快慢与时间长短，受损区域的大小与功能，以及个体血管结构形式和侧支循环的有效性等因素。

脑动脉粥样硬化主要发生在供应脑部的大动脉和中等动脉，管径约 500μm 以上，是全身动脉粥样硬化的组成部分。脑动脉粥样硬化好发于颈动脉起始段、颈内动脉近分叉处和虹吸段、大脑中动脉起始段、椎动脉、基底动脉和主动脉弓。一组 432 例老年人体解剖研究发现，有至少一根以上颅外颈动脉的完全或几乎完全闭塞的个体占 9.5%。多组研究报道约 10% 的个体因动脉硬化或血栓形成而致使一根以上主要颅外动脉闭塞，20% 的个体动脉有超过 50% 的狭窄程度；近 24% 的脑缺血患者中，超过 2/3 的病例在一根以上主要颅外动脉有 50% 以上的狭窄。脑动脉粥样硬化最严重的部位在颈内动脉近分叉处和基底动脉的上段，基底动脉的中、下段和椎动脉、大脑中和后动脉则较轻。Fisher 曾研究脑、冠状动脉和周围血管的动脉粥样硬化，动脉粥样硬化的程度随年龄增长而加重，男性在 40~50 岁年龄段显著，女性则在 60 岁年龄段，而 70 岁年龄段男性超过女性。虽然颈部动脉易发生动脉粥样硬化，但通常无症状性颅内动脉的动脉粥样硬化程度低于颅外动脉、冠状动脉和周围血管动脉，颅内动脉的动脉粥样斑块与高血压相关。多普勒超声研究发现 75 ~ 84 岁白种男性，近 50% 存在动脉粥样硬化斑块并伴有轻度狭窄，仅仅有 6.1% 的个体存在 50% 以上狭窄。在伴有严重周围血管病、冠状动脉或多种危险因素的 2009 例无症状患者前多普勒超声研究中，周围血管动脉粥样硬化患者中 32.8% 有颈动脉异常，而冠状动脉异常者和多种危险因素者中仅有 6.8% 和 5.9%，其中仅仅 4% 的有 50% 以上的颈动脉狭窄，而 80% 以上的狭窄是极罕见（1%）。虽然在年轻人梗死者中，动脉粥样硬化不是常见的病因，但在一组 45 岁以下卒中患者病因研究中，发现 31% 的患者有明显的动脉粥样硬化。国外研究认为在白种人中颅内动脉粥样硬化不如颅外动脉粥样硬化常见，众多研究表明黑人、亚洲人和糖尿病患者颅内动脉粥样硬化累及大脑中动脉十分常见。国内华山医院连续住院的 312 例脑梗死患者中，颈动脉超声检查也发现 48% 的患者伴有颈动脉内膜增生等异常，而颅外段颈内动脉内膜增生等异常者仅有 17.4%。

　　脑动脉的粥样硬化和全身各处的动脉粥样硬化相同，主要改变是动脉内膜深层的脂肪变性和胆固醇沉积，形成粥样硬化斑块及各种继发病变，使管腔狭窄甚至闭塞。管腔狭窄需达 80% ~ 90% 方才影响脑血流量。硬化斑块本身并不引起症状。如病变逐步发展，则内膜分裂、内膜下出血（动脉本身的营养血管破裂所致）和形成内膜溃疡。内膜溃疡处易于发生血栓形成，使管腔进一步变狭或闭塞，硬化斑块内容物或血栓的碎屑可脱入血流形成栓子。硬化动脉可因管壁弱化，形成梭形动脉瘤。动脉瘤内可形成血栓而闭塞血管，或因梭形扩大压迫周围神经组织而引起各种临床症状。如动脉瘤破裂，则引起脑内或蛛网膜下腔出血。

　　大体病理检查时，可见硬化血管呈乳白色或黄色，粗细不匀，管壁变硬，血管伸长或弯曲，有的部分呈梭形扩张，血管内膜下可看到黄色的粥样硬化斑块。有的血管改变明显，但脑部却无甚异常。有的脑部表现为脑回变窄，脑沟深宽，脑膜增厚而不透明。脑回表面可有颗粒状或虫咬样萎缩区。脑重量减轻。切面上可见脑室扩大，灰质变薄，白质内可见血管周围间隙扩大，并有灶性硬化小区。

　　发生脑梗死处的脑组织软化、坏死，并可发生脑水肿和毛细血管周围点状渗血。后期病变组织萎缩，坏死组织由格子细胞所清除，留下有空腔的瘢痕组织，空腔内可充满浆液。动脉硬化性脑梗死一般为血供不足引起的白色梗死（图 6 - 7）。但有时亦可成为出血性梗死，如：①梗死的病因为栓塞时；②由于低血压而形成的梗死，当血压回升后，梗死区重新获得血液的灌流时；③偶尔见于经过抗凝治疗者，称为红色梗死。

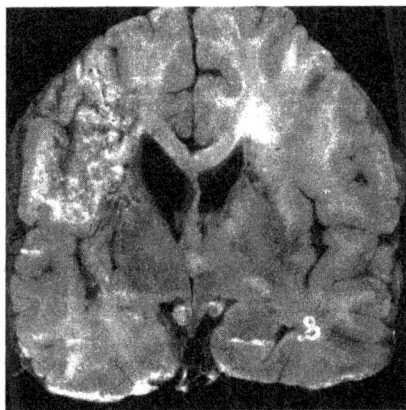

图 6 - 7　脑梗死（左额叶大脑中动脉区）

二、病理生理

动脉粥样硬化性脑血栓形成引起急性局灶性脑缺血，基础研究揭示缺血性损害机制的主要病理生理变化集中在以下方面。

1. 缺血半暗区和治疗时间窗脑血流量测定的研究 研究发现缺血中心区和缺血周边区血流量不同，一定时间内在周边区血流下降而氧和葡萄糖代谢仍保留，因此称这部分受影响而仍存活的区域为缺血半暗区（ischemic penumbra），半暗区细胞存在的时间为治疗时间窗（therapeutic time wir – iciow）。而且，缺血后大部分周边区的血流可自发恢复（有时可高于正常水平，为高灌注状态），但如不在治疗时间窗内恢复灌注，则周边区内细胞仍无法存活。不同的血流灌注，半影区细胞存活的时间也不同，如局部脑血流下降到极低水平 [0 ~ 6ml/100（g·min）] 约10min，半影区组织则不可逆损害；而局部脑血流下降在15ml/100（g·min）水平，则脑组织的缺血耐受时间明显延长。

实验动物模型揭示，脑缺血时不同的脑血流水平可发生不同的病理生理变化，说明了缺血性脑损害的不同阈值。在沙土鼠和大鼠模型，蛋白质合成是梗死周边向中心发展的敏感指标，血流在0.55ml/（g·rnin）时蛋白质合成抑制50%，在0.35ml/（g·min）时完全抑制；此血流也是mRNA合成的阈值0.25 ~ 0.35ml/（g·min）范围；相同的水平糖利用发生改变，在0.35ml/（g·min）糖利用增加，0.25ml/（g·min）时明显下降，在其上限糖利用的激活提示初期的乳酸集聚和酸中毒；低于0.26ml/（g·min）水平，组织酸中毒则极为显著，并伴有磷酸肌醇PCr和ATP的下降；PCr耗尽的阈值 [0.18 ~ 0.23ml/（g·min）] 高于ATP的血流水平 [0.13 ~ 0.14ml/（g·min）]。细胞外和组织中的离子改变，决定了细胞膜的去极化，其血流的阈值均较低，在0.10 ~ 0.15ml/（g·min）。局灶性脑缺血周围的代谢和离子失调的次序是：最初蛋白质合成抑制 [0.55ml/（g·min）]，继而RNA合成抑制并刺激无氧糖酵解 [低于0.35ml/（g·min）]，能量状态崩溃 [0.20ml/（g·min）]，细胞膜去极化 [低于0.15ml/（g·min）]。从功能失调的角度看，首先是EEG变慢，继而EEG和诱发电位的波幅降低，完全的EEG活动抑制发生在0.15 ~ 0.23ml/（g·min）时，诱发电位的消失和出现自发单位电活动发生在0.15 ~ 0.25ml/（g·min）时。神经病学研究提示猴子可逆性偏瘫的血流值为0.23ml/（g·min），而0.17 ~ 0.18ml/（g·min）时则为不可逆损害。综观上述血流阈值，功能失调的血流低于蛋白质合成抑制的，甚至低于无氧糖酵解的血流，均在能量代谢危机的阈值内，表明功能的抑制源于能量崩溃。

局灶性脑缺血代谢失调的后果是细胞的渗透压升高，水从细胞外进入细胞内，这种细胞外间隙水体积的改变可利用电阻抗或弥散MRI检测，两项检查对细胞体积变化极为敏感。猫脑血管阻塞2h，血流在0.30ml/（g·min）时电阻抗信号上升，而弥散MRI检测信号增高则在0.41ml/（g·min），此两项检查的血流阈值改变远高于伴随于缺氧细胞膜去极化的脑水肿的阈值 [0.10ml/（g·min）]。而弥散MRI检测已在临床开始作为超早期脑梗死的诊断手段。

缺血半暗区确切定义是围绕梗死中心的缺血组织，其电活动中止，但仍保持正常的离子平衡和结构完整的区域。缺血半暗区存在时间的长短和范围取决于局部脑血流下降的程度和速度（表6-7），实际上对半暗区研究认识的加深，缺血半暗区的定义和涵义有所进展。

表 6-7 局部脑血流量（rCBF）与细胞功能改变及缺血耐受时间

局部脑血流量水平 [ml/ (g·min)]	神经元载能改变	缺血耐受时间
35	生物膜电活动改变	保持正常
18~23	组织损害可逆性改变	约 6h ATP 耗竭
11	不可逆损害	0.5h ATP 耗竭

多年来的研究已经基本明确缺血再灌注损伤的各个环节，关于缺血半暗区的界定也更为全面。

2. 缺血半暗区和治疗时间窗 缺血半暗区的概念最早由 Astrup 于 1977 年提出，其将缺血半暗区定义为：围绕在不可逆性损伤周边的区域，表现为电生理活动消失，但尚能维持自身离子平衡的脑组织。关于半暗区还有其他多种定义方法：①血流半暗区：当脑血流下降但维持在正常水平 40% 以上时，出现脑电功能障碍。当脑血流下降到 30% 时达到细胞的电衰竭阈值，此时神经传导功能消失。当脑血流下降至正常水平的 15%~20% 时，则达到神经细胞的膜衰竭阈值。电衰竭和膜衰竭之间的脑组织称为缺血半暗区，为位于最严重缺血区和正常灌注区之间的中间区；②代谢半暗区：PET 检查发现表观扩散系数正常而脑氧代谢率异常的区域；③分子半暗区：认为梗死中心与正常脑组织之间，不同时间内多种基因表达的不同导致了选择性神经元死亡，出现变性蛋白质、低氧带和扩散性抑制等情况，出现多分子半暗区；④远隔区域损伤：近年来，有学者将远隔部位的缺血和功能联系不全也归入半暗区范畴。虽然有上述不同的界定方法，但最常用的仍是以血流状况定义的半暗区。

半暗区细胞存活的时间为治疗时间窗（therapeutic tlmewindow）。缺血后大部分周边区的血流可自发恢复（有时可高于正常水平，为高灌注状态），但如不在治疗时间窗内恢复灌注，则周边区内细胞仍无法存活。

半暗区定义的最重要的意义就是指导临床治疗，特别是溶栓治疗以及治疗时间窗的观察。近年来 CT、MRI 等各种影像学技术对半暗区的研究为临床治疗提供了非常有益的信息。尤其是超时间窗溶栓，基本都是根据影像学的结果进行选择。各种影像学技术由于具有不同的工作原理，所以对半暗区的界定不同，大体可以分为定量研究和半定量研究两种，其中正电子发射体层摄影术（positron emlssion tomography，PET）、氙气增强 CT（xenon enhance CT，XeCT）是可以对脑血流量进行完全定量研究的方法，而功能磁共振技术、单光子发射计算机成像（single photon emission computed tomography，SPECT）和 CT 灌注成像（CT perfusion imaging，CTP）均为半定量分析方法。下面主要介绍一下各种影像学方法对半暗区的界定。

（1）PET 对半暗区的界定：PET 可以发现卒中早期的病理生理改变，提供重要生理指标的定量图，如：局部脑血流量（regional cerebral blood flow，rCBF）、局部脑摄氧分数（oxygenextraction fraction，OEF）、局部脑氧代谢率（cerebral metabolicrate of oxygen，CMRO$_2$）和局部脑葡萄糖代谢率等多种指标，可以同时显示关于解剖、血流和代谢的信息。在缺血早期，PET 显示为 rCBF 下降，GMRO$_2$ 保持正常而 OEF 升高，提示组织仍有存活可能，这种代谢与血流的不平行就是缺血半暗区的特征。随着缺血时间的延长，OEF 降低，反映组织发生了不可逆损伤。

（2）XeCT 对半暗区的界定：XeCT 原理是在一定时间内脑组织所摄取的气体量为动脉

血带入脑的量与随静脉血从组织中流出量之间的差值。患者在行普通 CT 检查时通过面罩吸入氙和氧气的混合气体，通过计算机进行参数图像的计算得到脑血流图像，选择感兴趣的层面和区域，可得到该区域的绝对血流量值。XeCT 仅能提供解剖和血流方面的信息，Kaufmann 等将半暗区界定为：围绕缺血中心的脑组织 rCBF 为 7~20ml/（g·min）。

（3）功能磁共振对半暗区的界定：功能磁共振包括弥散加权磁共振（diffusion－weighted magnetic resonance imaging，DWI）和灌注加权磁共振（perfusion－weighted magneticresonance imaging，PWI）以及磁共振波谱分析（magnetlcresonance spectroscopy，IRS）等。DWI 观察的指标是表观弥散系数（apparent diffusion coefficient，ADC），DWI 显示的异常病变多代表不可逆损伤区；PWI 观察的指标是平均通过时间（mean translt tlme，MTT）、相对 CBF 以及脑血容量。动物实验证实，PWI 可于脑血管闭塞后立即发现相应的脑灌注下降，是最早显示脑梗死的方法之一。PWI 还可以显示脑灌注不足但尚未发生梗死的区域。缺血早期，ADC 下降，MTT 延长，相对 CBF 以及脑血容量均下降。缺血早期 PWI 多大于 DWI，PWI 和 DWI 结合可以判断缺血半暗区的范围，MRI 技术对半暗区的界定是：围绕异常弥散中心的弥散正常而灌注减少的组织，即 PWI 与 DWI 的不匹配区，也有学者将之定义为 MTT 延长 73%、相对脑血容量降低 29% 的区域。

还有通过磁共振血管造影（MRA）与 DWI 的不匹配定义半暗带，方法为：MRA 显示大脑中动脉 M1 段闭塞而 DWI 所示梗死体积 <25ml 者，或 MRA 显示大脑中动脉 M1 段狭窄而 DWI 所示梗死体积 <15ml 者，发现存在 MRA－DWI 不匹配的患者更能够从溶栓治疗中受益。

MRS 能够发现组织内是否存在着某些化学物质，可用于判断病变的性质和代谢状况。脑组织在长回波时间下主要有四个峰：①N－乙酰天冬氨酸（NAA）峰：是神经元及轴索的标志。②肌酸（Cr）峰：因其含量在各种病理状态下较稳定，故常用作参考值比较其他代谢产物的变化。③胆碱峰（Cho）：与细胞膜磷脂的分解和合成有关。④乳酸峰（Lac）：来源于葡萄糖无氧代谢产物乳酸，当机体有短暂缺氧时，常可测到此峰。Lac 升高且 NAA 正常或轻度下降（<14%）的区域提示为缺血半暗区；Lact 升高以及 NAA 明显下降的区域（16%~34%）可能为不可逆损伤区。

（4）SPECT 对半暗区的界定：SPECT 运用放射性示踪剂显示血流的变化，是一种可靠的测量 CBF 的方法，能在症状出现最初几个小时内发现 CBF 的改变，此时 CT 甚至 MRI 可能还是阴性的，但是为半定量研究方法。HataZawa 等将症状出现后的 3~6h 内摄取比为对侧相应区域的 40%~70% 的区域界定为半暗区。

（5）CTP 对半暗区的界定：CTP 通过静脉内团注对比剂，使用快速扫描技术观察对比剂在第一次通过脑组织时的脑组织密度变化的情况，脑组织的密度变化即血液内造影剂浓度的变化，可反映出脑组织的血液动力学改变。Koenig 等计算患侧与健侧 rCBF、rCBV 的比值，发现相对 rCBF 为 0.48、相对 rCBV 为 0.6 是梗死组织与半暗区组织的鉴别指标，其预测有效率分别是 74.7% 和 83.1%。

也有研究认为 CBF 比值 <0.20 提示不可逆性损伤，CBF 比值为 0.20~0.35，则提示可逆性损伤，可进行溶栓治疗。此外还有其他的方式，如非增强 CT 上的低密度影提示为缺血核心区，而密度正常或肿胀区域内伴 CBV 增高的区域为半暗带。CBV 的下降是最终梗死区的预测指标，血管闭塞区内 MTT 的延长预示其将发展成梗死区等等。不同的参数组合可以

从不同的角度界定半暗带和最终梗死区。

3. 脑缺血性损害的瀑布效应 急性脑缺血后神经组织的细胞能量代谢衰竭、细胞膜去极化而膜内、外离子平衡紊乱，继而兴奋性氨基酸和神经递质释放，通过各种渠道导致细胞内钙离子的超载，激活细胞的蛋白酶、磷脂酶和过氧化系统，产生蛋白质水解和各种自由基，损伤神经组织。这些改变几乎是同时或在极短的时间内次序发生，故称之为瀑布效应。钙离子在触发脑缺血后继发性神经元损害中起了十分重要的作用，Martin 等研究表明，脑缺血或缺氧的早期（3~10min），由于钾离子传导的改变引起进行性、显著的神经细胞膜电位的下降（去极化），导致突触间谷氨酸盐释放，激活谷氨酸能受体，从而打开钙通道，致使神经细胞内钙离子超载。胞内钙离子超载可使细胞内线粒体功能丧失，ATP 产生明显减少，而 ATP 依赖的离子泵功能丧失。由于膜磷脂过氧化而细胞内活性氧含量显著增加，激活钙离子依赖的蛋白水解酶。这些变化共同引起神经细胞肿胀、细胞器溶解、细胞外膜的破裂及局部针对溢出的细胞组分的炎性反应。

脑血流的下降和随后的低氧引起 ATP 水平的急剧下降，导致钠钾泵衰竭，从而细胞膜去极化和离子平衡失调。细胞膜去极化引起电压门控钙通道开放，钙离子进入细胞内。神经元内钙离子达到高摩尔浓度时将激活一系列钙依赖性系统，包括钙依赖性激酶、磷脂酶和蛋白酶，这些系统持续的激活能导致即刻或迟发性神经元死亡。同样，突触前钙离子浓度增高引起谷氨酸盐释放，作用于兴奋性氨基酸（EAA）受体，导致进一步的突触后钠离子和钙离子内流；兴奋性氨基酸受体的激活也可通过磷酸肌醇刺激引起钙离子从细胞内贮存逸出，加重钙超载。在猫局灶缺血时，细胞内钙浓度改变与最终的组织学和脑电功能改变相关；脑血流与细胞内钙浓度也有一定关系，局部脑血流量低于正常的 20% 时，细胞内钙浓度开始增高并在再灌注期仍居高不下，最后脑电恢复差并有严重的组织学损害。

许多研究提示，兴奋性氨基酸受体与钙离子通道偶联并与神经细胞变性坏死关系密切，表明具有兴奋性毒性作用，阻断其兴奋性作用可能减轻缺血性脑损害的程度。20 世纪 70 年代初期，有学者发现外源性谷氨酸盐对胎鼠有神经毒性作用，并发现其结构类似于 N-甲基-D-天冬氨酸（NMDA）。80 年代发现在脑缺血时脑细胞外谷氨酸盐水平增高，阻断谷氨酸盐受体的 NMDA 部位可抑制 NMDA 导致的神经毒性作用；而且兴奋性毒性使突触后 EAA 受体的谷氨酸盐激活，切断进入易损神经元的谷氨酸盐能传入纤维有神经保护作用。兴奋性毒性的分子机制尚未完全清楚，但是兴奋性氨基酸受体的激活，是由最初的钠离子及其更重要的钙离子内流，去极化神经元，而进一步激活钙离子通过 EAA 受体进入神经元内，钙离子在胞内积聚触发了兴奋性毒性的瀑布反应。亲代谢谷氨酸盐受体激活，通过激活 G 蛋白系统，导致蛋白激酶 C（PKC）增加而蛋白激酶 A（PKA）减少，这些第二信使在兴奋性毒性瀑布反应如 EAA 受体和电压门离子通道的开放中起重要作用，最终将激活即刻早期基因（IEGs），产生一氧化氮（NO）、酸中毒、酯酶及核酸内切酶激活，损害神经组织。

三、临床表现

动脉粥样硬化性脑血栓形成的临床表现为一组突然发生的局灶性神经功能缺失症候群，损害的症状主要根据受累及脑动脉的供血分布而定，不同供血区域损害的特征性症状出现的概率不同（表6-8、表6-9）。

表6-8　脑内主要动脉血管的供血区域

动脉	供血区域
前循环系统	
颈内动脉	
脉络膜前动脉	海马、苍白球、内囊下部
大脑前动脉	内侧额、顶叶及其白质、胼胝体前部
大脑中动脉	外侧额、顶、枕、颞叶及其白质
豆状核纹状体动脉	尾状核、豆状核、内囊上部
后循环系统	
椎动脉	
小脑后下动脉	延髓、小脑下部
基底动脉	
小脑前下动脉	脑桥中下部、小脑中央部
小脑上动脉	脑桥上部、中脑下部、小脑上部
大脑后动脉	内侧枕、颞叶及其白质、胼胝体后部、中脑上部
丘脑穿通动脉分支	丘脑内侧面
丘脑膝状体动脉分支	丘脑外侧面

表6-9　大脑前、后脑循环缺血的症状和体征

症状或体征	发生率（%）	
	前循环	后循环
头痛	25	3
意识改变	51	6
失语	20	0
视野缺损	1	22
复视	0	7
眩晕	0	48
构音障碍	3	11
跌倒发作	0	16
偏瘫或单瘫	38	12
偏身感觉缺失	33	9

1. 局灶性神经功能缺失征群　临床神经功能缺失的基础是脑缺血导致神经解剖结构的损害，依照血管供应的神经解剖结构的功能，可以将脑血管病分为以下数种血管综合征。

（1）大脑前动脉征群：大脑前动脉供应大脑皮质的内侧面，包括支配对侧小腿的运动和感觉皮质、膀胱抑制或排尿中枢。大脑前动脉供血区缺血将出现对侧小腿的瘫痪和感觉缺失，因反射性排尿抑制的损害引起急迫性排尿。临床此综合征不常见，可能是因为大脑血流主要流向大脑中动脉。

（2）大脑中动脉征群：在缺血性脑血管病中，大脑中动脉病变最多见。大脑中动脉供

应绝大部分的大脑皮质（外侧面）和深部皮质下结构。大脑中动脉皮质支分上侧分支，供应支配对侧面部、手和手臂的运动、感觉皮质和优势半球的语言表达区（Broca's 区）；皮质下侧分支则供应视放射、视皮质（黄斑视力）和部分感觉皮质及优势半球的语言感受区（Wernicke's 区）。发自近大脑中动脉主干的豆状核纹状体动脉（豆纹动脉）则供应基底节、内囊膝部和后肢的下降运动传导束（对侧面部、手、手臂和下肢）。

大脑中动脉上侧皮质支损害时，出现对侧面部、手和手臂的偏瘫及相应的偏身感觉缺失，但是不伴有同向偏盲。如损害优势半球，可以出现 Broca's 失语（损害语言的表达）。单独大脑中动脉下侧皮质支病变少见，导致对侧同向偏盲，对侧肢体的图形、实体和空间感觉的障碍，可有疾病否认、肢体失认、穿着失用、结构失用等显著的皮质感觉的损害特征。如损害优势半球，可以出现 Wernicke's 失语（损害语言的感受）；如损害非优势半球，临床表现可出现急性精神混乱状态。

大脑中动脉分叉处，即分出皮质上下侧支或（和）大脑中动脉的病变，临床症状重，合并上、下侧皮质支综合征的表现，往往面部、上肢重于下肢，优势半球损害则完全性失语（表达和感受语言障碍）。

大脑中动脉主干（发出豆状核纹状体动脉前）损害，临床表现出整个供血区的障碍，对侧偏身的瘫痪和感觉缺失，因内囊受损，上、下肢损害程度无明显差异。

（3）颈内动脉征群：颈内动脉来源于颈部颈动脉，其分支除前面讨论的大脑前、中动脉外，尚发出眼动脉供应视网膜。颈内动脉病变程度依侧支循环的情况而定，侧支循环多数是缓慢进展的动脉阻塞而代偿的结果。有作者认为缺血性脑血管病中约 1/5 颅内或颅外颈内动脉阻塞。近 15% 病例，颈内动脉的进行性动脉粥样硬化阻塞前，有短暂性脑缺血发作（TIAs）的先兆或同侧眼动脉缺血导致一过性单眼黑矇。颈动脉阻塞可以是无症状性的。有症状的颈动脉综合征类似大脑中动脉综合征。

（4）大脑后动脉征群：一对大脑后动脉发自基底动脉的尖端，供应枕叶皮质、颞叶内侧面、丘脑和中脑头端。通常由于栓塞发生在基底动脉的尖端，可以阻塞一侧或双侧后动脉，栓子可崩解而不出现症状，或部分的大脑后动脉梗阻。

临床大脑后动脉闭塞导致对侧视野的同向偏盲，而黄斑视力保存（黄斑视力的枕叶皮质由中动脉和后动脉双重供血）。大脑后动脉起始段闭塞影响中脑上端，出现眼球运动异常，包括垂直凝视麻痹、动眼神经麻痹、核间性眼肌麻痹和眼球垂直分离性斜视。大脑后动脉闭塞影响优势侧半球（多数是左侧）枕叶，特征性表现为命名性失语、失读症（而无失写）和视觉失认。视觉失认是由于胼胝体损害切断了右侧视皮质和左侧语言皮质的联系。双侧大脑后动脉闭塞引起皮质盲和因颞叶损害的记忆障碍。

（5）基底动脉征群：基底动脉起自双侧椎动脉（某些个体仅仅有一支椎动脉），行进于脑干腹侧，并于中脑水平分叉为大脑后动脉。基底动脉分支供应枕叶、颞叶内侧面、丘脑内侧、内囊后肢和整个脑干及小脑。

基底动脉血栓形成往往因为累及多组分支动脉，临床表现通常不一致。如累及椎动脉（单侧或双侧）其表现类似基底动脉血栓形成，在颈椎关节硬化的病例中，可以因头部转动导致一过性椎动脉暂时性闭塞，出现脑干功能障碍的症状和体征。另外，发出椎动脉前的锁骨下动脉闭塞可以引起锁骨下动脉盗血综合征，往往是全身动脉硬化的一部分，并不提示椎－基底动脉的卒中。

发生在基底动脉近端的血栓形成，影响脑桥背侧部分，出现单侧或双侧滑车神经麻痹，水平性眼球运动异常，并可有垂直性眼震和眼球沉浮，瞳孔缩小而光反射存在（下降的交感神经传导束损害），偏瘫或四肢瘫和昏迷多见。基底动脉综合征易混淆于脑干出血，但临床 CT 或 IVIRI 可以明确鉴别。

如损害脑桥腹侧部（不影响脑桥背侧），临床出现四肢瘫痪，而意识完好，患者仅仅利用眼睛闭合和垂直眼球运动来示意，通常称为闭锁综合征。此状态多与昏迷混淆，EEG 可有助于鉴别。

发生在基底动脉远端的闭塞，影响中脑上行网状结构、丘脑和大脑脚，通常出现特征性的意识障碍和单侧或双侧动眼神经麻痹、偏瘫或四肢瘫，临床称为基底动脉尖综合征，有时与天幕疝影响中脑的状况相混淆。此类情况多见于栓塞性病变。

（6）椎-基底动脉长旋分支征群：椎-基底动脉长旋分支是小脑后下动脉、小脑前下动脉和小脑上动脉，供应脑干背外侧，包括位于背外侧的脑神经核和进出小脑传导束的小脑脚。常见的是小脑后下动脉闭塞导致的延髓背外侧综合征（Wallenberg's 综合征），表现同侧的小脑性共济失调、Homner 征和面部感觉缺失，对侧痛、温度觉损害，眼球震颤，眩晕，恶心呕吐，呃逆，吞咽困难和构音障碍，无运动障碍。

小脑前下动脉闭塞导致脑桥下端外侧部的损害，常见同侧面部肌肉瘫痪、凝视麻痹、耳聋和耳鸣，无 Homner 征、呃逆、吞咽困难和构音障碍。

脑桥上端外侧部的损害多由于小脑上动脉闭塞，临床表现相似小脑震颤和眼球反侧偏斜，对侧出现完全性感觉障碍（包动性眼球震颤和眼球反侧偏斜，对侧出现完全性感觉障碍（包括触觉、振动觉和位置觉）。

（7）椎-基底动脉旁中央分支征群：椎-基底动脉旁中央分支行径于脑干腹侧至四脑室底，供应脑干的内侧面，包括大脑脚内侧、感觉传导通路、红核、网状结构和内侧的脑神经核（Ⅲ、Ⅳ、Ⅵ、Ⅻ）。临床表现见相关章节。

2. 脑梗死的临床分型

（1）OCSP 分型（oxfordshire commumty stroke project）：主要分为四种类型。

1）完全前循环梗死（total anterior circulation infarction，TACI）：大脑高级功能障碍、同侧视野损害、同侧面部或上肢、下肢中至少两个部位的运动和/或感觉障碍。

2）部分前循环梗死（partial anterior clrculation infarction，PACI）：只表现完全前循环中所列三方面中的两项，或只表现大脑高级功能障碍，或较腔隙性梗死中所规定的更局限的（如局限于一个肢体或面部和手但不是整个肢体）运动/感觉障碍。

3）后循环梗死（posterior circulation infarction，POCI）：同侧脑神经麻痹伴对侧运动/感觉障碍、双侧运动/感觉障碍、眼球会聚异常、小脑症状不伴同侧的长束症状（如共济失调性轻偏瘫）或单侧同向视野缺损。

4）腔隙性脑梗死（lacunar cerebral infarction，LACI）：分纯运动性、纯感觉性、感觉运动混合性、共济失调轻偏瘫、构音障碍手笨拙综合征5种。

（2）TOAST 分型：主要是根据病因进行分型，分为：

1）心源性：最常见，其栓子来源见表6-10。

表 6-10 心源性栓塞的栓子来源

高度危险的栓子来源	中度危险的栓子来源
机械心瓣膜	二尖瓣脱垂
二尖瓣狭窄伴心房纤颤	二尖瓣环状钙化
心房纤颤	二尖瓣狭窄不伴心房纤颤
病态窦房结综合征	心房间隔缺损
4周之内的心肌梗死	卵圆孔未闭
左心房或左心耳血栓	心房扑动
左心室血栓	单独出现的心房纤颤
扩张型心肌病	生物心脏瓣膜
左心室区段性运动功能不良	非细菌性血栓性心内膜炎
左心房黏液瘤	充血性心力衰竭
感染性心内膜炎	左心室区段性运动功能减退
	4周之后，6个月之内的心肌梗死

2）大动脉粥样硬化性卒中：这一类别要求颈动脉超声波扫描或多普勒扫描确认颈内动脉闭塞或狭窄达到血管横截面面积的50%，通过血管造影或磁共振血管造影发现的颈动脉，大脑前、中、后动脉，椎-基底动脉狭窄达到血管横截面面积的50%。

3）腔隙性脑梗死：具备以下三项标准之一者即可确诊：①具有典型的腔隙性梗死综合征，且影像学检查发现与临床表现相符的、最大径<1.5cm的病灶的卒中；②具有典型的腔隙性梗死综合征，但影像学未发现相应病灶的卒中；③具有非典型的腔隙性脑梗死综合征，但影像学检查发现与临床表现相符的、最大径<1.5cm的病灶的卒中。

4）其他原因引发的缺血性卒中：这一类别包括由其他明确原因引发的脑梗死（高凝状态、血液系统疾病、吸食毒品等）。

5）原因不明的缺血性卒中：这一类别包括不能归于以上类别的缺血性脑卒中。

3. 特殊类型的脑梗死　主要包括脑小血管病和分水岭梗死。

（1）脑小血管病：近年来出现了小血管病（small vessel disease，SVD）的概念。脑小血管病是指累及直径30~800μm范围内，没有侧支吻合的解剖终末动脉，病变微小动脉的直径主要分布在100~400μm之间，其供血区域在脑深部白质及脑干，临床表现为静息性脑梗死、各种腔隙综合征、血管性认知功能障碍、步态异常和老年情感障碍，影像学表现为腔隙性脑梗死灶、脑白质疏松、微出血及血管周围间隙（Virchow-Robin间隙）扩大的一组脑小血管本身病变性疾病。

血管病变主要是玻璃样变、脂质玻璃样变、纤维素样坏死、淀粉样物质沉积。主要的病因有动脉硬化、脑淀粉样血管病、遗传相关性血管病和炎症或免疫介导性血管炎以及放射性血管病。导致动脉硬化的原因主要有高血压、糖尿病、高龄。脑淀粉样血管病导致淀粉样物质沉积。遗传（单基因突变）相关性血管病包括：伴皮质下梗死和白质脑病的常染色体显性遗传性脑动脉病（CADASIL），伴皮质下梗死和白质脑病的常染色体隐性遗传性脑动脉病（CARASIL），常染色体显性遗传性视网膜血管病伴有白质脑病（AD-RVLC），遗传性肾病、动脉瘤和肌肉痉挛（HANAC，又称COL4A1卒中综合征），线粒体脑肌病（MELAS），

Fabry 病，Familial British dementia，Familial Danish dementia 等。炎症或免疫介导性血管炎包括：坏死性血管炎、过敏性紫癜、冷球蛋白血症血管炎、皮肤白细胞破碎性血管炎、原发性中枢神经系统血管炎、Sneddon 综合征、Susac 综合征、结缔组织病相关的血管炎、感染相关的血管炎及放射性损伤导致小血管纤维素样坏死。这里主要介绍两种遗传学小血管病 CADASIL 和 CARASIL。

1）CADASIL：突变基因：CADASIL 由位于 19p 的 Notch3 基因变异导致，该基因编码一个单通道跨膜受体。Notch 3 基因于 1919 年在果蝇体内发现，该基因的部分功能缺失会在果蝇翅膀的边缘造成缺口（notch），Notch 基因由此而得名。动物模型实验研究表明 Notch 3 基因可能从以下 4 个方面影响心血管系统：血管重构、血管稳定性、动静脉发生选择（arterial‐venous specification）、心脏发育。1955 年，法国学者 Vas Bogaert 首先描述 CADASIL 为"在两姐妹中快速发生的 Binswanger 病"。后来陆续报道了许多家系。CADASIL 在 65 岁以下伴白质脑病的腔隙性脑梗死的病例中占 2%，在 50 岁以下者中占 11%。

临床表现：CADASIL 的临床表现多种多样，但其基本特征为：伴有先兆的偏头痛、皮质下缺血事件、情绪障碍、淡漠及认知功能缺损。这些表现的发生年龄、持续时间和发生频率均不同。20% ~40% 的 CADASIL 患者有伴先兆的偏头痛，是普通人群的 5 倍。皮质下缺血事件（TIA 和缺血性卒中）是 CADASIL 最常见的表现，见于 60% ~85% 的患者，缺血事件通常是皮质下，67% 的患者为腔隙综合征。大多数患者在数年内有 2 ~5 次复发卒中，逐渐引起步态困难，伴或不伴尿失禁、假性延髓麻痹。20% 的 CADASIL 患者存在情绪障碍，通常为重度抑郁，有些会表现为躁狂发作。认知功能缺损是 CADASIL 的常见临床表现。多数病例最早的症状是执行功能和处理速度下降。此外有 10% 的患者有癫痫发作，也有发生脊髓梗死和颅内出血的报道。5 种主要临床表现均可独立发生，但大部分会相继出现。

影像学特征：MRI 显示脑白质和基底节区对称性白质病变和腔梗灶，局限性病变主要位于半卵圆中心、丘脑、基底节和脑桥内，尤其是颞叶前部和外囊。颞叶前部受累可达 89% ~97%，为本病的主要特征，同时可伴有脑萎缩。MRI 显示双侧对称性白质病变、颞极病变、合并新发梗死（DWI）。

诊断标准：基因测试是诊断 CADASIL 的金标准。皮肤血管活检特征为小动脉血管壁增厚导致管腔狭窄、肥大的内皮、中膜到外膜非淀粉样颗粒状嗜锇物质及平滑肌细胞形态学改变为特征。颗粒状嗜锇物质是 CADASIL 特殊的超微结构特征，位于血管基底膜。皮肤样本的 Notch3 单抗免疫染色可以揭示血管壁上聚集 Notch3 蛋白，有高度的诊断敏感性（85% ~95%）和特异性（95% ~100%）。

CADASIL 的诊断标准：

A. 必需条件：①遗传学：明确三代以上脑血管事件和痴呆遗传病史；②发病年龄：中年以前发病，60% 为 28 ~38 岁，平均 40 岁；③血管事件：反复发生 TIA 或腔隙性脑梗死；④常无高血压、糖尿病等常见的卒中危险因素；⑤痴呆和精神障碍：在卒中基础上，逐渐出现心境障碍、抑郁、认知功能减退和痴呆。

B. 伴随条件：①偏头痛：30% ~40% 患者发病早期伴偏头痛发作；②影像学：常见脑室旁白质疏松、脑萎缩和多发腔隙性梗死。

C. 确诊条件：①病理检查：脑、皮肤和神经活检电镜可见嗜锇颗粒（GOM）；②基因分析：在 19p13 染色体上发现 Notch3 基因突变。

确诊 CADASIL：4 条以上必需条件 + 1 条确诊条件；

可能 CAIDASIL：4 条以上必需条件 + 1 条以上伴随条件；

可疑 CADASIL：至少 3 条必需条件 + 1 条以上伴随条件。

2）CARASIL：突变基因：CARASIL 是常染色体隐性遗传性脑动脉病及动脉硬化伴皮质下梗死及白质脑病（cerebralautosomal recesslve arteriopathy/arteriosclorosis withsubcortical infarcts and leukoencephalopathy，CARASIL）的简称，也称青年发病的 Binswanger 样白质脑病伴秃头和腰痛。目前发现该疾病与染色体 10q（10q25.3 ~ q26.2）的基因 high – temperature requirement A serine peptidase 1（HTRA1）的突变有关。该基因与 TGF – β 家族的信号传导有关，由于基因突变导致酶活性下降从而失去对 TGF – β 信号通路的抑制，导致血管病变。1995 年 Fukutake 等在总结 17 例病例报告的基础上，鉴于当时国际上已存在伴有皮层下梗死和白质病变的常染色体显性遗传性脑动脉病（GADASIL）这一病名，且两者在临床、影像、病理改变有很多相似性，而后者符合隐性遗传特征，故将其命名为 CARASIL。

病理改变：主要的病理改变是脑白质广泛脱髓鞘，U 形纤维保存，少突胶质细胞及星形胶质细胞减少。不同病例的脑白质病变可在额叶、额顶、枕叶或颞顶叶，胼胝体亦可见萎缩及多数软化灶，病变可沿锥体束累及大脑脚和脑桥基底部。脑白质直径 100 ~ 400μm 的小动脉及细小动脉可见内膜纤维化、玻璃样变、内弹力层断裂、管径狭窄及闭塞等。脑底部大血管无异常或轻度动脉粥样硬化。

诊断标准：①40 岁前出现症状，临床呈进行性（有时可短暂性停顿）智能低下、锥体束征、锥体外系症状和假性延髓麻痹等，影像学病变以弥漫性皮质下白质为主；②早年（10 ~ 20 岁）出现秃头或广泛头发稀疏；③急性反复腰痛，伴变形性脊椎病或椎间盘突出；④血压 <140mm/90mmHg，未服过降压药；⑤无肾上腺白质营养不良等脑白质的疾病。

具备以上 5 项为确诊（definite）病例；第 2 或第 4 项中一项不清，具备其他 4 项为可能（probable）病例，确诊病例的同胞，且双亲近亲结婚，有脑病表现或有第 2、3 两项，为可疑（possible）病例。

以下几项可作为诊断参考：①双亲或祖父母近亲结婚的遗传背景；②卒中或阶段性恶化进展方式；③CT/MRI 显示弥漫性脑白质病变，基底核及大脑白质腔隙性梗死。

CARASIL 需要与 CADASIL 鉴别，主要依据为基因检测结果。CADASIL 电镜下见到在平滑肌细胞基底膜有嗜锇颗粒沉积是确定诊断的依据。本病仍需与肾上腺脑白质营养不良、异染色性白质脑病、淀粉样血管病变、血管炎鉴别。

治疗：这两种单基因脑小血管病没有明确的治疗方法，主要是对症治疗、改善智能、预防卒中复发。抗凝和抗血小板药物的效果不明确。

（2）分水岭梗死：分水岭梗死（watershed infarction）或边缘区梗死（border zone infarction），是指相邻两个血管供血区交汇处区域由于血流动力学异常或者微栓子栓塞造成的梗死。分水岭梗死约占脑梗死的 10%。分水岭梗死又分为皮质型梗死和皮质下型梗死。大脑半球、小脑、脑干均可发生分水岭梗死。其发病原因是低血压和（或）低血容量、颈动脉狭窄或闭塞、微栓塞等。皮质型梗死多是由于栓塞导致，有时合并有血液动力学异常，而皮质下梗死主要是源于血液动力学异常。而小的皮质下分水岭梗死常常伴有更大范围的灌注下降，可能只是冰山的一角，预示着潜在的卒中风险，必须进行详细的影像学评估。

临床表现：①发病前的状态或诱因有助于对分水岭梗死的判断。如体位改变时（从卧位到立位）、吃饭中、运动中、深呼吸或剧烈咳嗽状态下发病；发病时血压低（用降压药或药物加量、合并使用其他药物加强降压、麻醉、心脏手术、失血或贫血等），如果合并血管狭窄则更容易诱发分水岭梗死。②特殊的临床表现，如有意识丧失而无局灶性体征的梗死；眼脑综合征（单侧一过性黑矇和对侧肢体或单个肢体运动障碍）；肢体摇晃（脑电图正常）；罕见的有视网膜间歇性反应不良（retinal claudicatio，强光照射后短暂的失明）等。由于皮层受累多见，故癫痫的发病率比普通脑梗死更高。也可出现轻度的半球性认知功能障碍。

预后：由于分水岭梗死多与血管狭窄相关，其病死率高于普通的脑梗死，年病死率可达9.9%（普通脑梗死年病死率为2.3%）。

四、影像学和实验室检查

检查内容包括：病灶性质的确定，包括头颅 CT 扫描、MRI 尤其是 DWI 的检查，血管及血流状态的检查包括颈动脉超声、TCD、CTA、MRA 和 DSA，病因学检查如心脏超声以及经食管心脏超声等。

影像学检查可以发现脑梗死的大小、部位、血管分布，也可以发现梗死后出血。脑部影像学检查影响着短期及长期治疗决策的制定，如溶栓患者的选择和超时间窗溶栓患者的选择、后续抗栓药物的选择。此外，现代影像学可获得有关缺血性损伤部位、可逆程度、颅内血管状况及脑血流情况的信息。

1. CT 早期梗死征象　包括 MCA 高密度征和灰白质界限不清，这两个指征也是神经功能恶化的独立的危险因素。

2. CTA 显示病变血管　CTA 可显示脑供血动脉颅外段和颅内段大血管的状况，包括有无血管狭窄、斑块形成和侧支循环情况。

3. 多模式灌注 CT 显示改变和相关信息　灌注 CT 显示 CBF、CBV、MTT 和 TTP（达峰时间），有助于半影区的判断。

4. DWI 和 ADC 图确认急性期病灶　超急性、急性期脑梗死在 DWI 上表现为高信号，其ADC 值较对侧相应区域明显下降，表现为低信号；随时间延长 rADC 由低到高，于 8~14d 出现假性正常化，于慢性期高于正常水平。而 DWI 上的高信号持续时间较长，可达 30d 左右。

PWI - DWI 的 mismatch（不匹配）显示缺血半影区。

5. 磁敏感磁共振（SWI）和 T2*W 梯度回波成像　可发现微出血改变在脑小血管病中非常需要判断颅内的微出血情况，近年来主要是通过两种序列磁敏感磁共振（SWI）和 T2*W 梯度回波成像进行微出血方面的判断。

6. DSA 是血管介入治疗前的必须检查　DSA 能动态实时观察脑血管的结构状况和脑血流供应情况，是评估侧支循环的最佳选择，也是进行血管内介入治疗前的必需选择。DSA 对动脉夹层的诊断和治疗选择具有决定性的指导作用。

7. 实验室检查　发病后应立即检查的指标包括全血细胞计数、血糖、电解质、肝肾功能、凝血时间等。低血糖可引起局灶性神经系统症状及体征，这些临床表现与卒中类似，而高血糖与疾病的预后不良有关。对于服用华法林或肝病患者需测定 PT/INR。其他后续检查主要是病因学方面的检查，如蛋白 C、蛋白 S、免疫和炎性指标、基因检测等。

8. 其他检查　包括胸片、12 导联心电图、24h 心电图监测、心脏超声、腹部 B 超和四肢血管超声有助于伴发病变的判断和分析。

五、诊断与鉴别诊断

1. 诊断　动脉硬化性脑梗死的诊断要点是：①可能有前驱的短暂脑缺血发作史；②安静休息时发病者较多，常在晨间睡醒后发现症状；③症状常在几小时或较长时间内逐渐加重，呈恶化型卒中；④意识常保持清晰，而偏瘫、失语等局灶性神经功能缺失则比较明显；⑤发病年龄较高；⑥常有脑动脉粥样硬化和其他器官的动脉硬化；⑦常伴有高血压、糖尿病等；⑧CT 排除出血和占位等病变，DWI 有高信号，ADC 图为低信号。

2. 鉴别诊断：

（1）出血性卒中：有 10% 左右的脑出血患者发病时意识清晰，血压可无明显升高，可不出现头痛、呕吐等情况，临床难以区分，但 CT 扫描能第一时间区分这两种病变，是首选的影像学检查。

（2）颅内占位性病变：少数的脑肿瘤、慢性硬膜下血肿和脑脓肿的患者可以突然起病，表现局灶性神经功能缺失，而易与脑梗死相混淆。

（3）颅脑外伤：脑卒中发病时患者常有突然摔倒，致有头面部损伤。如患者有失语或意识不清，不能自述病史时，尤应注意鉴别。

（4）小血管病变与脱髓鞘病变的鉴别：两者的临床和影像学有相似之处，但是从危险因素、发病情况、影像学特征、脑脊液检测等多方面可进行两者的鉴别。

鉴别诊断的方法主要是根据临床表现和影像学检查，如磁共振增强扫描、PWI 扫描、MRS 等有助于脑梗死与肿瘤、脓肿等的鉴别。必要时需结合脑脊液检查发现脱落细胞、寡克隆带等特殊检查方法进一步明确诊断。

六、脑梗死的一级和二级预防

卒中的危险因素分为可控性因素和不可控性因素。后者主要包括年龄和性别。可控性因素较多，2010 年 Lancet 发表的 22 个国家的 INTERSTROKE 研究分析包括出血在内的卒中的危险因素，按照人群归因风险比的高低将导致卒中的主要十种因素依次排名，分别是：高血压史、缺乏体育锻炼、腰臀比、APOB/APOA1 的比值、吸烟、饮食不合理、心脏病变、抑郁、糖尿病、心理压力、酗酒。因此，应逐条控制这些危险因素，才能达到预防复发的目标。

1. 控制血压　正常血压在 120/80mmHg 以下，糖尿病患者血压维持在 130/80mmHg 以下，轻度血管狭窄血压维持在 140/90mmHg 以下，一侧颈内动脉严重狭窄超过 70%，收缩压维持在 l30 ~ 150mmHg，双侧颈内动脉狭窄超过 70%，收缩压维持在 150 ~ 170mmHg，在解除血管狭窄后，逐渐将血压降到正常。

2. 体育锻炼　每天不少于 30min 的运动。

3. 控制体重　男性腰臀比小于 0.9，女性小于 0.8。

4. 调节血脂　LDL 控制在 2.6mmol/L 以下，合并糖尿病、冠心病、代谢综合征、吸烟者 LDL < 2.6mmol/L。

5. 戒烟。

6. 合理饮食　控制摄盐量，每日不超过 6g，减少饱和脂肪酸的摄入。

7. 治疗心脏病 控制心脏节律和心率，治疗心脏的原发病。

8. 心理干预和药物治疗，减轻抑郁。

9. 控制血糖 空腹控制在 6.0mmol/L 以下，餐后血糖控制在 10.0mmol/L 以下，糖化血红蛋白 7.0% 以下。

10. 限制饮酒 男性每日饮酒小于 1 瓶啤酒或 4 两红酒、1 两白酒，女性要减半。

11. 女性避免使用口服避孕药和绝经期后的雌激素替代治疗。

12. 高同型半胱氨酸血症患者 口服维生素 B_6、B_{12} 和叶酸。

13. 抗栓药物 包括抗血小板药物阿司匹林和抗凝药物华法林，具体选择如下：①45 岁及以上的女性患者，脑出血的风险小、胃肠道耐受好者，建议服用低剂量阿司匹林，但其作用非常有限；出于心肌梗死一级预防的目的，男性可以考虑服用低剂量阿司匹林，但其不能减少缺血性卒中的风险。②非瓣膜性房颤患者，如年龄小于 65 岁、没有血管危险因素，可建议服用阿司匹林。③非瓣膜性房颤患者，如年龄在 65 ~ 75 岁、没有血管危险因素，除非禁忌，建议服用阿司匹林或口服抗凝剂（INR 2.0 ~ 3.0）。④非瓣膜性房颤患者，如年龄大于 75 岁，或者虽不到 75 岁，但有高血压、左心室功能不全、糖尿病等危险因素，建议口服抗凝剂（INR 2.0 ~ 3.0）。⑤房颤患者，如不能接受口服抗凝剂，建议服用阿司匹林。⑥房颤患者，如有机械性人工瓣膜，建议接受长期抗凝。INR 目标值因人工瓣膜类型不同而异，但不能低于 2 ~ 3。⑦无症状性颈内动脉狭窄超过 50% 的患者，建议服用低剂量阿司匹林，以降低发生血管事件的风险。

七、治疗

缺血性卒中经过多年的实践已经形成了"时间就是大脑"的紧急救治观念，多个大型临床试验的结果也确立了一些有效的治疗方式，包括溶栓治疗和手术及介入治疗，随之的二级预防乃至一级预防的原则和方式也已经明确，这一疾病的治疗已经进入循证治疗的时代。

1. 院前急救和处理的原则 对于疑似缺血性卒中的患者，院前急救措施会影响后续处理的效果。应采取的措施：管理气道、呼吸和循环，监测心脏，建立静脉通道，吸氧（当氧饱和度 <92% 时），评估有无低血糖，禁食，预先告知接收急诊室，快速转运到最近的能治疗急性卒中的恰当场所。应该避免的处理：给予非低血糖患者含糖液体、过度降低血压、过量静脉输液。

2. 快速诊断和评估 首先，对疑似卒中的患者需要进行 ABC 的评估，判断是否有需要紧急处理的状况，随后，使用 NIHSS 评分量表对患者进行神经科检查，并判断病情的严重程度和可能的血管分布，随后立即进行影像学检查和相关的实验室检查。由于溶栓治疗时间窗窄，所以要尽快完成上述评估和检查，尽快给予治疗。

首选的检查是头部 CT 或者 MRI（应包括 DWI），TIA、轻微卒中或早期自发恢复的患者尽快进行血管影像检查，包括颈部超声、CT 血管成像（CTA）或 IVIR 血管成像（IVIRA）在内的诊断性筛查。所有急性卒中和 TIA 患者均需进行血常规、生化检测、凝血功能检测和 12 - 导联心电图（ECG）检查。对年轻 TIA 和卒中患者，尤其是没有明确卒中危险因素的患者应该进行一些特殊的检查，见表 6 - 11。

表 6 - 11　特殊血液检查

| 蛋白 C、蛋白 S、抗凝血酶Ⅲ活性、 |
| 活化蛋白 C 抵抗/因子 V Leiden 突变、 |
| D - 二聚体、纤维蛋白原、 |
| 抗心磷脂抗体、狼疮抗凝物、 |
| 同型半胱氨酸、 |
| 凝血酶原基因 G20210A 突变、 |
| 因子Ⅷ、von Willebrand 因子、 |
| 纤维酶原激活物抑制剂 - 1、 |
| 内源性组织型纤溶酶原激活物活性 |

3. 治疗

（1）药物治疗

1）静脉溶栓治疗：目前国内公认的溶栓治疗时间窗是发病 6h 内。重组组织型纤溶酶原激活物（rtPA，0.9mg/kg，最大剂量 90mg）进行溶栓治疗，可以显著改善急性缺血性卒中患者预后，治疗开始越早，患者的结局越好，其适应证见表 6 - 12、表 6 - 13。

表 6 - 12　静脉溶栓治疗适应证

| ①发病 ≤4.5h。 |
| ②诊断为缺血性卒中，有明确的神经功能缺损。 |
| ③神经体征无自发性缓解。 |
| ④慎用于严重缺损患者。 |
| ⑤卒中症状不应提示蛛网膜下腔出血。 |
| ⑥最近 3 个月内无头部创伤和卒中。 |
| ⑦最近 3 个月内无心肌梗死。 |
| ⑧最近 21d 内无胃肠道或尿道出血。 |
| ⑨最近 14d 内无大手术。 |
| ⑩最近 7d 内无不可压迫部位的动脉穿刺。 |
| ⑪无颅内出血史。 |
| ⑫血压不高（收缩压 <185mmHg 且舒张压 <110mmHg）。 |
| ⑬查体未见活动性出血或急性创伤（骨折）的证据。 |
| ⑭当前不口服抗凝剂，如果正在服用，需 INR≤1.5。 |
| ⑮如果最近 48 h 内接受肝素治疗，APTT 必须在正常范围内。 |
| ⑯血小板计数 $\geq 100 \times 10^9$/L。 |
| ⑰血糖浓度 ≥2.7mmol/L。 |
| ⑱无发作后遗留神经功能缺损的痫性发作。 |
| ⑲CT 不提示多脑叶梗死（低密度范围 >1/3 大脑半球）。 |
| ⑳患者或家属理解治疗的潜在风险和利益。 |

注：INR 指国际标准化比值；APTT 指活化部分凝血酶原时间。

表 6 – 13　rtPA 使用方法

①rtPA 输注 0.9mg/kg（最大剂量 90mg），先注 10%（1min），其余在 60min 内静滴完毕。

②收入卒中单元监护。

③定时进行神经功能检查，在输注 rtPA 过程中每 15min 一次，此后每 30min 一次检查 6h，然后每小时一次直至 rtRA 治疗后 24h。

④如果患者出现严重头痛、急性高血压、恶心或呕吐，需停药，急查头部 CT。

⑤定时测量血压，最初 2h 每 15min 一次，随后的 6h 每 30min 一次，最后每小时一次直至 rtPA 治疗后 24h。

⑥如果收缩≥180mmHg 或舒张压≥105mmHg，要提高测血压的频率；给予降压药以维持血压等于或低于此水平。

⑦推迟放置鼻胃管、导尿管或动脉内测压导管。

⑧使用 rtPA 后 24h，在开始使用抗凝剂或抗血小板药前，复查 CT。

2）纤溶酶：安克洛酶是一种从蛇毒中提取的降解纤维蛋白原的酶，已有几个临床试验对它进行了研究。一项早期试验发现安克洛酶可以改善卒中患者的结局，当患者血中纤维蛋白原水平＜1g/L 效果最好。随后的研究表明该药物有较好的获益 – 风险比。由于安克洛酶可能具有良好的抗血栓活性以及缓和的溶栓效果，关于它的研究还在继续。

3）动脉溶栓治疗：对严重的神经功能缺损（NIHSS 评分≥10）、症状出现在 3h 到 6h 之间、近期有大手术以及主要的颈部和/或颅内血管的闭塞这些不能进行静脉溶栓的卒中患者进行动脉 rtPA 溶栓的效果是可能有益。但是不能作为常规治疗的首选，不能妨碍静脉溶栓治疗。而且必须在有经验的卒中中心进行。不管何种溶栓治疗，均有出血风险，见表 6 – 14。

表 6 – 14　导致溶栓治疗出血风险增加的因素

血糖升高

糖尿病病史

基线症状严重

高龄＞80 岁

治疗时间延迟

既往有阿司匹林服药史

既往有充血性心力衰竭病史

纤溶酶原激活物抑制剂活性降低

违背溶栓适应证

注：溶栓治疗严重出血的风险是 6% 左右。

4）抗凝治疗：目前临床仍在广泛应用，但就药物的选择、用药常规、开始治疗时团注的剂量、抗凝的水平以及治疗持续的时间存在分歧。

抗凝治疗的应用见表 6 – 15。

表 6 – 15　抗凝适应证和禁忌证

适应证	禁忌证
心源性栓塞	大面积脑梗死，如超过 50% MCA 供血区的梗死
抗心磷脂抗体综合征	未控制的严重高血压（＞180/110mmHg）
脑静脉窦血栓形成	严重的脑白质疏松或怀疑为脑淀粉样血管病（cerebral amyloid angiopathy，CAA）的患者
合并下肢深静脉血栓和/或肺栓塞	其他，如颅内出血、溃疡病、严重肝肾疾病
颈动脉夹层和严重大动脉狭窄手术前准备	

特殊情况：患者如果有出血性卒中合并症状性深静脉血栓形成或肺栓塞，为防止血栓的进展，应该使用抗凝治疗或深静脉放置血栓过滤器。

用药方法：①普通肝素：根据 2002 年 Toth 在其"TIA 和卒中急性期肝素治疗试验"提出的方案，肝素先团注 5 000U，然后以 10～12U/（kg·h）的剂量加入生理盐水中持续 24h 静滴，使用 6h 后抽血测量 APTT，24h 内使 APTT 达到对照值的 1.5～2.5 倍（或 APTT 达到 60～109s），然后每日监测 APTT，待病情稳定可改为华法林口服。②低分子肝素：低分子量肝素皮下注射 5 000IU，每日 2 次，治疗 2～3 周，然后口服抗凝药治疗。③华法林：由于华法林起效需要 3～5d，故应该在停用肝素和低分子肝素前 3d 开始同时给以华法林治疗，起始剂量为 5～10mg/d，连用 2d，然后改为维持量，INR 目标值为 2～3，如果有心脏机械瓣置换术史，INR 需达到 2.5～3.5。未达治疗范围前每日测量一次，当其剂量合适，监测指标稳定后，可改为每周一次，长期应用者至少每月一次；每日应在同一时间服药。发热、气候热、腹泻、营养不良可使凝血时间延长导致出血。高脂饮食和富含维生素 K 的食物（如卷心菜、花菜、菠菜、洋葱、鱼肉、肝）可干扰华法林的疗效。某些抗生素、镇痛剂、降糖药、调脂药、抗癌药、抗癫痫药和口服避孕药均能影响其抗凝效果。华法林可通过胎盘致畸，孕妇不宜使用华法林，可使用肝素和低分子肝素。

5）抗血小板治疗：原则：对于不能溶栓和抗凝治疗的患者，均建议给予抗血小板治疗。至于抗血小板药物的选择，目前主张根据卒中的危险因素进行分层，然后选择合适的药物。可联用阿司匹林和双嘧达莫，或单独应用氯吡格雷，也可选择单独应用阿司匹林。近期发生缺血性卒中的患者，不建议联合使用氯吡格雷和阿司匹林，但有特定指征（例如不稳定型心绞痛，无 Q 波心肌梗死或近期支架植入术）者例外。治疗应持续到事件发生后 9 个月。应用抗血小板治疗仍发生卒中的患者，建议重新评价其病理生理学和危险因素。

阿司匹林用法：初始剂量为 300mg，维持量 50～300mg/d，大剂量（＞150mg/d）长期使用不良反应增加。英国医师协会建议卒中后前 2 周使用 300mg/d，然后改为小剂量维持，如果既往有因为阿司匹林导致的胃部疾患，应同时使用质子泵抑制剂。

氯吡格雷用法：初始剂量为 300mg，维持量 75mg/d。与阿司匹林相比，氯吡格雷在预防血管性事件发生方面略优，但对于高危患者（例如，曾发生卒中、外周动脉疾病、症状性冠状动脉疾病或糖尿病的患者），其效果可能更加明显。

双嘧达莫和阿司匹林联用：与单独应用阿司匹林相比，联合应用阿司匹林（38～300mg/d）和双嘧达莫（缓释片 200mg，每日 2 次）能够降低血管疾病死亡、卒中或心肌梗死的危险。双嘧达莫能够引起头痛，通过逐渐增加剂量可以降低该情况发生率。

氯吡格雷和阿司匹林联用：MATCH 研究和 CHARISMA 研究发现，与单独应用氯吡格雷相比，联合应用阿司匹林和氯吡格雷并不能降低发生缺血性卒中、心肌梗死、血管疾病导致死亡或再住院的风险，并且两者联合应用增加了危及生命或严重出血的风险。但对于 12 个月内曾发生急性冠脉事件或行冠脉支架置入术的患者，联合应用氯吡格雷和阿司匹林能够降低新发血管事件的风险。后续的研究发现，联合治疗能够减少颈动脉狭窄程度 50% 以上患者的栓塞信号和卒中的复发，也能减少症状性颅内动脉狭窄患者的栓子信号，以及 CEA 术前的栓子信号。但由于样本量小，仍需进一步验证。

6）扩容治疗：血流动力学性 TIA，除抗血小板聚集、调脂治疗外，应停用降压药物及血管扩张剂，必要时给以扩容治疗，病情稳定后需考虑血管内治疗或 CEA 以解除血管狭窄。

7）神经保护剂的应用：脑缺血后神经保护治疗的环节包括抑制兴奋性氨基酸（如谷氨酸）的毒性作用、跨膜钙离子流、细胞内蛋白酶的激活、凋亡、自由基损伤、炎症反应及膜损伤。虽然很多干预措施在实验性研究中具有发展前景，但在临床试验中结果非常令人失望，联合溶栓治疗和神经保护治疗具有一定的前景。

（2）介入和手术治疗

1）颈动脉内膜剥脱术和支架介入术：TIA 和卒中发作后，应该尽早进行脑供血血管的评估，如果发现颈动脉和颅内动脉狭窄，可以行颈动脉内膜剥离术（CEA）和血管成形术和支架术（CAS）治疗。首先，应该根据北美 NASCET 标准确定动脉狭窄的程度，然后根据不同的狭窄程度等因素选择不同的干预方法（表 6-16）。

表 6-16　介入治疗的选择

时间：缺血性事件发生后，尽早进行 CEA，最理想是在 2 周内
颈动脉狭窄
（1）CEA 的选择
①狭窄 70%～99% 的患者首选 CEA
②CEA 只能在围手术期并发症（所有卒中和死亡）发生率≤6% 的医学中心进行
③狭窄 50%～69% 的某些患者，可考虑 CEA 治疗，新发病的男性患者，最有可能获益。此类 CEA 只能在围手术期并发症（所有卒中和死亡）发生率<3% 的医学中心进行
④狭窄率<50% 的患者不建议实施 CEA
⑤CEA 术前及术后继续抗血小板治疗
（2）血管成形术和/或支架术的选择
①限用于有严重症状性颈动脉狭窄的下列患者：CEA 禁忌、狭窄处于手术不能到达的部位、早期 CEA 后再狭窄、放疗后狭窄
②支架植入术前即给予氯吡格雷和阿司匹林联用，持续至术后至少 1 个月
（3）CEA 与 CAS 的比较
2010 年 Lancet 发表的 meta 分析提示≥70 岁的老人支架术后 120d 内发生卒中或死亡的风险高于行 CEA 术的患者；<70 岁的 CEA 和 CAS 的效果相似颅内血管狭窄
2005 年美国 FDA 批准自膨胀式 Wingspan 支架用于 50%～99% 的粥样硬化性颅内血管狭窄患者的治疗。
但是 2011 年发表在新英格兰杂志的报道提示，对于严重颅内血管狭窄（70%～99%）的患者，积极的药物治疗（控制危险因素和联合使用阿司匹林 325mg/d + 氯吡格雷 75mg/d，持续 90d）效果明显优于支架术和积极药物治疗联合应用的疗效，原因是支架术组围术期的卒中发生率明显增高，而且 6 个月内再狭窄的比例也高达 25%～30%

2）机械性碎栓或取栓治疗：美国 FDA 已经批准使用 IVIERCI 装置实现颅内动脉的再通，但该方法的临床效果需进一步验证。机械血栓消融技术可增加血管的再通，但均因研究规模的限制，目前尚未推荐作为常规治疗。

（3）综合治疗

1）体位和运动：大多数患者发病后需卧床休息，病情稳定后要尽早开始活动。早期活动可减少肺炎、深静脉血栓形成、肺栓塞及褥疮等并发症的发生。

2）营养和补液：脱水及营养不良的患者病情恢复较慢，同时脱水也是下肢深静脉血栓形成的潜在原因。所有患者均需进行吞水试验了解吞咽功能。多数患者最初需接受静脉输液治疗，如有必要，应置入鼻胃管或经鼻十二指肠管，以提供营养及药物。经皮内镜下胃造瘘

（PEG）置管常用于那些需要长时间通过管道进行喂养的患者。

3）感染的控制和预防：肺炎和泌尿道炎症是常见的并发症，严重的卒中患者可能需要预防性应用抗生素，其他患者仅需要密切观察和采取预防措施。

4）深静脉血栓形成及肺栓塞：卒中后大约10%的患者死于肺栓塞，可发现1%的卒中患者存在该并发症。肺栓塞的栓子通常来源于下肢静脉血栓，不能活动的患者及严重卒中的老年人发生深静脉血栓的风险最高。预防措施包括早期活动、使用抗栓药物以及使用外部加压装置。对重患者要使用抗凝药物预防深静脉血栓形成及肺栓塞。首选低分子肝素皮下注射，每日2次。长期治疗通常需要口服抗凝药，如华法林，低强度的抗凝就可以起到预防作用，但具体的抗凝水平仍未确定。

5）血压的管理：原则：卒中患者血压升高是常见的现象，IST研究发现54%的患者SBP > 160mmHg，高血压可能与近期和远期预后不良相关，也可能导致水肿扩大和出血，但是由于大多数患者在发病后4～10d内血压会自动下降，所以降压治疗存在影响半暗区灌注和脑血流量的可能，而且一些研究也提示升压治疗可能有益。目前的观点是，应根据不同的卒中亚型选择对血压的处理方式和药物。

高血压急症的处理：在存在下述情况时，应该使用降压治疗，并严密监测血压变化。卒中急性期降压治疗的适应证：①高血压脑病；②高血压肾病；③高血压性心力衰竭/心肌梗死；④主动脉夹层；⑤先兆子痫；⑥脑出血收缩压 > 200mmHg。

溶栓患者的血压管理：在溶栓之前，患者的血压要 ≤185/110mmHg，如果不能达到这个指标，就不能进行溶栓治疗，溶栓后24h内，血压要保持在180/105mmHg以下（表6－17）。

表6－17 静脉rtPA或其他急性再灌注治疗患者的血压管理

1. 溶栓前的控制
血压水平：SBP > 185mmHg 或 DBP > 110mmHg
a. 拉贝洛尔 10～20mg，IV，持续1～2min，可以重复一次
b. 硝酸甘油贴膜 1～2英寸
c. 尼卡地平静滴，5mg/h，滴速每隔5～15min增加2.5mg/h，最大滴速15mg/h，当达到目标血压值，减少到3mg/h
2. 溶栓中及其治疗后的管理
治疗中每15min测一次血压，治疗后继续监测2h，然后每30min测一次，监测6h，然后每小时测一次监测16h
血压水平：SBP 180～230mmHg 或 DBP 105～120mmHg
a. 拉贝洛尔 10mg，IV，可以每10～20min重复一次，最大剂量300mg；或拉贝洛尔10mg，IV，继以静点2～8mg/min
血压水平：SBP > 230mmHg 或 DBP 121～140mmHg
a. 拉贝洛尔 10mg，IV，可以每10～20min重复一次，最大剂量300mg；或拉贝洛尔10mg，IV，继以静点2～8mg/min
b. 尼卡地平静滴，5mg/h，滴速每隔5min增加2.5mg/h，最大滴速15mg/h，直到达到目标效果
c. 如果血压得不到控制，考虑硝普钠
d. 舌下含服硝苯地平会引起血压迅速下降，禁用

一般患者的血压管理：2007年AHA和2008年EUSI/ESO发布的缺血性卒中治疗指南均建议，在患者血压 > 220/120mmHg时给予降压治疗，且发病最初24h内，血压的下降幅度为15%～25%。患者病情稳定后，仍存在高血压的患者要持续给予降压药物进行二级预防。

meta 分析表明抗高血压药物能够降低卒中或 TIA 后复发。但对于怀疑为血流动力学性卒中或双侧颈动脉狭窄的患者，血压不宜过度降低，在大动脉狭窄已经解除的情况下，可以考虑将血压逐渐控制到目标值以下。

低血压的处理：首先需要寻找低血压的原因，可以使用生理盐水纠正低血容量，并改善心律失常。

6）血糖的管理：急性缺血性卒中患者积极控制血糖是否能够改善预后的证据有限。大约有 60% 既往无糖尿病史的患者会发生卒中后的高血糖。大面积脑梗死或累及皮层的急性卒中，常并发高血糖，并提示预后不良。目前，不建议血糖中等程度升高时（≥7.6mmol/L）输注胰岛素。但是，当血糖 > 10mmol/L 时，需应用输注胰岛素降低血糖。高血糖可能是卒中后的一个应激反应，一些患者血糖水平会自动下降，而且在卒中后首个 24h 内静脉应用生理盐水并且避免使用葡萄糖溶液，就可以降低血糖水平。所以，即便是对血糖很高的患者，使用胰岛素治疗时，也应注意血糖的监测，以免发生低血糖。低血糖（< 2.8mmol/L）可引起类似急性梗死的症状，应予静脉团注葡萄糖或 10%～20% 葡萄糖输注。

7）血脂的管理：高血脂管理主要的目的是一级和二级预防，急性期应用降脂治疗，尤其是他汀类药物治疗是否能够改善预后仍未确定，而且如果患者存在吞咽困难等影响营养摄入的情况，血脂水平会自动下降，血脂对肝脏功能的影响也对急性期的应用产生影响。但如果病情稳定，应该尽早开始调脂治疗，尤其是因为动脉粥样硬化斑块脱落或者动脉粥样硬化性血管狭窄导致 TIA 或卒中发作者，应用他汀类药物对稳定斑块、减轻血管狭窄有益。LDL 的目标是低于 1.8mol/L。此外，对于 TIA 或者卒中前已经使用他汀类药物治疗者，发病后如果用药中断，将导致 3 个月后死亡和依赖（mRS > 2）的比例明显升高。所以，2008 年英国皇家医师协会的建议是既往使用他汀类药物的患者，急性卒中发作后应该继续他汀类治疗。

（4）恶性脑梗死的手术治疗　对于引起颅内压升高和脑干受压的恶性脑梗死除常规的降低颅内压的治疗以外，可以选择半侧颅骨切除术及切除颞叶的硬脑膜切除术。症状没有改善的年轻患者需要进行额外的手术，即切除部分额叶或颞叶的卒中脑组织的"切除术"。上述减压术的时机和指征仍然不清楚。脑室内导管引流脑脊液快速降低颅内压、枕骨下颅骨切除术可缓解小脑梗死导致的脑积水及脑干受压。

（陈茂刚）

第十节　脑栓塞

由于异常的物体（固体、液体、气体）沿血液循环进入脑动脉或供应脑的颈部动脉，造成血流阻塞而产生脑梗死，称为脑栓塞，亦属于缺血性卒中。脑栓塞占卒中发病率的 10%～15%。从近代有关脑栓塞的概念来看这显然是远远低于实际发生的情况。只要产生栓子的病原不消除，脑栓塞就有反复发病的可能。2/3 的复发均发生在第二次发病后的 1 年之内。

一、病因和病理

脑栓塞的栓子来源可分为心源性、非心源性、来源不明性三大类。

1. 心源性脑栓塞　其最常见原因如下。

（1）风湿性心脏病：在发生脑栓塞的患者中约一半以上为慢性风湿性心脏病伴二尖瓣狭窄。风湿性心脏病患者中发生脑栓塞占14%～48%。不管有无临床表现，脑部病理检查发现有脑栓塞者达50%。当二尖瓣狭窄时，左心房扩大以致血流缓慢淤滞而易于促使血液凝固和血栓形成，血流的不规则更易使它散落成栓子，导致脑栓塞。当心房颤动时，发生的机会更多。

（2）心肌梗死：心肌梗死可使心内膜变质，以致血小板可黏附在上面发生血栓形成。心肌梗死范围越大，血栓形成机会越大。如果心肌梗死后发生充血性心力衰竭，血液循环淤滞，更易在增厚肥大的左心室内发生附壁血栓形成。心肌梗死后如果发生周围血管（脑、肾、脾、肢体等）栓塞，则绝大多数发生在心肌梗死后的第4～20d内，多发性栓塞时，诊断易明。

至于后期发生的脑栓塞，在老年患者中与脑动脉硬化性脑梗死不易鉴别。

（3）亚急性细菌性心内膜炎：亚急性细菌性心内膜炎一般均在风湿性心脏瓣膜病或先天性心脏病的基础上发生。细菌附着在病变内膜上繁殖，并与血小板、纤维蛋白、红细胞等结成细菌性赘生物，脱落后即可循血流发生脑栓塞。亚急性细菌性心内膜炎发生脑栓塞者占10%～50%，其中约1/5的患者在发生脑栓塞之前无临床症状或以往病史。有血栓形成的非细菌性心内膜炎，在脑栓塞的病因中约占10%。这些病变包括风湿性心肌炎、红斑狼疮、癌症等慢性消耗性疾病。可能与凝血功能失常有关。

（4）其他：近代心脏手术的发展，也增添了一部分心源性脑栓塞的发病。罕见的原发心脏肿瘤如黏液瘤、肉瘤引起脑栓塞也偶有报道。

2. 非心源性脑栓塞　由于心脏以外来源的栓子造成脑栓塞较心源性要少得多。但是在研究短暂脑缺血发作的发病原因的推动下，有关微栓塞的一系列研究可能使传统的非心源性脑栓塞发病率很低的看法逐渐改变。反常脑栓塞发生在体循环静脉内循行的栓子，由于心隔缺损，可不经肺循环直接穿过卵圆孔或室间孔到达体循环的动脉内而造成脑栓塞。在心脏中隔缺损时，平时心内血流的方向自左向右。当左心衰竭、肺动脉压增高或其他原因引起右心压力高于左心时，则心内血流的方向改变为自右向左，如血流中有栓子存在就发生反常栓塞。气栓塞可发生于胸外科手术、潜水员或高空飞行员、气胸、气腹、颈静脉或硬脊膜外静脉损伤、肾周围充气、右心导管、剧烈咳嗽等各种情况。潜水员或高空飞行员所发生的气栓塞又称减压病，在潜水员中又称潜水员病或潜水员麻痹。减压病主要由于大气压突然显著的减低以致体内氮气释放而造成气栓塞。脂肪栓塞见于长骨骨折与长骨手术、油剂注射等。

3. 来源不明的脑栓塞　有的脑栓塞虽经仔细检查也未能找到栓子来源。脑栓塞的病理改变大体上与动脉粥样硬化性脑梗死相似。脑动脉栓塞后造成该血管供应的脑组织发生梗死，可呈红色充血性梗死或白色缺血性或混合性梗死。红色充血性梗死常提示脑栓塞，此乃由于栓子一时堵塞稍大动脉造成血管壁破坏，而后栓子又分解流向远端较小动脉，在原先栓塞处因血管壁受损而在血流恢复时发生出血。病理范围常较动脉粥样硬化性缺血性脑梗死要大，因此种脑栓塞的发生比动脉粥样硬化所致脑梗死者来得突然，使侧支循环难以建立。

二、临床表现

脑栓塞的起病年龄不一。因多数与心脏病尤其是风湿性心脏病有关，所以发病年龄以中青年居多。起病急骤，大多数并无任何前驱症状。起病后常于数秒钟或很短时间内症状发展到高峰。个别患者可在数天内呈阶梯式进行性恶化，系由反复栓塞所致。脑栓塞可仅发生在单一动脉，也可广泛多发，因而临床表现不一。除颈内动脉栓塞外患者一般并不昏迷。一部分患者可在起病时有短暂的意识模糊、头痛或抽搐。神经系统局灶症状突然发生，并限于一支动脉的分布区。因栓塞约 4/5 发生在脑底动脉环前半部的分布区，因而临床表现是面瘫、上肢单瘫、偏瘫、失语、局灶性抽搐等颈内动脉大脑中动脉系统病变的表现。偏瘫也以面和上肢为重，下肢相对较轻。感觉和视觉可能有轻度影响。但一般不明显。抽搐大多数为局限性，如为全身性大发作，则提示栓塞范围广泛，病情较重。1/5 的脑栓塞发生在脑底动脉环的后半部的分布区，可出现眩晕、复视、共济失调、交叉性瘫痪等椎－基动脉系统病变的表现。

三、诊断

可通过询问有关心脏病、骨折、气胸等栓子发源的病史而考虑脑部症状系由栓塞引起。患有静脉血栓性脉管炎或肺栓塞而突然发生偏瘫者需考虑脑反常栓塞的可能。心肌梗死发生脑栓塞的情况大多数在急性期，但有约 1/4 的患者在心肌梗死痊愈期发生脑栓塞。约 1/5 的亚急性细菌性心内膜炎患者以脑栓塞为该病的首先表现。老年人常患有动脉粥样硬化而使脑栓塞的诊断增加了困难。其他脏器包括肾、脾、肠、肢体、视网膜等栓塞的存在有助于脑栓塞的诊断。心电图的异常有诊断参考意义。脑脊液检查一般无色透明，并无异常，但脑脊液镜检有红细胞者远较动脉硬化性脑梗死来得多见。亚急性细菌性心内膜炎伴发脑栓塞和发生感染性动脉瘤破裂时，可表现为蛛网膜下腔出血或脑内出血。脑成像检查对明确脑栓塞性梗死的部位、范围、数目和是否伴有出血有决定性意义。

四、治疗

防治心脏病是防治脑栓塞的一个重要环节。一旦发生脑栓塞，其治疗原则上与动脉硬化性脑梗死相同，可参阅。患者应取左侧侧卧位。右旋糖酐 40、扩血管药物、激素均有一定作用。由于风湿性二尖瓣病变等心源性脑栓塞的充血性梗死区极易出血，故抗凝治疗必须慎用。即使使用也应待急性期例如 5～7d 过后较宜。近来，有人主张即刻用抗凝治疗以防止脑栓塞的反复发生。但脑成像检查提示出血或蛛网膜下腔出血者，脑脊液中含红细胞者，伴有高血压者或由亚急性细菌性心内膜炎并发脑栓塞者，均禁忌用抗凝治疗。关于脂肪栓塞，有人主张应用小剂量肝素注射，如 10～50mg，每隔 6～8h 一次，右旋糖酐 40 以及二氧化碳混合气体吸入等扩张血管也有作用。5% 碳酸氢钠注射液 250ml 静脉滴注，每日 2 次，有助于脂肪颗粒的溶解。气栓塞的治疗与心源性引起的脑栓塞治疗基本相仿。

星状神经节封闭可能有助于解除由栓子刺激所致的反射性脑血管痉挛，对脑栓塞有一定的疗效。应在起病后尽早采用，每日 1～2 次，10d 为 1 个疗程。具体操作方法为患者取卧位，颈部过伸位，常规消毒，于胸锁乳突肌内侧缘、胸锁关节上三横指水平进针，先以 1% 的普鲁卡因注射呈皮丘，然后以 20 号针头垂直穿入，待针尖触及第 7 颈椎横突时，再将针头后退约 0.5cm，然后向内向下再进 1cm 左右，以盐水或普鲁卡因滴入针头中，观察有无损伤胸膜，在证明无损伤后即可注入 0.5%～1.0% 普鲁卡因 10ml。注射后即可出现注射侧的眼裂缩小，瞳孔缩小，眼球稍有内陷，同侧上肢及结合膜稍有充血（Homer 征）。

（陈茂刚）

第十一节　脑出血

脑出血（intracerebral hemorrhage，ICH）分外伤性和非外伤性两种，前者已在颅脑外伤中介绍，后者又称原发性或自发性脑出血，系指颅内或全身疾病引起脑实质内出血。引起非损伤性脑出血的原因很多，但以高血压性脑出血最常见，占总数的40%～50%。由于高血压性脑出血有其固有的特点，本节以其作为代表，重点进行介绍，并对其他原因引起的脑出血在鉴别诊断中进行讨论。

一、流行病学

由于我国尚未建立卒中数据库或发病报告系统以及全国范围流行病学调查，卒中死亡率、发病率和患病率及流行趋势等资料或为局部地区或为研究机构、医院报告。据卫生部和卫生年鉴报告，1985～2001年中国卒中死亡率为110～135/10万（城市），97～115/10万（农村），1998年后，城市死亡率持续下降，几与农村持平。发病率介于63～646/10万（男），45～368/10万（女）。患病率为2.5%～3.2%。在卒中中，脑梗死占62.4%；脑出血占27.5%，自发蛛网膜下腔出血占1.8%，余下为难分类。国外脑出血占所有卒中的10%～17%，黑人、西班牙人、亚洲人发病率高于白人。

脑出血30d的病死率取决于出血的部位和大小。发病1个月内病死率35%～52%，在6个月内功能恢复，生活独立的患者仅有20%。在神经内外科监护室治疗的患者其病死率可下降到28%～38%，而普通监护室的病死率为25%～83%。发病30d内死亡的独立预测因素有：出血的大小、GCS、年龄＞80岁、幕下出血以及合并脑室内出血。合并脑室出血的比例是36%～50%。合并脑室出血者病死率为43%，未合并脑室出血的只有9%的病死率。对此类患者而言脑积水是早期死亡的独立预测因素。

二、病因和发病原理

1. 病因　非损伤性脑出血病因：80%～85%是原发性出血。原发性脑出血的病因50%～60%是高血压、20%～30%是淀粉样变。继发性脑出血原因有：动脉瘤、动静脉畸形、口服抗凝药、抗血小板、血液疾病、肝脏疾病、肿瘤、外伤、血管炎、烟雾病、静脉窦血栓形成、子痫、子宫内膜异位症。

2. 危险因素　男性和女性比为1.5：1，好发中老年人，65～74岁为35～44岁组的27倍。酗酒和高血压的相对危险性分别是3.36和3.68，嗜烟和糖尿病也增加出血危险。携带扎脂蛋白ε4等位基因者发生脑出血死亡率高。

基于人口学的研究发现，具有高血压、年龄、遗传、吸烟、饮酒、胆固醇水平过低等因素者脑出血易发生。高胆固醇者发生脑出血的危险低，但是他汀类药物治疗并未增加出血的风险。吸烟者发生脑出血的风险增加2.5倍；体重指数增加与脑室出血体积的增加相关；一次大量饮酒可诱发出血发作。口服抗凝治疗者发生出血的风险增加8～11倍。

3. 发病机制　高血压脑出血多发生在脑内大动脉直接分出来的穿通小动脉（直径100～200/μm），如大脑中动脉的豆纹动脉、丘脑穿通动脉、基底动脉的脑桥穿通支、小脑上动脉和小脑前下动脉等。这些小动脉不像皮质动脉有分支或侧支通路，可分流血液和分散承受的血压力；相反，它们是管壁薄弱的终末支，以 90°角从粗大的脑动脉分出和进入脑实质内。因此，它们承受较多的血流和较大的压力。在高血压长期影响下，这些小穿通动脉管壁的结缔组织发生透明变性，管壁内弹力纤维断裂；同时因伴有动脉粥样硬化使管腔狭窄、扭曲，血管阻力增大，血管的舒缩功能减退，甚至局部产生粟粒状微型动脉瘤。此外，慢性高血压患者的脑血流自动调节代偿功能常丧失。当患者情绪波动或从事体力活动时，血压突然升高，引起血管壁破裂而导致出血。近来发现脑淀粉样血管病是非高血压脑出血的重要原因之一。由于脑内 β 淀粉样蛋白生成增加或清除障碍，导致脑小动脉和毛细血管发生淀粉样变，使管壁脆性增加，容易出血。

三、病理和病理生理

高血压性脑出血好发于大脑半球深部的基底节，约占脑出血的 2/3，其中最多见为壳核（占总数的 44%），其次依次为大脑皮质下或脑叶（15%）、丘脑（13%）、脑桥（9%）、小脑（9%）等。大脑皮质下和壳核出血，患者耐受量较大，血肿量可达 50～60ml 以上，丘脑、脑桥和小脑出血早期即引起较严重神经功能障碍。脑实质内出血量大时，可沿神经纤维向四周扩散，侵入内囊、丘脑、脑干，可破入脑室或蛛网膜下腔。血肿可引起脑室受压或移位，发生脑疝。脑淀粉样血管病脑出血多发生于脑叶，且多发，以顶叶多见，基底节、脑干和小脑少见。

脑出血后随时间的延长血肿扩大的发生率逐渐下降。早在 1997 年，Brott 等就提出了早期血肿扩大的概念，由于 CT 扫描角度等影响因素，其将血肿扩大定义为较原体积增加 33% 以上。此后此概念被广泛采用，成为判断血肿扩大的普遍标准。在其研究的 103 例发病 3h 内的患者中，26% 的患者在发病 4h 内血肿扩大，还有 12% 在紧接下来的 20h 内血肿扩大。而血肿扩大与神经功能恶化存在直接的联系。目前研究认为在发病 48h 内是血肿扩大的最危险时段，随着时间的推移，其发生率逐渐下降。

血肿扩大的预测因素：最重要的是发病与第一次 CT 的时间。其次有最初血肿的大小、血肿不规则、动脉高压、高血糖、酗酒、低纤维蛋白原血症、肝脏疾病。分子标记物有：血肿扩大患者血浆中 IL-6，TNF-α，MMP-9，c-Fn（细胞纤维连接蛋白）的浓度明显增高（P<0.001）。c-Fn 是脑出血血肿扩大的最主要的预测因素，血浆 c-Fn>6μg/ml，早期血肿扩大的危险性增加 92 倍，c-Fn 的水平和血肿扩大的百分数高度相关。

另外，血压、病变血管的直径和管壁、脑血管自动调节功能、止血系统功能、出血灶周边脑实质的结构特性等也影响血肿量。少数患者再出血发生在不同部位。出血的部位、速度与量影响患者的临床表现。小出血可沿脑组织界面扩大，呈分离或非破坏脑组织形式。因此，小出血对神经功能影响较少，出血吸收后神经功能障碍多能恢复。相反，大出血对神经组织破坏大，可引起颅内压增高。虽然颅内压达到血压水平时，可使出血停止，但是在此之前常已引起脑疝，危及患者生命。脑水肿、脑血流和脑代谢等的变化也在病变发生发展中起重要作用。出血可破入脑室、蛛网膜下腔，可引起脑积水。脑干受压或推移、扭曲或脑干原发或继发性出血常是致死的主要原因，一般基底节血肿量>85ml 或血肿量超过脑容量 6%，小脑血肿直径>3cm，如不治疗，预后不良。

一旦血肿形成，随时间增长，可发生不同时期的病理变化：出血 7～10d 内，血肿内容呈果酱状血块或未完全凝固的血液，周围脑实质被分离、推移而呈软化带。由于出血和脑水肿造成脑局部回流障碍，脑软化带常有点状出血。出血侧半球水肿、肿胀，可引起该侧脑室变性和向对侧移位，血肿周边毛细血管形成、巨噬细胞浸润等。出血 2 ~ 3 周后，血块液化，变为棕色易碎的软块，液体成分增多。血肿存在时间愈久，其内容的颜色愈淡，质地稀薄，最后变成草黄色液体。血肿周围组织水肿和斑点状出血消失，代之胶质和结缔组织增生，逐渐形成一层假性包膜，其内侧壁因有血红蛋白分解产物含铁血黄素沉着而呈黄褐色，可保留数月至数年不退色。少数血肿可机化，囊壁可见钙质。上述这些变化，可引起血肿不同时期的 MRI 表现。

四、临床表现

脑出血起病突然，常无先兆。常见诱发因素有情绪波动、体力劳动、饭后酒后、性生活、用力摒便和气候变化等。也可无任何诱因。患者常突感头痛、头胀，随之呕吐，可很快出现意识和神经功能障碍，并进行性加重。脑叶出血者常表现为癫痫，可在发病时或病程中发生。发病时血压常明显升高。不同出血部位的临床表现如下。

1. 基底节出血　偏瘫或轻偏瘫、偏身感觉障碍和同向性偏盲（"三偏"），均发生于出血灶的对侧。此乃血肿压迫内囊。患者双眼向病变侧凝视，可有局灶性抽搐和失语（优势半球出血）。随着出血量增多，患者意识障碍加重，并出现颅内压增高症状，甚至小脑幕裂孔下疝，导致呼吸和循环衰竭而死亡。

2. 脑叶出血　头痛明显。如出血位于脑中央区，有偏瘫、偏身感觉障碍，特别是辨别觉丧失。如出血在枕顶叶，可有同向偏盲。如发生在额叶，可有强握、吸吮反射，排尿困难，淡漠和反应迟钝。如有抽搐多为局灶性并限于偏瘫侧。优势半球出血者尚有失语、失读、记忆力减退和肢体失认等。

3. 丘脑出血　临床表现似壳核出血，但有双眼垂直方向活动障碍或双眼同向上或向下凝视，瞳孔缩小。患者长期处滞呆状态。如血肿阻塞第三脑室，可出现颅内压增高症状和脑积水。

4. 脑桥出血　发病后患者很快进入昏迷状态。出血常先自一侧脑桥开始，表现出血侧面瘫和对侧肢体迟缓性偏瘫（交叉性瘫痪）。头和双眼转向非出血侧，呈"凝视瘫肢"状。出血扩大并波及两侧脑桥，则出现双侧面瘫和四肢瘫痪口后者多为迟缓性，少数为痉挛性或呈去脑强直，双病理征阳性，眼球自主活动消失，瞳孔缩小，呈针尖样，对光反应迟钝或消失，此征见于 1/3 患者，为脑桥出血特征症状，系由于脑桥内交感神经纤维受损所致。持续高热（≥39℃），乃因出血阻断丘脑下部对体温的调节。由于脑干呼吸中枢受影响，常出现不规则呼吸和呼吸困难。如双瞳孔散大，对光反应消失，呼吸不规则，脉搏和血压异常，体温不断上升或突然下降，均示病情危重。

5. 小脑出血　大多数患者有头痛、眩晕、呕吐，伴共济失调，站立时向病侧倾倒，病侧肢体不灵活，但无偏瘫、无失语，有构词不良。少数患者发病迅速，短期内昏迷，出现脑干受压征、眼肌麻痹和小脑扁桃体下疝或急性脑积水表现。

6. 脑室出血　见于上述脑实质出血，如壳核或丘脑出血可破入侧脑室，量大可充满整个脑室和蛛网膜下腔。小脑或脑桥出血可破入第四脑室，量大可逆流入小脑幕上脑室系统。脑室出血者病情多危重，意识常在发病后 1 ~ 2h 内进入昏迷，出现四肢抽搐或瘫痪，双侧病理征阳性。可有脑膜刺激征、多汗、呕吐、去脑强直。呼吸深沉带鼾声，后转为不规则。脉搏也由缓慢有力转为细速和不规则。血压不稳定。如血压下降、体温升高则多示预后不良。

五、自然病程

约1/3患者发病突然，其余历经数小时方恶化和发展到高峰。意识障碍见于60%患者，其中40%昏迷。大多数患者在数天内死亡。脑出血的患者常经历下述病程：进行性恶化或好…转后又恶化或逐渐好转。昏迷和大出血者预后多不良。大组病例研究显示下列因素影响患者的预后：①意识障碍的程度；②血肿大小；③中线移位程度；④合并脑室出血；⑤血肿部位（如丘脑、脑桥）；⑥年迈。一般少量脑出血、轻度神经障碍者，多能完全康复。有明显局灶神经障碍的中等血肿者，虽成活，多严重病残。

六、实验室检查

1. 脑脊液　由于脑出血患者多有颅内压增高，如临床诊断明确，则不应做腰穿和脑脊液检查，以防脑疝。如诊断不明确应审慎地做腰穿。一般脑出血起病早期脑脊液中可无红细胞但数小时后脑脊液常含血液，特别见于出血破入脑室或蛛网膜下腔者，脑脊液可呈血性，蛋白质增高，脑脊液压力增高。仅约10%的患者脑脊液不含血。

2. 血、尿常规和生化检测　血常规常见白细胞增高，血非蛋白氮、尿素氮增高。尿常规有轻度糖尿、蛋白尿，见于1/3患者。肝肾功能、凝血功能、电解质检测有助于病因的发现和治疗过程中并发症的观察。

七、影像学检查

1. 头部CT　CT是本病的主要诊断方法，它能迅速、准确和安全地诊断本病，能准确显示血肿的部位、大小、形态、发展方向、合并脑积水和脑水肿的程度，特别有助于脑室内、脑干和小脑出血的诊断。它能区分脑出血和脑梗死，有助脑出血病因的鉴别诊断，有利于治疗方案的制订、预后判断和病情发展的随访。一般新鲜血块的CT值是70~80Hu，为正常脑组织密度的2倍，随着时间增长，血肿吸收，其密度逐步变低CT示血肿吸收所需时间取决于血肿的大小和所在部位：直径≤1.5~2.5cm血肿，需4~5周；>2cm，6~7周；脑室内出血，3周内；蛛网膜下腔出血，≤5~7d。血肿量的计算见下。

（1）多田公式计算法（单位ml）：血肿量=$7\pi/6 \times$长$\times$宽$\times$层面数。

（2）简易计算法（单位ml）：血肿量=$1/2 \times$长$\times$宽$\times$层面数。

一般脑出血，平扫CT可以作出诊断。但是对下述患者应加做增强头CT检查，以利鉴别诊断：①年龄≤40岁；②无高血压史；③神经系统症状加重>4h；④有肿瘤、血液病、脉管炎和心内膜炎史；⑤蛛网膜下腔出血或非典型高血压脑出血部位。

CTA和CT增强对于判断血肿扩大的可能性具有重要作用，CTA或增强CT发现的多发点状出血，最后可以融合成片，预示血肿的扩大。

2. 头部MRI　SWI和$T2^*W$梯度回波成像对脑出血的诊断十分敏感，可代替CT检查。但普通MRI发现新鲜出血的敏感性低，检查费时，故其对急性脑出血的诊断作用不如CT。但是，对亚急性和慢性脑出血，MR的T1和T2W成像有规律性信号改变，即由低或等信号逐渐演变为高信号。这是由于血肿内外化学和物理变化所致，特别是血红蛋白分子水平的变化。一般血肿溶解从中心开始向周边扩展。红细胞内的血红蛋白有下列变化：0~12h氧合血红蛋白；1～7d，去氧血红蛋白；5d 至数月，正铁血红蛋白；1d 至数年，含铁血黄素。因此；对亚急性和慢性期脑出血、脑干和颅后窝血肿的诊断,；MRI 优于、CT。MRA、MRV、MRI 增强有助于脑出血病因的鉴别。

3. 脑血管造影　脑血管造影可用于排除脑动脉瘤、AVM 等引起的自发性脑出血，有 CT 或 IN/IRI 脑血管造影、数字减影脑血管造影（DSA），前两者为微创或无创性检查，DSA 虽有创性检查，但更准确。

八、诊断和鉴别诊断

有高血压的中老年人，突然剧烈头痛、呕吐、偏瘫伴血压升高，均应高度怀疑本病，CT 或 MRI 可帮助确定诊断。

需要鉴别的是除高血压以外的脑出血的原因。

1. 脑动脉瘤和血管畸形　虽然脑动脉瘤破裂主要引起蛛网膜下腔出血，但是当动脉瘤嵌在脑实质内时（如颈内动脉分叉处动脉瘤、前交通动脉瘤、远端大脑后动脉瘤等），则可引起脑实质内出血。少见情况下，脑动脉瘤（如后交通动脉瘤）可引起基底节出血。对可疑的患者应做 CTA 检查。必要时可做 DSA 检查。血管畸形分 AVM、静脉畸形、毛细血管扩张症、海绵状血管瘤和隐匿性血管畸形。对于脑叶出血、伴发癫痫的患者，应怀疑 AVM，特别是青少年患者。CT 和 MRI 检查有助发现 AVM、海绵状血管瘤、脑肿瘤等。

2. 烟雾病　较少见的脑血管病，但是近来随着影像学的发展和普及，本病检出率有增加趋势。血管造影发现对称性颈内动脉末端、MCA 和 ACA 起始段狭窄伴脑底毛细血管网形成。儿童可不对称。DSA 是确诊的主要方法。

3. 血液病　如白血病、血友病、血小板减少性紫癜、红细胞增多症、镰状细胞病等。仔细询问病史，进行有关化验室检查，不难作出鉴别诊断。

九、防治

脑出血处理的关键在"防患于未然"，其中控制高血压病是预防的核心。研究显示未经治疗高血压者发生脑卒中比控制高血压而发生卒中者高达 10 倍。防治高血压病，除合理用药物外，避免烟、酒，消除紧张顾虑，劳逸有度也应重视。对已发生脑出血者，脑出血的治疗分一般治疗、药物治疗和手术治疗。目标是控制增高的颅内压防止脑疝形成；控制血压防止血肿扩大并保证脑灌注；治疗各种并发症和合并症；尽早康复减轻残障。

1. 内科治疗

（1）卧床休息：头位抬高 20°～30°可增加颈静脉回流和降低颅内压。对于低血容量患者，抬高床头可使血压下降及脑灌注压下降。因此，行此措施应排除低血容量。密切观察病情，避免外界刺激和不必要的搬动。

（2）控制血压（表 6-18、表 6-19）：血压过高可加重脑水肿，诱发再出血。因此应及时应用降压剂以控制过高的血压。血压降低的程度应根据每个患者的具体情况而定，原则上应逐渐降到脑出血前原有的水平或 20/12 kPa（150/90mmHg）左右。美国心脏病联合会（1997 年）提出高血压脑出血降压指导，2010 年仍采用（表 6-18），只是根据 INTERACT 研究结果提出收缩压在 150～220mmHg 之间的患者，尽快将血压降到 140mmHg 以下可能是安全的。

表 6 – 18 自发性脑出血血压升高时的治疗建议

1. 如果舒张压 >200mmHg 或平均动脉压 >150mmHg，要考虑用持续静脉输注积极降低血压，血压的监测频率为每 5min 一次。

2. 如果舒张压 >180mmHg 或平均动脉压 >130mmHg，并有疑似颅内压升高的证据，要考虑监测颅内压，用间断或持续的静脉给药降低血压，以保证脑灌注压 >60 ~ 80mmHg。

3. 如果舒张压 >180mmHg 或平均动脉压 >130mmHg，并且没有疑似颅内压升高的证据，要考虑用间断或持续的静脉给药轻度降低血压（例如，平均动脉压 110mmHg 或目标血压为 160/90mmHg），每隔 15min 给患者做一次临床复查。

表 6 – 19 脑出血患者控制血压可以考虑的静脉用药

药物	静脉团注剂量	持续输注剂量
拉贝洛尔	每 15min 5 ~ 20mg	2mg/min（最大 300mg/d）
尼卡地平	NA	5 ~ 15mg/h
艾司洛尔	静脉推注负荷量 250μg/kg	每分钟 25 ~ 300μg/kg
依那普利	每小时静脉推注 1.25 ~ 5mg*	NA
肼屈嗪	每 30min 静脉推注 5 ~ 20mg	每分钟 1.5 ~ 5μg/kg
硝普钠	NA	每分钟 0.1 ~ 10μg/kg
硝酸甘油	NA	20 ~ 400μg/min

注：NA 示不适用；* 示有可能突然血压降低，依那普利的首次试验剂量应为 0.625mg。

（3）脑脊液引流：脑室内放置导管监测颅内压，且也是降低颅内压的有效方法。可根据颅内压的情况，间断地短时间释放脑脊液。脑室造口引流术的主要风险是感染和出血。多数报道细菌集聚而非系统性感染的发生率为 0 ~ 19%，相关性的脑膜炎的发生率为 6% ~ 22%。

（4）止痛和镇静：躁动患者如果需要气管插管或其他操作，静脉镇静是需要的。需监测患者的临床状态。镇静通常是静脉给予异丙酚、依托咪酯、咪达唑仑，止痛通常给予吗啡、阿芬他尼。

（5）神经肌肉阻滞：肌肉活动可使颅内压升高，因为它使胸内压升高及阻止脑静脉回流。如果对某些患者镇静和止痛无效，可考虑神经肌肉阻滞。

（6）渗透性治疗：最常应用的药物是甘露醇，它是使液体从水肿或非水肿脑组织中渗透到血管中。此外，它能提高心脏的前负荷及脑灌注压，因此通过自身调节降低颅内压。甘露醇可降低血黏度，导致反射性血管收缩和血管体积减小。给予甘露醇治疗的主要问题是血容量的减少和高渗状态的诱导。推荐渗透浓度为 300 ~ 320mmol/L，20% 甘露醇 250ml 静脉快速滴注，每日 2 ~ 4 次。与呋塞米（速尿）合用，可增加疗效。高渗盐水可降低颅内压。治疗顽固性高颅压则采用过度通气和甘露醇合并应用。

（7）过度通气：过度通气是最有效的快速降低颅内压的方法之一。在脑脊液的调节方面血管对二氧化碳反应是其作用机制。实验证明血管对二氧化碳的反应非常明显，过度通气通过改变细胞外液体的 pH 来实现的。尽管此方法有效，但是由于此方法的侵入性及较低二氧化碳水平导致人们不太应用此方法，再者同时也造成脑的血流量下降，由于自身会快速调节细胞外 pH 的变化，其治疗效应短暂。事实上，过度通气 6h 后，动脉 PCO_2 的正常可快速使 ICP 升高。过度通气的 CO_2 水平的目标值为 30 ~ 35mmHg，低水平的 CO_2 并不推荐。

（8）巴比妥酸盐昏迷：高剂量的巴比妥类药物治疗顽固性高颅压是有效的，但是作为一线药物或大剂量药物治疗脑损伤有潜在的损害。巴比妥类治疗是抑制脑的代谢活动。代谢下降相应的脑血流量减少，颅内压也下降。巴比妥类治疗顽固性颅内压升高应加强监测，因其与高的并发症风险相关。在治疗期间，应监测脑电活动，在持续基础电活动基础上出现暴发性抑制活动则提示剂量给予的过大。

（9）类固醇激素：现已不主张常规应用类固醇激素，对照研究证实激素对脑出血不仅无益，反可增加并发症。

（10）止血剂：一般脑内动脉出血难以药物制止，但对点状出血、渗血，特别是合并消化道出血时，止血剂还是有一定作用。可酌情选用抗纤维蛋白溶酶剂。

2. **防治各系统并发症**　肺和心血管并发症常是脑出血患者死亡的主要原因。因此积极防治呼吸道阻塞和感染、心血管病和消化道出血、尿路感染、压（褥）疮、水电解质紊乱等很重要。

3. **对症处理**　20%的脑出血者有癫发作，特别是脑叶出血、合并蛛网膜下腔出血。可选用抗癫剂如苯妥英钠、丙戊酸钠。高热者用物理和（或）药物方法降温。

4. **外科治疗**　传统上对高血压脑出血的治疗旨在挽救患者生命，因此一般在内科治疗无效时方采用外科治疗，患者多病情危重，病死率高和疗效差。近来，由于对脑出血病理的深入研究，微创外科技术的发展和应用，不少学者提出外科手术清除血肿和降低颅内压力，不仅能挽救患者生命，而且能更好地保留和恢复患者的神经功能，改善生存质量。但是，目前尚缺乏循证医学Ⅰ级证据。

（1）手术指征（表6-20）：有争论。患者的一般情况、年龄、血肿的部位和大小是影响手术指征的重要因素。另外，在决定手术与否时，还应向患者亲属和有关人员说明手术利弊、可能发生问题，争取他们的理解和配合。

表6-20　脑出血外科治疗意见

非手术治疗的适宜人群：

1. 出血量<10ml，或神经功能缺损轻微（B级推荐）。

2. GCS≤4分的患者，因为无一例外术后均死亡或结局非常差（B级推荐）。

但如果是小脑出血压迫脑干的患者仍然可以考虑手术治疗挽救生命。

手术治疗的适宜人群：

1. 小脑出血>3cm，其神经功能进行性恶化或脑干受压、脑室梗阻积水应该尽快进行血肿清除（C级推荐）。

2. 脑出血是源于结构性原因，如动脉瘤、动静脉畸形、海绵状血管瘤，患者有望获得较好的预后，且手术能够到达结构异常部位（C级推荐）。

3. 年轻的患者，中等或大量的脑叶出血，临床情况进行性恶化（B级推荐）。

对于其他患者，仍不清楚哪种是最佳的治疗。

微创血肿抽吸术对中等大小出血治疗效果优于开颅术，但尚需临床试验验证。

关于手术时机的建议，具体如下：①目前没有明确的证据表明超早期开颅术能改善功能结局或降低死亡率。12h内手术清除，特别是用创伤小的方法时，有更多的支持证据。但是在这个时间窗内接受治疗的患者数目太少，极早期开颅术可能使再出血的风险加大。②开颅术延期清除血肿的作用非常有限。昏迷的深部出血患者，用开颅术清除血肿可能使结局更差，不建议采用。

1）脑叶出血：患者清醒、无神经障碍和小血肿（＜20ml）者，不必手术，可密切观察和随访。患者意识障碍、大血肿和在 CT 上有占位征，应手术。

2）基底节和丘脑出血：大血肿、神经障碍者应手术。Kanaya（1990）和复旦大学附属华山医院的经验证明，壳核出血中，如患者无昏迷和仅有轻微神经障碍时，内科治疗优于外科治疗；如患者昏迷，则外科治疗组病死率低于内科治疗组，分别为 35％ 和 72％，但功能恢复两组相近。

3）脑桥出血：原则上内科治疗。但对非高血压性脑桥出血如海绵状血管瘤，可手术治疗。

4）小脑出血：血肿直径≥2cm 者应手术，特别合并脑积水、意识障碍、神经功能缺失和占位征者。

（2）手术禁忌证：①深昏迷患者（GCS 3～5 级）或去脑强直。②生命体征不稳定如血压过高、高热、呼吸不规则，或有严重系统器质病变者。③脑干出血。④基底节或丘脑出血影响到脑干。⑤病情发展急骤，发病数小时即深昏迷者。

（3）手术方法

1）立体定向穿刺引流血肿：由于脑内血肿具下列特征，适合立体定向穿刺引流。①CT和 MRI 易发现。②用 CT 和 MRI 易准确定位。③血肿物理特性利于抽吸和引流，特别是配合应用一些特殊手术器和溶栓剂。④再出血的危险较小，且一旦发生，用现代影像技术易发现和处理。

手术注意事项：①利用 CT 和 MRI 定位，并选择距血肿较近且避开功能区的穿刺点。②首次穿刺引流血肿应从血肿中心开始，引流血肿量的 1/2～2/3。过多地追求清除“干净”血肿或清除血肿周边的血块，易引起再出血。③应用特殊血肿清除器械如机械抽吸捣碎或切割、超声吸引、内镜等有利未液化血块清除，但应遵循“②”点注意事项。④溶栓剂应用有助溶解血块和血肿引流。

溶栓剂分为液相和固相溶栓剂，前者包括链激酶和尿激酶，后者有组织纤溶酶原激活剂（t－PA）、乙酰纤溶酶原－链激酶激活剂复合物、重组单链尿激酶、重组葡激酶和重组链激酶等。一般固相溶栓剂与血栓或血块有特殊的亲和力，溶栓效果比液相溶栓剂好。虽然 t－PA 和重组葡激酶溶栓效果较重组链激酶好，但它们半衰期短，需反复给药，且价格昂贵。尿激酶半衰期短，大剂量应用易诱发出血。国产重组链激酶具有高纯度、不良作用小，比同类进口链激酶价格低廉的优点。华山医院神经外科应用国产重组链激酶治疗高血压脑出血，30 例患者排出血肿量 6～26ml，平均 13.5ml，无再出血和过敏反应。重组链激酶应用方法：①经直径 2mm 血肿引流管注入含重组链激酶 5mg（50 万 U）的生理盐水 3ml＋自体血浆 1ml（后者有加强链激酶作用），夹闭引流管 4h 后开放引流，每日 1 次。连续 3d，复查头 CT 后拔除引流管。②重组链激酶制剂应现用现配，久置药液不能使用。③重组链激酶应用后 5～12 个月内不能再用，如需再用溶栓剂，应改用他药。

近来随着微侵袭外科的广泛应用，高血压脑出血的微侵袭外科治疗显示其优越性，国内外许多报告证实应用立体定向穿刺血肿，配合化学和物理溶栓或小骨窗开颅（直视或内镜下）配合溶栓，不仅安全、有效，而且可降低病死率和提高康复率。可是上述报告多为回顾性或非对照研究。因此，高血压脑出血的微侵袭外科治疗的适应证、疗效判断还需大组病例、前瞻性和对照研究的验证。

2）开颅血肿清除：主要适用于合并早期脑疝者、小脑出血、原发出血病因不明者。对于后者应探查血肿壁和四周，以排除肿瘤、隐性血管畸形或血管瘤。

手术的时机有争论。有主张早期或超早期手术（≤6h），以减少再出血可能；有主张延期（>6h）手术，以避免再出血可能。笔者认为应结合患者具体情况而定，对有高颅压危象，应尽早手术；对病情较稳定者，可密切观察病情，48~72h后再手术。

3）脑室穿刺引流：适用于小脑出血合并脑积水、脑室出血。

（陈茂刚）

第十二节　蛛网膜下腔出血

颅内血管破裂，血液流入蛛网膜下腔，称为蛛网膜下腔出血（subaranoid hemorrhage，SAH）。SAH有创伤性和非创伤性之分，前者指颅脑外伤引起，后者又称为自发性SAH（spontaneous SAH）。在全球范围的大样本前瞻性人群调查中，自发性蛛网膜下腔出血每年的发病率为10.5/10万（Linn，1996）。但是自发性SAH发病率存在地区、年龄、性别等差别，各组统计数据差异很大，从1.1/10万到96.0/10万。研究方案设计、动脉瘤性SAH的独立划分等也可影响发病率的统计。一般认为动脉瘤破裂引起自发性SAH的年发生率为6/10万~35.3/10万。地区分布上，中国、印度和中东地区的发病率最低，约为每年1/10万~2/10万，日本和芬兰发病率较高，约为每年26.4/10万~96.1/10万。基于人群的研究表明，SAH发病率在过去40年里并无显著变化。

自发性SAH女性多见，女∶男为1.3~1.6∶1。发病率随年龄增长而增加，并在六十岁左右达到高峰。最多见于60~69岁，但年龄进一步增大，发病率反而下降。

一、病因

自发性SAH的病因很多，在我国最常见为颅内动脉瘤破裂，占75%~85%，其次是动静脉畸形，烟雾病占据自发性SAH中前三位。其他病因见表6-21。但有些患者尸解时仍不能找到原因，可能为动脉瘤或很小的动静脉畸形破裂后，血块形成而不留痕迹。此外，大多数尸解未检查静脉系统或脊髓蛛网膜下腔，这两者均有可能成为出血来源。

表6-21　自发性SAH的常见病因

血管病变	动脉瘤、AVM、动脉硬化、高血压、脑血栓、血管淀粉样变、SLE、巨细胞性动脉炎、局灶性血管坏死、结节性多动脉炎、毛细血管扩张症、Sturge-Weber综合征等
静脉血栓形成	怀孕、服用避孕药、创伤、感染、凝血系统疾病、消瘦、脱水等
血液病	白血病、霍奇金病、血友病、淋巴瘤、骨髓瘤、多种原因引起的贫血和凝血障碍、DIC、使用抗凝药物等
过敏性疾病	过敏性紫癜、出血性肾炎、过敏性紫癜综合征等
感染	细菌性脑膜炎、结核性脑膜炎、梅毒性脑膜炎、真菌性脑膜炎、多种感染、寄生虫病等
中毒	可卡因、肾上腺素、单胺氧化酶抑制剂、乙醇、苯丙胺（安非他命）、乙醚、一氧化碳、吗啡、尼古丁、铅、奎宁、磷、胰岛素、蛇毒等

肿瘤	胶质瘤、脑膜瘤、血管母细胞瘤、垂体瘤、脉络膜乳头状瘤、脊索瘤、血管瘤、肉瘤、骨软骨瘤、室管膜瘤、神经纤维瘤、肺源性肿瘤、绒癌、黑色素瘤等
其他	维生素 K 缺乏、电解质失衡、中暑等

危险因素：相关危险因子如表 6 - 22 所示，其中吸烟是自发性 SAH 的重要相关因素，约半数 SAH 病例与吸烟有关，并呈量效依赖关系。经常吸烟者发生 SAH 的危险系数是不吸烟者的 11.1 倍，男性吸烟者发病可能性更大。吸烟后的 3 小时内是最易发生 SAH 的时段。酗酒也是 SAH 的好发因素，也呈量效依赖关系，再出血和血管痉挛的发生率明显增高，并影响 SAH 的预后。拟交感类物使用者易患 SAH，如：毒品可卡因可使 SAH 的罹患高峰年龄提前至 30 岁左右。高血压症是 SAH 的常见伴发症，并与 SAH 的发病具有相关性。高血压与吸烟对诱发 SAH 具有协同性。文献报道，高血压患者同时吸烟，发生 SAH 的危险性比不吸烟且无高血压的正常人高 15 倍。但其他可引起动脉粥样硬化的危险因素如：糖尿病、高脂血症也可使 SAH 的发病率增高。口服避孕药是否增加 SAH 的发病率，目前尚有争议。最新研究认为，35 岁以下服用并不增加 SAH 的发病率，但可增加 35 岁后服用者发病的危险性，特别是同时患有高血压病的吸烟女性。激素水平可能影响 SAH 的发病率。尚未绝经且不服用避孕药的女性患 SAH 的危险性比相仿年龄已闭经的女性低。未绝经女性如发生 SAH，月经期是高危时期。绝经期使用激素替代疗法能降低发生 SAH 的危险性。

表 6 - 22　SAH 发病危险因素

危险因素	危险程度
吸烟	↑↑↑
酗酒	↑↑↑
高血压	↑↑↑
可卡因（和其他拟交感类药物）	↑
口服避孕药	↑↓
轻体重	↑↓
糖尿病	↔
高脂血症	↔
激素替代疗法	↓

注：↑ = 危险性增加，↓ = 危险性降低，↑↓ = 尚有争议，⟷ = 不增加危险性。

二、病理

1. 脑膜和脑反应　血液流入蛛网膜下腔，使 CSF 红染，脑表面呈紫红色。血液在脑池、脑沟内郁积，距出血灶愈近者积血愈多，例如侧裂池、视交叉池、纵裂池、桥小脑池和枕大池等。血液可流入脊髓蛛网膜下腔，甚至逆流入脑室系统。头位也可影响血液的积聚，仰卧位由于重力影响，血液易积聚在后颅窝。血块如在脑实质、侧裂和大脑纵裂内，可压迫脑组织。少数情况，血液破出蛛网膜下腔，形成硬膜下血肿。随时间推移，红细胞溶解，释放出含铁血黄素，使脑皮层黄染。部分红细胞随 CSF 进入蛛网膜颗粒，使后者堵塞，产生交通性脑积水。多核白细胞、淋巴细胞在出血后数小时即可出现在蛛网膜下腔，3d 后巨噬细胞也参与反应，10d 后蛛网膜下腔出现纤维化。严重 SAH 者下视丘可出血或缺血，Neil - wyer 在 54 例患者中发现 42 例伴有下视丘和心肌损害，提示 SAH 后自主神经功能紊乱。

2. 动脉管壁变化　出血后动脉管壁的病理变化包括：典型血管收缩变化（管壁增厚、内弹力折叠、内皮细胞空泡变、平滑肌细胞缩短和折叠）以及内皮细胞消失、血小板黏附、平滑肌细胞坏死、空泡变、纤维化、动脉外膜纤维化、炎症反应等引起动脉管腔狭窄。目前虽然关于脑血管痉挛的病理变化存在分歧，即脑血管痉挛是单纯血管平滑肌收缩还是血管壁有上述病理形态学改变，导致管腔狭窄，但较为一致的意见认为，出血后 3~7d（血管痉挛初期）可能由异常平滑肌收缩所至。随着时间延长，动脉壁的结构变化在管腔狭窄中起主要作用。

3. 其他　除心肌梗死或心内膜出血外，可有肺水肿、胃肠道出血、眼底出血等。SAH 后颅内病理变化见表 6 - 23。

表 6 - 23　SAH 颅内病理变化

（一）即刻反应
1. 出血
（1）蛛网膜下腔
（2）硬膜下
（3）脑内
（4）脑室内
（5）动脉瘤内
（6）继发脑干出血
2. 脑疝
（1）大脑镰下疝
（2）小脑幕裂孔疝
（3）枕大孔疝
3. 急性脑积水
4. 急性脑肿胀
（二）迟发反应
1. 动脉瘤再出血
2. 脑肿胀
3. 脑梗死
（1）血管痉挛
（2）脑内血肿局部压迫
（3）脑疝引起血管受压
（4）全身低血压、颅压增高、低血容量、低钠引起脑灌注压降低
4. 慢性脑积水

三、病理生理

1. 颅内压　由动脉瘤破裂引起的 SAH 在出血时颅内压会急骤升高。出血量多时，可达到舒张压水平，引起颅内血液循环短暂中断，此时临床上往往出现意识障碍。高颅压对 SAH 的影响，既有利又有弊：一方面高颅压可阻止进一步出血，有利于止血和防止再出血。另一方面又可引起严重全脑暂时性缺血和脑代谢障碍。研究表明，病情恶化时，颅内压升高；血管痉挛患者颅内压高于无血管痉挛者；颅内压 >15mmHg 的患者预后差于颅内压 <15mmHg 的患者。临床症状较轻患者，颅内压在短暂升高后，可迅速恢复正常（小于 15mmHg）；临床症状较重者，颅内压持续升高（大于 20mmHg）并可出现 B 波，表明脑顺

应性降低。SAH 后颅内压升高的确切机制不明,可能与蛛网膜下腔内血块、脑脊液循环通路阻塞、弥散性血管麻痹和脑内小血管扩张有关。

2. 脑血流、脑代谢和脑自动调节功能　由于脑血管痉挛、颅内压和脑水肿等因素的影响,SAH 后脑血流供应减少,为正常值的 30% ~ 40%,脑氧代谢率($CMRO_2$)降低,约为正常值的 75%,而局部脑血容量因脑血管特别是小血管扩张而增加。伴有脑血管痉挛和神经功能缺失者,上述变化尤其显著。研究显示,单纯颅内压增高须达到 7.89kPa(60mmHg)才引起 CBF 和 rGN/LRO$_2$ 降低,但 SAH 在颅内压增高前已有上述变化,颅内压增高后则加剧这些变化。世界神外联盟分级 Ⅰ ~ Ⅱ 级无脑血管痉挛的 CBF 为每分钟 42ml/100g(正常为每分钟 54ml/g),如有脑血管痉挛则为每分钟 36ml/100g,Ⅲ ~ Ⅳ 级无脑血管痉挛的 CBF 为每分钟 35ml/100g,有脑血管痉挛则为每分钟 33ml/100g。脑血流量下降在出血后 10 ~ 14d 到最低点,之后将缓慢恢复到正常。危重患者此过程更长。颅内压升高,全身血压下降,可引起脑灌注压(CPP)下降,引起脑缺血,特别对 CBF 已处于缺血临界水平的脑组织,更易受到缺血损害。

SAH 后脑自动调节功能受损,脑血流随系统血压而波动,可引起脑水肿、出血或脑缺血。

3. 生化改变　脑内生化改变包括:乳酸性酸中毒、氧自由基生成、激活细胞凋亡路径、胶质细胞功能改变、离子平衡失调、细胞内能量产生和转运障碍等,这些都与 SAH 后脑缺血和能量代谢障碍有关。由于卧床、禁食、呕吐和应用脱水剂,以及下视丘功能紊乱,患者血中抗利尿激素增加等,可引起全身电解质异常,其中最常见有低血钠,见于 35% 的患者,常发生在发病第 2 ~ 10d。低血钠可加重意识障碍、癫痫、脑水肿。引起低血钠的原因主要有脑性盐丧失综合征和 ADH 分泌异常(SIADH)。区分它们很重要,因为前者因尿钠排出过多导致低血钠和低血容量,治疗应输入生理盐水和胶体溶液;后者是 ADH 分泌增多引起稀释性低血钠和水负荷增加,治疗应限水和应用抑制 ADH 的药物如苯妥英钠针剂。

4. 高血糖　SAH 可引起高血糖,特别好发于原有糖尿病者,应用类固醇激素可加重高血糖症。严重高血糖症可并发癫痫及意识障碍,加重缺血缺氧和神经元损伤。

5. 脑血管痉挛(cerebral vasospasm)　最常见于动脉瘤破裂引起的 SAH,也可见于其他病变如脑动静脉畸形、肿瘤出血等引起的 SAH。血管痉挛的确切病理机制尚未明确。但红细胞在蛛网膜下腔内降解过程与临床血管痉挛的发生时限一致,提示红细胞的降解产物是致痉挛物质。目前认为血红蛋白的降解物氧化血红蛋白(oxyhemoglobin,oxyHb)在血管痉挛中起主要作用。除了能直接引起脑血管收缩,还能刺激血管收缩物质如内皮素 – 1(ET – 1)的产生,并抑制内源性血管扩张剂如一氧化氮的生成。进一步的降解产物如超氧阴离子残基、过氧化氢等氧自由基可引起脂质过氧化反应,刺激平滑肌收缩、诱发炎症反应(前列腺素、白三烯等)、激活免疫反应(免疫球蛋白、补体系统)和细胞因子作用(白介素 – 1)来加重血管痉挛。

6. 自主神经系统过度反应　目前认为可由两条途径引起,一是 SAH 直接刺激延髓导致下游自主神经系统过度兴奋,二是局部释放的炎性介质通过脑脊液循环不断地刺激自主神经使其过度兴奋,从而引起机体一系列的病理生理变化。

(1)血压:SAH 时全身血管阻力升高,从而导致血压升高,这可能是机体的一种代偿性反应,以增加脑灌注压。疼痛、烦躁和缺氧等因素也可促使全身血压升高。由于血压升高可诱发再出血，因此应设法控制血压，使之维持在正常范围。

（2）心脏：91%SAH者有心律异常，其中少数可引发室性心动过速、室颤等危及患者生命，特别见于老年人、低钾血症和 EKG 上 QT 间期延长者。心律和心功能异常常可加重脑缺血和缺氧，应引起重视。

（3）神经源性肺水肿：血管阻力升高、心功能异常可引起肺循环内压力增高、肺部毛细血管收缩、血管内皮受损，使血管通透性增加，引起肺部毛细血管渗液，进入肺泡，导致肺水肿。肺水肿极易伴发肺炎和引起低氧血症。

（4）胃肠道：约4%SAH者有胃肠道出血。在前交通动脉瘤致死病例中，83%有胃肠道出血和 Cushing 溃疡。

四、临床表现

SAH 是卒中引起猝死的最常见原因，许多患者死于就医途中，入院前病死率在3% ~ 26%左右。死亡原因有脑室内出血、肺水肿以及椎 - 基底脉系统动脉瘤破裂等。即使送至医院，还有部分患者在明确诊断并得到专科治疗以前死亡。1985 年的文献报道，动脉瘤破裂后只有35%的患者在出现 SAH 症状和体征后48h 内得到神经外科相应治疗。

1. 诱发因素　约有1/3 的动脉瘤破裂发生于剧烈运动中，如：举重、情绪激动、咳嗽、屏便、房事等。如前所述，吸烟、饮酒也是 SAH 的危险因素。

2. 先兆　单侧眼眶或球后痛伴动眼神经麻痹是常见的先兆，头痛频率、持续时间或强度改变往往也是动脉瘤破裂先兆，见于20%的患者，有时伴恶心呕吐和头晕症状，但脑膜刺激征和畏光症少见。通常由少量蛛网膜下腔渗血引起，也可因血液破入动脉瘤夹层、瘤壁急性扩张或缺血。发生于真正 SAH 前2h 至 8 周内。

3. 典型表现　多骤发或急起，主要有下列症状和体征。

（1）头痛：见于80% ~95% 的患者，突发，呈劈裂般剧痛，遍及全头或前额、枕部，再延及颈、肩腰背和下肢等。Willis 环前部动脉瘤破裂引起的头痛可局限在同侧额部和眼眶。屈颈、活动头部和 Valsalva 试验以及声响和光线等均可加重疼痛，安静卧床可减轻疼痛。头痛发作前常有诱因：剧烈运动、屏气动作或性生活，约占发病人数的20%。

（2）恶心呕吐、面色苍白、出冷汗：约3/4 的患者在发病后出现头痛、恶心和呕吐。

（3）意识障碍：见于半数以上患者，可有短暂意识模糊至昏迷。17%的患者在就诊时已处于昏迷状态。少数患者可无意识改变，但畏光、淡漠、怕响声和振动等。

（4）精神症状：表现为谵妄、木僵、定向障碍、虚构和痴呆等。

（5）癫痫：见于20%的患者。

（6）自主神经系统过度反应：突然出血和迅速增高的颅内压会引起自主神经系统的过度反应，患者可表现为血压突然增高，心律不齐，心电图病理改变，如 T 波倒置、ST 段压低、QT 间期延长、U 波出现，其中3%的患者可出现心搏骤停，进一步可导致神经源性肺水肿。

（7）体征：①脑膜刺激征。约1/4 的患者可有颈痛和颈项强直。在发病数小时至 6d 出现，但以 1 ~2d 最多见。Kernig 征较颈项强直多见。②单侧或双侧锥体束征。③眼底出血（Terson 征），表现为玻璃体膜下片状出血，多见于前交通动脉瘤破裂，因 ICP 增高和血块压迫视神经鞘，引起视网膜中央静脉出血。此征见于3% ~13% 的 SAH 病例，在严重者中更为多见。其有特殊意义，因为在 CSF 恢复正常后它仍存在，是诊断 SAH 重要依据之一。视乳头水肿少见，一旦出现则提示颅内占位病变。由于眼内出血，患者视力常下降。④局灶体征：通常缺少。可有一侧动眼神经麻痹（常提示同侧后交通动脉瘤破裂）、单瘫或偏瘫、失语、感觉障碍、视野缺损等。它们或提示原发病和部位或由于血肿、脑血管痉挛所致。

4. 非典型表现　少数病人起病时无头痛，表现恶心呕吐、发热和全身不适或疼痛，另一些人表现胸背痛、腿痛、视力和听觉突然丧失等。

老年人 SAH 特点：①头痛少（＜50%）且不明显；②意识障碍多（＞70%）且重；③颈硬较 Kernig 征多见。

儿童 SAH 特点：①头痛少，但一旦出现应引起重视。②常伴系统性病变，如主动脉弓狭窄、多囊肾等。

5. 分级　Botterell 最早对 SAH 患者进行分级，旨在了解不同级别进行手术的风险有无差异。目前临床分级作用不仅限于此，而且对各种治疗的效果评价、相互比较都有重要作用，应用也更加广泛。有多种分级方法，大多根据头痛、脑膜刺激症状、意识状态和神经功能损害等来分级，其中应用广泛的是 Hunt 和 Hess 分级。对 SAH 患者的预后判断较为准确。一般，Ⅰ~Ⅱ级 SAH 患者预后较好，而Ⅳ~Ⅴ级的患者预后不佳。以哥拉斯格昏迷评分（Glasgow Coma Score，GCS）为基础的世界神经外科联盟分级越来越受到人们重视，有利于各地区资料相互比较。三种主要分级方法见表 6 - 24。Gotoh（1996）等前瞻性研究 765 例脑动脉瘤患者应用世界神经外科联盟分级表与预后的关系，发现患者术后预后与术前 GCS 有关（P < 0.001），即术前 GCS 高分者，预后较好，特别是 GCS 15 分与 14 分之间有显著差别（P < 0.001）。但是 GCS 13 分与 12 分，7 分与 6 分之间差别不明显，影响Ⅲ级与Ⅳ级，Ⅳ级与Ⅴ级患者预后的评估的准确性。可见，任何一种分级方法不可能十全十美，有待临床的验证和不断修改和完善。近来，Chiang（2000）报告如果各种分级和评分对预后评估有价值，必须以治疗前的分级和评分为准。

表 6 - 24　SAH 临床分级表

级别	Botterell 分级（1956 年）	Hunt 和 Hess 分级 *（1968~1974 年）	世界神外联盟分级（1988 年）	
			GCS	运动功能障碍
1	清醒，有或无 SAH 症状	无症状或头痛，颈项强直	15	无
2	嗜睡，无明显神经功能缺失	脑神经麻痹（如Ⅲ，Ⅳ）中重度头痛，颈硬	13~14	无
3	嗜睡，神经功能丧失，可能存在颅内血肿	轻度局灶神经功能缺失，嗜睡或错乱	13~14	存在
4	因血肿出现严重神经功能缺失，老年患者可能症状较轻，但合并其他脑血管病	昏迷，中重度偏瘫，去大脑强直早期	7~12	存在或无
5	濒死，去大脑强直	深昏迷，去大脑强直，濒死	3~6	存在或无

注：*示如有严重全身系统疾病如：高血压、糖尿病、严重动脉硬化、慢性肺部疾病或血管造影显示血管痉挛，评级增加一级。

五、辅助诊断

1. 计算机辅助断层扫描　头 CT 平扫是目前诊断 SAH 的首选检查。其作用在于：①明确 SAH 是否存在及程度，提供出血部位的线索；②增强 CT 检查，有时能判断 SAH 病因，如显示增强的 AVM 或动脉瘤的占位效应；③能了解伴发的脑内、脑室内出血或阻塞性脑积水；④随访治疗效果和了解并发症。CT 检查的敏感度取决于出血后的时间和临床分级。SAH 发病后最初 12h 内，CT 对 SAH 的敏感性为 98% ~ 100%，24h 时降至 93% 左右，6d 时降至 57% ~ 85%。CT 片上 SAH 的量和部位与血管痉挛的发生有很好相关性。临床分级越差，CT 上出血程度越严重，预后越差。表 6 - 25 为根据 CT 上积血程度的 SAH Fisher 分级表，近来发现灌注 CT（pCT）可早期检测脑血管痉挛所引发的低灌注和脑缺血。由于 pCT 检测便捷，可与常规 CT 和 CT 血管造影同时做，已成为 SAH 常规诊断手段。

表 6 - 25　SAH Fisher 分级表

级别	CT 表现	血管痉挛危险性
1	CT 上未见出血	低
2	CT 上发现弥散出血，尚未形成血块	低
3	较厚积血，垂直面上厚度 > 1mm（大脑纵裂、岛池、环池）或者水平面上（侧裂池、脚间池）长 × 宽 > 5mm × 3mm	高
4	脑内血肿或脑室内积血，但基底池内无或少量弥散出血	低

2. 脑脊液检查　腰穿脑脊液检查也是诊断 SAH 的常用方法。特别是头 CT 检查阴性者，但应掌握腰穿时机。SAH 后数小时腰穿所得脑脊液仍可能清亮。所以应在 SAH 后 2h 后行腰穿检查。操作损伤引起的出血有别于 SAH：①连续放液，各试管内红细胞计数逐渐减少；②如红细胞 > 250 000/ml，将出现凝血；③无脑脊液黄变；④RBC/WBC 比值正常，并且符合每增加 1000 个红细胞，蛋白含量增加 1.5mg/100ml；⑤不出现吞噬有红细胞或含铁血黄素的巨噬细胞。脑脊液黄变是由于 CSF 中蛋白含量高或有红细胞降解产物，通常在 SAH 后 12h 开始出现。分光光度计检测可避免遗漏。一般在出血后 12h ~ 2 周 CSF 黄变检出率 100%，3 周后 70%，4 周后 40%。腰穿属有创检查，可诱发再出血或加重症状，操作前应衡量利弊，并征得家属同意。

3. 脑血管造影　仍是本病的标准诊断方法，特别是选择性 DSA 检查目前认为是诊断引起 SAH 的动脉瘤的金标准。一般应行四血管造影，以免遗漏多发动脉瘤或伴发的动静脉畸形。血管数字减影技术已能查出大多数出血原因。如血管造影仍不能显示病变者，颈外动脉造影可能发现硬脑膜动静脉瘘。如颈痛背痛明显，并以下肢神经功能障碍为主，应行脊髓血管造影除外脊髓动静脉畸形、动脉瘤或新生物。血管造影是否引起神经功能损害加重，如脑缺血、动脉瘤再次破裂，目前尚无定论。造影时机：由于脑血管痉挛易发生在 SAH 后 2 ~ 3d，7 ~ 10d 达高峰，再出血好发时间也在此范围，因此目前多主张脑血管造影宜早，即出血 3d 内只要病情稳定，应行脑血管造影，以尽早行病因治疗。如已错过 SAH 后 3d，则需等待至 SAH 后 3 周进行。需注意，20% ~ 25% 的脑血管造影不能发现出血的来源，对于首次脑血管造影阴性者，2 周后（血管痉挛消退）或 6 ~ 8 周（血栓吸收）后应重复脑血管造影。

4. CTA　通过螺旋 CT 薄层扫描，捕捉经造影剂显影的动脉期血管图像，进行计算机重建，可获得良好的颅内血管三维结构。敏感性在 77% ~ 97%，特异性 87% ~ 100%。目前虽已能分辨 2 ~ 3mm 的动脉瘤，但实际工作中对于 5mm 以上的动脉瘤敏感性较高。血管的三维结构可按任意平面进行旋转，可显示动脉瘤与骨性标志的关系，便以寻找病变原因和决定手术入路。但目前 CTA 重建技术费时较长，操作人员需熟悉颅底解剖，并具有丰富的神经外科临床知识，对 SAH 急性期的病因诊断价值有限。目前只有 80% ~83% 的病例中 CTA 与 DSA 相符。故临床主要用于高度怀疑动脉瘤破裂出血、患者烦躁不能配合脑血管造影者、未手术病人随访、有家族史和治疗后的随访。

5. 头 MRI 和磁共振血管造影（MRA）　过去认为头 MRI 很难区别急性蛛网膜下腔出血和脑实质信号，但目前研究提示 MRI 对 SAH 的检出率与 CT 检查相似。对后颅窝、脑室系统少量出血以及动脉瘤内血栓形成、判断多发动脉瘤中破裂瘤体等，MRI 优于 CT。但价贵、操作费时是其缺点。头 MRI 检查是否会引起金属动脉瘤夹移位，目前说法不一。故动脉瘤夹闭后，不了解动脉夹是否磁兼容特性前，慎用头 MRI 复查。

磁共振血管造影是近来发展的无创性诊断手段，可作为 SAH 的筛选手段，能检出直径大于 3 ~5mm 的动脉瘤，当动脉瘤≥5mm 时，敏感性为 85% ~100%，而检测 <5mm 的动脉瘤时，敏感性下降到 56%。但是对于 SAH 的初步筛查，MRA 由于不需要碘对比剂而且无电离辐射，可能是一种合适的手段。

6. 经颅多普勒超声（TCD）　可以无创测得脑底大血管的血流速度，对临床 SAH 后血管痉挛有诊断价值，目前已作为 SAH 后血管痉挛的常规监测手段。优点：实时、无创，可床旁及重复进行监测。缺点：只能提供颅底大血管的流速，不能测、定末梢血管的血流变化；需依靠操作者的主观判断；部分患者特别是老年患者颞窗较厚，探测不出血流信号。

六、诊断和鉴别诊断

首先应明确有无 SAH。突然发作头痛、意识障碍和脑膜刺激征及相应神经功能损害症状者，应高度怀疑 SAH。突发剧烈头痛的鉴别诊断如表 6 - 26 所示。及时进行头 CT 检查，必要时腰穿，以明确出血。

对 SAH 前的先兆性头痛等症状应引起注意，并与偏头痛、高血压脑病和其他系统性疾病进行鉴别。

SAH 引起的突发剧烈头痛，需与以下疾病引起的头痛进行鉴别（表 6 - 26）：

表 6 - 26　突发剧烈头痛的鉴别诊断

1. 颅内

A. 血管性

（1）SAH

（2）垂体卒中

（3）静脉窦栓塞

（4）脑内出血

（5）脑栓塞

B. 感染

（1）脑膜炎

（2）脑炎

C. 由新生物、颅内出血或脑脓肿引起的颅内压增高

2. 良性头痛

（1）偏头痛

（2）紧张

（3）感染性头痛

（4）良性疲劳性头痛

（5）与兴奋有关的头痛

3. 来自脑神经的头痛

（1）由于肿瘤、动脉瘤、Tolosa – Hunt 征、Raeder 三叉神经痛、Gradenigo 征引起脑神经受压或炎症

（2）神经痛：①三叉神经；②舌咽神经

4. 颅内牵涉痛

（1）眼球疾病：①球后神经炎；②青光眼

（2）副鼻窦炎

（3）牙周脓肿、颞颌关节炎

5. 系统疾病

（1）恶性高血压

（2）病毒性疾病

（3）颈段脊髓 AVF 可引起 SAH。对 DSA 颅内检查阴性者，应做脊髓血管造影。

从临床表现鉴别 SAH 和颅内出血或缺血性卒中有时较为困难。一般有脑膜刺激症状、缺少局灶性神经系统症状和年龄相对较轻（小于 60 岁），SAH 的可能性较大。突发头痛和呕吐并不是 SAH 的特有症状，常不能以此作为与颅内出血或缺血性卒中鉴别诊断的依据。SAH 患者的癫痫发生率与颅内出血患者相似，但缺血性卒中患者较少发生癫痫。

临床怀疑自发性 SAH 后的诊断程序图 6 – 8。

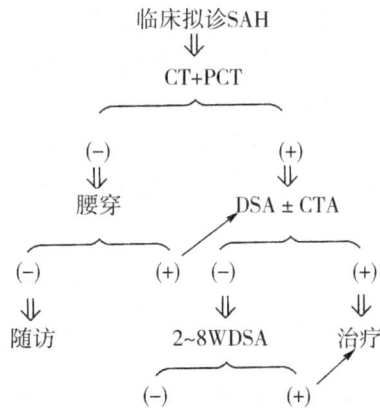

图 6 – 8　临床怀疑自发性 SAH 的诊断程序

确诊自发性 SAH 后，应作 SAH 病因诊断。主要以脑血管造影或 3D – CTA 进行筛选。

但第一次脑血管造影可有 15% ~20% 的患者不能发现阳性结果，称为 "血管造影阴性 SAH。其中又有 21% ~68% 不等的患者在 CT 平扫时只表现为脑干前方积血，称为 "中脑周

围 SAH"（perimesencephalic SAH），这是一种较为特殊预后良好的自发性 SAH，在自发性 SAH 中占 10% 左右。与血管造影阳性的患者相比，年龄偏轻，男性较多，临床分级较好。CT 上出血仅位于脑干前方，不累及脑沟和脑室。再出血和出血后血管痉挛发生少，预后良好。目前原因不明，可能由静脉出血引起。但椎 - 基动脉系统动脉瘤破裂出血也可有相似的头 CT 表现。故不能轻易诊断为"中脑周围 SAH"。

对脑血管造影阴性的 SAH 应在 2 周左右重复脑血管造影，文献报道病因的检出率在 2% 至 22% 不等。

当确诊 SAH 的原因为多发动脉瘤破裂出血，应进一步识别破裂瘤体，以下几点可供参考：①除外硬膜外动脉瘤。②CT 片显示局部 SAH。③在血管造影上破裂动脉瘤附近有血管痉挛或占位效应。④大而不规则动脉瘤较小而规则者易破裂，特别是伴有子囊形成者。⑤定位体征有助诊断。⑥重复血管造影，见动脉瘤增大和局部血管形态学改变。⑦选择最可能破裂动脉瘤，如前交通动脉瘤。⑧最大、最近端的动脉瘤破裂可能性最大。

七、SAH 后的并发症

1. 神经系统并发症

（1）迟发性缺血性障碍（delayed ischmic deficits，DID），又称症状性脑血管痉挛。由于脑血管造影或 TCD 提示脑血管痉挛者，不一定出现临床症状。只在伴有脑血管侧支循环不良情况下，每分钟 rCBF < 18 ~ 20ml/100g 时，才引起 DID。因此，脑血管造影和 TCD 诊断 SAH 后脑血管痉挛的发生率可达 67%，但 DID 发生率为 35%，DLD 致死率为 10% - 15%。血管造影显示的血管痉挛常发生在 SAH 后 2 ~ 3d，7 ~ 10d 为高峰，2 ~ 4 周逐渐缓解。脑血管痉挛的发生与头 CT 上脑池内积血量有一定关系。DID 临床表现：①前驱症状：SAH 的症状经治疗或休息而好转后又出现或进行性加重，血白细胞持续增高，持续发热。②意识由清醒至嗜睡或昏迷。③局灶体征，取决于脑缺血部位。如颈内动脉和大脑中动脉分布区，可出现偏瘫伴或不伴感觉减退或偏盲。大脑前动脉受累可出现识别和判断能力降低、下肢瘫、不同程度意识障碍、无动性缄默等。椎基动脉者则引起锥体束征、脑神经征、小脑征、植物神经功能障碍、偏盲或皮质盲等。上述症状多发展缓慢，经数小时或数天才达高峰，持续 1 ~ 2 周后逐渐缓解，少数发展迅速，预后差。DID 的诊断：一旦出现上述临床表现，即应做头 CT，排除再出血、血肿、脑积水等，并做 TCD 和脑血管造影进行诊断。CT 显示脑梗死有助于诊断。此外，也应排除水电解质紊乱、肝肾功能障碍、肺炎和糖尿病等全身系统疾病，可行相应检查。

（2）再出血：是 SAH 患者致死致残的主要原因，病死率可高达 70% ~ 90%。首次出血后 48h 为再出血高峰，2 周内出血率为 20% ~ 30%，以后则逐渐减少。半年后出血率为 3%。

（3）脑积水：出血急性期脑积水发生率约为 20%，常同时伴有脑室出血。出血后期脑积水则多与脑脊液吸收障碍有关。慢性脑积水的发生率各家报道差异较大，从 6% 到 67% 不等，主要与脑积水判断标准、评价时间不同有关。在 3251 例动脉瘤引起的 SAH 患者中，15% 的患者 CT 检查可发现有脑积水，13.2% 的患者临床出现脑积水症状。Vale 分析 108 例因动脉瘤破裂引起 SAH 并进行早期手术的患者情况，发现约有 20% 的患者在 SAH 后 30d 内需接受脑室腹腔分流手术。有再出血和脑室出血史的患者脑积水发生机会更多。

2. 全身系统并发症　严重的全身并发症是 23% SAH 死亡的原因，好发于危重患者和高级别的患者。因此防治 SAH 后全身系统并发症的重要性与防治 DID 和再出血一样重要，应引起重视。

（1）水电解质紊乱：常见低血钠，见于 35% 的患者，好发于出血第 2～10d。可加重意识障碍、癫痫、脑水肿。引起低血钠原因：脑性盐丧失综合征和促利尿激素分泌异常综合征（SIADH）。应注意鉴别上述两综合征，因为两者处理原则完全不同。脑性盐丧失综合征是因尿钠排出过多导致低血容量和低血钠，治疗包括输入生理盐水和胶体溶液，不能限制水分，否则可加重血管痉挛和脑缺氧。SIADH 则因 ADH 不适当分泌增多，引起稀释性低钠血症和水负荷增加，治疗除补钠外，还包括限水和应用抑制 AIDH 药如苯妥英钠针剂。

低血容量也为 SAH 后常见并发症，见于 50% 以上的患者中，在 SAH 后最初 6d 内血容量可减少 10% 以上。血容量降低，可增加红细胞的黏滞度，影响脑微循环，增加血管痉挛的易感性。扩容升高血压可防止因血管痉挛而引起 DID。

（2）高血糖：SAH 可引起血糖增高，特别是见于隐性糖尿病的老年患者。应用类固醇激素可加重高血糖症。严重高血糖症则可引起意识障碍、癫痫，可恶化脑血管痉挛和脑缺血。

（3）高血压：多数 SAH 患者有代偿性血压升高（Cushing 反应），以应答出血后的脑灌注压降低，但过高的血压（收缩压持续维持在 180～200mmHg 以上）可诱发再出血，特别是不适当地降低颅内压，同时未控制血压。兴奋、烦躁不安、疼痛和缺氧等可促发血压升高。

3. 全身其他脏器并发症

（1）心脏：心律失常见于 91% 的患者，高龄、低钾血症、心电图有 QT 间期延长者易发生心律失常。常见有室性、室上性心动过速、游走心律、束支传导阻滞等，多为良性过程，但少数患者因室性心动过速、室颤、室扑等而危及生命。以往认为心律失常的临床意义不大，但目前认为上述心律失常提示 SAH 诱发的心肌损害。40%～70% 的患者可有心电图异常，如 T 波倒置、ST 段压低、QT 间期延长、U 波出现。

（2）深静脉血栓形成：约见于 2% 的 SAH 患者，其中约半数患者可发生肺栓塞。

（3）胃肠道出血：约 4% 的 SAH 患者有胃肠道出血。因前交通动脉瘤出血致死的患者中，83% 有胃肠道出血和胃十二指肠溃疡（Cushing 溃疡）。

（4）肺：最常见的肺部并发症为肺炎和肺水肿。神经性肺水肿表现为呼吸不规则，呼吸道内粉红色泡沫样分泌物，蛋白含量高（大于 0.45g/L），见于约 2% 的 SAH 患者，最常见于 SAH 后第一周内。

八、治疗

1. 病因治疗　SAH 的根本治疗。动脉瘤的栓塞治疗或直接夹闭不仅能防止再出血，也为以后的血管痉挛治疗创造条件。但是目前对于栓塞治疗还是手术夹闭的利弊存在争议，一般来说治疗方法的选择取决于动脉瘤的部位、形态和患者的身体状况，治疗方案最好是由神经外科医师、神经介入医师和放射科医师共同讨论分析后确定。

2. 内科治疗

（1）一般处理：绝对卧床 14d，头抬高 30°，保持呼吸道通畅，限制额外刺激。避免各种形式的用力，用轻缓泻剂保持大便通畅，低渣饮食有助于减少大便的次数和大便量。

（2）监测：血压、血氧饱和度、中心静脉压、血生化和血常规、EKG、颅内压及每天的出入水量等。

（3）补液：维持脑正常灌注压，对血管痉挛危险性相对较低者，可维持正常血容量。

（4）镇痛：适当给予镇痛剂。大多数患者的头痛可用可待因控制。焦虑和不安可给适量的巴比妥酸盐、水合氯醛或三聚乙醛（副醛），保持患者安静。

（5）止血：目前对止血剂在 SAH 治疗的作用仍有争论。一般认为，抗纤溶药物能减少50% 以上再出血。但抗纤溶可促使脑血栓形成，延缓蛛网膜下腔中血块的吸收，易诱发缺血性神经系统并发症和脑积水等，抵消其治疗作用。因此，对早期手术夹闭动脉瘤者，术后可不必应用止血剂。对延期手术或不能手术者，应用止血剂，以防止再出血。但在有妊娠、深静脉血栓形成、肺动脉栓塞等时为禁忌证。使用方法：①6 - 氨基己酸（EACA）：16 ~ 24g/d 静脉点滴，给药 3 ~ 7d，病情平稳后改为 6 ~ 8g/d（口服），直至造影或手术。②止血环酸（凝血酸）：比 EACA 作用强 8 ~ 10 倍，且有消毒作用。应用剂量为 2 ~ 12g/d，与抑肽酶（30 万 ~ 40 万 U）联合应用，疗效优于单独使用。

（6）控制颅内压：颅内压低于正常时，易诱发再出血；当颅内压接近舒张压时，出血可停止。因此，SAH 急性期，如颅内压不超过 1.59kPa（12mmHg），此时患者多属神经外科联盟分级 Ⅰ ~ Ⅱ级，一般不需降低颅内压。当颅内压升高或Ⅲ级以上者，则应适当地降低颅内压。表 6 - 27 示平均颅内压（MICP）变化与患者临床分级的关系，有利于指导降颅压药物的应用。

表 6 - 27　临床分级与颅内压变化间关系

Ⅰ ~ Ⅱ级	MICP < 1.59kPa（12mmHg）
Ⅲ级	MICP = 1.99 ~ 5.32kPa（15 ~ 40mmHg）
Ⅳ级	MICP = 3.99 ~ 9.97kPa（30 ~ 75mmHg）
Ⅴ级	MICP > 9.97kPa（75mmHg）

一般应用 20% 甘露醇 1gm/kg 静脉点滴。对于需要引流脑脊液的患者，还可进行脑室穿刺留置 ICP 探头，通过量化颅内压监测来指导降颅压治疗。

（7）症状性脑血管痉挛（DID）的防治：目前症状性血管痉挛治疗效果不佳，应重在预防。防治过程分为五步：①防止血管狭窄；②纠正血管狭窄；③防止由血管狭窄引起的脑缺血损害；④纠正脑缺血；⑤防止脑梗死。

主要措施有：

1）扩容、升压、血液稀释治疗（hypervolemia, hypertension, hemodilution，简称 3H 治疗）：此法既可用于预防，也可治疗血管痉挛，但经临床实践，易发生肺水肿和诱发出血，现已被 3N（normal）取代，即正常血容量、正常血压和正常血浓度。很多医疗中心不对 SAH 患者限水，相反每日给予数千毫升液体量，维持中心静脉压在 0.49 ~ 1.17kPa（5 ~ 12mmH$_2$O）或肺动脉楔压在 1.6 ~ 1.86 kPa（5 ~ 15mmHg），并采用药物适度维持患者正常血压。

2）钙离子拮抗剂：尼莫地平（nlmodipine），是目前循证医学 Ⅰ 级证据证实有效的药物，可用来预防和治疗血管痉挛。一般应在 SAH 后 3d 内尽早使用，按 0.5 ~ 1mg/h 静脉缓慢点滴，2～3h 内如血压未降低，可增至 1～2mg/h。采用微泵控制静脉输液速度使点滴维持 24h，通常本药 50ml（10mg）经三通阀与 5%～10% 的葡萄糖溶液 250～500ml 同时输注。由于尼莫地平易被聚氯乙烯（PVC）吸收，因此应采用聚乙烯（PE）输液管。静脉用药7～14d，病情平稳，改口服（剂量 60mg，每日 3 次）7d。

3）重组组织纤维蛋白酶原激活剂（rtPA）：近年来，SAH 治疗上带观念性改变的是由原来使用抗纤溶药物以防止再出血，改为使用尿激酶和 rtPA 等纤溶药物，以减少脑缺血损害的发生。一般在动脉瘤夹闭后，清除基底池血块，经导管用 rtPA2.5 万～60 万 U，每 8h 1 次（或尿激酶 3 万～6 万 U/d）基底池缓慢点滴注射和引流。

4）腔内血管成形术（transluminal angioplasty）：Zubkov 在 1984 年最早采用腔内血管成形术来治疗血管痉挛，目前此项技术在临床得到较为广泛应用。当血管造影证实血管痉挛后，并在症状性血管痉挛出现以前进行治疗，这是治疗成功的关键，一般应在 SAH 后出现血管痉挛 24h 内进行治疗。约 60%～80% 的治疗患者临床症状可得到显著改善。由于使用中少数病例出现动脉瘤或动脉破裂，目前趋于采用药物进行药物性成形术，取代机械性成形术。一般用 0.5mg 尼莫地平、6 000～12 000U 尿激酶灌注，然后用 0.2% 罂粟碱 1ml，以 0.1ml/s 的速度，重复多次灌注。整个过程在 DSA 监控下进行，并全身肝素化。

5）其他：尼卡地平、法舒地尔、内皮素受体拮抗剂、硫酸镁、他汀（statin）等可能有一定防治脑血管痉挛作用，但缺大样本循证医学 I 级证据支持。21 - 氨基类固醇已证实无效。

（8）其他并发症的治疗：心电图异常者应给予 α 或 β 肾上腺素能阻滞剂如普萘洛尔；肺水肿和肺炎的患者如术后需长期卧床，注意保持气道通畅，加强气道护理，积极抗炎治疗；水电解质紊乱、高血糖、脑积水等并发症治疗与其他疾病中的治疗相同，不再赘述。

九、预后

影响 SAH 预后的因素很多，病因、血管痉挛和治疗方法为主要因素。病因不同，差异较大。脑动静脉畸形引起的 SAH 预后最佳，而血液系统疾病引起的 SAH 效果最差。动脉瘤破裂的病死率在 55% 左右。动脉瘤破裂未经手术夹闭，可再次发生出血。最常发生于第一次，SAH 后 4～10d。每日发生率为 1%～4%。前交通动脉瘤再出血的概率最大。第二次出血的病死率为 30%～60%，第三次出血者几乎是 100%。但在第一次 SAH 后 3～6 个月再出血的危险性显著降低，以后出血的病死率可能不会超过第一次出血的病死率。患者的年龄、性别和职业以及第一次发病的严重程度，对复发的可能性似无关联，但高血压可能增加其危险性。

血管痉挛也是 SAH 患者致死致残的主要原因，约有 13.5% 的动脉瘤破裂引起的 SAH 患者因血管痉挛而死亡或残废。在致残患者中约 39% 因血管痉挛而起。

随着对 SAH 病理生理研究的深入和治疗方法的改进，SAH 的预后已有了很大改善，Cesarini 对一地区二十多年内动脉瘤破裂引起的 SAH 预后进行分析，发现近十年来 Hunt 和 Hess 分级 I 级和 II 级患者的发病后 6 个月病死率明显低于前十年（16% 与 34%），临床症状和生存质量也优于以前。但 Hunt 和 Hess 分级 III 级至 V 级患者的病死率无明显改善。

对 SAH 患者首次血管造影未发现病因者，预后与头 CT 上积血分布情况有关，属于"中脑周围 SAH"的患者预后较好，再出血的概率也小于其他患者。这些患者的病死率仅

6%，而找到动脉瘤的患者其病死率约为40%。除此之外，其他血管造影阴性的SAH患者也比动脉瘤破裂引起的SAH预后佳，文献报道约80%血管造影阴性的SAH患者能恢复正常工作，而只有50%的动脉瘤破裂引起的SAH患者能恢复健康。

（吴　震）

第十三节　高血压性脑出血

改革开放以来，随着经济建设为中心的实施，经济收入逐年提高，生活水平和物质文化生活得到迅速改善；医疗卫生事业的发展、医疗技术的提高、医疗设备的更新和社会保障体系的逐步建立，使人口老龄化的趋势越来越明显，至今全国60岁以上的老人已有1.3亿，超全国总人口的1/10。进入老龄化社会后，高血压性脑出血的发生变得更常见和多发。

1966年世界卫生组织（WHO）报告世界范围内，有57个国家和地区把急性脑血管病列为三大死因，占11.3%，次于心肌梗死和恶性肿瘤。1979年继续报告，在少数国家如日本，高血压性脑出血已成为主要死因。

1979年全国卫生统计年报资料，据北京、上海等14个城市统计，脑血管病的发病率187/（10万·年），其中脑出血为78/（10万·年），占我国全部死因的24.1%，超过恶性肿瘤和心脏病，居三大死因之首。

70年代调查我国六城市脑卒中发病率219/（10万·年），21省市农村发病率185/（10万·年）。80年代发病率217/（10万·年）。六城市发病率平均719/（10万·年），其中哈尔滨、北京1249~1285/（10万·年），上海615/（10万·年），发病率呈北高南低之势。我国和日本一样，发病率未见明显下降。1985年北京市70万城市人口调查，证实本病为三高（高发病率、高病残率、高死亡率）疾病，远远高于西方国家，严重危害和威胁着国人的生命和健康。

大宗资料表明，51~70岁为高血压性脑出血（HICH）的发病高峰期。40岁以下也有发生，这与家族遗传性及肾性高血压关系更密切，近年有年轻化趋势。HICH的发病性别，男性略高于女性，有报告达2.5∶1，发病部位以优势半球稍多。一年四季均可发病，但冬季明显高于夏季，尤其当气温骤降或更寒冷时容易发生，我国北高南低的发病率，可能与此有关。

一天之中均可发病，但活动时（从6am~9pm）的发病机会大增，尤其是精神的突然刺激、情绪激动和体力疲劳，会导致血压的突然升高而发病，我们常遇到因"搓麻将"为明显诱因的病例。

有约1/5的患者有明显的高血压家族史。提示相同的饮食、生活习惯在遗传基础上会罹患同类疾。一些高盐、高脂、高糖饮食和不良的生活习性如吸烟、饮酒等是诱发本病的重要原因。

一、病理和病理生理

高血压性脑出血（HICH）曾称脑溢血，是由高血压病引发脑部出血的一种自发性脑出血（Spontanous Intracerebral Hemorrhage），它有别于外伤引起者，与其他脑血管病、血液病、脑肿瘤卒中、代谢性疾病等自发性脑出血也不同。

　　HICH 的主要病理基础，是高血压和动脉硬化。多数学者认为，由于动脉硬化，动脉的内膜增厚、形成粥样斑块，使管腔相对狭窄，初期尚有代偿空间。在细动脉如终末支、穿通枝等，中层弹力层的纤维化、玻璃样变及断裂，使管壁脆性增加。而脑动脉系统的外膜先天不发达，缺外弹力层，中层肌细胞少，管壁较薄。再如基底节区的豆纹动脉等直接发自中动脉系统，且呈直角，一直处于高压力冲击状态。当在血压剧烈波动时，一部分病损血管的缺陷就无法实现血管良好的自动调节，被高压的血流冲破即出血，或在最薄弱处形成微小动脉瘤，长期多次的作用最终仍导致出血。

　　较为公认的是，颅内血肿常在发病后 30 分钟内形成，6 小时后由于血肿的占位效应及血液的分解产物对周围脑组织的压迫、损害，使血肿周围的正常脑组织由近及远地发生变性、坏死、血管周围出血和水肿等一系列病理生理变化，使血肿继续扩大，颅内压进一步增高。如果首次出血量较大，患者的烦躁、呕吐等动作会增加颅内出血量。

　　HICH 的发生有几个相关危险因素，如高血压、糖尿病、高血脂、心脏病等，其中尤以高血压的相关性最密切，危险性最大，是独立相关危险因素。据研究，有高血压的相对危险性较正常血压者高 12 ~ 24 倍，不论是收缩压升高还是舒张压升高，都与疾病的发生危险性呈正相关关系。据上海宝山区农村居民血压 9 年随访发现，收缩压在 19.95kPa（150mmHg）以上者是 19.95kPa 以下者发生率的 28.8 倍；舒张压在 11.97kPa（90mmHg）以上者是 11.97 kPa 以下者的 1.9 倍；临界高血压者的危险性是正常血压者的 8.7 倍；确诊为高血压者的危险性是正常者的 31.9 倍，可以看出对高血压者采用干预手段的必要性和重要性。干预手段包括药物干预在内，控制高血压和软化血管，对延迟和降低 HICH 的发生和再次发作是有益的。

二、诊断和鉴别诊断

　　典型的 HICH 诊断并不困难。如年龄在 50 岁以上，既往有高血压病史，平时不系统服药，或虽服药血压仍控制不满意；多发生在冷天、活动时（从早上 6 点到晚 9 点居多）；尤其有明显的精神刺激、情绪激动或体力疲劳；突然起病，有一过性的意识障碍；一侧肢体有活动障碍及感觉障碍，HICH 当首先考虑。

　　HICH 按其发生部位，出血速度不同可有不同临床表现。

　　（一）基底节出血

　　基底节是最常见的出血部位，包括内囊和外囊两个部位。单纯外囊（壳核）出血的临床症状较轻，一般出血量不大，稳定后恢复也较快。如累及内囊就出现对侧的面神经中枢性瘫痪；伸舌偏向患侧；病灶对侧上下肢肌张力降低或消失、随意运动减弱或消失和各种感觉的迟钝或消失；腱反射降低，腹壁反射及提睾反射的减弱或消失；凝视中枢受刺激，可表现双眼球向对侧凝视，一旦破坏则向同侧凝视。当血肿累及内囊后肢的视辐射时，则出现同向性偏盲，形成典型的"三偏"症状，如出血位于优势半球则有失语。因绝大多数患者处于昏迷或不合作状态，这些表现难于一一检出。出血量大时除昏迷外，常有一或双侧瞳孔散大，对侧或双侧病理征（＋），甚至去脑强直、叹息样呼吸等脑疝表现。眼底动脉硬化，呈僵直的铜丝样与静脉交叉压迹明显，有时见到视网膜出血。

　　（二）皮质下出血

　　可发生在大脑半球的任何一叶。少量出血时，患者表现为头痛、呕吐或烦躁不安，常疑

"脑瘤"而来诊。在不同的脑叶可有相应脑叶的神经缺失表现，癫痫的发生率相对较高。

（三）丘脑出血

丘脑的少量出血即易昏迷，常累及丘脑底部及影响中脑结构而出现眼部症状，累及内囊而引起偏瘫、偏感觉障碍。本处出血易穿破脑室，严重时可造成脑室系统铸型，引起急性梗阻性脑积水。

（四）脑干出血

脑干以桥脑出血多见。少量出血即昏迷、高热、眼球固定、针尖样瞳孔，少数局限者可出现交叉性瘫痪（病侧颅神经损害和对侧上下肢软瘫），双眼球向病侧凝视等桥脑损害表现。

（五）小脑出血

可发生在一侧半球或蚓部。少数患者起病急，突然头痛、眩晕后四肢呈迟缓性瘫痪，常因出血破入第Ⅳ脑室而使病情急转直下。多数患者起病时有枕项部剧痛，眩晕，频繁呕吐，眼震和病肢的共济失调，而后意识障碍。另一部分呈亚急性起病者，临床表现为颅后凹占位表现。

（六）脑室出血

单纯的脑室出血少见，大多由基底节、丘脑出血破入相近脑室，以致充满同侧或双侧侧脑室，甚至整个脑室系统和蛛网膜下腔，呈脑室铸型。当小脑或桥脑出血时，可破入Ⅳ脑室，经中脑导水管反流至第Ⅲ脑室及侧脑室。患者常有较剧的头痛、呕吐等颅高压症状，可缺少神经系统定位体征。危重者甚至昏迷，四肢呈软瘫，一切反射消失或出现去脑强直。

（七）辅助检查

1. 电子计算机断层摄影扫描（Computed Tomography，CT）　CT是诊断HICH最安全可靠、准确和快速简单的手段，尤其是目前的多排螺旋CT，可谓"金标准"：可确定血肿的部位、类型、血肿量、形态、中线结构与脑室关系等情况，使诊断趋简单化，又为治疗选择方法，同时为治疗效果和转归提供有意义的参考价值。在CT图像上可见到不规则的高密度病灶，CT值约28~45 Hu，边缘清晰即为血肿，其周可绕一层相对色淡的水肿区。如破入侧脑室，多沉淀在后角，形成色上淡下浓的影像。随着时间的推移，高密度会逐渐变淡呈等密度或低密度影。

2. 核磁共振成像（Magnetic Resonance Imaging，MRI）　虽可与CT一样做到准确诊断，但由于成像时间长，费用高，MRI室缺少抢救条件，对急性期的危重患者不甚适宜。当进入恢复期后可从脑水肿及脑功能方面提供宝贵的信息。

3. 电子计算机数字减影脑血管成像（Digital Subtraction Angiography，DSA）　目前已舍弃脑血管造影（CAG）来确定血肿，只为排除脑动脉瘤、脑血管畸形、脑瘤卒中等病时，仍有DSA检查的必要。

4. 腰椎穿刺　虽然腰穿方法简单易行，见均匀血性脑脊液表示蛛网膜下腔出血即确立，但在高颅压情况下易诱发脑疝而加重病情，术前一般不主张施行。

（八）鉴别诊断

1. 颅内动脉瘤　一般年龄稍轻，平时无高血压，发病突然，往往有剧烈的头痛，意识渐昏迷，这是动脉瘤破裂出血引起的，也可以伴有动脉瘤压迫或刺激周围组织引起的另类症状。出血部位常与动脉瘤部位有关。动脉瘤好发于 WILLIS（颅底）动脉环，蛛血常明显积聚在相应脑池。当血肿形成时，额及颞部的血肿常与大脑前动脉和中动脉的动脉瘤有关。CT 上动脉瘤被血肿掩盖不易显影。DSA 可以明确动脉瘤的诊断。

2. 脑血管畸形　发病年龄更轻，30 岁以前居多。颅内任何部位均可发生，但大脑半球常见。出血、癫痫和头痛为 AVI 的主要症状，尤其伴有脑内血肿时尚需鉴别。因为畸形血管愈小（即隐匿型）愈容易发生出血，往往在血肿腔内可检得"异常纤维"组织或畸形血管。对发生在小脑的血肿除年龄外常在术前难与 HICH 鉴别。有时 CT 图像的血肿内，夹杂蚯蚓状的低密度影。DSA 对诊断 AVM 是有帮助的，但无 AVM 的显影不能完全排除。

3. 缺血性脑血管病　脑血栓形成的前驱症状较多，且时间较长，常在休息安静时发病。昏迷较为少见且浅，血压明显增高者少。无脑膜刺激征。CT 可在 24 小时后发现低密度灶，而与 HICH 相鉴别。

脑血管被血中的固体、液体和气体作为栓子阻塞引起脑栓塞，起病急，年龄轻，昏迷少，可发现栓子来源如房颤、风心、心梗等。长骨骨折者有明显外伤有时尿中查得脂肪颗粒。CT 是鉴别本病的方法。

4. 蛛网膜下腔出血　蛛网膜下腔出血是一组脑血管病发生的出血，他除上面提到的动脉瘤、AVM 常见原因外，还有动脉硬化症、烟雾病等。也包括颅内静脉系统炎症、栓塞、肿瘤、血液病引起的出血。有时需借助 CT、DSA、MRI 等一些检查来明确病因。

三、非手术治疗

HICH 不需要或不具备外科手术时，非手术治疗就是挽救患者生命和降低病残程度的唯一方法。如全部 I 级和大部分 II 级患者，可以通过非手术治疗而康复。

（一）治疗原则

（1）全面的生命体征检测和维持生命功能。

（2）严密监测颅内压、血压、脑电、脑灌注压和神经影像学改变。

（3）及时合理使用药物，控制高颅压、高血压及脑水肿和脑缺血的发生。

（4）完善的护理措施和预防并发症。

（5）积极有效的康复治疗和二级预防措施。

（二）非手术治疗的基本要点

（1）急诊处理时，通过初步的病史采集和简要的体检，对患者的 GCS 和 HICH 的分级做出评价。

（2）第一时间保持呼吸道通畅并供氧，保持头高偏位，吸除口鼻腔内的分泌物和呕吐物，必要时气管内插管或气管切开。

（3）气管内插管或气管切开，除决定于呼吸频率和深度外，$PO_2 < 8.0kPa$（60mmHg）或 $PaCO_2 > 7.3kPa$（55mmHg）可作为参考指标。为避免在实施过程中发生反射性心律失常，先予小剂量阿托品实有必要。同时置鼻胃管以防误吸；如为持续性昏迷或肺部已有并发症时，以气管切开为佳。

（4）全面的生命体征监测，包括意识、瞳孔、体温、心率、呼吸、血压、氧饱和度等各项生理指标。其稳定程度反映了 HICH 的动态变化及对脑功能的影响，及时了解生命体征的变化，有助于了解病情的发展和演变，为采取相应措施争取时间，也是治疗措施有效程度的重要指标。

以血压为例，血压的过高、过低对病情均不利，而最佳水平依据既往血压水平、年龄、出血时间和颅内压力等而定。一般来说 24 小时之内采用：①间隔 5 分钟测 2 次血压，如收缩压（SBP）均 >30.4kPa（230mmHg）、舒张压（DBP）均 >18.6kPa（140mmHg）可考虑用硝普钠 [（0.5 ~ 1.0）μg/kg/min] 治疗。②间隔 20 分钟测血压，如 SBP 在 23.9 ~ 30.4kPa（180 ~ 230mmHg）或 DBP 在 14.6 ~ 18.6kPa（105 ~ 140mmHg）或平均动脉压（MAP）>17.3kPa（130mmHg）可静输拉贝络尔、艾司络尔或依那普利等药物。③SBP < 23.9kPa，DBP <14.6kPa 暂不予药物降压。一般认为二周以后才开始降压，至 1 ~ 2 月后血压降至正常为好。如有颅内压监测，应维持脑灌注压 >9.1kPa（70mmHg）为宜。

（三）降低颅内压

HICH 后由于血肿的占位效应和继发性脑水肿肿胀均可使颅内压增高，而颅内压增高是导致脑疝、死亡的主要原因。因此有效控制 ICP 是抢救患者生命和减少后遗症的需要。一般认为，颅内压（ICP）应不大于 2.7kPa（20mmHg），脑灌注压大于 9.3kPa。当然在 ICP 监测时，间隔 5 分钟测 2 次颅内压即可。对绝大多数未做 ICP 监测者，只能从神志、生命体征及 CT 影像上间接估计，当有意识水平下降、脉搏变慢，CT 上见到脑室扩大或有脑积水时均提示颅压增高。

甘露醇仍是降低颅内压的最主要渗透性利尿药物，临床效果可靠。但由于其分子量小，易透过受损的血脑屏障（BBB）等，反复长期使用脱水效果变弱，有时还会加重局部水肿及影响到肾脏功能，因此有使用小剂量者（由 1.0 ~ 1.5g/kg 改为 0.25 ~ 0.5g/kg），或改用甘油果糖，同时加用利尿性脱水剂如呋塞米，以协同维持渗透梯度。

人体血浆白蛋白是另一种有效的胶体渗透性药物，推荐剂量每日 100ml，使用 3 ~ 5 天。

有些颅内高压者，在应用巴比妥类药物后得到改善，其安全剂量 10mg/（kg·d），可分次给予。

（四）完善护理措施，维持水电解质平衡，防治并发症

完善的护理措施，既是保证治疗效果的重要组成部分，也是预防并发症的重要手段。一份合理的护理计划不光局限在基本生活护理、口腔、气切护理上，还包括水盐、维生素等的摄入和有充足的营养，保证大小便通畅；防止褥疮、坠积性肺炎，痰液堵塞气道、泌尿系及深静脉穿刺的感染；监测血气、电解质、血糖和血黏度的改变等。

每日的补液量通常按尿量 +500ml 来粗算，当高热、多汗、呕吐、腹泻时需要适当增加补液量，注意预防低钠、低钾、低蛋白血症的发生。

通常无意识障碍及感染征象者不使用抗生素，但对老年有意识障碍、有尿潴留或留置导尿管、发生应激性溃疡出血、癫痫发作及中枢性高热者，当根据痰或尿、血标本，选用敏感抗生素。

四、外科治疗

HICH 的外科治疗历经变革。国外经历了初创期，以 1903 年 Cushing 为代表，这是人类

对该疾病的开创性探索。Russel 对 1 例 HICH，开颅清除血肿，成为世界上第一例 HICH 手术治疗的成功病例。以后在 50 年代，手术治疗的死亡率在 50% 左右，可认为开拓期；60 年代进入研讨期；70 年代，CT 问世，开展传统的大骨瓣开颅清除血肿，及小骨窗显微手术清除血肿而成为完成期；80 年代进入发展期，1978 年 Becklund 首先设计成功立体定向血肿排空器，又称阿基米德螺旋器，相继有超声体层诊断装置指导下（的血肿清除）和 CT 监测下灌注清除血肿等方法。其中 1986 年 Grifith 提出了微创一词后进入微创阶段。

我国 50 年代基本是内科治疗一统天下，1958 年个别报告手术治疗。鉴于手术对象多是一些病情危重和脑疝发生者，治疗效果可想而知。60、70 年代基本是传统骨瓣开颅清除血肿加大骨瓣减压术，或颞肌下减压窗血肿清除术。

（一）开颅血肿清除术

开颅血肿清除术是临床常用的手术方法，按不同部位血肿作相应部位的开颅。以基底节型血肿为例，简述如下：

（1）患者气管内插管全麻成功后侧卧位或平卧抬起病侧肩部，头偏向健侧。

（2）画好颞部或额颞部皮肤切口标记。

（3）做颞部或额颞部皮肌骨瓣开颅，马蹄形或十字形剪开硬膜。

（4）以手触摸皮质张力，在可疑的颞部（常为颞上或颞中回）皮质电凝后脑针穿刺，进一步证实血肿部位和入路方向。

（5）选好颞部皮质切口，双极电凝后切开皮质白质，达血肿腔，以细吸引头吸除血肿。

（6）紧黏在小血管上的血凝块不作强行吸除，少数见到活动性出血时用双极电凝止血，反复冲洗。

（7）压两侧颈静脉以增加颅压，或请麻醉师协助作增压试验，证实无活动性出血。

（8）局部创面覆以海绵、止血纱布等加强止血效果。

（9）放引流管，另孔通出固定，硬膜减张缝合或去骨瓣减压，逐层缝合头皮。

（10）如颅压不高，可连续缝合硬膜，骨瓣复位固定。

（11）无菌敷料包扎，引流管接引流袋。

此法的优点是适合血肿量大者，可见面广，止血满意。见到蛛网膜下腔尚有脑脊液流出者，一般术后效果良好。如经侧裂入路，显露岛叶，可采用手术显微镜作显微操作。同时关颅前观察颅压高低决定是否去骨瓣减压，以进一步缓解颅压。

（二）小骨瓣或颞肌下减压窗显微手术血肿清除术

此法的优点是开颅骨瓣小出血少，入颅后在手术显微镜下用显微器械操作，相对损伤小，止血更彻底。

80 年代国内从治疗时间上趋向早期，甚至提出超早期、超超早期。所谓超早期的时间定在发病后 6 ~ 7 小时，超超早期的时间定在 3 ~ 4 小时内，这决定于病情和所在医院的条件。治疗方法上向微创发展，可谓百家争鸣、百花齐放。

1. 锥孔颅内血肿碎吸术　锥孔颅内血肿碎吸术是由陈氏率先应用和推广，主要步骤如下。

（1）先根据 CT 片计算出血肿量［一般采用多田氏公式计算：血肿量（ml）= 长径 × 短径 × 血肿层数 × π/6］，测出穿刺点颅外板到靶点的距离。

（2）简易立体定向尺在头皮上画出穿刺点。一般穿刺点选在最大血肿层面的水平，尽量避开较大血管和脑重要功能区。

（3）消毒、局麻后用特制的手持半圆形锥颅器锥颅。

（4）插入碎吸器到靶点（最大血肿层面的中心）。

（5）拔出内芯，放进绞丝。

（6）控制好负压吸引压力（<0.04kPa），开始脚踏开关进行间断碎吸。

（7）估算吸引出的血肿量，约有血肿量的70%～80%即停止操作。

（8）拔出碎吸器，置入相匹配的硅胶引流管并固定、包扎。

（9）复查CT，了解残余血肿量及观察引流管位置。按时注入抗纤溶液（尿激酶）定时开放。

此法的优点是快速及时，对手术设备要求不高，在病床即可进行，最大限度地抢救患者；只要有CT设备和一定经验的临床医师即可进行，为进一步治疗、抢救提供了时间；血凝块经粉碎即可吸出。它的缺点是不能在直视下进行，一旦遇到出血无能为力，只能改为其他方法如开颅清除血肿并止血。

2. 钻孔颅内血肿碎吸术 钻孔颅内血肿碎吸术是由夏氏率先应用和推广。碎吸装置主要由碎吸器、内镜、冷光源、负压吸引器和双极电凝组成三个系统。光纤系统是棒状透镜光学系统制成窥镜，有60°的视场角，冷光源为照明光源。手术系统口径3.4mm，供放入绞丝，绞丝比管口短1～2mm。必要时可放入特制的棒状双极电凝镊止血。冲洗系统主要是注水冲洗镜面，保持清晰度，同时使粉碎血凝块易于吸除。三位一体安装在外径6.3mm的钢质管内，产品设计类同进口脑窥镜的结构。它具有锥颅碎吸的优点，解决了可视性和可止血性问题。

其操作步骤基本同锥颅碎吸法：

（1）以穿刺点为中心，作3～4cm的皮肤直切口（仍用简易立体定向尺标注）。

（2）止血后乳突拉钩撑开，电钻钻孔，骨蜡涂布，电凝硬膜做十字形切开。

（3）电凝皮质后先脑针穿刺，沿穿刺方向直视下更换碎吸装置，连接绞丝。

（4）在直视下进行碎吸，助手注水冲洗，主刀掌握开关。看到的血凝块为红色可继续吸引，血肿清除后的脑组织恢复原色可稍作手势调整后再进行。

（5）同锥孔颅内血肿碎吸术（8）、（9）。

3. 钻孔置管尿激酶溶解术 亦有同道在上述手术基础上，不用碎吸器，直接钻孔电凝硬膜后，用脑针抽吸血肿置入硅胶管，定时注入抗纤溶液，使血凝块被溶解定时排出。有时也能起到清除血肿的目的，但要掌握好手术适应证和操作要领，一般在三天以上或CT片上见到大部液体者较为稳妥。

4. 立体定向和无框架立体定向血肿穿刺术 立体定向血肿穿刺术是使用立体定向仪，以最大层面血肿的中心为靶点进行血肿穿刺抽吸，不在此赘述。

无框架立体定向血肿穿刺术，需要有无框架立体定向仪。它是一种将计算机手术规划、定向导航和手术操作平台结合在一起的立体定向仪，简称机器人。其实际操作分术前准备和手术操作两部分。

（1）在HICH患者头部黏贴四个标记（MARK），且不能取下，一直留到手术后。

（2）再次进行带有MARK的CT或MRI扫描（一般进行CT扫描）。

（3）将扫描后的胶片或数据输入计算机，拼成一个坐标系。

（4）用机械臂将计算机图像与 MARK 点间形成定位关系。

（5）确定最大血肿平面中心稍后为靶点。

（6）使患者头部和机械臂保持相对不变（需要锁定定位仪和固定头部）。

（7）机械臂在手术空间与规划手术径路吻合锁定。

（8）在机械臂末端的手术器械，固定支架进行钻孔穿刺和抽血。

5. 手术指征　HICH 手术的目的是清除脑内血肿，降低增高的颅压，尽量改善脑循环，促使受损的脑组织尽早恢复。也即尽量挽救患者生命，减少后遗症，提高患者的生存质量。

（1）意识状态：意识障碍的程度是脑实质受损程度的最直接表达，它直接反映病情程度。

Ⅰ级患者意识清醒，适合内科治疗；Ⅴ级患者意识深昏迷，一或双侧瞳孔散大，外科治疗与内科治疗效果相仿，仍以内科治疗为主。Ⅲ级、Ⅳ级和一部分Ⅱ级患者适合手术治疗。临床上常用脱水剂降颅压，观察患者的意识变化，如昏迷变浅、转醒说明手术有效；反之如无变化甚至继续加深，说明手术不一定有帮助。病情演变速度十分重要，如起病急骤，发展迅速，短时间内即进入深昏迷、瞳孔散大者，尤其是 Ⅴ 级患者，说明预后差，手术需慎之又慎。

（2）出血部位和出血量：不同的出血部位有不同的临床表现，不同的出血量用不同的方法治疗。一般来说皮质下型、基底节型出血量≥30ml；丘脑型和小脑型出血≥10ml，采用手术治疗。单纯一侧脑室铸型可在扩大的对侧脑室作持续外引流，脑室系统铸型可行双侧脑室外持续引流。脑干出血会导致呼吸、循环中枢的直接受损，如手术清除血肿，收效可能甚微，在急性梗阻性脑积水时，可作脑室外持续引流。

（3）合并症：HICH 由高血压病引起，出血后血压会随颅压而增高，如 Bp≥26.6/16kPa（≥200/120mmHg）需降压后方可考虑手术。有心、肝、肺、肾、血液病等严重合并症者，应作为手术禁忌。家属若强烈要求，应在相应科室的通力协作下完成。如心脏病心率缓慢者应先安装心脏临时起搏器后方可进行手术。肾病者需完成 A－V 内瘘，以便术后立即进行血透治疗。HICH 发生后个别患者出现急性呼吸窘迫综合征（ARDS）或多器官功能衰竭（Multiple system organ failure，MSOF），往往是原有的脏器功能已有病损，储备低下，在HICH 后长时间低氧血症、免疫功能低下等内环境失调的准发生期，如再施行手术将使病情突变而导致同时或序发两个以上器官功能衰竭，近被称为多脏器功能失常综合征（Mul－HICH）是一种全身性疾病，需按神经外科重症患者的术后处理，同时需注意以下方面。

6. 术后处理

（1）保持血压的稳定，防止血压过高、过低或时高时低。血压过高易造成已凝固止血的血管和新鲜创面再次出血，过低使脑血流量灌注不足，易引起脑梗死。时高时低往往是在使用如硝普钠、硝酸甘油等药物微泵控制降压过程中发生。手术后血压保持稳定对抢救HICH 度过危险是十分有利的。

（2）控制颅内压：血肿清除后，继发性的脑水肿肿胀仍是一个重要环节，防治高颅压减轻继发性脑损害，对日后病情恢复颇有裨益。

（3）积极防治并发症：HICH 最常见的并发症是消化道出血。严重而急骤的应激性溃疡出血在目前有 H_2 受体拮抗剂及质子泵阻滞剂的情况下，处理仍感棘手。因此预防性用药就显得十分必要。肺部感染也不可掉以轻心，在有大量各类抗生素的今天，预防双重感染，气管切开，加强护理，保持水电内环境的平衡，补充足够的营养和胶体液防治氮的负平衡均十分必要。

五、康复治疗

HICH 多发生在脑的重要功能区，不论手术与否或多或少会遗留偏瘫、失语等病症，使行为生活、心理和社交受到影响，加上损伤和生理性脑功能退化，因此康复治疗变得更实际和有重要意义。

康复治疗应该从早期开始。患者清醒后巧妙地解释病情是必要的，既是患者的知情权，也是让患者接受现实、知道通过自己的努力和配合医务人员的工作，在整个疾病治疗中的作用，提高主观能动性和确立战胜疾病的信心；对一些悲观、丧失信心的更需要耐心解释，通过人性化服务，使他们重拾恢复健康的勇气，心理治疗对疾病的康复是十分有利的。

现代康复医学包括医疗康复、康复工程、教育康复、职业康复和社会康复等方面。本节仅涉及医疗康复。康复方式包括专业康复（Institute Based Reha—bilitation，IBR）、社区康复（Communlty Based Reha—bilitation，CBR）和上门康复治疗（CRS）。

专业康复（IBR）是指集中康复专业人才和利用较复杂的先进设备进行康复医疗工作。康复治疗目前按"卒中单元"进行，其中包括非手术和手术治疗、重症监护、脑康复治疗、医疗体操、神经康复和健康教育等基本要素。

医学康复治疗的程序一般为：

（1）先预评价：对疾病的病期、病因及前期治疗情况，现存残疾和并发症等，同时对精神、心理、智力给予综合评价。

（2）设立预期目标，包括目标设立的目的，目标的阶段性和具体方法。

（3）治疗程序表的制定，包括预防对策在内的各种治疗手段。

（4）治疗实施方案：按照总的治疗方针，分别按处方的治疗种类实施执行。

（5）再评价：治疗后患者的恢复程度，再次进行客观的判定，据此再次修正和补充程序表。

生活护理尽量按照病前的生活习惯和作息规律进行。除进食易消化富营养的食物外，按时排便训练极为重要。防治褥疮从一早就开始，定时翻身更换体位，按摩局部皮肤，及时防治腹泻，保持皮肤清洁。

语言的训练采用"育儿法"，即从单音、单词开始，有意引导对话及收听广播练习，逐步增加发音词汇量，其中可配合针灸治疗。

运动疗法包括静气功、医疗体操、按摩、推拿、肌力训练、平衡训练和步行训练等课目。

偏瘫肢体首先要预防肩坠、足下垂，每天进行各关节和肢体的被动活动，开始时会有疼痛感，随着被动活动到主动活动，逐渐增加肢体肌肉的力度和活动幅度，疼痛会逐渐缓解。当肌力达Ⅲ级后要尽量加强主动活动。训练行走时要遵循卧位→坐位→站位→开步走的顺序进行，要纠正行走的姿势，运用行走的技巧，从双拐（或双人）→单拐→脱拐，增加活动的速度和距离，也可到户外、广场活动，学打太极拳，这一过程会使患者精神振奋，信心更足。每次活动要达到疲劳的程度，以增加肌力、耐力和肌肉体积的目的，但要注意，这阶段是最容易自伤的过程。关节活动和肢体的功能锻炼很好地防治了肌肉的挛缩。

物理治疗是康复治疗中一种重要手段，包括热疗、电疗、水疗、光疗、氧疗、体外反搏和肌肉反馈等方法。

高压氧治疗是机体处于高压环境中，所呼吸的与环境等压的纯氧或高浓度氧，可以提高血氧含量，提高血氧分压、血氧张力而提高血氧弥散张力。氧可从毛细血管内向附近组织弥散，有利于改善组织的缺氧状态，使贮氧量增加。如果病后血压 < 160/100mmHg（21.3/13.3kPa）是可以考虑的。

针灸治疗包括头针（有如百汇、神聪、运动区、感觉区等），耳针（有如皮质下、枕、心、神门、肾或耳舟、对耳轮与瘫痪肢体相对应的穴位）和体针（主要取阳明经、太阳经、少阳经和任、督脉穴位）。

中药治疗当然可随证加减，但目前以中成药为主，已较少用汤剂治疗。

辅用脑功能代谢药物。

总之，神经康复是神经疾病治疗学的一大发展，也是一个医学的新领域，尚有较多理论和基础问题有待解决，但不失为神经疾患所致功能残障的一种治疗方法。

功能恢复通常采用（Activity of Daily Living，ADL）分级法进行。

Ⅰ级：完全恢复日常生活。

Ⅱ级：部分恢复或可独立生活。

Ⅲ级：需人帮助，扶拐行走。

Ⅳ级：卧床，但有意识。

Ⅴ级：植物生存状态。

以前公认Ⅰ级有15%，Ⅱ级有25%，Ⅲ级有30%，Ⅳ级有25%，Ⅴ级有5%得到康复，如经正规的康复治疗定可提高康复率。

（祖向阳）

参考文献

[1] 张天锡. 神经外科基础与临床 [M]. 上海：第二军医大学出版社，2013.

[2] 易声禹，只达石. 颅脑损伤诊治 [M]. 北京：人民卫生出版社，2010.

[3] 江基尧，朱诚. 现代颅脑损伤学 [M].3 版. 上海：第二军医大学出版社，2010.

[4] 段国升，朱诚. 神经外科手术学 [M]. 北京：人民军医出版社，2011.

[5] 王忠诚，神经外科学 [M]. 武汉：湖北科学技术出版社，2013.

第七章

脑血管病手术治疗

第一节　脑干血肿清除术

脑干血肿多发生在40~50岁的患者，病程发展可分3种：①急性卒中型发病，即迅速深昏迷，随之出现脑干功能紊乱和衰竭，多在48小时内死亡。②病程呈慢性进行性加重，类似脑干肿瘤。③临床症状呈间歇性变化，类似脑干脑炎。CT扫描应用前，对脑干血肿很难做出临床诊断，大多在尸检时确诊。脑血管造影对诊断脑干出血有帮助。CT扫描应用于临床后，使本病的诊断迅速而准确，能及时针对不同情况，制定治疗对策，从而提高了本病的治愈率。过去对脑干出血大多采用保守治疗，少数手术治愈者大都是在脑干肿瘤手术中发现的。近50年来文献中有46例脑干血肿经开颅或立体定向手术治疗成功的报告。

（一）适应证

（1）CT扫描血肿量超过5ml，脑干受压明显，临床症状呈进行性加重者。

（2）脑干血肿接近脑干表面，有破入脑室或蛛网膜下腔危险者。

（3）脑干内血肿虽小，但周围水肿严重，脑干受压体征进行性加重，不解除压迫，难以渡过危险期者。

（二）禁忌证

（1）血肿<3ml，患者情况良好，非手术治疗可以治愈者。

（2）患者年老体弱，全身主要器官功能严重障碍或衰竭者。

（3）脑疝晚期，双侧瞳孔散大，呈病理性呼吸或呼吸已停者。

（三）术前准备

CT扫描明确血肿的部位和大小，为手术入路提供依据。

（四）麻醉与体位

采用气管插管全身麻醉，取侧卧位。

（五）手术步骤

按脑干血肿的不同部位，一般多采用颞下、小脑桥脑角和第四脑室3种不同入路，现分述如下。

（1）颞下入路：用于清除中脑一侧性血肿，方法是：①一侧枕部马蹄形切口，基底在外侧，皮瓣游离后翻向颞侧。②钻4个孔，形成骨瓣后翻向颞侧（图7-1A）。③硬脑膜瓣状切开，翻向横窦侧，抬起枕叶，下吻合静脉保留困难时，可以电凝后切断。切开小脑幕达游离缘向中线探查，暴露大脑脚外侧距血肿最近处，或大脑脚外侧呈紫蓝色膨隆区。④选择血肿距脑表最近，即在最膨隆处切开4~6mm，进入血肿腔内，以吸引器吸除血肿（图7-1B），并以等渗盐水冲洗。如出血已停止，则不可再探查血肿壁寻找出血处，防止加重脑干损伤。⑤逐层缝合，关颅。

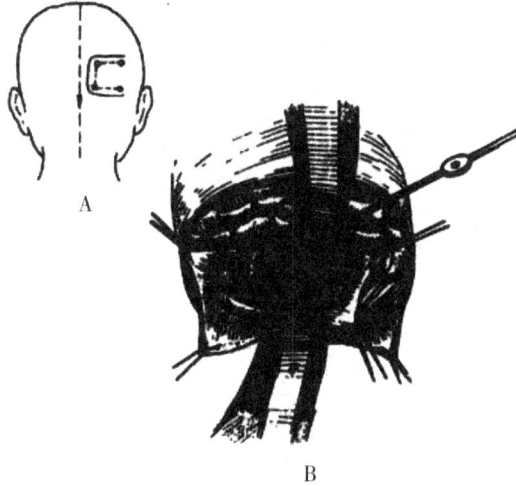

图7-1

（2）小脑脑桥角入路：用于清除一侧的桥脑内血肿。手术顺序是：①行枕下中线旁切口（图7-2A）或乳突后垂直切口。②枕下部钻孔扩大，形成4~5cm直径圆形骨窗。③瓣状切开硬脑膜，牵开小脑半球，必要时切除其外侧1/3以增加显露。看清面神经和听神经以及三叉神经出入脑桥处，以及脑桥外侧面，在距血肿最浅处或脑桥外侧膨隆处，纵行切开脑桥（图7-2B），清除血肿的操作同颞下入路。

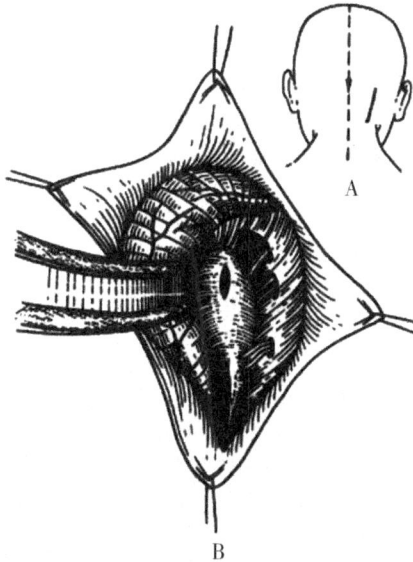

图7-2

（3）第四脑室入路：用于清除第四脑室底即菱形窝附近的桥脑延髓血肿。手术方法是：①枕下部中线切口（图7-3A），枕骨鳞部切除，切除枕大孔后缘和寰椎后弓均与颅后窝减压术相同。②"Y"形切开硬脑膜。③将小脑扁桃体向两侧分开，看到菱形窝下半部，以盐水棉片覆盖两侧小脑，下蚓部切开1~1.5cm，以扩大显露。检查菱形窝的隆起或紫蓝变色处切开，最好在显微镜下进行，即可进入血肿腔（图7-3B），清除血肿方法同颞下入路。

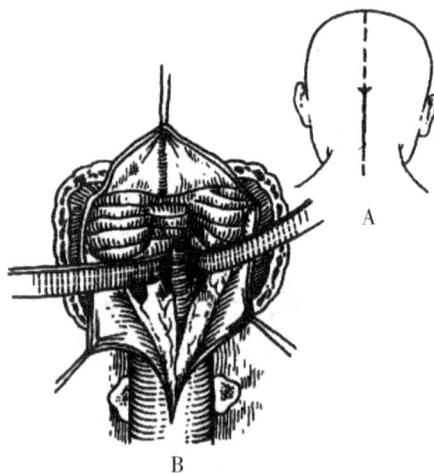

图7-3

（六）术中注意要点

（1）显露要充分，应用蛇形自动牵开器和手术显微镜。

（2）脑干切口宜小，清除血块即可，不用器械做血肿壁的探查，用盐水缓慢冲洗至清亮为止。第四脑室底周围任何血管不宜损伤。

（七）术后处理

（1）同开颅术。

（2）准备人工呼吸机，在必要时使用。

（3）术后反复腰穿放出含血脑脊液。对深昏迷的患者可在腰椎穿刺放液的同时注入氧气治疗，一方面更换出积存于蛛网膜下腔的含血脑脊液，一方面刺激第四脑室底及导水管周围的上行性网状激动系统，对促使意识恢复有裨益。

（八）主要并发症

（1）呼吸和循环功能衰竭。要及时处理。

（2）下咽困难。要及早进行鼻饲，保证足够营养。

（3）呼吸困难。分泌物排出困难时，进行气管切开。

（4）迁延性意识障碍，用神经营养药物，加强护理。

（王海霞）

第二节　小脑血肿清除术

小脑出血多发生于 50～70 岁患高血压动脉硬化的患者，特别在高血压患者进行抗凝治疗期间易于发生小脑出血。以往小脑出血大都是尸检时发现，临床治愈的病例不多。CT 和 MRI 问世后，诊断小脑出血迅速而准确，本病早期即可确诊，提高了治愈率，减少了死亡和致残率。10ml 以下的小血肿可行非手术治疗；10ml 以上的血肿必须采用手术治疗，因颅后窝空间小，又为生命中枢所在，一旦出血形成血肿就会迅速产生严重的症状与体征，因此应像对待急性硬脑膜外血肿一样采取积极态度，分秒必争地清除血肿。

（一）适应证

（1）血肿量在 10ml 以上，颅内高压和小脑症状明显，或病情呈进行性加重者。

（2）血肿临近第四脑室，虽小但易破入第四脑室或压迫四脑室使之变形、移位、引起脑脊液循环障碍，造成急性颅内压力增高者。

（二）禁忌证

（1）血肿量在 10ml 以下，临床症状轻微者。

（2）出血破入第四脑室，引起急性脑脊液梗阻，患者深昏迷，呼吸、循环衰竭，脑干受压晚期者。

（3）年老体弱伴有心、肺功能严重损害或衰竭者。

（三）术前准备

见开颅术。

（四）麻醉与体位

气管内插管全身麻醉。患者取侧卧位（血肿侧在上）。

（五）手术步骤

（1）切口：血肿较小和患者一般情况尚好无脑干受压表现时，可在血肿侧做一枕下旁正中垂直切口；血肿较大，临床症状严重时多采用枕下部正中直切口。

（2）开颅：枕鳞部钻孔，用咬骨钳扩大做一侧或两侧枕下部骨窗，枕大孔后缘及寰椎后弓咬除 1.5～2.0cm 宽。

（3）硬脑膜切开：硬脑膜紧张时可先行侧脑室穿刺放出脑脊液，星状剪开硬脑膜，打开枕大池放出脑脊液。

（4）小脑切开清除血肿：在血肿临近的小脑表面做长 1cm 的横或竖切口。切开前，以双极电凝处理血管，可不用脑针试穿血肿，以免针端刺伤脑干。分开小脑切口 2～3cm 深即可进入血肿腔，用吸引器在直视下或显微镜下清除凝血块（图 7-4A、B）。遇有小出血点以双极电凝止血，用等渗盐水反复冲洗，如清除血肿后，已无出血，就不必探查或寻找出血的血管，亦不需引流。

（5）关颅：小脑血肿清除后，小脑半球多呈现肿胀，需充分行颅后窝减压，硬脑膜不予缝合或取筋膜扩大修补。肌肉彻底止血后，分层严密缝合。

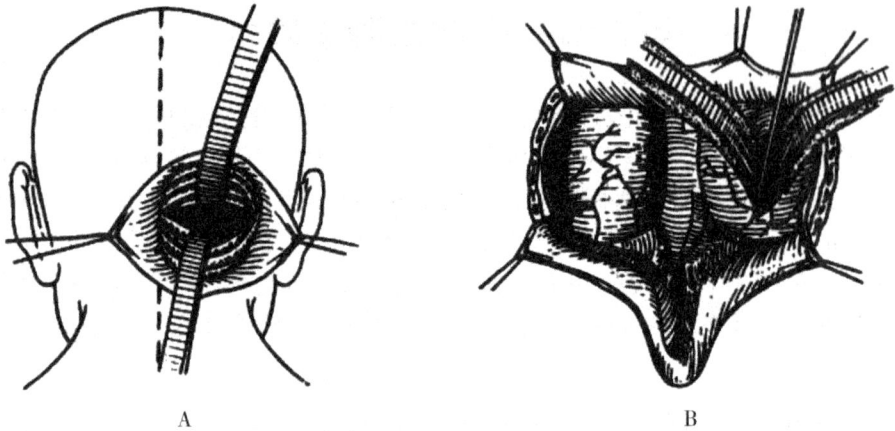

图 7 - 4

（六）术中注意要点

（1）勿用脑针行血肿穿刺探查，以免造成脑干损伤。

（2）脑肿胀时对枕大孔与寰椎部硬膜要剪开，以缓解小脑扁桃体下疝的压迫。

（3）枕大池内积血要清除干净，手术操作要轻柔，要保护小脑下后动脉及其分支。

（4）肌肉止血彻底，缝合要严密，局部应用厚敷料加压包扎，严防脑脊液漏或形成皮下积液与假性囊肿。

（七）术后处理

（1）参考开颅术。

（2）术后每日行腰椎穿刺放出血性脑脊液。

（3）术后检查伤口，观察有无脑脊液漏及皮下积液或假性囊肿的发生。

（八）主要并发症

（1）同开颅术。

（2）颅后窝假性囊肿，导致无菌性脑膜炎，如局部加压处理无效时，需再次手术。

（王海霞）

第三节　脑血管再造术

1951 年 Fisher 首先提出设想，应用颈内外动脉吻合技术治疗颈内动脉闭塞。15 年以后 Yasargil 和他的同事开展了第一例颞浅动脉与大脑中动脉的吻合，治疗脑缺血患者。随后这一手术广泛应用于临床，简称"脑血管搭桥"手术。1985 年一项国际间合作研究，对 1400 例脑缺血患者随访 5 年，其结果表明颈内外动脉吻合术的疗效并不优于阿司匹林的疗效。但至今仍有一些神经外科医生认为，只要严格选择手术适应证，脑血管搭桥手术仍有一定疗效。近年来文献中又使用了"脑血管再造术"（cerebral revascularization）一词——使脑血管搭桥手术有了新的内容，为其他脑外科手术的成功创造了条件。如颅底手术，以及海绵窦巨大动脉瘤的手术，由于这类手术可能伤及颈内动脉，为防止脑供血不全，可先行颈外动脉与颈内动脉的吻合，然后再处理原发颅内病变。脑血管再造术的这一用途，为其在神经外科手术中开创了一个新的应用领域。

（一）手术适应证

（1）颈内动脉巨大动脉瘤：术中颈内动脉或大脑中动脉可能被闭塞。

（2）海绵窦段肿瘤或动脉瘤：术中准备结扎颈内动脉。

（3）一部分烟雾病（Moyamoya 病）。

（4）颈内动脉硬化：如颈内动脉闭塞，大脑中动脉狭窄。

（二）手术禁忌证

（1）严重的心、肺、肾功能障碍，严重的糖尿病。

（2）CT 或 MRI 显示陈旧的大面积脑梗死灶。

（3）长期严重的神经系统功能缺损，估计手术无效者。

（三）术前准备

（1）CT、MRI 及 ECT 检查，了解脑缺血情况。

（2）心、肝、肺、肾功能检查。

（3）血脂检查。

（4）脑血管造影检查。对拟手术一侧，应行颈内动脉和颈外动脉分别造影。

（5）术前常规口服阿司匹林。

（四）手术步骤

（1）麻醉：插管全麻。术中应用桡动脉插管，监视血压，防止血压过分波动。同时脑电图术中监视，尤其适用于使用静脉移植或行颞浅动脉后支与大脑中动脉主干吻合时。

（2）从分离血管至吻合完毕，整个过程应给予肝素化。术中证实吻合血管通畅后可给硫酸鱼精蛋白（protamine sulfate）解除过量肝素。

（3）体位：患者仰卧位，头稍抬高，增加头部静脉回流。头向对侧倾斜20°。如采用大隐静脉移植，应将颈部暴露在术野中。

（4）切皮，准备供血动脉：头皮切口可有三种选择（图7–5）。（a）图所示为"T"形切口。根据造影，手指触得颞浅动脉并标出，并使切口呈"T"形以便开颅。（b）图示切口将颞浅动脉包括在皮瓣内。（c）图切口选用颞浅动脉前支。因其他颅内疾患开颅者，切口的选择要兼顾到颞浅动脉。

穿刺时注意针头切勿伤及供血动脉。小心切开头皮。如为图7–5切口，滑动脉切开头皮时，更须小心勿伤及动脉。有少量出血可用双极电灼止血。但止血点应离供血动脉2mm，以免损伤供血动脉。如为图7–5中（b）图所示切口，将皮片翻开后，分离颞浅筋膜层时，注意皮瓣内走行的颞浅动脉。

（5）开颅、暴露受血动脉：通常选择的受血动脉为大脑中动脉，因此可采用以侧裂为中心的开颅。先切开颞肌，并钻孔后取下直径5~6cm的游离骨瓣。

用蛛网膜刀切开侧裂蛛网膜，找到大脑中动脉并暴露其第2段2.5cm，找到一个较大的分支作为受血动脉。

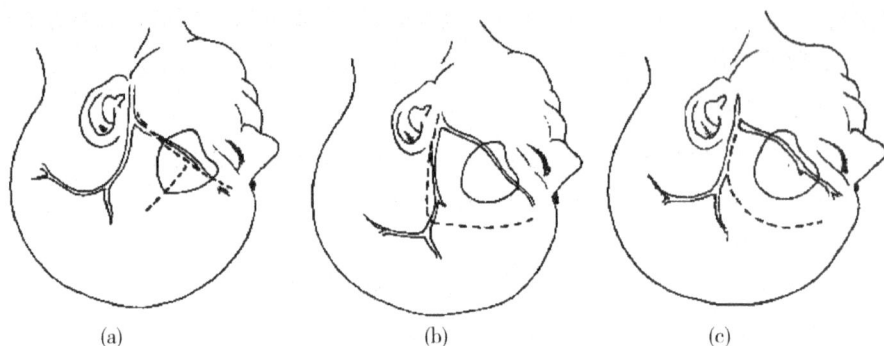

图7-5 脑血管再造术皮切口

（a）"T"型切口暴露颞浅动脉前支；（b）弧形切口将颞浅动脉后支包括在内；

（c）弧形切口暴露颞浅动脉前支；切口周围用0.25%普鲁卡因溶液浸润

（6）颞浅动脉远端的处理：分离颞浅动脉的长度应充分保证其远端能抵达大脑中动脉受血动脉。此时应注意，因打开侧裂池后，脑脊液会流失，尤其是对高龄伴脑萎缩的患者，脑脊液流失会造成脑回缩，受血动脉也会因之而下陷，所以应注意保证供血动脉的远端足够长度，保证其吻合时不会发生困难。

暂时阻断颞浅动脉根部，在供应动脉的顶端，剥去其外层的组织，横向剪齐其顶端，用肝素溶液冲洗血管内腔，观察其通畅程度。如通畅不良，应改用移植静脉。沿供血动脉纵轴，纵向剪开管壁，长度为供血动脉的直径。

（7）吻合：受血动脉两侧上两个临时阻断夹。在其下方置一橡皮片以支持受血动脉，利于吻合。纵向切开受血动脉长度为供血动脉的2～3倍。以带10-0尼龙线，先缝合吻合口的相对两侧，其间可缝合6~8针。每个需打4个结，以防脱落（图7-6）。

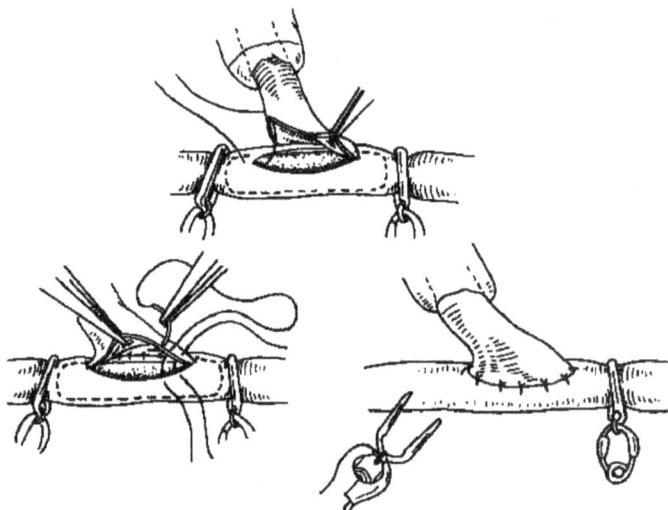

图7-6 吻合血管

在缝合最后两针时，去除受血动脉下方的橡皮片，用肝素溶液冲洗吻合口内腔，并使肝素溶液充满血管腔，然后打结。

先依次去除受血动脉远端和近端的暂时阻断夹，然后再去除颞浅动脉的夹子，使吻合口有血流通过。如吻合口有小的出血可以用明胶海绵压迫，出血即可止住（图7-7）。

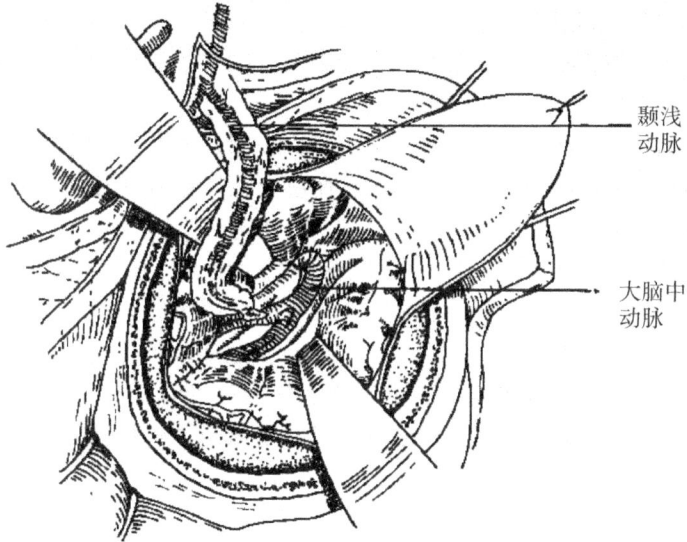

颞浅动脉

大脑中动脉

图7-7 吻合成功后

（8）关颅：尽量缝合硬脑膜，颞浅动脉入颅处留一空隙，并敷以明胶海绵，防止脑脊液流至皮下。将骨瓣底都咬除一部分，保证颞浅动脉顺利通过（图7-8）。然后缝合皮下及头皮（图7-9）。

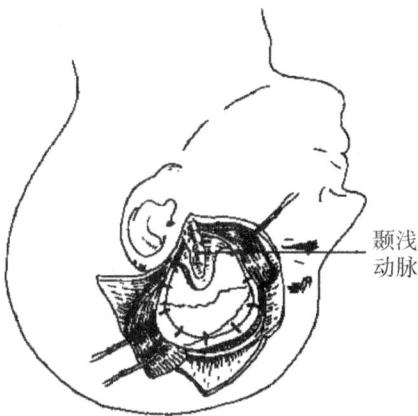

颞浅动脉

图7-8 骨瓣复位后

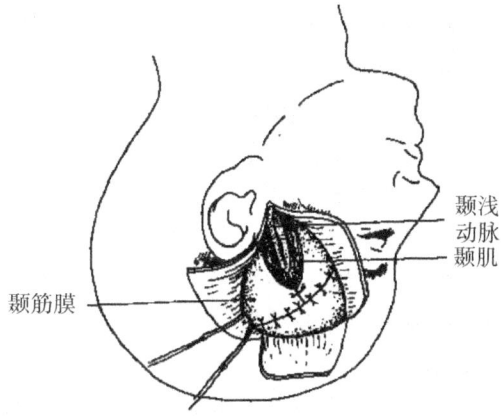

颞浅动脉
颞肌
颞筋膜

图7-9 保持颞浅动脉不受压迫

（五）术后处理

（1）应用药物保持血压120~140mmHg（16.0~18.7kPa）。

（2）适当应用抗生素防止切口感染。切口应推迟至10d拆线。

（3）口服阿司匹林。

（4）加强肺部护理，及时翻身，取半坐位。

（5）使用头部绷带、眼镜及氧气面罩时，不要压迫伤口，避免压迫供血动脉。

（6）应鼓励患者术后下床活动。

（六）术后并发症及其处理

（1）脑缺血：术后神经系统症状加重，应立即行脑 CT 检查，如果除外颅内出血，应再行脑血管造影，了解吻合情况。

大部分术后神经功能缺损可能是由于患者癫痫、脑水肿等原因引起。对此可应用激素治疗。脑电图检查可以确定是否存在癫痫波。

（2）出血：可因吻合口出血而形成硬膜下出血。因为术中使用肝素，如止血不彻底易发生硬膜外和硬膜下出血。另外脑受血的血管床吻合后不耐受高血流量，而导致灌注压突破（perfusionpressure breakthrough bleeding），也是应引起重视的。

及时 CT 检查可以发现出血。术中保证血压平稳，彻底止血，可降低术后出血的发生。

（3）皮下积液：可发生在术后，积液多在硬膜外。为预防发生，可在皮下置引流条 1 ~ 2d。出现皮下积液后可穿刺抽吸，但要注意勿伤及供血动脉。

（4）切口愈合不良：术后切口可能出现皮缘坏死、切口感染和脑膜炎。缝合头皮和皮下组织时，应注意对齐皮缘，不要造成错落不平。如果出现切口感染，必要时应去除骨瓣。

（郑　波）

第四节　脑结核瘤手术切除

近年来由于抗结核药物的广泛应用，国内外脑结核瘤的发病率均相应下降，在发展中国家脑结核瘤占颅内占位病变的 5% ~ 8%，国内近年来据京、津、沪等地统计约占同期颅内肿瘤的 1% ~ 2.5%。

脑结核瘤多经血行扩散而来，尸检约 72% 病例可发现其他部位结核病，以肺结核最常见。其在结核性脑膜炎的发病率为 3%。病灶单发者多见。近年来由于诊断技术的改进，多发及特殊部位结核瘤发现率较前明显增多。

脑结核瘤是由小结核结节逐渐融合形成一个大的分叶状病变，周围是胶原纤维形成的肉芽组织，中心有干酪样坏死。镜检见病灶中央呈坏死组织，周围为纤维组织增生的结核肉芽组织，其中有嗜中性细胞、巨噬细胞、类上皮细胞，郎罕巨细胞及淋巴细胞、浆细胞等。经石碳酸品红染色能找到抗酸杆菌。周围脑组织中有退化的神经元及神经纤维、血栓的血管、格子细胞及肿胀的星形胶质细胞和少突胶质细胞，少数有钙化。少数患者免疫功能缺陷则形成结核性脓肿。

临床上脑结核瘤可分为全身型和局限型两种类型。全身型的患者同时有其他脏器活动性结核病灶和结核性脑膜炎，脑结核瘤往往多发，因此全身情况较差，出现发热、咳嗽、咯血、盗汗、消瘦等征象，此型病例临床少见；局限型的患者没有其他脏器的活动性结核病灶。脑结核瘤常为单发，也较少并发结核性脑膜炎。由于脑结核瘤较少见，临床上经常先诊断为脑肿瘤。幕上结核瘤的首发症状为头痛和癫痫发作，随后出现进行性局灶症状和颅内压增高症状。幕下结核瘤多在小脑半球，往往先出现颅内压增高症状，随后出现小脑症状，严重病例还可有小脑强直发作。脑干结核瘤约占 2.5% ~ 8%，常首先出现颅神经功能障碍。

多数作者认为脑结核瘤有以下临床特点：①30 岁以下青少年和儿童多见。②有结核病接触史，病史不超过 6 个月。③有颅外结核病表现或病史，特别是活动性肺结核伴有发热，体重减轻等症状。④有上述颅内高压及相应局灶症状。

CT 应用以后，脑结核瘤的诊断大为改观，一般说来，水肿和坏死表现为低密度改变，肉芽组织为高密度改变，可以有对比增强。肉芽肿和干酪化期病灶常呈圆型和卵圆型，平扫为等密度或轻度高密度，若周围机化而中央坏死则呈环形增强，其中心若有钙化斑，称为"靶征"，是脑结核瘤的典型表现。

脑结核瘤在磁共振成像（MRI）上有某些影像学特性及共性，在 T_1 加权图像上表现为低信号或略低信号，在 T_2 加权图像上多数信号不均，呈低信号、等信号或略高信号；CT 显示的大环形增强影像，在 T_2 加权图像上为低信号，在 T_1 加权图像上其信号强度与脑灰质相似。此为致密结缔组织在 MRI 图像上的特殊表现。脑结核瘤中心干酪样坏死在 T_2 加权图像上是高强度信号，周围包膜为低强度信号，且为高强度信号的水肿带所包绕，水肿带的存在提示脑结核瘤尚未成熟，且水肿在 MRI 比 CT 更容易显示。

CT 和 MRI 可为脑结核瘤提供较为可靠的诊断依据，结合患者临床特点，往往可做出正确的临床诊断。

由于多数患者可获得正确的临床诊断，又引入容易透过血－脑屏障的抗结核药物，再用 CT 或 MRI 监测颅内病变演变情况，不少医生获得了药物治疗的成功经验。另一方面，外科治疗患者的功能恢复不如内科治疗组好，因此，目前多数医生主张在获得临床诊断的基础上，应首先试用抗结核药治疗 4~8 周，并采用 CT 或 MRI 随诊复查，如症状无改善，结核瘤不见缩小，再考虑活检以确定诊断或外科手术切除。

（一）手术指征

（1）有严重的颅内压增高症状、视力减退或有生命危险者，CT 或 MRI 示结核瘤体积过大，且为成熟的结核瘤，抗结核药物治疗不易取得效果者。单纯视乳头水肿而无视力障碍者也可以不是手术指征。

（2）经抗结核药物试验治疗 4~8 周，随诊 CT 或 MRI 示瘤体不见缩小者。

（3）活组织检查排除结核瘤者。

活组织检查指征：对临床诊断不明确的病例，为了减少假阳性病例，特别是防止对恶性肿瘤病例的误诊和治疗延误，可采用 CT 引导的立体定向活组织检查技术，但由于该项技术有时会带来一些并发症或使症状加重，故应根据该病在各地区发病情况及个人诊断经验等权衡利弊使用。

脑积水是脑结核瘤常见的并发症，可行脑室－腹腔分流术。

（二）手术前准备

病情允许时，术前应用抗结核药物治疗 2 周，以减少术后发生结核性脑膜炎的可能性。用药方法参见"术后处理"。

麻醉：幕上浅表小结核瘤可采用局部麻醉辅以强化麻醉。对于深部、幕下、巨大结核瘤则全身麻醉为宜。

（三）手术方式

（1）手术切除时争取整块摘除结核瘤，分块切除常造成结核杆菌扩散而并发结核性脑膜炎。

（2）对多发性脑结核瘤只切除引起颅内高压的主要病变。

（3）对于汇集成堆的小结核结节边界不清者只作活组织检查及充分减压。

（4）对于位于重要功能区的脑结核瘤，可作部分切除或仅作活检，残余的病变或可使用抗结核药物治愈，但应根据病情需要做到充分减压。

（四）操作步骤

开颅术同脑肿瘤切除术，切开硬脑膜后病变区常见脑膜脑粘连。脑结核瘤常位于脑浅表皮质内或稍深处。分离粘连后可见瘤表面呈结节状或硬质肿块，瘤体呈灰黄色。如怀疑为脑结核瘤，此时即应以脑棉片妥善保护周围脑组织和手术视野并作冰冻切片活组织检查，采取标本应包括肉芽组织全层。确定诊断后剥离结核瘤。结核瘤纤维包膜与周围组织分界明显，且周围组织有轻重不等的脑水肿，剥离时往往无困难，由于血供少，出血量常不多。

结核瘤整块切除后手术结束前，术野用链霉素溶液彻底冲洗，并可保留少许链霉素溶液于瘤床内。链霉素溶液浓度为 0.5mg/ml。

由于结核瘤周围脑组织有水肿，切除后脑组织可能有膨出，对于轻度膨出不必做特殊处理，硬脑膜连续缝合，骨片置回，头皮缝合，瘤床可置外引流，于 48h 后拔除。

（五）术后处理

（1）对术中脑组织水肿明显或有发生脑疝危险的患者，术后可用脱水疗法如 20% 甘露醇溶液静脉点滴、肾上腺皮质激素可减轻脑水肿，抗炎等作用，且不会扩散结核病，术后可以使用，一般可用泼尼松 15～40mg/d，儿童 1～2mg/（kg·d），或氟美松（地塞米松）5～10mg/d 静脉点滴，每日 1 次，与抗结核药物同时使用，疗程最长可达 1～2 个月。

（2）术后应进行常规的抗结核药物治疗。目前已知异烟肼、利福平和乙胺丁醇易透过血脑屏障，链霉素有强大的杀结核杆菌的能力，所以这四种药物互相配合、联合应用，疗效很好。

1）链霉素：适用于脑结核瘤的急性炎症应激期，术后即应开始注射链霉素，成人剂量每日 1g，小儿 20～30mg/（kg·d），分 2 次肌注，疗程不少于 6 个月。开始每日注射，2 个月后改为隔日 1g 或每周 2g 肌注，应密切观察其毒性反应，以便及时停药。

2）异烟肼：是治疗脑结核瘤的首选及主要药物，成人剂量为 300～400mg/d，严重病例用 600～1200mg/d，儿童一般为 10～15mg/（kg·d），重病为 20～25mg/（kg·d）。一般采用口服、顿服，病重者可肌注。对病情转重患者还可用 5% 异烟肼作静脉注射或推注，使血内药物浓度短期内维持较高水平。成人剂量为 600mg/d，用 5% 葡萄糖溶液稀释至 20～40ml 静脉推注。昏迷患者用上述疗法未见好转时，可用 5% 异烟肼与患者少量脑脊液混匀后作鞘内注射，成人剂量每日 100mg 左右，每周 3～6 次。一般异烟肼剂量以 300mg/d 为宜，如用大剂量，4 周后也应改为维持剂量，否则不良反应将明显增加。为了预防发生周围神经炎，在服药期间应加用维生素 B_6，口服每日 3 次，每次 20mg，或每日肌注 100mg。

3）利福平：由于认为本药仅在结核感染的急性期有效，故宜用于治疗初期与异烟肼合用。成人剂量 900mg/d 口服，儿童 15mg/（kg·d）口服，二药合用对肝脏有较大损害，故在服药期间一旦发现肝功能受损迹象即应减少剂量。

4）乙胺丁醇：此药在治疗中的主要作用是防止结核杆菌发生抗药性，因此本品不可单独使用。成人剂量为 15～25mg/（kg·d），儿童 15mg/（kg·d）。其唯一主要毒性作用是引起球后视神经炎，导致视力减退、中央暗点和绿色色觉丧失，最好不用于 13 岁以下儿童。

常规采用以异烟肼为主的三联疗法，如异烟肼、链霉素、利福平或乙胺丁醇，或异烟肼、利福平和乙胺丁醇。如治疗后症状减轻，3～6个月后改二联疗法，如异烟肼和乙胺丁醇等。总疗程为1年半至2年。

（六）术后并发症

（1）结核性脑膜炎是术后常见而且危险的并发症，术后除常规使用抗结核药物治疗外，病情稳定后应行腰椎穿刺测脑脊液压力并作脑脊液常规和生化检查、抗酸杆菌检查，以确定有无并发结核性脑膜炎及其程度，调整药物剂量及用药途径。

（2）脑结核瘤活组织检查可并发硬膜外血肿或使原有症状加重，应采取相应对策。

（3）脑疝：术后由于继发严重的脑水肿和结核感染，可发生小脑幕切迹疝或枕骨大孔疝。应采用脱水疗法，应用肾上腺皮质激素并适当改变异烟肼药量及用药途径。

（4）脑积水：可行脑室－腹腔分流术。

（郑　波）

参考文献

［1］段国升，朱诚．神经外科手术学［M］．北京：人民军医出版社，2011.
［2］江基尧．急性颅脑创伤的手术规范［M］．中华神经外科杂志，2008.
［31］张赛，李建国．神经创伤学新进展［M］．天津：南开大学出版社，2012.
［4］张赛．现代神经创伤和神经外科危重症［M］．天津：南开大学出版社，2010.
［5］杨树源．神经外科学［M］．北京：人民卫生出版社，2012.

实用神经外科
诊疗与重症救护

（下）

孙泽林等◎主编

吉林科学技术出版社

第八章　颅内肿瘤

第八章

颅内肿瘤

第一节　颅内神经鞘瘤

一、听神经鞘瘤

（一）概述

19 世纪 80 年代，Cruveilhier 描述了一位患听神经鞘瘤的少女的局部和全身症状发展情况。局部症状是由肿瘤的直接压迫所致，包括进行性听力丧失，三叉神经痛，面肌抽搐；全身症状是由颅内压增高引起，包括头痛、视觉缺失，嗅觉减退，味觉障碍。这些症状从 19 岁开始，一直伴随着她直到 26 岁死亡。Cruveilhier 随后进行尸体解剖，对发现的一个较大听神经瘤进行了如下描述：源于内听道，质地坚韧的良性病变。该肿瘤已侵蚀颞骨、压迫周围神经，但未见真正的侵袭。这是首次详细描述小脑脑桥角（cerebellopontine angle，CPA）病变临床和病理特点的记载。

Cushing 在 20 世纪初把注意力集中于 CPA 病变，并且首先采用积极措施成功地切除肿瘤。他强调对临床高度怀疑的病例，仔细地获取病史和完整的体格检查，以便早期发现肿瘤。然而当时的手术技巧不适于处理 CPA 病变，手术结果也相对较差。为了降低肿瘤全切除带来的高死亡率和致残率，他倡导分块和部分肿瘤切除。这样肯定能降低致残率，但一般肿瘤都会复发。

CPA 肿瘤手术切除的现代时期始于 20 世纪 60 年代 House 的工作。House 和 Hitselberger 倡导用手术显微镜，改进了 CPA 肿瘤的经迷路和颅中窝入路。利用这些技术，他们完成了肿瘤全切除，致残和死亡率明显改善。与此同时，在手术显微镜的帮助下，也对枕下入路手术进行了改进。而今，训练有素的颅底外科医生精通各种手术入路，对每个患者制定了相应的手术计划。在大宗病例报道中，死亡率已降至 1%，致残率也逐渐降低。

CPA 最常见的病变是听神经瘤，正确的命名应该是前庭神经施万细胞瘤。Brackman 和 Bartels 于 1980 年报道 1354 例大宗病例中，91% 的肿瘤为前庭 Schwann 细胞瘤，3% 为脑膜瘤，2% 为原发性胆脂瘤，剩余的 4% 为其他病理学类型。MRI 明显改善了肿瘤类型的术前评估。

现代神经外科医师面临的挑战是完成肿瘤全切的同时，最大限度地保留神经功能。以下将对听神经瘤的临床表现，诊断，治疗选择，以及显微手术技巧进行介绍。

（二）临床表现

1. 听力丧失 听神经瘤的临床表现各异。典型表现为患者逐渐出现进行性单侧或不对称性的高频感觉神经性听力丧失，常伴有耳鸣。听力丧失可能突发出现，也可以进行性发展多年。10%～22%的听神经瘤患者出现突发的感觉性听力丧失。详细追问病史，26%以上的患者称其在病程中的某一时刻出现过短暂性听力丧失。

随着影像学技术的改进，尤其MRI检查的诞生，听力正常的患者中听神经瘤的发现率正在增加。5%～15%听神经瘤患者的纯音听阈是正常的。许多肿瘤是偶然被发现的。有报道称10例听神经瘤患者其听阈均正常。听神经瘤患者最常见的主诉为伴有耳鸣的主观性听力丧失。眩晕、头昏，无任何耳蜗症状也经常遇到。听神经瘤在被确诊之前，听力丧失持续的时间约为4年。

听神经瘤患者的耳科学表现各不相同，不对称性听力丧失在听神经瘤患者中发生率相对较低。因此，必须采用经济而有效的方法，以便在病程的早期做出判断，使假阴性检查降低到最低限度。

2. 耳鸣 发生率为53%～70%，表现为高音调、持续性、单侧或不对称性。然而，随着听力的丧失，耳鸣也可能发生变化。耳鸣通常是轻到中度的，很少有功能完全丧失。除了局限于一只耳朵外，耳鸣不能作为潜在听神经瘤的特征。

3. 眩晕与平衡不稳 在听神经瘤患者中真正意义的眩晕比平衡不稳少见。如果出现时，平衡不稳趋向于轻到中度。平衡不稳很少能使人残废，除非巨大肿瘤对小脑和脑干造成压迫。眩晕的发生率为18%～58%。前庭功能失调的发生率与肿瘤大小有关。Selesnick等证明眩晕在肿瘤较小的患者常见，而平衡不稳在肿瘤较大的患者多见。

4. 三叉神经功能障碍 三叉神经受累的表现为感觉减退、感觉异常或少见的感觉缺失，典型者发生于颜面中部。三叉神经受累的发生率非常高，约50%的患者有该神经受累的表现，体格检查88%有三叉神经功能障碍。三叉神经受累程度与肿瘤的大小成比例。

5. 头痛 头痛是听神经瘤患者另一常见的症状，头痛的发生率也与肿瘤的大小成比例。Selesnick等报道肿瘤小于1cm的患者无头痛。肿瘤1～3cm的患者有20%诉头痛，大于3cm时有43%的人有头痛史。

6. 面神经功能障碍 面部麻痹是听神经瘤的迟发遗患。典型的表现为初始逐渐发作的面部无力，也有以面肌抽搐为首发表现的，大多位于颧支的分布区。面神经感觉纤维对压迫耐受较差，因此在早期即表现面部感觉减退。Hitselberger报道听神经瘤患者85%存在感觉减退。面神经感觉纤维功能障碍的另一表现是乳突区疼痛，发生率约为25%。

（三）诊断性检查

1. 听力图 典型的听力学表现为单侧或不对称性的感觉神经性听力丧失。53%～66%的患者表现为一种高频感觉神经性耳聋，其余患者大部分则表现为频率平浅或深凹的耳聋。U波或耳聋的低音调模式很少见到。耳聋的程度很少能对肿瘤的大小起指示作用。虽然语言辨别率总的阳性预测价值仍然很低，但是语言辨别能力的恶化与音阈损害的程度是不相称的。约70%的听神经瘤患者只有正常60%的语言辨别能力或更糟。蹬骨反向有助于CPA肿瘤的诊断。听神经瘤患者75%～98%存在蹬骨反向消失，听阈升高，或蹬骨反向衰退。尽管听反射检查对耳蜗后疾病具有相对高的敏感性，但因缺乏特异性，所以这种检查的价值是有限的。耳蜗后疾病最具特异性的蹬骨反射异常。表现为全部频率的反射消失。

2. 眼球震颤电描记图　眼球震颤电描记图（ENG）是显示耳蜗后病变患者前庭性疾病的一种敏感的方法。可确定前庭下或上神经是否是听神经瘤的起源位置。这种信息在处理管内肿瘤而进行听力保存时很有用。Caloric 试验（冷热试验）可以显示出水平半规管和上前庭神经的功能状态。正常的冷热水试验结果说明前庭下神经是肿瘤起源的部位。如 ENG 发现冷热试验正常，表明前庭下神经是肿瘤起源位置，有些外科医生偏爱枕下入路处理肿瘤，而反对经颅中窝入路，因为肿瘤的位置与面神经有关系。Odkvast 回顾了 78 例听神经瘤患者ENG 结果。58% 的患者表现自发性眼球震颤，43% 有位置性眼球震颤，88% 眼球震颤不对称。

3. 脑干听觉反应　脑干听觉反应试验（ABR）是耳蜗后病变有效的筛选工具。对耳蜗后病变来说这是一种敏感试验，敏感性达 90% ~ 100%。ABR 是识别听神经瘤的一种很好的试验手段，但是对管内肿瘤或 CPA 脑膜瘤的作用甚微。

4. CPA 影像学　CT 处发现肿瘤外，薄层 CT 扫描还可见内听道扩大。MRI 在听神经瘤和脑膜瘤的鉴别诊断中是有帮助的。与听神经瘤的球形相对照，脑膜瘤典型表现为无蒂、紧靠岩尖并有较宽的接触面。脑膜瘤 MRI 可以表现为毗邻骨质肥厚（增生）和可能含有钙化区。脑膜瘤经常偏离内听道，并很少可能侵蚀内听道。硬脑膜尾征经常与脑膜瘤有关，但不是特定的，因为这种尾征也有发生于听神经瘤的报道。MRI 利用快速自旋回波原理的 T_2 加权明显改善了内听道和 CPA 的空间分辨力。这种技术已被倡导作为排除听神经瘤的首选方法，而不需增强。当 T_2 加权像可疑时，建议做增强轴位 T_1 加权。

5. 小结　有明确的单侧或不对称性感觉神经性耳聋，突发的感觉神经性耳聋，或无法解释的长期、单侧耳鸣病史的患者可直接用 MRI 进行评估。影像学包括强化、T_1 加权、T_2 加权、快速自旋回波。对保留有磁性金属物的患者不能行 MRI 检查时，可用 ABR 进行评估，如果 ABR 异常，可以增强 CT 扫描。如果高度怀疑或先行 CT 没有发现 CPA 肿瘤时，可行空气脑室造影。

（四）治疗

CPA 肿瘤治疗的选择包括手术切除，放疗，年龄过大或手术风险高的患者行连续 MRI 观察。

只有一侧听力的听神经瘤患者和高龄、寿命有限的患者或有明显心血管、肺或其他系统疾病的患者，可考虑连续 MRI 观察。因为这些患者，观察性等待的非手术治疗是另一种能获得生存的选择。

通过 51 例单侧听神经瘤患者的自然病程随访，平均 2.6 年（0.5 ~ 11 年），39 人（78%）表现为肿瘤以每年小于 0.2cm 的速度缓慢生长。16 例研究期间无肿瘤继续生长。1 例肿瘤缓慢生长的患者，6 年内肿瘤大小无变化，但其后的 2 年多观察期发现肿瘤增大了 1 倍。这是唯一的例外，12 例（24%）最终需行显微外科或放射外科治疗。该研究表明不适于手术的患者中，75% 以上的患者可成功地给予警惕性观察处理。如果肿瘤缓慢生长的模式能够确定，MRI 扫描在诊断后 6 ~ 12 月各进行一次，以后每年一次。

听神经瘤立体定向放射治疗该疗法利用聚焦的放射线束杀死肿瘤细胞。放射外科能避免许多与听神经手术有关的并发症，如 CSF 漏，伤口感染，毗连结构损伤等。10% ~ 32% 的患者发生面神经不全或完全麻痹，50%存在有用听力的患者的术前听力得以保持，19% ~ 34%的患者有面部麻木，其他脑神经缺失症状不常见。3%需行脑积水分流。放疗对神经组织、血管、及肿瘤的作用是缓慢渐进性的，有必要延长随访期对长期结果进行评估。

（五）手术入路的选择

听神经瘤和其他CPA肿瘤手术入路的选择主要根据以下几方面：患耳残存听力，对侧耳听力状态，肿瘤的位置，肿瘤的大小，肿瘤的病理类型和患者的年龄。

首先要考虑的是患者听力。在选择听力保存手术入路（颅中窝或枕下乙状窦后入路）中，学者们常遵循50：50法则，即纯音听阈在50dB以上和语言分辨率在50%以上。由于有用听力定义的一致性缺乏和患者听力丧失不同水平主观评估的差异，导致了入路选择时应用有同听力定义的争议。以下情况不必考虑听力保存：患者对侧耳听力良好而患侧分辨率不足50%，因为失真的缘故而使这类患者不必佩戴助听装置。另外，双耳听阈差别大于30dB时，患者不能保持对声音定位的能力。再者要考虑的是听力图上"翻—转"程度，这是一种增加声音强度降低分辨的现象，多见于耳蜗以后病变。因此，如果患者听力丧失40dB伴60%分辨率和听力图表现严重"翻—转"，一旦适当增加声音强度，他或她的分辨将显著恶化，患者将残留无法使用的听力。50：50法则不适用于双耳听力不佳和神经纤维瘤病患者，后者常常是双侧患病，因此这两类患者应设法尽一切努力保留残存的耳蜗功能。

选择入路的第二个因素是肿瘤的定位。如果肿瘤伸展到内听道外1/3突入CPA并未超过5mm，需要进行听力保存，多数作者选择颅中窝入路。乙状窦后入路能安全接近内听道的中2/3而不损伤迷路。Blevins和Jackler证实用乙状窦后入路可达到典型的外科显露，要留下平均3mm（1.1~5.3mm）的未暴露区以避免迷路的损伤。如果肿瘤靠近内听道中部太近，颅中窝或乙状窦后入路均适用。伸入CPA超过5mm的肿瘤和必需保存听力的患者，可用乙状窦后入路。一些作者对伸入CPA大于10mm的肿瘤，提倡一种扩大的颅中窝入路。他们采用较为广泛的岩骨峭切除和岩上窦切断，使CPA显露较为充分。Jackler和Pitts指出：较大肿瘤采用这种入路对CPA下方的显露不够，需用力和延长对颞叶的牵拉，增加术后神经病学缺失的可能性。由此，当代作者们对突入CPA小于5mm的肿瘤限制使用该入路。

第三个要考虑的因素是肿瘤的大小。大的肿瘤可通过乙状窦后或经迷路入路接近病变。大于2.5cm的听神经瘤选择入路时不再尝试考虑听力保存，听力保存的预后是非常差的，除非仅为一侧听力。对有乳突腔感染、高颈静脉球或慢性中耳炎史的患者选择乙状窦后入路。乙状窦后入路也适用于明显向下扩展的大肿瘤。当然在存在这些因素时，可利用经迷路入路。经迷路的方法也用于肿瘤较小和不用抢救听力的患者。

听神经瘤占CPA肿瘤85%~95%。然而，当术前评估怀疑为其他起源的CPA肿瘤时，应该修改手术预案。听神经瘤大于2cm而能进行有用听力保存是罕见的，大的脑膜瘤和上皮样囊肿听力功能的保存有时反而能够成功。因此，除了听神经瘤外的肿瘤可用乙状窦后入路切除。

对听神经瘤处理有指导意义的另一因素是患者的年龄。因为颞叶硬脑膜薄弱的特性，年龄超过60岁的患者避免颅中窝入路。颅中窝入路可使年老患者增加颞叶损伤和术后CSF漏的危险。一般来说，除非连续的MRI显示肿瘤以一定速度明显长大，以至于危及患者预期的寿命，年老患者不用手术或立体定向放射外科进行治疗。对这些老年患者来说经迷路入路是较佳的操作。

立体定向放射外科的适应证仍存在争论。作者目前对该技术的适应证仅限于因基本医疗条件而不适宜手术的患者。随着新的原理的出现而改善肿瘤控制和减少脑神经受累以及长期随访数据的有效性，立体定向放射外科使用的适应证可明显扩大。

各种入路并发症发生的差异也影响对操作的选择。在并发症发生情况详尽讨论之后，才能确定手术入路。

（六）并发症

在利用显微外科技术进行听神经瘤切除被普及之前，手术死亡率是 10%～20%。现代技术已使死亡率降低到 1%～2%。严重并发症导致死亡的发生受肿瘤大小、患者年龄和基本医疗条件的影响。随着死亡率的明显下降，更多的注意力集中不同入路带来的不同致残率上。

面瘫是最常见的并发症之一。随着面神经监护的开始，这种有损面容的并发症的发生率已经明显下降。不同中心利用不同入路结果的比较，因缺乏术后面部功能评价的标准而难于推广应用。House – Brackman 分级系统是一个标准化评价方法，但该评分系统易受主观因素影响。面部功能为 House – Brackman 分级 Ⅰ 或 Ⅱ 级患者，术后 1 年降为 70%～90%。这些统计学结果因该组大肿瘤的比例而很容易发生偏颇。现已证实经迷路手术能改善面神经的保留，因为面神经在肿瘤被解剖前能被辨认。然而，从经验来看，不同入路的长期面神经预后是没有显著区别的。

1. CSF 漏　文献报道中没有发现乙状窦后和经迷路入路之间 CSF 漏的发生率存在显著差别。然而，随着两种入路的倡导证实 CSF 漏降低，这种争论仍存在。乙状窦后和经迷路入路术后 CSF 漏的发生率为 7%～21%。颅中窝入路时 CSF 漏明显减少，为 4%～6%。2/3 的 CSF 漏可通过内科治疗和腰穿而终止，无需手术治疗。内科治疗包括卧床休息，床头升高 30°，使用大便软化剂。皮瓣下 CSF 积聚的患者可用敷料加压包扎。腰穿原则上要保留 5d。CSF 漏持续 7～10d 者，需再次探查并封闭漏口。经迷路和乙状窦后入路发生术后持久 CSF 漏需行手术封闭的发生率并无差异。

标准入路的各种改良有效地减少了术后 CSF 漏发生率。正如 Fish 在经耳入路操作中的描述，切除外耳道和鼓膜可良好暴露咽鼓管。切除中耳黏膜，内翻咽鼓管黏膜，可封闭咽鼓管口。这种手术改良能减少 CSF 漏的发生率。

术中通过对暴露的颞骨气房的仔细检查而降低 CSF 漏的发生。Symon 和 Pell 报道用纤维蛋白胶浸泡过的骨粉封闭气房可使 CSF 漏的发生率从 16% 降低到 5%。用离子化的骨水泥封闭气房以减少 CSF 漏也已有报道。不管骨蜡还是其他材料用以封闭暴露的气房，减少术后 CSF 漏的关键在于对打开的气房的识别。利用手术显微镜时因视角原因，在乙状窦后入路时未觉察到扩开了气房。利用 30° 的内镜能改善对打开的气房的发现并及时封闭，从而减少术后 CSF 漏的发生率。

2. 头痛　听神经瘤乙状窦后入路术后常会出现持久、严重的头痛。Harner 等报道术后头痛在 3 个月时占 23%，1 年时占 16%，2 年时占 9%。引起术后头痛病理生理学因素之一是骨窗骨质的切除。骨窗骨质的缺损可使硬脑膜和肌肉之间粘连贴附于颅底。通过骨片或其他合成材料修补骨窗使术后头痛的发生率从 17% 减小到 4%。

（七）经迷路入路

60 年代初 House 将经迷路入路切除听神经瘤的方法加以发展和推广。因其具有诸多优点，该技术得以逐渐被公认接受。主要优点是易于接近 CPA 而不用牵拉小脑。经迷路手术在肿瘤解剖之前易于在恒定位置识别面神经。该入路可减小肿瘤复发的危险，而使残存肿瘤位于内听道的外侧方。利用咽鼓管剥离技术使 CSF 漏的危险小于乙状窦后入路。经迷路手术的最大优点之一是减轻术后头痛。该入路明显的缺点是必须以牺牲听力为代价。该入路其他的限制包括高颈静脉球患者而影响显露或有明显的乳突气房而受到限制。

1. 准备　患者仰卧于手术台，头偏离术者 45°。头置于 Mayfield 头架同时颈部轻微伸展。耳郭上 3cm，后 6cm 剃发。耳道四周注射含 1 : 100 000 肾上腺素的 1% 利多卡因 2ml。耳郭后也注射。两个肌电图针的单极电极插入口环状肌，另两个插入眼环状肌，第 5 个电极置于胸骨皮肤作为地线。电极用胶布粘牢。用常规碘伏清洁整个耳郭后皮肤、耳郭、外耳道和耳郭前皮肤。

2. 操作步骤　做从乳突尖向上至耳郭上 1cm 处的弯曲形耳郭后切口。切口牵向耳郭后皱褶以后 3cm。沿皮肤和皮下组织向下分离。耳郭后皮瓣牵向外耳道皮肤之上的方向。沿颞下线向后 2cm 切开骨膜。与之平行在颞下线下方 1.5cm 作第二条切口，将这两切口的后方作垂直切口相连，成为连附于外耳道向前带蒂的骨膜瓣。将骨膜瓣牵向外耳道上方。然后在中间与骨膜瓣相连的地方横断外耳道。切开外耳道前壁后，向外解剖腮腺与软骨管之间的平面。将耳郭翻转向前。外耳道外侧皮肤从软骨上切开并翻出外耳道。然后切除软骨，切除多余的外耳道皮肤，并用 3 - 0 的线缝合。第二封闭层用骨膜瓣，将它翻向外听道内侧，并缝合于外耳道内的前、下、上方开口。湿棉片覆盖骨膜瓣并用两个 Weitlander 牵开器牵开维持显露。

用大的磨钻行完全乳突切除，磨除乙状窦上和后方的部分骨质。朝着向下的方向提起骨性外耳道的皮肤和鼓膜。分开砧镫关节，切除砧骨、锤骨和鼓膜。砧骨用盐水纱布包好以备后用。完全磨除除乙状窦外的骨质，仅剩一薄层骨质盖于窦的外侧。于乙状窦前和窦后 2cm 显露硬脑膜。向上在岩上窦与横窦汇合处和向下靠近面后气房道处显露乙状窦。做成这个环状槽可使乙状窦向下陷，从而在以后的操作中，防止钻杆损伤而起保护屏障作用。这种技巧最先由 House 描述，这个保持性骨片现在被称为"Bill 岛"（Bill Island）。剩余的乳突尖和面后气房道被切除。

用切割钻实施迷路切除，先从水平半规管开始，然后是后半规管，再后为前半规管。用粗金刚钻磨除第二个面神经膝处骨质。沿上、后、下方向用钻子磨开内听道上、下壁 210°。向中间解剖内耳孔的上后和下后唇。识别颈静脉球并磨除外上壁骨质。在该区域耳蜗管是一个重要的标志。耳蜗管从颈静脉孔内上方的内侧壁开始一直到耳蜗毗邻于圆窝的基底转折处。在解剖水平，耳蜗管位于内耳孔的下方、颈静脉球的上方，第Ⅸ、Ⅹ、Ⅺ脑神经的上方和外侧，而后三组脑神经位于颈静脉孔。由此，耳蜗管内前和下方最小限度地切除骨质可以使这些神经的损伤减小到最小程度。直到完成全部的骨性解剖之前，应遗留一薄骨片盖于颅后窝脑膜、面神经迷路内部分和内听道之上，以防止其下结构的意外损伤。磨除内听道远端和外侧突起部分的骨质。骨性解剖的最后区域是面神经迷路内部分中的内听道外侧部的上方。面神经位于内听道外侧部的上方和上前庭神经的稍前方。这两个神经被骨性中隔分开，该中隔称垂直嵴或"Bill 杆"。在该点面神经进入面神经管的迷路部分，后者为最窄的部分。为降低迟发性术后面瘫，在迷路内的面神经部分需行减压。

侧窦与内耳孔之间覆盖硬脑膜的残留蛋壳样骨质用 Duckbill 剥离子去除。为便于去除骨片，可轻轻下压侧窦。如此操作可以改善钻孔的显露，增加 CPA 骨窗的前后径。向上去除侧窦前方颅后窝硬脑膜上的骨质直到岩上窦。颅中窝硬脑膜上方保留一完整的骨片。如需进一步向上显露，可去除保留的骨片并向上牵拉颞叶硬脑膜。掀起盖于内听道后 210° 的全部残余骨质，使之与硬脑膜分开并去除之。全部创面和乳突腔用杆菌肽溶液灌洗，以减小术后感染的危险，并使骨沫对 CSF 污染程度减小到最低限度。

用 Jacobson 剪刀从乙状窦伸向内耳孔作一切口。用尖钩提起硬脑膜以减少损伤其下血管的危险。当剪开硬脑膜时注意其下表面，以免损伤硬脑膜下的血管结构。用双极电凝灼烧硬脑膜边缘。在内耳孔周围的硬脑膜很厚，须切断这些纤维。

面神经管在迷路内的位置相对恒定，易于识别。以神经探子在 0.05mA 处刺激神经有助于核实面神经的位置。操作中的刺激点也证实了面神经监护系统是在正常运行的。一旦面神经显露清楚，用一金属器械或镰形刀将上前庭神经和面神经锐性分开。将内听道里的肿瘤与面神经分开。当面神经被推向内耳孔前唇的前方时，典型表现为面神经展开于肿瘤之前。神经上的黏着物用圆刀或剪刀锐性分离。与神经相邻的出血用最小功率的双极电凝控制；棉片或肾上腺素浸泡的明胶海绵是与神经相连区出血的首选止血方法。用湿棉片覆盖小脑。一旦内听道内肿瘤与面神经分开，送肿瘤标本做冷冻切片病理检查。用肿瘤钳、双极电凝、吸引器分块切除小肿瘤的中心部分。对大肿瘤行包膜内分块切除，并使用超声吸引器。如大的肿瘤还需 CPA 的另外显露。可以通过向后牵拉小脑 1~2cm 完成。通过枕大池放出 CSF 和静脉内应用甘露醇的方法可使小脑受牵拉的机会降为最低。如 CPA 处硬脑膜切开后 CSF 流出不充分，可抬起小脑下方撕开枕大池的蛛网膜，以释放 CSF。

当大部分肿瘤囊内分块切除后，肿瘤囊壁就会与面神经和脑干分离。双极电凝灼烧来自颈内动脉至肿瘤囊壁的小穿通支并用显微剪剪断。将走形于囊外但未穿入的血管解剖游离。小脑下前动脉襻通常走行于Ⅶ、Ⅷ脑神经之间。辨认Ⅷ神经并在其出肿瘤的部位用双极电凝烧灼，用显微剪刀离断神经。切除的最后可看清楚Ⅴ、Ⅶ、Ⅷ、Ⅸ、Ⅹ、Ⅺ脑神经。

3. 关颅　切除中耳和原鼓室的黏膜。尽可能将咽鼓管黏膜翻向远端，取一小片颞肌插入咽鼓管填塞整个管口。剪下砧骨长的突起，楔入咽鼓管内。取一小片颞筋膜置于砧骨和咽鼓管之上。用与颅后窝硬脑膜瓣近似大小的一大块颞筋膜置于硬脑膜之上，覆盖面神经和内听道外侧。腹部脂肪移植并填塞整个乳突腔和中耳裂缝。

用 3 号线不漏水缝合乳突骨膜，4 号线缝合皮肤。乳突创面不用引流。加压包扎并保留 5d。腹部取脂肪的地方深层用 3 号线间断缝合，皮肤用 4 号线缝合。腹部切口用烟卷式引流管引流并加压包扎。

4. 术后护理　术后床头始终抬高 30°。在患者出院之前就要开始前庭康复技巧的理疗训练，有必要的话出院后还要继续。如患者术后有面瘫，要使眼保持湿润。晚上使用眼膏，清醒时每 2h 用眼药水。继续该方法，直到面瘫消失。

（八）经耳入路

如 Fisch 描述的，经耳入路的初步显露包括外耳道切断及双层封闭，鼓膜及听骨的切除，以及咽鼓管的封闭。Brodie 也将此用于经迷路手术以降低术后 CSF 漏的发生率。经耳入路是一种超过经迷路技术的扩大入路。在经耳部分之前已完成了整个经迷路过程。经耳入路另外的显露是钻穿耳蜗，磨除外听道前部。先用切割钻，然后用粗金刚钻去外道后和颈动脉前之间的骨质。切除颈静脉球上和颈动脉后的鼓室下骨质。切除面后气房小管的骨质，形成一围绕面神经下行部分的悬浮骨桥。在所有入路中，磨钻旋转的方向是离开面神经以防无意中的损伤。在全部骨性操作完成和杆菌肽溶液广泛灌注骨性腔之前不要切开硬脑膜。用显微骨刮刀或小圆刀切除覆盖内听道的薄层骨片。如经迷路所描述的，从乙状窦前延伸穿过内耳孔纤维组织后环切开硬脑膜。另外切除前方的内耳孔纤维环，切开内听道下前方的硬脑膜。用4号丝线带住硬脑膜边缘。

该技术可使内听道的显露达30°。内听道上前壁是唯一保留的部分。进入内耳孔之前内听道前方的解剖可使向前伸展的面神经看得清楚。肿瘤解剖技术与经迷路手术描述的类似。区别在于增加了面神经的前部显露，更加看清了它在肿瘤囊壁上伸展走行。

切完肿瘤后，在脑干侧刺激面神经。如果用0.05mA电流刺激良好，对术后面部功能正常的预后是极好的。

关颅和经迷路相同。用一大块颞筋膜盖于硬脑膜暴露或缺损的地方。第二块小筋膜置于面神经之前硬脑膜缺损之上。咽鼓管黏膜内翻入咽鼓管后，在管口塞入一块肌肉，即用楔入的肌肉代替砧骨。用第三块筋膜盖在原鼓室上及咽鼓管口。把取下的腹部脂肪一分为二。第一块紧紧地楔入面神经的骨性管腔以消除乳突腔的内侧部。第二块脂肪置于第一块的外侧消灭腔的剩余部分。将乳突腔再一次稍多填入一些组织，使无效腔和CSF漏入腔内的机会减少到最小限度。皮肤分两层缝合并加压包扎5d。

（九）乙状窦后入路

颅后窝乙状窦后入路是由Cushing推广的经典枕下入路的一种。Dandy于1941年改良后死亡率和致残率明显下降。以前，该入路惯用坐位，和采用中线到乙状窦的大骨窗，必要时切除部分小脑。随着手术显微镜的应用和显微技术的改进，手术结果也有了改善，减少致残率的较小开颅。枕下入路增强了经内听道口接近管内肿瘤。某些患者的颞骨，迷路和内听道的解剖结构使得神经外科医生不得不进入迷路，以显露肿瘤外侧部分。否则，无法接近和完全切除内听道外侧部肿瘤，导致肿瘤复发。

1. 准备　乙状窦后入路的准备类似于经迷路手术。枕下入路第一重要步骤是手术定位，因为从后外侧角度看为一条倾斜线是CPA充分暴露必需的。患者3/4侧卧位或公园板凳位，头部固定。采取保护措施垫起大腿和上臂以防压迫性溃疡。下垂的腋下置一纱面卷。牢固地把患者固定于手术台，因为有可能要转向或远离术者的方向转动。这可用绷带缠绕肩、臂和腿来完成固定。从床肩到床脚用带子使肩膀轻微向下。Mayfield头架两个钉子置于枕部，单一头钉放在前部，脊柱保持一条直线；头不向外侧扭转。在消毒前放好面和听功能监护器。

2. 操作步骤　位于耳郭后皱折之后4指宽处作S形切口，在枕骨下向上颈部延伸。皮下层切开之后，稍作分离将之分为二层以备后用。电凝颈部肌肉在颅骨的附着处并使之游离。在枕骨下面进行解剖；沿肌肉附着点将骨膜从乳突外侧和枕骨翻起。插入自持牵开器，一边在皮肤，另一边在肌层。

然后行颅骨切开，乙状窦为前界，横窦为上界，范围约4cm×4cm。既可行颅骨切开也可行颅骨切除。如果用颅骨切开的方法做一个骨瓣，在切除乙状窦上的骨质时要注意钻头的使用。这需要对硬脑膜窦和导静脉仔细解剖，易于显露而达到少出血，在乙状窦的前外侧为乳突气房，操作结束时用骨蜡填塞。切除颅骨后打开硬脑膜。切开硬脑膜使之形成一蒂在前的硬脑膜瓣。硬脑膜瓣的角用丝线牵开。湿棉片置于小脑上并用扁平的脑压板轻柔地牵开小脑。通过切开枕大池或CPA池的蛛网膜来作颅后窝减压。吸除CSF直到有足够的操作空间。

有些医生选择甘露醇降低压力；常为打开硬脑膜前静脉内应用1g/kg体重。分开小脑与硬脑膜之间的蛛网膜粘连，扁平脑压板前移进入CPA。当很好地看清肿瘤（或Ⅷ神经丛）时，固定牵开器，用一大块盐水棉片保护小脑。

如肿瘤较小，有几处标志可以看到Ⅶ、Ⅷ脑神经出脑干进入内听道。肿瘤的上方可看见三叉神经及前方的展、滑车神经。在下方，Ⅸ、Ⅹ、Ⅺ脑神经进入颈静脉孔之前呈扇形，上覆蛛网膜鞘。大的肿瘤常使这些标志难以看清，在这些结构被识别以前需分块切除肿瘤。一旦岩骨后面和盖部显露充分，切开内听道上的硬脑膜，形成基底向上和向下的硬脑膜瓣，并牵开。

内听道显露之前，以内耳孔测量，肿瘤大于1.5cm，用超声吸引分块切除肿瘤。肿瘤行囊内分块切除以防损伤周围结构。较小的肿瘤用双极电凝和杯状钳分块切除。在操作中取活检标本，并送冰冻组织学检查。

用3mm或4mm粗金刚钻切除骨质并大量吸引—冲洗。在听力保存的操作中，须避免进入后半规管和前庭。盖部（operculum）是一个重要标志，它是沿岩骨后面的一个骨性突起，在该处内淋巴（膜迷路）管进入骨质。保持在内淋巴管的内侧和前方并随之穿过内翻J形结构可以减少无意中进入前庭和后半规管的危险。随着骨性解剖的进行，要注意识别这些结构的"蓝线"。一般情况，内听道内侧部向上7mm的骨质可以安全地切除。迷路的解剖学和肿瘤向外扩展的程度可能妨碍听力的保存。通常在手术之前要在增强的MRI上对不必要的解剖和非常向外的肿瘤扩展做出评估。在患者没有有用听力或作为有效听力保护的非常差的预后因素的情况下，可以切除较为广泛的骨质。如果因解剖学关系不损伤迷路就无法接近肿瘤的外侧部分，听力可被牺牲。沿内听道整个长度磨除骨质，仅在硬脑膜上留一蛋壳厚度的骨质。最后用金刚钻仔细切除骨质的最后一层。然后用水大量冲洗清除全部骨渣。

在内听道的外侧部分，可识别"Bill杆"，它是上前庭神经和面神经的分界。面神经的定位要通过刺激来认定。沿内听道边缘切开硬脑膜。把上前庭神经与迷路的附着处分开，并向内牵。然后沿着内听道的长度从外向内解剖肿瘤和前庭神经。这时可以明确面神经的位置。面神经一般向前移位，出内耳孔后伸展于肿瘤囊前壁的上方。

切完管内肿瘤后，分块切除脑桥小脑处的肿瘤。依肿瘤的范围，可用杯状钳、双极电凝或超声吸引行分块切除。切除肿瘤内容后，将瘤囊翻向内与其下的面神经和耳蜗神经分开。在分块切除的过程中，可识别Ⅶ、Ⅷ脑神经在脑干的起始，并将肿瘤与脑干分开。

3. 关颅　骨蜡仔细填塞打开的内听道和乳突气房以防CSF经乳突和中耳漏出。连续的骨蜡涂抹可减少CSF从缝隙渗入气房的危险。因为显露角度的关系，常常很难看见内听道周围骨的全貌，而检查出打开了的气房。因此，用30°、2.7mm的硬质内镜检查骨质的气房，以确保是否被封闭住。原来在岩尖表面覆盖内听道的硬脑膜凶手术造成缺损，用一片颞筋膜置于内听道之上。如果可能，用4-0线将基底朝前的大硬脑膜瓣作不透水缝合。将切下的骨瓣用尼龙缝线固定于骨窗。把保存于生理盐水中的碎骨片放在暴露的周边。用缝线穿过骨窗边缘的孔，把颈部肌肉与颅骨悬吊缝合使之重新附着于颅骨。皮肤（头皮）分三层缝合：帽状腱膜、皮下和皮肤。加压包括保留48h。

4. 术后护理　术后处理与前述经迷路手术相同。

（十）颅中窝入路

经颅中窝进入内听道的方法最早由Parry于1904年描述。直到20世纪60年代，手术显微镜出现后，House 推广了这一听神经瘤切除入路。该入路对小的内听道内肿瘤比较理想。然而，因增强 MRI 发展以后，小的内听道肿瘤才被经常发现。由此，20 世纪 80 年代中期以来，颅中窝入路的使用明显增加。颅中窝入路最初用于为保存听力和内听道肿瘤向 CPA 扩展未超过 5mm 的病例。年老患者不适于该手术，因为老年人的硬脑膜薄弱，颞叶的牵拉很容易引起术后癫痫。该入路的相对禁忌证是起源于前庭下神经的肿瘤。肿瘤的位置可从 ENG 结果推断（详见诊断试验部分）。通过颅中窝很难处理下前庭神经肿瘤的原因是因为面神经在术者和肿瘤之间。这使得解剖肿瘤的同时，脑神经得以保存非常困难。

1. 准备　颅中窝入路，术者位于患者的头顶，脸朝手术台的长轴。患者取仰卧位，转头使患侧耳朝上。如嫌颈部过度扭曲，可用 3/4 侧卧位（已描述于枕下入路）。Mayfield 头架可提供稳定性和易接近性。两个钉子的一侧置于对侧枕部，一个钉子置于眶上缘。从同侧瞳孔中线到头顶延伸至枕骨髁的地方剃去头发。这样几乎一半头皮就被暴露了。放置面和听神经监护装置，开始消毒。甘露醇对降颅压是有用的，在开始开颅时静脉内应用（1g/kg 体重）。

2. 操作步骤　弯曲的 S 形头皮切口从耳郭前皱折处延伸到头顶，先向前，然后向后。在颞筋膜平面上分离皮瓣，用 Weitlander 自持牵开器撑开。可见下方的颞筋膜。垂直劈开颞肌并用宽骨膜剥离子将颞肌从颞鳞剥离。延伸到颧弓下进行解剖为颅骨切开提供充分显露。调整牵开器，撑开肌肉和皮肤。

用 5mm 或 6mm 切割钻边吸引边冲洗做一骨窗。骨窗 4cm×4cm 大小，位于颧骨根部水平。骨窗的 2/3 在外耳道垂直面的前方，余 1/3 在其后。这种关系很重要，因为前面范围的显露常比较困难。用切割钻磨除骨瓣边缘周围的骨质至仅剩一薄层骨片。利用粗金刚钻暴露骨瓣周边的硬脑膜。用手柄撬起骨瓣，将硬脑膜与骨窗边缘下面相粘连处分开。去掉骨瓣时，便于在骨瓣和骨窗边缘钻孔以备手术结束时固定还纳的骨瓣。用咬骨钳咬除骨窗下缘直到中颅窝底水平。这样就有了理想的手术位置而减少对颞叶的牵拉。

把 House-Urban 颅中窝牵开器的尖头安放于骨窗边缘。脑压板随硬脑膜从颅中窝底分离而逐渐前移。在解剖的前方范围常会碰到硬脑膜静脉性出血。这常用止血剂如 Surgicel 控制。颅中窝的标志是棘孔中的脑膜中动脉、面神经孔中的岩浅大神经和弓形隆起。颅中窝底无骨质覆盖时可显露膝状神经节，所以在牵拉硬脑膜时小心操作。当认清这些标志后，固定牵开器和脑压板。前半规管的标志是弓形隆起，但是前半规管的精确位置并不一定与弓形隆起相一致。冠状位 CT 扫描对区别二者的关系可能有所帮助。CT 片将显示颅中窝与前半规管有关的轮廓和前半规管与颅中窝底之间的距离。前半规管可能有很小的骨盖，单纯牵拉硬脑膜能看到似一条蓝线，或在管与盖表面之间有大量的气房。如果钻开弓形隆起后不能对前半规管定位可考虑其他两种方法。首先，可打开鼓盖，暴露听小骨。前半规管位置能通过空间关系被确定。第二，岩浅大神经能通过面神经孔到膝状神经节而被逆行性跟踪。面神经在迷路内的部分穿过耳蜗和前半规管壶腹之间。

用吸引冲洗和金刚钻去除前半规管上的骨质。刚开始时最好用 4mm 的钻头轻轻地从内向外磨除，直到识别前半规管的蓝线。确认前半规管之后，沿"管道平面"进行解剖，该平面是从前半规管开始的 60°角以内的骨性结构。在该平面内磨钻可减小无意中损伤耳蜗的危险。注意更广泛的磨除可向内进行，而在内听道的外侧，耳蜗和前半规管壶腹之间的空间很小。随着磨除骨质的进展，钻头应紧靠前半规管的蓝线。从内听道外侧至内耳孔，磨除内听道周围的骨质180°。在硬脑膜上留蛋壳样厚的骨片。暴露内听道最后的步骤是小心去除薄骨片，大量冲洗去掉骨渣。在内听道最外侧可识别垂直嵴或"Bill 杆"，面神经在其前方，上前庭神经在后方。用0.05mA的电刺激进一步证实面神经的位置。离开面神经沿后缘纵切开内听道的硬脑膜。直视下翻开硬脑膜。这时可见肿瘤和面神经。预计Ⅶ神经在肿瘤的前和上方，解剖肿瘤之前必须进一步证实Ⅶ神经的位置。把上前庭神经从它与迷路外侧的附着处移开，向内牵拉。仔细解剖然后将前庭神经和肿瘤以从外向内的方法从面和耳蜗神经切除。

3. 关颅　肿瘤切除后严密止血。骨蜡填塞开放的气房。颞筋膜置于骨缺损处，带蒂颞筋膜瓣反转覆盖颅中窝底。松解颞叶，使之压于骨缺损的筋膜上。硬脑膜外手术的特点和颞叶重新膨胀解释了术后 CSF 漏相对低的发生原因。丝线固定骨瓣于骨窗。缝合上部颞肌，上部留一间隙让颞筋膜穿过。皮肤分两层缝合。耳郭前无头皮的皮肤建议用细尼龙线缝合。加压包扎，保留48h。

4. 小结　在过去的一个世纪里，听神经瘤的诊断和处理获得了极大的发展。手术显微镜的引进、显微外科技术的改善和 MRI 的诞生明显地改变了处理这些肿瘤的焦点，即注意力从死亡率转移到致残率。早期发现，面神经保护和听力保存是主要的改进领域。在治疗听神经瘤的过程中，四种手术技术——经迷路、经耳、乙状窦后和颅中窝得到发展，评估其的适应证、并发症和优点。这些技术在处理全部 CPA 肿瘤中发挥着重要作用。

二、三叉神经鞘瘤

（一）概述

三叉神经鞘瘤（trigeminal neurilemmoma）少见，约占颅内肿瘤的0.2%～1%，占颅内神经鞘瘤的5%左右。大多数为良性，恶性者少见。肿瘤起源于三叉神经半月节，可向颅中窝生长表现为颅中窝底肿瘤，也可向颅后窝生长表现为颅后窝肿瘤，易与听神经鞘瘤相混淆。多数表现为哑铃形肿瘤，骑跨于岩骨尖，累及中、颅后窝。肿瘤可侵犯岩骨尖、蝶骨大翼内侧、颅中窝底、蝶鞍内面、鞍背等，按肿瘤的生长方向、累及的范围不同可产生不同的临床表现。最早出现的症状为三叉神经受刺激或破坏症状，表现为一侧面部发作性疼痛、麻木。三叉神经痛常为不典型发作。以后逐渐出现咀嚼肌无力及萎缩。如肿瘤侵犯颅中窝，可逐渐出现动眼神经麻痹、视力障碍、同侧眼球突，幻嗅和颞叶癫痫发作。晚期可影响脑脊液循环而产生脑积水症状。如肿瘤向颅后窝生长，可逐渐出现展神经和面听神经症状，表现有复视、周围性面瘫及进行性耳聋，晚期可有小脑症状，后组脑神经症状及颅内压增高症状。如肿瘤骑跨于中、颅后窝者，因其内侧紧靠中脑、大脑、颈内动脉、动眼、展神经，常可引起对侧轻瘫、颅内压增高及小脑症状、动眼、展神经麻痹。

（二）诊断

主要根据临床三叉神经损害的表现及 X 线检查的特点而定。X 线平片有典型的岩尖前内部的骨质破坏，边缘清晰完整。位于颅中窝的肿瘤，可见卵圆孔及圆孔的扩大，鞍背及后床突的破坏。CT 扫描肿瘤表现为网形或类圆形、哑铃形占位病变，呈略高密度改变，强化明显，边界清楚，骨窗位常见岩骨破坏明显。MRI 表现，T_1 加权图像成低信号，T_2 加权图像为高信号，比较符合特征的表现是颞骨岩尖部在 T_1 加权图像中呈现的高信号消失，有时可见到海绵窦内美克尔腔扩大、变形，海绵窦内信号也发生异常。横位与冠状位，矢状位扫描有助于显示肿瘤的特点，并与听神经鞘瘤、脑膜瘤相鉴别（图 8-1）。

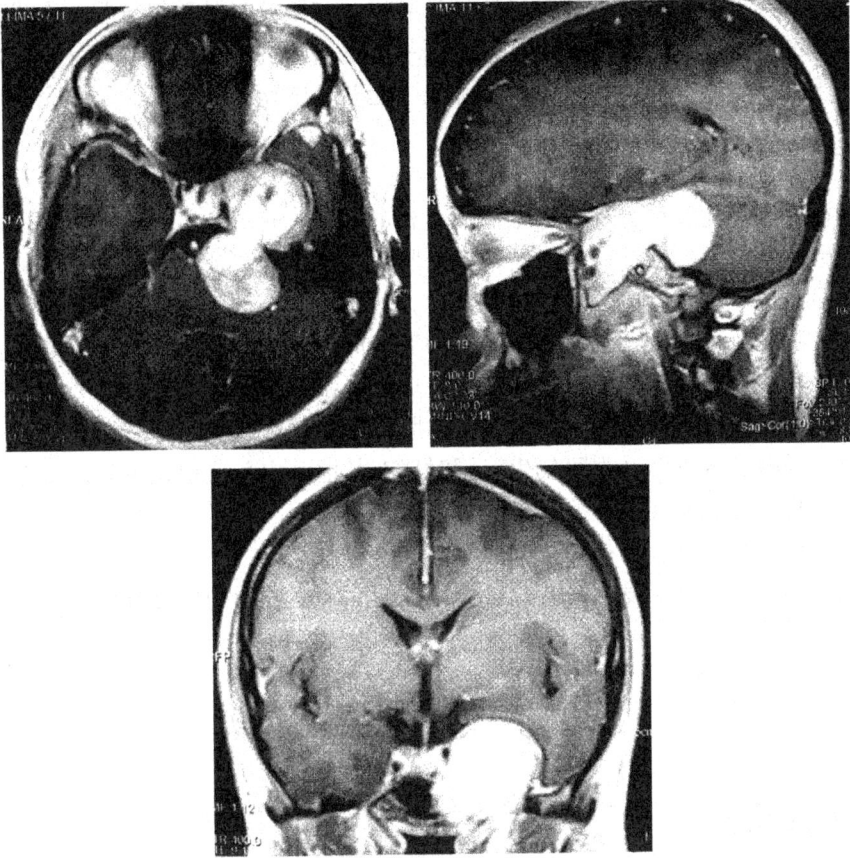

图 8-1　三叉神经鞘瘤

（三）治疗

主要是手术切除。但有时因肿瘤过于巨大只能作大部切除。由于肿瘤生长缓慢，大部切除后亦可获得较好疗效。颅后窝型肿瘤行枕下入路，颅中窝型与骑跨型皆由颞部入路。手术原则与听神经鞘瘤一致。先作囊内切除，然后再切除包膜以达到全切除。恶性三叉神经鞘瘤难以完全切除，主要采用放射治疗，在 4~5 周内照射 40~50Gy。

三、颈静脉孔区神经鞘瘤

颈静脉孔区神经鞘瘤（jugular foramenneurilemmoma）是指发生于舌咽、迷走和副神经神经鞘瘤的统称，约占颅内肿瘤的 0.1%~0.2%。这些神经从延髓发出后，先集结在颈静脉孔而后出颅，肿瘤多在颈静脉孔处发生和发展，临床上往往难以区别肿瘤生长于哪一条神经，即使在显微镜下亦难以区别。

临床表现多为偏头痛和枕颈部持续性疼痛。可因咳嗽或转颈而加重。舌咽、迷走、副神经损害，表现为声音嘶哑、吞咽困难、饮水呛咳。喉科检查可见患侧声带麻痹，患侧胸锁乳突肌和斜方肌乏力或萎缩。肿瘤压迫小脑，则可出现小脑型共济失调；压迫脑干时，则出现对侧的锥体束征。影响脑脊液循环时，则出现颅内压增高症状。亦可压迫高颈髓而出现高位脊髓压迫症。

持续性偏头痛或枕部疼痛并伴有一侧声带麻痹、胸锁乳突肌和斜方肌乏力或萎缩，对早期诊断有较大的价值。头颅 X 线平片示颈静脉孔扩大或枕骨大孔骨质破坏。CT 及 MRI 检查可协助诊断手术切除，在注意保护后组脑神经、延髓、椎动脉前提下，争取完全切除。

四、神经纤维瘤病

多发性神经纤维瘤又称为神经纤维瘤病（neu‐rofibromatosis），一般认为是属于先天性发育缺陷所致，有一定的遗传倾向。受累神经肿大增粗是其特征性变化。肿瘤呈纺锤状，质软无囊变，显微镜下见细胞成分较神经鞘瘤少，分布紊乱，细胞核呈纺锤形，细胞内无栅栏状排列，用特殊染色可见细小神经纤维通过肿块，而神经鞘瘤无此种表现。临床表现全身皮肤常有褐色色素沉着斑点，皮肤可触及肿块，可沿一条神经发生多个肿瘤或全身皮下多处发生肿瘤，肿瘤亦可发生于脊神经、脑神经和内脏神经。脑神经主要好发于双侧听神经，其他如三叉、展、舌咽、舌下神经也可发生。同时伴有其他颅内病变也是本病的特点之一，如伴发有多发性脑膜瘤、结节性硬化症、脊柱裂等。

临床表现根据肿瘤累及的神经不同而不同。

治疗以手术为主，单个发生的肿瘤可作局部切除，多发的肿瘤可分期切除。

（赵四军）

第二节　三叉神经鞘瘤

一、流行病学

三叉神经鞘瘤（trigeminal neurolemmoma）又称三叉神经雪旺细胞瘤，该肿瘤起源于三叉神经的颅内段，发生率较低，约占颅内肿瘤的 0.07% ~ 0.33%，占颅内神经鞘瘤的 0.8% ~8%。1846 年 Dixon 首次报告。1952 年 Cuneo 和 Rand 对该病诊治历史和方法做了详细描述。

二、病因和发病机制

三叉神经鞘瘤病因尚不完全清楚。三叉神经鞘瘤可起于三叉神经根，但更多是发生于三叉神经半月节部，部分病例肿瘤可同时累及三叉神经根和三叉神经半月节，形成"哑铃"状，跨越中后颅窝。极个别病人肿瘤可破坏颅中窝，向颅外生长。该瘤切面常呈灰白色，如合并瘤内出血时肿瘤可呈黄褐色和暗红色，极少数病例可出现囊性变。在组织学上，三叉神经鞘瘤多为 Antoni B 型结构，细胞为不规则星芒形、星状细胞突起连成网状，网眼中为透明的胞质基质。在电镜下观察，三叉神经鞘瘤的特点是细胞突起呈网状交织在一起，胞质内含有多量的细胞器，如溶酶体、线粒体及一些无界膜的嗜锇小体等。

三、临床表现

三叉神经鞘瘤的病程较长，多数在一年以上，有 1/3 病人的病程在十年以上，以三叉神经损害为主要表现，常出现一侧面部麻木或阵发性疼痛，并可出现病变侧嚼肌无力及萎缩。

肿瘤在发展过程中，由于肿瘤生长方向不同，可引起不同邻近颅神经和结构受损。如肿瘤位于中颅窝，可损害视神经和眼动神经，使视力、视野障碍，眼球活动受限，还可使眼球突出。肿瘤可以压迫颞叶内侧面使患者出现幻嗅和颞叶癫痫等症状。如肿瘤位于后颅窝，可使Ⅵ、Ⅶ、Ⅷ以及后组颅神经受损，出现相应的诸如眼球运动障碍、面瘫、听力下降或丧失等症状。肿瘤生长中可压迫损害小脑引起共济和协调运动障碍。在晚期肿瘤推挤脑干，引起对侧或双侧锥体束征，还可引起脑积水。如肿瘤骑跨中后颅窝，除引起三叉神经和相关颅神经症状外，由于肿瘤内侧面紧贴大脑脚并对其造成压迫，还可影响颈内动脉，以致引起对侧轻偏瘫、高颅压症和小脑损害等症状。

四、实验室和特殊检查

1. 脑脊液检查　颅内压力增高，蛋白含量增高；但颅中凹型因肿瘤大多数位于硬脑膜外，蛋白含量可不增高。

2. X线摄影检查　在X线头颅平片中可见典型的岩尖前内部的骨质破坏，边缘整齐，是肿瘤进入颅后凹的特征。在颅中凹型中可见鞍背及后床突的骨质破坏。在颅底片中可见圆孔及卵圆孔的扩大，提示肿瘤向前扩展。

3. 脑血管造影检查　在脑血管造影中可见大脑前动脉、前脉络膜动脉及脑底静脉被抬高，提示肿瘤位于颅中凹底。基底动脉的上端向后移位。

4. CT检查　依肿瘤部位不同，其表现有所差异。如肿瘤位于岩尖部Meckel's囊处，可见病变侧鞍上池处肿块影，有均匀的强化效应，如肿瘤中心发生坏死，可出现周边环状强化及瘤内不规则片状或条索状强化影，并可见岩尖部骨质破坏。如肿瘤向后颅窝发展或起于后颅窝，可在C-P角处见到肿块影，肿瘤可呈尖圆形，特征同上。此外可见小脑及脑干受压、四脑室变形等间接特征。肿瘤位于中颅窝者，有时可见肿瘤侵入眶内、使眼球外凸等CT征象。

5. MRI检查　常见岩骨尖高强度信号消失、肿块呈长T_1和长T_2信号影，T_2WI显示信号强度较脑膜瘤为高，如静注造影剂后其强化效应较脑膜瘤弱。

五、诊断和鉴别诊断

（一）诊断

根据病人出现面部麻木、疼痛或颞肌及咀嚼肌无力萎缩，要考虑三叉神经鞘瘤，可借助神经影像学确定诊断。因此，综合临床征象、病变部位和影像学特点是诊断三叉神经鞘瘤的关键。

（二）鉴别诊断

（1）岩尖部脑膜瘤：其临床表现与三叉神经鞘瘤相似，也可引起Ⅴ、Ⅵ、Ⅶ、Ⅷ和后组颅神经损害。但该瘤早期对三叉神经损害症状轻。头颅X线平片不显示圆孔和卵圆孔扩大。CT扫描常见肿瘤为分叶状或卵圆形，以广基与颅底相连。常呈现出均一高密度或等密度，注射对比剂后多为均匀强化影，此点与三叉神经鞘瘤不同。另外，血管造影可见颅内外多重供血。

（2）胶质瘤：其始发症状多以三叉神经痛或C-P角综合征为特征。但该病病史较短、并易产生三叉神经运动支受累所表现的咀嚼肌萎缩等，通过神经影像学检查较易鉴别。在 CT 扫描时为低密度占位性病变，病变中心无增强效应、可有比较薄的肿物包膜强化，通常在 1～2mm，病变形态多为不规则形。行 MRI 检查时，在 T_1WI 为低信号，T_2WI 为高信号，有时病变中可见小点状或条索状低信号影。

（3）听神经瘤：最早累及听神经，出现耳鸣、听力下降及面瘫，再继续发展可使三叉神经受损。一般通过病史和神经系检查、再结合神经影像资料较易鉴别。

（4）脊索瘤：是斜坡部好发肿瘤，如生长在上斜坡并向岩尖部发展或生长在鞍旁，可累及三叉神经。但常见症状为头痛，一般外展神经最先受累，通常为双侧性，可以鉴别。头颅 X 线拍片可见病变部位骨质破坏、肿瘤钙化和软组织阴影。CT 检查示病变为低密度，并有结节状钙化，多在肿瘤外缘出现增强效果。MRI 扫描 T_1WI 为等信号区、在斜坡骨髓腔脂肪呈高信号区，T_2WI 为中度或明显的高信号。

（5）其他：在诊断时还应与海绵窦区的肿瘤、颅底侵入瘤、鞍后颅咽管瘤、骨软骨瘤相鉴别。

六、治疗

（一）治疗原则

三叉神经鞘瘤属于良性肿瘤，切除病变是根除该瘤的最佳手段。应根据病人年龄、全身状况、肿瘤大小、生长部位选择最佳的治疗方法。

1. 开颅手术切除　如病人能够耐受全麻和手术，且肿瘤直径大于 3.5cm 以上者，应选择开颅手术进行切除。这对解除肿瘤压迫、维护神经功能非常重要。

2. 立体定向放射外科　病人不能耐受全麻手术，或不愿接受开颅手术，且肿瘤直径小于 3.5cm 以下者，可采用伽玛刀或 X 刀进行治疗。这也是控制肿瘤生长、使肿瘤体积缩小或消失的一种方法。此外，对开颅手术未能全切的残余肿瘤，也可采用该法进行治疗。

（二）开颅手术治疗

为了方便手术入路的选择，1955 年 Jefferson 根据三叉神经鞘瘤主要生长部将其分成三型：A 型，肿瘤起源于三叉神经半月节，主要位居中颅窝；B 型，肿瘤起源于三叉神经根，主要位居后颅窝；C 型，肿瘤骑跨中、后颅窝，形成"哑铃"状。虽然以后有学者根据肿瘤的发展做过一些改良分型，但 Jefferson 分类方法简明实用，已被神经外科医生广泛接受。手术入路的选择原则是最易接近肿瘤、而又不对重要神经和血管造成严重损害。根据肿瘤的主要生长部位，以下几种入路较为常用。

1. 经颅眶颧或经颞下入路　主要用于切除生长在中颅窝部的神经鞘瘤，还适用于肿瘤累及海绵窦或颞下窝患者。

操作要点：

（1）颅眶颧入路

1）做冠状头皮切口，由患侧耳屏前开始到对侧颧弓上 2.0cm 处。显露出患侧眶上缘和眶外缘，将眶骨膜与眶顶部以及眶后外侧壁分开。

2）切开分离骨膜显露颧弓。分别在颧突之后（额角下外）、颧弓根之上颞骨、颧弓上 4.5～5cm 靠冠状缝处以及眶缘上方 5cm 处钻孔。用线锯或铣刀锯开颅骨，靠颅底处磨开，取下带有额、眶及颧弓的骨片。为便于操作，可分别做成眶颧骨片和额颞骨片。

3）切开硬膜后可经外侧裂或颞下显露肿瘤，保护神经和重要血管、分块切除肿瘤。

4）关颅时要固定各骨片，如肿瘤侵及眶内或颅外，术毕要行颅底重建。

（2）经颞下入路

1）该入路可按改良翼点入路切口，头皮切口向后弯行。如果需要时可将切口向下延长 2~3cm，以利显露颧弓。

2）沿颞线切开颞肌并推开，在颞线处留一宽约 1.5cm 长的骨膜，以便骨片复位时缝合固定。按翼点入路要求钻孔取下游离骨片。向颅底咬去颞骨，必要时截去颧弓，以增加显露空间。

3）可经硬膜内或硬膜外接近肿瘤。在经硬膜内接近肿瘤时，可由外侧裂进入。在由硬膜外入路时，要分离颅底硬膜粘连，填塞棘孔，离断脑膜中动脉。在棘孔内后 1.5cm 处即为圆孔、指向后方即是卵圆孔，在此处可发现肿瘤。

4）分块切除肿瘤，常规关颅。

2. 经岩骨入路和扩大经岩骨入路　适于切除肿瘤位于海绵窦后部、体积小到中等的肿瘤。

操作要点：①常规作颞部皮瓣和骨瓣，向下咬去颞鳞部。②分离中颅窝硬脑膜，切断脑膜中动脉，显露岩骨前部用磨钻磨除。尽量将岩骨外侧到三叉神经压迹处骨质磨除，下方到颈动脉管和内听道。用骨蜡封闭气房。③显露肿瘤，可由硬膜外或硬膜内进入。由硬膜外入路时，在：Meckel's 囊处切开硬膜，即可显露出肿瘤，有时硬膜受肿瘤侵蚀，在分离颅底硬膜过程中即可见到肿瘤。如从硬膜内入路，将颞骨岩部骨质磨除后，瓣形剪开硬膜。用细线将颅底硬膜向下牵开，抬起颞叶，即可显露肿瘤。切除肿瘤，肿瘤显露完成后，要窥视肿瘤与周围结构的关系，分块切除肿瘤。

3. 枕下乙状窦后入路　适用于切除起源于三叉神经根部的神经鞘瘤。

操作要点：该入路是切除 C-P 角肿瘤的常用入路。①可采用半坐位或侧卧位、使病变侧向上，上身抬高 20°~25°，颈前屈向对侧轻旋 30°，大致使枕鳞部处于水平位，便于进行镜下操作；对年老颈部不便前屈旋转者，亦可采用俯卧位。②常规行耳后直切口或弧形切口，其上端应在上项线上 1cm。钻孔后咬去颅骨，使呈 3cm×4cm 骨窗。骨窗外侧缘到乙状窦边缘，上到横窦缘。"C"形切开硬膜，亦可"T"形切开。将横窦和乙状窦侧硬膜用细线缝合牵起，以利显露 C-P 角。轻轻牵开小脑上外侧，可由 C-P 角池或枕大池放出脑脊液，使小脑松软，便于牵开。处理岩上静脉，打开该部蛛网膜，即可见到肿瘤。③采用分块方法切除肿瘤，尽量保留三叉神经残留纤维。

4. 小脑幕上下联合、经颞下经乙状窦前入路　适用于跨越中、后颅窝"哑铃"状大型三叉神经鞘瘤的切除。

操作要点：①在患侧颞突发际内开始，作一围绕耳郭的弧形切口，终止在同侧乳突尖的连线处，大概相当于耳垂水平延长线。②钻孔后用线锯或铣刀取下游离骨片，磨去岩骨锥体及乳突后部，显露出横窦和乙状窦。③结扎岩上窦并于离断，沿横窦上缘及乙状窦前切开硬膜，幕上硬膜切口向颞延长。④用细线缝合硬膜并牵开，将乙状窦向后牵开。沿颞骨岩部切开小脑幕至切迹处；轻轻抬起颞叶，向后下牵开小脑，即可窥视肿瘤。⑤辨明肿瘤与脑干、面听神经、颈内动脉的关系后，分块切除肿瘤，最后分离肿瘤包膜，将肿瘤切除。⑥关颅前用骨蜡、肌片和生物胶粘贴岩骨和乳突气房。可用颞肌条填充于骨缺损处，复还骨片并固定，缝合伤口。

5. 术中关键点及注意事项

（1）在显露肿瘤时，轻巧而不要过度牵拉脑组织，是避免术后出现脑功能障碍的关键。

（2）采用由包膜内分块切除肿瘤的方法，仔细分离包膜与神经和血管的粘连。采用CU-SA和电磁刀等设备有助全切肿瘤。

（3）在切除肿瘤的过程中，尽力保护尚存的三叉神经束，能够在一定程度上保留面部感觉。Al - Mefty等采用非创伤性显微外科技术分离残留的三叉神经根纤维、神经节和分支能有效地保留和改善三叉神经的功能。

（4）在处理肿瘤累及海绵窦的部分时，由海绵窦外下三角切开窦壁，有利切除肿瘤，且不易损伤通过海绵窦的其他颅神经。

（5）三叉神经鞘瘤在初发时，甚至体积很大，也是对颈内动脉进行推挤，极少包裹。但在复发的肿瘤中，极可能包裹颈内动脉，术前需行脑血管造影，了解颈内动脉情况。必要时为达全切目的，需将受累颈内动脉连同肿瘤一并切除，在这种情况下，需行颈内动脉血管移植或搭桥。

（6）未能全切的肿瘤极易复发，并且是术后术区出血的原因，理由在于瘤床渗血。而且复发的肿瘤能够造成邻近神经和血管结构粘连包裹，使二次手术难度大大增加。早期文献报告死亡率伴随全切率增加而增高，现今显微神经外科手术的应用，已使全切率大大提高，而死亡率和并发症发生率明显下降。因此，对初发肿瘤实施手术时，要认真研究方案，术中要有坚韧和耐心精神，力争全切。

（7）对恶性三叉神经鞘瘤术后要行放疗，必要时给予化疗，以防止复发。

（8）一部分三叉神经鞘瘤可侵蚀颅底造成颅底沟通，或经眶上裂进入眼眶。对此类肿瘤需将颅外部分一并切除，术后需行颅底重建，以防止脑组织疝出及脑脊液漏。颅底重建可采用自体骨膜和颞肌，以及Teflon布或人造血管等进行。笔者采用"三明治"法重建颅底收到好的效果。

（三）立体定向放射外科

适应证：①有人主张小、中型三叉神经鞘瘤的治疗首选立体定向放射外科（伽马刀）进行治疗，如Huang等报告随访治疗后的病人44个月，肿瘤缩小为56%，稳定为44%，无其他神经功能缺失。②但多数学者主张先行开颅手术切除肿瘤，对残余瘤体行立体定向放射外科治疗。

操作要点：按照立体定向放射外科手术原则实施，无论是X刀或伽马刀，均需进行病变定位、制定治疗计划和实施。要求计划合理，特别要对重要结构如脑干和视神经进行保护。参考中心处方剂量为24~40Gy（32.4Gy），周边剂量10.8~20Gy（平均16.2Gy）。有关量-效关系还需进一步研究。该手术目的是使肿瘤体积缩小或保持稳定、保留三叉神经的功能、不造成相关颅神经的损害。

七、预后评价

三叉神经鞘瘤多为良性肿瘤，部分可发生恶性变。由于神经影像学技术的发展，术前即可了解肿瘤的大小、生长部位及发展，以及肿瘤的血供，加之应用显微手术切除肿瘤，其全切率已达 50% ~88% ，死亡率为 0~2.9% ，近年文献报告多数无死亡，症状改善及神经功能缺失恢复率达 38% ~100% 。如肿瘤与重要血管和神经粘连不易全切者，经立体定向放射外科治疗可使病变缩小或保持长期稳定。总之，三叉神经鞘瘤总体治疗效果是满意的，需要探索的问题是最大程度的保留和恢复颅神经的功能。

（赵四军）

第三节　神经节细胞胶质瘤

神经节细胞胶质瘤临床上少见。是具有良性生物学行为的肿瘤，占原发颅内肿瘤的 0.3% ~1.3% ，最常见于 30 岁以前。有关文献的研究报道，平均诊断年龄在 16~25 岁，儿童发病率最高。神经节细胞胶质瘤占儿童原发颅内肿瘤的 4.3% ~10.7% 。这种肿瘤可发生于中枢神经系统的任何部位，但最常累及大脑半球，特别是颞叶，其次是脊髓和脑干。

一、病理

神经节细胞胶质瘤的组织学级别为 WHO Ⅰ~Ⅱ 级，诊断常由于神经元和胶质细胞肿瘤成分的比例变化而出现困难。胶质细胞成分最常见的是星形细胞，但也可有其他的细胞成分，如少突胶质细胞。依不同报道，神经节细胞胶质瘤的间变发生率为 4% ~33% 。发生间变的肿瘤成分既可表现出神经元特性，也可表现为星形细胞特性。间变性神经节细胞胶质瘤组织学级别为 WHOⅢ 级。

二、诊断要点

（1）synaptophysin 的免疫组织化学染色，有助于神经节细胞胶质瘤的诊断。这种肿瘤的其他组织学特点包括缺乏正常神经元周围的卫星现象以及出现神经节成分、存在钙化、有胶原纤维增生。

（2）某些先天性疾病病人中发病率增高，如胼胝体发育不全和 21 - 三体综合征（Down 综合征），提示此病的发生与遗传因素有关。

（3）CT 表现为低密度或等密度的半球病变，25% ~50% 的病例有钙化，常有囊性变。

（4）MRI 表现为边界清晰的团块，在 T_1 加权像上呈等信号或低信号，T_2 加权像上呈高信号，肿瘤可有不同程度的强化，定性诊断神经节细胞胶质瘤时，MRI 比 CT 敏感。

三、临床特点

（1）临床症状与肿瘤的发生部位密切相关。典型的半球病变有癫痫发作史，而且 90% 的病例以癫痫起病。

（2）中线部位的病变多以局限性神经功能缺陷和脑积水为特征。

四、治疗方法

（1）治疗原则：手术切除是低级别和间变性神经节细胞胶质瘤的主要治疗方法。

（2）放疗：放疗的作用有争议。鉴于这些肿瘤多发于儿童，应注意儿童脑放疗的副作用。有学者提同出放疗可用于肿瘤手术无法切除而又不会引起明显放疗副作用的病例，或次全切除术后复发的病例。

（3）临床资料分析：颅内神经节细胞胶质瘤病人的预后一般令人满意，10 年生存率超过 90%。但中线部位的肿瘤手术效果差，预后不良。

（4）据报道神经节细胞胶质瘤切除后的复发率达 30%，发生在脑干或脊髓的病变还要高此。

（吴 震）

第四节 易引起颅内压增高的颅内肿瘤

在正常情况下，成年人的颅腔容积为 1400 ~ 1500ml。其中脑体积在 1150 ~ 1350cm^3。颅内血容量变动较大，占颅腔容积的 2% ~ 11%。脑脊液约占颅腔容积的 10%，约 150ml，其中 1/3 于颅腔内，2/3 在脊髓蛛网膜下腔中。颅内压增高是指引起颅内压增高的各种原因导致颅腔内的容积（或空间）代偿失调所致的临床综合征。颅内压的生理调节失控是产生颅内压增高的关键。凡是颅内压超过 2.0kPa（200mmH$_2$O）时，即可称为颅内压增高。凡促使颅腔容积缩小或颅腔内容物容积增大的因素，均可导致颅内压增高。

一、颅内肿瘤引起颅内高压的机理

（1）肿瘤呈扩张性或是浸润性生长，其体积超过颅腔容积的 8% ~ 10%，即超代偿限度。

（2）肿瘤压迫脑脊液循环通路，造成部分性或是完全性梗阻性脑积水。

（3）肿瘤压迫较大的静脉或是静脉窦，发生静脉回流障碍和淤血，静脉压增高，尤其以较大的大脑大静脉系统受压更为严重。

（4）肿瘤的毒性反应或是异物刺激，使肿瘤附近发生较为广泛的严重脑水肿，多见于恶性胶质瘤或是转移瘤。

在肿瘤生长过程中，一些肿瘤如脑胶质瘤和脑转移瘤，约占 40%，以破坏和浸润性生长为特点，发展很快，易出现瘤内出血病情突然加重，表现有时与脑血管的发病极为相似，严重时出现脑疝。肿瘤的部位以幕下占多数，多位于中线或后颅凹，容易导致脑脊液循环通路的阻塞，产生颅内压增高。小儿颅缝未完全闭合，颅内压增高时，颅腔扩大具有一定代偿作用，缓解了颅内压增高的症状，头痛早期往往不明显或呈间歇性，临床表现以脑积水征为主，呕吐为常见症状，甚至呕吐为唯一症状，常因呕吐而误诊为消化系统疾病，如急性胃肠炎、肠道寄生虫病等。

二、颅内肿瘤引起颅内高压的临床表现

一般颅内肿瘤的表现为缓慢发病，进行性加重的颅内压增高症状和神经系统局灶性体征。但少数颅内肿瘤的病例可在肿瘤生长过程中，发生肿瘤内出血并扩展至周围脑组织或蛛网膜下腔，表现为脑内血肿或蛛网膜下腔出血的症状和体征，此类称为"脑瘤卒中"。由于出血量大者可导致急性颅内压增高和脑疝，而与脑血管疾病或高血压所致的脑出血的表现过程极为相似，临床上常易误诊为脑出血或蛛网膜下腔出血，从而遗漏了颅内肿瘤的诊断。

三、颅内压增高的转归与预后

1. 脑血流量降低 颅内压增高引起脑灌注压下降，通过血管扩张，降低血管阻力，使脑血流量保持稳定。如果颅内压不断增高使脑灌注压低于 5.3kPa（40mmHg）时，脑血管自动调节功能失效，脑血流量随之急剧下降，造成脑缺血。当颅内压升至接近动脉舒张压水平时，颅内血流几乎完全停止，患者就会处于严重的脑缺血状态，甚至出现脑死亡。

2. 库欣（Cushing）反应 颅内压急剧增高时，患者出现血压升高（全身血管加压反应）、心跳和脉搏缓慢、呼吸深大、节律紊乱及体温升高等各项生命体征发生变化，称为库欣反应。这种危象多见于急性颅内压增高病例，慢性者则不明显。

3. 脑移位和脑疝 详见第五章脑疝内容。

4. 脑水肿 影响脑的代谢和血流量而产生脑水肿，使脑的体积增大，进而加重颅内压增高。血管源性脑水肿：液体的积聚在细胞外间隙。多见于脑损伤、脑肿瘤等病变初期。是由于毛细血管通透性增加，导致水分在神经细胞和胶质细胞间隙潴留，促使脑体积增加所致。细胞中毒性脑水肿：液体的积聚在细胞膜内。可能是由于某些毒素直接作用于脑细胞而产生代谢功能障碍，使钠离子和水分子潴留在神经细胞和胶质细胞内所致，但没有血管通透性的改变，常见于脑缺血、脑缺氧的初期。

5. 胃肠功能紊乱及消化道出血 与颅内压增高引起下丘脑自主神经中枢缺血而致功能紊乱有关。

6. 神经源性肺水肿 发生率高达 5%～10%，是由于下丘脑、延髓受压导致。肺毛细血管压力增高，液体外渗，引起肺水肿，患者表现为呼吸急促，痰鸣音多，并有大量泡沫状血性痰液。

正因颅内肿瘤产生颅内高压若得不到很好控制将会产生严重后果，故以下讨论一些容易引起颅内压增高和脑疝的颅内肿瘤的临床病理特征及其急诊处理对策，以便对部分脑瘤提高警惕，及早治疗。

四、脑室系统肿瘤

（一）侧脑室内肿瘤

侧脑室左右各有一个，形状不规则，位于额叶、顶叶、枕叶及颞叶内。分为前角、体部、后角、下角和三角区 5 个部分，内含脑脊液，是由侧脑室内的脉络丛组织所分泌。

侧脑室内肿瘤指来源于侧脑室壁、脉络膜组织及异位组织的肿瘤。常见的有脑膜瘤、室管膜瘤、脉络膜乳头状瘤及上皮样囊肿，其中以脑膜瘤为最多见。

1. 临床表现 取决于肿瘤的大小和部位，当肿瘤阻塞了脑脊液循环通路，或当肿瘤压迫其周围脑组织时才出现相应的症状和体征。如颅内压增高症和局灶症状。

（1）颅内压增高：侧脑室内肿瘤体积很小或未引起脑脊液循环受阻时，患者可完全没有任何明显症状。当脑脊液循环发生障碍后（室间孔阻塞、脑室部分梗阻），而出现颅内压增高征，临床上则表现为头痛。头痛也是大部分患者的首发症状，常呈发作性、间歇性或阵发性加重。当室间孔或脑室的一部分（上角或下角）被阻塞时则造成梗阻性脑积水，因脑室的急剧扩张，患者头痛常难以忍受，头痛严重时患者出现恶心与呕吐。有的患者可因突然的颅内压增高产生脑疝导致昏迷甚至死亡。肿瘤在侧室内有一定的活动度，常呈活瓣状而突然阻塞脑脊液循环通路，造成急性颅内压上升，这也是发作性头痛产生的原因。当因体位或头位发生变动使脑室受阻的情况解除时，患者头痛可很快停止。如再次阻塞，随之头痛再次发生，如此可反复多次发作。因此有少数患者于每次发作时常以前额撞地或呈屈膝俯卧位。不少患者在剧烈头痛时常出现强直性痉挛或因脑疝形成而死亡。由于长期颅内压增高患者出现视力减退，小儿可有头颅的增大，叩之呈"破壶音"。

（2）局灶症状：局灶症状或称为定位体征，当肿瘤体积较小未压迫或未侵犯周围脑组织时不产生任何定位体征。由于肿瘤的不断生长对各不同部位的周围脑结构产生压迫或破坏，而出现各种不同的脑损害症状和体征。肿瘤可累及内囊、基底节，也可向脑实质内生长，从而患者出现半身或单肢型的瘫痪和感觉障碍，以及病灶对侧较轻的中枢性面瘫，同向性偏盲等。如果左侧颞、顶、枕交界区受到侵犯，患者将出现失认及失语症。脑室周围组织受累及所产生的临床症状的严重程度常随颅内压力的变化而变化。当颅内压严重升高时，症状变得明显，颅内压下降时可暂时得到缓解。

2. 诊断　脑室内肿瘤的诊断需结合影像学表现、发病部位、年龄及相关病史。了解肿瘤位于脑室的位置，与室间孔和导管的关系，是否合并脑积水等。脑膜瘤是成人侧脑室三角区最常见的肿瘤，CT 表现为高密度、边缘光滑的均一强化的肿块。星型细胞瘤常累及侧脑室额角，室管膜瘤是幼年儿童四脑室内最常见的肿瘤，脉络丛乳头状瘤在儿童主要累及侧脑室三角区，并引起交通性脑积水，成人则多见于第四脑室。脉络丛乳头状瘤 MRI 上 T_1WI 信号高于脑膜瘤。MRI 上侧脑室星形胶质瘤与少枝胶质瘤、室管膜瘤、混合性胶质瘤以及神经细胞瘤外形多呈不规则形或分叶状，边界不清，囊变坏死多见。其影像学表现不尽相同，室管膜瘤、混合性胶质瘤以及神经细胞瘤增强后强化较前者明显。少枝胶质瘤钙化较明显，为条块状，此为少枝胶质瘤的特征性表现。室管膜下巨细胞星形胶质瘤常合并有结节硬化症。MRI 表现侧脑室壁上可见点状异常灶，CT 示为钙化灶。患者常伴有癫痫，弱智和皮疹。

3. 治疗　侧脑室肿瘤患者出现颅内压增高危象，尤其有阻塞性脑积水时，除了首先采取脱水降低颅内压等措施，如果患者因脑积水而出现昏迷，此时根据头部 CT，可行脑室穿刺外引流，但可能会出现刺破肿瘤引起瘤卒中，有时反而出现脑室内出血而形成血肿加重患者病情。该类患者应该尽快采取手术治疗。

选择适合的手术入路非常重要，应根据肿瘤的部位、大小、血供、脑室的大小、术后可能出现的并发症和手术者对选择的手术入路的熟悉程度来综合考虑。

三角区和后角的肿瘤常使用顶枕入路，经顶枕部切开脑皮层后进入肿瘤表面，在感觉区后方、角回、缘上回上方进行操作，脑组织破坏少，术后患者的神经功能障碍少，特别适合大型肿瘤。但是进入肿瘤表面时不能立刻显露肿瘤的供血，术后癫痫的发生率也较高。故切除肿瘤时有时需要分块切除来显露供血动脉。

经颞中回入路好处在于皮层切口平行于视放射纤维而不易损伤之，同时能显露脉络膜前、后动脉，便于控制出血，但在优势半球可能累及语言区出现语言功能障碍。

颞下回入路易显露供血动脉和肿瘤，但也容易损伤颞祥，产生象限性偏盲；经枕部或枕叶切除入路很难显露三角部肿瘤，难以控制供血动脉，并易产生同向偏盲。如果向前切除太多，还可产生失读症。经纵裂胼胝体后部入路易显露侧脑室，且容易到达脉络膜后动脉，因不切开皮层，不损伤视放射而避免了癫痫及偏盲的发生，特别适合于双侧侧脑室脑膜瘤，但术后胼胝体损伤出现的并发症也常见。额中回入路因易于显露脉络膜前动脉故适合累及三脑室的肿瘤。肿瘤显微手术时要注意：①切口尽量靠近肿瘤，在非功能区皮质上切开。②先从远离功能区的部分开始切除，向非功能区牵拉肿瘤，辨认并处理好肿瘤供血动脉，尤其是当肿瘤质地较硬时切忌盲目牵拉扯断供血血管。③应注意处理好供血动脉与引流静脉，尽可能先处理供应血管减少出血。注意保护脑室周围的重要结构以及深部静脉。④分块还是整体切除要根据肿瘤的深度、大小、是否侵入对侧脑室、肿瘤活动度、供血及个人的技术情况而定，原则是以保留神经功能为前提。肿瘤大者可通过肿瘤内减压的方法使较大肿瘤从相对较小的手术切口中取出；有时需要考虑整体切除肿瘤：肿瘤体积较小，活动度大，钙化严重。⑤尽量争取行肿瘤全切除术，术中务必打通室间孔，恢复脑脊液通畅。肿瘤切除后须电凝或切除脉络丛，防止术后脑积水。⑥进入侧脑室后，尽快将室间孔用棉条封闭，防止血液或肿瘤囊液进入脑室系统引起梗阻或产生无菌性脑膜炎。止血要彻底，术毕用生理盐水反复冲洗直至脑脊液清亮，术后脑室内最好放置外引流以减少血性脑脊液的影响，但防止引流过快而引起低颅压或颅内血肿，引流管的拔除要较一般手术的外引流时间适当延迟1~2d，因为脑室室间孔容易因脑水肿等原因而导致再次阻塞而引起脑积水。

（二）第三脑室肿瘤

第三脑室位于两侧丘脑之间，为一个前后较长的纵行裂隙，其顶部有脉络丛和大脑内静脉，底部为视交叉、漏斗、灰结节、乳头体及丘脑下部。第三脑室以室间孔与左右侧脑室相通，并通过中脑导水管与第四脑室相连。第三脑室接受了侧脑室流来的脑脊液，加入由第三脑室脉络膜所产生的脑脊液后通过中脑导水管流向第四脑室。第三脑室肿瘤系指原发于第三脑室内或由第三脑室外突入第三脑室内生长的肿瘤两部分。原发于第三脑室内的肿瘤有胶质瘤、畸胎瘤、胆脂瘤和胶样囊肿。多见于儿童及青年人，男多于女。由于此处的肿瘤多较易阻塞脑脊液循环通路，因此常导致颅内压增高，这也是患者就诊的原因。由第三脑室外突入第三脑室内生长的肿瘤，除有因阻塞脑脊液循环通路造成颅内压增高外，还具有其原发部位脑组织受侵犯所产生的局灶症状和体征。

1. 临床表现 由于第三脑室腔隙狭小，早期肿瘤易于阻塞脑脊液循环通路，产生颅内压增高并逐渐加重。如肿瘤较小尚未产生阻塞情况，患者可无任何明显症状。当肿瘤侵犯第三脑室周围组织时则产生局灶症状。

（1）颅内压增高：肿瘤阻塞脑脊液循环通道引起颅内压增高，临床上患者首发症状表现为发作性的剧烈头痛、恶心呕吐。头痛往往因头位和体位的变动而暂时缓解，可能是由于呈活瓣状的肿瘤在脑室内发生移位使阻塞暂时缓解，脑脊液循环通路得到通畅从而使头痛减轻或停止。再次阻塞，头痛发作再次出现，严重者可出现昏迷甚至死亡。患者常表现强迫性头位及强迫性体位，多数患者在仰卧时头痛加重，俯卧时减轻。因此在睡眠时患者多采取面向下的姿势，以减轻头痛发作。

（2）局灶症状：当肿瘤侵及邻近脑组织时发生相应的局灶症状，由于肿瘤所在部位及发展方向不同，表现各异。最常见的是下丘脑损害症状，包括有内分泌代谢功能障碍，临床上表现为性欲减退、阳痿、月经不调或停经；在儿童发病者可出现性早熟；肥胖、尿崩症；当食欲中枢受侵犯时出现厌食，偶有食欲亢进者，在疾病过程中少数患者出现嗜睡。肿瘤向后发展使中脑、四叠体受损的患者出现上视困难、听力减退及动眼神经麻痹。第三脑室肿瘤常影响海马—丘脑—下丘脑及乳头体之间的联系，患者可出现记忆力的减退和精神变化。当肿瘤压迫脑干影响其血液供应时，将出现双下肢肌力减退，患者伴随有腿软而出现跌倒的情况。第三脑室前部肿瘤由于视神经、视交叉受侵犯而产生视力减退和视野缺损。少数患者有间脑性癫痫发作，临床上表现为恶心呕吐、出汗、面色潮红、瞳孔变化、心悸等自主神经症状。

（3）眼底变化：眼底改变主要为颅压增高所引起的视神经乳头水肿，边界不清，生理凹陷消失。一些第三脑室外侵及第三脑室内生长的肿瘤，由于其对视神经的直接压迫，产生视神经的原发性萎缩，如颅咽管瘤，垂体腺瘤等。长期颅内压增高将发生继发性视神经萎缩，患者视力下降甚至失明。

（4）其他：第三脑室外侵及第三脑室内生长的肿瘤主要表现为原发部位的特殊临床表现，如颅咽管瘤和垂体腺瘤出现垂体功能障碍及紊乱以及视力视野发生改变。松果体区肿瘤患者除有丘脑下部受损症状外，还出现为四叠体受损的特殊体征：Parinaud 综合征。患者瞳孔大小不等或双侧瞳孔散大；生殖器官及第二性征发育，出现性早熟；骨骼生长异常。

2. 诊断　典型患者表现为梗阻性脑积水，Parinaud 综合征及性器官早熟等表现，结合内分泌检查及影像学资料可明确诊断。头部 CT，鞍区及松果体区生殖细胞瘤 CT 扫描可表现为类圆形高密度灶，常有斑块状钙化影。第三脑室内生殖细胞瘤表现为第三脑室及两侧脑室内壁呈均匀带状高密度影，肿瘤前部形成楔形缺损，可作为生殖细胞瘤 CT 定性诊断的一种特殊征象。

第三脑室畸胎瘤多表现为囊、实性混杂密度肿块，CT 上可见部分肿瘤钙化，其中低密度影代表脂肪组织，等密度代表肿瘤的软组织成分，高密度代表瘤内钙化及骨骼成分，成熟的畸胎瘤内含有脂肪、骨骼、软骨、牙齿等多种成分，增强扫描强化不明显。CT 检查显示肿瘤内含各种成分之间的不同密度差异非常满意，较 MRI 显示钙化、骨化成分及脂肪、囊变结构更直观，一般多能定性诊断。

恶性畸胎瘤表现为边缘清楚的分叶状肿瘤，由实性部分和小囊变构成。MRI 平扫肿瘤呈混杂信号，肿瘤实质在 T_1WI 上表现为等信号或低信号，T_2WI 上表现为等信号或高信号，增强扫描肿瘤呈不均匀强化。畸胎瘤恶性变与未成熟性畸胎瘤有时均可显示为实性肿块，脂肪成分极少或无，但恶性者常侵犯邻近结构并可沿室管膜下种植，术前常易误诊为松果体区脑膜瘤或松果体细胞瘤，未成熟者一般不出现浸润现象。判断肿瘤的来源是定性诊断的关键，对此 CT 诊断有一定的困难，MRI 能清楚显示肿瘤与邻近组织的解剖关系，尤其是增强扫描后恶性肿瘤可见明显强化的转移灶沿着脑脊液通路种植转移，呈"镶框状"高信号，可为鉴别诊断提供依据。

第三脑室内脑膜瘤，MRI 扫描可显示第三脑室内明显强化的类圆形肿物，边缘清晰且游离，缺乏与硬脑膜附着的"脑膜尾征"，而后者为其他部位脑膜瘤的显著特征。术前应行磁共振静脉造影（MRV），更可明确大脑深静脉系统与肿瘤的解剖关系。

第三脑室表皮样囊肿 CT 扫描呈低密度病灶，无强化效应，肿瘤包膜常完整、光滑，MRI 上 T_1 低信号，T_2 为高信号，其包膜在 T_1、T_2 像上均为高信号。蛛网膜囊肿 CT 平扫为均一低密度，无强化效应，MRI 检查其信号同脑脊液。

第三脑室胶样囊肿为原始神经上皮组织在形成三脑室室管膜、脉络丛等结构过程中变异而成，囊肿多位于第三脑室前上方，靠近室间孔后方，且多附着于该处室管膜或脉络丛上，因囊肿常引起室间孔阻塞，导致阻塞性脑积水及颅内压升高，故多以头痛、呕吐为主要症状。肿瘤以室间孔为中心生长，均呈圆形，边界锐利，瘤内可有囊变坏死，可无钙化，双侧侧脑室均明显扩大。其内容物包括陈旧性血液、脂类、结晶状胆固醇及多种顺磁性金属离子。CT 影像上多呈三脑室内均一高密度囊性病变，少数为等密度圆形或类圆形，边界光滑；多数无明显强化，少数可见均一强化或囊壁强化。MRI 上肿瘤在 T_1 和 T_2 加权上均呈高信号。上述影像学表现较具特征性，与星形胶质细胞瘤易于鉴别。

3. 治疗　第三脑室肿瘤治疗的目的是全切或部分切除肿瘤，解除肿瘤的占位效应，疏通 CSF 的循环通路，明确病变的组织病理学诊断。外科治疗的选择应根据肿瘤的部位和生长范围，对手术入路的熟悉程度采取个体化治疗原则。目前有多种手术入路针对第三脑室内肿瘤，Dandy 主张顶部半球纵裂入路，切开胼胝体。此入路容易造成记忆障碍。Van Wagenen 主张经皮质一侧脑室入路，该入路术中将不可避免的碰到分离静脉系统及皮质损伤的问题。Poppen 主张枕下小脑幕上入路，此入路面临枕叶挫伤导致偏盲，难以切除第三脑室中前份向两侧生长的肿瘤。Krause 主张幕下小脑上入路，此入路面临解剖分离静脉系统及难以切除第三脑室中前份肿瘤。上述几种入路是目前临床较常用的手术入路，各有优缺点。

（三）第四脑室肿瘤

第四脑室是一菱形的室腔，宽而浅，位于脑桥、延髓与小脑之间。它下接脊髓中央管，上接中脑导水管，脑室向两侧扩展而成为第四脑室外侧隐窝。第四脑室的肿瘤，由于它的位置容易压迫中脑导水管或堵塞第四脑室侧孔和正中孔引起脑脊液循环受阻，产生梗阻性脑积水，因此颅内压增高常为突出的首发症状。

诊断上 MRI 显得尤为重要，平扫及强化扫描可了解肿瘤与周围脑内血管和神经的关系，而且对肿瘤的定性诊断有较大的帮助。对第四脑室肿瘤的立体位置显示更清晰。四脑室内的肿瘤 CT 多为等密度或稍低密度，MRI 可见肿瘤常侵犯脑干，但浸润较局限，常不出现颅神经受损和长束征，组织学检查很少浸润到附近正常的小脑组织。

1. 第四脑室肿瘤手术　第四脑室肿瘤手术入路多采取病灶在下方的侧卧位或是坐位，手术切口多采取后正中。第四脑室肿瘤切除，需要达到几个目的：①解决导水管下口梗阻，打通脑脊液循环通路。②最大限度切除肿瘤而尽可能的减少对脑干的损伤。

第四脑室肿瘤的手术主要取决于肿瘤的来源和肿瘤基底与第四脑室的关系，对粘连较紧或侵入脑干内全切除是很困难的。根据肿瘤基底不同可将第四脑室肿瘤分为两大类型：肿瘤起源于第四脑室底部和肿瘤起源于第四脑室顶和侧壁。基底位于第四脑室底的肿瘤最常见的是室管膜瘤、星形细胞瘤或为脉络丛乳头状瘤。基底位于第四脑室顶和侧壁，最常见的是髓母细胞瘤和星形细胞瘤，亦可为其他类型肿瘤。肿瘤位于第四脑室顶部及侧壁型，手术行肿瘤的全切除是可能的，且难度不太大。

位于第四脑室底上部肿瘤常向上长入中脑导水管而引起梗阻性脑积水，该部位肿瘤质地多数较软，与脑干粘连多不明显，只要手术野显露充分，在显微镜下行肿瘤全切除是可能的，且导水管内的肿瘤亦能安全的吸出。而基底位于第四脑室底下部的肿瘤其顶部和两侧较光滑，与脑干无明显粘连，但基底部位粘连较紧密，分界不清，分离有一定困难，尤其是底下部较大的向下方生长的肿瘤，常与延髓闩部有粘连或浸润，给手术带来极大的困难，特别是较硬的室管膜瘤，或肿瘤已侵入脑干内，手术难以全切除，即使勉强行全切除，术中容易损伤脑干一些神经核团，如舌咽、迷走、舌下神经核等和延髓闩部的损伤，导致术后严重的吞咽困难、消化道出血和难以恢复的呼吸功能障碍。因此既要全切第四脑室肿瘤，同时又要尽可能的保留脑干神经、血管的功能具有较高的挑战性。

2. 手术疗效的影响因素

（1）选择从正常组织受损最轻微，暴露肿瘤距离最短的部位分离、切除肿瘤。根据术前 MRI 的矢状位片提示肿瘤表面的蚓部变薄程度及范围，决定蚓部切开的长度及深度。变薄的蚓部切开受损伤相对较小，在已经明显变薄的蚓部中线最大可能地切开，有利于最大限度直视暴露肿瘤。在显微镜操作下确认在无血管中线区切开，避免损伤紧邻的纵形分布的蚓部血管。术后缄默症估计与损伤蚓部皮层的舌肌、口咽肌代表区、小脑半球深部的球状核、栓状核、齿状核有关。

（2）根据术前 MRI 三维扫描所示及暴露肿瘤所见，选择肿瘤与第四脑室底、小脑半球之间最易分离的界面做分离肿瘤的突破口。第四脑室肿瘤最常见的是髓母细胞瘤和室管膜瘤。此部位的髓母细胞瘤绝大多数生长在第四脑室顶之上的小脑蚓部，室管膜瘤则多起自第四脑室下角闩部周围的室管膜。只要找到正常界面，除了肿瘤起源处，大部分还是可以分离的。有时剪开硬脑膜即见到正中孔 - 枕大池区有肿瘤，可以直接以正中孔为突破口，逐渐向上探查，适当切开蚓部中线，同时了解肿瘤与脑干界面关系，很多时候并无粘连，可以分离。

（3）切除肿瘤技巧：术中见到肿瘤，首先不是切瘤，而是寻找供瘤血管，多为蚓部的小脑后下动脉和小脑前下动脉分支，紧贴肿瘤表面电凝阻断供瘤血管。无关的不影响切瘤的，特别是供应脑干的小分支不应阻断；寻找到肿瘤与蚓部、小脑半球、正中孔、第四脑室底的合适界面，逐渐向纵深、第四脑室界面分离，但不局限在一个方向；血供丰富的肿瘤尽量少行瘤内分块切除，应尽量阻断肿瘤血供，尽量多暴露界面，并电凝肿瘤表面让其缩小同时止血，减少切瘤时出血；术中应随时适当调整显微镜，特别注意正中孔、导水管下口、双侧侧孔、四脑室底这些最易残留肿瘤的部位。如确实难分离，不必勉强分离，招致正常组织损伤；分离体积巨大的肿瘤，应以棉片保护肿瘤，避免肿瘤因重力作用而下坠，牵拉损伤粘连部位的脑组织。

（4）脑压板牵拉的力度不能过大，操作要细致，轻柔，以减少对脑组织的损害，减轻术后的反应性脑水肿；术中止血必须确切可靠，以免术后由于血压升高，或麻醉结束时患者躁动，呛咳导致血压升高发生出血，形成术后脑内血肿，特别有高血压病史者更需注意。必要时可在小脑表面置一胶管引流，24～48h 后拔除，但是需要防止脑脊液漏及颅内感染。术后可短时间内给予镇静剂；术中在脑干或其周边进行电凝止血时，应一边电灼一边冲水降温，避免热效应对脑干的损伤；手术时争取肿瘤全部切除，但更重要的是考虑过度切除后对神经功能的影响，保证患者术后的生活质量；术前体质较差，伴有慢性病者，术前、术后均要积极纠正水电解质紊乱，加强全身支持疗法，增强机体免疫机能，使用有效的抗生素，以减少术后并发症的发生。

（5）按照病理结果，恶性肿瘤患者结合放疗和（或）化疗，以减少复发机会。

3. 术前、术后脑积水的处理

（1）术前脑积水的处理：第四脑室肿瘤患者术前多有不同程度的脑积水，如果患者术前出现颅内高压征，影像学检查示脑室壁有渗出、有扁桃体下疝者即行脑室穿刺外引流。目的在于尽快使脑室的解剖、生理功能受损状态恢复为正常状态。侧脑室穿刺后，并留置外引流管，放出脑脊液减压后暂时夹闭，以方便术中颅内压较高时，可随时开放引流管，降低颅内压，减少手术出血并利于暴露肿瘤。

（2）术中脑积水的处理：脑室引流管术前未置者术中置入，并保留作术后引流用；争取全切除肿瘤，即使未能全切，也要争取打通导水管下口、侧孔、正中孔；尽量保护蚓部、小脑半球正常界面及上述孔道附近正常结构，少电凝、压迫、牵拉损伤、减少术后粘连、闭塞机会；减少脑室内、蛛网膜下腔术中出血、术后积血；术中不应急于打通导水管下口，应在近全切除肿瘤后再进行，避免血性液流入幕上脑室。

（3）术后脑积水的处理：肿瘤切除后脑积水常在术后 1～3d 内缓解，但是随后又再次出现，推测可能与下列因素有关：

1）脑室内、蛛网膜下腔出血、积血，肿瘤毒素等作用使蛛网膜粒吸收脑脊液减少。

2）正中孔、侧孔、导水管下口术后粘连或被残留肿瘤、血块、贴敷物等堵塞；小脑组织被电凝过度或损伤致术后粘连等致脑脊液通路梗阻。

3）术前已有交通性脑积水。对此可以采取术毕开放脑室引流管；术后 48～72h 夹管，既可打通脑脊液通道，又可检查颅内压高低，决定是否拔管；经夹管试验不宜拔管又经 CT 或 MRI 检查证实脑积水，应尽早行分流手术，当然此时需要排除颅内感染及廓清脑脊液高蛋白情况；若分流经反复调整均不理想，而且估计为肿瘤残留引起脑脊液通路阻塞；如果手术不太困难，患者又具有手术适应证，可以再次切除残留肿瘤，解除脑脊液通路梗阻。

五、后颅窝肿瘤

后颅窝肿瘤泛指生长于小脑半球、蚓部、第四脑室、桥小脑角、脑干、岩斜区及颈静脉孔等处的各种肿瘤，其中以脑干、小脑胶质瘤最为常见，其次以听神经瘤及岩斜区脑膜瘤。

后颅窝肿瘤中最容易引起颅内压增高合并脑疝的是第四脑室肿瘤和小脑肿瘤，前者见前述。脑干肿瘤早期多无明显的颅内压增高，但恶性肿瘤病程短，可以表现为进行性意识障碍，如肿瘤侵袭中脑上行网状激动系统时。或是当脑干肿瘤卒中时引起脑干出血突然出现昏迷，呼吸骤停等。除此，肿瘤破坏脑干的核团同时会出现相应的神经功能缺损体征。桥小脑角及岩斜区肿瘤常在晚期才出现颅内压增高和急症情况，故在此不予以赘述。下面仅仅讨论后颅窝肿瘤引起的脑积水、小脑肿瘤和脑干肿瘤的急诊处理。

后颅窝肿瘤常出现重度梗阻性脑积水，出现剧烈头痛、呕吐频繁、抽搐，甚至意识障碍等高颅压症状，肿瘤切除术前通常需要紧急处理脑积水问题。对于儿童尤其容易出现严重的脑积水，其原因为儿童颅内肿瘤多发生在中线及后颅窝，由于后颅窝有脑干等重要结构，且又是脑脊液循环的必经之路，加之后颅窝空间狭小，容积代偿能力有限，因而儿童后颅窝肿瘤早期即出现脑脊液循环受阻的颅内压增高的症状。

后颅窝肿瘤伴重度梗阻性脑积水常需要先处理脑积水问题，后再行肿瘤切除，其临床意义在于：①解决梗阻性脑积水所引起的高颅压以及由此而引起的长期呕吐，营养不良及水、电解质平衡紊乱，以及肿瘤对脑干压迫和侵犯，改善患者的一般情况，以增强手术的耐受性。②减少因术中颅内压急剧下降而造成脑内、硬膜下、硬膜外血肿的风险。③减少因颅压高而引起的术中出血，给术中止血带来方便。④颅内压降低后易显露肿瘤，尽可能地避免了肿瘤周围脑组织、血管及神经的损伤，大大减少了术后并发症。⑤能显著减少后颅窝肿瘤术后与脑脊液循环相关并发症如：脑积水、脑脊液漏、假性脑脊膜膨出、脑脊液感染等。⑥避免肿瘤切除术后脑积水而需再行处理的问题。⑦肿瘤复发不至于因梗阻性脑积水而危及生命，也便于为再次手术赢得充分的准备时间。

术前梗阻性脑积水处理的方法包括脑室外引流、内镜下三脑室底造瘘、脑室—腹腔分流，但选择以上何种方法处理应根据具体情况。脑室外引流虽能及时有效的解决梗阻性脑积水所致的高颅压，但其弊端较多不可作为常规处理，行外引流后 2~4d 内应做开颅肿瘤切除术。内镜下三脑室底造瘘是解决术前梗阻性脑积水所致的高颅压有效的方法之一，并能明显降低术后脑积水的发生，它提供了能代替后颅窝肿瘤术后伴发脑积水永久分流的一种手段，但仍存在术后再行分流手术的可能，且对于松果体区生殖细胞瘤、恶性绒毛膜癌等肿瘤，容易引起广泛扩散的可能。分流手术及肿瘤切除时应注意：①选择左右侧脑室分流需根据肿瘤的位置而定，以不影响日后肿瘤切除手术切口的选择为宜。②中压、高压分流管的选择，这与患者年龄、肿瘤类型、大小，以及颅内高压的程度密切相关。③肿瘤切除打通中脑导水管下端时，应注意避免血液沿中脑导水管下口回流进入三脑室及侧脑室，造成分流管头端阻塞。

（一）小脑肿瘤

小脑位于后颅窝，小脑幕下，其解剖位置特殊，容积小，与静脉窦、枕骨大孔相邻近，内前有脑干等重要结构。小脑肿瘤按其发生部位可分为小脑半球和蚓部肿瘤两类。小脑常见肿瘤包括星形细胞瘤、髓母细胞瘤、血管母细胞瘤和转移瘤等。小脑星形细胞瘤好于半球，儿童多见，囊性或囊实性为主。后颅窝星形细胞瘤是儿童较常见颅内肿瘤，病理性质较幕上星形细胞瘤偏良性，尤其是瘤在囊内型星形细胞瘤，肿瘤全切除后极少复发，病儿可获长期的生存。髓母细胞瘤好发于蚓部，儿童、青少年多见，实性为主；血管母细胞瘤多见于中线旁，好发于成人，增强时壁结节强化明显。

1. 小脑肿瘤诊断

（1）影像学表现：囊性星形细胞瘤 T_1 信号高于脑脊液，T_2 与脑脊液相似或稍低，增强囊壁不强化，壁结节均匀轻度强化。部分囊性星形细胞瘤囊液因含有较多蛋白有时 T_1 信号与实性部分相似，T_2 混杂稍高信号，增强时多不强化。实质性星形细胞瘤 T_1 混杂等信号，T_2 混杂稍高信号，增强轻度不均匀强化。

髓母细胞瘤 T_1 实质部分稍低，T_2 较脑实质信号相似或稍高，部分信号混杂。增强肿瘤明显或中度强化。

囊性血管母细胞，其瘤囊内囊液 T_1 呈稍高信号，T_2 则明显高于脑脊液信号，增强时瘤结节显著强化，囊液及囊壁不强化。实质管母细胞瘤信号欠均匀，T_1 较低信号，T_2 呈稍高信号，增强呈不均匀显著强化。

（2）鉴别诊断：首先小脑肿瘤部位不同，肿瘤的类型也不同。蚓部肿瘤，扫描显示正常蚓部结构消失，肿瘤易突向四脑室。当肿瘤巨大充满四脑室且引起周边结构移位则判别较困难，应在 T_2WI 上仔细观察肿瘤周边的脑脊液信号，如肿瘤源于蚓部，其后上方没有脑脊液信号影。发生于小脑中线旁的肿瘤在矢状位上不易与蚓部肿瘤相区别，此时应在轴位和冠状位上观察，易于发现肿瘤的偏中线生长。

根据肿瘤的 MRI 信号来判别肿瘤是囊性、囊实性还是实性，同时了解有无瘤结节存在、瘤结节的强化程度。

小脑肿瘤的发病年龄、病程进展和主要临床表现，星形和髓母细胞瘤发病年龄较小；血管母细胞瘤则多见于成人；星形细胞瘤病程进展较慢；髓母细胞瘤则进展较快；血管母细胞瘤介于两者之间。星形细胞瘤很少引起幕上脑室积水，症状较轻；髓母细胞瘤多较早发生幕上脑积水；血管母细胞瘤虽可引起幕上脑积水，但因病程进展较慢，症状较髓母细胞瘤稍轻。小脑及四脑室区常见肿瘤还包括转移瘤和室管膜瘤等，转移瘤一般有原发肿瘤的病史，绝大多数为多发病变，室管膜瘤较上述肿瘤少见，多发生于四脑室底部。

（3）术中所见：星形细胞瘤常呈囊性，囊内液体较黏稠，囊内可见圆形或不规则形壁结节，部分伴有出血，囊壁由反应性增生的胶质成分构成；髓母细胞瘤类圆形或不规则形，边界较清楚，内部见囊变，可有出血，四脑室受压变形或完全消失；血管母细胞瘤，囊性，内有形态不规则的瘤结节，多附着于近脑表面侧囊壁，囊腔张力高，类圆形，边界清楚。部分瘤结节内可见血管，囊腔内有分隔。

2. 小脑肿瘤的治疗　小脑肿瘤患者颅内压增高症状明显，呈急性经过，有意识障碍者，多已经形成慢性脑疝，若病情紧急或是病情危重暂不能手术，均应先行侧脑室前角穿刺外引流，以缓解颅内高压，争取手术时机和手术准备。

手术通常采取侧卧位，手术入路有 3 种：如蚓部肿瘤和半球囊性肿瘤其瘤结节位于中线者，采取枕下后正中入路，做后正中骨瓣；如半球肿瘤偏中线者，采取后正中外拐入路，做半球骨瓣，骨瓣内缘到中线；如半球肿瘤偏外侧采取倒拐形入路，做半球骨瓣，骨瓣偏外侧。术后根据情况，急诊情况下多不缝合硬膜、骨瓣也不复位，对于有慢性扁桃体疝或是急性脑疝者，环椎后弓需要打开，下疝的小脑扁桃体常需要切除。在显微镜下切除肿瘤，根据不同的肿瘤类型采取不同的切除方法：实性肿瘤先做瘤内切除，切除至肿瘤和正常脑组织移行部的胶质增生层，此可作为手术切除肿瘤的标志，如肿瘤向脑干生长应慎重向脑干方向切除；瘤在囊内型肿瘤，如囊壁光滑无瘤组织，囊壁无强化者，则无须切除囊壁，只需将肿瘤结节切除。囊在瘤内型肿瘤如囊壁有强化，囊壁内表面有大小不等的结节而呈粗糙状，应将肿瘤结节和囊壁一并切除。

对于小脑囊性肿瘤的处理，因多数囊性肿瘤有一大囊，术中可切开放出囊液，获得很好的减压和显露，对寻找和切除瘤结节十分有利。但放液不宜放出过快，否则囊肿迅速减压，颅内压下降过快，容易引起远隔部位血肿；同时囊壁塌陷皱缩，掩盖瘤结节，造成寻找困难。打开囊壁时，两侧填以棉片，用脑压板牵开，设法看清囊的最深处，仔细检查囊的底部和顶部，然后边退棉片、边探查、边冲洗，清除囊壁的纤维膜，一般能够找到瘤结节，但也有确实难找的。

对实性肿瘤，要切除至见到黄色的胶质增生层。次全切除的标准：对囊在瘤内型肿瘤，残留部分囊壁；对实性瘤体行瘤内切除，但未切除到胶质增生层。在术中判定胶质增生层或正常脑组织常比较困难，临床经验是：胶质增生层或正常脑组织供血明显少于肿瘤组织，胶质增生层外观呈淡黄色或黄色、质软、有水肿改变，正常脑组织呈乳白色、无水肿改变。对瘤在囊内型的小脑星形细胞瘤，手术可以做到肿瘤全切除，术后无需放疗。血管母细胞瘤的治疗主要依靠手术，放疗和化疗基本无效，彻底切除肿瘤是预防复发的根本。而对实性和囊在瘤内型的小脑星形细胞瘤，由于瘤细胞的浸润，无论是否全切，均应做术后放疗。

总之，小脑肿瘤切除过程中需贯穿如下显微操作理念：①分块切除肿瘤，逐渐缩小肿瘤体积，以减少暴露、分离肿瘤时对脑组织及脑干的牵拉。②肿瘤供应动脉、回流静脉未阻断之前，尽量避免将肿瘤向外强行牵拉，以免将肿瘤深部有关的血管撕破，造成难以控制的出血。③肿瘤与第四脑室粘连，在切除包膜时，电凝尽可能使用低电流，随时冲水，减轻热传导对脑干的损伤。④充分止血：靠近脑干的操作轻柔精细，止血充分，如遇小出血用棉片敷贴压迫，尽量少用电灼，必要时用明胶海绵止血。⑤术前若梗阻性脑积水严重且并发慢性枕骨大孔疝，可先行侧脑室穿刺引流缓解颅内压和解除脑积水。如术中因肿瘤与周围重要结构粘连，难以全切除肿瘤，术中保留脑室外引流，待日后病情进一步改善后行脑室腹腔分流或是术中即可行侧脑室延髓池分流。

术后注意问题：小脑肿瘤术后，如后组颅神经受损出现麻痹情况而导致呼吸、吞咽功能障碍，可尽早行气管切开，留置胃管。

术后患者往往出现肺部感染，高热、嗜睡、反应迟钝、水电解质紊乱等，应及时处理，给予营养，并加强术后护理，这对于减少致残率、病死率有十分重要的作用。

（二）脑干肿瘤

对于脑干肿瘤，常由于肿瘤卒中、肿瘤侵犯脑干上行网状激动系统而出现昏迷、后组颅神经、延髓功能麻痹导致误吸、呛咳，呼吸困难等需要急诊处理。临床表现为：①颅神经障碍：肿瘤部位不同引起局灶性颅神经功能障碍，但同时常伴随声音嘶哑、呛咳、呕吐等后组颅神经损害症状。②小脑症状：行走不稳和肢体共济失调，眼球震颤。③肢体感觉、运动障碍：长束征，偏身感觉障碍。④颅内压增高症。⑤延髓呼吸、心跳中枢及自主神经功能麻痹：眩晕，恶心、呕吐，呼吸不规则甚至呼吸困难，消化道出血等。

诊断上 CT 扫描是脑干出血既方便又经济的诊断方法，能立即明确出血的部位、大小。脑干出血一旦诊断明确，对出血量较大、生命体征有进行性加重的患者应早期手术。有时患者术前生命体征并不能保持基本平稳，甚至出现呼吸衰竭，血压、心率、体温等难以维持稳定，当解除肿瘤的压迫、侵犯破坏效应后生命体征反而出现相对的平稳。

MRI 是诊断脑干肿瘤必需的检查手段，可提供病变的三维结构，区分脑干内、外病变，明确病灶是内生型还是外生型，局限性还是弥漫性，对手术方式的选择极为有用。影像学资料对脑干肿瘤是否选择手术治疗提供了客观的依据，影像学上如果发现外生长的肿瘤、脑干内生长的囊性肿瘤及脑干内生长的局限性肿瘤均具有明确手术适应证。而脑干内生病灶体积大、侵犯范围广（常自桥脑至延髓、高位颈髓）、弥漫性生长的恶性肿瘤手术意义不大。

外生型肿瘤无须切开脑干，在切除脑干外肿瘤后，可进一步切除脑干内的肿瘤；内生局限型肿瘤则选择肿瘤最表浅处纵形切开脑干；颈延髓型肿瘤一般应于后正中切开脑干并注意避开闩部。开颅前应仔细研究患者的影像学资料，根据肿瘤的部位及形态特点确定开颅手术入路，以直视下能达到肿瘤表面脑干最薄弱处或外生型肿瘤在脑干的基底部为原则，同时注意避开重要的血管和神经。对不同大小的肿瘤，采取不同的切除方法，一般从肿瘤中心开始，逐渐向周边扩展，达到肿瘤与脑干的"边界"为止。此时，仔细辨认肿瘤与脑干的"边界"，精确界定肿瘤切除范围至关重要，可在显微镜下通过质地、色泽、血供等作出判断。手术应力求精细、轻柔，尽量不用电凝止血。超声吸引器有利于原位切除肿瘤，减少出血及牵拉，恰当使用可减少脑干损伤。

血管母细胞瘤充满血窦，血供丰富，活检或分块切除方法将造成剧烈出血，手术要在直视下进行，将肿瘤的供血动脉靠近瘤体逐一电灼后剪断，跨越肿瘤表面的动脉要分离并且保留，最后将引流静脉切断。术中必须用低功率的双极电凝止血，少许出血予以棉片压迫，对于较大的血管止血，应少许分离周边组织，夹闭，轻轻提起血管，再电凝。每次电凝时间应短暂，可重复多次，反复冲洗，防止过多热传导损伤周边脑组织。术中电生理监测也非常必要。术中发现轻微的波形改变应暂停操作，若很快恢复可继续进行手术。如波形改变后未恢复或恢复缓慢则停止手术，而且提示预后不良。

脑干肿瘤急诊处理常常因条件限制，或是准备时间不充分，术后难免有不同程度的反应性脑干水肿，肿瘤切除后脑干的回位也可造成脑干功能障碍，尤其对于小儿脑干肿瘤，其生理心理功能相对脆弱。因此，术后应加强监护与处理，重点维持呼吸循环功能稳定，防止误吸，注意出入量平衡及营养支持。一旦平稳度过急性反应期，恢复迅速，效果满意。

（吴　震）

第五节　颅咽管瘤

颅咽管瘤（craniopharyngioma）是发生于胚胎期颅咽管的残余上皮细胞的良性肿瘤，也是最常见的颅内先天性肿瘤。大多位于蝶鞍之上，少数在鞍内。儿童患者以发育障碍、颅内压增高为主要表现；青少年以内分泌障碍多见；成人则以视力、视野障碍及精神障碍为主要特点。

一、发生率

占颅内肿瘤的 2%～7%，占先天性脑肿瘤的 45%～80%，占鞍区肿瘤的 30%；在鞍区肿瘤中其发生率，在成人仅次于垂体瘤居第二位，在儿童青少年中则居首位，占儿童期颅内肿瘤的 13%。

二、发生学

（一）先天性剩余学说

该学说认为颅咽管瘤起源于正常垂体的结节部残存的鳞状上皮细胞。在胚胎时期的第 2 周，原始的口腔顶向上突起形成一深的盲袋，称为 Rathke 袋，随着进一步发育，Rathke 袋的下方变狭而呈细管状，即称之为颅咽管或垂体管。在正常情况下，胚胎 7～8 周颅咽管即逐渐消失，在发育过程中常有上皮细胞小巢遗留，即成为颅咽管瘤的组织来源。

（二）鳞状上皮化生学说

该学说认为鳞状上皮细胞巢是垂体细胞化生的产物，而不是胚胎残留。颅咽管瘤来自鳞状上皮细胞的化生。

三、病理学

（一）部位与分型

有人以鞍隔为界将颅咽管瘤分为鞍内型和鞍上型两型，鞍内型起源于鞍隔下的上皮细胞巢，易压迫垂体和视交叉出现内分泌及视力、视野障碍。鞍上型起自鞍隔上的上皮细胞巢，易向后生长侵入第三脑室。

也有人将之分为鞍上型、鞍下型、第三脑室内型、蝶骨型和鼻咽型等。鞍上型最多见，占 53%～94%，第三脑室内型占 18%～38%，鞍内型占 4.3%～18%，其中突入颅前窝者占 5%、颅中窝 9%、颅后窝 4%，其余各型罕见。

（二）大小

颅咽管瘤大小悬殊，小者如豌豆，大者如鹅卵，可累及两个脑叶以上。一般直径在 4cm 左右，其囊液一般在 10~30ml，大者可在 100~200ml 以上。

（三）形态

通常为圆形或椭圆形，亦可呈不规则型或分叶状，其囊壁厚薄不一，表面光滑，薄者如同蛋壳内膜，呈半透明状，厚者包膜较韧，呈灰白色，并有多处散在钙化斑点，是颅咽管瘤的重要特征之一。可为单房性或多房性，腔内壁光滑或呈乳头状突起。

（四）组织学

颅咽管瘤可囊性、实性或混合性。囊性颅咽管瘤占 54%~95%，实性者占 4.3%~17%，混合性者占 32%；混合性者其囊性部分与实体部分比例不定，有的囊性部分很大，实性部分为较小的瘤体，有的囊性部分则很小。囊液呈黄色或棕色，含有丰富闪亮的胆固醇结晶，似机油，若近期有出血则呈鲜红色或暗红色。胆固醇为囊液中的特征性成分。

镜下颅咽管瘤由上皮细胞组成，主要由成片的鳞状上皮细胞构成，呈乳头状或索状排列。上皮细胞之间为胶质纤维或结缔组织。间质内含有丰富的血管，并有淋巴细胞、单核细胞和巨噬细胞浸润。亦可见到玻璃样变性、钙化和骨化及大量胆固醇结晶。约 96% 的囊性颅咽管瘤是由层叠的鳞状上皮细胞覆盖，其余 4% 则由呈纤毛状和含有杯状细胞的柱状细胞覆盖。实质性颅咽管瘤是由疏松结缔组织支持的成团或成束的上皮细胞构成，其内可有黏液瘤样变性或胆固醇裂隙。

一般在镜下可将颅咽管瘤分为釉质细胞型、鳞状上皮型和混合型。囊性颅咽管瘤常为成釉细胞瘤，由柱状上皮按卫星层状排列组成，颇似牙釉质；实性或混合性颅咽管瘤仅含有单纯的鳞状上皮细胞。釉质瘤型在细胞团周围为柱状上皮细胞，逐渐向中间移行，中央为多角形的星形细胞。鳞状上皮型则单纯由鳞状上皮组成。

四、临床表现

（一）性别、年龄

男多于女，男女之比约为 2:1。本病可发生在任何年龄，从新生儿到 70 岁老人均可发病；70% 是发生在 15 岁以下的儿童和少年，以后年龄越大发生率越低。5~20 岁为本病的高发年龄段，占 55%，40 岁以上者占 27%，平均年龄 25 岁左右。

（二）病程

生长缓慢，病程较长，一般在数年到十几年，有的病程可达 20 年。一般小儿病程比成人短。

（三）症状、体征

1. 内分泌功能障碍　①性功能障碍：青春期前发病者，主要表现为性器官发育障碍，外生殖器呈幼儿型，第二性征发育不全；而成人发病者，女性月经停止或月经失调，男性阳痿及性欲减退、胡须稀少、阴毛脱落、皮肤变细腻等。②生长发育障碍：儿童期发病者，表现为垂体性侏儒症，即骨骼生长迟缓，甚至停滞，有的至成年时身材仍如 10 岁左右儿童。但智力不受影响，身体各部大小比例正常。成人发病者一般无生长发育障碍。③代谢障碍：

18%～30%患者出现脂肪代谢障碍，表现为身体发胖，脂肪呈异常分布。若儿童患者同时伴有性器官发育不良时，则称为肥胖性生殖无能综合征。约25%～32%的患者表现为尿崩症，尤其是鞍上型者更容易出现尿崩现象。其中10%患者以尿崩症为首发症状，表现为多饮多尿，尿比重低，每日尿量在3000～4000ml以上；成人表现为尿崩者比儿童多见。有时垂体前叶同时受损，因促肾上腺皮质激素（ACTH）分泌减少可不出现尿崩症。④其他：晚期可因丘脑下部严重受损或肿瘤侵入额叶而出现嗜睡（15%）或精神症状，表现为淡漠、记忆力减退、情绪不稳定，其他症状尚包括乏力、基础代谢降低、畏寒、血压低、黏液性水肿、体温调节障碍、糖耐量降低、瘦弱，甚至出现垂体性恶液质表现。

2. 视力、视野障碍　肿瘤可压迫视神经、视交叉而出现视力、视野障碍，尤其是鞍内型更易出现。成人较儿童常见。视力呈进行性减退，日久失明。视野改变多为不规则视野缺损，如不规则的单眼视野缺损、双颞侧或同向偏盲等，但仍以两颞侧视野缺损为常见（50%），第三脑室型常不出现视野缺损。40%患者有原发性视神经乳头萎缩，47%患者可出现双侧视乳头水肿和继发性萎缩，眼底正常者占11%左右。

3. 颅内压增高症状　常出现在晚期，且儿童更多见。因肿瘤突入第三脑室内阻塞室间孔或导水管的入口而出现梗阻性脑积水。

4. 头痛　90%患者出现头痛，其中63%为首发症状。同时伴恶心呕吐者占50%，儿童比成人更常出现头痛。头痛是由于肿瘤压迫鞍隔及局部脑膜、血管引起的，少数患者可长期头痛而无颅内压增高。晚期头痛多系颅内压增高所致，并呈进行性加重。颅内压正常者头痛常为额颞部疼痛，而颅内压增高所致头痛则为全头痛并伴有呕吐、颈硬、复视等。

5. 其他　肿瘤压迫一侧大脑脚可出现锥体束征，表现为轻偏瘫、病理征阳性等；肿瘤向两旁发展者可累及外展、动眼、三叉、面神经而出现相应的颅神经障碍症状；有的肿瘤可突入颅后窝产生小脑症状，如眼球震颤、共济失调等。13.2%患者可出现癫痫。

五、辅助检查

（一）内分泌功能检查

多数患者可出现糖耐量曲线低平或下降延迟，血 T_3、T_4、FSH、LH、GH 等各种激素下降。

（二）头颅 X 线平片

主要异常表现有：①肿瘤钙化：表现为鞍内或鞍上钙化斑，鞍后或全部鞍内钙化者罕见，钙化常出现在中线区。60%～81%的患者出现肿瘤钙化斑，呈单个或散在状，亦可融合成蛋壳状。钙化儿童比成人常见，儿童鞍内钙化时，应高度考虑为颅咽管瘤。小儿颅咽管瘤钙化率为77.5%，2岁以下者占20%，2岁以上儿童钙化者占80%，15岁以上者占50%，成人钙化率为35%～45%。②蝶鞍改变：35%患者蝶鞍呈盆形或球形扩大或破坏，后床突及鞍背可削尖、脱钙、消失。蝶鞍有明显的改变时，常提示有巨大的病变。③颅内压增高征象：60%患者在头颅 X 线平片上可见颅内压增高的征象，表现为鞍背脱钙，颅骨内板脑回压迹明显，小儿可有颅骨骨缝分离等。

（三）CT 扫描

颅脑 CT 平扫实质性肿瘤表现为高密度或等密度影像，钙化斑为高密度，囊性者因瘤内含胆固醇而呈低密度像，CT 值为 -40 ~ 10Hu，囊壁为等密度。病变边界清楚，呈圆形、卵圆形或分叶状，两侧侧脑室可扩大。强化扫描时约 2/3 的病例可有不同程度的增强，CT 值增加 12 ~ 14Hu。囊性颅咽管瘤呈环状强化或多环状强化而中心低密度区无强化，少数颅咽管瘤不强化。一般具有钙化、囊腔及强化后增强三项表现的鞍区肿瘤，即可确诊为颅咽管瘤。

（四）MRI 扫描

多数颅咽管瘤囊性部分所含的物质呈短 T_1 与长 T_2，但也可呈长 T_1 与长 T_2 像，即 T_1 加权像上呈低信号，T_2 加权像上呈高信号；若为实质性颅咽管瘤，则呈长 T_1 与长 T_2。钙化斑呈低信号区。颅咽管瘤合并垂体瘤罕见。

六、诊断

根据发病年龄、部位、临床表现及辅助检查诊断颅咽管瘤并不困难。凡青少年儿童出现内分泌功能障碍，如发育矮小、多饮多尿、肥胖、生殖器发育不良等，均应首先考虑本病；若有鞍上或鞍内钙化斑，更有助于诊断。若成人出现性功能障碍或头痛及视力、视野障碍，也应考虑本病，少数临床表现不典型者应行辅助检查，如 CT 扫描。

七、鉴别诊断

（一）垂体腺瘤

垂体腺瘤多见于 20 ~ 50 岁成人，以视力、视野障碍为主要表现，多为双颞侧偏盲，眼底几乎均为原发性视神经乳头萎缩。垂体前叶功能低下为主，而无生长发育迟缓，一般不产生颅内压增高。蝶鞍多呈球形扩大而无钙化。CT 扫描表现为等密度或略高密度肿块，强化扫描可见均一增强。

（二）鞍结节脑膜瘤

鞍结节脑膜瘤以 5 ~ 50 岁为高发年龄。早期一般无内分泌障碍，可有视力障碍及头痛。晚期可出现视野障碍及眼底原发性视神经乳头萎缩。蝶鞍改变不明显，有的可见鞍结节增生或破坏，钙化少见。CT 扫描呈略高或等密度肿块，肿瘤呈均一明显强化。

（三）鞍区生殖细胞瘤

以 7 ~ 20 岁最常见。多有内分泌障碍，但以尿崩症为突出症状，可伴有性早熟，亦可有视力、视野改变。蝶鞍正常。

（四）视交叉胶质瘤

多发生在 7 ~ 20 岁，内分泌症状少见，多以视力改变为主，表现为单眼突出、视力障碍、头痛等。视神经孔多扩大，无钙化。CT 扫描为低密度肿块，一般无强化或轻度强化。

（五）鞍区表皮样囊肿

绝大多数发病年龄在 23 ~ 37 岁之间，以视力、视野障碍为主要表现，一般无内分泌障碍，颅内压增高症状也很少发生。蝶鞍正常，无钙化，CT 扫描示鞍区低密度病灶，CT 值多为负值，不强化。

（六）脊索瘤

多发生在 35 岁左右，以多条颅神经损害为主要表现，常有钙化，蝶鞍部及斜坡部有明显骨质破坏。CT 显示为不规则略高密度肿块，其中有钙化点，多数不发生强化，少数可有均一轻度强化。

（七）鞍区动脉瘤

多见于中年人，以突然发病、头痛、动眼神经麻痹为特征，蝶鞍一般无改变，脑血管造影可确诊。术中穿刺为鲜血，肿物不塌陷。

（八）第三脑室前部胶质瘤

多发生在成年人，一般无内分泌症状，以颅内压增高为主要表现。蝶鞍一般无改变，肿瘤很少有钙化，CT 扫描可以鉴别。

（九）视交叉蛛网膜炎

多见于成人，以视力、视野改变为主要表现。视野改变一般无规律，呈不规则变化，视野缩小，一般无内分泌障碍及颅内压增高。蝶鞍正常，CT 扫描无鞍区占位性病变。

（十）原发性空蝶鞍

中年发病，以视力、视野障碍及头痛为主要表现，有时出现内分泌症状。CT 扫描显示鞍内为脑脊液填充的空腔，无钙化。

（十一）鞍区蛛网膜囊肿

以小儿多见，亦可见于成人。主要症状为脑积水引起的颅内高压，可有视力、视野改变，少数患者有内分泌症状，蝶鞍扩大或双鞍底，CT 扫描见脑脊液密度的圆形低密度区。

八、治疗

目前以手术治疗为主，术后辅以放疗等。

（一）手术治疗

手术原则是尽量争取全切除肿瘤。显微技术的开展使肿瘤全切除率不断提高。由于高全切率伴随着高死亡率，因此，目前仍有不少学者认为部分切除术加术后放疗为最佳治疗方案。

1. 手术入路　颅咽管瘤的手术入路有：①经蝶窦入路：最适用于鞍内型且肿瘤较小者，特别是囊性者及蝶鞍已扩大者，即使有相当一部分肿瘤明显地向颅内扩展也可选用。对于复发性颅咽管瘤亦可行经蝶窦入路。经蝶窦入路手术方法可反复应用。②经额入路：若肿瘤较小且局限，暴露较好；若较大可先穿刺囊肿抽出囊液使之缩小以利暴露。③翼点入路：是目前视交叉周围肿瘤最常用的术式。适用于肿瘤向鞍上、鞍旁、鞍后，甚至突入第三脑室者。可用于切除巨大型肿瘤，亦可与胼胝体入路或经蝶窦入路联合应用。④皮层入路：即通过皮层经侧脑室—室间孔入路。适用于肿瘤突入第三脑室或侧脑室者或阻塞一侧或双侧室间孔产生梗阻性脑积水者。由于此术式易产生脑穿通畸形及术后癫痫，目前已较少采用。⑤经颞入路：适用于肿瘤位于视交叉后部者。⑥经大脑纵裂、胼胝体前部、室间孔入路：该入路适用于脑室内颅咽管瘤。⑦翼点—胼胝体联合入路：肿瘤扩展到室间孔，伴有一侧或双侧脑积水，可采用此入路。⑧经终板入路：适用于肿瘤突入第三脑室内而未阻塞室间孔者。视交叉前置者采用此入路更为方便。

2. 术后并发症 ①下丘脑损伤：主要表现为术后神志、体温，血压、胃肠道等变化，以及出现尿崩症。术后出现体温失调者一般伴有意识障碍，多数死亡。血压低者可给予补液，注射垂体后叶素及肾上腺皮质激素。消化道出血及肠麻痹者可行对症治疗。尿崩症多数较轻，可于 2 周后自行恢复或给予垂体后叶素后很快恢复。术后持续低温者除保温外尚需要采用大剂量甲状腺素 [0.4mg/（kg·d）]。个别病例可于术后出现食欲增加或拒食，多难以控制。②垂体功能低下：术后出现垂体功能低下的发生率约在 60% 以上。以肿瘤全切除及大部切除者多见。主要表现为抗利尿激素、生长激素、甲状腺素、ACTH、LH、FSH 分泌减少，以及性激素分泌不足。部分患者可因垂体功能低下而死亡，部分患者经对症治疗后好转，部分患者需要终生内分泌药物替代治疗，但这种垂体功能低下仍可危及生命。③视神经损害：多因术中误伤或牵位、电灼引起，术后给予神经营养药物。④术后血肿及感染：术后出血以预防为关键，术中充分止血，结束手术时确认已无出血才能关颅。发生血肿者应及时手术清除。术后感染为肺炎、刀口炎症等，经有效抗生素治疗多能控制。

总之，颅咽管瘤术前、术中及术后应用足够量的地塞米松是预防和治疗术后并发症的有效方法之一。

（二）放射治疗

对于巨大囊性、多囊性及复发性颅咽管瘤手术根治较为困难，术后放射治疗常作为颅咽管瘤一种辅助治疗。放疗在预防复发和提高生存期方面有肯定作用。

1. 外照射疗法 主要采用直线加速器，放射剂量为 40~65Gy，持续时间为平均 5~8 周，每次 1.8~2Gy。

2. 囊内放射疗法 目前用于此种放射治疗的放射性同位素主要有 198 金、96 钇、186 铼、32 磷四种，其中 32 磷和 96 钇为 β 射线，198 金有 β、γ 射线两种。目前认为以 96 钇为更合适的放射源。采用 Ommaya 囊置入帽状腱膜下，根据囊肿的位置、形态、厚度和大小决定注入放射性同位素的剂量，并可通过此装置反复抽液及注入同位素。也可采用立体定向术行囊内放疗，单囊性颅咽管瘤可先行立体定向穿刺，囊内注入 96 钇；多囊性颅咽管瘤可立体定向活检后，置入 60 钴作内照射治疗。放射性同位素的注入剂量范围为 100~200Gy，剂量过大易损害下丘脑及视神经，剂量低于 100Gy，则肿瘤易早期复发。

九、预后

（一）手术治疗与预后

近年来随着显微手术的临床应用，颅咽管瘤的手术根治率及手术效果有了明显的提高，大大改善了患者的预后情况。肿瘤全切率达 80%~100%，手术死亡率 2%~10%，10 年生存率达 58%~66%，复发率为 7%~26.5%。

（二）放射治疗与预后

从神经、智力、精神以及内分泌功能来评价颅咽管瘤放疗长期效果，在功能方面的变化不比手术治疗差。全切除与次全切除后辅以放疗的患者，结果相似。颅咽管瘤放疗后 10 年以上的生存率达 44%~100%。

（赵四军）

第六节　皮样囊肿和表皮样囊肿

一、皮样囊肿

皮样囊肿（Dermoid cyst）是少见的先天性肿瘤，又名皮样瘤。

（一）流行病学

皮样囊肿比表皮样囊肿少见得多，天津医学院附属医院及北京市神经外科研究所的资料均为0.2%。Zuch一组4000例患者中占0.1%。Block等报告为0.4%。肿瘤可发生于任何年龄，从婴儿到高龄老人，但好发于儿童，发现症状时的平均年龄约为22岁。性别无显著差别。

（二）病因和发病机制

皮样囊肿是少见的先天性肿瘤，又名皮样瘤。肿瘤一般为球形或呈分叶状，具有硬壳常见有钙化。囊肿内容呈油脂样，肥皂样物质内混有短毛。因此与皮下组织形成的皮样瘤相同；镜下所见：肿瘤除有复层鳞状表皮细胞，还含有皮肤附属器官，可见毛囊、毛、汗腺及皮脂腺等，皮样囊肿对周围组织有明显的炎症反应，在周围不仅有脑膜炎，还能看到组织的溶解，但无转移。

（三）临床表现

皮样囊肿常发生在后颅窝，约占1/3，尤其在中线上蚓部或邻接的脑膜、第四脑室可被肿瘤充盈。其他可发生在脑底部，如额叶下面可扩展累及双侧大脑半球呈亚铃形。也可在垂体、桥脑周围或沿胚胎期融合线上发生。皮样囊肿的临床进程较慢，自出现症状到确诊平均约为8年，当出现颅内压增高症状，或囊肿破溃而发生无菌性脑膜炎时则病程可缩短。随肿瘤长大不仅可阻塞脑脊液循环，产生颅内压增高，还可累及重要神经结构致功能紊乱。例如肿瘤位于后颅窝多有步态紊乱、共济运动失调等小脑症状。见于其他部位者，产生相应的临床表现。病变表面的皮肤上常有皮毛窦，囊肿与皮肤之间呈索条状窦道相连，易引起颅内感染并发脑膜炎，甚至形成脓肿。

（四）实验室和特殊检查

（1）脑脊液检查：除压力可增高外，约15%的患者蛋白增高。

（2）头颅X线片：可见20%的患者有钙化区，第四脑室皮样囊肿患者伴有皮毛窦部位的枕骨可带有沟状的表现。

（3）CT扫描：囊壁与邻接的脑组织呈等密度（钙化除外），囊肿内壁具有光滑的边缘，围绕低密度的肿瘤，反映出高脂肪的内容（−20～−80Hu）。扫描可显示物理检查未被发现的窦道。囊肿内容破入脑室内或蛛网膜下腔时可发现脑积水和伴有浮游脂肪的脑脊液。

（五）诊断和鉴别诊断

根据好发年龄，临床表现，当有原因不明，反复发作的脑膜炎又伴有枕部皮毛窦者可做出诊断，再结合颅骨平片及CT所见，更有助于明确病变部位。

（六）治疗

手术应包括肿瘤包膜全切除，囊肿位于第四脑室者根治手术较易，而囊肿与周围血管或神经结构紧密粘连时多有困难，不宜勉强，可做部分切除。消除囊内容物时，应以棉条保护周围组织，避免污染以减少术后脑膜炎的发生。有皮肤窦时应一并切除。术后放疗很少有效，既不能缩小肿瘤也不能预防肿瘤的发生。

（七）预后

皮样囊肿经全切后复发缓慢，生存质量良好。

二、表皮样囊肿

（一）流行病学

一般认为表皮样囊肿（Epidermoid cyst）的发病率为全脑肿瘤的 0.5%~1.8%，在日本高达 2.2%，Findeisen 和 Tommis 在 5235 例颅内肿瘤中发现表皮样囊肿 48 例，占 0.9%。Zuch 一组 4000 例患者中发病率为 1.5%。本囊肿比皮样囊肿多见。一般无性别之差，有学者认为男性比女性多见。表皮样囊肿可发生在任何年龄。1936 年 Mahoney 分析 142 例，其年龄分布甚广，从新生儿直至 80 岁的老人。最多见于 50~60 岁，依次为 40~50 岁和 60~70 岁，其高峰年龄可在 40 岁。

（二）病因及发病机制

人们对表皮样囊肿的发现可追溯到 19 世纪初，1807 年 Pinson 首次描述表皮样囊肿起源于异位表皮细胞。1928 年 Critchiet 定名为表皮样瘤，亦称表皮样囊肿、胆脂瘤或珍珠瘤。肿瘤起源于异位胚胎残余组织的外胚层组织，是胚胎晚期在继发性脑细胞形成时，将表皮带入而产生的结果。1954 年 Choremis 等注意到腰穿后产生表皮样囊肿，从而支持了外伤起因的学说。1961 年 Blockey 和 Schorstein 复习 8 例儿童患者资料，大都为治疗结核性脑膜炎行鞘内注射后发病的。肿瘤可为多发，由几毫米乃至数厘米大小不等。囊肿缺乏血管。在实验上，直接把皮肤碎片注入小鼠的脊髓和额部可重复产生同样的囊肿。表皮样囊肿的表面覆以非常菲薄包膜，带有白色光泽，类似珍珠样，囊肿内面易脆而闪闪发光的一片一片叶状的物质呈洋葱样排列。美国神经外科专家 Dandy 曾称其为人体内最美的肿瘤。肿瘤镜下所见，肿痛最外为一薄层纤维结缔组织，其内为复层鳞状表皮细胞，可见很多角化细胞，内部为脱落的细胞空壳排列成行，再向内有些多角细胞，如死亡的木质细胞，中心部分大多为细胞碎屑，常含有脂肪胆固醇结晶。其上表层表面系翻向囊内，不断有细胞角化脱屑形成囊肿的内容，使肿瘤逐渐增大。

（三）临床表现

表皮样囊肿好发于桥脑小脑角、鞍旁为其好发部位，也见于第四脑室、侧脑室、大脑、小脑和脑干，后者极少，至 1979 年仅有 3 例报告（Edgar）。表皮样囊肿发生在颅骨板障和脊柱，约占 25%。

临床上无特征性症状，但不论肿瘤部位，常有精神症状，可能因脑积水所致。肿瘤生长缓慢，但对周围组织破坏较强，也有炎症作用，表现为无菌性脑膜炎反复发作，在 CT 问世之前，自出现症状至就诊的间期可长达数十年。但据目前流行病学报道，平均间期减少到 4.3 年。

表皮样囊肿常表现脑积水，具体原因有学者推测为反复无菌性脑炎、脑膜炎或第四脑室肿瘤所致，另有 50% 的患者常有癫痫发作的症状，如肿瘤位于颞叶，发病率更高。根据肿瘤部位而出现相应的临床表现依部位可分为：①小脑桥脑角表皮样囊肿：最常见的部位，据王忠诚报告，占颅内表皮样囊肿115例的61%。常以三叉神经痛起病（70%），往往有患侧耳鸣、耳聋，晚期出现小脑桥脑角综合征。神经系统检查发现第Ⅴ、Ⅶ和Ⅷ颅神经功能障碍，表现面部感觉减退，面肌力弱，听力下降，共济失调。少数患者舌咽、迷走神经麻痹等，岩骨尖板障内表皮样囊肿也可引起第Ⅴ、Ⅷ颅神经的功能障碍。小脑、脑干受压的体征少见。②鞍区表皮样囊肿：肿瘤位于鞍上所引起的症状与垂体瘤相似，常以视力减退、视野缺损为早期的主要临床表现，久之可致视神经萎缩。少数患者可有内分泌障碍，表现性功能减退，多饮多尿等垂体功能不足及下丘脑损害症状。肿瘤向前发展者可出现额叶症状，向后突入第三脑室者可有颅内压增高的症状。一般病情进展缓慢，发生严重视力减退和失明者较少见。肿瘤位于鞍旁者往往向中颅窝扩展，有时因肿瘤累及三叉神经节而主要表现为三叉神经痛，也可同时出现面部感觉麻木，额肌与咬肌无力，岩骨尖可有骨质吸收。如果同时累及中、后颅窝，除颅神经受累，并可产生脑积水。③脑实质内表皮样囊肿：大脑、小脑及脑干均可为发病部位。依肿瘤所在部位出现相应的症状。大脑半球肿瘤常有癫痫发作，精神症状以及轻偏瘫等，小脑肿瘤多出现眼层、共济失调等。脑干肿瘤可出现交叉性麻痹，病侧第Ⅵ、Ⅶ颅神经麻痹和对侧强直性轻偏瘫。④脑室表皮样囊肿：初期很少有症状，一般多见于侧脑室三角区及颞角，可增长很大，甚至充满脑室，阻塞脑脊液循环而产生颅内压增高症状。肿瘤发生在第三脑室或第四脑室者少见，而颅内压增高症状出现较早。⑤颅骨表皮样囊肿：可发生在颅骨任何部位，但往往好发于中线或近于中线（额、枕）或在颞骨。在临床上常是偶然发现颅骨表面隆起多年，触之橡胶感，无压痛（局部感染例外），也可移动或固定在颅骨上。中线病变接近鼻梁或窦汇的机会很大，当囊肿向颅内扩展可累及大静脉窦或伸入脑组织下面，这具有特殊的重要性。

（四）实验室和特殊检查

1. 头颅 X 线平片　少数的小脑桥脑角或中颅窝的肿瘤可见岩骨尖或岩骨嵴破坏，个别病例可表现钙化，影像较浅淡。板障内肿瘤的颅骨典型表现为溶骨性病变，并显示锐利硬化缘，其周围有骨髓炎者也并非少见。

2. CT 扫描　表皮样囊肿的最好的诊断是用高分辨率 CT 行轴、冠、矢状面扫描，有助于描出囊肿轮廓及扩展情况，囊肿显示为低密度影像，一般注射造影剂不强化。

（五）诊断与鉴别诊断

年轻患者诉有三叉神经痛或一侧面肌痉挛者应考虑本病。再结合 CT、MRI 一般诊断并不困难。但应与相应部位的好发肿瘤相鉴别。表皮样囊肿位于桥小脑角者应与听神经瘤、脑膜瘤相鉴别，后二者多见于青年人，听神经瘤常以耳聋、耳鸣起病，此处脑膜瘤的听力障碍较听神经瘤为轻，小脑桥脑角综合征及颅内压增高症状一般均较本病为重，脑脊液蛋一般均为增高；位于中颅窝者需与三叉神经鞘瘤及脑膜瘤相鉴别。三叉神经鞘瘤颅底像一般均见卵圆孔扩大，脑膜瘤则常见颅底骨质破坏或增生，位于鞍区者可根据临床特点及影像学检查所见与相应部位的其他肿瘤相鉴别。

（六）治疗

表皮样囊肿宜手术切除。在某些肿瘤中，肿瘤小而无颅内扩展或感染，仅轻微与周围结构粘连，尤其是第四脑室的表皮样囊肿可望全切。然而肿瘤与血管粘连紧密，很多学者相信完全切除是不明智的，且应避免，以免致残或死亡。肿瘤囊壁是有生机部分，肿瘤周围应以棉条保护，防止肿瘤碎屑随脑脊液扩散，仔细消除囊肿内容后，对无粘连的囊壁部分，尽可能广泛切除，用生理盐水反复冲洗，以防术后发生无菌性脑膜炎。颅骨板障内表皮样囊肿，可在长时间保持很小。在颅平片上仅是偶然发现，另外，一些患者可以缓慢发展像是骨肿块或像是颅骨，但有压痛。对于生长或有压痛的表皮样囊肿需要切除，一般全切并不困难。这些囊肿的恶性变的发生率很低，但也有少数报报道。

对颅内表皮样囊肿的手术死亡率，在 20 世纪前半时期是很高的，接近 70%，然而，由于现代技术的进步，行次全切手术，实际上已不存在手术死亡的问题。术后囊肿内容脂肪酸及胆固醇溢出引起无菌性脑膜炎是常见的术后并发症（postoperative complication），约有 40%，假如肿瘤接近脑室或不是全切除者更为常见。本综合征在术前、术后应用高效类固醇可被掩饰，而在逐渐减少用药期间突然发作，提倡术中应用氢化可的松冲洗液和嘱患者出院后 3 周期间逐渐停用类固醇。在手术后期间出现脑积水并非少见，这大概是由于脑膜反应所致，随访 CT 观察患者脑积水可为进行性的。

（七）预后

表皮样囊肿为良性肿瘤，术后一般恢复良好，如肿瘤能大部切除，一般复发较晚，可延至数年甚至数十年。

（赵四军）

第七节　脑膜瘤

脑膜瘤有颅内脑膜瘤和异位脑膜瘤之分。前者由颅内蛛网膜细胞形成，后者指无脑膜覆盖的组织器官发生的脑膜瘤，主要由胚胎期残留的蛛网膜组织演变而成。好发部位有头皮、颅骨、眼眶、鼻窦、腮腺、颈部、三叉神经半月节、硬脑膜外层等。这里主要讨论颅内脑膜瘤。

一、发生率

尸体解剖发生率为 30%。儿童发生率为 0.3/10 万，成人为 8.4/10 万，良性脑膜瘤约为 2.3/10 万，恶性脑膜瘤 0.17/10 万。在颅内肿瘤中，脑膜瘤的发生率仅次于胶质瘤，为颅内良性肿瘤中最常见者，占颅内肿瘤的 15% ~ 24%（平均为 19%）。

二、部位

脑膜瘤可见于颅内任何部位，见表 8 - 1，但较好发于蛛网膜粒集中之处，以幕上较幕下多见，好发部位依次为大脑凸面、矢状窦旁、大脑镰旁和颅底（包括蝶骨嵴、嗅沟、桥小脑角等）。

表 8-1　颅内脑膜瘤的分布（%）

部位	华山医院 1993 (2999 例)	Cushing 1938 (295 例)	Chan 1984 (257 例)	Jaaskelainen 1986 (657 例)	Kallie 1992 (9367 例)
大脑凸面	24.9	18	21	25	22
矢状窦旁	14.7	22	31	21	27
大脑镰旁	8.7	2	*	10	*
蝶骨嵴	12.6	18	14	12	23
中颅窝	2.4	3	2	3	*
嗅沟	6.4	10	8	8	18
鞍结节和鞍膈	7.8	10	510	5	
眶颅	1.6	9	1	?	?
小脑幕	6.9	5.1			
桥脑小脑角	7.1	2.3			
枕大孔	0.7	<1	(16) * *	(3) * *	(10) * *
斜坡	1.7	<2			
小脑凸面	1.5	?			
侧脑室	2.9	?	?	?	?
四脑室	0.1	?	?	?	?

注：＊发生率已包括在其上面部位的数字内；

＊＊包括小脑幕、桥脑小脑角、枕大孔、斜坡、小脑凸面。

三、病因

迄今不完全清楚，可能与下列因素有关：

1. 外伤 Cushing（1938）　在 313 例脑膜瘤中发现 33% 有外伤史，其中 24 例在肿瘤部位的脑组织有瘢痕、凹陷骨折等外伤性痕迹。Barnett（1986）报告一例 75 岁男性患颞顶脑膜瘤（瘤直径 5cm），肿瘤与 67 年前头部外伤所致的骨折线下硬膜粘连，镜检除具典型的黄色瘤样脑膜瘤内皮型细胞外，还有丰富的多核异物巨细胞环绕大胆固醇裂隙，特别在有慢性炎症的透明变性区内，提示有慢性炎症和异物反应。但也有反对意见，Annegrs 等（1979）报告长期随访 2953 例头外伤者，亦未见有比一般人群更高的脑膜瘤发生率。Ewing 提出外伤后发生脑膜瘤的诊断标准：①可靠的头外伤史。②外伤部位必须完全确定。③肿瘤起源必须在外伤的部位。④伤后相当长一段时间后才发生肿瘤。⑤肿瘤性质必须明确。

2. 病毒感染　病毒感染在脑膜瘤发生中的作用已研究 20 余年，大多集中在 DNA 病毒、乳多泡病毒家族（如猴病毒 40，BK 和其他猴病毒 40 样病毒等）。用原位杂交技术和不同的病毒 DNA 探针，在 3/7 例脑膜瘤中找到猴病毒 40 有关的核酸系列，可将人类脑膜瘤中分离出猴病毒 40 进行克隆，但它们与自然发生的猴病毒 40 在调节和增强活动方面颇不同，因此尽管上述研究提示这些 DNA 病毒可能在脑膜瘤发生上起一些作用，但确切因果关系仍有待阐明。

3. 放射线　放疗可治疗某些不能手术切除的肿瘤，但放疗应用不当却又会促发脑膜瘤等发生。放射线可通过直接或间接机制损伤 DNA，导致肿瘤发生。Modan（1974）报告 1100 例儿童曾用深度 X 线治疗头癣，长期随访发现 19 例发生颅内脑膜瘤，为正常儿童的 4 倍，这些脑膜瘤附近的头皮、颅骨和脑组织均有放疗的痕迹。Ghin（1993）报告 15 例儿童在高剂量放疗后发生脑膜瘤，大多为良性，仅一例为多发。综合文献显示放疗剂量越大、患者越年轻，发生肿瘤的潜伏期越短。

四、分子生物学

大多数认为脑膜瘤的基因在 22 号染色体长臂，位于肌球蛋白与原癌基因 SIS 之间。它是一种抑癌基因，与神经纤维瘤病 Ⅱ 型的基因在不同位点。因此，瘤细胞内单体型 22 染色体丢失，继之发生随机事件或此肿瘤的抑癌基因发生突变，引起细胞失控生长，导致脑膜瘤。

癌基因 h-ras、c-fos、c-myc、c-erb 和 c-SiS 的 mRNA 在脑膜瘤细胞中提高（Black1994）。c-myc、c-fos 的 mRNA 分别在 72% 和 78% 肿瘤中提高 5 倍以上。脑膜瘤呈不典型或恶性变与癌基因 c-myc 水平肯定有关系。但是，肿瘤组织学与原癌基因表达无关系，许多学者认为抑癌基因的丢失和原癌基因表达调控的丧失可能在脑膜瘤早期和瘤细胞增殖过程中起作用。

常见脑膜瘤与神经纤维瘤病 Ⅱ 型合并发生，后者又称中枢性神经纤维瘤病，表现为双侧听神经瘤，22 号染色体丢失；脑膜瘤患者中 70% 也表现有 22 号染色体丢失。两者丢失相同的抑癌基因。因此一旦抑癌基因的等位基因缺失，继之发生异常或突变，肿瘤即发生发展。乳腺癌患者也丧失 22 号染色体，她们也可以同时发生脑膜瘤，说明两者存在一定的内在联系。相反，神经纤维瘤病 Ⅰ 型的基因位于 17 号染色体，这些患者很少发生脑膜瘤。

五、病理

1. 大体病理　脑膜瘤可小如针头，在尸检中偶尔发现；也可大如苹果，重达 1890g。肿瘤形状依其所在部位而异，一般有 3 种形态：①球状，最常见，多见于脑表面或脑室内，前者与硬脑膜紧密粘连，并嵌入邻近脑组织中；后者与脉络膜丛紧密相连。②扁平状（毡状），位于脑底，其厚薄不一，一般不超过 1cm，与颅底硬脑膜广泛粘连。③马鞍状（哑铃状），位于颅底的骨嵴上或硬脑膜游离缘，如蝶骨嵴、大脑镰、小脑幕、视神经包膜脑膜瘤。

脑膜瘤多有一层由结缔组织形成的包膜，其厚薄不一。瘤表面光滑或呈结节状，常有血管盘曲。瘤质地坚韧，有时有钙化、骨化，少数有囊变。肿瘤多为灰白色，剖面有螺旋纹，少数由于出血或坏死，瘤质变软，色暗红，可呈鱼肉状。脑膜瘤与脑组织之间的界面可光滑、分叶状、指状突起和呈浸润生长，后两种情况肿瘤常无包膜。

脑膜瘤可侵入静脉窦、颅骨、颞肌和头皮。颅骨可因破坏或反应性骨增生而形成外生或内生骨疣。肿瘤血供大多来自于肿瘤粘连的硬脑膜（颈外动脉系统供血），少数来自皮质动脉（颈内或椎基动脉）。静脉回流多经硬脑膜附着处。肿瘤与脑之间有时可有黄色液体囊腔，邻近脑组织可有程度不同的水肿，水肿范围与肿瘤大小不成比例，有时脑水肿严重，似恶性胶质瘤或转移瘤。有时水肿可发生在远离肿瘤处，而使诊断和手术定位发生错误。产生脑水肿的原因复杂，与肿瘤所在部位、组织学特性、瘤细胞分泌功能、脑皮质软脑膜的完整性、脑组织静脉回流和水肿液回流到脑室的通道有关。

2. 组织学分型 WHO 于 1979 年统一脑瘤的分类（表 8 - 2），把脑膜瘤分成 9 型，但分类中良、恶性脑膜瘤分界不清，恶性脑膜瘤的标准也不明确。因此 1993 年 WHO 对脑瘤分类重新做了修改，在新的分类中脑膜瘤增加了几个亚型：微囊型、分泌型、透明细胞型、脊索样型、淋巴浆细胞丰富型和化生型。

表 8 - 2 WHO 脑膜瘤分型

1979 年	1993 年
典型	典型
脑膜内皮细胞型	脑膜内皮细胞型
纤维型（成纤维细胞型）	纤维型（成纤维细胞型）
过渡型（混合型）	过渡型（混合型）
砂粒型	砂粒型
血管瘤型	血管瘤型
典型	典型
……	微囊型
……	分泌型
……	透明细胞型
……	脊索样型
……	淋巴浆细胞丰富型
……	化生型
血管母细胞型	……
血管周围细胞型 *	……
	非典型
乳头状型	乳头状型
间变性	间变性
恶性脑膜瘤	恶性脑膜瘤
脑膜肉瘤	脑膜肉瘤

注：＊脑膜肉瘤和血管周围细胞瘤起源于脑膜间质，异于脑膜瘤，故新分类中从脑膜瘤中分出，归在脑膜间质来源肿瘤中。

1999 年 WHO 根据脑膜瘤复发倾向和侵袭性再次对各种亚型进行分组和分级（表 8 - 3）。

（1）脑膜内皮型脑膜瘤：为脑膜瘤常见亚型。细胞呈多角形，边界不清，排列成巢状；胞浆丰富，胞核较大，圆形，位于细胞中央；核染色质纤细成网，1 ~ 2 个小核仁。间质中嗜银纤维少。漩涡状分布和砂粒小体均不常见，如出现，也不如其他亚型典型。本型细胞可发生退行性变呈所谓黄色瘤样，也可呈鳞形上皮样改变。后者细胞排列呈团块，很像转移瘤，特别在冰冻切片诊断中应注意鉴别。

表 8 - 3　脑膜瘤分级（根据复发倾向和侵袭性）

病理分类	WHO 分级
脑膜内皮细胞型	Ⅰ级
纤维型（成纤维细胞型）	Ⅰ级
过渡型（混合型）	Ⅰ级
砂粒型	Ⅰ级
血管瘤型	Ⅰ级
微囊型	Ⅰ级
分泌型	Ⅰ级
淋巴浆细胞丰富型	Ⅰ级
化生型	Ⅰ级
较多机会复发和/或侵袭性强的脑膜瘤	
非典型脑膜瘤	Ⅱ级
透明细胞型	Ⅱ级
脊索样型	Ⅱ级
横纹肌样	Ⅲ级
乳头状型	Ⅲ级
恶性或间变性	Ⅲ级

（2）纤维型脑膜瘤：也为脑膜瘤常见亚型。细胞及其核均呈长梭形，胶质纤维较多。胞核有时排列成网状，类似神经纤维瘤。细胞排列成疏松的同心圆漩涡。但类似脑膜内皮型的细胞分布和细胞核特征也常出现，有助于与神经纤维瘤进行鉴别。该型发生退行性变时可出现星形细胞瘤改变，但磷钨酸苏木精染色为阴性，可以区别。

（3）过渡型脑膜瘤：为常见脑膜瘤亚型。细胞特征介于脑膜内皮型和纤维型之间。细胞排列成漩涡形，常有一个血管在漩涡中央。细胞呈梭形，胞浆内有细胞原纤维。在漩涡中央有时是砂粒小体，后者由同心层的钙盐沉积组成，估计是变性细胞钙化的结果。

（4）砂粒型脑膜瘤：似过渡型脑膜瘤，在排列成漩涡状的细胞中央有很多砂粒小体，在偏振光照射下砂粒小体呈双折射，似不完全的十字。常见于嗅沟处或椎管内，如胸椎，多见于中年女性。

（5）血管瘤型脑膜瘤：细胞丰富，间有许多成熟的微血管，血管壁薄，也可较厚并呈透明样变。血管内皮常增生，管壁内和间质中，网织纤维丰富。需与毛细血管型血管母细胞瘤和血管畸形相鉴别。此型无临床侵袭性表现，不同于以往的血管母细胞型。

（6）微囊型脑膜瘤：又称湿型。囊可大可小，多有细胞外液积贮而成，瘤细胞为脑膜内皮细胞，有伸长的突起，但漩涡排列不明显。此型多见男性患者，有别于脑膜瘤好发女性。

（7）分泌型脑膜瘤：细胞排列成腺样，腺腔内含有 PAS 阳性分泌物，免疫组化测定示角化素（＋），癌胚抗原（CEA）（＋）。在"假砂粒"四周的细胞有上皮分化征象。镜检见胞浆内腔隙有微绒毛和无形分泌物。其临床特点与内皮型或过渡型相同，但有明显瘤周水肿。

（8）淋巴浆细胞丰富型脑膜瘤：瘤内有生发中心和含有 Russell 体的浆细胞，常伴高 γ - 球蛋白血症。瘤切除后此症消失，复发时又重新出现。

（9）化生型脑膜瘤：上述典型脑膜瘤中含有软骨、骨、脂肪、黏液样或黄色瘤的变化。

（10）非典型脑膜瘤：细胞富有丝分裂，细胞丰富，核浆比例高（即细胞核明显变大），成片生长和存在坏死带等特征，缺少明显退行性变。肿瘤术后易复发。Maier（1992）认为细胞成分增多，10 个高倍镜中有 ≥5 个有丝分裂者，诊断可以成立。其中乳头型长期被认为属恶性，具高度浸润脑和颅骨结构，易复发和转移的特性。多数形态同一般脑膜瘤，但有乳头状排列。多见于儿童，文献报道约 75% 发生局部浸润或侵犯脑组织，约 55% 病灶复发。

（11）透明细胞型脑膜瘤：少见，肿瘤有较强的侵袭性。细胞内有丰富的糖原，间质和血管周围间隙有胶原沉积，表示肿瘤的长期性。细胞呈不清楚漩涡排列，少内皮型特征。本型易复发或接种，好发于桥小脑角和马尾。

（12）脊索样型脑膜瘤：肿瘤内局部组织学上与脊索瘤相似，并与脑膜瘤区域交错。瘤间质内产生黏性物质，可有明显慢性炎症细胞浸润。不限于生长在颅底中线结构上。没有上皮细胞膜抗原，细胞角化素的强烈反应，仅半数 S - 100 蛋白染色（+）。属于 WHO Ⅱ 级，次全切除后复发率较高。部分患者同时出现血液系统病变。如 Castleman 病。

（13）横纹肌样脑膜瘤：少见。成片横纹肌样细胞，呈圆形，胞核偏心，有明显核仁，胞浆嗜伊红，有漩涡样中间丝。本型可仅见于复发脑膜瘤，具有增生指数高等恶性肿瘤特性。

（14）乳头状型脑膜瘤：少见。在血管周边呈假乳头状排列。好发于儿童。75% 浸润局部脑组织，55% 复发，20% 转移。

（15）恶性脑膜瘤：可从一般或非典型脑膜瘤演变来，也可一开始即为恶性脑膜瘤。丧失脑膜内皮型正常形态，细胞明显增多，伴局灶坏死，10 个高倍镜中有 20 个以上有丝分裂。本型肿瘤浸润脑实质，可转移颅外结构，最常见为肺，其他还有肝、淋巴结、骨骼、肾、胰、甲状腺、乳腺和纵隔等。

六、几种特殊脑膜瘤

1. 恶性脑膜瘤　约占脑膜瘤总数的 2% ~12%。与非典型脑膜瘤一样，多见于男性（异于良性脑膜瘤），好发 50 岁以后和小脑幕上。常见症状：头痛、癫痫、轻偏瘫、个性改变、头皮和颅骨上无痛肿块。病程多短于 1 年。好发矢旁或大脑凸面。放射影像表现：①CT 上呈高密度伴中央坏死呈低密度，表面不规则可呈"蘑菇状"生长。周围有脑水肿。无钙化。半数呈不均匀增强。②MR：T_2 加权为高信号，与脑组织之间无边界，伴广泛脑水肿、骨质破坏和经骨孔向外生长。本型脑膜瘤软而富血管，术时易用吸引器吸除，但是瘤与脑组织间边界不清楚。因此手术疗效欠佳，5 年内复发率为 33% ~78%。平均术后生存率为 2~5 年。

2. 多发性脑膜瘤　指颅内有多个互不相连的脑膜瘤，且不伴神经纤维瘤病。如伴神经纤维瘤病，则称脑膜瘤病。发生率：尸检为 8.2% ~16%，临床大组病例为 0.9% ~8.9%。多发性脑膜瘤可同时，也可间隔数年出现，最长达 20 年。瘤数从数个至十数个，可局限一处或分散于颅内不同区域或伴椎管内脊膜瘤。分子生物学研究发现，多发脑膜瘤的 NF2 基因突变率较一般脑膜瘤高，可达 83%。发生多发脑膜瘤的途径可能为：①肿瘤沿蛛网膜下腔播散。②多中心或不同肿瘤来源。有家族史，后天因素如放射照射也可引起。在病理组织学上与单发者无显著差异，但多发脑膜瘤多为砂粒型，脑膜瘤病则多为纤维型。多发脑膜瘤大多见于女性，平均年龄50岁，以小脑幕上大脑凸面和矢旁多见。

3. 囊性脑膜瘤　少见。多发生在小脑幕上、大脑凸面。根据囊肿与周围脑组织的关系，可分下列4种类型：①瘤内型：囊肿完全位于肿瘤内。②瘤边型：囊肿位于肿瘤的边缘，但仍完全在瘤内。③瘤周型：囊肿位于肿瘤周围，但实际位于邻近的脑组织内。④瘤旁型：囊肿位于肿瘤与脑组织的分界面中间，既不在肿瘤内，也不在脑组织内。囊肿可大可小，囊液黄色，含高浓度蛋白质（可达3.5mg/dl）。囊壁和壁上瘤结节可找到脑膜瘤细胞。囊肿形成原因：有多种假设，如瘤细胞分泌或肿瘤内坏死、出血和变性（见于瘤内型），瘤周脑组织水肿、缺血、脱髓鞘或积液（见于瘤周或瘤旁型）。临床上应注意与胶质瘤鉴别：①位于矢旁囊变肿瘤应想到脑膜瘤。②术中活检。③脑血管造影见肿瘤有颈外动脉供血者多为脑膜瘤。

4. 复发脑膜瘤　一指肉眼全切除肿瘤后，在原手术部位又出现肿瘤；另一种指切除肿瘤不全，经一段时期临床改善后，症状复出。后一种实为肿瘤继续生长。在组织学上脑膜瘤大多属良性，但是常有恶性肿瘤的生物学特性，如局部浸润、复发、近处或远处转移等。因此脑膜瘤有时不易彻底切除。

七、临床表现

除具有脑瘤共同表现外，脑膜瘤还具有下列特点：

（1）通常生长缓慢、病程长，一般为2~4年。但少数生长迅速，病程短，术后易复发和间变，特别见于儿童。

（2）肿瘤较大，但症状轻微。

（3）多先有刺激症状，如癫痫等，继以麻痹症状，如偏瘫、视野缺失、失语或其他局灶症状。提示肿瘤向外生长。

（4）可见于颅内任何部位，但有好发部位及相应症状。

八、辅助诊断

1. X线平片　除高颅压表现外，可有：①肿瘤钙化，见于砂粒型。钙化较密集，可显示整个肿瘤块影。②局部颅骨增生或破坏。③板障静脉增粗和增多，脑膜动脉沟增粗，棘孔扩大。

2. 头CT　仍是诊断本病的主要方法，可显示脑膜瘤与邻近骨性结构的关系、钙化等。典型表现：①瘤呈圆形或分叶状或扁平状，边界清晰。②密度均匀呈等或偏高密度，少数可不均匀和呈低密度，为瘤内囊变或坏死，约见于15%的病例中。也可见点状钙化，特别是颅底脑膜瘤。③增强后密度均匀增高。④瘤内钙化多均匀，但可不规则。⑤局部颅骨可增生或破坏。⑥半数患者在肿瘤附近有不增强的低密度带，提示水肿、囊变。

3. MRI　为本病的主要诊断方法，可三维成像，有多种成像系列，不受骨伪迹影响等是其优点。特别有利于显示颅底、后颅窝和眶内的肿瘤。T_1加权增强配合脂肪抑制技术，能准确显示肿瘤生长的范围，与大动脉和静脉窦的关系。脑膜瘤MR的特点：①以硬脑膜为其基底，此处也是肿瘤最大直径。②在T_1加权上约60%脑膜瘤为高信号，30%为低信号。在T_2加权上，肿瘤呈低至高信号，且与瘤病理类型有关，如纤维型多为低信号，内皮型为高信号。③在 T_1 和 T_2 加权上常可见肿瘤与脑组织之间一低信号界面，代表受压的蛛网膜或静脉丛。低信号也可能是瘤内钙化（砂粒型）。如此低信号界面消失，特别在 T_2 加权上可见邻近脑内高信号，常提示蛛网膜界面被破坏。④T_2 加权可清晰显示瘤周水肿，瘤周水肿常见于额叶脑膜瘤、蝶骨嵴脑膜瘤以及脑膜内皮型、过渡型、接受软脑膜动脉供血的脑膜瘤。⑤脑膜尾征：肿瘤附着的硬膜和邻近硬膜可增强（在 CT 也有），反映该处硬脑膜的通透性增大，并不是肿瘤浸润。

4. 血管造影　可显示肿瘤血供，利于设计手术方案、术前瘤供血动脉栓塞等，以及了解静脉窦受累情况等。血管造影上脑膜瘤的特点：①瘤血管成熟，动脉期有增粗的小动脉，毛细血管期肿瘤染色，静脉期有粗大静脉包绕肿瘤。②颈外动脉（如颞浅动脉、枕动脉、咽升动脉、脑膜中动脉、脑膜垂体干、小脑幕动脉等）增粗、血流速度加快（正常时颈内动脉循环时间快于颈外动脉）。血管造影不再作为诊断的常规方法，特别是判断静脉窦的受累情况，采用磁共振静脉造影（MRV）结合肿瘤增强扫描能清楚显示肿瘤对静脉窦的侵犯情况。仅在需要术前栓塞肿瘤供应动脉时才选择常规血管造影。

九、治疗

在决定脑膜瘤治疗时应考虑下列因素：①对无症状脑膜瘤应观察 3～12 个月，再决定治疗方案。②伴瘤周水肿者应手术。③有占位效应、伴智力下降者应手术。④幕上大脑凸面、矢旁、镰旁脑膜瘤应早期手术。⑤颅底脑膜瘤如蝶骨嵴、鞍结节、嗅沟、桥小脑角应手术。⑥扁平脑膜瘤、海绵窦内脑膜瘤、斜坡脑膜瘤如无症状，暂可不必手术。

1. 外科手术　为本病首选方法。能做到全切除者应争取做根治性手术，以减少复发。Simpson 脑膜瘤切除术的分类法已公认：①彻底切除（G_1）：脑膜瘤及其附着的硬膜、受侵的颅骨均切除。②全切除（G_2）：瘤体完全切除，但与其附着的硬脑膜没有切除，仅作电灼。③肉眼全切除（G_3）：瘤体切除，但与之粘连的硬脑膜及颅骨未作处理。④次全或部分切除（G_4）：有相当一部分瘤体未切除。⑤开颅减压（G_5）：肿瘤仅活检。上述 $G_{1～4}$ 术后复发率分别为：9%、19%、29% 和 40%。

2. 立体定向放射外科　包括伽马刀、X 刀和粒子刀。适用于术后肿瘤残留或复发、颅底和海绵窦内肿瘤。以肿瘤最大直径 ≤3cm 为宜。伽马刀治疗后 4 年肿瘤控制率为 89%。本法安全、无手术风险是其优点，但是长期疗效还有待观察。

3. 栓塞疗法　包括物理性栓塞和化学性栓塞两种，前者阻塞肿瘤供血动脉和促使血栓形成，后者则作用于血管壁内皮细胞，诱发血栓形成，从而达到减少脑膜瘤血供的目的。两法均作为术前的辅助疗法，且只限于颈外动脉供血为主的脑膜瘤。根治性手术一般在栓塞 1 周后进行。

4. 放射治疗　可作为血供丰富脑膜瘤术前的辅助治疗，适用于：①肿瘤的供血动脉分支不呈放射状，而是在瘤内有许多小螺旋状或粗糙的不规则的分支形成。②肿瘤以脑实质动脉供血为主。③肿瘤局部骨质破坏而无骨质增生。术前放射剂量一般 40Gy 为一疗程，手术在照射对头皮的影响消退后即可施行。④恶性脑膜瘤和非典型脑膜瘤术后加作辅助治疗，可延缓复发。

5. 药物治疗　用于复发、不能手术的脑膜瘤。文献报告的药物有溴隐亭、枸橼酸三苯氧胺（tamoxifen citrate）、米非司酮（mifepristone）、曲匹地尔（trapidil）、羟基脲和干扰素

α-2β 等。溴隐亭可抑制体外培养的脑膜瘤细胞生长。tamoxifen 是雌激素拮抗剂，mifepristone 为孕酮拮抗剂，trapidil 有抑制血栓素 A_2 形成，抑制血小板衍生生长因子的致有丝分裂作用，促进前列环素生成，又有升高血中高密度脂蛋白，降低低密度脂蛋白和扩张血管等作用。羟基脲可抑制核苷还原酶，选择性阻止 DNA 合成。干扰素 α-2β 有抗血管生成，抑制细胞胸腺嘧啶核苷合成的作用。

（赵四军）

第八节　畸胎瘤

颅内畸胎瘤（intracranial teratoma）是由一个以上胚叶多种组织构成的一种罕见的先天性异位瘤。

一、发生率

颅内畸胎瘤占颅内肿瘤的 0.12%～2.14%，平均 0.68%。

二、病理

（一）大小与形态

畸胎瘤大小差别很大，小者如豆，可在尸检中偶然发现，大者可占据颅内大部，多数如核桃样大小。畸胎瘤外形不定，多数呈球形、椭圆形或结节状，表面光滑。

（二）组织学检查

肿瘤的包膜完整，边界清楚，一般与周围组织粘连不紧，易于剥离，但有时亦可因周围脑组织胶质增生而发生牢固的粘连。囊壁坚韧，瘤内各部硬度不一，多数肿瘤为实质性的，切面呈棕红、粉红或鱼肉状。少数发生囊变。肿瘤内可含有毛发组织、牙齿、骨、软骨、消化道腺体、甲状腺体及结缔组织等。囊液可为无色液体或黏液，亦可因瘤出血而呈红色、黄色或棕色，因囊液内含有脂肪酸，有时囊腔破入脑室或蛛网膜下腔而引起炎性反应。典型的分化性畸胎瘤应含有内中外三胚层的组织，镜下很容易辨认。内胚层的成分一般少见，可有呼吸道上皮、肠腺、甲状腺体等，中胚层有骨、软骨、脂肪等，外胚层组织为神经组织、皮肤及其附件、牙齿等。

三、临床表现

（一）性别、年龄

本病男性多于女性，男女之比为 2：1。但在鞍区或新生儿畸胎瘤中，女性较多；松果体区畸胎瘤男性占绝大多数，男女之比为 14：1。本病可发生在任何年龄，多见于 30 岁以下（占 90%），尤其是 10 岁以下的小儿，占 45%，新生儿及婴儿发病亦常见，老年人发病罕见。1 岁以下婴儿或新生儿患者分别占全部婴儿或新生儿脑瘤的 25% 和 62%。

（二）病程

除恶性畸胎瘤外，多数生长缓慢。其病程与发生部位有关，位于松果体区或第三、四脑室者，易梗阻脑脊液循环通路引起脑积水而发病，病程较短，多在半年左右。其他部位者，病程长。

（三）部位

颅内畸胎瘤多发生在中线部位，尤其是松果体区多见（42%~51%），其次为鞍区（11%~17%），其余分布在颅内各部位。有的亦可见多发性畸胎瘤。

（四）症状与体征

多数（85%）患者以颅内压增高为首发症状。由于肿瘤常位于中线，所以常无明显脑定位体征。位于松果体区的畸胎瘤可出现双眼上视不能、共济失调、性早熟、颅神经麻痹等。鞍区者可出现尿崩症、嗜睡、视力视野障碍以及水、脂肪代谢障碍等。颅后窝者可出现小脑功能损害及颈硬等，脑室内者可出现相应的症状、体征。桥小脑角者可出现头痛、呕吐、复视、共济失调、耳聋、眼颤、颅神经损伤及颅内高压等。

四、辅助检查

（一）颅脑 X 线平片

对诊断有帮助，多数显示有颅内压增高征象，如发现有牙齿、小骨块、钙化影像，更有助于定性诊断。

（二）CT

成熟的畸胎瘤因含有脂肪、软组织、软骨或骨骼，CT 上密度不一，呈混杂密度影，即软骨、骨呈高密度，脂肪、软组织、囊液呈低密度，CT 扫描易于诊断。未成熟的和恶性畸胎瘤在密度方面通常一样，呈均一的高密度，强化扫描时呈均质或不均匀增强。因此，术前常误诊为脑膜瘤或生殖细胞瘤等。此外，常见幕上脑室系统对称性扩大。

（三）MRI

畸胎瘤常以脂肪为主要成分，脂肪呈短 T_1，在 T_2 加权像上呈典型的高信号。

五、诊断

凡出现进行性颅内压增高或脑积水，伴有上述症状、体征的小儿患者，均应想到畸胎瘤的可能，应及时行辅助检查以明确诊断。

六、治疗

手术切除是唯一有效的治疗方法，由于肿瘤常位于中线部位，手术多难以全切。如能全切可望治愈。不能全切者可同时行脑脊液分流术以缓解梗阻性脑积水。对于未成熟或恶性变者，术后可辅以放疗或化疗。放疗与化疗对良性畸胎瘤无效。

七、预后

由于全切除困难，部分切除术后常于半年内复发，故手术效果不佳。手术死亡率在24%左右。未成熟的和恶性畸胎瘤可经脑脊液转移，即使对放疗和化疗很敏感，多数也预后不良。

（吴　震）

第九节　颅内血管网状细胞瘤

颅内血管网状细胞瘤（Intracranial angioreticuloma）又称为血管母细胞瘤（hemangio‑blastoma），起源于胚胎第三个月中胚叶残余组织，为颅内真性血管性肿瘤，属于良性肿瘤，多为单发，少数多发。血管网状细胞瘤是由于中胚叶和上皮组织成分之间整合期间发生障碍所致。单纯发生于眼、视网膜者称为 Von‑Hippel 病。脑及视网膜血管瘤病和内脏如胰腺、肝脏、肾脏血管瘤病称为 Von‑Hippel‑Lindau 病。此病可有遗传因素及家族史。有家族病史者可占 4%～20%，家族性肿瘤常为多发，有家族史倾向的血管网状细胞瘤亦称为 Lindau病，或称 Von‑Hippel‑Lindau 综合征。没有家族倾向的不以综合征命名，称为血管网状细胞瘤。

一、发生率

颅内血管网状细胞瘤占颅内肿瘤的 1%～4%。绝大多数血管网状细胞瘤发生于颅后窝，占颅后窝肿瘤的 7%～7.9%。

二、病理

（一）大体观察

肿瘤肉眼观察可为囊性或囊实性。也有实质肿瘤囊性变者。肿瘤境界清，紫红色，质较韧，直径大小不一，同脑组织关系密切，切面呈暗紫色。邻近脑膜可有血管扩张。可有棕黄色的含铁血黄素沉积于囊壁和肿瘤结节内。肿瘤呈囊性者占 80%，特别是小脑血管囊性变者更多见。囊内含黄色或黄褐色液体，多在 10～100ml 之间。囊液蛋白含量较高，易凝固成胶冻样。测定囊液蛋白质含量，每 100ml 可达 3～4g，系肿瘤渗出液。肿瘤囊腔内壁光滑，有一富于血管的瘤结节，1/4 肿瘤为实质性，血运极为丰富如血窦样，红色瘤结节突入囊内，约 2cm 大小，但有些瘤结节小于 1cm，有些甚至隐藏于囊壁内，不易被发现。实体肿瘤多较大，个别直径可达 10cm，呈紫色、鲜红色、黄色，质软，血运丰富，易出血，与周围脑组织分界清楚。大多数病例为单发性肿瘤，少数病例可有多个肿瘤分布于脑的不同部位。

（二）光镜检查

显微镜下见肿瘤系由高度丰富的幼嫩血管细胞及大小不等的血管腔隙和其间的网状细胞构成，主要为毛细血管，间有海绵状血管，管内充满红细胞，部分为大的血管和血窦。血管网之间有许多血管母细胞存在，这些细胞大小不一，呈多角形、三角形、圆形、卵圆形和不规则形，胞浆丰富，呈空泡状（泡沫状），含有类脂质。形成较大的泡沫状细胞，又称假黄色瘤细胞，呈圆形或椭圆形，染色不深，分裂相及多形核少见，偶有形成巨核细胞者。肿瘤内发生组织变性和血管壁的玻璃样变，故肿瘤常有囊性变，囊大小不一，可融合成大囊肿。碳酸银网状染色显示许多嗜银的细小纤维，可见细胞间有许多网状纤维环绕血管，囊壁由纤维性胶质细胞构成。瘤细胞内可出现细胞核的异型性变，细胞核增大并有多核瘤巨细胞的存在，如不见细胞核分离现象，仍不属肿瘤恶性变。个别的瘤组织中可见有散在的骨髓外造血中心，内含有正血红母细胞。

恶性血管母细胞瘤极少见。镜下所见，细胞生长活跃、分布密集，出现大量的细胞分裂相，血管成分减少，生长速度快，形成血管外膜及血管内皮细胞恶性肿瘤。

（三）分型

根据病理表现，血管网状细胞瘤可分为四型：①毛细血管型：以毛细血管为主，常有巨大囊肿。②细胞型：较少见，以网状内皮细胞为主，血管极少，无囊肿形成。③海绵型：主要成分为各种口径大小不同的血管或血窦形成。④混合型：以上几种类型的混合。

三、临床表现

（一）性别、年龄

多见于男性，男女之比为 2：1。年龄多在 6～63 岁之间，20～40 岁为高发年龄（占59%～63%）。男性 40～60 岁多见，女性 20～40 岁多见，青春期前少见，不到 15%。

（二）病程

病史长短不一，实质性肿瘤生长较缓慢，可长达数年或更长时间；囊性者，时间较短，可数周、数月或数年。偶有因肿瘤突然囊变或肿瘤卒中呈急性发病。

（三）部位

血管网状细胞瘤好发于小脑半球，右侧多于左侧；其次可发生在小脑蚓部或突入第四脑室，也可见于脑干、丘脑及脊髓。颅后窝小脑半球占 80%，小脑蚓部 13%，第四脑室 7%。而肿瘤居于幕上者仅占 12%，可见于额叶、颞叶。

（四）症状、体征

1. 颅内压增高　90% 患者有颅内压增高症状，表现为头痛、头晕、呕吐、视乳头水肿及视力减退。伴有强迫头位。

2. 小脑症状　有眼颤、共济失调、行走不稳、复视、头晕、视力减退等。

3. 大脑症状　位于大脑半球者，根据其所在部位不同而出现相应的症状和体征，可有不同程度的偏瘫、偏侧感觉障碍、偏盲等。少数出现癫痫发作。

4. 伴发疾病　血管网状细胞瘤常伴有红细胞增多症及血红蛋白增高症，发生率在 9%～49% 之间。周围血象红细胞达 $6.00 \times 10^{12}/L$，血红蛋白可达 22g/L，术后 2 周到 1 个月逐渐恢复正常。其原因与促红细胞生成素有关。此类患者常有面颈部皮肤潮红、血压增高、四肢疼痛、脾脏增大，有时并发胃、十二指肠溃疡等。

少数可见视网膜上有血管瘤或肿瘤出血引起的一些表现。内脏先天性疾病有肝囊肿、胰腺肿瘤、多囊肾、附睾炎、肾脏肾上腺样癌、肾上腺嗜铬细胞瘤、附睾管状腺瘤等，但这些病变的总和只占血管网状细胞瘤的 20%。

四、辅助检查

（一）血常规检查

血红蛋白多在 12.5～17.5g/L 之间，周围血像红细胞亦增高。肿瘤切除后红细胞可恢复正常。若再度回升常提示肿瘤有复发的可能。网状血红蛋白部分增高。

（二）脑血管造影

脑血管造影是血管性肿瘤最重要的检查手段，既可定位又可定性。能准确显示供血动脉及引流静脉，可显示肿瘤结节。脑血管造影有助于检查出小于 5mm 的瘤体，以避免只处理肿瘤的囊而遗漏了瘤结节。脑血管造影可显示肿瘤病理血管，表现为一团细小规则的血管网，有时可见较大的供血动脉。实质性肿瘤可见花瓣状肿瘤循环。

（三）CT

实质性肿瘤 CT 显示为类圆形高密度影像，密度不均匀；囊性者显示为低密度，较其他囊肿密度高，边缘欠清晰，可见高密度结节突向囊腔内。增强后囊壁密度多无变化，瘤结节呈均匀增强，肿瘤周围可见低密度水肿带。

（四）MRI

可见血管网状细胞瘤 T_1 加权像的信号强度高于脑脊液，T_2 加权像为长 T_2 改变。瘤结节多为等 T_1、长 T_1 像。

五、诊断

成人有小脑症状及颅内压增高症状者，应考虑本病的可能。尤其有下述表现的：①家族中已证实有血管网状细胞瘤患者。②有真性红细胞增高症和高血色素症。③眼部发现视网膜血管母细胞瘤。④腹部内脏发现肝血管瘤、多囊肾、胰腺囊肿等。⑤经 CT/MRI 等检查发现幕下囊性病变伴结节性强化。

六、治疗

手术切除是最佳的治疗方法。对于囊性肿瘤在手术时一定要找到肿瘤结节予以全部切除。单纯穿刺囊液或切开囊壁引流都不能彻底治愈肿瘤。实质性肿瘤则应根据肿瘤部位决定手术切除范围及程度。

手术切除肿瘤的主要困难是肿瘤血运丰富，手术切除时常有大出血，因此，在手术中除细致操作，控制出血外，手术结束时应注意止血，防止血肿形成。对实质性肿瘤或肿瘤部位深在与脑干靠近或粘连时切除危险性大，应先在瘤体外面沿水肿脑组织切开分离，而不直接接触肿瘤表面，找到并处理供血动脉后再处理引流静脉，待瘤体缩小后将之切除。如发现肿瘤已侵入延髓或脑干内，确定不能切除后应立即终止手术，不宜作活检或部分切除。对实质性肿瘤不能随意穿刺、活检或过早切开肿瘤，以免发生难以控制的凶猛出血。

如果肿瘤切除有困难，可依据情况行减压术或脑脊液分流术，缓解颅内压，术后再行放疗。

七、预后

血管网状细胞瘤为良性肿瘤，若能全切除，预后良好。术后复发率 12%～14%，手术死亡率在 4.5%～10% 之间。囊性者预后优于实质性者。多发及合并内脏囊肿或血管瘤者，预后较差。

（一）术前栓塞

术前栓塞对于这类高血运肿瘤具有阻断肿瘤血供及灭活的双重作用，将肿瘤血管栓塞后

24～72h，再做手术可以减少术中出血，并且栓塞引起的肿瘤表面水肿有利于手术分离，利于肿瘤全切除。

（二）手术治疗

颈静脉球瘤的手术入路有外侧颅底入路、颞下窝入路。前者主要适于小至中等大小肿瘤，虽向上发展，但未超过颈内动脉的岩部；后者主要用于大型肿瘤切除。肿瘤手术全切率可达70%～90%。

少数嗜铬性颈静脉球瘤术中及术后的血液动力学会有剧烈变化，这给手术带来很大的危险。因此，围手术期要做好对血压的观察与处理，最好请心血管内科进行全程监护处理。肾上腺素能受体阻断剂对稳定血压具有一定的控制作用，常用酚苄明及心痛定。

术后并发症主要有颅神经麻痹、脑脊液漏、伤口愈合难、出血、血管损伤、感染等。

（三）放射治疗

肿瘤未能全切除者，术后可辅以放射治疗。若肿瘤小于3cm，也可直接行立体定向放射外科治疗，效果理想。

（赵志勇）

第十节　颅内转移瘤

颅内转移瘤（intracranial metastatic tumor）是指身体其他部位的恶性肿瘤转移到颅内者，是常见的颅内肿瘤之一。目前公认肿瘤来源的前三位是肺癌、乳腺癌、黑色素瘤。男性以肺癌转移瘤最常见，女性以乳腺癌转移瘤最常见。从每种癌肿发生颅内转移频率来看，最常见的是黑色素瘤，其次为乳腺癌和肺癌。肿瘤细胞可经以下途径转移到颅内：①血液系统：这是最常见的途径。原发性肿瘤细胞首先侵入体循环中的静脉血管，形成肿瘤栓子，经血流从右心房、右心室到达肺部血管，随血流进入左心室再经颈内动脉或椎－基底动脉系统转移到颅内，这是肺外病变的常见转移途径。而肺癌及肺部转移瘤所致癌栓可直接进入肺静脉再经左心室进入颅内，这是肺癌、乳腺癌、黑色素瘤等病变的转移途径。②直接侵入：邻近部位的肿瘤如鼻咽癌、视网膜母细胞瘤、颈静脉球瘤、耳癌、头皮及颅骨的恶性肿瘤可直接浸润，破坏颅骨、硬脑膜或经颅底孔隙侵入颅内，也可称之为侵入瘤。③蛛网膜下腔：这是极少数肿瘤的转移途径，如脊髓内的胶质瘤或室管膜瘤可经此入颅；眶内肿瘤也可侵入视神经周围固有的蛛网膜下腔从而转移到颅内。④淋巴系统：肿瘤细胞可经脊神经和颅神经周围的淋巴间隙进入脑脊液循环或经椎静脉丛侵入颅内，这实际上是经淋巴－蛛网膜下腔的转移方式。但由于淋巴系统与静脉系统有广泛交通，故而癌肿经淋巴转移后，最终绝大部分还是经血流转移到颅内。颅内转移肿瘤大多为多发，呈多结节型。

一、发病率

随着医疗诊断与治疗方法改进和人类寿命的延长，癌症患者的生存率得到提高，颅内转移瘤的发生率也相应增加。目前，颅内转移瘤的发生率一般在20%～40%之间。在神经外科，颅内转移瘤占脑瘤手术总数的比例也增加到15%～20%。

二、病理

(一) 原发肿瘤的部位

肺癌是最常见的原发病变，占所有颅内转移瘤的一半左右，其次为黑色素瘤、乳腺癌、子宫及卵巢肿瘤、消化道肿瘤等。有相当一部分患者的原发灶找不到，甚至颅内转移瘤术后仍未找到原发灶。

(二) 转移瘤的部位

1. 脑实质　转移瘤大多数发生在大脑中动脉供血区，最常见转移部位为额叶，依次为顶叶、颞枕叶，可同时累及 2 个以上脑叶，甚至可同时累及双侧大脑半球。这些转移瘤常见于皮质与白质交界处。经椎 - 基底动脉系统转移的大多见于小脑半球，也可至脑干。

2. 软脑膜和蛛网膜　常见于急性白血病、非霍奇金淋巴瘤、乳腺癌、肺癌和黑色素瘤等的转移。基底池、侧裂池最常受累。有时脑室内脉络丛和脑室壁上也见肿瘤细胞沉积。

3. 硬脑膜　常见于前列腺癌、乳腺癌、恶性淋巴瘤、黑色素瘤、神经母细胞瘤、甲状腺癌、骨源肉瘤等的转移。由于硬脑膜与颅骨解剖上毗邻，故常有相应处颅骨的转移，可有增生或破坏；硬脑膜转移是儿童转移瘤的常见类型。

(三) 原发肿瘤的病理类型

腺癌是最常见的原发病病理类型，其次为鳞癌、未分化癌、乳头状癌、肉瘤等。

三、临床表现

(一) 性别、年龄

男性略多于女性，男女之比为 1.5 : 1。好发年龄在 45 ~ 65 岁。

(二) 起病方式

1. 急性起病　是指在 1 ~ 3 天内起病，表现为脑卒中样起病，即突然出现偏瘫、昏迷，起病后病情迅速恶化，常常是由于癌栓突然引起血管栓塞，或因肿瘤内出血或液化坏死，使肿瘤体积急剧增大，临床上常见于绒毛膜上皮细胞癌及黑色素瘤。

2. 亚急性起病　指 4 天 ~ 1 个月内起病者，患者在较短时间内就出现比较明显的头痛、呕吐、偏瘫、失语或精神症状。

3. 慢性起病　指 1 个月至数年发病者，这是颅内转移瘤的主要起病方式（80%）。

(三) 局部神经症状、体征

1. 颅内压增高症状　主要是由肿瘤占位效应及伴随的脑水肿引起。颅内压增高症状出现较早且明显，头痛、呕吐、视神经乳头水肿"三主征"的出现率高，有些可出现眼底出血而致视力减退，部分患者可出现外展神经麻痹，严重者晚期可出现不同程度的意识障碍，甚至发生脑疝。

2. 局灶症状　根据病变的位置不同，可出现不同的神经系统定位体征，如偏瘫、偏身感觉障碍、偏盲等。位于主侧半球者可出现失语，位于小脑半球者还可出现眼球震颤及共济失调症状，甚至出现后组颅神经损害症状。

3. 精神障碍　肿瘤累及额颞部或因转移灶伴有广泛脑水肿时，可出现明显的精神症状，表现为记忆力减退、反应迟钝、精神淡漠、定向力缺失等。

4. 癫痫发作　20%的患者可出现癫痫发作，有些可为首发症状，大多表现为局限性癫痫发作，部分可为癫痫大发作。

5. 脑膜刺激征　常见于脑膜转移，如急性白血病、非霍奇金淋巴瘤颅内转移者。

四、辅助检查

（一）腰椎穿刺

常用于确定急性白血病、非霍奇金淋巴瘤等是否发生了颅内转移，脑脊液查见瘤细胞后可用于指导临床治疗。一般不作为其他颅内转移瘤的常规检查。

（二）CT

CT可以显示颅内转移瘤的形状、大小、部位、数目、伴随脑水肿及继发脑积水和中线结构移位程度。转移瘤大多位于皮层或皮层下，呈圆形或类圆形低密度、等密度、高密度或混杂密度病灶，周围伴有明显的低密度水肿，可发生肿瘤中心部分的坏死及囊性变。若邻近侧裂池或脑池受压变小或消失，同侧侧脑室受压变形、移位，移位明显者可造成脑干周围池部分或全部消失，提示病情很严重；强化后可显示肿瘤呈环状均一或团块状强化伴周围明显水肿。

（三）MRI

MRI比CT能发现更小的、更多的转移瘤，尤其是对于颅后窝及近颅底的病变由于没有骨质的伪影更易于检出。典型的颅内转移瘤表现为长T_1、长T_2信号，周边有更长信号的水肿带，T_2加权像上水肿常呈明显长T_2信号，因此，比T_1加权像更易于发现小病变；强化扫描时呈明显结节性或环状强化。对脑膜转移者，也可清楚地看出脑膜的增厚与弥漫性强化。

五、诊断

对有恶性肿瘤病史者，近期出现颅内压增高及局灶性症状，应高度怀疑颅内转移瘤，应及时行CT/MRI检查，以明确诊断。对于神经症状轻微，而CT扫描怀疑转移瘤者，应根据原发肿瘤好发部位，进行胸部CT扫描、腹部B超、腹部CT、消化道钡餐、直肠检查、妇科B超等检查，以尽可能明确原发病灶。对于术后仍不能确定肿瘤来源的，应密切观察。

六、鉴别诊断

（一）胶质瘤

无颅外恶性肿瘤史，病史相对较长，年龄相对较轻，CT上呈形状不规则低密度影，可出现在脑内的任何部位，瘤周脑水肿相对较轻，一般不呈环状强化。

（二）脑脓肿

多有感染、疖肿、心脏病、中耳炎、外伤病史等，癫痫发作者较多。CT示脓肿为低密度病变，病变内有张力感，有向周围生长趋势，可呈多房型，环状强化，无团块状强化。

（三）脑出血

转移瘤发生卒中时，呈亚急性起病，应与脑出血鉴别。高血压性脑出血患者常有明显的高血压病史，老年人多见，出血部位以基底节区最多见。CT 表现为均匀的高密度影，而转移瘤的出血区并非呈均一的高密度影，常见混杂密度影。强化 CT 示脑出血不强化，转移瘤可强化。由血管畸形或动脉瘤破裂造成的脑出血或蛛网膜下腔出血，根据 CT 表现及病史，多可鉴别，DSA 检查能明确诊断。

（四）脑膜炎

颅内脑膜转移者可误诊为脑膜炎，二者脑脊液中的白细胞及蛋白含量均增高，但脑脊液细菌学检查及细胞学检查有助于鉴别，转移瘤患者炎症表现不明显，而颅内压增高症状明显，对抗炎治疗无效。

七、治疗

（一）手术治疗

手术适应证为：①患者全身一般状况良好，无其他重要器官禁忌证，预期寿命超过 3 个月，并能耐受开颅手术者。②单发转移灶，切除后不会引起严重的并发症。③原发病灶已切除且无复发，或原发灶虽未切除，但可切除，若颅内压增高症状明显可先行开颅手术切除转移瘤。④肿瘤卒中或囊性变导致急性颅内压增高，出现昏迷或脑疝者，应积极开颅手术，挽救生命。⑤不能确诊的单发性占位性病变，手术切除后可明确是否为转移瘤。

若患者一般情况差，不能耐受手术或是多发性病灶，不能应用一个切口手术切除者，可施行开颅减压术或囊腔穿刺抽吸术等姑息性手术治疗。

（二）一般性治疗

应用 20% 甘露醇和激素等药物治疗脑水肿，可缓解颅内压增高症状。营养支持治疗也十分重要。

（三）立体定向放射治疗

其主要适应证是：①患者全身情况差，不能耐受开颅手术。②转移瘤位于重要功能区，手术会造成严重并发症，影响生存质量。③多个转移瘤无法一次手术切除者，或开颅术后又出现其他部位转移瘤。④患者拒绝手术治疗，或已开颅将主要转移瘤切除，对不易同时切除的肿瘤进行辅助性治疗。⑤实质性转移瘤直径在 3 ~ 4cm 以下。

（四）普通放射治疗

放射治疗是对术后转移瘤患者或不能手术的患者一个重要的补充治疗。放疗期间可应用脱水药物及激素治疗减轻放疗反应，一般认为单次放疗剂量必须高于 40Gy 才有效。

（五）化疗

化疗作为转移瘤综合治疗的一部分，可在放疗后进行。因为放疗可开放血脑屏障，为化疗药物进入颅内打开通道，提高了肿瘤区域的药物浓度，从而改善疗效及预后。化疗可杀灭颅外原发病器官的亚临床病灶，控制可见肿瘤灶的发展，与放疗协同作用，改善预后。化疗药物应根据不同的病理类型予以选择。

八、预后

颅内转移瘤一般预后不良。其生存时间与原发恶性肿瘤的病理类型及控制状况、患者一般情况、年龄、颅内转移瘤的大小、部位、数目以及治疗措施等因素有关。存活超过 1 年者不过 15%，个别的可存活 10 年以上。目前，经积极综合治疗，可使部分患者的生存时间延长 1~2 年。

（赵志勇）

第十一节　颅内原发性肉瘤

一、胶质肉瘤

胶质肉瘤（gliosarcoma）于 1895 年由 Stroebe 提出，是指由胶质细胞和肉瘤细胞两种成分组成的原发于中枢神经系统的恶性肿瘤。此类肿瘤的分类目前尚不统一，有些学者认为其具有独特的病理组织学内容，而不同于间变性星形细胞瘤或胶质细胞瘤。另有些学者因其在临床、病理和预后方面很难与胶质母细胞瘤相区别，则认为应归属于胶质母细胞瘤。在世界卫生组织（WHO）1990 年神经上皮肿瘤的分类中，胶质肉瘤排列在胶质母细胞瘤的变型。肉瘤成分一般依赖于胶质成分存在，通常来源于间变性星形细胞瘤中的内皮组织增生，偶见于相反的情况。因为肉瘤成分具有不同的生物学特性，所以胶质肉瘤发生颅外转移的比例较高。

（一）发病率

胶质肉瘤是颅内少见肿瘤，大宗病例统计发病率差异较大，Morantz 报道占颅内肿瘤的 2%，是同期星形细胞瘤的 5%，间变性星形细胞瘤或胶质母细胞瘤的 8%；北京天坛医院统计 10 年收治的 7467 例颅内肿瘤中，胶质肉瘤仅 15 例，占 0.2%，是同期星形细胞瘤的 1.3%，胶质母细胞瘤的 4.1%。

（二）病理

大体标本胶质肉瘤和胶质母细胞瘤相似，但其质地更均匀，有韧性。按病理诊断的观点，当肿瘤包含两种新生物的组织成分时即诊断胶质肉瘤。一种是胶质母细胞瘤或间变性星形细胞瘤的成分，可经常规的组织学标准确定；另一种是相似于纤维肉瘤的成分，包含有拉长或菱形的大细胞，中等大小的核质常呈分布平行排列的嗜伊红的粗糙纤维。这些纤维与结缔组织纤维相似，可被磷钨酸染成棕黄色，被偶氮胭脂染成蓝色。在许多部位两种成分紧密交织。每种成分都有组织学上的恶性表现，即病理性核分裂、密集的细胞结构、显著的间变特点和多变性。坏死区域在两种成分中均可见到。

应当指出，胶质肉瘤并非指转移性脑瘤引起内皮增生而形成的肉瘤，也不是指由于快速生长的胶质母细胞瘤中的坏死物的刺激而引起的纤维状反应。在肿瘤的间变区域内，显著的血管壁细胞的增生和肥大是胶质肉瘤的特点。在一些部位，这些血管的变化特点显著，呈肿瘤样增生，细胞呈多样化，有丝状分裂象、细胞崩解和畸变，大量异形细胞出现；在有些部位，这些细胞从血管壁向外扩延，构成肉瘤组织团块。肉瘤的浸润常围绕一簇肿瘤细胞组织形成圆形小结。

胶质肉瘤可以颅外转移，转移灶多数包含胶质瘤和肉瘤两种成分，也可以为单独的肉瘤成分。目前尚无单独胶质成分转移的报道。

（三）临床表现

在临床上胶质肉瘤的发病年龄、性别比例、表现方式与胶质母细胞瘤相似，但同胶质母细胞瘤相比，胶质肉瘤具有下列显著特点：①胶质肉瘤42%～50%发生在颞叶，而额叶（13%～19%）、顶叶（14%～20%）、枕叶（0～8%）则相对少见。而胶质母细胞瘤则以额叶最多见，约占40%；②胶质肉瘤的CT表现为混杂密度的团块，不均匀的密度区域伴囊变和周边增强。术中实质部分的肉瘤较韧、血运丰富，囊液多呈黄绿色或褐色。在50%的病例中，肿瘤似有边界和包膜，因此，半数患者手术可以做到肿瘤全切或近全切除；③胶质肉瘤颅外转移的发生率较高，虽然胶质肉瘤的发病率最多占胶质瘤的5%左右，但根据Smith统计，在胶质瘤颅外转移的总数中，胶质肉瘤占三分之一以上，而转移灶多发生在肝脏和肺叶上。近年在这方面的报告不断增多。

（四）诊断

发病年龄、性别比例、表现方式同胶质母细胞瘤。CT表现为混杂密度团块伴区域囊变和周边增强。由于胶质肉瘤的临床表现与胶质母细胞瘤相似，所以很难在术前对此病做出正确诊断，多数病例被诊断为星形细胞瘤或多形性胶质母细胞瘤。由于肉瘤成分与胶质成分的比例不同，故其CT表现不甚相同，因此，术前误诊为脑膜瘤、转移瘤、星形细胞瘤或胶质母细胞瘤者屡有发生。

（五）治疗

手术切除是其主要的治疗手段，因肉瘤对化疗药不敏感，故其疗效不肯定。术后放疗对抑制肿瘤复发和生长有一定帮助。

（六）预后

胶质肉瘤的预后较差，术后存活时间与胶质母细胞瘤相似。

二、脑膜肉瘤

脑膜肉瘤（meningiosarcoma）是原发于颅内的恶性肿瘤，具有肉瘤的形态。脑膜肉瘤较少见，多见于儿童，术后易复发，可发生远处转移。

（一）发病率

世界卫生组织（WHO）根据组织病理学特点，将脑膜瘤分为4级，3级为恶性脑膜瘤，4级为肉瘤。也有人认为脑膜肉瘤不属于脑膜瘤，而是原发于颅内的恶性肿瘤。脑膜肉瘤（含原发脑膜肉瘤和恶变的脑膜瘤）的发生率不高，占脑膜瘤的3%，男性多于女性，这有别于良性脑膜瘤的女性占优势。

（二）病理

脑膜肉瘤多源于硬脑膜或软脑膜。而位于脑白质内的同硬脑膜无粘连的脑膜肉瘤，多源于脑内的血管周围的软脑膜组织。瘤体质脆易碎，边界不清，可向周围脑组织浸润。瘤内常有出血、坏死或囊变。镜下可见纤维形、梭形和多形的瘤细胞。瘤组织向四周浸润，致周围胶质增生。

（三）临床表现

脑膜肉瘤的临床表现与良性脑膜瘤基本相同，只是病史偏短。约半数以上的脑膜肉瘤位于大脑突面或矢状窦旁。因此，临床症状常见有偏瘫和（或）偏身感觉障碍；癫痫发作较常见，多表现为全身性发作或局限性发作；有头痛者约占1/3；临床检查部分患者有眼底水肿等颅内压增高表现。根据其临床表现，术前很难确诊为脑膜肉瘤，为明确肿瘤性质，必须依赖于特殊检查。

脑膜肉瘤有颅外转移的文献报告，主要是向肺和骨转移。

（四）诊断

1. 症状、体征与脑膜瘤基本类同。

2. X线平片和脑血管造影　因脑膜肉瘤多位于大脑半球，因此，在X线平片上可见有广泛针样放射状骨质增生及不规则的颅骨破坏。病变周边不整齐，肿瘤可经破坏的颅骨向皮下生长。脑血管造影可见颈内动脉分支向肿瘤供血，肿瘤血管局部循环加速，管径粗细不均匀。

3. CT及MRI检查　CT可见"蘑菇样"（Mushrooming）肿瘤影，其周围水肿较脑膜瘤严重。肿瘤可深达脑实质内，颅骨可能出现破坏，肿瘤内出现坏死。上述特点在良性脑膜瘤是很少见的。MRI上脑膜肉瘤的 T_1 和 T_2 像是高信号，与良性脑膜瘤不易鉴别。但脑膜肉瘤可见颈内动脉向肿瘤供血比较显著。

（五）治疗

1. 手术治疗　手术切除是治疗脑膜肉瘤的重要手段。与良性脑膜瘤不同的是，脑膜肉瘤质地软，易破碎，向脑实质内浸润生长，有更多的颈内动脉分支供血。因此，术中不能像切除良性脑膜瘤时那样，仅沿肿瘤四周分离，应在切除肿瘤后，对其周围脑组织电凝或激光烧灼，而且要尽可能多地切除受累颅骨和硬脑膜。

2. 放射治疗　单纯手术切除难免复发，术后应常规辅以放疗。放疗可抑制肿瘤生长、延长复发时间以及防止肿瘤转移。近年来也有人报告应用立体定向技术向肿瘤内置入放射性核素碘（^{125}I）放疗，也取得了较好效果。

3. 化疗　因人体其他系统肉瘤对化疗不敏感，因此，化疗对脑膜肉瘤的效果也不肯定。

（六）预后

脑膜肉瘤预后较差，主要原因是复发率高。肿瘤浸润周围脑组织，手术难以彻底切除，少数病例出现颅外转移或颅内播散。一般良性脑膜瘤的5年复发率为3%，而脑膜肉瘤的5年复发率则高达78%。

三、神经源性肉瘤

神经源性肉瘤（neurogenic sarcomas）命名甚多，包括恶性周围神经鞘瘤，恶性施万细胞瘤、恶性神经鞘瘤、神经纤维肉瘤、间变性神经纤维肉瘤等。

（一）发病率

神经源性肉瘤极为罕见，发病率占总人口的0.001%，占所有软组织肿瘤的3%，而发生于脑神经和脊神经的病例更少见。

（二）病理

一般认为神经源性肉瘤起源于神经内的细胞，是独自起源还是由神经纤维瘤发生肉瘤变仍有不同的观点。加拿大多伦多大学的经验认为，若软组织肉瘤有如下特点应被视为神经源性：①大体或镜下与周围神经有关；②神经纤维瘤发生恶性转移；③免疫组织化学或超微结构有与周围神经有关的特征。发病前存在神经纤维瘤，后来在神经主干分布区又有恶性组织包块的表现，也可诊断为神经源性肉瘤。病理切片 HE 染色有纺锤形胞核及 Scant 胞质的束带型为其特征性表现。电子显微镜有助于诊断。该病原发于颅内或椎管内者更罕见。

（三）临床表现

中枢神经系统的神经源性肉瘤的临床表现与颅内或椎管内的神经鞘瘤或神经纤维瘤除有基本相似的临床表现外，还有病程进展快，其他部位出现转移等特点。

（四）诊断

原发于颅内、椎管内的神经源性肉瘤的诊断除依据临床症状、体征外，CT 及 MRI 检查是必不可少的诊断手段。但是术前确诊是非常困难的。术中可见肿瘤质地较脆，瘤内有坏死、出血现象。

（五）治疗

1. 手术切除　简单地活检会导致很高的复发及全身播散。因此，多主张手术应沿肿瘤周围边缘游离后整块切除。对于沿神经散布的肉瘤，主张离病变较远处切断神经并同肉瘤一起摘除，为防止复发和转移，以舍弃神经换取尽可能彻底切除肿瘤。

2. 放疗　为防止残存瘤细胞的复发，术后局部放疗十分必要。

（六）预后

神经源性肉瘤的预后与肿瘤大小、级别、有无边缘、组织亚型、治疗方法等有关。对病变小，边界清楚、切除彻底并局部足量放疗者，预后较好。多伦多大学统计的 18 例 5 年生存率达 64%。对于有全身转移（多见于肺部）和中枢神经系统播散者预后极差。

四、间叶性软骨肉瘤

间叶性软骨肉瘤（esenchymal chondrosarcoma）是一种含有软骨样组织的恶性间叶组织肿瘤。2/3 病例发生于骨，1/3 起源于软组织，个别病例源于颅内。本病好发年龄为 20 ~ 30 岁，女性多于男性。肿瘤一般呈结节或分叶状，境界较清楚、质硬，可有包膜或假包膜，切面常见钙化和软骨小灶，鉴于以上特点，临床常误诊为脑膜瘤。显微镜下结构主要是原始间胚叶细胞增生伴有岛状的软骨分化，并见两者之间有移行，有时瘤组织内血管较丰富。因瘤细胞异型性小、核分裂少，病理诊断也易误诊为良性瘤。

一般认为此肿瘤起源于多潜能的间充质细胞，Scheithauer 等认为随血管进入脑 Virchow - Robin 间隙的成纤维细胞，是颅内此瘤潜在的细胞来源。

此瘤对放射线不敏感，外科切除辅助化疗是目前的治疗方法，但预后不佳。本病常趋于局部复发，偶有转移。

五、横纹肌肉瘤

颅内原发性横纹肌肉瘤（thabdomyosarcoma）是一种高度恶性肿瘤，可发生于颅内不同部位和任何年龄组，但最好发于儿童的颅后窝。肿瘤多半界限清楚，但无包膜，质硬。位于小脑中线者，瘤体常突入第四脑室。有些病例，肿瘤位于软脑膜下的脑实质内，并可与硬脑膜和大脑镰粘连。显微镜下的形态与颅外胚胎性横纹肌肉瘤相似。较原始者，瘤细胞以未分化的小细胞为主，多呈圆形、椭圆形、星形或短梭形，核小而浓染，核分裂并不多见，偶能找到胞质红染或有横纹肌细胞。尽管如此，单凭光镜诊断容易误诊，需和髓母细胞瘤、髓肌母细胞瘤、原发性神经外胚层肿瘤、畸胎瘤、异位松果体瘤、黑色素瘤以及横纹肌样瘤相鉴别。最好的办法是通过免疫组织化学染色或电镜观察。横纹肌肉瘤的肿瘤细胞肌球蛋白阳性，电镜下可看到不同阶段的肌纤维生成。

CT 示横纹肌肉瘤为一均质或不均的密度增强的占位性病变，脑血管造影显示一个无血管或少血管区域。

对于横纹肌肉瘤的治疗尚无很好的办法，多采用手术加放疗和化疗相结合的方法。

六、血管肉瘤

原发性中枢神经系统血管肉瘤（hemangiosarcoma）目前国内外仅见 13 例报告。其中 10 例位于脑实质内，2 例脊髓血管肉瘤发生于硬脊膜，1 例位于硬脑膜。原发性中枢神经系统血管肉瘤的 CT 和 MRI 特征性表现为分界清楚的血管性病灶，手术也可见肿瘤分界明显，常有瘤内出血，较易切除。然而显微镜下可显示不同形态和管径的分化较好的血管网，腔内有核深染的内皮细胞，排列成乳头状结构，还可见有成群致密的低分化细胞鞘，呈上皮样或梭形结构，坏死和出血是大多数病例的显著特点。

中枢神经系统实质性低分化血管肉瘤应与退行性胶质瘤、转移瘤、无黑色素的黑色素瘤、成血管细胞瘤和各种血管丰富的肉瘤鉴别。Ⅷ因子相关抗原和荆豆凝集素 1（UEA-1）染色是内皮细胞的重要标志；细胞角蛋白、S-100 蛋白和嗅甲基后马托品-45 可用以鉴别血管肉瘤和转移瘤、恶性黑色素瘤。电镜检查可进一步证实中枢神经系统和其他组织血管肉瘤来源于血管内皮。该病的临床特点为突然起病，CT 和 MRI 特征性表现为分界清楚的血管性病灶。

手术切除和术后放疗是常用的治疗措施。多数病例平均生存期为 8 个月，少数病例可存活 3~9 年。

（高 飞）

第十二节　颅内恶性淋巴瘤

颅内恶性淋巴瘤（intracranial malignant lymphoma）以前命名很多。包括淋巴瘤，网织细胞肉瘤，血管外皮肉瘤，小胶质细胞瘤，混合性血管肉瘤，非霍奇金肉瘤等，现统称为淋巴瘤或恶性淋巴瘤。分类包括原发性和继发性两种，原发性颅内恶性淋巴瘤是指起源于颅内淋巴细胞的淋巴瘤。继发性淋巴瘤是指原发于颅外，后播散累及颅内。

一、发病率

本病以往属少见病，估计占中枢神经系统肿瘤的 1%~3%，Kernohan 等统计脑肿瘤 8070 例，淋巴瘤 40 例，占 0.496%。国内张懋植等报告占同期颅内肿瘤总数的 0.74%，近 10 年来国外很多学者报道淋巴瘤的发病率呈增加趋势，国内丁学华报道 1980~1994 年 7 例中枢神经系统淋巴瘤，孙波报道 1995~1998 年就有 19 例。分析淋巴瘤发病率增加的原因，可能与人免疫抑制剂应用增加和艾滋病毒感染率增加有关，也有人报道在正常人群中颅内恶性淋巴瘤的发病率也明显增加，而与免疫抑制剂和艾滋病毒感染无关，具体原因仍不清楚。

颅内恶性淋巴瘤可在任何年龄发病，男女性别无明显差异，但多数文献报道好发于男性40～60岁间。Helle等人复习了400例恶性淋巴瘤病例，从中发现15例，男性居多，男与女比例为1.5∶1，年龄从出生16天到90岁。Kawakami的报道也指出多发在男性，全年龄组中男与女比例为1.1∶1。

二、病理

原发性颅内恶性淋巴瘤的来源缺少圆满的解释，导致命名甚多，以往的解释淋巴瘤是原发于淋巴结和淋巴结以外的肿瘤，按其起源细胞区分为T淋巴细胞系，B淋巴细胞系和未定型的null细胞系，以及来自单核巨细胞系统的组织细胞性恶性肿瘤，发生在中枢神经系统内的淋巴瘤多为B淋巴细胞瘤。近年来，对本病的发病机制又提出两种新的学说。一种是非肿瘤性淋巴细胞在中枢神经系统反应性集聚所致，淋巴细胞集聚中枢神经系统，可能发生感染或炎症过程，也可能是病毒诱导。另一种学说认为淋巴细胞和淋巴结以外的B淋巴细胞被激活，并发生间变而成为肿瘤，这些肿瘤细胞在血液内发生迁移，进入中枢神经系统成为淋巴瘤。颅内恶性淋巴瘤同身体其他部位的淋巴瘤组织形态上相同，从病理上无法鉴别。

淋巴瘤可发生在中枢神经系统的任何部位，但多在幕上，文献记载幕上与幕下比为1.1～9.5∶1。大约50%的颅内恶性淋巴瘤发生在大脑半球。后颅凹占10%～30%，国内孙波报道19例中15例单发，4例为多发病灶，16例在幕上，2例幕下，1例椎管；丁学华报道7例中幕上5例，椎管2例；病变好发于基底核、胼胝体、脑室周围白质和小脑蚓部、软脑膜，脉络丛和透明隔也常受累，也有人报道发生于海绵窦及脑神经的非典型颅内恶性淋巴瘤。脑内淋巴瘤可分为局灶性占位性病变或弥散性浸润性生长，肿瘤绝无包膜。局灶性占位可多发，为实质性病变，边境不清，周围水肿明显，质地可软可硬，血供丰富，灰白色或紫红色，很少出血坏死。弥散性生长的肿瘤大体观可正常，可有蛛网膜下腔扩张，致使其增厚呈灰白色，其属于B细胞性淋巴瘤，以小细胞和大细胞型者多见。

镜下显示弥散性的肿瘤细胞浸润，远超出大体边界，细胞致密，胞质少，多呈圆形或软圆形，细胞核明显，变长或扭曲，染色质多而分散，核分裂现象多见，有时瘤细胞呈套袖状沿血管周围分布，有时也可见肿瘤周围脑组织内呈巢灶状分布的肿瘤细胞，甚至远离肿瘤的脑组织内也可见到散在或簇状分布的肿瘤细胞，这可能构成肿瘤多中心性或复发的基础，肿瘤血运丰富，多属中等以下之小血管。

三、临床表现

颅内恶性淋巴瘤的临床表现为颅内压增高及相应脑损害区的定位体征，而无特异性征象，但有如下特征：①病程短，症状发展迅速，颅内淋巴瘤很快发展致恶性高颅压，自然病程大多在半年以内；②颅内压增高症状出现早，进展快，脑水肿明显；③病变有多发倾向。文献报道16%～44%为多发病灶。

四、辅助检查

1. 周围血象　患者末梢血白细胞中淋巴细胞可增高。国内罗世祺报道9例患者中有1

例淋巴细胞高达 50% , 7 例在 35% 以上，仅 1 例在正常范围。丁学华报道 7 例中 4 例在 20% ~24% , 3 例 30% ~41% 。淋巴细胞增高无特异性，其原因也不是十分清楚，不能作为诊断的依据。

2. 脑脊液细胞学检查　几乎所有患者脑脊液的蛋白含量增高明显，细胞计数也增高，而糖含量常降低。半数患者的脑脊液中能检出肿瘤细胞和淋巴细胞计数增高，这一度被认为是术前确诊的唯一办法。

3. 头颅 X 平片　50% 的患者头颅平片异常，常见松果体移位和颅内压增高的征象，很少见到肿瘤钙化。

4. EEG　80% 的淋巴瘤患者 EEG 不正常，显示为局限性或弥散性病变。

5. 脑血管造影　多数患者显示异常，主要是因病变造成的血管移位，少数可见到肿瘤染色。

6. CT 检查　CT 扫描显示高密度或等密度块影，虽有与胶质瘤极相似的影像学上的改变，但恶性淋巴瘤的边界多数较清楚，应用增强剂后肿瘤有明显强化，在肿瘤与正常脑组织间有明显的水肿带，有时病变为多发，也可沿室管膜下播散。

7. MRI 检查　MRI 检查由于具有可进行矢冠轴多方位扫描，分辨率高于 CT 的优点，在了解颅内恶性淋巴瘤的形态，与邻近组织关系方面有一定长处。病灶一般在 T_1 加权像上呈等信号或稍低信号，信号较均匀。注射 GD - DTPA 后，病灶均匀强化，部分患者相邻幕上脑室室管膜强化，提示肿瘤已沿室管膜浸润扩展。有报告指出，颅内恶性淋巴瘤瘤周水肿的高信号不仅仅表示该部位脑间质水分增加，而且含有肿瘤细胞沿血管周围间隙播散的成分。

8. 立体定向活检术　是明确病变性质最简单有效的方法，而且损伤小，对患者的诊断和治疗起决定性的作用。

五、诊断与鉴别诊断

本病如无细胞学和组织学的资料，诊断十分困难，根据病史，临床表现和影像学的检查常与转移瘤、胶质瘤，脑膜瘤及感染性病变相混淆。鉴别诊断：①转移瘤，其多位于灰白质交界处，CT 非增强扫描多为低密度，MRI 显像为长 T_1 长 T_2 异常信号，而淋巴瘤多为低或等 T_1 等 T_2 信号。注射造影剂后，病灶呈结节状明显强化，病灶较大者，往往有中心坏死，而在淋巴瘤相对少见。转移瘤周围水肿十分明显。一些患者可提供中枢神经系统以外肿瘤病史；②胶质瘤，多数胶质瘤 MRI 表现为长 T_1 长 T_2 异常信号。其浸润性生长特征明显，边界不清，某些类型胶质瘤，如少枝胶质细胞瘤可有钙化，胶质母细胞瘤强化多不规则，呈环状或分支状；③脑膜瘤，多位于脑表面邻近脑膜部位，形态类圆形，边界清楚，有周围灰质推挤征象。非增强 CT 为高密度及 MRI 为等 T_1 等 T_2 信号为特征。注射造影剂后，肿瘤均匀增强，有脑膜"尾征"。但应指出的是，脑膜"尾征"并非脑膜瘤所特有，任何病变侵及脑膜，均有出现"尾征"可能；④感染性病变，发病年龄相对年轻，部分有发热病史。细菌性感染病变增强扫描多为环状强化。多发硬化等多为斑片状强化。

六、治疗

1. 一般治疗　应用激素和脱水药物治疗，只能短期内改善症状，也有报告抗感染治疗也可短期内减轻淋巴瘤的团块效应。

2. 放射治疗 颅内恶性淋巴瘤对放疗十分敏感，可戏剧性的减轻临床症状，通常在明确病理后作为首选方法。普通放疗：一般全脑照射 40～50Gy 后，局部补照 5～10Gy，如发现脊髓有症状，脊髓轴也应放射治疗。立体定向后装内放疗：对病灶先行立体定向活检，同时导入施源管，病理明确后，经施源管行后装内放疗，放射性核素被导入肿瘤中心发挥作用，丁学华曾报道 1 例，效果满意。X 刀、γ 刀：对直径小于 3cm 的 1 个或多个病灶均适用，效果明显优于普通放疗。

3. 化疗 以往主要用于放疗后的复发或与放疗联合使用，以往的化疗方案多借鉴于全身淋巴瘤治疗方案。首选的是 CHOP 方案：环磷酰胺 $750mg/m^2$，阿霉素 $50mg/m^2$，长春新碱 $1.4mg/m^2$，均静脉给药，泼尼松 75mg，每 6 小时 1 次，口服。其次 VENP 或 VEMP 方案：环磷酰胺每日 1.0mg/kg，或 6－MP 每日 1.0mg/kg 口服，泼尼松龙每日 0.6mg/kg，口服。可以重复几个疗程，也可多种化学药物联合应用，有的用鞘内药物注射，能提高脑脊液的药物浓度水平，并可减少副作用，如患者年龄小于 60 岁，术前 Karnosky 评分≥70 分，明确诊断后经放疗和化疗后，其生存期可明显延长。

4. 手术治疗 颅内恶性淋巴瘤手术治疗存在争议，过去手术的目的旨在明确病变性质，获得病理诊断，随着立体定向活检术的普遍应用，这一目的完全可通过立体定向活检术达到。当然如果肿瘤体积大，位于非功能部位，周围水肿严重，中线结构移位明显，随时有脑疝发生可能，开颅手术切除病变仍是缓解病情最直接方法。否则放疗、化疗可作为主要治疗手段。

颅内恶性淋巴瘤恶性程度较高，影像学上需与转移瘤、胶质瘤、脑膜瘤及感染性疾病仔细鉴别，术前定性诊断非常困难，若怀疑此病，应争取行立体定向活检，一旦明确诊断，应选择放疗、化疗或放疗联合治疗，若肿瘤大，占位效应明显，开颅手术也是缓解病情的直接办法。本病预后差，Kawakmi 报告单纯次全切除术患者平均生存 5.5 个月，手术加放疗为 13.5 个月，手术加化疗 24 个月，手术加放疗和化疗有的患者最长可生存 38 个月。丁学华报告单纯手术患者生存时间小于 1 年，术后行放疗和化疗可存活 1 年以上。所以以放疗、化疗为主的综合治疗是治疗该病的最佳方案。

（赵四军）

第十三节 颅内黑色素瘤

一、概述

颅内黑色素瘤（intracranial melanoma）是一种较为少见的颅内恶性肿瘤。临床病程进展迅速，恶性程度较高，诊断治疗非常困难。颅内黑色素瘤的血运丰富，易侵犯血管病引起瘤内出血和广泛血性播散转移，预后极差。

体表恶性黑色素瘤（malignant melanoma）的发病率大约是 1.8/10 万。多发于皮肤、黏膜、视网膜等处。约半数可向颅内转移，成为继发性颅内黑色素瘤（secondary intracranial melanoma）。原发性颅内黑色素瘤（primary intracranial melanoma）更为少见。王锐等报道 25 例颅内黑色素瘤占同期颅内肿瘤的 0.4%，而原发性颅内黑色素瘤仅占 3 例。Humphery 统计 795 例儿童颅内肿瘤，原发性颅内黑色素瘤仅占 1 例。罗世祺等报告北京天坛医院 1955～

1989 年收治儿童原发性颅内黑色素瘤 6 例，仅占同期颅内肿瘤的 0.3%。

颅内黑色素瘤的发病年龄报告不一。原发性颅内黑色素瘤一般偏年幼，以青壮年以下为主。而继发性颅内黑色素瘤可发生于任何年龄。性别的发生率统计均不一致。多数文献报告男性多于女性。Beresfor 报告 37 例，男性 26 例，女性 11 例。王锐报告 25 例中男性 19 例，女性 6 例。而李荣基等报告全部为男性。

二、病因与病理

颅内黑色素瘤细胞多存在于脑底部及各脑皮质的沟裂处。原发性颅内黑色素瘤来源于软脑膜黑色素小泡或蛛网膜黑色素细胞，经脑膜扩散并向脑实质内蔓延，采取直接种植或血性转移等形式。脑内瘤灶常呈多发性，广泛分布于脑膜、蛛网膜、脑皮质及皮质下区。颅内转移性黑色素瘤则随血流分布。以脑内病变为主，也可同时发生脑膜转移。严重的颅内黑色素瘤可波及全部中枢神经系统。高度恶性者甚至可侵犯颅骨及脊髓组织。肿瘤组织也可浸润和侵蚀脑表面血管导致广泛蛛网膜下腔出血。

单纯病理组织学检查很难确定颅内黑色素瘤为原发性或继发性。因两者在组织形态学上基本一致。肿瘤呈灰黑色，因肿瘤部位不同形态不一。脑内肿瘤常呈结节状，界线尚清，脑膜或近皮质的肿瘤呈弥漫或地毯状。若近颅底常包绕周围脑神经，造成多发性脑神经损害，侵及脊髓者常伴有相应节段的脊髓神经根症状。显微镜检查可见瘤细胞呈梭形或多角形，胞核呈圆形或卵圆形，常被色素掩盖或挤向一侧，很少有核分裂现象。胞质内有颗粒状或块状的黑色素，瘤细胞无一定排列方式，在蛛网膜下腔聚集成堆，或沿血管向外延伸。颅内黑色素瘤无论在组织发生、形态及生物学行为等方面，均难与黑色素型脑膜瘤相区别。

三、临床表现

依据肿瘤所在部位、形态、大小及数目不同，临床表现亦不同。

1. 颅内压增高症状 表现为头痛，呈进行性加重。伴恶心、呕吐、视盘水肿。

2. 神经系统损害定位症状 肿瘤发生于脑实质内或侵入脑室内可发生偏瘫、失语、偏盲、癫痫、精神症状等。发生于脊髓可出现相应脊髓节段感觉、运动障碍。

3. 蛛网膜下腔出血或肿瘤卒中症状 当肿瘤侵及血管时，可发生肿瘤内、脑实质内或蛛网膜下腔出血。临床上可出现突发性意识障碍、呕吐，甚至发生脑疝。

4. 其他 肿瘤位于颅底，可侵及多组脑神经，出现多组脑神经损害。肿瘤代谢产物对软脑膜或蛛网膜的刺激，可产生蛛网膜炎或脑膜炎症状。蛛网膜炎性反应及肿瘤细胞在蛛网膜下腔扩散、聚集可引起脑积水，继而出现颅内压增高症状。临床上有表皮样囊肿与恶性黑色素瘤合并存在的报道，亦有综合瘤学说、依附学说、偶合瘤学说等三种解释。

四、辅助检查

1. 腰椎穿刺 脑压常偏高，脑脊液中蛋白、细胞数均不同程度增高。如肿瘤侵及血管引起出血时，脑脊液常为血性。

2. 脑血管造影 颅内黑色素瘤的血运丰富，易侵及血管壁引起瘤内出血和广泛血性转移。脑血管造影可见丰富的肿瘤循环和染色，有较高诊断价值。

3. 脑室造影 如肿瘤位于大脑半球者，表现为脑室变形移位或扩大。肿瘤位于幕下者，出现全脑室扩大及梗阻型脑积水。

4. CT 扫描　可显示肿瘤的部位、大小、数目、和范围，但诊断特异性较差。CT 扫描病灶多表现为高密度影，少数也可为等密度或低密度影，增强扫描呈均一或非均一性强化。

5. MRI　对颅内黑色素瘤的诊断敏感性和特异性优于 CT，典型 MRI 表现为短 T_1 和短 T_2 信号，少数不典型 MRI 表现为短 T_1 和长 T_2 或等 T_1 等 T_2 信号，这取决于瘤中顺磁性黑色素含量和分布及瘤内出血灶内顺磁正铁血红蛋白含量的多少。亦有表皮样囊肿合并恶性黑色素瘤的报道，镜检可见黑色素细胞浸润入表皮样囊肿内。

五、诊断

由于颅内黑色素瘤生长快、病程短，常易误诊为蛛网膜炎、脑血管病、颅内胶质瘤及癫痫等。临床上凡病程短，颅内压增高症状发展快，CT 及 MRI 检查明显占位效应，体表或内脏有黑色素瘤手术史，应想到颅内黑色素瘤的可能性。术中发现肿瘤区域的硬脑膜、脑组织或肿瘤呈黑色病变，为诊断颅内黑色素瘤的可靠依据。但术前很难达到定性诊断。不过较公认的诊断原发性颅内黑色素瘤的先决条件是：①皮肤及眼球未发现黑色素瘤；②上述部位以前未作过黑色素瘤手术；③内脏无黑色素瘤转移。

六、鉴别诊断

1. 颅内胶质瘤　与颅内黑色素瘤在临床上相似，极易误诊。CT 及 MRI 有明显占位效应及大片水肿带。在 MRI 扫描中，病变呈均匀的短 T_1 和短 T_2 信号为黑色素瘤的特征性表现。

2. 脑血管病及自发性蛛网膜下腔出血　部分颅内黑色素瘤由于生长迅速，发生瘤卒中性出血。肿瘤组织也可侵及脑表面血管导致蛛网膜下腔出血。CT 及 MRI 扫描可以鉴别。儿童自发性蛛网膜下腔出血除考虑颅内先天性血管畸形外，还应考虑颅内黑色素瘤伴出血的可能性。

七、治疗与手术方法

由于颅内黑色素瘤生长迅速，恶性程度极高，而且极易颅内种植转移扩散及中枢神经系统转移，目前治疗较为困难。Paillas 指出大多数颅内黑色素瘤患者手术后存活可超过一年。而非手术治疗存活期为 5 个月。David 对 80 例患者进行分析发现手术治疗平均存活 5 个月，而非手术治疗平均存活期仅 6 周。因此，手术治疗仍为目前颅内黑色素瘤患者主要治疗手段。对有明显颅内压增高而 CT 或 MRI 有占位效应者，应该手术治疗，必要时连同病变脑叶一并切除。术中应注意周围脑组织的保护，以免肿瘤细胞扩散转移。应尽量避免切入脑室，以防脑室系统种植转移。对 CT 或 MRI 占位效应不明显，但颅内压增高症状严重，脑室扩大者，可行脑室－腹腔分流术以缓解颅内高压，但在脑室穿刺时应尽量避开肿瘤区域，以防脑室或腹腔种植转移。近年来，采用手术切除肿瘤后配合放疗和化疗方法，对延长患者生命起到了积极作用。Gottlieb 等报告 41 例采用 ^{60}Co 照射同时配合化疗及应用肾上腺皮质激素，平均生存时间大约 103 天。近年来有人采用免疫治疗亦取得了可喜的结果。

八、并发症与预后

1. 术后颅内压增高、昏迷、脑疝　主要原因为脑水肿、颅内血肿及脑积水。术中操作粗糙，牵拉过重，术野暴露时间过长，损伤大动脉、静脉或失血过多均易导致术后脑水肿的发生。颅内血肿的发生主要与止血不彻底，盲目止血及血压波动不稳定有关。如在术后12小时内病情加重，首先应考虑颅内出血。脑室、脑池及其附近手术或颅后窝手术，直接或间接影响脑脊液循环，可发生脑积水，使患者术后颅内压增高症状逐渐加重。

2. 术后转移复发 颅内黑色素瘤恶性程度高，界限有时欠清，且极易种植转移，故手术后复发很难避免。术中注意保护周围脑组织，用棉片将肿瘤区与其他部位特别是脑脊液通道隔开，冲洗液及时吸去，防止外溢，可减少肿瘤细胞扩散种植的机会。在非重要功能域尽量争取将肿瘤全切。对可能发生肿瘤或碎块飘散种植者，术后及时作放射治疗。

（赵四军）

第十四节 中枢神经细胞瘤

中枢神经细胞瘤（central neurocytoma，CNC）是一种少见的中枢神经系统肿瘤，约占CNS肿瘤的0.1%~0.5%。绝大多数发病年龄为20~40岁，好发于侧脑室和（或）第三脑室，典型部位为Monro孔及透明隔，大多数发生于一侧脑室的前部，可侵犯另一侧脑室和第三脑室。

一、病理

WHO分类将中枢神经细胞瘤归类于属于神经上皮组织肿瘤中的神经元和混合性神经元胶质瘤，恶性程度分级为Ⅱ级。光镜下瘤细胞大小一致，圆形或卵圆形，有核周空晕，瘤细胞间为分支状毛细血管或带状纤维结缔组织，构成蜂窝状结构，近半数见到钙化小体。特征性改变为无核纤维岛，并常有血管瘤样改变，管壁有明显的玻璃样变。CNC与成神经细胞瘤的区别在于后者瘤细胞有恶性特点，排列成Homer – Wright菊形团结构。大部分病例的组织学缺乏核分裂象、坏死及血管内皮增殖，少数显示了侵袭的组织学特征。

二、临床表现和诊断

当肿瘤未阻塞Monro孔时，未引起脑脊液循环障碍，可不出现临床症状和体征。当肿瘤生长达一定程度时，Monro孔阻塞引起颅内压增高症状。表现为头痛不适、恶心、呕吐等症状以及肿瘤堵塞脑脊液循环通路出现的梗阻性脑积水。其主要原因是由于肿瘤增大后堵塞室间孔或突入第三脑室，堵塞中脑导水管所致。

CT表现：肿瘤位于侧脑室前2/3处，与透明隔和Monro孔关系密切。平扫为稍高密度或等密度，肿瘤边界清楚，瘤体内可有散在钙化和低密度区，增强时为轻至中度强化。MRI表现为稍长或等T_1、长T_2信号，增强扫描呈中度强化。侧脑室常不对称扩大，脑室旁水肿不明显。脑血管造影时显示为脉络膜后动脉供血，可见肿瘤染色。临床应注意与脑室内脑膜瘤及胶样囊肿鉴别。

三、治疗及预后

发现肿瘤应予手术切除。由于肿瘤位置深在，其下方有视丘、大脑内静脉等重要结构，术中止血困难，手术难度大。暴露肿瘤后显微镜下操作可以显示肿瘤与周围脑组织之间的界限，减少损伤。对肿瘤基底仔细分离后电凝，分块逐步切除肿瘤。如果肿瘤较大，或与丘脑、下丘脑、大脑大静脉等重要结构粘连紧密，则不要求全切除，但要注意务必打通脑脊液循环通路，解除梗阻性脑积水。位于一侧侧脑室内的肿瘤在显微镜下全切除后须将透明隔一并打开，使脑脊液循环通畅，对未能全切除肿瘤的患者必要时做脑室一腹腔分流术。需要注意的是部分肿瘤壁附着处存在着浸润生长的可能，单纯手术将肿瘤全切不能完全有效防止肿瘤复发。对未完全切除肿瘤的可采用 γ 刀、X 刀治疗或放射治疗。

中枢神经细胞瘤的组织学及生物学行为一般均属良性，除少数患者出现肿瘤复发及恶变外，一般预后良好。

（陈　锋）

第十五节　脑干肿瘤

脑干肿瘤（brainstem tumors）主要包括星形细胞瘤、室管膜瘤、胶质母细胞瘤、海绵状血管畸形、血管网状细胞瘤、结核瘤、脑囊虫及转移瘤等。以往认为脑干肿瘤不能手术切除，现在国内外已有大量手术切除成功的报道。脑干肿瘤的典型症状为"交叉性瘫痪"，即同侧颅神经下运动神经元性瘫伴对侧肢体上运动神经元性瘫。

一、发生率

脑干肿瘤约占颅内肿瘤的 1%～8%，其中胶质瘤占 40% 以上。

二、病理

脑干肿瘤多位于脑桥，呈膨胀性生长，可沿神经纤维束向上或向下延伸。一般将脑干肿瘤分为三型：①弥漫型，约占 67%，肿瘤与周围正常的脑干神经组织无分界，瘤细胞间存在有正常的神经元细胞和轴突。肿瘤的病理类型常为不同级别的星形细胞瘤（Ⅰ～Ⅳ级）。②膨胀型，约占 22%，肿瘤边界清楚，瘤体与周围脑干神经组织之间有一致密的肿瘤性星形细胞轴突层（肿瘤膜囊壁）。肿瘤的病理学类型多为毛细胞型星形细胞瘤（Ⅰ级），约有 40% 的肿瘤含有血管性错构瘤，称之为血管星形细胞瘤。③浸润型，约占 11%，肿瘤肉眼观似乎有一边界，但实际上瘤细胞已侵入到周围的脑干神经组织内，神经组织已完全被瘤细胞破坏。肿瘤的病理学类型多见于原始神经外胚层瘤。一般弥散型多为恶性，膨胀型多为良性。

肿瘤大体可见脑干呈对称性或不对称性肿大，表面呈灰白色或粉红色。如肿瘤生长快，恶性程度高，可见出血、坏死，甚至囊性变，囊液呈黄色。

三、临床表现

（一）性别、年龄

男女发病无明显差异。脑干肿瘤可发生在任何年龄，但以儿童多见；高峰年龄在 30～40 岁或 5～10 岁。其中星形细胞瘤多发生于儿童及青年，海绵状血管畸形及血管网状细胞瘤常发生于成年人，室管膜瘤中年人多见。

（二）病程

病程一般为 1 个月至 2 年，平均 5.3 个月。由于儿童以恶性胶质瘤多见，故病程短、进展快，病程常在数周至数月内；成年则以星形细胞瘤为多，病程长、进展慢，病程可达数月甚至 1 年以上。

（三）好发部位及生长方式

半数以上脑干肿瘤位于脑桥，尤其是儿童患者。一般星形细胞瘤及胶质母细胞瘤可发生于脑干的任何部位，可向任何方向发展，即向上、向下、向侧方、向前及向后发展，多呈浸润性生长。室管膜瘤多发生于第四脑室底部的室管膜或发生于颈髓中央管向延髓发展。血管网状细胞瘤多由延髓背侧长出，向第四脑室发展，也可完全在延髓内，还可由延髓—颈髓接合部的背侧部分或颈髓的背侧部分长出，常常露出表面，呈膨胀性生长。海绵状血管畸形大多数在桥脑，其次在中脑，延髓较少。

（四）症状、体征

其症状、体征与肿瘤的发生部位、病理类型及恶性程度等有密切关系。可分为一般性和局灶性症状、体征两类。

1. 一般性症状、体征　以后枕部头痛最为常见，其他有呕吐及精神、智力和性格改变，不少患者伴有排尿困难。早期颅内压增高并不常见，但是，中脑肿瘤极易阻塞导水管，故早期可出现颅内压增高症状。

2. 局灶性症状、体征

（1）中脑肿瘤：根据肿瘤侵袭部位不同，常表现为：①Weber 综合征：即动眼神经交叉性偏瘫综合征，出现患侧动眼神经麻痹，对侧上、下肢体和面、舌肌中枢性瘫痪。②Parinaud 综合征：即四叠体综合征，表现为眼睑下垂、上视麻痹、瞳孔固定、对光反应消失、汇聚不能等。③Benedikt 综合征：表现为耳聋、患侧动眼神经麻痹及对侧肢体肌张力增强、震颤等。

（2）桥脑肿瘤：儿童患者早期常以复视、易跌跤为首发症状，成年人则常以眩晕、共济失调为首发症状。常表现为 Millard - Gubler 综合征，即桥脑半侧损害综合征。90% 以上患者有颅神经麻痹症状，约 40% 患者以外展神经麻痹为首发症状，随着肿瘤发展出现面神经、三叉神经等颅神经损害和肢体的运动感觉障碍。

（3）延髓肿瘤：表现为延髓半侧损害，即 Jackson 综合征（舌下神经交叉瘫）、Avellis 综合征（吞咽、迷走交叉瘫）、Schmidt 综合征（病侧Ⅸ～Ⅶ颅神经麻痹及对侧半身偏瘫）、Wal - lenberg 综合征（延髓背外侧综合征）。成人延髓肿瘤首发症状常为呕吐，较早出现后组颅神经麻痹的症状。若肿瘤累及双侧时则出现真性延髓麻痹，同时伴有双侧肢体运动、感觉障碍及程度不等的痉挛性截瘫，早期即有呼吸不规则，晚期可出现呼吸困难或呼吸衰竭。

四、辅助检查

（一）CT 检查

脑干肿瘤多表现为脑干增粗、第四脑室受压变形，肿瘤常为低密度、等密度或混杂密度影，偶有囊性变。

通常脑干胶质细胞瘤表现为低密度影和脑干肿胀，少数呈等密度或稍高密度影，囊变甚少，向上可侵及视丘，向后外可发展至脑桥臂及小脑半球。强化扫描可有不均匀增强或环形增强。

海绵状血管畸形在出血的急性期为均匀的高密度影，在亚急性及慢性期为低密度影。

室管膜瘤多呈高密度影，均匀强化，边界相对清楚。

血管网状细胞瘤常为高密度影，可伴囊性变，显著强化。

结核球呈环形高密度影，中央为低密度影，多环状强化。

根据 CT 强化情况将脑干肿瘤分为 3 型：Ⅰ型为无强化病灶，表现为低密度病变；Ⅱ型弥漫性强化；Ⅲ型为环形强化。其中Ⅰ型多见，Ⅱ、Ⅲ型较少见。

（二）MRI

一般表现为脑干增粗，其内有长 T_1、长 T_2 不均信号，肿瘤可突向第四脑室、桥小脑角或沿脑干—小脑臂发展。

脑干胶质细胞瘤常呈长 T_1 和长 T_2 信号改变，多无囊变或出血，边界一般不清，形态不规则，多数肿瘤有不同程度的强化。

海绵状血管畸形在出血的急性期 T_1 和 T_2 加权像上皆为均匀的高信号影，轮廓清晰，常呈圆形；在亚急性及慢性期 T_1、T_2 加权像上也皆为高信号影。

室管膜瘤表现为 T_1 加权像低信号影和 T_2 加权像高信号影，可向脑干外发展至第四脑室内或桥小脑角，多均匀强化。

血管网状细胞瘤为 T_1 加权像低信号影和 T_2 加权像高信号影，多呈球形位于延髓后方。

结核球在 T_1 加权像上为低或略低信号，在 T_2 加权像上大多信号不均匀，表现为低、等或略高信号，环状强化。

MRI 检查是诊断脑干肿瘤的主要手段。

五、诊断

对于出现进行性交叉性麻痹或多发性颅神经麻痹合并锥体束损害，无论有无颅内压增高均应首先考虑脑干肿瘤的可能，应进一步检查明确诊断。MRI 检查可判断肿瘤的病理类型及生长类型，为下一步治疗和预后评价提供资料。

六、鉴别诊断

脑干肿瘤应与脑干血肿、脑干脑炎相鉴别，仅根据临床症状及体征有时难以鉴别，需要借助 CT 或 MRI 检查。有时脑干脑炎的 CT 或 MRI 表现与脑干弥漫性胶质瘤极为相似，只有进行治疗性鉴别。脑干脑炎经临床应用激素、脱水、抗炎治疗后症状可以减轻、缓解，而脑干肿瘤虽症状可暂时缓解但总的病情是进行性加重。

在脑干肿瘤性质不能确定时，可以通过直接手术或立体定向手术活检加以明确诊断。

七、治疗

（一）一般治疗

包括支持治疗和对症治疗、预防感染、维持营养和水电解质平衡。对于有延髓性麻痹、吞咽困难和呼吸衰竭者，应给予鼻饲、气管切开、人工辅助呼吸等。有颅内压增高者，应给予脱水剂，并加用皮质类固醇药物，以改善神经症状。

（二）手术治疗

1. 手术目的　①明确肿瘤性质，为下一步治疗及判断预后提供依据。②建立脑脊液循环通路，解除脑积水。③全切除良性肿瘤可望获得治愈效果。④不同程度地切除恶性肿瘤达到充分内减压效果，为放疗争取机会。

2. 手术适应证　①良性肿瘤。②外生型肿瘤，尤其是突向第四脑室、一侧桥小脑角或小脑半球者。③局限型非外生型肿瘤。④有囊性变或出血坏死的肿瘤。⑤弥漫性恶性肿瘤不宜手术。⑥胶质母细胞瘤，一般不主张手术治疗。

3. 手术入路选择　脑干肿瘤手术入路应选择最接近瘤体的途径。中脑及脑桥腹侧肿瘤，可取颞下或颞下翼点入路；中脑背侧肿瘤由枕下小脑幕上入路；脑桥及延髓背侧肿瘤采取颅后窝正中入路；脑干侧方肿瘤由幕上幕下联合入路。

4. 手术并发症

（1）颅神经损害：常为术后Ⅸ、Ⅹ颅神经损害加重，应行气管切开及鼻饲，以防止感染并维持营养。

（2）胃肠道出血：脑干肿瘤手术几乎均出现术后胃肠道出血，尤以延髓部位手术更为明显。多在术后 4～5d 出现，轻者可自动停止，重者可持续数月，可选用奥美拉唑等药物治疗。

（3）呼吸障碍：术后常有呼吸变慢或变浅，可用人工同步呼吸机加以辅助呼吸，保持正常氧分压。

（4）术后意识障碍：常因术后脑干水肿所致，术后可应用脱水剂及激素治疗。

（5）高热：多为中枢性高热，其次是术后肺部、泌尿系或颅内感染等引起的感染性高热。应严密监测体温变化，采用综合措施有效降温。对中枢性高热者可采用亚冬眠降温。感染性高热应用抗生素。

5. 手术效果　手术死亡率为 1%～8%。

（三）放射治疗

放射治疗是治疗脑干肿瘤的主要手段之一。放疗可以单独进行，亦可与手术后治疗相配合。脑干胶质瘤术后放疗可提高疗效，一般总剂量为 55～60Gy，在 30d 内给予。

一般采用放射总量为 50～55Gy（5000～5500rad），疗程 5～6 周。

绝大多数适合放疗的脑干肿瘤经过放射治疗可以缓解症状、体征。

（四）化学治疗

化学治疗配合手术及放射治疗，可提高脑干胶质瘤患者的存活率。化学治疗常用药物有尼莫司汀（ACNU）、卡莫司汀（BCNU）、环卫亚硝脲（CCNU）、替莫唑胺等，依患者肿瘤类型、年龄及体重等合理用药。

八、预后

脑干肿瘤的预后取决于肿瘤的病理性质、部位、大小、患者术前状况以及治疗措施等。

海绵状血管畸形、血管网织细胞瘤手术切除后可获得痊愈。低级别局限性星形细胞瘤、室管膜瘤切除后，配合放、化疗，患者可获得长期生存。高级别星形细胞瘤手术能起到减压效果，暂时缓解患者神经功能障碍，远期效果不佳。Ⅰ～Ⅱ级星形细胞瘤预后优于多形性胶质母细胞瘤。

脑干肿瘤的手术预后与其部位也关系密切，中脑病变切除术后并发症较少，而延髓病变切除术后并发症相对较多、较重。中脑肿瘤相对好于脑桥及延髓肿瘤。

延髓脑桥下部肿瘤手术效果差，术后病死率高，如术前及术后出现呼吸、吞咽功能障碍，预后很差。恶性肿瘤术后效果较良性肿瘤明显差，而胶质细胞瘤（Ⅳ级）患者术后生存期一般不超过6个月。成人患者的手术危险性比儿童大。

脑干上段肿瘤的复发率为6%，脑干下段肿瘤的复发率为21%。

脑干胶质瘤手术后放疗的1、3和5年生存率分别为56.3%、43.8%和31.3%。

总之，绝大多数脑干肿瘤预后不良，存活者多遗有不同程度的神经功能障碍。

（陈　锋）

参考文献

[1] 张赛. 现代神经创伤和神经外科危重症 [M]. 天津：南开大学出版社，2010.

[2] 张赛，李建国. 神经创伤学新进展 [M]. 天津：南开大学出版社，2009.

[3] 孙燕. 临床肿瘤学高级教程 [M]. 北京：人民军医出版社，2011.

[4] 汤钊猷. 现代肿瘤学 [M]. 上海：复旦大学出版社，2011.

[5] 王冠军，赫捷. 肿瘤学概论 [M]. 北京：人民卫生出版社，2013.

第九章

颅脑损伤

第一节 头皮损伤

一、概述

头皮损伤是急诊外科中最常见的一种创伤，颅脑创伤时也多合并有头皮损伤。单纯的头皮损伤不会造成严重后果，但其损伤部位、类型和程度对判断颅脑创伤的伤情可提供一定的依据。根据头皮损伤的程度，临床上将其分为头皮擦伤、挫裂伤、撕脱伤和头皮血肿。需要早期和急诊处理的是头皮挫裂伤和撕脱伤。治疗上应遵循库欣（Cushing）所提出的"清洁、探查、清创和闭合"的原则。对有头皮损伤的患者，均应考虑是否伴有颅脑创伤和其他部位伴发伤的可能性。婴幼儿头皮血肿常会带来严重的全身反应。

二、诊断思路

1. 病史要点　有头部外伤史。注意致伤物形状、打击方向等致伤因素。

2. 查体要点

（1）疼痛：受伤局部疼痛明显。

（2）头皮肿胀：中心常稍软，周边较硬。

（3）头皮裂口：皮肤表面擦伤，头皮缺损，头皮内异物。

（4）出血及贫血貌：头皮伤易出血，严重时可致贫血貌甚至休克。

3. 辅助检查

（1）CT扫描：可见头皮软组织高密度肿胀影，并可提示颅骨连续性完整与否及颅内损伤情况。

（2）颅骨X线片：加摄切线位片可明确有无凹陷骨折。

4. 头皮损伤诊断标准

（1）头皮损伤分类：

1）头皮血肿：根据血肿发生的部位不同，可分为皮下血肿、帽状腱膜下血肿和骨膜下血肿。皮下血肿位于皮下组织层，局限、无波动，由于血肿周围的组织受伤后肿胀而增厚，故触之有凹陷感，易误为凹陷性骨折，可摄血肿区切线位X线片鉴别。帽状腱膜下血肿位于帽状腱膜与骨膜之间，由于该层系疏松结缔组织，血肿极易扩散，可蔓延及全头，不受颅缝限制，触之有明显波动感。若血肿继发感染，则局部肿胀、触痛更加明显，并伴有全身感染症状。骨膜下血肿位于骨膜和颅骨之间，张力大，波动感不如帽状腱膜下血肿明显，血肿边界不超越颅缝。

2）头皮挫裂伤：头皮挫伤和裂伤是两种不同的损伤，临床上常合并存在。头皮挫伤时，伤处及周围组织肿胀、瘀血、压痛明显，常有皮下血肿合并存在。头皮裂伤则属开放性损伤，伤口大小、形状和深度不一，出血较多，其凶猛者，短时间内即可休克。同时，伤口内常混有各种异物，也可能有头皮组织缺损。

3）头皮撕脱伤：系指头皮大块自帽状腱膜下或连同骨膜一并撕脱所造成的损伤，分部分撕脱和全部撕脱两种，是头皮损伤中最为严重者。其特点是失血多，易感染，常因大量失血及疼痛而发生创伤性休克。

（2）鉴别诊断：头皮血肿常需与凹陷骨折相鉴别，后者在 CT 骨窗相或颅骨切线位 X 线片有明显骨折线。

三、治疗措施

对创口和创面的清创术，要求尽早、彻底。

1. 头皮血肿　通常不需特殊处理，可待其自行吸收。头皮血肿早期予以冷敷，以减少出血，24～48 小时后改热敷，促进血液自行吸收。若疼痛剧烈，可适当给予止痛药如散利痛 1 片，每日 3 次口服。预防感染给予口服抗生素，如头孢呋辛 0.25g，每日 1～2 次。围手术期用抗生素头孢曲松 2.0g 静脉滴注，每日 1 次。有皮肤破损者术后肌内注射破伤风抗毒素 1500U。一般较小的血肿需 1～2 周，巨大的血肿吸收时间较长可达 4～6 周。适当的加压包扎可阻止血肿扩大。对广泛性巨大血肿亦可对血肿进行穿刺抽吸并加压包扎，包扎应切实可靠，时间不短于 3 天，酌情予以抗生素防治感染。对小儿及年老体弱的患者，注意防治贫血和休克，必要时予以输血。

2. 头皮挫裂伤　应尽早清创缝合，细致探查伤口，彻底清除头发、泥土、玻璃等异物，剪除破碎失活的头皮组织。探查时如发现脑脊液或脑组织溢出，即应严格按开放性颅脑创伤处理。由于头皮组织血运丰富，清创缝合时间可放宽至 24 小时内。对伴有头皮损伤而缝合困难的患者，应根据缺损的大小、形状分别处理。一般通过潜行分离伤口两侧帽状腱膜下层使之松解后，即可闭合伤口；对有较大缺损的伤口，利用"S、Z、Y"等形状切口，亦可使伤口闭合；若缺损过大，可采用转移皮瓣进行闭合。涉及额面部的伤口，应使用小缝针，4～6 个"零"的缝线，运用美容、外科缝合技术，以期达到美观的目的。常规应用 TAT，给予抗生素防止感染。酌情予以止痛、镇静等对症处理。

3. 头皮撕脱伤　随着现代社会的发展，头皮撕脱伤已很少见，但一旦发生，则早期的急救措施，包括止血、抗休克、镇静止痛等处理，尤为重要。患者情况稳定后，尽早对伤口清创，并闭合创面是治疗的关键。对撕脱的皮瓣，应尽力采用显微外科技术吻合小血管，至少包括 1 支小动脉和 1 支小静脉，使皮瓣成活，达到最佳治疗效果。若无吻合条件，可将撕脱之皮瓣制成中厚皮片植于骨膜上，加压包扎。如皮瓣挫伤破损严重或明显污染而不能利用时，则伤口早期处理后，择期行游离植皮闭合创面。在上述措施无效或伤口暴露时间过长的情况下，可在颅骨上多处钻孔，待肉芽长出后植皮。治疗中应注意观察皮瓣或皮片的状况并及时处理。加强抗感染治疗和护理，注意改善患者的一般情况。

四、预后评价

头皮损伤预后与多种因素有关，如年龄、一般情况、损伤类型等。单纯头皮血肿，挫裂伤未感染及无异物残留者能达到一期愈合。若延误清创时间，且头皮挫裂伤严重甚至有缺损感染者则愈合较差。

五、最新进展

头皮因有特殊结构和丰富血供，具有相当自身保护功能，因而损伤后很少感染，较易愈合。须注意有无合并颅骨骨折和颅内损伤，CT 扫描及 X 线切线位摄片尤显重要。在处理上，重要的是对创口和创面的清创术，要求尽早、彻底。对头皮缺损，近来各具特色的带蒂皮瓣移植广泛应用及新材料被采用，大大改善了患者治疗结果。

（赵志勇）

第二节 颅骨骨折

一、概述

颅骨骨折是因暴力作用头颅使颅骨变形超过其弹性限度而产生的颅骨连续性中断。在闭合性颅脑损伤中约占 15%，在重型颅脑损伤中约占 70%。若暴力强度大、作用面积小，常致颅骨局部变形，产生凹陷骨折，所伴脑损伤也较局限；若暴力强度小而作用面积大，多数发生线形骨折或粉碎性骨折，伴发的脑损伤亦较广泛。颅底复杂的骨结构使得其骨折具有特殊的表现。颅骨骨折治疗的重要性主要在于颅内结构的损伤。

二、诊断思路

1. 病史要点　有头部外伤史。尽可能弄清暴力作用方向、速度和受力范围。

2. 查体要点　颅骨骨折的临床表现主要是受伤部位头皮软组织的外伤表现，以及由骨折造成的血管、脑组织、神经等损伤的表现。根据骨折部位、性质的不同，临床表现也各有特点。

（1）颅盖骨折：骨折部位可出现肿胀、瘀血、压痛和头皮血肿等软组织损伤表现。骨折线通过脑膜中动脉沟、矢状窦和横窦时，容易损伤这些血管造成硬膜外血肿，出现急性颅内压增高和神志改变等脑组织受损征象。凹陷性和粉碎性骨折者，则可能产生局部脑受压或脑挫裂伤，出现偏瘫、失语、癫痫发作等脑功能障碍的表现。亦可造成颅内血肿，出现颅高压、意识障碍和各种神经体征。

（2）颅底骨折：

1）前颅凹骨折：可有额部软组织损伤的表现。出血进入眶内，可见眼睑和结膜下瘀血，即所谓"熊猫眼"或"眼镜征"。骨折线通过额窦或筛窦时，造成鼻出血或脑脊液鼻漏。当气体由破损的鼻旁窦进入颅腔内，则产生外伤性颅内积气。嗅、视神经损伤则有嗅觉丧失，视力下降等表现。

2）中颅凹骨折：常伴有面神经和听神经的损伤，出现周围性面瘫、听力减退、眩晕等。骨折累及蝶骨时，会造成脑脊液鼻漏。岩骨骨折时，脑脊液经中耳和破裂的鼓膜流出，形成脑脊液耳漏。血液或脑脊液亦可经咽鼓管流向口、鼻腔。骨折经过蝶骨损伤颈内动脉，形成颈内动脉-海绵窦瘘时，临床表现为头部或眶部的连续杂音、搏动性突眼、眼球活动受限和视力减退。少数患者因颈内动脉损伤造成致命性出血，大量鲜血自口鼻流出而危及生命。动眼神经、滑车神经、外展神经和三叉神经第一支损伤时，则有瞳孔散大、眼球运动受限、前额部感觉障碍，即"眶上裂综合征"的表现。动眼神经损伤时，应注意和颅内血肿等引起的瞳孔改变相鉴别。

3）后颅凹骨折：可在枕下或乳突部发现皮下瘀血（Bathe征），但常出现在数小时或数天后。下咽困难、声音嘶哑则提示后组脑神经损伤。后颅凹骨折常伴脑干损伤而致病情严重。

3. 辅助检查

（1）常规检查：

1）CT扫描：不仅可了解骨折情况，还可了解脑损伤及出血状况。

2）头颅X线片：判断骨折线走向及骨折范围。

3）MRI扫描：可明确脑干及脊髓处的损伤。

（2）实验室检查：收集耳鼻流液的常规检查，细胞计数及糖、蛋白、氯化物定量判断是否符合脑脊液，是否伴有颅内感染。

4. 诊断标准　颅骨骨折分类诊断：

（1）颅盖骨折：以顶骨、额骨居多，枕骨、颞骨次之。

1）线形骨折：注意有无合并脑损伤及颅内出血表现。

2）凹陷骨折：常见于额顶部，幼儿多见，重点要了解凹陷范围及深度。

3）粉碎骨折：注意骨折片的分布，脑损伤的程度。

（2）颅底骨折：诊断主要依靠临床表现，X线平片难以显示颅底骨折，CT扫描利用颅底重建，对诊断有重要价值。

1）前颅窝底骨折：骨折线经过眶板、筛板、蝶骨平台等处。以"熊猫眼征"及脑脊液鼻漏多见，可伴嗅觉及视觉障碍。

2）中颅窝底骨折：骨折线常经过颞骨岩部、蝶骨翼等。多见有脑脊液耳漏，耳后皮肤瘀斑及动眼、滑车、三叉、外展、面、耳蜗前庭神经损伤。

3）后颅窝底骨折：骨折线常经过颞骨岩部、乳突部、枕骨等处。多见乳突部瘀斑及后组脑神经损伤表现。

另外，按骨折处头皮或硬脑膜是否破损分为闭合性与开放性骨折。

三、治疗措施

主要对因骨折造成的脑膜、脑、脑神经、血管损伤进行治疗。

1. 一般治疗　单纯线形骨折只需对症治疗，无需特殊处理，密切观察病情变化，及时复查CT排除颅内血肿。颅底骨折本身无需特殊手术处理，应平卧头高位，避免擤鼻，促其自愈，切忌填塞鼻腔、外耳，保持清洁。

2. 药物治疗　重点对开放性骨折应用抗生素，选择广谱及抗厌氧菌抗生素，足量、足够长时间。另外选择抗癫痫药物治疗，如苯妥英钠 0.1g，每日 3 次，口服。

3. 手术治疗

（1）手术指征：①凹陷骨折深度超过 1cm；凹陷处有脑功能区，出现偏瘫、癫痫；凹陷面积大，致颅内压增高。②开放性粉碎凹陷骨折。③颅底骨折患者视力进行性下降；经非手术治疗 1 个月以上仍有脑脊液漏或反复发生颅内感染的患者。

（2）术前准备：头颅摄片了解骨折程度，配血做好输血准备。

（3）手术方式：在全身麻醉下行凹陷骨折撬起复位。若骨折呈粉碎凹陷，刺入脑膜，则尽可能摘除碎骨片，探查硬膜下及脑组织，清除血肿及异物，严格止血，修补硬膜。对刺入矢状窦及脑深部的碎骨片，若无充分准备，不可勉强摘除。颅底骨折行经额视神经管减压术，行经额、鼻蝶、枕部硬膜外或硬膜下施行脑脊液漏修补等手术。

四、预后评价

颅骨骨折的预后主要与骨折部位是否为开放伤有关。单纯线形骨折及简单凹陷骨折无需手术或单纯颅底骨折预后较好。若有骨缺损较大或伴有骨感染患者预后较差。对骨缺损较大者可行二期颅骨成形术。

五、最新进展

颅骨骨折较为常见。颅骨骨折的重要性不在于骨折本身，而在于骨折造成颅内重要结构的损伤。除少数开放性、凹陷、粉碎性骨折需手术治疗外，大部分骨折患者无需特殊治疗。颅底骨折患者伴脑脊液漏和气颅时，预防感染十分重要。

（陈　锋）

第三节　脑震荡

一、概述

脑震荡为轻度颅脑损伤引起的一组综合征。特征是伤后短暂意识障碍，醒后伴发逆行性遗忘。近来研究发现脑震荡患者在脑细胞形态、传导功能及代谢、脑血流方面有改变，它不是单纯的短暂脑功能性障碍。

二、诊断思路

1. 病史要点　有明确外伤史。伤后短暂意识障碍，时间大多不超过 30 分钟。其间可出现面色苍白、呼吸浅、脉搏弱，有头痛、头晕、恶心、呕吐、畏光、耳鸣、失眠、乏力等症状。有逆行性遗忘，患者清醒后不能回忆起受伤经过。

2. 查体要点　一般无神经系统阳性定位体征。

3. 辅助检查　CT 扫描显示颅内无脑实质和脑室、脑池结构改变。

4. 诊断标准　主要以外伤史、伤后短暂意识丧失、逆行性遗忘、无神经系统阳性定位体征为主要临床表现。轻度脑挫伤与本病临床表现相近，但 CT 上常有点片出血及脑水肿带，腰穿压力增高，脑脊液可见红细胞。

三、治疗措施

1. 一般治疗　卧床休息 3~5 天，注意观察意识状况及头痛等症状改变，减少外界刺激，减少脑力活动。

2. 药物治疗　镇痛可用罗通定口服，10mg 每日 3 次；镇静可选安定（地西泮）每次 5mg 口服；改善记忆力可用思尔明 10mg，每日 2 次，口服。

3. 高压氧治疗　有条件时可进行高压氧治疗，全面改善身体不适症状，提高生活质量。

四、预后评价

脑震荡是脑损伤中最轻的一类。大多数患者经积极的休息、心理疏导、相应的药物治疗 2~3 周后逐渐恢复正常，预后较好。影响预后的主要因素有：年龄、性别、性格、知识层次和周围环境。

五、最新进展

脑震荡不是一个简单的短暂性脑功能紊乱，它存在病理性、脑代谢性异常改变，临床表现多样化。治疗上采用积极态度缓解精神紧张及畏病心理，选用相应药物治疗，大多可取得良好治疗效果，少数患者因精神因素或迟发损害可使其症状长期存在或反复出现而影响预后。

（陈　锋）

第四节　脑挫裂伤

一、概述

脑组织受暴力打击在颅腔内滑动、碰撞、变形或剪性力所引起的脑挫伤和脑裂伤，统称为脑挫裂伤。多发生在受力部位和对冲部位。损伤灶可见脑组织碎裂、坏死、水肿、出血。颅内高压、低血压和低氧血症可加重脑损害。3 周后出血吸收、水肿消退、脑组织软化，出现胶质瘢痕及脑膜脑瘢痕灶。脑挫伤分轻、中、重和特重型，损伤越重，抢救和治疗不及时、不规范，致残率和病死率越高。

二、诊断思路

1. 病史要点　有头部直接或间接外伤史。伤后即昏迷，持续时间长短不一，一般超过 30 分钟。醒后有头痛、恶心、呕吐。

2. 查体要点

（1）意识障碍明显、持续时间较长：患者伤后昏迷比较深，持续时间短者数小时或数日，长者数周至数月，有的为持续性昏迷或植物生存，个别昏迷数年直至死亡。

（2）有明显的神经损伤后定位体征：由于脑组织的破坏、出血、缺氧等损害不同部位（除某些"哑区"外），脑挫裂伤后常立即出现与损伤的部位和程度相应的体征。常见的有瞳孔散大、单瘫、偏瘫、情感障碍、失语、偏盲、局灶性癫痫、感觉障碍、一侧或两侧锥体束征等。

（3）颅内压增高症状：轻度局灶性脑挫裂伤患者颅内压变化不大，严重者发生明显脑水肿、脑肿胀等，颅内压随之增高，出现剧烈头痛和喷射性呕吐，伴有血压升高，脉搏洪大而慢，如治疗不力最终导致脑疝而死亡。

（4）生命体征变化常较明显：可出现高热或低温、循环与呼吸功能障碍、血压的波动，其中以脑干损伤或下丘脑损伤时最为突出。单纯闭合性脑损伤时患者很少发生休克，但如合并多发与多处创伤或闭合性脑损伤有头皮、颅骨或矢状窦、横窦伤引起大量外出血，以及脑干伤特别是脑干内有出血的患者易发生休克。

（5）脑膜刺激症状：脑挫裂伤常合并外伤性蛛网膜下腔出血，过多的红细胞及其破坏后形成的胆色素混杂在脑脊液内引起化学性刺激，造成患者头痛加重、恶心、呕吐、颈项强直及克氏征阳性等。

（6）癫痫：在伤后短时间即可发生，多见于儿童，常表现为大发作或局限性发作两种。可发生在伤后数小时内，也可发生在伤后 1～2 日内，晚期出现的癫痫，多由于脑损伤部位形成瘢痕的原因。

3. 辅助检查

（1）常规检查：

1）CT 扫描：可清楚脑挫裂伤灶部位、程度及出血、水肿情况，还可通过颅内结构改变来判断颅内压是否增高。CT 复查还可发现某些迟发性改变。

2）颅骨平片：不仅了解骨折状况，还可推断颅内伤情。

3）MRI：作为对 CT 检查的补充。对微小病灶、早期缺血及小血肿演变的显示有其优势。

（2）其他检查：

1）腰椎穿刺：了解颅内压及可行脑脊液检验，并可适当引流血性脑脊液。颅内压增高者，谨慎选择。

2）脑电生理检查：脑电图及诱发电位监测可用于判断脑损伤程度及预后。

3）颅内压监测：用于评估脑挫裂伤程度，提示有无继发性损伤出现，并指导治疗。

4）血、脑脊液生化检查：血糖及垂体激素测定可用于预后判断。

4. 诊断标准　根据外伤患者意识改变、有神经系统阳性定位体征结合头部影像学检查可作出定性、定位诊断。

（1）按伤情重分型：

1）轻型：指单纯性脑震荡伴有或无颅骨骨折。

2）中型：轻度脑挫裂伤有或无颅骨骨折及蛛网膜下腔出血，无脑受压。

3）重型：广泛颅骨骨折，广泛脑挫裂伤及脑干损伤或颅内出血。

4）特重型：重型中更急更重者。

（2）按 GCS 评分分型：

1）轻型：13～15 分，伤后昏迷 30 分钟以内。

2）中型：9～12 分，伤后昏迷 30 分钟至 6 小时。

3）重型：3～8 分，伤后昏迷 6 小时以上或在伤后 24 小时内意识恶化再次昏迷 6 小时以上。其中 3～5 分为特重型。

（3）鉴别诊断：

1）脑震荡：昏迷时间较短，常在30分钟内，CT检查阴性，腰穿无血性脑脊液。

2）颅内血肿：意识障碍逐渐加重，常有定位体征。CT及MRI可明确判断出血状况。

三、治疗措施

轻、中型患者尽可能选择非手术治疗，保留残存脑功能，重型患者适合手术的应尽早、尽快手术，以挽救生命。

1. 一般治疗

（1）侧卧、床头抬高15°~30°，加强生命体征监测。

（2）保持呼吸道通畅，昏迷深或气道分泌物多、口咽积血者宜气管切开，吸氧、抽痰。

2. 药物治疗　补液量适当，不可过多过快补糖。防消化道应激性溃疡，常用质子泵抑制剂奥美拉唑（洛赛克）40mg静脉滴注，每日两次。躁动、高热、抽搐判明原因，予以镇静冬眠低温治疗。可予复方冬眠合剂50~100mg肌内注射，每日2~3次。降颅内高压，常用20%甘露醇每次1.0~2.0g/kg，快速静脉滴注，每日2~4次，长期使用或老年患者注意肾功能改变；速尿（呋塞米）每次0.5~2.0mg/kg，肌内注射，每日2~4次，可与甘露醇交替使用，需注意电解质变化；地塞米松10~15mg静脉滴注，每日1~2次，3天后减量，1周后停药；人血白蛋白10g，静脉滴注，每日1~2次。防止脑血管痉挛，常用尼莫地平10mg静脉滴注，每日1~2次，10天为一疗程。应用改善脑代谢及神经营养药，常用胞磷胆碱、活血素、神经节苷脂等。改善微循环，适当采用抗凝药、血稀释及提高血压等方法。

3. 手术治疗

（1）手术指征：①意识障碍逐渐加重，出现脑疝危象。②脑挫裂伤严重，经降颅压药物治疗无效，颅内压监护压力超过30mmHg。③继发颅内出血，量在40ml以上，占位效应明显。

（2）手术方式：开颅清除碎裂失活脑组织，清除血肿，放置引流，或行去骨瓣减压，颞肌下减压术。

（3）术后处理：须监测生命体征及颅内压，有可能时应定期复查CT。

四、预后评价

重型脑损伤死亡率一般在17.6%~41.7%，轻、中型脑挫裂伤死亡较少。脑挫裂伤的预后与多种因素有关，如年龄、有无并发症及休克、继发性损伤轻重、诊治是否及时及并发症的处理等。经积极正确的治疗，目前重型脑挫裂伤死亡率已降至15%~25%，同时致残率也大大下降。

Jenneith和Bond于1975年提出伤后半年至1年患者恢复情况分级作为评价效果标准被普遍采用，即格拉斯哥结果分级（GOS），见表9-1。

表9-1　脑挫裂伤格拉斯哥结果分级

I级	死亡
II级	植物生存，长期昏迷，呈去皮质强直状态
III级	重残，需他人照顾
IV级	中残，生活能自理
V级	良好，成人能工作、学习

五、最新进展

脑挫裂伤治疗主要是打断脑损伤后继发性病理改变导致的脑缺血、缺氧、颅内压增高及脑疝的恶性循环。首先给每个患者做出伤情评估，选择完整监护治疗措施，尤其是颅内压监护和 CT 扫描动态监测。轻、中型患者尽可能选择非手术治疗，保留残存脑功能，重型患者适合手术的，应尽早、尽快手术挽救生命，并尽可能细致手术，减少术后脑膨出和癫痫的发生机会，标准大骨瓣减压也重新被认同。近来亚低温（28～35℃）越来越广泛地被用于治疗重型脑损伤，提高了抢救成功率，但注意治疗时间窗（伤后越早越好）和降温、复温过程（镇静剂、肌松剂、呼吸机配合）细节处理。同时，强调正确使用激素、脑保护剂、脱水剂、钙拮抗剂。

病情监测和预后评估目前有以下几项客观指标：

1. GCS 法　该方法简单易行。GCS 积分越低，预后越差。入院后 3 天 GCS 积分递降至 3 分者，均告不治。

2. 颅内压监测　若经治疗后颅内压仍大于 40mmHg，预后不佳，死亡率和病残率明显增高。

3. 诱发电位监测　常用体感诱发电位（SEP）、视觉诱发电位（VEP）、听觉诱发电位（AEP），若 AEP 和 SEP 正常，VEP 消失，反映大脑半球功能障碍。若 AEP、SEP 和 VEP 均消失，表明全脑功能障碍，用该法估计严重脑损伤后精确度达 80% 以上。

4. 心肺功能监测　一旦出现心功能衰竭和呼吸功能衰竭，预后极差。

5. CT 扫描　动态观察不仅可发现迟发性病变，也可客观判定疗效。若发现脑池消失，中线结构移位 >9mm，提示有脑弥漫性损害，约 70% 以上患者预后不良。

6. 血及脑脊液中的活性物质测定　如垂体激素、内皮素测定也有助于预后判断。

（高　飞）

第五节　弥漫性轴索损伤

弥漫性轴索损伤（diffuse axonal injury，DAI）是近年来才被认识的一种原发性脑损伤，过去通常把它看成是弥漫性脑挫裂伤或脑干损伤。在 CT 与 MRI 问世以前，DAI 仅是病理学家在颅脑损伤病理解剖时发现的一种病理变化，很难做到临床诊断。该损伤有自身特点，不同于一般局限性脑损伤，下面作一介绍。

一、病因

临床多见于交通事故伤、坠落伤、有回转加速暴力病史，颜面部骨折多见。由于脑外伤后脑组织本身加速、减速程度上的差异而产生的力偶作用，造成广泛白质的损伤与变性等。

二、病理生理

主要损伤脑的中轴及其邻近结构，如脑干、胼胝体、基底核区及第三脑室周围。组织学变化为脑白质纤维广泛损害。轻者轴膜折损，轴浆流动中断，轴索水肿；重度轴索断裂，其后轴索回缩呈球状，这个过程至少需 12～16 小时。损伤早期，轴索近端出现小芽呈现再生现象，损伤后期如无细胞架断裂，部分神经功能可能恢复。轻度的轴索损伤可表现为仅仅是功能上的改变，而重度的轴索损伤则有严重的临床症状，预后不良。

三、临床表现

轻度弥漫性轴索损伤的临床表现与脑震荡相似，故目前有些学者已将脑震荡归类于弥漫性脑损伤。严重弥漫性轴索损伤的患者伤后立即出现意识障碍，昏迷时间超过 24 小时，严重时一直昏迷至植物状态。有学者将 DAI 分为高颅压型和非高颅压型，后者又分为脑干损伤型和大脑损伤型。高颅压型往往合并有局灶型脑损伤，常伴有弥漫性脑肿胀，病情发展快。常出现一侧或双侧瞳孔散大。脑干损伤型除昏迷外以瞳孔变化、双侧肌张力增高、病理反射阳性、呼吸不规则、患者呈去皮质状态为多见。大脑损伤型除昏迷外，多无占位效应，无颅内压增高。

四、诊断

DAI 的确定诊断只能依靠组织学检查，但由于 CT 和 MRI 的普遍应用为临床诊断提供了影像学依据，诊断主要依赖于病史、临床表现与辅助检查，标准如下：①头部外伤后立即昏迷，GCS > 8 分，且昏迷时间逾 6 小时，伤后无中间清醒期。②伤后 CT 检查表现为大脑半球皮质和髓质交界处，基底核内囊区域，胼胝体、脑干或小脑有一个或多个直径 ≤2cm 的出血灶，或为脑室内出血及急性弥漫性脑肿胀，但中线结构移位不明显，多小于 2mm。

五、早期处理

和严重脑挫裂伤患者类似，如有条件尽可能在急诊 ICU 内进行抢救。在条件允许情况下尽快行头颅 CT 检查，以明确诊断。

六、治疗

目前虽然 DAI 没有特定治疗方法，但积极的综合性治疗可减少轴索的损伤范围和程度，避免出现继发性脑损伤和并发症。在治疗上应注意以下几个方面：①密切观察病情，对生命体征及神经系统体征进行动态观察。②保持呼吸道通畅，早期做气管切开，使 $PaCO_2$ 维持于 30mmHg，PaO_2 不低于 80mmHg。③药物治疗，常规应用止血剂、抗生素、维生素 C、维生素 B、能量合剂及神经细胞代谢药物。适当补充水和电解质，防止发生紊乱。④降低颅内压，甘露醇的应用与激素疗法。⑤降低肌张力，控制脑干损伤症状和癫痫发作。⑥积极的营养支持。⑦降温治疗，伤后早期使用亚低温（33 ~ 35℃）头部降温。⑧早期高压氧治疗。⑨并发症处理，如感染、呼吸功能衰竭、急性肾功能衰竭、应激性溃疡。⑩手术治疗，对于伴有颅内血肿或出现脑疝者应手术清除血肿并去骨瓣减压。

（高 飞）

第六节 开放性颅脑损伤

一、概述

开放性颅损伤是指头皮、颅骨、硬脑膜均破裂，脑组织与外界相通的颅脑外伤之总称。

约占颅脑损伤的17%。因致伤物不同可分为非火器与火器伤，以前者居多，后者发生率近年有上升趋势。非火器伤者包括各种锐器伤和钝器伤，前者伤的特点较为局限，后者除了打击部位的局部创面不规则的颅脑开放性外伤，同时也常发生对冲部位的脑挫裂伤。

火器伤按硬膜是否破损分为穿透性和非穿透伤。火器具有高速、高热的特点，该类脑损伤的病理特点为原发伤道区之外是脑挫裂伤区，再外围是脑震荡区。

二、诊断思路

1. 病史要点　有头部外伤史，设法问清致伤因素。

2. 查体要点

（1）头颅部可见创口，头皮挫裂伤形式多样，颅骨、脑组织外露，致伤物、异物存留。

（2）神经系统症状常有意识障碍、肢体活动及感觉障碍、癫痫、脑神经损伤等。

（3）生命体征变化，因失血及创伤刺激，可引发呼吸、脉搏加快，颅内感染可致持续高热。

3. 辅助检查

（1）常规检查：头颅 X 线平片可了解骨折情况及异物位置。包括正侧位和需要的切线位照片。

CT 扫描明确脑挫裂伤范围、血肿分布及碎骨片、异物分布、脑积水情况。

（2）其他检查：脑血管造影可检查有无外伤性动脉瘤及动静脉瘘存在。

4. 诊断标准　结合头部致伤因素、开放性创口和影像学查明颅内有无脑损伤、出血、异物或感染。

三、治疗措施

尽早彻底地清创缝合，变开放为闭合。

1. 一般治疗　现场急救、包扎，保持呼吸道通畅，转运途中勿人为处理不当，以免加重创伤。加强护理。

2. 药物治疗　输血补液，纠正休克。抗脑水肿用脱水剂、大剂量糖皮质激素，抗感染，防癫痫，冬眠低温疗法，神经营养药物及支持治疗。

3. 手术治疗

（1）术前准备：查清复合伤，输血补液纠正休克，尽可能采用气管插管全麻。

（2）手术方式：①清创应尽可能在 48 小时内进行。要求清创彻底，逐层清洗伤口，清除血肿、异物、碎裂失活脑组织，修补硬脑膜，放置引流，力争一期愈合。②对于超过清创时间，创面有感染可能者，放置引流，定时更换敷料，待肉芽生长，并于细菌培养阴性时，予二期缝合或植皮。③颞肌下减压术。

（3）常见并发症：颅内感染、脑脊液漏及脑膨出、脑积水、癫痫等。

四、预后评价

开放性颅脑损伤死亡率相对较高。死亡原因主要是伤及脑深部结构，继发颅内血肿；弥漫性脑肿胀；颅内感染和复合伤。因为"开放"，从某种意义上讲也为下一步处置争取了宝贵时间。若早期清创及时、正确、彻底，术后综合处理得当，则预后将会大大改善。

五、最新进展

开放性颅脑损伤可因致伤物不同，伤情轻重有别。处理上力求早期、迅速、正确、全面。查清有无复合伤，纠正休克，在维持生命体征稳定的前提下，严格进行早期清创术，同时加强对脑挫裂伤、脑水肿、感染和后期并发症的处理。

在处理创口内留置的致伤物时，不可轻易拔出，一定要在充分准备，并在直视下通过扩大颅骨创口取出，随之处理伤道，止血，修补脑膜。在处理远离创口的脑深部异物如枪弹时，不可勉强，若患者一般情况差，一次性清创取出可能扩大脑损伤时，可置二期处理。对静脉窦撕裂出血，周边硬膜悬吊压迫；若撕裂较大，可采用补片修补，或采用人造血管移植修复。

在清创术中，既要清除失活组织，又不可去除组织过多、过大，并须为二期整复手术做相应准备。

（高　飞）

第七节　脑干损伤

一、概述

不同的暴力作用点不同，所致脑干损伤部位也不尽相同。原发性脑干损伤占颅脑损伤的 2%～5%，10%～20% 的重型颅脑损伤伴有脑干损伤。病理改变常为挫伤伴点片状出血、水肿，多见于中脑被盖，其次为脑桥和延髓。继发性脑干伤常因颞叶钩回疝使脑干受压，导致出血和缺血改变。MRI 检查确诊率高。脑干伤极为凶险，后果极为严重。

二、诊断思路

1. 病史要点　有脑外伤病史。多以枕后受力、甩鞭样或旋转样损伤易致脑干伤。

2. 查体要点　脑干损伤是指中脑、脑桥及延脑等处的损伤，虽有所谓"典型表现"，但在临床上对脑干损伤作出精确的节段定位有时相当困难，但常见的临床表现如下。

（1）意识障碍：伤后患者立即发生意识障碍。其程度随脑干损伤的部位和轻、重而异，重者立即陷入昏迷，并且持续时间较长，缺乏中间清醒期或中间好转期，轻者尚可保持部分反射或对疼痛刺激有一定的反应。但在脑干一侧的损伤其意识障碍可能不深或不持久，故无持续昏迷的患者，不能否定脑干损伤。

（2）瞳孔和眼球位置异常：因调节瞳孔变化的中枢和调节眼球运动的中枢部位在脑干，所以伤后患者的瞳孔改变与眼球活动障碍非常明显。可表现为双侧瞳孔大小不等并多变，极度缩小，双侧散大，对光反射消失，以及双眼同向凝视，眼球位置固定，两侧眼球分离和眼球震颤。双侧瞳孔缩小（如针尖样）对光反射消失，并伴双眼同向凝视是桥脑损伤的表现。初期双侧瞳孔大小不等，伤侧瞳孔散大，对光反射消失；以后患者出现双侧瞳孔时大时小，交替变化，并出现眼球固定或眼球分离，头眼反射消失，常是中脑损伤的表现。如双侧瞳孔散大、光反射消失，眼球固定，常见于病情晚期。

（3）去大脑强直：去大脑强直发作也称为强直性抽搐，是脑干上部（中脑）损伤的重要体征，典型表现为发作时两上肢伸直、内收和内旋，两下肢挺直，头后仰呈角弓反张状，可为阵发性或持续性强直。去大脑强直是病情危重预后不良的征兆之一，持续时间越长者预后越差，如突然转化为四肢肌张力消失，常是临终征兆。

（4）生命体征变化：脑干损伤后多立即出现呼吸循环功能的改变，以及中枢性高热。呼吸功能的紊乱表现为呼吸浅快，以后出现呼吸节律不规则，甚至呼吸停止，其中以延脑损伤最为显著，常很快发生呼吸停止。循环功能紊乱，早期表现为血压升高，脉搏缓慢有力，呼吸深快，然后逐渐转入衰竭，此时脉搏频速，血压下降，潮式呼吸，最终呼吸、心跳停止。颅脑损伤的患者一般都是先呼吸停止，然后心跳停止。

（5）交叉瘫痪：如脑干一侧损伤后，可引起病变同侧的脑神经麻痹，对侧的中枢性麻痹或传导束型感觉障碍，称为交叉瘫。中脑损伤出现动眼和滑车神经麻痹，对侧偏瘫。桥脑损伤出现外展和面神经、三叉神经、听神经损伤表现和对侧偏瘫。延脑损伤出现舌咽、迷走和副神经、舌下神经麻痹和对侧偏瘫。

3. 辅助检查

（1）CT：原发性损伤见脑干点片出血，脚间池、桥池、四叠体池内出血或受挤压消失。

（2）MRI：可准确显示脑干小出血灶及微小损伤。

（3）诱发电位：应用多方式诱发电位可确定脑干损伤部位。

4. 诊断标准

（1）有严重颅脑外伤、脑干不同受损平面定位表现和 MRI、CT 等辅助检查可确诊。

（2）鉴别诊断：

1）原发性脑干伤与脑挫裂伤或颅内出血的鉴别：有时临床表现较难区分，前者昏迷时间更长，程度更深，腰穿压力多正常，后者明显增高。CT、MRI 检查可明确。

2）脑干伤和原发性动眼神经损伤的鉴别：后者往往神智清楚，无交叉性瘫痪，生命体征稳定，MRI 有助于鉴别。

三、治疗措施

对原发性脑干损伤适宜非手术治疗，具体措施如下。

1. 一般治疗　保持呼吸道通畅，纠正呼吸功能紊乱，可给予机械通气。加强护理及支持治疗，鼻饲营养。

2. 药物治疗　予以冬眠低温疗法以降低代谢，保存残留脑干功能。脱水、大剂量激素冲击试验治疗。促醒药物或神经营养药物治疗。中药可选用醒脑静 40ml 静脉滴注，每日 1 次。防止并发症治疗，如预防性应用抗生素及抗应激反应药物等。

3. 高压氧促醒治疗。

四、预后评价

脑干损伤死亡率极高，死亡率几乎占颅脑损伤死亡率的 1/3，且损伤越接近延髓平面则死亡率越高。但如果度过急性期，则生存可能性大大增加。

五、最新进展

脑干损伤死亡率极高。脑干反射与脑干损害平面有对应关系，如间脑 – 中脑平面以额眼轮匝肌反射为代表；中脑平面以瞳孔对光反射为代表；桥脑平面以角膜反射为代表；延脑平面以眼心反射为特征。通过脑干反射观察用于指导临床，推测预后。脑干诱发电位对定位诊断、预后估计也十分有意义。治疗上多采用综合治疗，精心护理，力争渡过急性期，减少并发症致死因素。目前以高压氧为主的结合多种感觉刺激技术、多种促醒药物的综合治疗措施已使脑干伤预后有了较大改善。

（赵志勇）

第八节　颅内压增高

一、颅内压增高的原因

（一）颅腔狭小

先天或后天颅骨异常都可引起颅腔狭小，使脑组织受压，影响脑的正常发育和生理功能，产生一系列症状和不同程度的颅内压增高。

1. 狭颅症　指婴儿的颅缝一条或几条、部分或完全过早闭合，限制了头颅扩大，导致各种类型颅骨狭小畸形，如舟状头、扁头、尖头等，也称颅缝早闭或颅缝骨化症。多认为是中胚叶发育缺陷引起的先天性发育畸形。患儿除高颅压外，还可有精神衰退、反应迟钝、淡漠、智能低下甚至痴呆，还可有视力障碍、眼球突出、外斜视，常伴有癫痫。

2. 颅底凹陷症　是枕大孔区畸形最常见者，以枕大孔为中心的颅底骨组织内翻，寰椎向颅内陷入，枢椎齿突高出正常水平而进入枕骨大孔，使枕骨大孔前后径缩短和颅后窝缩小。其原因分先天性和后天性，前者多见，有人发现与遗传因素有关。后天者可继发于佝偻病、骨软化症、畸形性骨炎、成骨不全、类风湿关节炎等。

3. 颅骨异常增生症　是一种原因不明的骨纤维增殖性疾病，临床少见，见于儿童及青年。颅骨骨质经破骨细胞作用后，被纤维结缔组织所代替。颅骨增殖发育畸形，一般向颅外突出生长，多无明显症状；如向颅内突入生长，则可导致颅内压增高。

4. 畸形性骨炎　为一种原因不明的慢性进行性骨病，我国少见。如有颅底陷入，可导致颅内压增高症状和颅底孔受压引起的听力障碍、视力减退等颅神经受累症状。

5. 向颅内生长的颅骨肿瘤　包括良性和恶性肿瘤。当肿瘤向颅内生长，体积超过颅腔容积代偿空间，可引起颅内压增高。

6. 外伤性颅骨凹陷性骨折　颅骨凹陷性骨折并非都引起颅内压增高，当广泛性骨折压迫脑组织，或伴有脑损伤而引起脑水肿或出血伴有颅内血肿时，可导致颅内压增高；骨折刺破静脉窦可致大出血；如静脉窦受压影响静脉血回流时，可引起颅内压增高。

（二）脑血流量增加

1. 二氧化碳蓄积和碳酸血症　各种原因引起的二氧化碳蓄积和碳酸血症。

2. 高血压脑病　由于普遍而急剧的脑小动脉痉挛，使毛细血管壁缺血、通透性增高，导致急性脑水肿而致颅内压增高。可见于原发性高血压和恶性继发性高血压，如肾小球肾炎、嗜铬细胞瘤、子痫等。慢性高血压患者虽然血压持续升高，很少发生高血压脑病。

3. 颅内血管性疾病　脑出血、大面积脑梗死、蛛网膜下腔出血、颅内静脉堵塞都可因脑水肿或阻塞脑脊液循环通路或颅内占位而引起颅内压增高。

4. 严重颅脑损伤　颅脑损伤时，脑血流自动调节功能紊乱，主要表现为脑血流量降低；另一方面，由于交感神经系统应激兴奋和脑血管痉挛、缺血、缺氧，损伤局部小动脉呈麻痹状态，导致过度灌注，从而引起脑肿胀，血脑屏障受损害，血管通透性增高，血浆蛋白及水分渗出增加，使脑水肿范围急剧扩展，颅内压增高加重。

（三）颅内占位性病变

由于各种原因所致的颅内血肿、肿瘤、脓肿、肉芽肿及脑寄生虫病所致的颅内占位，占据了不能扩张的有限颅内空间，或占位性病变压迫脑组织，导致脑水肿而引起颅内高压。

1. 脑积水

（1）先天性脑积水：可见于婴幼儿交通性脑积水和梗阻性脑积水，后者见于中脑导水管发育畸形、颅脑脊膜膨出、先天性小脑扁桃体下疝、第四脑室闭锁等。

（2）后天性脑积水：由下列几种因素所致。①梗阻性脑积水：各种原因引起的脑脊液循环通路受阻，包括室间孔、第三脑室、第四脑室、第四脑室正中孔、小脑延髓池等的阻塞。②交通性脑积水：各种原因引起的蛛网膜粘连、外伤性或自发性蛛网膜下腔出血及脑炎都可引起脑积水。③脑脊液吸收障碍：各种静脉窦受压或阻塞，耳源性脑积水等。④脑脊液分泌过多：见于脉络丛乳头状瘤等。⑤血脑屏障破坏，导致组织间液渗出增多。如各种原因所致的脑炎、脑膜炎等。

2. 良性颅内压增高症候群　见于静脉窦阻塞、内分泌失调、血液病、药物反应及代谢性疾病。

（四）脑组织体积增加——脑水肿

脑水肿（Encephaledema）指脑组织液体增加导致脑容积增大，是引起颅内压增高的常见因素。从发病机理和病理方面可将脑水肿分5类：

1. 血管源性脑水肿　由于血脑屏障损害，造成脑毛细血管通透性增加，血浆蛋白和水分外溢，使细胞外液增加，引起细胞外水肿。见于脑挫裂伤、脑肿瘤和炎症性疾病。

2. 细胞毒性脑水肿　由于脑缺血、缺氧，钠、钾、钙离子泵的能源 ATP 很快耗损，泵功能衰竭，细胞内钠、钾、钙离子，氧化物潴留，导致细胞肿胀；没有血管的损害，血脑屏障相对完整。水肿主要在灰白质的细胞内，细胞外间隙不扩大，是细胞内水肿。

3. 渗透性脑水肿　由于低血钠和水中毒等病因使血浆稀释时，血浆内水分由于渗透压改变而进入细胞内，并以白质更为明显。细胞外间隙不扩大，血脑屏障相对完整。脑室内脑脊液形成增加，过多的水分也可进入脑室邻近的白质内。

4. 间质性脑水肿　主要见于脑室周围白质，常与脑积水伴发，故又称脑积水性脑水肿。由于脑室结构的改变，使部分脑脊液溢出，渗进邻近白质内的结果。水肿的程度由脑室压的高低决定。脑室周围白质水肿虽然较重，但由于静水压的作用使白质发生萎缩，其蛋白及类脂质含量也降低，故白质体积不但不增大，反而缩小。

5. 流体静力压性脑水肿　任何因素引起的脑毛细血管动脉端或静脉端的静力压增高，都将导致压力平衡紊乱而产生脑水肿。

临床上同一病因常同时或先后发生不同类型的脑水肿，很少一种类型单独出现，要注意以哪种类型脑水肿为主的问题。脑水肿可在脑组织遭到损害后立即发生，24h 后最为明显，并由病灶区向脑实质区和邻近扩展，如有脑软化和脑内出血，周围的水肿可扩展到整个脑叶。水肿持续时间一般在 3~4 周。

二、颅内压增高的分类

(一) 按病因分类

1. 弥漫性颅内压增高　特点为颅腔内各部位及各分腔之间不存在压力差，因此脑组织及中线结构没有明显移位。多见于弥漫性脑膜炎，弥漫性脑水肿，交通性脑积水等，患者压力解除后神经功能恢复较快。

2. 局限性颅内压增高　特点为病变部位压力首先增高，使附近脑组织移位，并可导致脑室、脑干及中线结构移位，见于各种占位病变，如肿瘤、脓肿、血肿、囊肿、肉芽肿等。由于脑组织受压较久，局部的血管长期处于张力消失状态，血管壁肌层失去了正常的舒缩能力，血脑屏障破坏，血管壁通透性增加并有渗出，甚至发生脑实质的出血和水肿，即使压力解除，神经功能在短期内仍不易恢复。

(二) 按发生速度分类

1. 急性颅内压增高　常见于急性颅内出血，重型脑挫伤，神经系统急性炎症和中毒等。特点为剧烈头痛、烦躁、频繁呕吐、意识障碍、癫痫发作；如脑干网状结构受刺激或损害时，则出现间歇性或持续性肢体强直，生命体征变化较明显。眼底可见小动脉痉挛，视盘水肿多不明显或较轻，但部分急性颅内血肿患者，可于短时间内出现视盘水肿、出血等。

2. 慢性颅内压增高　常见于发展缓慢的颅内局限性病变，如肿瘤、肉芽肿、囊肿、脓肿等。主要有以下几种临床表现。

(1) 头痛：特点为持续性钝痛，伴阵发性加剧，因咳嗽、打喷嚏等动作而加重。颅压增高时头痛可能是由于刺激颅内敏感结构，如脑膜、血管和颅神经受牵拉或挤压所致。临床上应注意与神经血管性头痛相鉴别，该类头痛为阵发性、双颞或前额部痛，缓解期完全正常。

(2) 恶心呕吐：特点为多发生于晨起头痛加重时，典型表现为与饮食无关的喷射性呕吐，吐后头痛略减轻，呕吐原因是高颅压刺激迷走神经核团或其神经根引起。

(3) 视盘水肿及视力障碍：特点为颅内压增高早期，先出现视网膜静脉回流受阻，静脉瘀血，继而出现视盘周围渗出、水肿、出血，甚至隆起，早期一般视力正常，晚期则出现继发性视神经萎缩，视力明显障碍，视野向心性缩小，最后导致不可逆性失明。因此早期及时处理颅内高压对保存视力是很重要的。婴幼儿很少发生视盘水肿。

(4) 其他症状：外展神经麻痹、复视、黑矇、头晕、耳鸣、猝倒、精神迟钝、智能减退、记忆力下降、情感淡漠或欣快等。

(5) 晚期表现：颅内压增高晚期则出现生命体征改变，最后因呼吸循环衰竭而死亡。

三、颅内压增高分期和临床表现

由于颅内压增高过程各阶段病理生理改变和临床表现各有其特点，可分为代偿期、早期、高峰期和晚期。

1. 代偿期　颅内病变已经形成，所占体积不超过颅腔固有的 8%~10% 的容积限度，颅内压通过自动调节仍可保持正常范围，临床上不会出现颅内压增高的症状和体征。此期经过的时间长短取决于病变性质、部位和发展速度等因素。

2. 早期　病变继续发展超过颅腔的代偿容积，逐渐出现颅内压增高表现。此期脑血管自动调节反应和全身血管加压反应均保持良好，但脑组织已有缺血、缺氧和脑血流量减少，血管管径也有明显改变，出现头痛、恶心、呕吐、视盘水肿表现。如为急性颅内压增高还可出现血压升高、脉搏变慢、呼吸节律变慢、呼吸幅度加深等库欣氏反应。此期如能解除病因则脑功能可恢复。

3. 高峰期　病变发展到较严重阶段，脑组织严重缺血、缺氧，临床上有意识障碍，此期脑血管自动调节反应丧失，主要靠全身性血管加压反应，如不采取有效措施，则迅速出现脑干功能衰竭。

4. 晚期　病情发展到濒危阶段，临床表现为深昏迷，一切反应和生理反射均消失，双瞳孔散大、固定、去脑强直、血压下降、心跳快弱、呼吸浅速或不规则甚至停止，最后可达脑死亡，此期虽经抢救但多难以挽救生命。

四、良性颅高压综合征

仅有慢性颅内压增高症状，无其他神经系统阳性体征，影像学及脑脊液检查均正常，称为良性颅内压增高（Benign intracranial hypertension）。常见的病因和病机如下：

1. 脑脊液吸收障碍　正常脑脊液吸收主要通过蛛网膜绒毛微小管系统，直接进入静脉窦而被吸收。当静脉窦发生梗阻性病变时，则静脉压超过脑脊液压力，绒毛膜微小管系统发生闭塞，影响了脑脊液的再吸收，而引起颅内压增高。如各种原因引起的静脉窦血栓形成，外伤等原因引起的颅外大静脉闭塞等。

2. 内分泌功能失调　主要见于肾上腺皮质功能不全，甲状腺功能不全的患者，如 Adison 病，长期皮质激素治疗而突然减药或停药。良性颅内高压较常见于肥胖青年女性，这类患者尿中 17 - 羟类固醇和 17 - 酮类固醇排出增多，血液中被结合而无活性的皮质醇多于游离的皮质醇，故机体需要仍不足。另外肥胖的青春前期女孩、月经初期、早期妊娠及口服避孕药而发生颅内压增高者亦较多见，可能是由于这些患者雌激素分泌（或摄入）过多，抑制糖皮质激素分泌所致；皮质激素不足可损害脑细胞膜功能而发生脑水肿及颅内压增高。过多的雌激素还可降低血管平滑肌的张力，而引起脑血管扩张、瘀血，成为颅内高压因素之一。

3. 维生素 A 缺乏　可能因缺乏维生素 A 导致脑脊液分泌增多，引起颅内高压。一次或短时间内服用大量维生素 A 或慢性维生素 A 中毒可引起急性颅压增高。

4. 药物　过量服用某些药物也可引起颅内压增高。常见的有四环素、二苯胺类、庆大霉素、萘啶酸。

5. 其他　急性多发性神经炎及脊髓瘤等，可因脑脊液蛋白含量增多而阻塞蛛网膜颗粒，引起脑脊液吸收障碍，结果导致颅内压增高。缺铁性贫血，其他药物中毒等都可导致脑血流量调节障碍。血脑屏障功能失调或脑脊液产生和吸收障碍等引起脑水肿，造成颅内压增高。

五、颅内压增高的处理

在颅内压增高的过程中，常有某些恶性循环因素的存在，促使病情迅速恶化，例如颅内占位性病变压迫邻近静脉，产生脑局部瘀血、缺氧引起脑组织水肿，或因阻塞脑脊液循环通路引起脑积水，使颅内压增高。又由于脑水肿、脑积水、脑移位，造成静脉系统受压迫的范围扩大，使脑水肿更广泛，脑脊液回流也更为减少。颅内压严重增高时可引起脑疝，脑疝可加重脑脊液和脑血循环的障碍，结果颅内压更高，反过来又促使脑疝更加严重。在严重的颅内压增高过程中，呼吸常受到抑制，造成脑组织缺氧和碳酸增多，可继发脑血管扩张和脑水肿，导致颅内压更加增高，使脑血流量减少，进一步使呼吸抑制和脑缺氧加剧。上述恶性循环因素多出现于急、慢性颅内压增高后期，若处理不及时，将造成严重后果甚至死亡。

（一）颅内压增高的处理原则

颅内压增高是许多疾病共有的综合征，最根本的治疗是病因治疗。对于外伤、炎症、脑缺血缺氧等原因引起的脑水肿，应首先用非手术治疗，包括给氧、抗生素、高渗降压药物等；对颅内占位性病变应切除病灶；由于脑脊液通路受阻而形成梗阻性脑积水者，应做脑脊液分流手术。但颅内压增高患者往往情况紧急，来不及病因治疗，应先对症处理，以争取病因治疗的机会。

（二）一般对症处理

（1）密切观察生命体征变化，从而判断病情变化，以便及时处理。

（2）动态颅内压监护，指导降压治疗。

（3）清醒患者给普通饮食，昏迷患者给鼻饲流质饮食；频繁呕吐者应暂禁食，以防吸入性肺炎；每日给予液体量不超过 1500ml，尿量应维持在 600ml 以上。输液不宜过多，以免增加脑水肿加重颅内压增高。

（4）及时处理促使颅内压进一步增高的一些因素，对已有意识障碍者，注意呼吸道是否通畅，对痰多难以咳出者，及时做气管切开；有尿潴留者及时导尿，大便秘结者用开塞露或缓泻剂。

（三）降低颅内压的药物治疗

脱水治疗是降低颅内压的主要方法，可以减轻脑水肿、缩小脑体积，改善脑供血和供氧情况，防止和阻断颅内压恶性循环的形成和发展，尤其在脑疝前期或已发生脑疝时，正确应用脱水剂常是抢救成败的关键。常用脱水剂有渗透性脱水药和利尿药两大类，激素也用于治疗脑水肿，但目前不主张常规应用。

1. 渗透性脱水药物

（1）药理作用：高渗性脱水药物进入机体后一般不被代谢，又不易从毛细血管进入组织，可使血浆渗透压迅速提高。由于血脑屏障作用，药物在血液中不能迅速转入脑及脑脊液中，在血液与脑组织内形成渗透压梯度，使水肿脑组织的水分移向血浆，再经肾脏排出体外而产生脱水作用。另外，血浆渗透压增高还能增加血容量，同时增加肾血流量，导致肾小球滤过率增加。因药物在肾小管中几乎不被重吸收，因而增加肾小管内渗透压，从而抑制水分及部分电解质的回收而产生利尿作用，故可减轻脑水肿，降低颅内压。

（2）常用药物。

1）甘露醇（Mannitol）：口服不吸收，静注后 20min 起效，2~3h 作用达高峰，可降低颅内压 40%~60%，作用维持 6~8h，在体内不被代谢，以原形经肾排出。用后无明显"反跳现象"，为治疗脑水肿的首选药物。用药：静脉滴注或静脉推注，每次按 122g/kg 体重计算，一般用 20% 甘露醇 125~250ml，于 0.5~1h 内滴完，每 4~6h 可重复给药。使用过程中应使血浆渗透压控制在 310～320mOsm/L 以内。主要不良反应包括一过性头痛、眩晕、视力模糊等，大量久用可引起肾小管损害，肾功能受损，活动性脑出血。肺水肿及脱水或有明显心力衰竭者忌用。

2）山梨醇（Sorbitol）：为甘露醇的同分异构体，作用、用途及不良反应等均与甘露醇相似。但因本品在体内部分转化为糖原而失去高渗作用，因此脱水作用较甘露醇弱，可降低颅内压 30%～40%。因其溶解度较大，可制成较高浓度的溶液，且价廉，因此临床上可作为甘露醇的代用品。

3）甘油（Glycerin）：目前临床多用甘油盐水，优点是不引起水和电解质紊乱，降颅内压作用迅速而持久，无"反跳现象"，可供给热量，能改善脑血流量和脑代谢；无毒性，无严重不良反应。用法：静脉滴注按每日 0.7～1.2g/kg 体重计算，以 10% 甘油盐水静脉滴注，成人约 250ml，1 日 2 次。口服给予 50% 甘油盐水溶液，每隔 6～8h 一次。不良反应：轻度头痛、眩晕、恶心、血压升高等，高浓度（30% 以上）静脉滴注，可产生静脉炎或引起溶血、血红蛋白尿等，故注射速度不宜太快。

4）葡萄糖（Glucose）：高渗葡萄糖有脱水和利尿作用。因葡萄糖易分散到组织中，且在体内易被氧化代谢，使血浆渗透压增高不多，故脱水作用较弱，降颅内压作用小于 30%。但因高渗葡萄糖作用快，注射后 15min 起效，维持时间约 1h，在体内还可提供热量且具有解毒作用，又无明显不良反应，因此临床上也用于脑水肿等以降低颅内压。但葡萄糖可通过血脑屏障，有"反跳现象"，目前也不主张常规用于降颅压治疗。用法：静注，50% 葡萄糖溶液 40～60ml，4～6h 静注 1 次，与甘露醇或山梨醇交替使用可提高疗效。

5）人血白蛋白（Human seroal humin）：为胶体性脱水剂。白蛋白具有很强的亲水活性，血浆中 70% 的胶体渗透压由其维持，其维持渗透压的功能相当于全血浆的 5 倍，此外还能补充白蛋白的不足。但因价格昂贵，多用于脑水肿伴低蛋白血症者。用法：静脉注射 25% 人血白蛋白溶液 60～80ml，亦可用 5%～10% 葡萄糖溶液稀释至 5% 的溶液缓慢静脉滴注。

6）冻干人血浆（Human plasma dried）：可增加血容量、血浆蛋白和维持血浆胶体渗透压。主要用于脑水肿合并体液大量丢失伴休克者。用法：每次给予 1 个剂量（相当于 400ml 全血），用前以 0.1% 枸橼酸溶液，无菌注射用水或 5% 葡萄糖溶液稀释至 200ml，过滤后静脉滴注。

2. 利尿脱水药物

（1）药理作用：可抑制肾小管对氯和钠离子的再吸收，随着这些离子和水分的大量排出体外而产生利尿作用，导致血液浓缩，渗透压增高，从而间接使脑组织脱水，颅内压降低。其利尿作用较强，但脱水作用不及甘露醇，降颅压作用较弱，且易引起电解质紊乱，需与渗透性脱水剂同时使用，可增加脱水作用并减少脱水剂的用量。

（2）常用药物。

1）呋塞米（速尿，Furosemide）：为速效强效利尿剂。静脉注射后 2～5min 起效，0.5～1h 发挥最大效力，作用持续 4～6h。用法：缓慢静脉推注或加入小壶中，每次 20～40mg，一日量视需要可增至 120mg。不良反应相对少，除电解质及代谢紊乱外，可产生耳毒变态反应，细胞外液容量下降可产生高尿酸血症及高血糖。类似的药物还有依他尼酸钠、丁尿酸氢氯噻嗪、氨苯喋啶，但临床不常用于脱水治疗。

2）乙酰唑胺（醋唑磺胺，Acetazolamide，Diamox）：为碳酸酐酶抑制剂，利尿作用不强，但可抑制脑脉络丛的碳酸酐酶，使 H^+ 和 HCO_3^- 生成减少，从而抑制脑脊液的生成，达到降低颅内压目的，适用于脑脊液分泌过多的慢性颅内压增高者。口服 30min 起效，2h 达作用高峰，可持续 12h。用法：口服每次 0.25~0.5 g，一日 2~3 次。久用可引起低钾血症和代谢性酸中毒。

3. 激素治疗

（1）药理作用：肾上腺皮质激素可减轻组织渗出和组织水肿，可用于预防和治疗脑水肿。其作用机理可能是多方面的，可改善和调整血—脑屏障功能，降低血管通透性，改善微循环，减少不适当的脑灌流，有利于脑血管的自身调节。对血管源性脑水肿疗效较好，对神经组织损害较少的脑水肿，如脑瘤或脑脓肿及脑囊虫病周围的脑水肿，效果也较明显。对于脑血管病引起的脑水肿目前不主张应用激素治疗。糖皮质激素也可能有减少脑脊液生成作用。其中地塞米松降颅内压作用较强，水钠潴留的不良反应较弱，为该类药物的首选药物。

（2）常用药物：地塞米松（Dexamethasone）20~40mg 加 250ml 5% 葡萄糖或生理盐水静脉滴注，好转后减量。

4. 其他降颅内压药物　以往认为巴比妥类药、山莨菪碱、氨茶碱都有减轻脑水肿作用，但目前临床不用于降颅内压治疗，目前临床常用药物为甘露醇、甘油盐水、利尿剂和激素，其剂量视病情而定。

（赵志勇）

第九节　急性脑疝

一、概述

颅内某分腔占位性病变或弥漫性脑肿胀，使颅内局部或整体压力增高，形成压强差，造成脑组织移位、嵌顿，导致脑组织、血管及脑神经受压，产生一系列危急的临床综合征，称为脑疝（Brainhernia）。简而言之，脑组织被挤压突入异常部位谓之脑疝。

二、脑疝的分类及命名

颅内硬脑膜间隙及孔道较多，因而脑疝可以发生的部位也较多，目前尚无统一命名。按照颅脑的解剖部位，临床工作中较多见的脑疝有 4 类。

1. 小脑幕孔疝

（1）小脑幕孔下降疝：最常见，小脑幕上压力高于幕下压力时所引起。多见于幕上占位性病变。但幕下病变引起梗阻性脑积水，导致脑室系统幕上部位（侧脑室及三脑室）明显扩张时，亦可出现小脑幕上压力高于幕下。靠近幕孔区的幕上结构（海马回、钩回等）随大脑、脑干下移而被挤入小脑幕孔。

由于幕孔区发生疝的部位不同，受累的脑池和突入的脑组织也不同，故此类脑疝又分为三种：①脚间池疝（颞叶钩回疝）。②环池疝（海马回疝）。③四叠体池（大脑大静脉池）疝；以上几种脑疝以脚间池疝较多见。

（2）小脑幕孔上升疝：此病为颅后凹占位性病变引起，并多与枕骨大孔疝同时存在。其症状和预后较钩回疝更为严重。

2. 枕骨大孔疝　是由于小脑扁桃体被挤入枕骨大孔及椎管内，故又称为小脑扁桃体疝。

3. 大脑镰下疝　疝出脑组织为扣带回，它被挤入大脑镰下的间隙，故又称为扣带回疝。

4. 蝶骨嵴疝　额叶后下部被推挤进入颅中窝，甚至挤入眶上裂、突入眶内。

三、脑疝的分期

根据脑疝病程发展规律，在临床上可分为 3 期。

1. 脑疝前驱期（初期）　指脑疝即将形成前的阶段。主要症状是：患者突然发生或逐渐发生意识障碍。剧烈头痛，烦躁不安，频繁呕吐以及轻度呼吸深而快脉搏增快，血压增高，体温上升等。以上症状是由于颅压增高使脑缺氧程度突然加重所致。

2. 脑疝代偿期（中期）　指脑疝已经形成，脑干受压迫，但机体尚能通过一系列调节作用代偿，勉强维持生命的阶段。此期全脑损害引起症状为昏迷加深，呼吸深而慢，缓脉，血压、体温升高等。另外由于脑干受压，局灶性体征可有一侧瞳孔散大，偏瘫或锥体束征出现等。

3. 脑疝衰竭期（晚期）　由于脑疝压迫，脑干功能衰竭，代偿功能耗尽。主要表现深度昏迷，呼吸不规律，血压急速波动并逐渐下降，瞳孔两侧散大而固定，体温下降，四肢肌张力消失。如不积极抢救，终因脑干功能衰竭死亡。

脑疝各期持续时间长短和临床表现的特点，取决于导致脑疝的原发病灶性质、部位和脑疝发生类型等因素。例如急性颅脑损伤后所致脑疝，病程短促，多数一天之内即结束全部病程。而某些诱因（如腰穿）造成的急性枕骨大孔疝，往往呼吸突然停止而死亡，就无法对病程进行分期。

四、脑疝的临床表现

（一）小脑幕孔疝的临床表现

1. 意识障碍　患者在颅压增高的基础上，突然出现脑疝前驱期症状（即烦躁不安，呕吐，剧烈头痛，呼吸深快，血压升高等），以后意识模糊，逐渐昏迷。但也可昏迷突然出现。昏迷往往逐渐加深，至脑疝衰竭期进入深昏迷。因此颅压增高病变患者突然发生昏迷或昏迷逐渐加重，应当认为是脑疝的危险信号。脑疝出现昏迷的原因，一般认为是由于颅压增高时脑缺氧，加以位于中脑部位的网状结构受脑疝的压迫，尤其中脑背盖部缺氧、出血，使中脑—间脑上升性网状结构受到损害所致。

从解剖关系来看，小脑幕孔疝较早出现意识障碍，是因为易影响网状结构上行激活系统所致。相反，枕骨大孔疝尤其是慢性枕骨大孔疝发生意识障碍往往不明显或出现较晚。

2. 生命体征的改变

（1）脑疝前驱期：呼吸深快，脉搏频数，血压升高。

（2）脑疝代偿期：呼吸深慢，脉搏缓慢，血压高。

（3）脑疝衰竭期：呼吸抑制，不规则，脉搏细弱，血压急速波动至衰竭。

以上表现是由于脑疝初期因颅压增高，脑血循环障碍，脑缺氧，血中二氧化碳蓄积，兴奋呼吸中枢，呼吸变深变快。血压升高，从而代偿脑组织对血液和氧气需要量。至脑疝代偿期，颅压增高及脑缺氧严重，使呼吸和心血管中枢再加强其调节作用来克服脑缺氧，血压更加增高，甚至收缩压可超过 200mmHg 以上，同时脉搏缓慢有力。这种缓脉的出现是由于血压骤然升高，通过心跳抑制中枢反射作用使心搏变慢的结果。也有人认为这是由于迷走神经受到刺激所致。脑疝衰竭，因呼吸和心血管中枢受到严重损害，失去调节作用，从而使呼吸变慢，血压下降，脉搏细弱和不规则；甚至呼吸停止，循环衰竭。一般为呼吸首先停止，而心跳和血压仍可维持一段时间。呼吸首先停止的原因，是因为呼吸中枢较心血管中枢敏感，易于衰竭，或因为延髓内呼吸中枢位置低于心血管中枢，枕骨大孔疝时呼吸中枢易先受压，所以呼吸最先停止。呼吸停止而心跳继续维持的原因可能与心脏的自动节律有关，因为此时有试验证明心血管中枢调节作用已经完全丧失。

脑疝时体温升高主要是由于位于视丘下部的体温调节中枢受损害，交感神经麻痹，汗腺停止排汗，小血管麻痹；使体内热量不能发散，加上脑疝时肌肉痉挛和去脑强直产热过多，使体温升高。

3. 眼部症状　脑疝时首先是脑疝侧瞳孔缩小，但时间不长，易被忽略；以后病变侧瞳孔逐渐散大，光反射减弱，而出现两侧瞳孔不等大现象；最后脑疝衰竭期双侧瞳孔全部散大，直接和间接光反应消失。在病变瞳孔出现变化的前后，可出现眼肌麻痹，最后眼球固定。

小脑幕孔下降疝时眼部症状主要是由于同侧动眼神经的损害所致。动眼神经是一种混合神经，其中包含有两种不同作用的神经纤维，一种是副交感神经纤维支配缩瞳肌和睫状肌；另一种是运动神经纤维，支配除上斜肌及外直肌以外的其余眼外肌。钩回疝时，瞳孔首先发生改变的原因有人认为副交感神经纤维分布在动眼神经的上部，当脑干向内向下移位时，使大脑后动脉压迫动眼神经，最初仅仅是副交感神经受到刺激，所以瞳孔缩小（刺激现象），以后因神经麻痹而致瞳孔散大，支配眼外肌的运动神经纤维直径细并且对损伤敏感，所以脑疝发生首先出现瞳孔改变。但以上仍然难以解释临床上各种复杂现象，其原理有待于进一步研究。

4. 对侧肢体瘫痪或锥体束损伤　由于颞叶钩回疝压迫同侧大脑脚，损伤平面在延髓锥体束交叉以上，使支配对侧肢体的锥体束受到损伤。依据压迫程度不同可以出现不同程度对侧肢体偏瘫或轻偏瘫或锥体束征阳性。

少数病例也有出现同侧肢体偏瘫及锥体束征者，这可能是由于海马回及钩回疝入小脑幕孔内将脑干挤向对侧，使对侧大脑脚在小脑幕切迹游离缘上挤压较重所致。极个别情况，属于解剖变异，锥体束纤维可能未行交叉而下降。小脑幕疝时出现的病变同侧动眼神经麻痹及对侧肢体偏瘫，即形成交叉性瘫痪。这是中脑受损的典型定位体征（Weber综合征）。

5. 去大脑强直　脑疝衰竭期，患者表现为双侧肢体瘫痪或间歇性或持续性四肢伸直性强直。往往同时伴有深昏迷，瞳孔两侧极度散大，呼吸不规则，高热等生命体征危重变化。去大脑强直这是由于脑疝挤压，在脑干红核及前庭核之间形成横贯性损伤，破坏了脑干网状结构下行抑制系统的结果。其四肢伸直性强直与去大脑皮层后上肢屈曲，下肢伸直性强直不同，后者的损伤部位是两侧大脑皮层或两侧内囊损害。

去大脑强直是病情危重，预后不良的表现之一。持续时间越长，预后越差。至脑疝晚期肌张力完全丧失，常为临近死亡征兆。

（二）枕骨大孔疝的临床症状

1. 枕颈部疼痛及颈肌强直　慢性枕骨大孔疝时，除有颅压增高症状外，常因小脑扁桃体下疝至颈椎管内，上颈脊神经根受到压迫和刺激，引起枕颈部疼痛及颈肌强直以至强迫头位。慢性枕骨大孔疝，有时因某一诱因（如用力咳嗽，腰穿放出大量脑脊液或过度搬运头部等）而引起脑疝急剧恶化，出现延髓危象甚至死亡。

2. 呼吸受抑制现象　由于小脑扁桃体对延髓呼吸中枢的压迫，表现为呼吸抑制，呼吸缓慢或不规则，患者此时往往神志清楚但烦躁不安。脑疝晚期，呼吸首先停止。

3. 瞳孔　由于枕大孔疝不直接影响动眼神经，所以不出现动眼神经受压症状。但这种脑疝发生时，初期常为对称性瞳孔缩小，继而散大，光反射由迟钝变成消失。这是由于急性脑缺氧损害动眼神经核的结果。

4. 锥体束征　枕骨大孔疝时，由于延髓受压，可以出现双侧锥体束征。一般由于小脑同时受累，故肌张力和深反射一并消失，锥体束征也可以不出现。而常表现为四肢肌张力减低。

5. 其他　生命体征改变及急性颅压增高表现同小脑幕孔疝。

五、诊　断

1. 病史及临床体征　注意询问是否有颅压增高症的病史或由慢性脑疝转为急性脑疝的诱因。颅压增高症患者神志突然昏迷或出现瞳孔不等大，应考虑为脑疝。颅压增高患者呼吸突然停止或腰穿后出现危象，应考虑可能为枕骨大孔疝。

诊断小脑幕孔疝的瞳孔改变应注意下列各种情况：

（1）患者是否应用过散瞳或缩瞳剂，是否有白内障等疾病。

（2）脑疝患者如两侧瞳孔均已散大，不仅检查瞳孔，尚可以检查两眼睑提肌肌张力是否有差异，肌张力降低的一侧，往往提示为动眼神经首先受累的一侧，常为病变侧。当然也可对照检查肢体肌张力，锥体束征及偏瘫情况以确定定位体征。

（3）脑疝患者两侧瞳孔散大，如经脱水剂治疗和改善脑缺氧后，瞳孔改变为一侧缩小，一侧仍散大，则散大侧常为动眼神经受损侧，可提示为病变侧。

（4）脑疝患者，如瞳孔不等大，假使瞳孔较大侧光反应灵敏，眼外肌无麻痹现象，而瞳孔较小侧睑提肌肌张力低，这种情况往往提示瞳孔较小侧为病侧。这是由于病侧动眼神经的副交感神经纤维受刺激而引起的改变。

体检时如仅凭瞳孔散大一侧定为病变侧，而忽略眼外肌改变及其他有关体征即进行手术检查，则有时会发生定侧错误，因此应当提高警惕。

脑外伤后即刻发生一侧瞳孔散大，应考虑到是原发性动眼神经损伤。应鉴别为眶尖或眼球损伤所致。

2. 腰椎穿刺　脑疝患者应禁止腰穿。即使有时腰穿所测椎管内压力不高，也并不能代表颅内压力，由于小脑扁桃体疝可以梗阻颅内及椎管内的脑脊液循环。

3. X线检查　颅、胃平片（正侧位）。注意观察松果体钙化斑有无侧移位，及压低或抬高征象。

4. 头颅超声检查　了解是否有脑中线波移位或侧脑室扩大。以确定幕上占位性病变侧别。个别病例可见肿瘤或血肿之病理波。

5. 脑血管造影术　颞叶钩回疝时除表现有幕上大脑半球占位性病变的特点之外，还可见大脑后动脉及脉络膜前动脉向内移位。小脑幕孔上升疝时相反。慢性小脑扁桃体疝时，气脑造影往往气体不能进入第四脑室内而积存在椎管中，有时可以显示出扁桃体的阴影。

6. CT 扫描检查　小脑幕孔疝时可见基底池（鞍上池）、环池、四叠体池变形或消失。下疝时可见中线明显不对称和移位。

7. MRI 检查　可观察脑疝时脑池变形、消失情况，清晰度高的 MRI 可直接观察到脑内结构如钩回、海马回、间脑、脑干及小脑扁桃体。

六、治疗

（一）急救措施

脑疝发生后患者病情突然恶化，医务人员必须正确、迅速、果断地奋力抢救。其急救措施，首先应当降低颅内压力。

1. 脱水降颅压疗法　由于脑水肿是构成脑疝恶性病理循环的一个重要环节，因此控制脑水肿发生和发展是降低颅压的关键之一。颅内占位性病变所导致的脑疝，也需要首先应用脱水药物降低颅压，为手术治疗争得一定时间，为开颅手术创造有利条件。因此在脑疝紧急情况下，应首先选用强力脱水剂由静脉快速推入或滴入。

高渗透性脱水药物是由于静脉快速大量注射高渗药物溶液，使血液内渗透压增高，由于血脑屏障作用，该种大分子药物不易进入脑及脑脊液内，在一定时间内，血液与脑组织之间形成渗透压差，从而使脑组织及脑脊液的水分被吸收入血液内，这部分水分再经肾脏排出体外，因而使脑组织脱水。同时因血液渗透压增高及血管反射功能，抑制脉络丛的滤过和分泌功能，脑脊液量减少，使颅内压力降低。此类药物如：高渗盐水溶液、甘露醇、高渗葡萄糖溶液等。

利尿性药物的作用是通过增加肾小球的过滤和抑制肾小管的再吸收，尿量排出增加，使全身组织脱水，从而降低颅压。此类药物如依他尼酸钠、呋塞米、乙酰唑胺（Diamox），氢氯噻嗪等。

脱水降颅压疗法的并发症：长时间应用强力脱水药物，可引起机体水和电解质的紊乱，如低钾和酸中毒等现象。颅脑损伤和颅内血肿患者，脱水降颅压疗法可以使这类患者病情延误或使颅内出血加剧。因此在颅脑损伤患者无紧急病情时，一般伤后 12h 内不用脱水药物而严密观察。脱水疗法可能导致肾功能损害。心血管功能不全者，可能引起心力衰竭。

应用脱水降颅压疗法的注意事项：①高渗溶液的剂量和注入的速度直接影响脱水降颅压的效果：一般用量越大，颅压下降越明显，持续时间越长；注入速度越快，降颅压效果越好。②高渗溶液内加入氨茶碱 250mg 或激素（氢化可的松 100～200mg）可增强降颅压效果。③在严重脑水肿和颅压增高发生脑疝的紧急情况下，应当把 20% 甘露醇作为首选药物，足量快速静脉推入或滴入，为进一步检查和治疗做好准备，但应注意纠正水电解质的紊乱。

2. 快速细孔钻颅脑室体外持续引流术　颅内占位性病变尤其是颅后窝或中线部位肿瘤，室间孔或导水管梗阻时，即出现脑室扩大。在引起脑疝危象时，可以迅速行快速细孔钻颅，穿刺脑室放液以达到减压抢救目的。应用脱水药未达到治疗效果者行脑室穿刺放液，脑室体外引流常常可以奏效。婴幼儿患者，也可以行前囟穿刺脑室放液。对于幕上大脑半球占位性病变所致小脑幕孔疝时不适宜行脑室引流，这类引流可加重脑移位。

（二）去除病因的治疗

对已形成脑疝的病例，及时清除原发病灶是最根本的治疗方法。一般在脑疝代偿期或前驱期，清除原发病灶后，脑疝大多可以自行复位。但在脑疝衰竭期，清除原发病灶外，对某些病例还需要处理脑疝局部病变。处理脑疝局部的方法为：

1. 小脑幕孔疝　切开小脑幕游离缘，使幕孔扩大，以解除"绞窄"，或直接将疝出脑组织还纳复位。有时在清除原发病灶颅压降低情况下，刺激患者的气管，引起咳嗽，以帮助脑疝还纳。

2. 枕骨大孔疝　清除原发病灶外，还应将枕骨大孔后缘，寰椎后弓椎板切除，并剪开寰枕筋膜，以充分减压，解除绞窄并使疝下的脑组织易于复位或者直接将疝出的小脑扁桃体予以切除以解除压迫。

由巨大脑脓肿、慢性硬脑膜下血肿引起的脑疝，可以先行体外引流以降低颅压，待患者情况稳定后再考虑开颅手术。

（三）减压手术

原发病灶清除后，为了进一步减低颅压，防止术后脑水肿，或者原发病灶无法清除，则常常需要进行减压手术。减压术的目的，是为了减低颅压和减轻脑疝对脑干的压迫。常做的减压术为：

（1）颞肌下减压术。

（2）枕肌下减压术。

（3）内减压术。

前二者减压时，切除之骨窗应够大，硬脑膜切开要充分，以达到减压之目的，后者应切除"哑区"之脑组织。对于颅内压很高的颅脑损伤合并血肿者，还可以考虑大骨片减压或双额叶切除减压等。

（四）椎管内加压注射脑疝还纳术

当颅后窝或中线部位占位性病变，突然发生脑疝以致呼吸停止的紧急情况下，一方面行人工呼吸及快速细孔钻颅，脑室体外引流并应用脱水降颅压疗法。一方面注射呼吸兴奋药物，若此时患者呼吸仍不恢复，为使疝出之小脑扁桃体复位还纳至颅内，减少对延髓的压迫和牵拉，在颅压降低的前提下，作腰椎穿刺椎管内快速注射生理盐水 50~100ml，使椎管压力升高，将疝出之小脑扁桃体推回颅内。推入液体同时，可见到脑室体外引流管的液体快速流出，有时可收到一定效果。

（五）其他治疗

脑疝形成的患者，无论其原发疾病性质如何，均处于十分紧急危险状态。因此在以上治疗或手术前后均应注意其他各方面的治疗。其中包括支持疗法；氧气吸入及保持呼吸道通畅，如气管切开术；促进中枢神经系统代谢药物治疗，如应用三磷腺苷、辅酶A、细胞色素C、核苷酸等以促进细胞代谢消除脑肿胀。其他药物如激素治疗及促进中枢神经系统兴奋和清醒的药物，如甲氯芬酯、乙胺硫脲等亦可应用。

在抢救脑疝过程中，无论是否手术，或手术前后，应注意纠正水电解质紊乱，合理应用降颅压、抗感染、解除脑缺氧（如吸氧及高压氧舱等）等各项措施，从而对脑疝患者进行积极正确有效的抢救。

（张海泉）

第十节　头伤并发症

颅脑损伤无论开放性或闭合性均可引起一系列并发症，这些并发症既可能是颅内的、也可能是颅外的，或颅内外同时并存。事实证明，颅脑损伤患者，一旦出现颅内外并发症，其病程预后均会受到明显影响。因此，了解这些并发症的发生原因、临床表现以及对整个病程及预后影响，无疑对预防及诊治颅内外并发症，提高颅脑损伤患者的生存率降低死亡率，将会有极大裨益。现将颅脑损伤患者常见的颅内外并发症分述如下：

（一）颅内并发症（intracranial complications）

本节所讨论的颅内并发症不包括颅脑损伤本身所产生的直接后果，如血管损伤、脑神经损伤、颅底骨折所致之脑脊液漏等，而仅涉及由于处理不当所引起的手术区再出血、脑脊液漏、颅内感染等并发症。这些颅内并发症包括：

1. 颅内出血（intracranial hemorrhage）　系指术后发生于原手术区脑实质内的血液再积聚，所形成的脑内血肿。而发生在远离手术区脑内新的出血不应视为并发症。

术后手术区脑实质内发生再出血，临床上并不鲜见。其特点是颅脑损伤患者的手术治疗后病情曾一度好转，但由于手术区脑内复发血肿，患者可在术后再次出现颅压增高表现术后已清醒的患者又有意识障碍，或原已处于昏迷的患者，意识障碍加深，同时伴有神经系统受损征象，如瞳孔散大，肢体活动障碍，直至出现典型脑疝表现。意识障碍出现的快慢以及深浅程度、神经系统受损的轻重，取决于再出血的速度及出血量的多少。术后手术区脑内复发血肿的原因是多方面的：①手术操作粗暴：由于颅脑结构的特殊性以及丰富的血循环，尤其是脑组织对干燥、机械、物理、化学刺激的反应常极为强烈，操作不当不仅招致术中过多的失血、加剧脑组织水肿肿胀反应也为术后再出血留下了隐患；②创腔止血不彻底，未完全清除已废损脑组织。特别在手术进行过程中血压偏低，术中看来似乎已控制了的出血，术后由于血压回升，或因麻醉苏醒、躁动、呛咳、呕吐及体位不当，或术后由于脑水肿反应等因素引起颅压增高时，均易诱发再出血；③伤员原有凝血功能障碍：颅脑损伤手术多系急症，由于情况紧急，在多数医院难以迅速对患者凝血功能进行比较全面的检查即行手术，特别是输血较多的患者，更易发生凝血机制障碍，招致术后发生再出血。CT脑扫描有确诊的意义。

2. 脑室内出血（intraventricular hemorrhage）　是指颅内施行诊断性或治疗性手术操作后，发生的脑室内出血。此类并发症在临床上虽不多见，但因其特殊部位及对脑脊液循环的影响，故后果颇为严重。其发生原因多为在对脑内血肿行诊断性穿刺及清除血肿的过程中穿通脑室，术后又未行外引流；术中遗漏的深部脑内脑室旁血肿术后扩大破入脑室。发生脑室内出血时，临床上除颅内压增高表现外，常有两点特征：①早期出现中枢性高热。体温常持续在39℃以上；②迅速进入深昏迷。CT脑扫描有确诊意义。

3. 硬膜下血肿（subdural hematoma）　为颅脑损伤术后的较常见的并发症。血肿发生于手术区硬膜下腔。不同类型的复发硬膜下血肿其发生原因不尽相同：急性和亚急性复发性血肿的发生原因多为：①手术区皮层血管，特别是动脉或较大的静脉，在术后脑水肿脑肿胀过程中被撕破；②邻近运动区的手术，术后未采取必要的抗癫痫措施，一旦癫痫发作，极易招致出血；③重型颅脑损伤患者多有不同程度凝血功能障碍。文献报道的40%的重型颅脑损伤患者可发生DIC；④手术操作不当，止血不彻底，未清除已碎裂的脑组织，或缝合硬脑膜时误伤其深面的皮层血管又未及时发现，而皮质硬膜下血肿的发生多系细小的血管特别是桥静脉，因手术操作不慎所损伤，或因术后颅压下降脑组织塌陷时被拉断，由于出血量小，须经较长时间才能形成血肿。另外，在对慢性硬膜下血肿行钻孔治疗时冲洗不够，又未置外引流，以致血肿残留；或对尚未完全液化的慢性硬膜下血肿行开瓣手术时，未切除血肿脑面内膜，或试图剥离、切除血肿硬膜面外膜，招致血循环比较丰富的外膜血管再出血。

硬膜下复发血肿，无论病程缓急，其临床表现不外两大类：颅压增高症状及体征；神经系统废损征象。确诊有赖于 CT 脑扫描及 MRI 成像。

4. 硬膜外血肿（epidural hematoma） 颅脑损伤术后，发生于术区硬膜外间隙的血肿。此一并发症的发生常与以下两种因素有关：①术区硬脑膜与颅骨内板剥离。当颅脑损伤行手术治疗颅压下降后，硬脑膜因塌陷而自颅骨内板上剥离。特别在额部，硬脑膜较其他部位更为菲薄，与颅骨内板贴附欠紧密更易剥离，若术中未行硬脑膜悬吊或悬吊过稀，即容易在颅骨内板与硬脑膜间形成腔隙，从而为血液聚集创造了条件；②术中止血不可靠，如板障出血未以骨蜡妥为封闭；或粗大的脑膜血管（如脑膜中动脉及其主要分支）电凝烧灼不彻底；或硬脑上多发小出血点（bleeder）止血不够；或因开颅时操作粗暴致皮瓣内侧或肌瓣内不断渗血，血液经骨瓣钻孔处流入硬脑外间隙形成血肿。术后硬膜外血肿的临床表现与脑内、硬膜下复发血肿相似。CT 脑扫描有确诊意义。

5. 脑脊液漏（cerebrospinal fluid leak） 此并发症系指脑脊液漏发生于手术切口，一般颅底骨折所致的脑脊液鼻漏及耳漏不作为并发症，但若在颅底手术操作后发生的脑脊液耳、鼻漏，则应视为并发症。手术切口脑脊液漏临床上并不多见，一旦发生又未及时处理，极易招致颅内感染。此类并发症多由于手术处理不当所致。如重型颅脑损伤的内外减压术后，硬膜未予缝合骨瓣又已去除，特别是术区与脑室相通又未另行戳孔外引流时，局部压力常影响唯一一层头皮愈合，即易引起脑脊液切口漏。另外，即使行脑脊液外引流，但引流时间过长，作为异物的引流管也影响局部伤口愈合，招致脑脊液漏。靠近颅底的开放伤清创时撕破硬脑膜及蛛网膜，即可能引起脑脊液鼻漏或耳漏。脑脊液切口漏诊断不难，关键在于必须尽早处理，以避免由此而导致的颅内感染。

6. 术后脑室炎、脑膜炎（postoperative ventriculitis7meningitis） 此并发症系发生在颅脑损伤尤其是开放伤颅脑清创术后，且后果严重，特别是脑室炎，其处理不及时，死亡率颇高。闭合性颅脑损伤手术治疗过程中操作粗暴，可加重局部组织创伤，术后易发生血管痉挛、局部组织水肿、缺血软化，特别是手术时间过长，暴露太久，或不该打开脑室术后行脑室外引流时间过久，均易招致此一并发症。近几年，颅压监护仪已在临床上逐步推广应用，监护器置于脑室内增加了脑室炎的发生机会。开放颅脑伤术后发生脑膜炎，多因直接污染而又未行及时、彻底清创所致，也可继发于伤口感染。致病菌常为葡萄球菌、链球菌和革兰阴性杆菌。多于伤后 3~4 天出现症状。临床表现主要为头痛、呕吐、发热、嗜睡、血象中的细胞增高；脑膜刺激征阳性；脑脊液浑浊、白细胞增多、糖含量下降；脑脊液培养可有细菌生长，但培养阴性不能排除诊断，只要脑脊液多核白细胞计数 > 50% 或脑脊液葡萄糖（15mg/100ml）即应疑有脑膜炎的可能。脑室炎的发生系与脑室相通的开放伤所致，临床表现虽与脑膜炎相似，但程度更为严重，常出现高热、谵妄"昏迷、抽搐及血压、呼吸、脉搏的明显变化，脑室脑脊液炎性改变明显。

7. 脑脓肿（Brain abscess） 多见于开放性颅脑损伤。清创不彻底、脑内残留异物是发生脑脓肿的重要因素；个别情况下，亦可发生于闭合性颅脑损伤术后。一般来说患者具有三类症状：急性感染症状、颅压增高和脑局灶性病状。在急性脑膜炎阶段，患者出现高热、头痛、呕吐谵妄或昏迷，体检可发现明显脑膜刺激征，脑脊液检查的白细胞明显增高或出现脓细胞。起病2~3周后，炎症逐渐局限。形成具有包膜的占位性病变，此即脓肿形成阶段。在此阶段中，患者有颅压增高症状。还可出现因脓肿压迫相邻脑组织而产生的局灶性病征，如偏瘫、失语、偏盲等，若未治疗可进而发生脑疝致死。

8. 伤口感染（wound infection） 系指开颅术后发生于骨瓣的颅骨脊髓炎、帽状腱膜下感染、硬膜外或硬膜下脓肿。以上并发症最常发生于开放性颅脑损伤清创术后，或因清创不彻底，或因清创过晚、手术区域已有感染存在；个别闭合性颅脑损伤也可因多种原因导致手术区域头皮、骨瓣及硬脑膜外或硬膜下的感染。

（1）颅骨骨髓炎（osteomyelitis of skull）：急性颅骨骨髓炎、除局部头皮有炎症反应，出现脓肿、压痛、溢脓或渗出、颈部淋巴结肿大，也可表现为轻度的全身反应，如发热、倦怠、白细胞升高等。急性骨髓炎，无全身症状，局部头皮下或骨膜下可有积脓，并可反复在多处头皮溃破溢脓，形成经久不愈的窦道和瘢痕，X线颅骨平片或CT检查有助于确诊。

（2）帽状腱膜下感染（galea aponeurotica infection）：帽状腱膜下为疏松蜂窝组织，一旦发生感染，特别又有血肿存在的情况下容易形成帽状腱膜下积脓，出现明显波动和压痛，穿刺抽出脓液即可确诊。

（3）硬膜外积脓（epidural empyema）：此类并发症少见，多发生于术后切口感染或邻近感染灶如由颅骨骨髓炎蔓延而来，由于颅骨与硬脑间贴附紧密，故一旦发生硬膜外积脓，多局限于切口处骨瓣与硬脑膜之间。由于解剖结构和感染后的组织反应不同。实际上很少在硬膜外形成真正具有完整包膜的脓肿。而是在大片肉芽组织中、充塞着许多大小不等的积脓堆，肉芽组织与硬脑膜外层紧密粘着，常使该处硬脑膜明显增厚，硬膜外积脓一旦发生，可出现全身化脓性感染症状，血象升高，常出现局部疼痛、呕吐、甚至脑膜刺激征，若积脓仅限于硬膜外间隙，则神经系统定位和颅内压增高症状多不明显。

（4）硬膜下积脓：（subdural empyema）：常与硬膜外积脓并存，亦可单独存在，其发生原因也多来自切口头皮、颅骨或硬脑膜感染。在硬膜下腔发生炎症时，可产生大量渗出液，因此脓液常较稀薄，量也较多，容易在硬膜下腔扩散流动，故硬膜下积脓范围较广，甚至占据整个大脑半球凸面及脑底部。此类并发症一旦出现，特别是急性硬膜下积脓，病情多极严重，出现高热、头痛、呕吐、抽搐、意识障碍、明显的脑膜刺激征及神经系统受损表现，若未及时处理病情可迅速恶化甚至死亡。在CT问世之前，急性硬膜下积脓患者的死亡率可达40%。

9. 去皮质综合征（植物状态） 由广泛性脑皮质缺血、缺氧严重，损害了皮质功能，进而皮质萎缩造成。颅脑损伤中常见于广泛而严重的脑挫裂伤，曾有呼吸、循环暂停的患者易发生。

临床表现：有意识障碍，但呈特殊表现，可睁眼，眼球无目的游动或若有所视，系无意识、无目的运动，对外界刺激无任何反应，无情感、无语言，无任何主动要求，肢体无任何主动运动。脑干功能如角膜反射、吞咽反射、咳嗽反射等仍存在。

去皮质综合征或称去皮质状态、睁眼昏迷、醒觉昏迷、无动性缄默症、植物状态"植物人"。颅脑外伤后3个月若患者处于上述状态，则可以诊断为去皮质综合征。

患者饮食、大小便不能自理，多因并发症而死，无特殊治疗，主要是预防并发症，可试用恢复脑功能药物，少数小儿及青年可以有所恢复（3 个月后），年龄较大者几不能恢复，终生需他人照顾。

10. 颅内低压综合征（decreased intracranial pressure）　外伤性颅内低压综合征多见于轻、中型头伤，原因尚不够清楚。伤后合并耳漏或鼻漏，脑脊液大量丢失；闭合性头伤亦可出现颅内低压综合征，可能系脉络丛分泌抑制或脑脊液吸收增加。

临床最显著特征是头高位性头痛，即头痛可因头低、平卧、大量饮水而减轻；并因抬头、坐、立和使用脱水剂而加重。除与体位有关的头痛外，可有眩晕、恶心、呕吐、食欲减退、乏力、脉搏细弱、血压偏低等。神经系统检查包括眼底检查无阳性发现。水平侧卧位腰穿脑脊液压力偏低，低于 0.6kPa（60mmH$_2$O）以下，放 5ml 液体后压力下降超过 0.2kPa（20MMH$_2$O）以上更有价值。

11. 外伤后脑萎缩（Brain atrophy）　脑萎缩系颅脑损伤常见并发症，广泛脑挫裂伤引起弥散性脑萎缩，局部脑挫裂伤或脑内血肿吸收后形成局限性萎缩。

外伤后脑萎缩主要表现原病损遗留之脑功能障碍症状，病程中不再出现新症状，亦无颅内高压，根据原发性脑伤的严重程度而有不同表现，严重者表现为表情淡漠，思维迟钝，记忆、判断、计算能力明显减退，可能有性格、情感改变。外伤后脑萎缩可合并外伤性癫痫。脑萎缩主要靠 CT、MRI 检查确认，弥散性脑萎缩，皮质萎缩仅有脑沟、脑池扩大，白质受累有脑室扩大；局限性脑萎缩使局部脑沟增宽，脑室扩大。

12. 蛛网膜囊肿、脑积水

（1）颅内蛛网膜囊肿（arachnoid cysts）：除先天性蛛网膜囊肿外，后天性蛛网膜囊肿的病因主要是颅脑损伤、颅内炎症。由于外伤、出血或炎症，造成蛛网膜粘连，或原有先天性囊肿存在，外伤和炎症诱发囊肿增大。常发生囊内或硬膜下出血。

患者可终身无症状，但当囊肿扩大，由于颅内占位效应，可引起颅内高压和局灶性神经废损。常见部位依次是中颅窝（外侧裂），大脑半球凸面，后颅窝中线，四叠体池，其余鞍区、桥小脑角区等少见。依其位置，各有其特点。确诊需依靠影像学检查。

无症状可非手术治疗，严密观察。手术治疗适应证为颅内出血（硬膜下或囊内）；颅压增高；局部神经体征。行囊壁大部切除 + 囊腔 - 脑池分流或囊腔 - 腹腔分流术。

（2）脑外伤后脑积水（post - trauma hydrocephalus）：严重颅脑外伤后脑积水的发病率为 7% ~8%，特别易发生于伤后较长时间的昏迷患者。

按时间可分为急性，2 周内，较常见；慢性，1 年内。发生原因：外伤后出血，脑脊液循环通路受阻，蛛网膜颗粒被红细胞堵塞或粘连及脑脊液吸收障碍。

严重脑挫裂伤、脑出血，伤后昏迷时间较长；伤情一度好转，又复突然恶化；急性颅内压增高；神经系统有进行性损害者，均应考虑有脑积水可能。确诊需依靠影像学检查。术前临床上有颅内压增高，腰穿放出脑脊液后症状改善，CT 见脑室扩大伴前角周围透壳区（低密度区）者术后效果较好。

13. 颈内动脉海绵窦瘘　由于颈内动脉海绵窦段或该段分支破裂，形成与海绵窦直接沟通的动静脉瘘，立即或伤后一段时间后发生，由于高压动脉血直接注入窦内，导致海绵窦内压剧增，造成静脉回流障碍，也可使动静脉瘘以远的动脉血流量减少。DSA、CTA 均可明确诊断。

病侧有搏动性突眼，眼球突出，球结膜及眼睑静脉怒张与水肿，可致外翻，可见眼球搏动。自觉患侧搏动性头痛和颅内血管性杂音，由于杂音干扰而焦虑不安，甚至影响睡眠。眼球扣诊有震颤，额、颞及眼部听诊可闻得与脉搏一致的收缩期增强的连续性杂音，压迫同侧颈总动脉，搏动、震颤、杂音均立即消失，除去压迫又立即呈现。因动眼、滑车、展神经受累，而致眼球活动受限或固定，出现复视。因眼静脉压升高，视网膜水肿，视乳头水肿、出血，以致萎缩，引起视力减退及失明。

若瘘孔不大，可能自愈。多数需手术治疗，堵塞瘘口，消除颅内杂音，保存视力，改善血供。

14. 外伤性假性动脉瘤

15. 脑外伤后综合征　脑外伤后综合征一般是指患者在颅脑损伤后，经过治疗仍然在神经功能方面遗留有许多症状，如头昏头疼，失眠，记忆力下降，注意力不集中，多汗，烦躁，易激动，或抑郁等躯体、认知或精神情感等方面的障碍。神经系统检查无确切的神经系统体征，甚至 CT 或 MRI 检查都没有任何异常发现。

16. 脑死亡　脑死亡定义：脑死亡是包括脑干在内的全脑功能丧失不可逆转的状态，即死亡。

诊断脑死亡的意义：某些临床患者由于某种病损已导致中枢神经功能严重损害而且不可逆转，但患者的呼吸、心搏功能可用药物、机器来长期维持，这种生存其实已毫无生理学意义。此时患者虽然没有临床死亡，但已脑死亡。诊断脑死亡的意义在于：可以节约有限的医疗资料，减轻患者家属负担，可提供器官移植供作，造福社会。但脑死亡诊断是一项十分严肃科学的工作，必须科学慎重地进行诊断。

国际国内脑死亡诊断校准：目前，国内外均无统一诊断标准。20 世纪 60 年代的有哈佛标准（1968），70 年代有美国明尼苏达标准，英国法典（1977）。现全世界有 80 余个国家或地区颁布了成人脑死亡标准。基本上都是以上述标准为基础制订。

我国 1986 年和 1999 年分别在相关专家会议上制订了中国标准，并以草稿形式刊登于 2003 年 4 月《中华医学杂志》，广泛征求医疗界、法学界及全社会对脑死亡判定标准的意见。

（1）哈佛标准（1968 年）：①无感应性及无反应性。②无运动或呼吸。③无反射。④脑电图平直。⑤以上四项检查应在 24 小时后重复，且无变化。

（2）美国明尼苏达标准：①查明为不可逆性颅内病变。②排除代谢性因素。③无自主运动。④呼吸暂停（4 分钟）。⑤脑干反射消失：瞳孔、角膜、睫状脊髓、前庭眼、眼头反射消失、作呕等。⑥全部所见 12 小时无变化。

（3）英国法典：①深昏迷：无抑制药、无低温、无可治性代谢或内分泌疾病。②自主呼吸不足或缺乏：排除肌肉松弛剂或抑制剂。③原因明确：病变由不可治的器质性脑损伤所致。④诊断性检查：瞳孔对光反射消失；角膜反射消失；前庭眼反射消失；刺激任何部位均不引起脑神经的运动反应；无作呕或器官吸引反射；关闭呼吸机后及 $PaCO_2$ 增高超过阈值（50mmHg）仍无呼吸运动。

（4）我国标准：

1）先决条件：①昏迷原因明确。②排除各种原因的可逆性昏迷。

2）临床判定：①深昏迷。②脑干反射全部消失。③无自主呼吸（靠呼吸机维持，自主呼吸诱发试验证实无自主呼吸）。④以上3项必须全部具备。

3）确认试验：①脑电图呈电静息。②经颅多普勒超声无脑血流灌注现象。③体感诱发电位 P14 以上波形消失。④以上3项中至少有一项阳性。

4）脑死亡观察时间：首次判定后观察12小时复查无变化，方可最后判定为脑死亡。

（二）颅外并发症

在严重颅脑损伤患者中，颅外并发症相当普遍。晚近国内外不少神经外科医师已愈来愈注意到颅外并发症的重要性，虽然患者的预后可因几种并发症同时存在而受到程度不同的影响，但通过大量病案的分析，发现有几类颅外并发症发生率特别高，对病程及预后的影响特别明显，且其发生在时间上有一定的规律性，如低血压、凝血机制障碍等发生在伤后早期。肺炎、败血症则稍后发生。现将常见的几种颅外并发症分述如下：

1. 肺部并发症（pulmonary complications） 为常见的颅外并发症，其中又以肺部感染为多见，其次为神经源性肺水肿，肺栓塞罕见。颅脑损伤患者发生肺部并发症后带来系列严重后果，直接威胁患者生命：因缺氧促进或加重脑水肿、脑肿胀使颅内压进一步增高，后者又进一步加重呼吸功能紊乱形成恶性循环；因呼吸障碍又可导致缺氧、酸中毒、血钾增高和血氯下降，患者可因水电解质及酸碱平衡紊乱而死亡。

（1）肺部感染（pulmonarylnfection）：70%以上重型颅脑损伤患者常在病程3~5天出现肺部感染并发症，严重影响脑的微循环，导致病情不断恶化。发生肺部感染的常见原因为：①重型颅脑损伤后肺实质多有淤血，水肿等变化，加之因脑损伤特别是脑干损伤所致的中枢性呼吸功能不全、换气不足、缺氧成为早期发生肺部感染的主要因素；②昏迷患者吞咽咳嗽反射减弱或消失、气管内分泌物排除不畅、细支气管被分泌物堵塞造成小叶膨胀不全，另一方面因呕吐所致的误吸对气道的堵塞，均利于微生物的滋生；③急性期负氮平衡状态，机体因消耗脱水、高热导致抵抗力下降，加之激素在颅脑损伤患者中的广泛应用，进一步降低了机体抵抗力；④部分患者年龄大，原有肺气肿、慢性支气管炎，颅脑损伤后更易发生肺部感染。颅脑损伤并发肺部感染的病原菌主要是格兰杆菌、金黄色葡萄球菌、卡他球菌等，其中的铜绿假单胞菌感染后果尤为严重，一旦发生，治疗困难，病死率高。肺部感染又多为混合性，随着大剂量广谱抗生素的使用，在治疗过程中又常出现新的真菌感染，更增加了治疗的难度从而影响了患者的预后，肺部感染一旦发生，诊断不难，发热、血象增高、肺部出现干湿啰音，胸部 X 线有助于诊断。

（2）神经源性肺水肿：是重型颅脑损伤的一种暴发性肺水肿，发病急骤，治疗困难，预后恶劣，死亡率高达90%以上。NPE 是颅脑损伤后呼吸功能障碍的一种特殊类型。由于下丘脑受累或颅内压增高致中线结构移位。可导致交感神经系统的强烈兴奋，大量交感介质释放引起周围血管收缩，全身动脉压升高，使部分血液进入低压系统肺循环；同时，周围血管阻力增加使右心负荷加重，左房压力增加致肺血管床淤血。另外，颅压增高可直接影响肺血管床，形成肺动脉高压。临床上 NPE 常被误诊为心衰、输液过量或吸入性肺炎，因此，凡颅脑损伤患者出现颅压增高后或伤后立即发生并迅速发展的急性肺水肿表现和体征，伤前心肺功能正常；呼吸窘迫、频率超过30次/分；PO_2 在 8kPa 以下者，均应考虑到发生 NPE 的可能。

2. 心血管并发症（cardiovascular complications） 颅脑损伤患者出现心血管心电图异常情况，临床上并不鲜见且多发生于伤后早期。可以表现为心律失常、充血性心力衰竭、心肌缺血、血压变化，称之为脑心综合征。由于下丘脑、脑干网状结构、边缘系统等高级自主神经中枢的损伤以及颈内动脉经颅底血管环周围植物性神经兴奋而出现心功能及神经内分泌改变，使冠状动脉痉挛缺血，ECG 显示脑源性心肌损害、缺血或心肌梗死。由于其临床表现可完全被严重的颅脑损伤所掩盖，所以缺乏心绞痛症状，极易误诊。因此，对重型颅脑损伤患者应常规行 ECG 检查或心电监护，对既往血压正常的颅脑损伤患者，若伤后收缩压 <11.90kPa（90mmHg）或 >21.20kPa（180mmHg）持续半小时以上者；或原有高血压的患者，颅脑损伤后血压波动超过 5.3kPa（40mmHg）时均应视为已存在心血管合并症并及早给以相应处置。

3. 周围血管并发症　主要指肢体（特别是下肢）或盆腔脏器深静脉血栓形成，显然在临床上发病率不高，但可导致致命性的肺栓塞，后果极为严重。颅脑损伤的患者，因昏迷或肢体瘫痪长时间卧床，下肢或盆腔器官静脉回流缓慢，血液淤滞的静脉内可有大量的细胞积聚，在移向内质细胞和基底膜之间的过程中，能造成内膜损害，激活凝血过程，加之颅脑损伤本身可引起血小板反应性改变，具有强烈抗凝作用的蛋白质 C 减少，酿成高凝状态，以上两种因素并存，更易促使血液在深静脉系统不正常地凝结，最终形成血栓。根据血栓形成的部位可分为周围型（即发生于小腿肌肉静脉丛者）及中央型（发生于髂静脉者）。无论哪种类型的血栓形成，在颅脑损伤的患者特别是昏迷的患者中诊断存在一定困难，对清醒的患者，若出现下肢胀痛、肿胀、有浅静脉曲张者，即应考虑深静脉血栓形成的可能。多普勒超声检查和电阻抗体积描记法检查能相当可靠判断主干静脉是否有阻塞；静脉造影可以明确诊断。

4. 胃肠道并发症　胃肠道出血，为颅脑损伤后最常见的并发症，在重型颅脑损伤患者中发生率为 40% ~60%。胃肠道出血主要是创伤后发生的应激溃疡所致，往往与颅压增高和脑疝伴发，且多在病程的一周后出现。由于下丘脑及脑干损伤，导致植物性神经中枢功能紊乱、胃酸分泌增加。同时交感神经兴奋，促使血中儿茶酚胺浓度升高，胃黏膜血管强烈收缩、黏膜缺血缺氧，最后发生溃疡及出血。加之颅脑损伤时皮肤激素的广泛应用，使胃肠道出血机会大为增加。消化道一旦出血，常严重影响有效循环压力的维持和血液的携氧能力，使颅压进一步增高导致缺氧的脑组织缺血缺氧的状况更为加剧。早期消化道出血，特别在昏迷的患者中易被忽视，迄今出现柏油样大便或自胃管内抽出咖啡色液体，出血量已相当可观，故早期预防胃肠道出血至关重要，胃肠减压既可观察有无出血又可经胃管注入胃肠黏膜保护剂，以降低胃酸含量，提高胃液 pH。国外神经外科医师（如 Bakkofski）经实验研究及大宗病案分析，认为皮质激素对颅脑损伤所致之脑水肿并无明显疗效，且有诱发消化道出血可能，主张慎用或完全不用皮质类固醇类药物。

5. 肾脏并发症（rend complications）　主要为急性肾衰竭。颅脑损伤患者出现轻微肾攻能改变。如蛋白尿、血尿较为常见。发生急性肾衰竭者少见，但后果颇为严重。此类并发症的出现，绝大多数是由于治疗过程中应用大剂量甘露醇后促发的。甘露醇导致肾血管及肾小管细胞通透性增加，致肾组织水肿，肾小管受压闭塞。国内外的大量研究资料证实大量应用甘露醇后远端肾小管的总容量增加、刺激致密斑、激发强烈的肾小管——小球反馈，使肾单位滤过率明显下降，导致急性肾衰竭。为了防止甘露醇所致的急性肾衰竭，甘露醇的使用一般不宜超过 100g/次，每日不超过 300g，速度以每分钟 10ml 为宜，同时常规查尿常规、血肌酐及尿素氮，若血肌酐 >2mg/100ml，即提示已出现急性肾衰竭。近年来国内外愈来愈多的学者都主张使用大剂量速尿、促肾上腺皮质激素（ACTH）辅以小剂量甘露醇用于颅脑损伤的脱水治疗，效果明显，且避免了因大剂量使用甘露醇所致之急性肾衰竭。

6. 肝脏并发症　包括肝衰竭、肝炎、胆管炎及肝肾综合征。临床上因颅脑损伤发生肝脏并发症者少见。通过测定谷丙转氨基酶（GPT）及血浆总胆红素可估计肝功状态。头伤后患者常规检测肝功则肝脏并发症的诊断可以确立。颅脑损伤患者何以引起肝功损害，目前尚无统一意见，估计多系视丘下部损害引起内分泌紊乱所致，肝功损害在颅脑损伤患者中虽不多见，但对其预后却存在明显影响。由于症状缺如，临床上易被忽视，故常规监测肝功提高早期诊断率至为重要。

7. 水电解质失衡　水电解质失衡在颅脑损伤患者中极为常见，国外文献报道约有60%的颅脑损伤患者存在不同程度的水电介质失衡。颅脑损伤所引起的水电介质失衡，除了带普遍性的机体通过中枢神经系统而实现的对外来损伤的应激性反应外，还有其特殊性，例如头伤伤员因高热出汗、强直抽搐、频繁呕吐、过度换气或呼吸抑制等一些容易造成代谢紊乱的异常情况，同时某些特殊治疗措施，包括脱水利尿、激素治疗、气管切开以及伤员常须被动补充液体的维持生理平衡，因此更易招致水电解质紊乱或酸碱失衡。更为突出的是颅脑损伤若直接累及某些影响水盐调节、容量、渗压、渴饮等中枢或有关神经内分泌调节功能的重要结构，如额叶、丘脑、视丘下部与垂体系统、脑干等部，则又有导致特殊形式紊乱的可能。本节主要讨论伤后应激反应及伤后继发因素所致之水电介质失衡，对特殊性水电介质失衡如尿崩症、抗利尿激素分泌失调综合征（sIADH）等特殊类型水电介质紊乱将在以下各节内讨论。

（1）伤后应激反应所致水电介质变化：①水、钠潴留：伤后初期常有水钠潴留，多系伤后ADH及醛固酮分泌增加所致，与额叶、视丘下部或中脑等部位的损伤有关，水钠潴留加重了脑水肿反应。临床表现为初期少尿，因水与钠同时潴留，血钠不一定升高，但尿钠下降；②钾与氮的负平衡：由于肾上腺皮质醛固酮的分泌增加，促使潴钠排钾。伤后组织的分解又增加钾及氮的排出，因此伤后钾与氮的负平衡同时存在，不过这种变化对机体的影响不大。

（2）伤后继发因素所致水电介质紊乱：颅脑损伤后，除因伤后应激反应所致水电解质变化外，并常与其他继发因素所致紊乱相互影响，加之伤员常有意识障碍，缺乏自我纠正的要求，治疗中又往往需要使用激素、脱水利尿、限制水盐摄入量等措施，此情况比较复杂，特别是患者出现反应淡漠、恶心呕吐、肌肉痉挛、意识不清等征象又极易与脑伤症状相混淆。因而在诊断上常难及时正确掌握。因此，原则上对受伤3～4天后仍不能主动进食的头伤伤员，不论水电介质紊乱的临床征象出现与否都应逐日记录出入量，定期测定血、尿中电解质浓度，综合伤员情况进行分析。这类伤员虽有其特殊性，他所引起的各种水电解质紊乱的类型与其他损伤所致者并无特异。诊断时，除根据常见原因、病征和实验室检查外，尚应考虑到脱水、激素、气管切开、强直、抽搐、高热、呕吐、中枢神经系统和内分泌失调等因素的存在。

8. 凝血障碍（coagulopathy）　凝血机制障碍是重型颅脑损伤的严重并发症，其发生率约10%～20%患者的存活，预后因凝血系统失调的程度和DIC的代偿功能密切相关。通过监测凝血酶原时间（PT）、部分活化凝血活酶时间（APTT）、血小板计数、血清纤维蛋白原、血清纤维蛋白降解产物（FDP）及鱼精蛋白等6项指标，常可反映颅脑损伤患者伤后的血液凝固和纤溶功能。伤情愈重，血液凝固和纤溶功能障碍愈明显：表现为血小板减少、血凝因时间延长和血液纤维蛋白降解产物增加。重型颅脑损伤患者由于伤后脑组织之凝血活酶渗出到局部循环，可通过继发性纤溶引起局灶性的 DIC，根据脑组织损伤程度，亦可导致全身性的 DIC。但通过积极地使用抗凝治疗对降低失代偿性 DIC 患者的死亡率具有积极的意义。

9. 抗利尿激素分泌失调综合征（syndrome of inappropriate secretion of antidiuretichormone，sIADH） 系颅脑损伤患者常见的并发症之一。在正常生理条件下，垂体前后叶之间在下丘脑调整下维持平衡。垂体前叶分泌的促肾上腺皮质激素（ACTH）通过增加醛固酮的分泌潴钠排钾，使血 Na 和血浆渗透压升高，从而导致细胞内液外流、细胞内失水；ADH 的作用正好相反。通过促进肾对游离水重吸收导致水潴留，引起稀释性低血 Na、低血浆渗透压 < 高血容量，促进水进入细胞内，造成细胞内液增多。由于颅脑损伤影响了下丘脑神经元的功能，引起 ADH 分泌逾常，使 ADH/ACTH 比例失调，导致抗利尿激素分泌失调综合征（sI-ADH），尿量减少，水潴留，细胞外液扩张，产生稀释性低血钠和低血浆渗透压，引起细胞内渗透压高于血浆渗透压。细胞外水向细胞内移动最后造成细胞内液扩张，这也是颅脑损伤后脑水肿形成的主要机制之一。在 sIADH 发生同时，ACTH 分泌多相对不足。潴钠作用减弱、尿钠排出反而增多，使血 Na^+ 更进一步下降。以下几项指标可作为 sIADH 的诊断依据：①低血钠、血浆 Na^+ < 130mmol/L；②高尿钠（≥130mmol/24h）；③低血浆渗透压：血渗透压 < 270mmoL/（kg·H_2O）；④高尿渗（尿渗/血渗 > 1）；⑤血 AVP（加压素）升高；⑥严格限水后病情迅速好转。sIADH 的临床表现取决于低血：Na^+、低血浆渗透压的严重程度及进展速度。在慢性低血 Na^+、低血渗时，由于自身调节机制暂时缓解了低渗性脑水肿，在血 Na^+ > 120mmol/L、血渗透压 ≥240mmol/（kg·H_2O）时，可无任可症状，甚至个别患者，血 Na^+ 低于 10mmol/L，也仅有轻度嗜睡；但若低血 Na^+、低血渗发展很快。即使血 Na^+ 高于 120mmol/L，已出现明显症状。首先是恶心、呕吐等消化道症状，随即出现意识模糊、木僵直至昏迷。故对重型颅脑损伤患者应常规监测血 Na^+、血渗及 24 小时尿钠，对早期发现 SIADH 十分重要。

10. 尿崩症（diabetes insipidus） 是一种少见的颅脑损伤并发症。常见于颅底骨折伴有视丘下部损伤的伤员。尿崩症发生的原因是，抗利尿激素作用于肾小管远端，促使水分的再吸收，因而能调节体液。抗利尿激素由下丘脑的视上核及室房核的细胞产生，经垂体束输送于垂体后叶贮存，然后随渗透压感受器的支配而释放入血。当下丘脑垂体系统受损后，垂体后叶抗利尿激素的分泌或释放即出现障碍，引起体液调节机能紊乱而大量排尿。视丘下部损伤者，除表现昏睡、高热、异常出汗、阵发性皮肤潮红、呼吸急促、消化道出血等自主神经功能紊乱征象外，亦可出现尿量骤然大增和严重失水现象。尿崩症要视为视丘下部损害综合征之一。

这类伤员突出表现，为每日尿量增至数千毫升，甚至一万毫升以上。尿比重甚低，在 1.000 ~ 1.008 之间，浓缩试验亦难高于 1.010。若为清醒伤员，则大量饮水和烦渴感。自觉头痛、乏力精神萎靡、黏膜及皮肤干燥等征象。症状可因大量饮水而减轻。外伤性尿崩症不难诊断通过测定尿量及尿比重就能确诊。

11. 败血症（septicemia） 此并发症在颅脑损伤患者中并不多见，但后果极为严重、病死率高。发生败血症最常见的原因是：①肺部感染：颅脑损伤患者并发肺部感染比例较高，特别在昏迷或长期卧床患者中更易发生，若未得到控制、易发展成败血症；②颅内感染开放颅脑损伤或伴有鼻窦炎的患者而并发颅内感染，若未能及时治疗，可能发生败血症；③在ICU病房内由于患者的特殊性和因治疗或监护，需要在体内安置某些装置或通道增加了败血症的发病率。颅脑损伤病员并发败血症，其临床表现与其他原因所致者无异。然而由于此类患者常用巴比妥类药物降低颅压，患者可能体温不高和全身反应性下降，使败血症常见表现较为隐匿，以致早期诊断颇为困难，一旦病情恶化即迅速出现感染性休克。

（陈　锋）

第十一节　头伤合并伤

（一）口腔颌面部损伤

颅脑与口腔颌面部紧密相连，多数患者在颅脑损伤时伴有不同程度的口腔颌面部软硬组织损伤；而在口腔颌面部损伤时，由于致伤力的传导，有相当部分病员可伴有颅脑损伤，因此神经外科医师应了解口腔颌面部损伤的特点及处理原则。

口腔颌面部的解剖生理特点：①口腔颌面部血管密布，侧支循环丰富，加之骨的支架联结、存在诸多腔隙。外伤后出血明显、止血困难。颈部大血管损伤可发生致死性后果。②口腔颌面部为呼吸道和消化道上口，外伤的骨及软组织移位，血肿、水肿及异物可致上呼吸道梗阻，或血性分泌物的误吸发生窒息。还致咀嚼和吞咽困难。③颌骨结构特点：上颌骨位于颅底和颈椎前，外力常来自前、外方，故上颌骨折骨折块移位方向主要是后下。下颌骨由于升颌肌群附着在下颌升支、降颌肌群附于下颌骨体，因此下颌骨骨折块受不同方向的升降颌肌组牵引而移位。④牙损伤移位可嵌入深层组织、枪伤造成牙体碎裂致继发损伤，增加了打击范围。⑤颞下颌关节是左右联动的关节。下颌骨损伤常伴有颞下颌关节突关节窝损伤，进而造成颅脑损伤。⑥面部神经丰富，损伤时可致面瘫。若腮腺和腮腺导管损伤，可造成涎瘘。⑦颌面裸露，口腔及鼻腔存在病原菌，外伤后易引起创口感染。由于口腔颌面部有其特殊的解剖和生理特点，其临床表现和治疗方法均有其特殊性，故颅脑损伤患者合并口腔颌面部损伤时，应由其专科医师诊治和处理。

（二）五官损伤

闭合性颅脑损伤中头面部作为暴力着力点..，而在开放性颅脑损伤中常作为入口，故颅脑损伤常合并五官损伤。

1. 眼损伤

（1）软组织损伤：提上睑肌直接损伤引起上睑下垂，原发性视神经损伤、动眼神经损伤、外伤性散瞳以及 Honer 征均可造成一侧瞳孔散大。

（2）骨损伤：构成眶壁的任何骨均可受累，而眶顶或眶底为眼眶最薄弱部分，最常受累。眶底骨折可能伴随颧骨凹陷骨折或由于眼球被打击，眶内压突然增高达到一定程度，引起爆裂骨折，眶底内侧壁破裂，眼外肌疝入上颌窦及筛窦，引起复视，最后可致眼球内陷，需早期行眶壁修复术。暴力打击颅骨穹隆可产生单侧或双侧眶顶骨折。

（3）眼球贯通伤直接损伤：由于眼球破裂，常见角膜贯通伤，眼内容物部分或全部脱出，在爆炸伤，异物贯通眼球，通过眼眶进入颅内，造成脑伤。眼内异物：清醒伤员异物进入眼内会引起严重不适，而昏迷者可能被忽备，而导致进一步损害。角膜、结膜异物应彻底冲洗、机械去除。无论什么时候，一眼表现有裂伤或穿透伤（无论大小）必须排除球内存在异物可能。异物引起炎症、感染或金属异物化学反应，可致失明。球内感染：重者可产生化脓性眼球内炎或全眼球炎，视力完全丧失。交感性眼炎：被认为是一种自体免疫葡萄膜炎，当一眼因钝挫伤或贯通伤致角膜、巩膜破裂，或眼内异物、感染发生葡萄膜炎，而正常眼亦发生葡萄膜炎，常致两眼失明，后果严重。任何怀疑眼应长期观察，至少一年，一旦诊断确立，应系统治疗。

头伤合并眼损伤，应避免使用散瞳药，至少在初期。

2. **耳损伤** 耳郭挫伤，钝器撞击，常致耳郭血肿，血肿不易吸收，常机化，血肿易继发感染，因软骨坏死导致耳郭瘢痕挛缩，形成"菜花耳"畸形（cabbage ear）。

中耳、内耳及部分外耳道均包含在颞骨岩部之中，解剖关系密切，当中窝颅底骨折，特别是颞骨岩部骨折，可出现内耳、中耳损伤。纵行骨折常见，因头部受侧方撞击所致，骨折线与岩部纵轴平行，起自颞骨鳞部，经外耳道后上壁、鼓室顶，沿颈动脉管至颅中窝底棘孔附近，主要造成中耳损伤，鼓膜常有撕伤。临床表现有耳流血，可有传导性耳聋，面瘫较少。横形骨折因头部受前、后方撞击所致。骨折由颅后窝跨过岩部至中窝，主要损伤内耳，临床表现有眩晕、眼震、感音性耳聋外，常见面瘫，有时可见血鼓室，但无鼓膜破裂。

3. **鼻损伤** 鼻软骨血肿如未适当处理和引流，可致鞍鼻（saddle nose）畸形。

鼻骨折（nase fracture）：鼻骨突出于面部中央，最易遭受暴力打击，为所有面部骨折中最常见者。临床最易查得：鼻锥偏斜、鼻出血、骨擦感、伴有筛板骨折可造成鼻漏。鼻窦骨折，常见于上颌窦、额窦，筛窦次之，蝶窦最少。鼻窦骨折常合并颅底骨折。

鼻部贯通伤：需注意与颅内是否相通，如有意识障碍、局部神经废损、鼻漏或有脑碎屑局部溢出，均提示有脑损伤。

当颅脑损伤合并鼻损伤，伤员处于昏迷，应防止血液流经咽喉部造成呼吸道梗阻。

4. **喉损伤** 喉外伤常同时累及颈部软组织、气管、食管，为颈部外伤的一部分。喉闭合性损伤即喉挫伤，多见于暴力撞击或挤压喉部，常合并喉软骨骨折或脱位，临床表现局部疼痛，说话、吞咽加重，声嘶或失音，呼吸困难甚至窒息，应及时气管切开。

（三）胸腹部损伤

1. **胸部损伤**（chestinjuries） 暴力打击胸部或挤压胸部除引起单纯肋骨折外，相邻多条多处肋骨折可引起连枷胸。由于局部胸壁失去肋骨支持而软化，产生反常呼吸运动，即局部胸壁吸气时内陷，而呼气时向外凸出，如软化区广泛尚引起纵隔摆动，这些导致呼吸功能不全、缺氧及二氧化碳滞留，由于影响静脉血液回流，加重循环障碍导致休克。软化胸壁需局部加压包扎固定或牵引固定。

气胸产生常由于肋骨折致肺撕伤，常常导致肺萎缩，降低肺活量，临床表现不同程度呼吸困难，气管向健侧移位，叩诊呈鼓音，呼吸音减弱或消失。由于活瓣机制导致张力性气胸，引起纵隔向对侧移位，产生呼吸循环严重障碍，表现极度呼吸困难和发绀，烦躁不安、休克和昏迷，除非及时处理，否则为致死性的。单纯血胸血气胸，大的血胸可有胸腔积液征象，由于血液丢失，通常伴随有休克。颅脑损伤合并胸部损伤，由于意识障碍，患者平卧，立位胸部 X 线摄片受限，血气胸不易及时发现，对怀疑胸部合并伤者及时进行诊断性胸腔穿刺。对气（血）胸行胸腔穿刺抽气（血）或闭式引流。张力性气胸需紧急处理，用粗针头插入排气，尽快作闭式引流。对胸腔内大血管出血，应剖胸探查止血。

创伤性窒息系因胸部或胸腹部受强力挤压所致，由于胸内压骤升，迫使静脉血在高压下逆流至头、颈及上胸部远心端，引起广泛小静脉及毛细血管破裂，发生弥散性点状出血。由于脑广泛性点状出血，伴发脑水肿，可表现意识障碍，而临床上少有神经局灶体征，呼吸困难不一定突出。多数自行恢复，不需特殊处理。

2. 腹部损伤（abdominal injuries） 常由钝性暴力引起闭合性腹部损伤。实质器官破裂，常见脾破裂，主要表现内出血：面色苍白、脉搏细速、休克。由于血腹，有时可明显腹胀和有移动性浊音，而腹膜炎轻，腹痛不重，腹膜刺激征不剧烈。空腔器官破裂，常见肠穿孔，主要表现腹膜炎，除胃肠道症状外，有明显腹膜刺激征，有时可有气腹征，严重时有感染性休克。由于患者有意识障碍，当腹腔合并伤时可无典型腹肌紧张及反跳痛，应予注意鉴别。伴随腹部损伤的休克，除非证明是别的原因，是由于腹腔脏器损伤引起。由于患者平卧，不能直立位照片，腹部 X 线检查受限，气腹不易及时发现，及早进行诊断性腹腔穿刺，对可疑者应重复穿刺。当有腹膜炎、内出血和诊断性腹腔穿刺或灌洗阳性，应迅速剖腹探查。

（四）脊柱骨盆损伤

1. 脊柱损伤（injuries of the spine） 颅骨通过环枕关节与脊柱相连，因此颅脑损伤与脊柱损伤关系密切。脊柱损伤多数由间接暴力引起，常见致伤原因：高处坠落；重物打击；目前车祸已成为脊柱损伤的重要原因。分为屈曲型损伤；伸直型损伤和挥鞭样损伤。屈曲型损伤最常见，屈典型和伸直型损伤造成骨折、脱位和关节突交锁，挥鞭样损伤常见于交通事故，由于高速汽车突然停车或汽车猛然加速造成。多发伤患者中，颈椎最容易损伤。

胸腰椎损伤，局部疼痛，不能起立，翻身困难，常有棘突后突或驼背畸形。棘突间距加大或排列不在一直线上，颈椎损伤，有项痛，头颈活动受限，肿胀和后突畸形不明显，但有明显压痛，行 X 线摄片，正侧位，必要时张口位和斜位，以明确诊断，挥鞭样损伤有时可未见是明显骨折和脱位。

颅脑损伤合并脊柱损伤最重要的是及时判定脊柱稳定性，凡椎体压缩 1/3 以上、爆裂骨折、骨折脱位（特别是寰枢脱位均为不稳定骨折）。如有怀疑，均应制动，直到确立诊断。

脊柱损伤可合并脊髓损伤，而且脊柱损伤的严重性很大程度上在于脊髓损伤程度。高位颈髓损伤造成四肢瘫及受损平面以下感觉障碍，由于肋间肌瘫痪，胸式呼吸消失仅存腹式呼吸。除摄片以明确诊断外：应注意制动。如有脊髓压迫症可行椎管探查。

2. 骨盆骨折（pelvic fractures） 最常见是骨盆受到前后方向或左右方向挤压，造成骨盆环破裂，引起骨盆环多处骨折或骨折脱位。临床表现疼痛剧烈，不能坐起或翻身，下肢移动时疼痛加重。局部肿胀、皮下瘀斑、压痛均极显著，骨盆挤压或分离均能引起疼痛。骨盆骨折常有较骨折本身更为严重的并发症。腹膜后血肿（retroperitoneum hematoma）首要原因为骨盆骨折，由于腹膜后间隙为疏松组织，出血后广泛扩散，可容纳大量血液，通常超过2000ml。临床表现缺乏特征性，常因合并伤被掩盖，不易察觉难以诊断，突出表现为不能解释的休克，应考虑后腹膜血肿。动脉性出血可迅速致死。需及时剖腹探查。骨盆骨折常致尿道损伤。

（五）四肢损伤

从高处坠落，由于保护性反射，常由肢体着地，颅脑损伤常合并四肢损伤。骨折典型体征易于诊断：畸形（成角、短缩、外旋等）；骨传导音减弱；反常活动、骨擦音或骨擦感。不典型者需用 X 线检查才能确诊。应检查骨折远端有无血管损伤及周围神经功能，在昏迷患者确定周围神经功能是困难的。骨折有些并发症影响患者预后，需及时处理。骨筋膜室综合征：上肢较下肢多，应立即筋膜切开减压。脂肪栓塞是骨折患者比较常见的并发症，典型临床表现常于伤后 2~3 天发病，头痛、躁动不安、最后昏迷；通常有呼吸急促、发绀和肺水肿；在身体上部、结膜、眼底有点状出血瘀斑。死亡率高。骨折的初期处理应及时夹板固定，以免损伤进一步加重。

（六）多发性损伤

颅脑损伤合并身体其他部分损伤甚为多见，严重头伤一半以上有合并伤。车祸引起的颅脑损伤多是重型颅脑损伤，且多合并伤。

单纯性闭合性颅脑损伤很少出现休克，闭合性颅脑损伤合并身体其他部位损伤则易于休克。当有不能以颅脑损伤解释的休克，首先要考虑合并伤存在。当颅脑损伤合并休克，易将休克引起的意识障碍与脑伤所致神志变化相混淆，而且休克时颅内高压症状的不典型，反之休克也可能被颅内高压掩盖。

颅脑损伤同时有合并伤，处理顺序至关重要，原则是首先处理危及生命的损伤。分三种类型：

颅脑伤重、合并伤轻：本型颅脑损伤为中、重型或合并颅内血肿，表现急性脑受压，而合并伤主要是四肢骨折、稳定型脊柱骨折、单纯肋骨折、颌面部外伤等，休克少。主要是解除脑受压，合并伤的处理留待颅脑伤稳定后，但也不能忽视长骨折、脊柱、骨盆骨折的早期制动和固定。合并伤重于颅脑损伤：多为轻、中型颅脑损伤，合并伤包括多发性肋骨折，合并血、气胸、肝、脾破裂，后腹膜血肿，脊柱骨折伴截瘫等，容易出现休克，治疗原则首先处理合并伤，抗休克及胸、脊柱的急症手术，颅脑伤需要密切观察，注意病情转化可能性。

双重型：损伤严重，合并休克，在纠正休克同时，手术解除脑受压，如有活动性内出血，可先针对危及生命者手术治疗，也可同时进行。

（郑　波）

第十二节　儿童颅脑创伤

儿童颅脑创伤是发达国家儿童残疾甚至死亡的重要原因。重度颅脑创伤通常会给儿童留下明显的、无法掩饰的终身残疾。尽管绝大多数的颅脑创伤是轻微的，但仍可能导致儿童或轻或重的学习困难和行为问题。这些问题不仅影响儿童本人，还影响了其周围人的生活。而对于家庭、公共卫生系统和整个社会，儿童颅脑创伤治疗的经济和社会成本近乎天文数字。2000 年，美国因儿童和青少年外伤产生的损失估计高达 346 亿美元，这还不包括患儿原本可以对社会所做贡献的潜在价值。

一、流行病学

创伤是未满 18 岁未成年人死亡的最主要原因，超过了其他所有病因的总和。颅脑创伤在儿童中很常见，是影响儿童幼年生活的高发疾病。每年约有 47.5 万名 14 岁以下的儿童患颅脑创伤，其中大部分患者在医院简单就诊后就回家了，或者从未就医；当然颅脑创伤每年导致了 3.7 万名儿童住院及 2685 名儿童死亡。尽管在急诊病例中，4 岁以下的幼儿最多，但青少年的住院比例更高。4 岁以下婴幼儿和 15 ~ 19 岁青少年的外伤死亡率最高。虽然因跌倒引起的颅脑创伤占大多数（39%），但导致颅脑创伤的确切损伤机制随着年龄的变化而有所不同。婴儿阶段，施加性损伤仍是导致因颅脑创伤住院或死亡的最主要原因。施加性颅脑创伤的平均年龄为 0 ~ 3 个月。施加性损伤的确切发生率尚不明了，因为只有 2.6% 幼儿的看护人承认在某些情况下摇晃儿童是加强管教的一种方法。随着年龄的增长，施加性损伤的发生率逐渐下降，而跌倒和交通事故的损伤案例不断增多，据加利福尼亚州最近的一份报告显示，事故车辆乘客中受伤儿童的发生率为 10 万分之 21，行走时被汽车撞伤儿童的发生率为 10 万分之 28。据估计在美国，颅脑创伤产生的直接医疗费用以及因丧失劳动力及潜能而导致的间接损失高达 600 亿美元。

大部分儿童颅脑创伤的表现轻微，年发生率约为每 10 万名儿童中有 200 多例。尽管对轻度颅脑创伤还没有标准的定义，但大部分研究都认为的 GCS 为 13 ~ 15 分或者头外伤后记忆丧失时间小于半小时的脑外伤。虽然只有不到 1% 的轻度颅脑创伤需要神经外科的介入，但患儿可以在认知和行为方面出现比较明显的症状。医学界对处于生长发育期儿童的轻度颅脑创伤所导致的认知和行为缺陷的了解不仅少而且欠完整。如果确实存在认知和行为方面的症状，则对它的治疗需要时间。

二、儿童颅脑创伤的分类

中枢神经系统损伤可分为原发性损伤和继发性损伤。原发性损伤是创伤的直接作用造成的，是能量在神经轴突内的消散。这些损伤直接导致神经元和胶质细胞破损、脑裂伤、轴突剪断伤以及血管损伤。虽然原发性损伤在几毫秒内就形成了，但有充足的证据显示各种继发性因素可以加重神经最终的损伤程度，这些因素包括缺氧、低血压、系统创伤、水电解质紊乱、感染等。在神经元方面，这将导致自由基释放和神经元死亡。尽管损伤的原发性作用无法克服，但从理论上来说控制上述系统性因素可以降低再损伤的程度。

如果损伤相当广泛或涉及多个脑叶，则儿童颅脑创伤可以按解剖、临床表现和影像学分成局灶性损伤和弥漫性损伤。此外，一系列的继发因素也会加重原发性脑损伤。

（一）局灶性损伤

局灶性损伤是指包括由挫伤、裂伤和脑实质内血肿所致的局部损伤。这类损伤可以产生进行性增大的血肿，导致脑移位和其他继发性损伤。这类直接损伤或冲击伤通常发生于颅骨的突起部位，例如蝶骨嵴、颞底、眶顶，或者发生在颅骨骨折的下方。对冲外伤在年长儿童中更常见，这是由于脑部撞击创伤点对冲部位的颅骨造成的。

1. 硬膜外血肿 硬膜外血肿几乎都伴有血肿上方的颅骨骨折，大部分位于颞叶和顶叶。后颅窝硬膜外血肿占各种后颅窝损伤的 25% ~ 40%，而且在儿童中较为常见。若患儿的父母有足够的意识，小血肿是可以被自行发现的。尽管如此，大部分后颅窝血肿都需要手术清除。虽说小的硬膜外血肿无需手术，但这些小血肿对婴幼儿来说可能已相当大，因此，很有必要密切关注各类小血肿。需要手术清除的大血肿可能导致贫血，因此手术室中配备足够的血以应急是至关重要的。婴儿常可能处于休克状态，因为血液进入硬膜外间隙常可导致休克，所以在手术开始时就需要输血。

2. 硬膜下血肿 硬膜下血肿可能出现于后颅窝或幕上间隙。后颅窝硬膜下血肿位于天幕附近，通常会自行消退。幕上硬膜下血肿可相当大，可以造成显著的中线偏移，且可能伴有脑挫伤和脑裂伤。这类血肿都需要手术治疗，并可能需要清除坏死的脑组织。相对成人而言，硬膜下血肿在儿童中较罕见，如发生，通常的原因是高速损伤或非意外性创伤。

3. 脑内血肿　脑内血肿通常都是由加速性或减速性损伤造成的，最常见于额底和颞底部位，其中的一些伤者还可以出现在脑组织深部。大部分脑内血肿可以进行保守治疗；然而如果临床出现明显的占位效应或脑移位时，则需要手术。

（二）弥漫性损伤

弥漫性脑损伤的特点是神经功能的广泛性异常，而患儿入院时的 CT 检查显示正常或稍有异常。弥漫性损伤是外伤的能量分散于整个脑部的结果，其严重程度差异很大。此类损伤的病理学实质是位于灰质和白质交界处、胼胝体和脑干的轴突剪断伤。此类损伤的原因是角加速性或减速性损伤，其损伤程度和在脑中消散的能量多少或进行角加速或减速运动时的速度有关。其临床表现取决于轴突功能障碍或轴突毁损的严重程度，可以从轻微脑震荡到重症弥漫性轴索损伤伴随严重的和长期的神经功能损害。患者可以出现去大脑状态、异常凝视麻痹、瞳孔变化及自主意识紊乱。影像学检查可以表现正常或出现多发性深部白质损害病灶，如胼胝体和脑干血肿，这些改变以脑部 MRI 图像显示最理想。

（三）弥漫性脑肿胀

弥漫性脑肿胀是一种创伤后的反应，特点是因脑血量显著增多而导致 ICP 增高。此现象首先由 Bruce 等在 1981 年描述。他们发现在大脑中间清醒期后出现的迟发性病情恶化，通常伴随大脑半球的脑血流量增加，表现为血管扩张和脑血量增多。Muizelaar 等发现，41%的重度颅脑创伤患儿出现了脑血管自身调节功能受损。然而，对于这些发现一直争议颇多。最近，Vavilala 等再次发现没有局灶性血肿的重度颅脑创伤患儿的脑血管自动调节功能可以受到损害。总的来说，这似乎可以解释发生弥漫性脑肿胀患儿的预后不如成人。这整个过程确切的病理生理变化我们知之甚少，可能是由于低钠血症、充血、缺氧、局部贫血、脑血流自动调节功能丧失或糖酵解过多造成的。无论是何种潜在病因，都有可能是轻微头外伤后病情严重恶化的主要原因。良好的神经功能恢复来自于积极的 ICP 控制。婴幼儿特别易出现弥漫性脑半球肿胀，偶尔可伴有硬膜下薄层出血，尤其是非意外性创伤。

（四）非意外性创伤

非意外性创伤、他伤，或暴力性头外伤及摇婴综合征都是用来描述虐待儿童案例中头外伤的术语，现已成为一个重要的健康关注点。大多数受害者都是未满 3 岁的儿童，而且许多孩子还存在一系列其他的医学问题和损伤，包括不同年龄、不同程度的躯干和四肢骨的损伤，以及不同时期和程度的软组织损伤。受虐儿童大都营养不良，而且个人卫生状况堪忧。Caffey 描述了这些儿童存在急性硬膜下出血，这种出血常表现为脑半球间出血、蛛网膜下腔出血、视网膜出血以及骨骺损伤，并首创了摇婴综合征这个术语。此损伤是由施加于脑部的旋转暴力所致，暴力撕裂了硬膜下静脉。婴儿颈部细、身体小而头部较大，更难承受上述旋转暴力。患儿呈现意识状态改变，从易怒到反应迟钝。就病情严重程度而言，病史反应的严重程度通常与临床的影像学检查结果不一致。神经系统检查可以确切地反应损伤程度。这些患儿中多数可伴有癫痫。眼底检查是必不可少的，常可以发现视网膜出血。CT 检查常显示硬膜下和蛛网膜下腔出血。脑实质可以因为水肿而导致图像上灰质和白质的差异减小，或显示大面积表明脑缺血的低密度影。对这些患儿的治疗原则是稳定血流动力学状态、控制增高的 ICP、使用抗痉挛药物，以及防止受伤脑部恢复期的代谢紊乱。它的预后常直接与入院时所做的神经系统检查有关。联邦政府和州法律都规定发现疑似病例必须上报有关部门。

（五）颅骨骨折

颅骨骨折是儿童的常见外伤，尤其是不复杂的线性骨折。大多数此类骨折不伴颅内出血，但可以伴硬膜外和（或）脑内血肿，这取决于最初的受伤范围。跨越静脉窦的各类骨折在手术修复时需格外谨慎，因为这类骨折常伴硬膜外血肿。跌倒是大部分幼儿发生线性骨折的原因。学步儿童和婴儿在学习站立、行走和探索周围时更可能发生上述意外。CT 检查虽然是发现颅内出血和骨折的有效方法，但偶尔可能遗漏轴位始发的骨折，但仔细查看 CT 检查图像还是可以发现的。绝大部分线性颅骨骨折都不需要采取任何治疗措施，且不遗留任何后遗症。非复杂性线性骨折的患儿，如果神经系统检查正常，没有颅内损伤，且家庭有条件认真观察患儿的精神状态是否恶化，则无需住院治疗。所有其他患儿最好还是留院观察。对婴幼儿及学步儿童还应进行特别看护以排除虐儿的可能性。颅骨骨折的真正问题并不在于颅骨受伤本身，而在于潜在性神经损伤，这些损伤可以影响头颅外伤的治疗和恢复。

1. 颅骨凹陷骨折　颅骨凹陷骨折在儿童中相对常见，约占所有颅骨骨折的 10%。闭合性凹陷骨折通常不需要手术干预，除非怀疑硬膜裂伤或凹陷位置影响了美观。婴儿的一种独特的、不同寻常的凹陷骨折是乒乓球型骨折或池塘骨折，通常是由于分娩过程中使用产钳位置不恰当或低处跌落造成。大部分骨折的凹陷比较轻微，且在其下方不断发育的脑组织的冲击下可以逐渐再塑形；然而，一些比较严重的凹陷骨折，需要手术干预。手术时在骨折边缘打一小孔，使用 Penfield 提升器就可以抬起凹陷的骨折块。合并头皮裂伤的复合性凹陷骨折，如果伤口严重污染或疑有硬膜撕裂，需要清创治疗。如果污染局限，清创术后可以将骨折碎片放回原位，以免将来需再做颅骨成形术。

2. 颅骨生长性骨折　颅骨生长性骨折也称为软脑膜囊肿，是一种很独特但罕见的合并症，常见于颅骨骨折的幼儿，也可发生于任何年龄的儿童。发生在线形骨折或复杂性骨折下方的硬脑膜裂伤及脑损伤是颅骨生长性骨折的重要前兆。由于损伤能量的关系，骨折的边缘常破裂，而脑搏动可使脑组织沿硬膜破裂口向外疝出。随着时间推移，数周或数月后，骨折边缘被进一步挤压，逐步扩大，并变得光滑。沿着撕裂的硬膜和颅骨骨折边缘的脑搏动可以进行性损伤周边脑皮质。此类骨折通常位于颅骨顶部，但也可以出现在枕部、后颅窝或眶顶。受脑发育和（或）正常脑搏动的推动，脑组织从骨折处和硬膜缺损处疝出，并随着时间推移使上述两种缺损不断增宽，硬膜缺损常常宽于颅骨缺损。患儿头部将出现局灶性、搏动性肿块，其中包含 CSF 和疝出的脑组织（如软脑膜囊肿），患儿还会出现进行性的神经功能损害和癫痫。通过 CT 和 MRI 检查，颅骨生长性骨折的诊断比较简单。治疗手段包括大范围地切除颅骨，最小范围地切除已胶质化疝出的脑组织，然后修补硬膜及进行颅骨成形术。进行颅骨成形术时应使用自体骨，永远避免使用合成材料，以保证颅骨的继续发育。对合并脑积水的患儿需要进行 CSF 引流术，但 CSF 引流术永远不能作为治疗颅骨生长性骨折的首选方法。

3. 颅底骨折　颅底骨折占儿童颅骨骨折的 15% ~ 19%。尽管 5 岁以下儿童的额窦和蝶窦可以未气化，但还是可以发生脑脊液漏，CSF 经前颅底或岩骨从鼻或耳漏出。几乎所有此类脑脊液漏都会自行停止。应将患儿头部抬高，并避免各种为去除血凝块而对耳和鼻的牵拉或其他暴力操作。中耳检查和听力测试应延迟至脑脊液漏停止以后数周进行。预防性使用抗生素达不到预防脑膜炎的目的，因为使用该类药物可以增加出现异常或耐药性细菌的风险。颅底骨折可以合并中耳、颈动脉、静脉窦和脑神经的损伤，因为这些结构从颅底的孔洞中穿过。

三、控制颅内压升高

对颅脑创伤患儿进行神经外科监护的目的是治疗明显的颅内血肿，并预防对受伤脑组织的继发性损伤。治疗旨在控制 ICP，并维持 CPP 在正常范围。总体原则包括避免发热和低氧血症、维持正常呼吸、保持适当的颈静脉引流量和恰当的镇静镇痛措施。当患儿的 GCS ≤ 8 分，或有疑似 ICP 增高时，或者某些临床检查不适宜监护患儿时，应进行 ICP 监护。现有多种 ICP 监护方式，都需要在颅骨上固定一个螺栓，因此明显不适于婴儿。相对成人，儿童有儿童的技术、适应证和方法。我们更倾向于用有脑室导管的探头来监测 ICP，此方法不仅可以监测 ICP，还可通过 CSF 引流来帮助控制 ICP。

如果已使用了这些方法 ICP 仍然增高，那么需要考虑出现新的颅内占位性病变的可能。除上述方法外，高渗疗法、过度通气法、巴比妥酸盐疗法、低温疗法和开颅减压术也可能控制增高的 ICP。按照儿童颅脑创伤治疗原则所述，目前采用的是一种理性的递进式的治疗方法，这种方法分阶段实施，并基于 ICP、治疗反应、外科干预风险、标准化护理，可以降低死亡率和改善预后。尽管彻底查阅了儿童颅脑创伤方面的文献，结果无标准或建议可循，但还是有多种治疗选择可供参考。对于重度颅脑创伤儿童的护理也存在多种策略。是否进行 ICP 监护、采用何种方法的最终决定还是取决于主管医师。许多用于控制 ICP 增高的方法因无数据可依而无法进行比较，无法形成统一的标准。据 2001 年对英国所有儿童重症监护室的调查发现，各医疗中心的治疗方式存在很大差异，巴比妥酸盐、甘露醇、低温和过度通气疗法的使用也不尽相同。儿童和成人颅脑创伤的治疗方法也没什么本质的区别。

（一）高渗疗法

当采用头高体位、镇静和 CSF 引流等保守治疗方法无效时，可以采用高渗疗法来治疗 ICP 增高。儿童需要治疗的 ICP 上临界点尚无严格定义，一般来说，治疗的目的是将 ICP 控制在 20cmH$_2$O 以下，未满 6 岁的患儿应控制在 18cmH$_2$O 以下，未满 24 个月岁的婴幼儿应控制在 15cmH$_2$O 以下。过去曾采用多种不同的高渗制剂，目前最常用的是甘露醇和高渗盐水。哪种制剂更好尚不清楚，只要能有效地控制 ICP 并在治疗期间维持水、电解质平衡即可，不同制剂的差别是可以忽略的。

自 20 世纪 70 年代以来，甘露醇就一直成为高渗疗法的药物。不同的患儿甘露醇的使用剂量差别很大，（0.25 ~ 1.5）g/kg 甘露醇均可达到良好的临床效果，能有效地控制 ICP，且能维持水、电解质平衡。一组研究表明，使用较小剂量的甘露醇能产生同样的治疗效果，但不良反应更轻。从 1980 年起高渗盐水的使用逐渐盛行，当时创伤研究者在使用高渗盐水抢救烧伤患者或休克患者时注意到了其对颅脑创伤患者的显著疗效。另一组随机的多中心针对需在入院前复苏的创伤患者的术后研究发现，使用高渗盐水患者的存活率达 34%，远高于使用乳酸钠林格溶液患者 12% 的存活率。

尽管大部分研究都是基于成人患者，但有些是针对颅脑创伤患儿的研究。在伤后立即使用和早期使用高渗盐水，证明有类似疗效。Simma 等将 35 名 GCS < 8 分的颅脑创伤患儿随

机分为两组，一组用乳酸钠林格溶液进行复苏，另一组则使用2%的高渗盐水。尽管两组的存活率和治疗结果相似，但采用乳酸钠林格溶液作为复苏液的一组患儿相比高渗盐水组的患儿，需要更多的干预手段，更易患成人呼吸窘迫综合征（ARDS），需要在ICU待更长时间。如今高渗盐水的使用范围已超出了伤后早期复苏，已证实它能控制伤后增高的ICP，许多研究还发现高渗盐水非常安全。高渗盐水还有助于恢复血管内血容量，并增强心血管功能，降低风险，包括肾功能衰竭、血钾过低、低血压和与甘露醇相关的反跳性颅内压增高。针对脑血流的研究显示，高渗盐水通过收缩内皮细胞来增大毛细血管的直径，还可使血细胞收缩以增强其变形能力，最终结果是增加脑血流量。除了作为一种渗透制剂，高渗盐水还能刺激心房利钠因子的释放，并抵消血管内皮素的血管收缩作用。高渗盐水还能升高动脉压，促进血浆流动，导致血黏度降低和脑血流增加。据1965～1999年的文献汇总分析显示，在使用多少浓度和使用多大剂量的高渗盐水方面没形成一个统一的标准，而且使用高渗盐水的患者人数相对较少。尽管如此，还是有趋势表明接受高渗盐水治疗的患者的ICP明显降低，而且患者几乎没有不良反应。

对于能产生最佳临床效果的高渗盐水的理想浓度尚未达成一致。1993年起的一项动物实验显示，用7%的高渗盐水可以达到和甘露醇同样的控制ICP的效果。从此，几项人体试验也证实用高渗盐水治疗ICP增高具有安全性和有效性。Vialet等随机选取了处于持续昏迷状态的颅脑创伤患者进行研究，一旦其ICP＞25mmHg就接受等剂量的7.5%高渗盐水或20%甘露醇进行注射治疗。研究表明，接受高渗盐水治疗的患者，每日ICP增高的次数相对较少（7次对13次），每日ICP增高的持续时间明显缩短（67min对131min）。高渗盐水的渗透压梯度比甘露醇高2倍多。一项更近的研究直接比较了等渗甘露醇和7.5%高渗盐水或6%葡聚糖溶液的疗效。该研究按随机的方法进行，按先使用甘露醇，后使用高渗盐水（或先后次序相反）的方法来治疗ICP增高，在同一患者身上比较高渗盐水和甘露醇的疗效。经过对9名患者的观察后，结果发现高渗盐水可以更有效地将ICP降至治疗目标范围，而且药效持续时间明显长久（148min对90min）。可以在等量注射甘露醇和高渗盐水的基础上直接比较作为高渗制剂的疗效，尽管高渗盐水或葡聚糖要比甘露醇贵很多，但其更有效，且需要更少的其他干预。

有证据表明高渗盐水可以用于控制对所有其他干预手段都无反应的ICP增高。Horn等回顾了10名ICP持续增高患者，尽管已经使用了适当的镇静剂、麻醉剂、过度通气疗法、巴比妥酸盐昏迷法及每隔4h使用0.35g/kg剂量的甘露醇，但ICP都无法降低。研究证实，在所有其他干预手段都无效的情况下，输注7.5%的高渗盐水仍能控制ICP。在治疗期间，需要小心控制血钠浓度和血浆渗透压。

当有高渗疗法指征时，我们的做法是，最初间歇性使用剂量为0.25～1g/kg的甘露醇，每4～6h重复使用，以控制ICP。补充适当的等张液体以维持体液平衡，并密切观察保持血浆渗透压≤320mOsm/L，这是至关重要的措施。当这些治疗都无效时，我们再以0.1～1.0ml/kg的速度输注3%的氯化钠溶液，直到ICP得到控制或血钠浓度达到165～170mmol/L。

（二）开颅减压术

当一级和二级疗法都不起作用时，开颅减压术是控制药物治疗效果不良性ICP增高的另一种选择。如同高渗疗法，现有的文献资料难以评估开颅减压术的效果，因为手术指征及方法均有很大的差别。外科手术治疗 ICP 增高可以追溯到 Dandy 和 Cushing 时代。在 20 世纪 70 年代初就有报道，先后对 50 多例颅脑创伤患者实施了双额开颅术，存活率仅为 22%。作者只在患者昏迷、窒息、去脑状态、单侧或双侧瞳孔扩大的情况下才实施这种极端的干预措施。接受开颅减压术而存活者中也有很多恢复正常神经功能，并可以重新工作或学习的患者。若干年后的一项类似的研究报道了比上述研究更高的存活率，但神经功能的恢复比上述研究差。研究还发现，因脑干功能障碍而处于昏迷状态的颅脑创伤患者的抢救失败率很高，而且每次治疗的费用相当惊人。因此，这些治疗措施常受到质疑，因为虽然能避免重症外伤者早期死亡，但只能使其以植物状态生存。

Polin 等报道了一些采用开颅减压术控制 ICP 的乐观结果。他们报道了一组 35 例使用过度通气、甘露醇、镇静和麻醉药物治疗均无效的 ICP 增高，并接受了双侧经额开颅减压术的病例，然后对他们的治疗结果和创伤昏迷数据库的数据进行了配对对照研究。结果显示，中度神经功能障碍的恢复率为 37%，儿童的恢复率达 44%，所有患者的 ICP 均有所降低，而且低于对照组的 ICP 值。笔者强调早期实施开颅降压术最为有效，但对于 ICP > 40mmHg、GCS 为 3 分的患者无效。尽管本研究没有采用巴比妥酸盐或 CSF 引流术来协助控制 ICP，尽管所挑选的病例和历史对照比较有偏倚，但本研究表明开颅减压术对一些 ICP 增高的重度颅脑创伤患者确实还是有作用的。Guerra 等也发现了类似的良好结果。1977 ~ 1997 年，57 名患者在标准治疗无法降低 ICP 的情况下，接受了开颅减压术（31 例单侧，26 例双侧），结果 10% 的患者处于植物生存状态，而 58% 的患者获得了康复得以重返社会。

（三）低温疗法

低温疗法为颅脑创伤患者提供了另一种治疗方法。尽管已对颅脑创伤、脑缺血和脑卒中的实验模型进行了大量研究，并发现低温疗法是有效的，但人体临床数据表明低温疗法的作用是复杂的，并充满争议。相反，业内通常认为应尽量避免使用低温疗法。现有的研究包括：对成熟和未成熟动物进行中等度低温疗法的实验室研究；对存在脑缺血、缺氧新生儿进行低温疗法的尝试；成人颅脑创伤后 24 ~ 48h 进行低温疗法的 II 期临床试验。这些研究结果都支持低温疗法是一种安全有效的治疗方法。Marion 等对 16 ~ 75 岁入院时 GCS 为 3 ~ 7 分的患者进行了随机的前瞻性研究，这些患者中不包括低血压、缺氧或错过最佳抢救时间者。使用冷盐水洗胃和冰毯覆盖来使体温达到 32 ~ 33℃ 的中等度低温疗法，保持 24h，然后缓慢复温。结果显示低温治疗组患者的 ICP 比较低，尤其在伤后第一个 36h。通过早期随访发现接受低温治疗者的预后都有改善。相对于创伤昏迷数据库对照病例的 25% 的恢复率，有 50% 低温疗法接受者的预后良好或存在中等度残疾。长期随访结果显示，初始 GCS 为 5 ~ 7 分者，低温治疗后 12 个月的临床结果有所改善；而初始 GCS 为 3 ~ 4 分者治疗前后的临床结果没有显著变化。Shiozaki 等报道了采用温和低温疗法控制 ICP 增高的结果令人鼓舞。Clifton 等报道，接受 48h 中度低温治疗的患者中，15% 的患者在治疗 6 个月后病情有所改善。然而，《全国急性脑损伤研究：低温疗法》并不支持这些研究的初期结果。他们研究了 392 例 16 ~ 65 岁的患者，结论是低温疗法不能改善重度颅脑创伤患者的预后，各组中均有 57% 治疗患者的临床结果不佳。进一步的研究显示，45 岁以下患者的预后相对较好，他们入院时体温较低，并接受低温治疗。所有这些研究的对象都是 16 岁以上的成年人。鉴于儿童独特的病理生理机制，且颅脑创伤后常遗留后遗症，因此，正如上述提及用低温疗法治疗脑缺血、缺氧新生儿的病例，儿童可能对低温疗法的反应更好。在一项最早的对儿童进行低温疗法的研究中，Gruszkiewicz 等认为低温疗法可以改善重度颅脑创伤儿童的预后。在 191 例重度颅脑创伤患儿中，42 例患儿出现了脑干损伤征象：去脑强直、瞳孔异常和呼吸不规律。这些患儿接受了 31 ~ 36℃ 的低温治疗 1 ~ 16d，治疗期间仍然维持适当的镇静剂、甘露醇和多次腰穿治疗，直到去脑强直状态消失、呼吸正常。其中 22 例入院后不久即死亡，20 例存活，大部分能回到学校正常上课，但经常需要特殊辅导。在一项多中心的二期临床研究中，Adelson 等证实对重度颅脑创伤患儿施行中度低温疗法是安全的。尽管与未接受低温疗法的患儿相比，ICP 的平均值无统计学差异，但还是存在 ICP 每小时平均值的降低及 ICP > 20mmHg 次数的减少，表明 ICP 的总体严重性得到了缓解。稍后接受低温疗法的患儿也可见到此效果（6h 后）。该方法虽然可能增加心律失常的风险（窦性心动过速可通过补充水分来控制），但发生凝血功能障碍、感染或再次颅内血肿的风险并无显著性差别。在复温阶段，存在 ICP 反弹增高的趋势。总体来说，这些研究都认为低温疗法可能有助于控制重度颅脑创伤患儿的 ICP。但有关治疗需要维持多少时间以及复温的速度多少适宜仍存在疑问，希望这些问题能在已开展的有关重度颅脑创伤患儿中度低温疗法的多中心二期临床研究中得到解答。

四、创伤后癫痫

创伤后癫痫（posttraumatic seizures，PTE）是儿童颅脑创伤的一种常见并发症。PTE 的定义是反复发作的自发性发作性疾病。10% ~ 20% 的重度颅脑创伤患儿可以出现 PTE，且常常治疗困难。早期 PTE 通常出现于伤后的第一周。PTE 患儿可以在受到刺激时突发抽搐，然后迅速恢复至正常精神状态，且无颅内异常。受伤时立即发生的抽搐发作也称为刺激性发作，儿童中更常见，尤其是婴儿。各种类型的 PTE 均与外伤的严重程度无关，总体发生率为 5.5% ~ 21%。绝大部分 PTE 都发生在颅脑创伤后的第一个 24h 内，外伤越严重、年龄越小，发生率越高。轻度、中度和重度颅脑创伤儿童 PTE 的发生率分别为 2% ~ 6%、12% ~ 27% 和 23% ~ 35%。2 岁以下幼儿 PTE 的发生率是 3 ~ 12 岁儿童的 2.5 倍。非意外性颅脑创伤儿童的 PTE 更常见，有报道其发生率达 48% ~ 65%，而意外性颅脑创伤的 PTE 发生率只有 15% ~ 17%。对于发生 PTE 的颅脑创伤儿童需要更长的随访时间。颅脑创伤后 5 年，轻度、中度、重度颅脑创伤儿童累积 PTE 的发生率分别为 0.7%、1.2% 和 10%。相反，伤后 30 年的累积发生率分别上升至 2.1%、4.2% 和 16.7%。基于儿童癫痫的发生阈值低于成人的观点，儿童急性颅脑创伤后通常需要接受预防抗惊厥的经验治疗。尽管如此，一项随机双盲试验发现，接受苯妥英治疗的儿童延迟性 PTE 的发生率为 12%，而接受安慰剂的患儿延迟性 PTE 的发生率为 6%。儿童延迟性 PTE 的发生率略低于成人。一项回顾性研究总结了 1988 ~ 1990 年 194 例受钝器伤的儿童的 PTE 发生情况，18 例出现了 PTE，其中 14 例发生于受伤后 24h 内。这项研究发现，受伤后最初的 GCS 评分是预测 PTE 发生的最可靠指标：38.7% GCS 为 3 ~ 8 分的患者发生了 PTE，而仅有 3.8% GCS 为 9 ~ 15 分的患者出现 PTE。根据主治医师的意见，此回顾性研究中一些 GCS 为 3 ~ 8 分的患者接受了苯妥英治疗，PTE 的发生率从 53% 降至 15%。笔者也支持使用苯妥英来预防伤后早期 PTE。

另一项针对颅脑创伤儿童的回顾性研究也得到了类似的结论。1980 ~ 1986 年针对芝加哥地区颅脑创伤患儿的调查发现，PTE 的发生率为 9.8%，其中 95% 发生于伤后第一个 24h 内。而有弥漫性脑水肿、GCS 为 3 ~ 8 分及急性硬膜下血肿的患者更有可能发生 PTE。该组的发生率达 35%，而轻微颅脑创伤患者 PTE 是发生率只有 5%。此项研究中年龄和 PTE 的发生率无关。

因此，预防性使用抗癫痫药是否有益，尤其对于重度颅脑创伤亚组的患儿，上述两项研究提供了一些线索。1976～1979 年，245 例受钝器伤或穿通伤的患者随机接受了苯妥英或安慰剂的治疗，以控制伤后早期 PTE。研究仅涵盖被认为有 10% 以上概率可能发生 PTE 的患者。5 例用苯妥英者及 4 例用安慰剂者出现了伤后早期 PTE。笔者认为这些结果无法证明预防性治疗是无益的。反而，另一项在华盛顿和西雅图进行的时间跨度为 4 年，涵盖 586 例颅脑创伤患者的研究发现，伤后早期 PTE 明显降低。这些患者随机接受了长达 1 年的安慰剂和苯妥英治疗。苯妥英治疗组中伤后早期 PTE 的发生率只有 3.6%，而安慰剂组则差很多，发生率达 14.2%。两组的延迟性 PTE 发生率无显著差异。事实上，苯妥英组（21.5%）的发生率略高于安慰剂组（15.7%）。

五、预防

颅脑创伤的死亡风险非常高，而且终身都可能处于残疾状态之中。患者一旦处于残疾状态，那么丰富多彩、幸福快乐的生活将不复存在。尽管可以付出大量的努力来治疗原发性脑损伤，并降低各种加重神经功能损害的继发性因素的损害作用，但从逻辑上讲，最基本的预防措施是降低颅脑创伤死亡率和致残率的最有效手段。许多团体或组织，如优先思考（Think First）、全国安全孩子运动（National SafeKids Campaign）、游乐场安全计划（Program forPlayground Safety）等，都在尽力提高人们对颅脑创伤的认识和防范受伤意识。一些简单的措施，如滑冰、骑车时戴头盔，使用安全座椅和安全带等，已经在减轻损伤范围和严重性方面起了重要作用。这些计划需要我们的支持，提高人们对于损伤的了解和防范外伤应该成为医疗工作的一部分。

导致脑震荡的轻度颅脑创伤一直备受关注。多项研究表明，相对于第一次发生的脑震荡，再次发生的脑震荡可以显著影响神经功能恢复。有一点很重要，年轻运动员如果发生过脑震荡，应禁止其继续从事运动。儿童脑震荡的症状通常包括思想无法集中或记忆困难、逻辑性差、头痛、过度疲劳或情绪不稳定等。每个人所需的重返社会的时间不一，何时重返社会取决于是否恢复到受伤前状态和创伤后症状是否彻底消失。

六、总结

各类严重程度不一的颅脑创伤都可能对儿童脑的生长发育产生深远的影响。尽管儿童颅脑创伤后对颅内占位性病变的治疗原则和成人的并无差别，但无疑还是存在年龄相关性差异，包括弥漫性脑肿胀、脑自主调节功能受损、癫痫发作阈值降低、非意外性损伤以及脑发育中易损性增高等。需要重视并控制系统性损害因素（如缺氧、低血压、ICP 增高、CPP 增加和使用抗痉挛药物）所造成的不良影响，以助于防止继发性损伤。对低温疗法的深入研究、评估自由基的控制、提高受损脑功能和代谢的影像学检查，都将助于预防继发性损伤，并提高治疗效果。

（赵志勇）

参考文献

[1] 易声禹，只达石. 颅脑损伤诊治 [M]. 北京：人民卫生出版社，2010.

[2] 江基尧，朱诚. 现代颅脑损伤学 [M]. 上海：第二军医大学出版社，2010.

[3] 张赛. 现代神经创伤和神经外科危重症 [M]. 天津：南开大学出版社，2010.

[4] 张赛，李建国. 神经创伤学新进展 [M]. 天津：南开大学出版社，2009.

[5] 江基尧，高国一. 中国颅脑创伤十年 [J]. 中华神经外科杂志，2013.

第十章

颅脑损伤的手术治疗

第一节　颅脑损伤的一般手术方法

一、头皮损伤的处理

头皮是一种特殊的皮肤，含有大量头发、毛囊、皮腺脂、汗腺及皮屑，往往隐藏污垢和细菌，一旦发生开放伤，容易引起感染，然而头皮的循环十分丰富，仍有较好的抗感染能力。

头皮损伤外科处理的麻醉选择，要根据伤情及患者的合作程度而定，头皮裂伤清创缝合一般多采用局麻，对头皮损伤较重范围较大者，仍以全身麻醉为佳。

（1）头皮裂伤：清创缝合单纯头皮裂口，如果不是全层裂开，尚有帽状腱膜连续时，因受损血管不能退缩止血，往往失血较多；反之帽状腱膜完全断裂者出血较少。

1）冲洗方法：清创时先以消毒干纱布压迫伤口控制出血，剃光裂口周围至少 6cm 的头发，如系大裂口应剃光所有头发。然后用肥皂水冲洗创口周围，再用生理盐水纱布擦洗、拭干，乙醚脱脂后，以碘酒、乙醇消毒。根据伤情可确定局部麻醉或全身麻醉。局麻时用0.5% 奴夫卡因或利多卡因溶液行浸润麻醉。为减少出血可加少量肾上腺素［每 10ml 加 1滴，约 1/（20 万）］。麻醉显效后开始创口的清洗，此时创口已无疼痛，出血亦减少，用软的毛刷醮上消毒肥皂冻，轻轻刷洗创口及创缘，若有活动性出血点，用消毒止血钳夹住，然后用大量生理盐水（不少于 1000ml）反复冲洗。同时清除创口所有污垢、异物和头发等。随后再用消毒干纱布拭干，取下止血钳，创口用消毒纱布填塞，重新用碘酒、乙醇消毒创口周围，用毛巾覆盖手术野，然后开始清创手术操作。

2）清创方法：手术前应先控制活跃出血点，并仔细探查颅骨有无骨折，估计裂口的缝合有无困难。如系复杂的裂伤应考虑清创后缝合是否会有张力，有无施行副加切口、延伸切口或头皮下松解或植皮的必要，清创时由外向内，由浅入深，逐渐清除已废损或失去活力的组织。由于头皮的牵伸性较小，创口边缘的修剪不可过多，但至少应达到皮缘整齐，断面呈直角，可见健康的皮下组织。清创后的头皮，须对合良好，分层缝合，一般不放引流，若污染严重组织活力较差时，可用橡皮片作短时皮下引流。

（2）头皮残缺的清创整复：头皮裂伤较复杂或有部分残缺时，单纯清创缝合常有困难。必须根据裂伤的形状、残缺的大小和部位，采取相应的整复方法。通常，不论头皮缺损有多大，原则上都应尽量做到一期缝合，不留创面；如果是有感染征象或污染严重的创口，才行后期整复或后期植皮。

1）头皮下游离原位缝合：头皮裂伤残缺较小，属狭长或条状裂口，宽度不超过 3cm 者，可以直接原位缝合，冲洗清创之后，将裂口周围头皮自帽状腱膜下层分离松解 5～6cm，即可将裂口原位缝合

2）延长切口整复残缺：头皮残缺较大、裂口复杂、残存缺损直径大于 3cm 者，缝合时须先做延长切口，然后行帽状腱膜下游离松解，施行缝合；① "S" 形延长切口，于裂口两端作方向相反的弧形延长切口，扩大创口帽状腱膜下的游离松解的范围，即可将缺损两侧边缘牵拉、移行、合拢，然后缝合（图 10-1）。②三叉形延长切口：头皮裂口及残缺区呈星形或三角形时，可将原创口作顺方向的弧形延长，形成三个大小相近的皮瓣，恰似电扇的三叶，然后游离松解并加以缝合。这种方式整复直径 4～5cm 的头皮缺损（图 10-2）。③瓣状延长切口：头皮裂口及残缺呈弧形或月形时，可沿创口的弧度做成瓣状切口，瓣的基部向下，作为瓣蒂中的血管。然后自帽状腱膜下游离皮瓣，牵拉移行皮瓣盖残缺区后缝合（图10-3）。

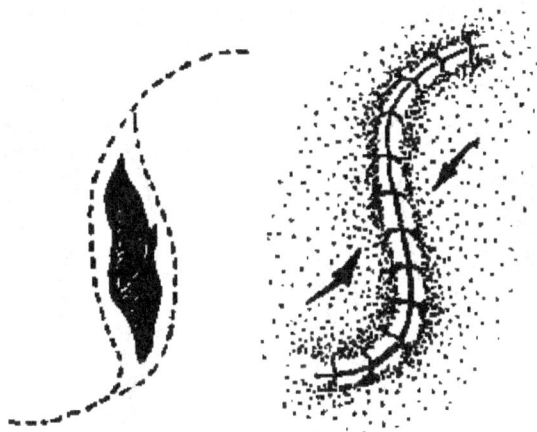

图 10-1 "S" 形延长切口

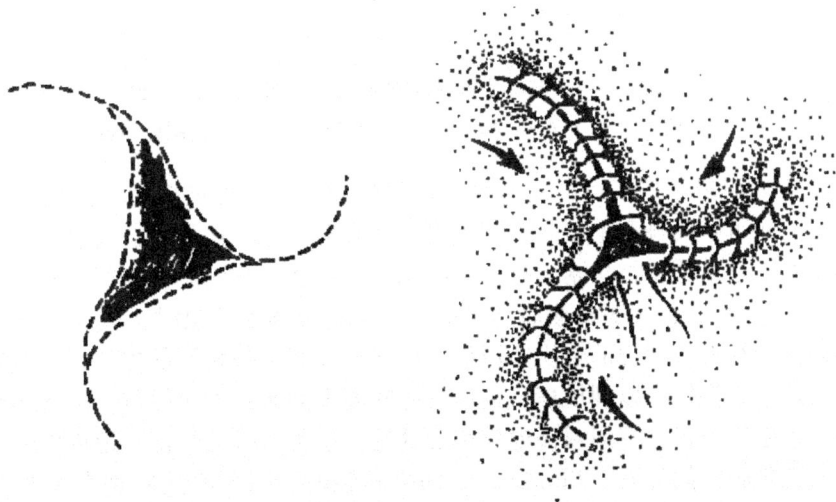

图 10-2 三叉形延长切口

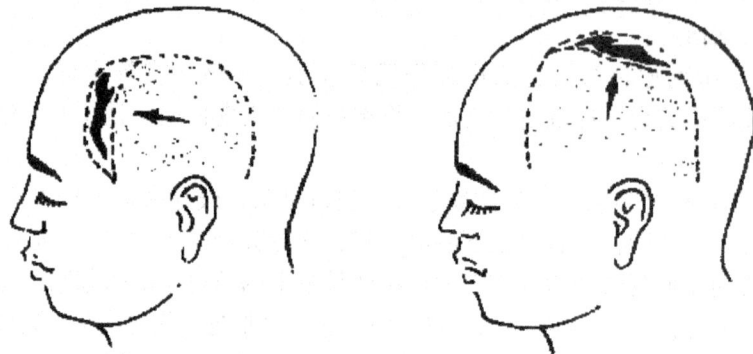

图 10 - 3　瓣状延长切口

3）转移皮瓣残缺整复：头皮残缺直径在 6cm 以上时，用延长切口难以将创口闭合，须另作松弛切口 1~2 处，形成转移皮瓣。然后行帽状腱膜下分离，将皮瓣牵拉、合拢，封闭创面并缝合。松弛切口处的新创面则用中厚断层植皮覆盖（图 10 - 4）。

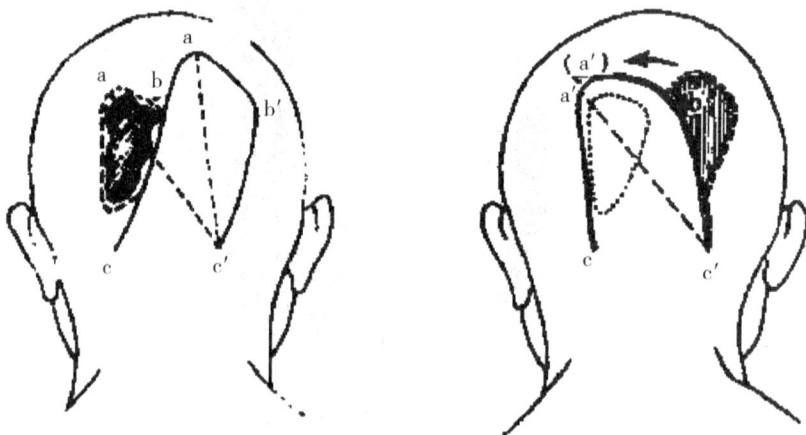

图 10 - 4　转移皮瓣残缺整复 ca' 必须长于 ca，cc'
应为 ca 的 1/2~1/3，c' a' 的长度与 cá 相等，裸区植皮

（3）头皮撕脱清创整复：头皮撕脱是指部分或整个头皮被撕脱，完全游离。严重的撕脱伤范围，前面可达前额和上眼睑，两侧可累及耳廓。这类伤员往往失血较多，清创前应先纠正血容量的不足，给予抗生素治疗，预防感染。应在全身麻醉下施行手术。

1）清创自体植皮：在头皮撕脱伤早期，创面尚无感染征象时，应尽快清创，彻底冲洗并清除一切异物和失去活力的组织。清创时应保护尚有小蒂相连的皮片，切勿断离。对残存的颅骨骨膜须小心保护，以利植皮。创口边缘断面上的血管均应保留，以备必要时行血管吻合。创面的止血应完善，宜用双极电烙小心处理，避免过多的灼伤。植皮以中厚断层自体皮为佳。对头皮撕脱时间较短（8h 之内）、污染较轻的，则可清洗后剃去头发，剔除皮下组织，重新再植，也能成活。对颅骨骨膜缺失的裸面，可用带蒂的颞肌筋膜翻转覆盖，然后再于其上植皮。或采用大网膜移植，覆盖裸骨面后于其上植皮。植皮后，在皮片上作多个小切口（0.5cm 左右），有助于排液，然后加棉垫包扎，皮片与颅骨骨膜要紧贴，以利愈合。

2）清创头皮再植：显微外科的发展，使小血管吻合成为可能。头皮撕脱后行头皮血管吻合，原头皮全层再植，已有成功的例子。撕脱头皮血管吻合再植，必须在 6h 之内，对于无严重污染，撕脱的头皮无明显挫裂和绞伤，且主要血管断端尚属整齐，可以进行吻合术。清创时应分两组：一组行头部清创，并游离解剖出枕动静脉及（或）颞浅动脉。如果头皮的四对主要血管中，有一或二对能够吻合成功，则头皮再植即有希望成功；另一组作撕脱头皮的清洁，剃去头发，反复清洁冲洗，细心修剪帽状腱膜下的疏松结缔组织，注意保护头皮血管，仔细在皮缘断面的相应部位，找出枕动静脉及（或）颞浅动静脉，并用 1/1000 肝素溶液灌注，以各吻合。通常动脉常易寻获，静脉则较困难，因撕脱时静脉被扯断在组织内，断端不易发现，为常见的失败原因之一。

头皮血管吻合：患者头颅用三爪头架悬空固定，便于环绕四周的操作。根据可供吻合血管的部位和长度，修剪多余头皮，使血管的吻合及头皮的缝合均对合良好。先在头皮四周全层缝合数针，将头皮固定在头颅上，避免头皮滑动，然后开始显微镜下小血管吻合术（参看血管吻合术）。血管一旦接通，撕脱头皮的边缘即开始流血，较大的出血点可用双极电烙止血，一般渗血只须缝合头皮即可，皮下置橡皮引流，自低位引出，包扎不宜过紧，术后半坐卧位。

3）晚期植皮：若头皮撕脱伤已属晚期，创面明显感染，则不宜再行清创植皮，只能清洁创面，用凡士林油纱敷料覆盖换药，待肉芽生长后再行晚期植皮。遇有颅骨裸露的区域，可以采用间隔 1cm 左右颅骨外板钻孔的方法，使板障暴露，以利肉芽生长，等到无骨膜的颅骨表面全部被新生肉芽覆盖后，再行植皮。此时因属晚期植皮，应选用薄层邮票状植皮或种子式植皮。

对烧伤或电压伤所造成的头皮缺损，常有颅骨裸露，且往往伴有颅骨外板坏死，此时可用骨凿小心去掉颅骨外板，使板障暴露，生长肉芽，然后植皮（图 10 - 5）。

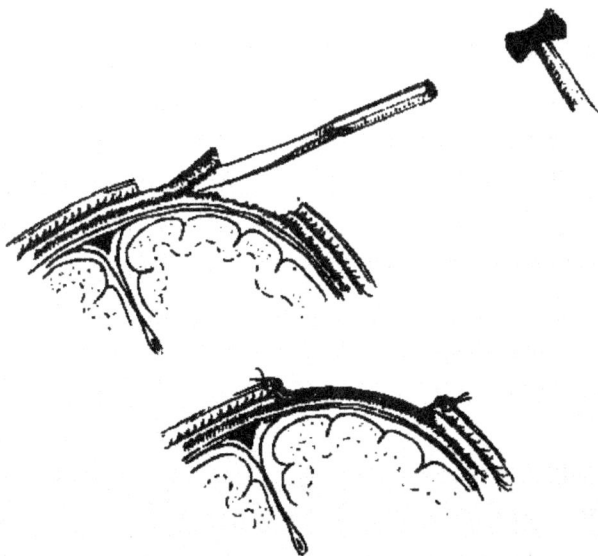

图 10 - 5 凿去坏死的颅骨外板待肉芽生长后再植皮

二、颅骨损伤的处理

颅骨属扁平骨，有内板及外板，其间为板障静脉，颅骨穹隆在儿童期靠骨衣营养，成年后主要由板障供应。颅底及颞枕区则由附着的肌肉提供血液供应。一般颅骨骨折之后，除部分儿童可以达到骨性愈合外，其余均属纤维性愈合。若颅骨骨折属于单纯的线形骨折，未伴有颅内继发损害时，无需作外科处理。

（1）闭合性颅骨骨折：乒乓凹陷整复；婴幼儿颅骨较软富有弹性，当外力作用于颅骨时，可造成半球形凹陷，如果其范围小于5cm，陷入深度不超过1cm，又无任何神经系统症状或体征，则不必整复。若凹陷面积较大、较深，或伴有局部脑疝症状时，应在全身麻醉下，于凹陷区近旁钻孔，小心循硬膜外放入骨撬，选凹陷中心处，然后用力将其撬起，复位后应认真检查，确无出血，始能分层缝合头皮（图10－6）。

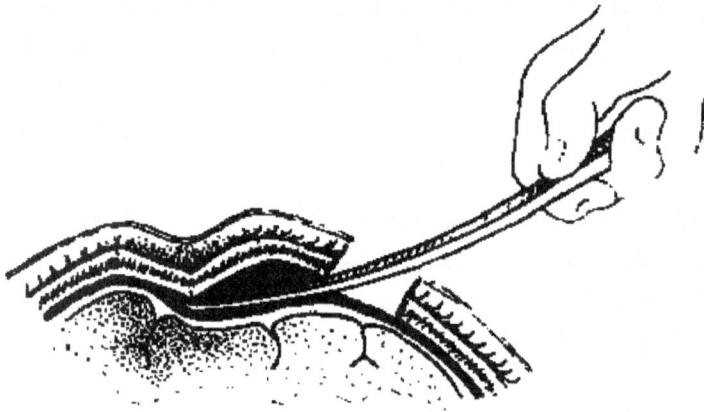

图10－6　乒乓球凹陷整复

单纯凹陷骨折整复：颅骨单纯性凹陷骨折，并非都需要整复，除非凹陷骨折面积大于5cm，陷于深度超过1cm，或有神经废损表现，或有颅内主要静脉窦受压时。由于凹陷骨折内板碎片常刺破硬膜，损伤脑组织或刺入静脉窦，故整复前应根据颅骨X线片，认真做好手术准备，以防术中大出血。整复时，头皮切口宜沿骨折外周向上作半弧形皮瓣，然后在凹陷区周边钻孔，用咬骨钳循骨折边缘，咬出一骨槽，使陷入的骨片易于取出。然后检查局部硬膜有无破损，必要时切开硬膜查看下面脑组织，以排除脑内血肿。硬脑膜应严密缝合，有缺损时可将邻近的骨膜翻转修复，以防脑脊液漏。取出的骨折碎片，如果尚有板障存在，内外板没有完全分离，亦可用以拼补在骨缺损区。大多于3个月后即可愈合，其抗冲击强度可达到正常颅骨。如果颅骨缺损过大，或骨折片已不适用于颅骨修补，则可采用人工材料修补术。

（2）开放性颅骨骨折：开放性线形骨折清创，对一般颅骨线形骨折，如果污染不严重，折线较细无异物嵌入者，则仅施头皮及皮下软组织清创缝合即可。若骨折线较宽，有毛发异物嵌入骨折缝中，则应沿骨折线用颅骨剪顺折线剪开，彻底清除异物。操作时应注意保护硬脑膜完整，以免引起颅内继发感染。

粉碎凹陷骨折清创：绝大多数开放性粉碎凹陷骨折，都伴有不同程度的硬脑膜及脑组织开放性损伤，故行清创手术时应仔细检查硬脑膜有无破损，其下脑组织是否损伤或出血。清创应从头皮开始，方法同头皮清创缝合术。粉碎的小骨折片应悉数清除。在摘除颅内静脉窦附近的骨折片时应十分小心，偶尔可致出血休克，切勿大意。对污染不重、较大的骨折片，尚有骨衣相连者可予保留，颅骨缺损留待后期修补，可等伤口愈合 3～6 个月之后，再行颅骨修补术（图 10 - 7）。

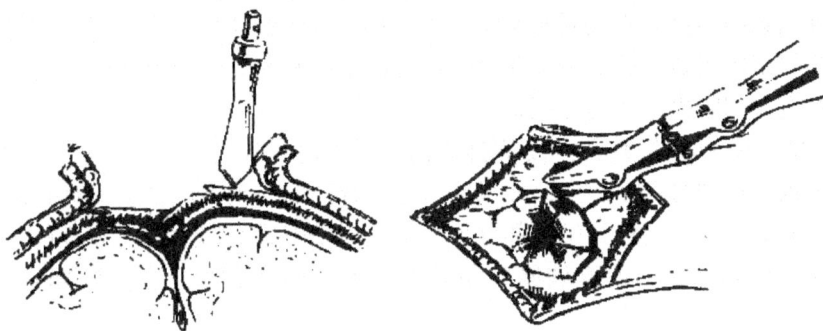

图 10 - 7 粉碎凹陷骨折清剖术

三、硬脑膜损伤的处理

硬脑膜是颅内外隔离的天然屏障，硬脑膜完整与否，是闭合性或开放性颅脑损伤的分界限，也是保护脑组织避免脑脊液漏颅内感染的重要结构。因此一旦破损即应予以缝合或修补，使开放伤变为闭合伤，以利愈合；偶尔因特殊原因，需要敞开硬脑膜时，例如颞肌下减压，但其表面头皮亦必须予以缝合。只有在开放伤晚期，伤口已感染，或者有脑晕形成，或伤口虽愈合，但硬脑膜与脑粘连形成瘢痕引发癫痫时，才作晚期修复处理。

（1）硬脑膜裂伤缝合：若硬脑膜只有裂伤而无缺损时，经过头皮、颅骨及脑组织清创后，可直接将裂口用细丝线间断缝合。一般裂口不予修剪，以免增加缝合的张力，针距 2～3mm 左右。若缝合有困难，可将裂口周围正常硬脑膜的外层切开，呈瓣状翻转，覆盖于裂口上加以缝合修补。

（2）硬脑膜缺损修补：造成硬脑膜的缺损，往往是因严重的开放性颅脑损伤所致，头皮、颅骨及脑均属开放性创伤。清创应按由浅入深，由外向内的次序，常规进行头皮及颅骨的清创处理，并根据需要适当延长硬脑膜的裂口，以便脑内清创操作，然后行硬脑膜缺损修补术。

1）自体组织修补：常用的自体组织有颅骨骨膜、颞肌筋膜、帽状腱膜和阔筋膜等。一般最好用位于硬膜缺损邻近的自体组织，如颅骨骨膜、帽状腱膜或颞肌筋膜，尽量采用带蒂的转移瓣，以利修补组织的愈合。在切开、剥离和翻转用以移植的骨膜或筋膜时，应注意蒂的宽度与瓣长度的比例关系，一般约为 2：3，不能小于 1：3。有时颅骨膜过于菲薄，可连同帽状腱膜一起剥离，使移植组织有一定厚度。为减少出血可在皮下层加压注射含 1/200 000 肾上腺素的生理盐水，然后再分离，但应注意勿损伤毛囊，否则将影响头发生长。按缺损大小作好移植瓣后，保护好靠瓣蒂侧小血管，缝合时避免损伤这些小血管。

有时硬脑膜缺损情况较复杂，利用带蒂自体组织修补有困难，则可采用自体游离组织，如阔筋膜或颞肌筋膜修补，也可以部分采用带蒂组织，部分补以游离组织，游离的移植组织面积不大于 5cm 为宜，以免发生坏死而致脑脊液漏或感染。

2）异体组织或人工材料修补：硬脑膜缺损修补亦可采用异体组织，如干冻硬脑膜、涤伦人工脑膜及硅橡胶人工脑膜等。修补时应注意植物的光面向脑组织，其大小和形状与缺损相应，缝合缘的毛边必须向外，要求平整无褶、无张力、不漏脑脊液。为避免术后溢液，也可用医用胶黏合剂黏封，或于缝合后再沿缝合口涂布医用胶。应指出的是，凡属异物或人工材料修补硬脑膜的病例，不宜同时又用人工材料修补颅骨缺损。因为用以修补硬脑膜的材料需要有活的软组织覆盖，始能生长愈合。由纤维细胞和间皮细胞重新生长出一层硬膜，约需经过半年左右，到时再择期修补颅骨。

（3）硬脑膜损伤次期修补：硬脑膜损伤伴感染时，外科处理十分棘手，因为头皮、颅骨和脑组织也往往同时存在感染，如果同时伴脑脊液漏，则更加复杂。对此，必须根据具体情况给予相应的处理。此外，尚有部分硬脑膜缺损是因病变切除或去骨瓣减压而引起的，或因儿童生长性骨折膨出，或有硬脑膜与脑瘢痕形成引发癫痫，也需晚期施行硬脑膜缺损修补。

1）次期清创植皮：有时硬脑膜损伤区有明显感染，脑膜与脑组织已粘连，表面有肉芽组织生长，并有脓性分泌物。对这种创面切勿过多操作，以免引起脑脊液漏，而应清除表面异物，用生理盐水和双氧水冲洗脓液，细心刮去腐朽的肉芽，然后用高渗或等渗盐水纱布交换敷料。等健康肉芽长出后，采用次期植皮，消灭创面，待伤口愈合后半年再择机作进一步处理。

2）晚期修补：患者虽有硬脑膜缺损，但无感染，基本上可作为无菌手术择期施行，手术的目的大多因有脑膨出或癫痫发作。因此，术前须作颅骨平片、CT 扫描及 EEG 检查；了解颅骨缺损情况；局部脑组织有无囊肿形成、积液或脑穿通畸形；是否存在脑萎缩、癫痫灶或脑积水等情况，以便决定术中是否要切开或切除部分硬脑膜。通常术前只要给予脱水剂降低颅压或穿刺排液，硬膜缺损膨隆即变平或下塌，不必切开或切除硬膜，只要将颅骨缺损区整复即可。缺损区周围的正常硬脑膜间皮细胞会沿头皮内面长出一层新的硬脑膜，覆盖在脑的表面，如果勉强将其剥离，势必造成脑皮质的更大损伤，同时也可能引起脑脊液漏，因此，只有当局部有脑膜－脑瘢痕；并已导致外伤性癫痫时，才需要切除硬脑膜－脑瘢痕，重新修复硬脑膜。

儿童颅骨生长性骨折也是一种需要晚期修补硬脑膜的病变，由于骨折时硬脑膜被撕裂，局部脑组织亦受损膨出，骨折缝受到脑组织疝出和脑脊液的搏动性冲击，使骨折缝骨质不断吸收，颅骨缺损也逐日扩大，终成生长性骨折，局部软膜蛛网膜囊肿形成及脑膨出。手术的目的主要在于修复硬脑膜缺损。以婴幼儿患者为例，只需要将缺损的硬脑膜重新修补好，达到正常硬脑膜的强度及张力，即可防止脑膨出的继续发展，颅骨缺损也可以随着颅骨的生长而自行闭合。对于稍大的儿童，则要求在修补硬脑膜的同时修复颅骨缺损。因此，所选用的修补材料，以头部自体组织为佳，最好采用带蒂转移瓣，如颅骨骨膜、帽状膜或颞肌筋膜。若采用游离组织或人工材料修补硬脑缺损，则颅骨缺损须待 3～6 月之后再行修复，以免引起头皮下积液或囊肿形成。

四、脑组织损伤的处理

脑组织损伤包括脑实质的原发性损伤，如脑灰质、白质的挫裂伤，及其继发性损害，如脑血管破裂出血、脑水肿和感染。一般开放性颅脑损伤均需尽早进行脑清创术，以减轻和避免脑的继发性损害。若患者就诊过迟，清创则有早期、次期以及晚期之分，当然，也有头皮、颅骨、硬脑膜的不同阶段处理。至于闭合性脑组织损伤的处理，只有在引起进行性颅内高压时，如颅内血肿、难以遏制的脑水肿、脑脓肿及脑膜－脑瘢痕形成引发癫痫时，则需要施行手术。

脑组织损伤的手术处理，应根据不同脑域和功能区而异，术者须有保护患者神经功能的强烈意识，熟知脑的解剖生理分区，仔细而又耐心地施行手术，始能减少副加的损伤。

（1）开放性脑损伤处理：

1）颅脑开放伤早期清创术：鉴于头皮、颅骨、硬脑膜均已开放，为预防感染，应争取尽早手术，变开放为闭合，同时给予抗生素控制感染。由于脑组织的特殊性，如果没有明显污染，一次彻底清创缝合的时限可以延长到伤后72h，在此期间颅内很少发生感染，即使头皮创口已有一些感染迹象，只要清创处理彻底，仍可能一期愈合。

冲洗方法：开放性颅脑损伤的冲洗和清创操作，基本上与头皮、颅骨开放伤相同。一般都在全身麻醉下冲洗，带干手套，用适当大小的消毒纱布球填塞在创口内，勿用力加压，以免造成脑组织更多的损伤，嵌在创口内或骨折缝内的毛发、异物暂勿移动或拔出，以免引起大出血。全部剃光创口以外的头发，用乙醚脱脂，然后可略放低患者头部，取出纱布，用灭菌生理盐水，沿创面的切线方向冲洗伤口，不可垂直正对创口冲洗，以免将冲洗液注入颅内。初步冲洗以后，改用消毒软毛刷或纱布蘸灭菌肥皂水，轻轻刷洗或擦试创面，清除所有泥沙和污物，暂勿拔出嵌入颅内的毛发或异物。继而再用生理盐水冲洗创口，不少于1000ml。此时，若软组织有较大的出血时，可用消毒钳暂时夹住；若硬脑膜或脑组织出血，则用明胶海绵贴附，再用棉片轻压其上。最后按常规方法用碘酒、乙醇消毒皮肤，铺盖手术巾，取下止血钳及创口内纱布，重新开始组织的清创操作。

清创方法：应由外到内，由浅入深，先行头皮和颅骨的清创（参看头皮、颅骨损伤的处理）。根据需要可适当延长头皮切口，充分显露颅骨开放区。在摘除嵌入创内的毛发或异物之前，必须作好一切输血的准备，特别是当颅内静脉窦受累时应予注意。若属粉碎凹陷骨折，可小心依次移除骨折片，并用咬骨钳适当扩大骨缺损区，直到可见正常硬脑膜时为止；若属嵌压很紧的陷入骨折，则需要在骨折线周边钻孔，再用咬骨钳咬除骨折片，使成一够大的骨窗。硬脑膜裂口如果不足以显露脑损伤的范围，可按需要延长切口，将硬膜悬吊外翻，以利脑内的清创操作。急性脑挫裂伤的组织很易被吸引器吸除，已破碎的脑灰质和白质与小血凝块混杂的糜烂组织，均失去功能和生活力，应予彻底清除。留在颅内不仅加重脑水肿反应，而且容易招致感染，既使急性期没有问题，晚期亦将形成更多的胶样性变和瘢痕组织，易引发癫痫。吸除挫碎糜烂的脑组织时应注意深部的异物或骨片。通常采用边吸引边冲洗的方法，较易审视手术野内的受损组织和色白而光洁的正常脑组织，特别是在重要脑功能区附近应格外小心，手术的损伤可加重神经废损。此外，在清创过程中，应注意妥善止血，应用湿棉片巾附在脑创面上，再用吸引器吸干棉片，然后将棉片慢慢揭开，既能清晰看到被吸附在棉片的小血管，可用双极电凝烧灼止血。亦可不断向创面上冲水，以发现出血点，予以电凝。因为开放脑损伤清创并非无菌手术，故不宜放置止血材料在创内，诸如明胶海棉、止血纱布、止血灵等，可增加感染的机会。清创操作完成后，分层缝合创口，尤其是硬脑膜的修复更为重要，颅骨缺损留待后期处理。术毕皮下置橡皮引流 24～48h，常规给与能透过血脑屏障的抗生素预防感染。

2）开放伤次期处理：系指颅脑开放伤 4～6d 的创口，早期未经清创处理，创口已有感染征象，可见炎性分泌物，甚至有脑脊液从伤口溢出。对这类伤员，不宜作过多的外科性处理，主要是进行细菌培养和改善局部引流条件。用双氧水和生理盐水清洁创面，摘除异物，用高渗或等渗盐水纱布交换敷料。根据细菌种类及过敏试验结果，选用有效的抗生素。创口过大的可以放置引流管，而将创口两端或中间全层减张缝合数针，缩小创面。待脓性分泌物减少，肉芽生长健康时，再进一步用缝合的方法缩小创口。应连续作细菌培养、敷料交换，直到创面分泌物很少，并连续三次细菌培养阴性时，松松将伤口全层缝合，内置橡皮引流 2～3d，创口亦有愈合的机会。

对伴有脑脊液漏的感染脑开放伤，处理上更为棘手。原则上应先作细菌培养，了解菌种及敏感的抗生素，保持创口局部引流通畅，小心清除异物及腐朽组织，但切勿分离已有的粘连。患者体位应向患侧卧，使创口处于低位，虽然在最初 1～2d，脑脊液漏出量有所增加，3～4d 后随着颅压降低及脑组织向创口移位，漏出量会减少。如果脑脊液始终不减少，则说明漏与脑室相连，应考虑在远离创口的部位放置该侧侧室引流，以减少漏液，以便漏口封闭愈合。

3）开放伤晚期处理：颅脑开放创口未经处理已 1 周以上，感染已较严重，大多伴有颅内压增高和局部脑溢出或脑莩形成，甚至合并化脓性脑膜炎、脑炎和（或）脑脓肿。在此种情况下，外科性处理不但无益，反而有扩散感染的可能，主要的治疗措施是：保持创口引流通畅，及时交换敷料，使用强有力的广谱抗生素，增强营养和维持正常水电解质平衡。争取在全身情况有所好转、炎症得以局限、创面肉芽健康生长的前提下，次期植皮，待消灭创面后，再进一步处理。

（2）脑膜－脑瘢痕切除：脑组织挫裂伤以后常伴同出血凝块，形成挫碎糜烂的坏死组织团块，这种失去活力的破碎组织如果未经手术清除，最终往往是小的可被完全吸收，较大的仅部分吸收，部分被瘢痕结缔组织所代替。脑瘢痕的大小，视脑挫裂伤的程度和范围而定，严重的开放性颅脑损伤可以形成自头皮到脑深部的大块瘢痕，并牵拉周围的脑结构，引起脑室扩张，脑回萎缩，囊肿形成及胶样增生，很易引起癫痫，或伴有脑穿通畸形。脑膜－脑瘢痕切除的指征大多是因药物难以控制的瘢痕，技术前的脑电图检查、CT 扫描，MR1 扫描殊为重要，必要时尚须癫痫源灶术中皮质电图监测。

切除方法：脑膜－脑瘢痕切除可分下述四个步骤：

1）头皮切口：手术切口必须精心设计，应考虑到头皮瘢痕和其远侧端（头顶）的血循环是否良好。若头皮瘢痕不大，可在瘢痕两端作"S"形延长切口，切除瘢痕，松解皮下，直接缝合切口；若头皮瘢痕过大或呈横向条索状，则必须重视切口远侧端的供血问题，切口与瘢痕之间应够宽，留有正常头皮作为供血蒂，最好是包含一对头皮供应血管，以防皮瓣远端发生坏死（图 10-8）。翻转皮瓣及分离瘢痕区头皮时，可先注射生理盐水于皮下，并用刀片边括边切行锐性解剖，保持皮瓣有一定厚度，不可过于菲薄，以免皮瓣中心坏死。

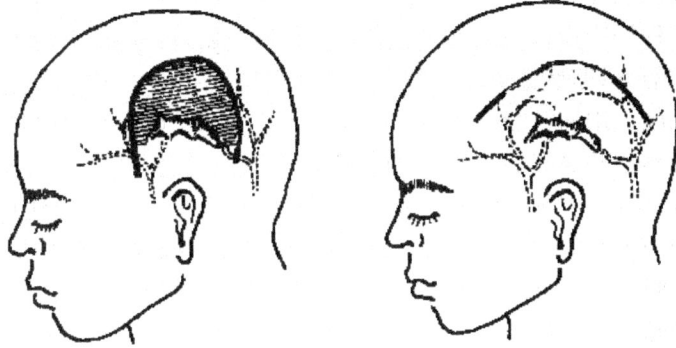

图 10 - 8　头皮有瘢痕时的切口设计

2）颅骨切除：陈旧性脑膜 - 脑瘢痕，多因开放性粉碎凹陷骨折所致，也可能因初期处理不彻底所残留，或因闭合性颅脑损伤脑挫裂伤后局部产生瘢痕使膜与脑粘连，或形成脑穿通畸形。手术时应将骨缺损周边修剪整齐，或切除局部部分颅骨，暴露出正常硬脑膜至少0.5cm。对陈旧性单纯凹陷骨折或闭合性脑损伤者，则宜采用颅骨成型瓣开颅，以便于术中同期行颅骨整复。值得注意的是，脑膜 - 脑瘢痕切除后，颅骨缺损是否需要同时施行颅骨整复，一般认为，留待后期修补颅骨为妥，除非硬脑膜的修补是采用带蒂的筋膜瓣，血液供应较理想，否则，若用人工颅骨同期修补，则有可能引起修补的硬脑膜坏死和皮下积液或脑脊液漏。

3）脑膜、脑瘢痕切除：应在正常的硬脑膜上先切一垂直于瘢痕区的小切口，将此切口延向瘢痕边缘，然后围绕瘢痕成环形切开硬脑膜。应注意保护正常脑皮质，切勿损伤脑正常功能。再以缝线将欲切除的硬脑膜吊起作为牵引，沿瘢痕与正常脑组织之间，紧靠瘢痕小心分离。由于瘢痕组织质地硬而韧，且颜色略黄，较易识别。切除时可用吸引器和剥离器仔细分离，由浅入深。遇有血管时须小心分离自瘢痕旁经过的重要脑供应血管，不可冒然结扎。如系进入瘢痕的小血管，则可用双极电烙——处理后剪断。及至深部时，要特别注意，脑室可能被瘢痕牵拉，位置变浅并且紧密粘连，如不慎很容易穿破脑室，将来有可能形成脑穿通畸形。当瘢痕切除切近脑室附近时，在良好的照明下，能透过洁净的脑白质看到深部发蓝的脑脊液，即达脑室壁，应在此处断离瘢痕，以免切开脑室腔。万一不慎穿破脑室，可用止血银夹并排地将破口夹闭。此外，在瘢痕四周偶有小的囊腔形成，勿误为脑室，该腔内壁无正常室管膜，且囊液呈黄色可资区别。

4）修补及缝合：脑膜 - 脑瘢痕切除后，应妥善止血，残腔用生理盐水充满，尽量不留空气在颅内，硬脑膜修补最好采用局部硬脑膜外层翻转瓣，或用带蒂自体组织瓣，较易愈合。如果使用人工硬脑膜、异体组织或自体游离组织进行修补，则不宜同期又用人工材料修补颅骨，否则易发生脑脊液漏。头皮切口分层缝合，皮下置橡皮引流24～48h。

（3）脑室穿通畸形手术：脑室穿通畸形多见于婴幼儿，常因产伤所致，由于脑实质损害，脑瘢痕形成或脑软化及囊性变，使脑室受到牵拉扩大或囊肿形成。有时成年人在脑外伤后亦可因脑挫裂伤及出血软化，引起瘢痕及（或）囊性变，造成脑脊液大量积聚，局部囊状膨大，脑室扩张。通常虽有脑室穿通畸形存在，但因囊肿与脑室或蛛网膜下腔相交通，可以不表现颅内压增高的症状，亦无进行性神经废损或癫痫发作，故不需要特殊处理。若患者出现颅内压增高，神经废损日益加重或有难以控制的癫痫时，则应考虑手术治疗。

1）脑室穿通畸形脑基底池分流：笔者多年来采用这一术式颇有成效。即于颞骨鳞部作四孔小骨成形瓣开颅，用脑针穿刺囊肿，插入内径 2～3mm 直径的硅橡胶分流管，然后抬起颞叶，在直视下暴露脑基底部的脑池，将蛛网膜切开一小孔，再将分流管另一端插入脑基底池，用缝线固定分流管于中颅凹硬膜或天幕上即可。施行此手术时应注意；分流管勿折叠；放置引流管时，勿使重要脑功能区受压；挑开脑基底池蛛网膜时，切勿损伤位于天幕切迹缘处的滑车神经和动眼神经；分流管远端宜向后插在桥池外上份，不可过深，以免伤及大脑后动脉、小脑前上动脉、三叉神经、外展神经或桥脑；抬起颞叶时应小心避开中颅凹底部的静脉，特别注意勿损伤 Labbe 静脉；固定分流管时勿伤及硬膜或天幕上的血管。

2）脑室—腹腔分流。

五、静脉窦损伤的处理

静脉窦损伤多为粉碎凹陷骨折所致，常因骨折片嵌压或血凝堵塞破口而自然止血，如不慎拔出骨片或移除血凝块即可引起汹涌的出血。静脉窦窦壁属于纤维膜，具有一定张力，破裂后不能自动回缩，故出血往往十分严重，由于直接影响上腔静脉的回心血量，可使心腔空虚极易导致休克。因此，在疑有静脉窦损伤时，或在静脉窦附近进行手术操作时，应仔细谨慎，必须事先作好突发出血的应急工作，准备好有关止血和输血的各项措施，以利不测。

（1）静脉窦破裂的处理：

1）静脉窦裂伤缝合：静脉窦破裂以上矢状窦最为多见，其次是横窦。一旦发生，应保持镇静，立刻用吸引器吸去积血，辨明出血的准确部位，随即用手指和棉片轻压在裂口处，并适当抬高床头，出血即可暂时控制。此时不要急于缝合裂口，应先作好止血的准备工作，如明胶海棉、肌块，医用黏胶、筋膜片、凝血酶、细缝合针线以及各项输血措施，同时麻醉师和巡回护士都要各就各位不可松懈。然后有计划地咬除部分颅骨以扩大手术野，充分暴露出血口四周及窦的远近端，以便必要时可以暂时断流。一切应急准备就绪后，即可开始下一步操作。首先是在强力吸引的控制下，小心从出血口的周围轻掀棉片，仔细观察静脉窦破裂的具体情况，以便选择适合的止血方法。

对没有静脉窦壁缺损的小裂口，不足 0.5cm 者，可直接用明胶海绵覆盖，或用肌肉块蘸医用胶黏堵，止血多无困难。为防止明胶或肌肉松脱，可以作十字交叉缝合，线横跨其上固定之。

若静脉窦裂口较大较长，用明胶或肌块止血，有陷入窦腔引起栓塞之。裂口最好采用直接缝合的方法，缝合时用小脑板及棉片沿纵轴压在裂口处控制出血，然后边退脑板边掀起棉花，在吸引器和不断冲生理盐水的配合下，很容易看到裂口，而加以缝合。

2）静脉窦缺损修补：当静脉窦破口甚大，或部分窦壁缺失，甚至断裂时，可引起威胁生命的严重失血。这种致死性静脉窦缺损或断裂，往往见于火器伤。手术时除了要做好一切应急准备之外，必须用手指和棉片暂时控制大出血。同时迅速咬开颅骨，扩大术野，暴露出窦的两端，并在窦的远近端两侧边，紧靠窦缘硬膜上作与窦平行的小切口，以能容暂时断流钳放入力度，便于修补窦缺损时，暂时将窦断流。远端夹闭，可防气栓，近端则部分夹闭，或近全夹闭，目的在于减少出血量，又不致因完全阻断而引起急性脑膨出。然后借助吸引器和生理盐水冲洗,看清窦损伤情况,迅速予以修补。用作修补的材料,大多是就近取材,如利用靠近缺损旁的硬脑膜外层,将其作瓣状剥离后翻转,覆盖在破损上加以缝合,表面用明胶或用肌肉蘸医用胶黏封。亦可用邻近的大脑镰、小脑幕或颞肌筋膜转移瓣进行修补。甚至用全层硬膜翻转修补,硬脑缺损区用骨膜修补。

3)静脉窦断裂的修复:当静脉窦已断裂或部分断裂时,应首先查明该窦是否可以结扎,诸如上矢状窦的前1/3段,非主要侧的横窦(一般为左侧),均可采用缝扎的方法处理。倘若为不允许结扎的静脉窦,则需要将窦重新吻合或移植吻合。

手术方法:将窦的远、近端暴露,采用暂时断流钳控制出血,用吸引器吸出断端内的血凝块,在冲洗和吸引的配合下,看清断端情况。为防止血栓再形成亦可使用含肝素的生理盐水冲洗。同时由另一手术组自患者下肢切取一段大隐静脉,用以修复断裂的静脉窦。

Kapp - Gielchinsky 法:于清理好静脉窦两断端之后,将一根两端带有袖囊的分流管,分别插入静脉窦的两断端,充盈袖囊,控制出血。然后把备用的大隐静脉部分剖开,再把移植静脉片的一边连续缝合在断裂窦两端的侧壁上,继而改用间断缝合把移植静脉片的另一边缝在断裂窦两端的对侧壁上,但暂不打结,待全部缝完后,松开袖囊,拔出分流管,清除窦内血块,立即提紧缝线,逐一打结,使移植静脉段包裹在窦的两断端上,重建窦的血流。此方法可达90%的通畅率,死亡率仅为9%(图10-9)。

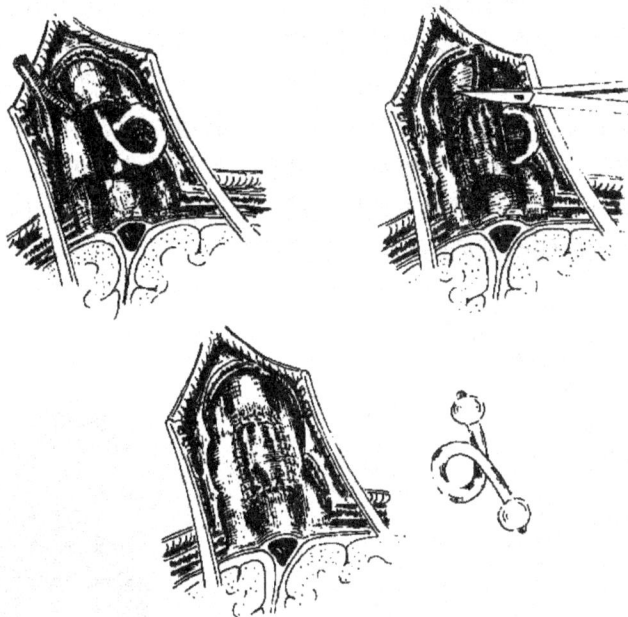

图 10 - 9　静脉段移植修补静脉窦破口

(2)静脉瘘闭塞的处理:颅内静脉窦闭塞除好发于开放性颅脑损伤外,亦可发生于闭合性颅脑损伤,偶因窦内或窦外的原因而致窦腔闭塞,造成静脉回流受阻和进行性颅内高压。例如单纯性凹陷骨折压迫静脉窦,横窦沟小血肿压迫横窦,以及外伤性静脉窦血栓形成等。

1)凹陷骨折压迫静脉窦:因单纯凹陷骨折造成静脉窦受压,而导致颅内压升高的病例,多系因高处坠落的物体击中头顶部,骨折片压迫或刺入上矢状窦所致,有时脑损伤较轻，甚至只有内板塌陷而外板却看不出明显骨折。这类患者常有进行性颅内高压症状，头痛、呕吐剧烈，眼底视乳头水肿较显著。拍摄受损区的切线 X 线照片，常能看到凹陷的骨片及其深度。

手术方法：作瓣状切口，在凹陷区边侧钻孔，扩大钻孔至凹陷边缘，再用咬骨钳围绕凹陷区向两侧咬开，直到嵌塌的骨折松动可以取出为止。但应注意，摘除骨片前必须作好突然出血的应急准备以免措手不及。如果窦壁仅有轻微挫裂，只要用明胶或肌肉贴附即可，若有破口则根据损伤情况予以缝合或修补。

2）小血肿压迫横窦：系因枕骨线形骨折跨越横窦沟所致沟内微型硬膜外血肿，若压迫主侧横窦，即可引起进行性颅内高压，缓脉和眼底视乳头水肿，通常姑息治疗效果甚差，而手术清除沟内小血肿，患者旋即痊愈，疗效极佳。

手术方法：以枕骨骨折线与横窦沟交错处为中心，作纵行直切口，于横窦上骨折线旁钻孔，勿损伤窦壁，沿横窦沟扩大骨孔，充分显露沟内血肿。一般约 3ml 大小的血凝块，即可引起横窦受阻，甚至压闭。小心用剥离器将沟内血凝块刮除，切勿损伤窦壁，当受压的横窦复原后，即可见窦壁随呼吸起伏波动，出血处用双氧水和明胶贴附片刻即可止血。悬吊硬脑膜于骨孔周的骨膜上，分层缝合头皮各层，皮下置橡皮引流，术后 24 ~ 48h 拔除（图 10 - 10）。

（3）静脉窦血栓形成：颅脑损伤时静脉窦管壁也常因暴力的作用，或因骨折时的错位，而致窦造成损伤，使其内膜变为不光洁甚至粗糙，易于引起血栓形成。加以脑损伤后由于脑缺血、缺氧、脑水肿及血液流变学的变化，诸如血液黏滞度增高、红血球聚集性和压积升高，变形率下降以及血液流动或减慢等改变，也是引起血栓形成的因素，特别是上矢状窦受损机会较多。一旦发生，在治疗上常感棘手，姑息治疗往往效果欠佳，抗凝治疗又有继发出血之虞。因此，必要时只有采用颞肌下减压或反复腰穿排放脑脊液，使颅内高压得以暂时缓解，症状改善，等待颅内侧支循环的建立，始得好转。

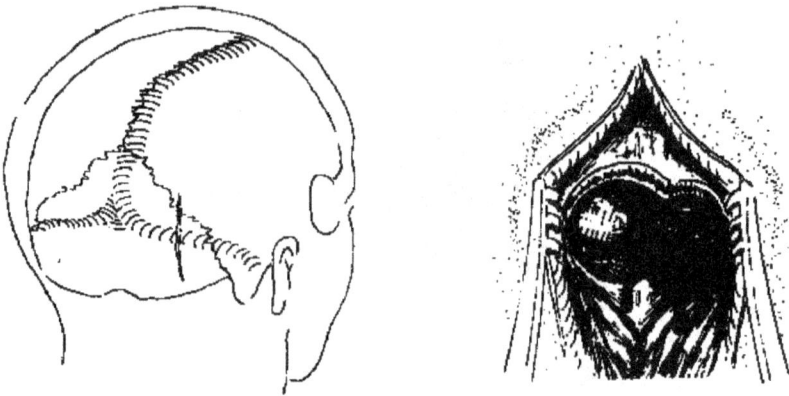

图 10 - 10　小血肿压迫横窦清除术

手术方法：颞肌下减压术是一个传统的减压手术，过去减压的范围约 5cm 直径，近年来减压的范围有所扩大，一般在 7 ~ 8cm 左右，甚至有达 9 ~ 10cm 者，但仍以不超过颞肌覆盖面为宜。头皮切口自颧弓中点上缘起向上后长约 7 ~ 8cm。切开头皮显露颞肌筋膜，沿颞肌纤维方向切开筋膜和颞肌，再沿颞上线离颞肌附着缘下方 0.5cm 处，向前后切断颞肌各 3 ~4cm，然后用骨衣刀自骨面剥离骨膜约 7 ~8cm 范围，用自持露勾牵开颞肌，若暴露不够充分，可将颞肌筋膜颧弓上缘处，向前后剪开 2 ~3cm。充分止血后，在颞骨鳞部钻孔，并用咬骨钳扩大骨窗至 7 ~8cm 直径，用骨蜡封闭板障出血。硬脑膜呈星状切开，脑组织即自骨窗凸出。止血后，间断缝合颞肌，颞肌筋膜不缝合，分层缝合帽状腱膜及头皮，不放引流（图 10 –11）。

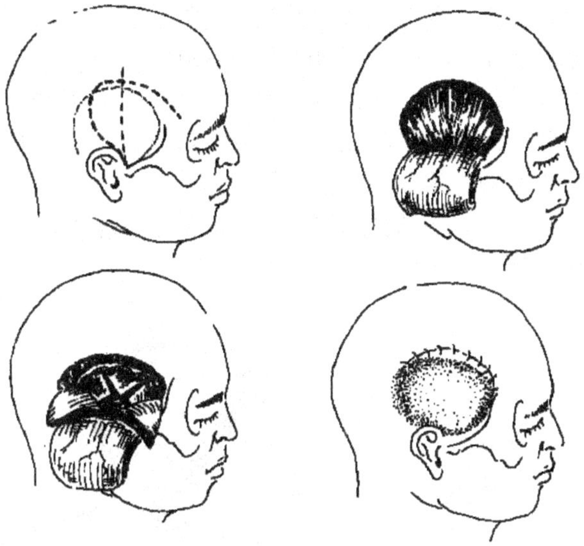

图 10 –11　颞肌下减压术

（孙泽林　戚晓渊）

第二节　颅内血肿

　　颅内血肿是颅脑损伤常见而严重的继发病变，尤其是在闭合性颅脑损伤，一旦引起脑受压及颅内高压，若不及时有效地解除，就直接威胁患者的生命，故早期正确的诊断和及时有效的手术殊为重要。颅内血肿绝大多数属于急症手术，仅少数病程发展较缓，可以择期手术。因此，临床上按照症状出现的早迟，将颅内血肿分为三型：3d 以内为急性型（24h 内的又称特急性）；4 ~21d 的为亚急性型；22d 以上的为慢性型。一般急性血肿发展较快，应及早手术，迅速解除颅内高压和脑受压，尽量缩短术前准备时间。对个别病情十分危急的患者，必要时可在现场（急救车手术室）或急症室即行钻孔，排除血肿的液体部分，暂时缓解脑缺氧和脑干受压的程度，延缓病情的恶化，赢得时间，进入手术室再按常规施行开颅术。对亚急性和慢性颅内血肿，大多有充分的时间做好术前准备，但一经确诊，也不可拖延观望，坐等时机。应视血肿的大小和部位，或及时安排手术予以清除，或严密观察及（或）放置颅内压监护仪，连续监测，随时调整治疗方案。

一、硬脑膜外血肿

硬脑膜外血肿的特点是：急性型占85%，为数最多；90%都伴有颅骨骨折，且出血源常与骨折线所累及的硬脑膜血管沟或静脉窦压迹有关；血肿的部位常以颞部及其附近为主，约占60%；手术效果与脑实质受伤程度，与血肿发展的速度、部位及手术时间的早迟有密切关系。硬膜外血肿死亡大约20%～25%，引起死亡的原因，大都因脑原发性损伤过重，或因脑疝形成时间过久，手术不及时，或因并发症之故。

（1）骨窗开颅硬膜外血肿清除：钻孔开颅清除硬膜外血肿，属探查性质的手术，多系病情危重，来不及进行特殊影像学检查，直接送入手术室施行紧急手术。钻孔部位的选择，应根据临床体征、颅骨骨折线与硬脑膜血管或窦的交接点定位。一般好发部位在颞部，故应依次选择：颞前、颞后、额颞、顶颞、额前及枕后。

钻孔探查时切口不宜过大，各钻孔切口的方向应便于互相连接，可以成为最后决定剖颅探查的弧形或瓣状切口（图10－12）。

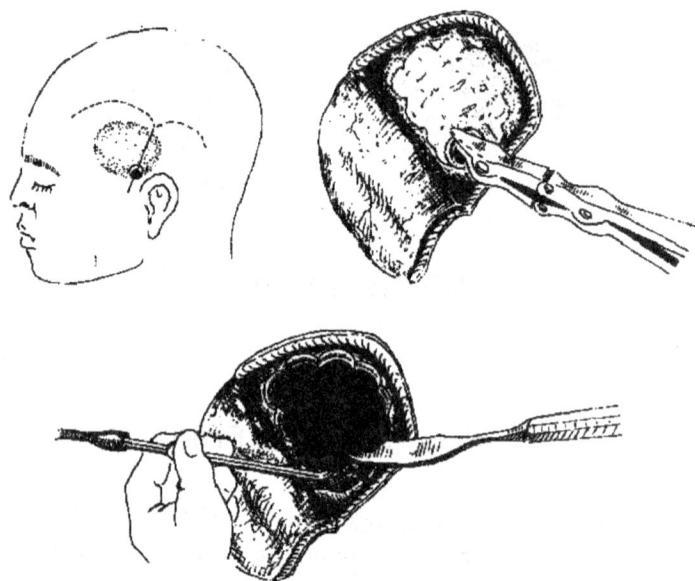

图 10－12　骨窗开颅膜外血肿清除术

1）幕上骨窗硬膜外血肿清除术：通常先在颞前钻孔，该处在颧弓中点上3～4cm，即翼点稍后处。骨孔钻开后可见硬脑膜外有柏油样血凝块及蓝黑色的血液流出，此时可以用剥离子小心经骨孔插入直达硬脑膜，测定该处的血肿厚度。随即用咬骨钳向前、后、上、下各方扩大骨孔使成为4～5cm的骨窗。然后再用剥离子探测各方血肿的厚度，以便确定血肿的中心最厚的部位，再进一步扩大骨窗，以利血肿清除和止血操作。用中号脑板将血肿自硬脑膜上轻轻刮下，同时在强力吸引及生理盐水冲洗下寻找出血源。一般多为脑膜中动脉和静脉出血，予以电凝或缝扎即可，小的硬膜渗血可以用电凝、双氧水及（或）明胶海绵止血，必要时可沾凝血酶贴附，板障出血用骨蜡封堵。若出血来自骨窗以外的颅骨深面，应在良好照明及直视下认真清除血块，找出出血点予以处理，切不可盲目填塞明胶海绵或其他止血材料。必要时应再扩大骨窗，以期妥善止血。有时甚至追索出血来源，达中凹底脑膜中动脉入颅的棘孔处，用小棉粒填塞始得满意止血。血肿清除后，硬脑膜塌陷，脑搏动即应逐渐恢复，并慢慢膨起。此时应仔细观察硬膜下有无异常情况，若颜色发蓝，或脑搏动不恢复，或颅内压迅速升高或膨起，则需切开硬脑膜探查，仔细审视是否颅内另有血肿存在；或有小脑幕切迹疝嵌顿尚未解除所致脑基底池闭塞；或系脑水肿－肿胀之故。根据需要作硬膜下探查和脑内穿刺，行小脑幕切开或行减压手术。

术毕将硬脑膜悬吊在骨窗周围的骨膜上，分层缝合头皮，硬膜外置橡皮引流24～48h。

2）幕下骨窗硬膜外血肿清除术：颅后凹血肿，包括横安上下的骑跨式硬膜外血肿，一般都采用钻孔扩大成骨窗的术式。幕下钻孔应选在骨折线与横窦交错的部位，纵形切开头皮，分离枕下肌肉，若无骨折时则在枕外粗隆至乳突尖连线的中点上钻孔探查。发现血肿后用咬骨钳将钻孔扩大至适于清除血肿的大小，但向上勿超过横窦。若系幕下骑跨式血肿，则应在横窦上，另钻孔并扩大之，于横窦沟处留一骨桥，有利于悬吊幕上下硬膜，以保护横窦免受压迫（图10－13）。用剥离器及强力吸引器清除血肿，冲洗并妥善止血。如常缝合枕下肌肉及头皮，硬膜外置橡皮引流24～48h。

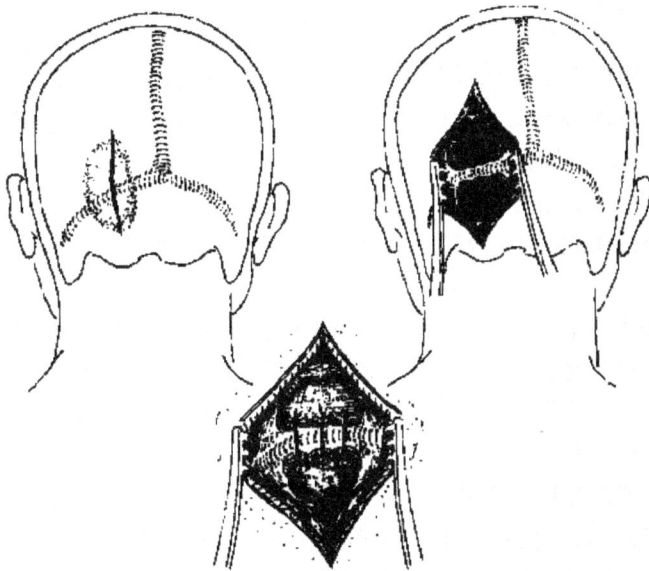

图10－13 幕上下骑跨式硬脑膜外血肿清除术

因枕骨骨折跨越横窦，所致横窦沟内的微型硬膜外血肿，引起进行性
颅内高压的手术治疗，与上述方法类同，不再赘述。

（2）骨瓣开颅硬膜外血肿清除：采用骨瓣成形开颅清除硬膜外血肿，是较为正统的手术方式，患者病情发展较缓慢，一般在术前已明确诊断和定位，故能根据特殊影像学检查的结果，设计手术入路，部位和大小。此法显露良好，利于操作，止血方便，创伤较小，且不残留颅骨缺损。不过骨瓣成形术，手术步骤较多，操作费时，不宜用于紧急抢救的颅内血肿手术。有时病情较急，开始时虽拟采用钻孔—骨窗开颅，但因钻孔后血肿液体部分排出，病情相对稳定，也可以改行骨瓣成形术。

手术方法：按血肿部位，作弧形皮瓣，切缘用头皮止血夹止血，将皮瓣自帽状腱膜下层分离，然后向基蒂部翻转，用双极电凝止血。再根据血肿大小切开骨膜，钻孔 4 ~ 6 个，孔间距约 6 ~ 7cm，用线锯锯开各孔间的颅骨，最后锯开少许骨瓣肌蒂处颅骨，以便翻起骨瓣时易于折断。保护肌蒂、止血，用盐水纱布包裹骨瓣并固定之，板障出血用骨蜡封堵。此时，硬膜外血肿已暴露，颅内高压及脑皮质受压情况有所缓解，故不必急于挖出血肿。为减少出血可以从血肿的周边开始，用脑板将血肿自硬膜上剥下，同时边冲洗边吸引并用电凝止血，逐步接近血肿近颅底部分。通常出血源大都是脑膜中动静脉的主干或分支破裂所致，当找到出血点后，用电凝或细线缝扎，如有困难可循脑膜中动脉追索至中颅凹底，于棘孔处填塞止血。术毕悬吊硬脑膜于四周骨膜，然后分层缝合头皮各层，硬膜外置橡皮引流24 ~ 48h。

二、急性和亚急性硬脑膜下血肿

急性和亚急性硬膜下血肿，在外伤性硬膜下血肿中各占70%和5%，可见急性（3d 内）为数最多，亚急性（4 ~ 21d）则相对较少，但这两种硬脑膜下血肿有其共同的特点：都伴有不同程度的对冲性脑挫裂伤；受伤机制均属减速性暴力；绝大多数发生在额颞前部；伴有广泛性蛛网膜下腔出血和明显的脑水肿；出血源都来自挫裂脑皮层的动脉及（或）静脉；幕上双侧血肿占15%，幕下硬脑膜下血肿罕见。死亡率高达40%左右，致死原因主要为脑原发损伤过重和手术过晚或不彻底，其次是伴有多发性血肿及并发症。因此，只有在及时完善的手术和正确有效的非手术治疗相结合下才能切实提高治疗效果，降低死亡率。

硬膜下血肿不像硬膜外血肿那么容易凝结，伤后 24h 内常为新鲜血液或较软的凝块，2 ~ 3d 时血凝块变硬且与脑膜发生黏着，3 ~ 15d 内开始液化，成褐色液体，其中混有软碎的凝块。并在血肿表面形成一层由肉芽组织和间皮细胞构成的包膜。此后包膜逐渐纤维化而进入慢性阶段，甚至钙化成为一个具有坚韧包壳的囊肿，与硬脑膜密切粘连，但与蛛网膜黏着较少。

（1）前囟硬膜下穿刺术：主要针对前囟未闭的婴幼儿患者，部分急性、亚急性尚无包膜或包膜菲薄的硬膜下血肿，经反复前囟穿刺抽吸，也有治愈的机会。但是对婴儿来说，脑组织还在发育之中，质地较软，且颅骨骨缝未闭，即使将有包膜的血肿抽吸排空，脑组织也很难凸起闭合血肿腔，故较易复发。

穿刺方法：穿刺常在局麻下施行，患儿采仰卧位，助手用双手固定头部，剃净头发。用龙胆紫标记出前囟侧角，再常规消毒、铺巾，于前囟侧角前缘，用肌肉针头呈 45°斜向额部，缓缓刺入，边进边吸，刺破硬脑膜时常有突破感，一般不超过 1cm 立即有棕褐色液体抽出。此时应稳定针头，缓慢抽吸，每次抽出量以 15 ~ 20ml 为度，不宜过多，每日或隔日一次，使受压脑组织得以逐渐凸起，压闭血肿腔。为避免术后穿刺针继续漏液，于穿刺时，可略向后牵拉头皮，使皮肤穿刺孔与硬脑膜穿刺孔相互错开，不在同一点上。术后局部稍事压迫即可防止漏液。

倘若抽出的血肿液呈鲜红色，则说明出血尚未停止，应改用剖颅术清除血肿并妥善止血；如果反复穿刺不见血肿体积缩小，抽出液中含血量也不下降，则表明穿刺法无效，应改行剖颅术。

（2）钻孔冲洗引流术：凡属出血已经停止的液态硬膜下血肿，均可采用钻孔引流的方法，此术操作简单，费时短，创伤小，常能在局麻下施行，优点较多。但是，对急性硬膜下血肿患者，常因出血尚未完全停止，虽然有暂时缓解颅内高压的作用，却不能进行止血操作，较易复发。因此，钻孔引流更适用于出血已经停止的慢性或亚急性硬膜下血肿。对急性患者仅用在紧急抢救时，作为剖颅手术清除血肿的前奏或过度，其作用是延缓病情，争取时间，为下一步处理作好准备。近年来，国内有作者改进钻孔引流技术，采用5mm钻头钻孔，插入带绞丝的吸引管，在0.03MPa负压下，作绞碎吸引及注入尿激酶连续引流的方法治疗外伤性颅内各型血肿，大多取得成功，其中虽有10%失败而改用剖颅手术清除血肿，仍不失为一种行之有效的方法。

（3）钻孔－骨窗硬膜下血肿清除术：50~60年代，通过钻孔探查，确定血肿部位，然后扩大骨孔成一骨窗行硬膜下血肿清除者较多。主要是针对病情紧急的患者，为了抢救生命而采用的紧急手术方法。当时没有CT和MRI等计算机断层扫描设备，确切的血肿定位诊断常有困难，因此仅能依靠受伤机制，临床表现和颅骨平片，做出初步判断即行颅骨钻孔探查，明确血肿部位后，再按需要扩大骨窗，或行骨瓣成形开颅术。这种紧急手术方法目前仍有其实用的价值。对情况危急的患者，处于分秒必争的严峻时刻，即使在设备完善的现代化医院，也不能按部就班地例行各项特殊检查。况且许多基层医疗机构还没有这些先进设备，故而钻孔探查骨窗开颅的手术方法，仍有其重要的地位。

手术方法：一般多在气管内插管、全身麻醉下施术，以保证患者呼吸通畅，随时可以控制呼吸和过度换气。患者常采仰卧位，以便必要时转换头位行双侧钻孔探查。钻孔的位置及次序与急性硬膜外血肿相似。根据硬膜下血肿的好发部位，在翼点稍后处钻孔探查，约有60%~70%血肿被发现（图10-14）。钻孔时切口的方向应适于下一步剖颅切口的需要，以便连成皮瓣。钻孔后若硬膜呈蓝色，即说明硬脑膜下有血肿，可十字形切开，排出液态血肿，使颅内高压稍有缓解，再将钻孔扩大为骨窗。硬脑膜瓣状切开后翻向矢状窦侧，以便术毕减压时，可用以覆盖外侧裂和重要脑功能区。此时倘若颅内压极高、脑膨出，应迅速清除血肿，包括挫裂伤区及脑内血肿，并施以强力脱水、过度换气和降温降压等措施，以防止严重脑膨出。对已挫裂糜碎的脑组织，应尽量清除，特别是非功能区的脑域，务必彻底，以减轻术后脑水肿反应及将来的脑膜－脑瘢痕形成。术毕，颅内压得以缓解，将硬膜平铺在脑表面，即可分层缝合头皮各层，皮下置橡皮引流24~48h。若经上述处理颅内压并无缓解，甚至反而膨出，则应考虑颅内多发性血肿的可能，必须在同侧、对侧或者后窝依次探查。首先穿刺同侧额、颞脑内有无血肿，继而探查同侧顶、枕部骨折的部位有无硬膜外血肿，然后探查对侧额、颞部有无硬膜外或硬膜下血肿，最后行后颅窝探查，有无骑跨横窦的血肿或后颅窝血肿。若有血肿发现，必须立即清除，始能缓解脑膨出。若属阴性，均无血肿查见，则须放置脑室引流管，行小脑幕切开，或行基底池引流，甚至颞肌下减压术。

（4）骨瓣开颅硬膜下血肿清除术：此法适用于诊断及定位均较明确的患者，可以于术前预计好骨瓣的位置和大小，按计划施行手术，显露良好，操作有序，能在直视下清除所有的血凝块，止血方便。但是手术程序复杂，费时较多，不适于紧急抢救的患者。

手术方法：骨瓣成型开颅方法与硬膜外血肿相同。对急性硬膜下血肿患者，于硬脑膜切开前，颅内压如果很高时勿全部敞开硬脑膜，可致严重脑膨出，不仅给操作带来困难，而且可造成更多的脑组织损伤。较好的方法是：先于硬脑膜的前后两处，切开硬膜约2cm左右，令其自然排出一些血液和凝块，然后放入小号或中号脑板，紧贴硬脑膜内面伸入硬膜下，将脑板平放在脑表面轻轻下压，再顺脑板浅面送入吸引器，小心将切口周围约5~6cm半径范围内的血肿吸除。待脑压下降后，再瓣状切开硬膜，进一步清除颅内血肿。为便于看清出血点和避免吸引器阻塞，应采用边吸引边用生理盐水冲洗的方法。清除血肿时切忌损伤皮质静脉，特别是汇入矢状窦的桥静脉、侧裂静脉和 Labbe 静脉，吸引时应始终用脑板保护脑皮质。对深在的位于静脉窦旁的少量血凝块，只要没有新鲜出血，不必勉强清除，以免引起难以控制的出血。如果遇有深部出血，应在良好照明和暴露的条件下，细心查明出血来源，不可盲目填塞止血明胶或其他止血材料。有时貌似出血的部位，并非出血点，其实血是从较高的部位流下来的，尤以上矢状窦为多见。窦旁的静脉出血，较易控制，脑皮质侧静脉仅用双极电凝即可止住，窦侧出血则宜先用电凝，再以明胶海绵贴附。

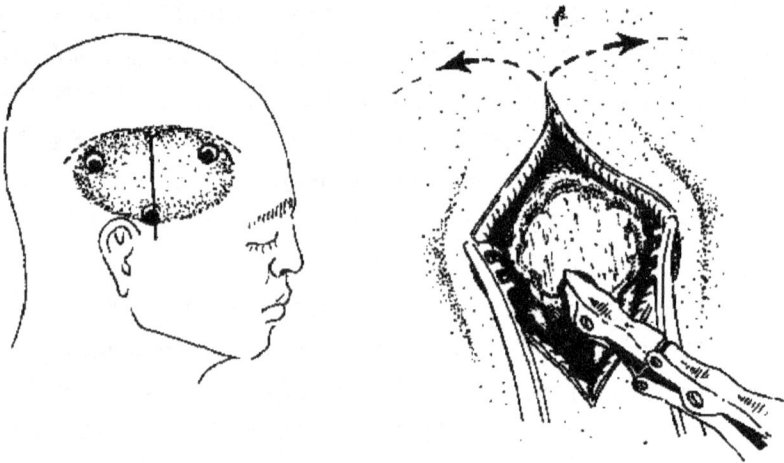

图 10 - 14　钻孔探查骨窗剖颅硬膜下血肿清除术

对主要由脑挫裂伤而引起的硬膜下血肿，因为出血源来自脑皮质的动静脉，所以脑内也常有血肿存在，约占10%左右，值得注意。在清除硬膜下血肿的同时，须将已失去活力的糜烂脑组织予以吸除，此时，应有目的地探查额叶及颞叶是否有脑内血肿，以免遗漏。术毕若脑压已缓解，即可缝合硬膜，还纳骨瓣，逐层缝合头皮，皮下置引流 24～48h。若脑压不降，则应疑有多发血肿，必须仔细探查，一并清除。对因脑损伤严重，脑水肿，肿胀明显，脑压不降者，应去骨瓣减压行小脑幕切开，放置脑室或脑基底池引流。

（5）枕下减压颅后窝血肿清除术：枕下减压是传统的颅后窝骨窗开术，适用于多种颅后窝手术，其中也包括颅后窝硬膜外血肿，硬膜下血肿及小脑髓内血肿。

手术方法：患者体位一般多取侧俯卧位，即躯体全侧卧，上面的肩稍前倾，头屈略俯，使枕后与颈部的自然凹度变平，以利显露和操作。由于要求高位屈颈，故宜选用气管内插管全身麻醉，以保证气管通畅。手术切口大多采用正中线直切口，上起枕外粗隆上 4～5cm，下止颈椎 4～5 棘突，沿中线项韧带切开枕下两侧肌肉的中线间隙，直达枕骨和颈上段椎骨棘突。此入路创伤小，出血少，显露好，是颅后窝手术应用较广的理想切口。有时因为血肿偏向一侧小脑半球，也可以采用旁正中切口，即通过枕外粗隆至乳突的连线中点，自上项线上 2～3cm 起，到寰椎水平上，作平行中线的直切口，此切口虽能照顾到偏一侧的病变，但对需要行枕骨大孔后缘和寰椎后弓切除减压时，不如正中切口操作方便，而且有误伤椎动脉的危险。但无论采用何种切口均须注意，在枕外粗隆或上项线处切开筋膜和肌肉时，应呈"V"形，以期留下一片有利于缝合的软组织（图 10 - 15）。

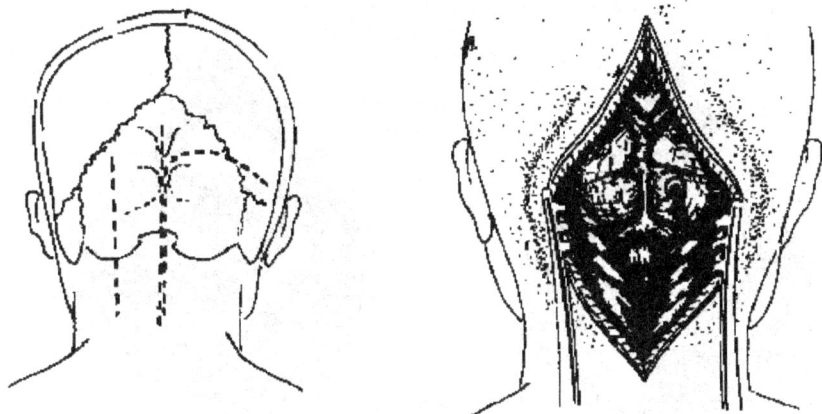

图 10 - 15　颅后窝枕下减压及血肿清除术

颅后窝骨板较薄，尤其是枕骨鳞部有时菲薄，钻孔时切勿用力，以免钻头穿入颅内。枕骨下减压的范围上分可达横窦下缘，两侧到枕乳缝内侧，向下可达枕骨大孔后缘及寰椎后弓，甚至枢椎椎板，不过在手术实践中，骨切除的范围或骨窗的大小，还是要根据手术的需要而定。例如局限于一侧的后颅窝血肿，清除后颅内压已缓解，就没有必要再作广泛的枕下减压。咬除枕骨的中线部分时，常遇到内凸的骨嵴，应注意勿伤及小脑半球。近枕外粗隆处，骨质坚硬而厚实，咬除困难，必要时可先行钻孔再予以咬除。此处操作必须格外小心，以防误咬伤窦汇。板障出血可用骨蜡封堵止血，两侧乳突区如有气房被打开，必须及时予以封堵。切除枕骨大孔后缘时，由于位置较深，可先剪去寰椎后弓，再咬除枕骨大孔后分。切除寰椎后弓时应将附着在枕下的头后小直肌，自中线切开向两侧分离，同时剪断其在寰椎后弓结节上的止端，为达到良好显露，还可以将头后大直肌附着于枢椎棘突上的止端剪断，并向两侧分离。扪清环椎后弓，切开骨膜，用骨衣刀剥开骨膜至寰椎后弓两侧各 1.5cm，然后用 Horsley 骨剪或用尖嘴咬骨钳，将寰椎后弓切除，但两侧方不能超过 1.5cm，否则可能损伤椎动脉。寰椎后弓切除后即可见寰枕后膜，两侧的椎动脉分别于距中线 1.5cm 处，穿过寰枕后膜及硬脑膜。并经枕骨大孔两侧方入颅。将寰枕后膜附着于枕骨大孔后缘处切开，即可用小咬骨钳咬除枕骨大孔后缘 2.5cm 左右，以作减压。

若患者有后窝硬膜下血肿或小脑内血肿时，则硬脑膜作"Y"形切开，以利清除血肿及止血。颅后窝容量较小，有时仅十余毫升的血肿，亦可引起颅内高压，甚至死亡，故止血务求完善。术毕用生理盐水冲洗创腔，枕大池及两侧桥小脑角池，最好能细心抬起双侧小脑扁桃体，探查四脑室正中孔，冲洗残存的血迹，以减少术后粘连。关颅时，硬脑膜不必缝合，但应平整铺盖在小脑表面，必要时可松松地固定数针。筋膜和肌肉的剖面用双极电凝认真止血，然后分层由内至外严密缝合，特别是肌肉、肌膜、皮下及皮肤的缝合，必须互相交错，不留死腔，不放引流（图 10 - 16）。

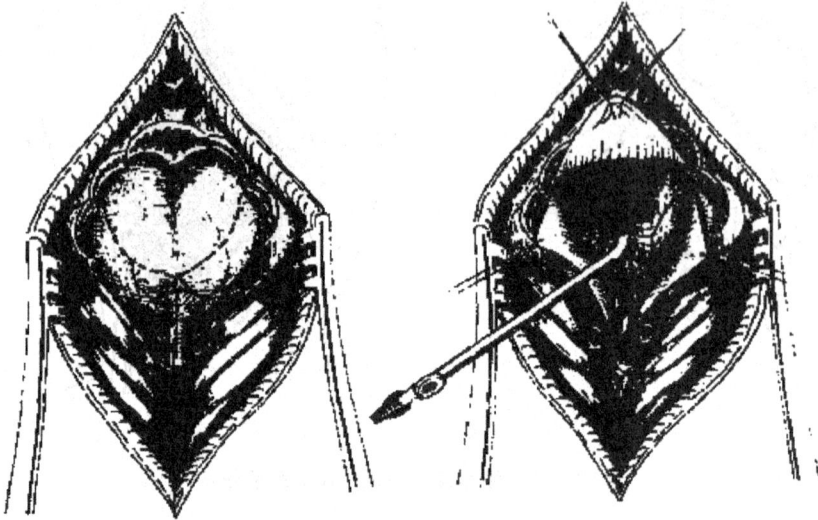

图 10 - 16   颅后窝硬脑膜下血肿清除术

三、慢性硬脑膜下血肿

慢性硬脑膜下血肿多因大脑皮质凸面汇入上矢状窦的桥静脉破裂出血而致，血液常集积在蛛网膜外的硬脑膜下间隙，体积较大，可遍及半球表面的大部。由于血肿为时已久，均有厚薄不一的包膜形成，故手术前常能做出明确的定位，可以从容不迫地择期手术。不过慢性硬脑膜下血肿双侧发生率较高，尤其是婴幼儿，因为血肿包膜的增厚和钙化，刺激脑组织，不仅影响大脑的正常发育，同时还能引起局部脑功能废损及（或）癫痫发作。

（1）慢性硬脑膜下血肿钻孔引流术：慢性硬脑膜下血肿，属液体状态者，包膜不甚肥厚，无钙化者，皆为钻孔引流的适应证。

手术方法：在局麻或全身麻醉下，采仰卧位，头偏向健侧，患侧肩下垫枕，减少颈部的扭曲。根据血肿的定位，于额、顶部两处分别钻孔。因为有包膜形成，硬脑膜发蓝不明显，往往呈青灰色质地较厚。十字切开硬脑膜后，即看到血肿包膜的外层包膜，将其切开即有大量酱油样血溢出，其中混杂以棕褐色碎血凝块。用连接有计量瓶的吸引器，将流出的液态血肿慢慢吸除。然后小心将硅胶管或橡皮管（8 号导尿管）循脑表面轻轻插入血肿腔，深度不要超过血肿腔的半径，切忌用力，以防穿破包膜进入血肿包膜外间隙，当灌水冲洗时，可引起急性脑膨出。用同样方法再钻第二组孔，放入导管，然后用生理盐水从高位的导管冲入，由低位的导管引出。冲洗时不可强力加压，冲入和流出的冲洗液应保持相对平衡，如果只进不出或进的多出的少，即应停止冲洗，调节管子位置后再冲，直到冲洗液变清为止。将两根引流管均通过钻孔外 3～4cm 处的刺孔引出，外接已排空空气的灭菌软塑料密封袋，仅使血肿腔液体可以流出，但无空气逸入颅内。如常缝合钻孔切口，将引流管缝扎固定在头皮上，刺孔处各缝合一线，留待拔管时打结，封闭孔口。引流管一般于术后 3～5d，排液停止或极少时拔除。拔管时应注意先拔低位引流管，并用手指紧压导管在皮下行经的通道，以免空气逸入颅内。如果在高位引流管处，还有空气存在，可用空针轻轻抽吸，边抽边退，因低位导管先已拔除，不会再将空气吸入，待引流管完全拔出后，立即结扎刺孔口缝线。

必须指出，慢性硬膜下血肿好发于老年和幼儿，术后常因颅内压过低或因血肿包膜的压迫，致脑膨起困难，或因空气置换了血肿，包膜不能塌闭，致血肿腔顽固性积液及（或）积血。因此，这类患者术前、术后尽量不要用强力脱水剂；术后静脉内适量注入低渗溶液，或经腰穿注射适量空气或生理盐水至蛛网膜下腔，以纠正颅内低压，促使脑膨起，闭合血肿腔。但对包膜过厚已有钙化者，或因婴儿脑组织较软不能将内层包膜抬起，影响脑复位时，均应考虑骨瓣开颅切除包膜或内膜。

（2）骨瓣开颅慢性硬脑膜下血肿清除术：此法用于包膜较肥厚或已有钙化的慢性硬膜下血肿，或经钻孔引流失败的患者。当掀开骨瓣后，即见硬脑膜呈青紫色，较正常韧而硬。为了避免骤然减压引起不良反应，应于切开硬脑膜之前，先切一小口，缓缓排出血肿腔内陈旧血液。对婴幼儿更须注意，颅压的骤然改变，可致严重反应。为了减少创伤和出血，对包膜的外层，即紧贴在硬脑膜的外膜不必剥离，以免广泛渗血，造成止血困难，可以连同硬脑膜一起切开翻转。包膜的内膜与蛛网膜多无明显粘连，易于分离，可予切除。切开内膜后，轻轻将边缘提起，小心分离至包膜周边，在内膜与外膜交界处前 0.5cm 左右剪断内膜，予以切除。切忌牵拉内膜，否则可将外膜反摺处剥脱，而引起深部出血，尤其是在靠近静脉窦处更须注意。一般残存少量内膜不致影响脑组织的复位，亦不增加再积液或癫痫的机会，操作中应尽量保护蛛网膜的完整，有助于减少局部再积液。术毕，如常缝合硬脑膜，血肿腔内置软导管引流，自刺孔引出颅外。骨瓣复位，分层缝合硬脑膜及头皮各层，硬膜外置橡皮引流 24～48 小时。血肿腔引流管留置 3～5d，低位持续引流，待引流液色浅量少时拔除。

对双侧慢性硬脑膜下血肿，应分侧分期手术，特别是婴儿，为了逐渐减压，可先行前囟穿刺引流，待颅内压有所缓解时，再行剖颅术。术后如常放置血肿腔引流管。

对已钙化的有坚实包膜的血肿，必须将包膜完整剥离摘除，才能解除对脑的压迫。故手术显露要求够大，直达血肿包膜的边缘，特别注意在靠近矢状窦旁的包膜，分离时应小心保护皮质静脉。待外膜游离后，内膜的分离一般较为顺利。

个别患者，虽经骨瓣开颅已切除血肿内膜，但因脑萎缩较明显，或因婴幼儿脑发育已受损，脑组织膨起困难，留下永久性腔隙，顽固积液或多次复发出血，则只有弃去骨瓣，缩小颅腔，以闭合血肿腔。近年来，还有人采用大网膜移植颅内，以闭合血肿腔，取得成功。但对其疗效，目前尚难评估。

四、脑内血肿

外伤性脑内血肿可因脑挫裂伤出血，血液流入白质内而致，故急性外伤性脑内血肿常伴有硬脑膜下血肿；亦可因脑深部组织在剪力作用下，血管破裂而致；有时因穿透性颅脑损伤，如火器伤或锐器刺入颅内而造成。脑内血肿可以发生在脑内任何部位，包括小脑和脑干，其深部血肿甚至与脑室相穿通，但最多见的部位，仍是额、颞部，其次为顶、枕部。

伤后初期脑内血肿多为血凝块，周围脑组织有水肿、坏死。如属表浅血肿，常与脑挫裂伤及硬膜下血肿相融合，故在清除挫裂糜烂组织时，常被偶然发现。3～4d 后血肿开始液化为棕褐色半流体状陈血，此时血肿较易清除，因血肿与周围的脑组织已互相分离，几乎不出血。2～3 周之后血肿周围开始有包膜形成，血肿液变稀，并逐渐被吸收，小血肿可以完全消失，残留一腔隙，较大的深部血肿则演变为脑内囊肿，如有脑受压和颅内压增高，则应行穿刺引流。此外，CT 问世以后，临床上外伤性迟发性脑内血肿的发生率日渐增多。这种情况可能是在脑挫裂伤的基础上发生的，也有人认为是伤后脑缺氧，脑血管麻痹、扩张，及毛细血管透性增加而破裂出血，手术与否应视有无颅内压增高及脑受压而定。

（1）幕上脑内血肿手术治疗：

1）脑内血肿钻孔穿刺术：适用于血肿已液化，不伴有严重脑挫裂伤及（或）硬膜下血肿的患者。对虽已液化或囊性变，但并无颅内高压或脑受压表现的深部血肿，特别是脑基底节或脑干内的血肿，一般不考虑手术，以免增加神经功能废损。

手术方法：根据脑内血肿的定位，选择非功能区又切近血肿的部位钻孔。硬脑膜"十"字形切开，电凝脑回表面的血管，用尖刀刺破软膜，选择适当的脑针，按术前已确定的部位，缓缓刺入，达到预计的深度时，即应拔出针芯，用空针抽吸审视，因为除慢性血肿已有包膜者外，一般都无穿入血肿的突破感。证实血肿后，如果颅内压高，可任其自然流出，然后用空针轻轻抽吸，负压不可过大。排除部分血肿渡后，即可按脑针的深度，改用软导管插入血肿腔，并用生理盐水反复交换冲洗，每次约5ml，直到冲洗液变清为止。留置导管经刺孔引出颅外，作为术后持续引流。如常分层缝合头皮。

近年来有人倡用细孔钻颅及带绞丝的吸引管，穿刺并碎吸脑内血肿，术后持续引流1～4d，并注入尿激酶溶解固态血块，亦取得一定效果。

2）骨瓣剖颅脑内血肿清除术：主要是针对急性脑内血肿伴有脑挫裂伤及（或）硬膜下血肿，因血为固态，且清除时常有新鲜出血，其次针对亚急性或慢性脑内血肿已经液化或囊性变，伴有颅内压增高或脑功能障碍或癫痫发作时，需要行骨瓣开颅手术治疗。

手术方法：骨瓣开颅术方法已如前述。硬脑膜瓣状切开并翻转，即可见脑表面有挫裂伤痕迹，有古铁血黄素染色，脑回变宽，脑沟变浅，扪之有囊性感，具有一定张力，选择血肿较表浅处非功能区脑回，先行穿刺，证实血肿后，即沿脑回长轴切开。再用小脑板循脑针分入血肿腔，直视下吸除陈旧血肿液及挫碎的废损脑组织，尽量不要损伤血肿腔的四壁，以免引起新的出血。冲洗血肿腔、止血，留置引流管，经刺孔导出颅外。如常缝合硬脑膜，还纳骨瓣，硬膜外置橡皮引流24～48h。头皮分层缝合，倘若颅内压极高，在切开硬脑膜前最好先行血肿穿刺，排出部分血肿液，待脑压有所缓解时，再切开硬膜，显露血肿腔，以免术中发生急性脑膨出。如果经穿刺引流血肿后，颅内高压不减，应考虑有无多发血肿存在，须行必要的探查。若属脑水肿－肿胀，则术毕应弃去骨瓣，行内减压或颞肌下减压术。

（2）幕下小脑内血肿手术治疗：外伤性小脑内血肿很少见，可因枕部着力，枕骨鳞部骨折而引起，出血源多为小脑皮质挫伤或小脑深部挫裂灶血管出血，偶而也可因后窝穿透伤而致。浅表的血肿常在挫裂伤的裂口内，并可与硬膜下血肿伴存。深都血肿多因出血灶向脑白质发展，形成脑内血肿，常直接压迫四脑室和脑干，可导致病情骤然加重，呼吸抑制，甚至死亡。临床上小脑血肿早期诊断较为困难，CT扫描有助于及时发现血肿。一旦明确诊断，应及时排除，以防不测。

1）小脑内血肿钻孔穿刺术：此法与幕上脑内血肿钻孔穿刺术相同，适用于亚急性和慢性小脑内血肿，血肿常已液化，且不伴有其他外伤性后窝血肿。钻孔后，十字形切开硬脑膜，电凝小脑皮质穿刺点，然后以脑针向血肿部位，缓缓刺入，进入血肿腔时，常有突破感，拔掉针芯，用空针轻轻抽吸多为棕褐色陈血。测定深度后将引流管沿穿刺创道放入血肿腔。然后小心反复灌洗，留置引流管，在切口外另作刺孔，将引流管穿过肌肉，自刺孔引出颅外并固定。如常分层缝合肌肉、筋膜和皮肤，不放引流。

近年有人将钻孔穿刺法用于急性外伤性小脑内血肿，亦取得成功；但是，由于不能进行直接止血操作，再出血的机会较多，不如开颅清除血肿安全，除非紧急抢救，一般较少采用。

2）颅后窝骨窗小脑内血肿清除术：手术方法与枕下减压颅后窝血肿清除术相同，已如前述。适用于颅后窝各种血肿。硬脑膜切开后，如属小脑内浅表血肿，多伴有硬膜下血肿。常于血肿清除后，即可见小脑皮质有一紫红色挫伤灶，扪之较软，用剥刀镊轻轻分开小脑皮质，即有暗红色血液溢出。直视下小心吸除陈血及凝块，用生理盐水冲净血肿腔，再用双极电凝妥为止血。如系小脑内深部血肿，脑表面可见明显伤痕，则需根据术前特殊检查定位，进行试探性穿刺，或选择小脑皮质有增宽、变软的部分，做穿刺探查。确定血肿部位后，横行切开小脑皮质，清除血肿，并如常冲洗，止血。术毕，视颅内压缓解的程度，决定有无施行枕下减压的必要。若术前已有幕上脑室对称性扩大时，则应探查四脑室中央孔有无阻塞。必要时可行侧室钻孔引流，以期患者安全渡过术后水肿期。颅后窝缝合方法如前，不放引流。

五、脑室内血肿

脑室内出血多系脑深部较大血肿破入脑室；或因外伤时，脑实质与脑室之间的剪性力引起脑室壁出血；亦可因开放性脑贯穿伤，累及脑室而致；但极少有脉络丛出血引起脑室内血肿的。CT问世之前脑室内血肿诊断较困难，因临床上没有特征性表现，仅在后期容易并发脑积水。脑室内出血，由于脑脊液稀释，吸收较快，少量出血可不行手术，任其自行吸收。出血量多时须行脑室引流术。

（1）脑室内血肿引流术：颅骨钻孔脑室引流的方法与传统的脑室穿刺引流相同。首先根据脑室内血肿的部位，按侧脑室穿刺的标准入路，施行穿刺放入脑室引流管，然后再轻轻向内进入 1~2cm，并检查确定导管确在脑室内无误后，用空针盛生理盐水 3~5ml，小心冲洗交换，切不可用力推注和抽吸，以免引起新的出血。待冲洗液转清时，留置引流管，经刺孔导出颅外，如常缝合钻孔切口，不放引流。

（2）骨瓣开颅脑室内血肿清除术：一般单纯性脑室内血肿，无需施行剖颅手术，多数亦在 1~2 周之后，大部吸收。需要开颅清除脑室内血肿者，均为严重脑挫裂伤脑深部血肿破入脑室，或因开放性贯穿伤继发脑室内积血的病例。骨瓣开颅方法已如前述。于清除脑内血肿之后，可见血肿腔深处或脑贯穿伤创道与脑室相通，此时即有血性脑脊液流出。用脑板深入到脑室破口处，挑起脑室壁，在直视下吸附脑室内血凝块，可利用吸引器上的侧孔，调节负压强度，将血凝块吸住，轻轻拖出脑室，但应注意勿损伤脑室壁。然后将引流管插入脑室，反复冲洗并留置引流管，作为术后持续引流。如常止血、缝合，硬膜外置橡皮引流。

部分脑室内血肿患者，在恢复过程中，又并发脑积水，以致脑室引流管不能如期拔除，容易继发感染。故一经证实并发脑积水时，宜早行分流手术。

六、多发性血肿

多发性血肿没有独特的临床征象，虽然可以根据外伤机制、神经体征及骨折部位，疑诊某些不同部位和不同类型的血肿，但确诊还须依靠特殊性检查或手术探查。通常有三种分类，即同一部位有不同类型的血肿，如急性硬膜下血肿伴脑内血肿或硬膜外血肿伴硬膜下血肿；不同部位有同一类型的血肿，如双侧硬膜下血肿或双侧硬膜外血肿；不同部位不同类型血肿，如着力部为硬膜外血肿，对冲部有硬膜下及（或）脑内血肿。对术前已经过 CT 或

MRI 扫描，多发血肿的部位和类型均已明确者，手术可以按影像学检查的发现，合理设计手术的入路、方法和次序，决定一次手术清除或分次手术清除多发血肿。原则上应在一次手术中清除所有颅内血肿。但在临床实践中，多数情况下是在手术清除一处血肿后，颅内压仍不能缓解，而需要对颅内多发性血肿的可能性做出判断，对疑诊的血肿部位进行探查。

（1）同一部位不同类型血肿的清除：这类多发性血肿有三种情况：急性硬脑膜下血肿伴脑内血肿，常因枕部着力所致对冲性脑挫裂伤，引起额颞部硬膜下及脑内血肿。又称混合性血肿，最为多见，在手术清除硬膜下血肿时，应仔细对额、颞部脑挫裂伤较显著的部位，作认真探查，以免遗漏。其次是头部侧方着力，引起局部硬膜外血肿及硬膜下血肿，多为着力部颅骨骨折所致。于清除硬膜外血肿后，应对可疑的病侧作常规探查硬膜下有无血肿。如若确有硬膜下血肿，还应注意局部有无脑内血肿。后一种情况当然不多，但不可忽视，必要时应行脑穿刺以排除之。此外是硬膜外血肿伴局部脑内血肿，这种情况虽较少，但亦不可大意，局部常有颅骨骨折，有怀疑时应予探查。以上几种类型的血肿，由于均在同一部位，故可在同一手术野中及时处理，不必另作切口，也较为方便，只要提高警惕常能发现。

（2）不同部位同一类型血肿的清除：多数为双侧硬膜下血肿，或额部近中线着力的减速性损伤，因严重对冲性脑挫裂伤所致硬膜下血肿，常位于额极与底部或颞尖与底部，其次是因大脑凸面桥静脉撕裂出血，如老年和婴幼儿较多见，血肿以额顶部为主；再次是双侧额颞部硬膜外血肿，常为头部挤压伤、双颞部骨折而引起。手术探查、清除这类多发性血肿时，患者应采仰卧位，选用直径较小的头圈，将头部垫高，以便于向两侧自由转动，兼顾双侧探查的要求。

手术方法：

1）一侧骨窗开颅清除血肿，对侧钻孔引流，多用于急性和亚急性双侧硬膜下血肿。首先在脑疝侧或血肿较大的一侧，行钻孔扩大骨窗清除血肿，对侧钻孔引流。若钻孔侧有新鲜出血，则亦应骨窗开颅清除血肿和止血。

2）双侧骨窗开颅清除血肿，用于急性和亚急性双侧硬脑膜外血肿，或双侧硬膜下血肿经钻孔不能排出凝块和（或）有活跃出血时。此法对病情紧急的患者较为有利，手术迅速简捷，可以一期完成双侧手术，并能彻底清除血肿，妥善止血，必要时尚可小脑幕切开，放置脑基底池引流。

3）一侧骨瓣开颅，对侧骨窗开颅清除血肿，用于病情不甚紧急的患者，经一侧骨瓣开颅清除血肿后，脑压不能缓解，又在对侧钻孔发现血肿，逐行骨窗开颅予以清除，必要时亦可行额肌下减压。

4）双侧钻孔血肿引流术，一般仅在双侧慢性硬膜下血肿的患者选用此法，偶尔也用于亚急性婴幼儿双侧硬膜下血肿。

5）双侧骨瓣开颅血肿清除术，除非是双侧硬膜下血肿已有较厚的包膜形成或已钙化时，始采用分期双侧骨瓣开颅切除内膜或整个包膜。

具体手术操作方法可参见本节有关部分。

（3）不同部位不同类型血肿的清除：各种形式均有，以减速性头侧方着力引起的同侧硬膜外血肿及对冲部位硬膜下血肿为多。亦可因枕部着力，局部颅骨骨折引起硬膜外血肿，对冲部位硬膜下血肿及/或脑内血肿。手术时，应以引起脑疝的血肿侧或体积较大的血肿侧先行清除，再一期清除其他多发血肿。通常位于两侧额颞部的血肿，可以在仰卧位下完成手术，位于单侧的不同类型血肿，可采全侧卧施行手术，但对位于额及枕部异侧的血肿，则须待一侧手术结束后，重新调整体位，消毒铺巾，再开始另侧手术。

手术方法：习惯上，对硬膜外血肿多采用钻孔扩大骨窗清除血肿，对硬膜下血肿行骨瓣开颅，因为前者较局限，后者常广泛，且往往伴有脑挫裂伤，甚至脑内血肿。病情紧急时，均宜采用钻孔大骨窗的方法，缩短手术操作的时间，以期尽快缓解颅内高压，必要时尚须行进一步减压措施，如颞肌下减压，开幕切开及脑池或脑室引流等。对伤情较稳定的亚急性或慢性病例，则应分期手术，均采用骨瓣开颅，以免残留颅骨缺损。

（孙泽林　戚晓渊）

第三节　严重对冲性脑损伤的手术治疗

对冲性脑挫裂伤是指运动的头颅撞击相对对静止的物体上所造成的原发性脑损伤，亦即减速性外力所致着力点对侧的对冲性脑挫裂伤。其特点是：外力作用在枕后，而脑挫裂伤却发生在额、颞前端和底部；外力如果作用在一侧头顶部，则脑挫裂伤表现在对侧额颞部外侧和底部；外力作用越大，方向越垂直，着力点越近枕中线，所造成的对冲性脑挫裂伤亦愈甚，而且越容易引起双侧额、颞部的损伤。通过对闭合性脑挫裂伤，如果程度较轻，没有颅内继发性血肿，并无手术的必要，因为手术无助于已溃裂挫碎的脑组织。对严重脑挫裂伤患者之所以施行手术治疗，主要是因为难以遏制的进行性颅内压增高和脑疝。如果不及时把大量挫碎糜烂的脑组织清除掉，这些挫裂伤灶的出血、水肿、缺氧和坏死，势必继续发展，进而压迫邻近的正常脑组织，导致更广泛的脑继发性损害，使缺血、缺氧、水肿甚至出血、坏死的范围不断扩大，颅内高压更形加重，如此周而复始形成恶性循环，终至中枢性衰竭而死亡。因此，及时清除严重挫裂伤灶区的挫裂溃碎脑组织，有助于打断颅内高压的病理生理恶性循环，虽不能恢复已损伤的神经功能，但尚可挽救一部分伤员的生命。

一、脑挫裂伤清除术

严重对冲性脑挫裂伤患者，并非都适于手术治疗，对原发性损伤过重或为时过晚的伤员，或年龄过大、全身情况极差的患者，都应慎重，尤其是已有呼吸或循环衰竭的濒危患者，均不宜手术。这种挫裂伤组织清除术，创伤大，出血多，废损重，术中容易发生急性脑膨出，殊为棘手。因此，术前必须认真分析、抉择。对损伤较为局限，没有严重脑干损伤的患者；或有脑疝但尚未进入衰竭期的患者；或经颅内压监护及/或 CT 连续动态观察下，具有手术指征的患者，均应及时施行手术。

手术方法：一般都在气管内插管全身麻醉下施术。患者采仰卧位，以便同时兼顾双侧。手术切口多选用患侧额、颞前外分大骨瓣开颅，以使额叶及颞叶脑域得以良好的显露。为使骨瓣的下缘靠近颅底，应将额部外侧的钻孔钻在额骨眶突的后分，颞部的钻孔应在颧弓上耳轮脚前分（图 10 - 17）。骨瓣翻开后，常见硬脑膜发蓝，且张力增高。先在蝶骨嵴前方的额部及后方的颞部硬膜上分别切开两个 2cm 左右的小口，并通过切口吸除部分额叶外侧、底部和颞叶前部的挫裂伤组织及血凝块，使脑压有所缓解后，再瓣状切开硬脑膜，以防脑膨出。如果脑压不能降低，则需进一步清除挫裂伤灶组织，同时给予强力脱水剂、过度换气、降温和降压，必要时应行额极、颞尖脑穿刺以排除脑内血肿，或穿刺脑室引流脑脊液，甚至作腰椎穿刺缓缓减压。继而将靠颅底侧的硬脑膜两个小切口连通，并向额部和颞部稍加延伸，让额叶和颞叶的外侧分突出，在不损伤重要脑功能区的前提下，切除额极和颞尖作为内减压。然后经中颅凹暴露天幕切迹。予以切开。此时如能排出积贮于天幕下的脑脊渡则可使脑压得以明显缓解，同时可放置引流管于基底池，作为术后外引流。对脑创面或切面的止血，务必耐心，尤其是灰质和脑沟深部的小血管，应用棉片贴附或冲洗检查的方法，确认出血点，再用双极电凝一一止住。对重要功能区的渗血，不宜过多操作，除有活跃出血者外，一般都用明胶或蘸有凝血酶的明胶贴附，其上垫以脑棉，轻轻吸引，片刻即可止血。否则，有加重神经废损之虞。经过上述处理，如果颅内压已下降，脑搏动良好，即可缝合硬脑膜，还纳骨片，如常缝合头皮各层，硬膜外置橡皮引流24~48h（图10-18）。

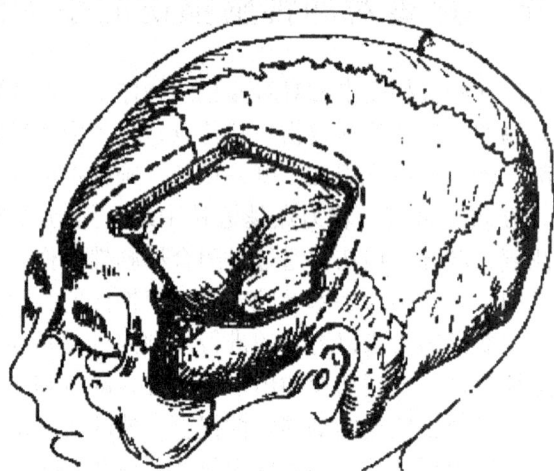

图 10 - 17　额颞前份对冲性脑挫裂伤收术入路

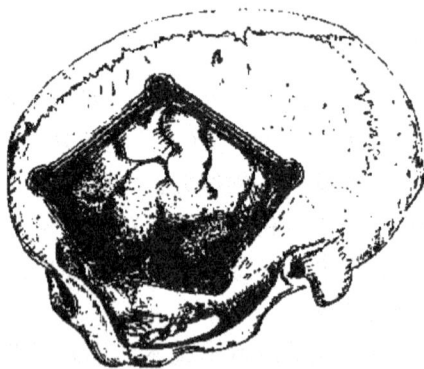

图 10 - 18　额颞前份对冲性挫裂伤骨瓣开颅术

二、脑挫裂伤减压术

（1）脑挫裂伤去骨瓣减压术：所谓去骨瓣减压，系指骨瓣开颅清除脑挫裂伤灶及血块后，由于脑压缓解不明显，而采取的外减压措施。一般都是根据术中的具体情况先已打算弃去骨瓣，则不必施行费时的骨瓣开颅，而选用骨窗开颅及/或扩大颞肌下减压术了。故凡有以下情况者可以考虑去骨瓣减压：术前已有钩回疝，经手术清除脑挫裂伤灶及血凝块后，脑压仍不能缓解，且颅内其他部位又无血肿者；紧急手术清除挫碎组织及血块后，脑压稍有缓解，但患者呼吸和循环仍差，脑搏动未恢复，皮质色泽差；术前有双瞳散大，去大脑强直，经手术减压后，一侧瞳孔已开始缩小，肌张力也有好转，但脑压缓解不明显；或经充分减压后，脑压一度好转，但不久又复膨出，探查其他部位并无血肿者，均属去骨瓣减压适应证。

手术方法：骨瓣开颅术已如前述。于清除脑挫裂伤灶及血凝块后，如脑压仍高，可根据需要行内减压术，即将额极、颞尖非功能区脑域切除，使脑压进一步下降，然后妥为止血。必要时尚可切开小脑幕切迹，放置基底池引流，或行脑室穿刺引流，硬脑膜敞开不予缝合，弃去骨瓣，若额、颞叶外侧至颅底的骨缺损不够大还可以适当扩大骨窗，以达到充分的外减压。术毕，如常缝合头皮各层，皮下置橡皮引流24～48h。

（2）双侧额颞部大骨窗减压术：双侧额颞部骨窗减压多效应在术前确定方案，少数是在术中行一侧减压后，因脑压下降，发现对侧亦需要减压而施行的。因为多数患者在术前已有影像学的检查，证实为双侧病变。少数患者情况紧急来不及作特殊检查，但临床上多已表现有双侧严重对冲性脑挫裂伤征象或致伤机制，倒如枕中线的减速性损伤。有的患者术前已发生单侧或双侧脑疝，生命体征亦开始出现异常，或者表现双侧锥体束征。这类伤员既有考虑双侧额颞部特大减压的必要。但应强调，这种手术破坏性大，出血甚多，非属必要，不可擅为。

手术方法：自一侧耳轮脚上方0.5～1cm，经发际内2cm，至对侧耳轮脚上方0.5～1cm，作冠状切口，向额前翻转头皮至眉弓上1cm左右，勿伤及额部眶上缘内侧的眶上神经、滑车神经及额动静脉。将两颞侧颞肌附在颧骨眶突和颞上线的止端切开，用骨膜刀分离颞肌，推向后方，再以蝶骨嵴为中心咬除颞肌附着区的部分额骨、顶骨。以及颞骨鳞部，直至中颅凹底，约为7～8cm直径的骨窗。然后沿骨窗的下缘即颅底侧切开硬脑膜，排除挫裂伤灶糜烂脑组织及血凝块，以便部分缓解脑压。止血后用脑棉覆盖。同法行对侧颞部减压术，继而将额部骨膜冠状切开，向眶部剥离翻下。行双侧额部颅骨切除，前至额窦，上至冠矢点前约1cm，中间不留骨桥，两侧与颞肌下减压相连。如果额窦不慎开放，可用额骨骨膜包裹封闭。将额前硬脑膜沿骨窗前缘横行剪开，继续排出该处挫碎脑组织及血凝块，进一步降低颅压。然后将上矢状窦最前分缝扎切断，并将大脑镰前部剪开。两侧硬脑膜切开与颞部相续，使双侧均获得相应的减压措施。随后，将两侧额、颞部硬脑膜均作星状切开，彻底清除挫裂伤灶内失去活力的废损脑组织，充分止血。必要时亦可切开双侧小脑幕切迹，放置基底池引流，或行脑室引流。术毕，将颞肌切缘用缝线缝在头皮面帽状腱膜上，以免皱缩。最后分层缝合头皮，皮下置橡皮引流24～48h。

近年有人认为，特大去骨瓣减压手术，创伤大，失血多，虽然其中有部分伤员得救，但还存在不少缺点：如手术复杂费时；前颅窝和中颅窝的底部减压不够充分；破坏性过大等，因此故提出改进的手术方法，也取得相同效果，现介绍如下：

改进手术方法：切口自中线旁3cm发际处，向后呈弧形在顶结节前转向颞部，再向前下，止于颧弓中点。骨窗下界平颧弓，后达乳突前，前至颞窝及额骨隆突后部，保留颧骨隆突及颧突（眶突）。使额叶前中部侧面与底面，外侧裂及颞叶前极与底面，均获得充分减压。如系双侧减压，可先行排放双侧血肿缓解颅压，再扩大骨窗完成手术全过程，避免一侧减压后加重脑移位。充分止血，冲洗创腔。将颞肌缝合于脑膜边缘。如常关颅，伤灶区置引流。

（王万卿）

第四节　脑脊液漏和气颅

外伤性脑脊液漏和气颅实际上是同一疾病的两种表现，都是来自颅底骨折，并且伴有硬脑膜及蛛网膜破裂。脑脊液通过骨折缝，经鼻腔、耳道或耳咽管流出。空气也可经相同的途径入颅，大量气体积贮在颅内可致颅内高压。脑脊液漏和气颅的主要危险是引起颅内感染。所幸，大多数外伤性脑脊液漏或气颅常在 2～3 周内自愈。只有少数患者因为颅底骨折裂隙较宽，漏孔较大，或有组织突入漏口，或局部并发感染者，则可造成脑脊液漏经久不愈。一般超过 3～4 周仍不能自愈者，即应考虑手术治疗。

一、脑脊液鼻漏

脑脊液鼻漏的途径较多，因额窦或筛窦骨折而引起者最为常见，其次是因蝶窦骨折所致，偶尔可因岩骨骨折，脑脊液进入中耳腔又经耳咽管流至鼻咽部，再入鼻腔。临床上，恒定自一侧鼻孔漏液者多系该侧额窦或筛窦鼻漏，可以行该侧额部骨瓣开颅，进行修补。如果两侧鼻孔均漏液，或左右交替，则难以定侧。

（1）术前漏口定位检查：①压迫双侧颈静脉，使脑脊液快速滴出，在改变头位时，恒定从一侧鼻孔流出，即可视为患侧。②用麻黄素滴鼻，待粘膜收缩后，放入测尿糖的试纸，有漏部位先变色。③根据 X 线平片所示骨折部位。④CT 扫描见积气侧多为鼻漏侧，同时鼻副窦常有特别积液，调节 CT 窗位可见骨裂缝。⑤^{131}I、^{169}I、Yb－DTPA 或 ^{99m}Tc 同位素扫描观察漏孔。⑥将棉球放入鼻腔各都，然后用靛胭脂 2ml 注入小脑延髓池或椎管蛛网膜下腔，看棉球着色的先后，同时还可以检查耳鼓膜有无发蓝和耳咽管口有无蓝色液流出，以排除岩骨骨折所致耳漏经耳咽管溢入鼻孔的假象。⑦亦可用碘苯脂 3ml 注入小脑延髓池，在 X 线透视下观察漏孔部再拍摄照片定位。

（2）经颅脑脊液鼻漏修补：脑脊鼻漏需要手术修补者，远较耳漏为多，由于术前很难确定鼻漏的具体位置，因此术中尚须进一步探查或测定，费时较多。虽然一侧鼻孔漏液，同侧骨折者为多，但亦偶有对侧骨折致本侧漏液或单侧骨折双侧鼻漏。故除术前漏口定位较为确切者外，一般多主张用双侧颧骨瓣开颅。为避免术中脑脊液流入气道，宜选用气管内插管全身麻醉。

1）经颅额窦鼻漏修补术：因额窦骨折所致鼻脑脊液漏，多属额窦后壁破裂与蛛网膜下腔交通。故行单侧或双侧额部骨瓣开颅后，可以先从硬膜外探查，将硬脑膜自额窦后壁分离，正常情况下极易剥离，如遇有附着较紧密处，多为漏孔所在。此时应紧靠骨壁锐性解剖将硬膜剔下，尽量避免扩大漏孔。额窦后壁裂缝较小时，可用电凝烧灼，并刮去表面的软组织，用骨蜡或医用胶封闭。裂缝较宽或有粉碎骨折时，则需将后壁咬除，把窦内粘膜游离推向窦下端使粘膜背面合拢，然后电凝粘膜使其同缩封闭窦口。然后填入小块肌肉，再以医用胶封闭之。行硬脑膜破损的修补时更为重要。裂口较小者，可以直接严密缝合。缺损较大者，则应用邻近的骨膜、颞肌筋膜翻转覆盖并缝合，然后再用医用胶和肌肉片、颞肌筋膜片、帽状腱膜片或者阔筋膜片，粘贴在漏口之上。补贴的组织片应大于修补区，并用医用胶妥为密封，以防再漏。术毕，如常关闭颅腔，硬膜外置橡皮引流24h。术后病员采取半坐卧位，给予适当脱水或腰穿引流脑脊液，以利漏口愈合。

2）经颅筛窦鼻漏修补术：几乎都是因筛板骨折破入筛窦所致，且双侧受累的机会较多，故宜采用双侧额部骨瓣开颅。先沿一侧颅前窝横形切开硬脑膜，作硬膜下探查，由鸡冠开始向后审视同侧筛板有无漏口。抬起额叶时应十分轻柔，以免将嗅球撕脱。除非患者术前已丧失嗅觉，或已证实漏口就在本侧，否则都应尽量保护好至少是一侧的嗅神经。一般有漏孔之处，常有蛛网膜与脑组织呈乳头样突起，伸入漏口。用剥离子稍加分离即可抬起，漏孔处硬脑膜常呈鞘状陷入并穿破于骨裂口中。若漏孔处粘连较多，局部瘢痕块较大，即应注意有无脓肿包裹其中，慎勿撕破，最好是完整将其切除。漏孔较小的，可用双极电凝，将陷入漏口处的硬膜稍微烧灼一下，有助粘连愈合。再用大小适当的小块肌肉蘸医用胶，填入漏孔。然后将鸡冠上的大脑镰或前窝底的硬脑膜瓣状切开，覆盖在漏口上，再以医用胶密封粘牢，手术即可结束。

若筛板上的漏孔较大或累及双侧时，则须再经硬脑膜外游离漏口，加以修补，并封闭骨裂口。遇到这种情况，较为明智的方法是，先将上矢状窦前端、紧靠骨窗前缘处切断、结扎，剪开大脑镰以增加显露。如有可能，应设法保留一片附着在鸡冠上的大脑镰，其大小足以用来遮盖漏口，将颅前窝硬膜沿中线剥离，根据已进行的硬膜下手术发现寻找漏孔多无困难。齐漏口处切断硬脑膜乳头状突起。然后，将粘附在漏口周围的硬膜及瘢痕组织剥离，并推入漏孔中，用双极电凝烧灼凝固，有助于粘连愈合。再用大小适当的肌肉块，蘸医用胶填入漏孔，必要时也可用明胶海棉蘸医用胶堵塞漏孔。表面再用大脑镰、筋膜、帽状腱膜或骨膜等作成修补植片，覆盖漏孔包括双侧筛板在内，并粘固。硬膜缺损的修补，常因破口过大，难以直接缝合，可用脑膜修补材料行第一层修补，再用肌肉片或明胶海棉蘸医用胶后贴附在漏口上封闭之。然后用带蒂额部骨膜或颞肌筋膜瓣翻转作为第二层覆盖在补片上，加以缝合及/或粘合固定。术毕，如常严密缝合额前硬脑膜切口，颈部加压试验检查有无漏液或出血，如有则应再缝合或以肌片、明胶蘸医用胶粘封加固。最后，还纳骨片，分层缝合头皮，硬膜外置引流24h。术后处理同上。

3）经颅蝶窦鼻漏修补术：由蝶窦骨折所致脑脊液鼻漏，因漏口可能在蝶鞍内、鞍旁或气化的蝶骨大翼等部位，修补极为困难，失败机会较多。术前漏口位置的测定有重要意义，特别是同位素脑池扫描或碘苯脂漏口造影，可以识别是由蝶鞍还是由气化的蝶骨大翼裂口漏出，从而决定手术的入路是经颅前窝还是经颅中窝修补。

a. 蝶鞍部漏口的修补：采用双额部骨瓣开颅。结扎并切断上矢状窦前端，剪开大脑镰牺牲一侧嗅神经（有时为双侧）。显露蝶骨平台及鞍区，发现有脑组织和蛛网膜突出并与之粘连的部位，即可能是漏口所在。漏口处理方法同前。但应注意勿伤视神经及大脑前动脉。用以修补的组织片必须够大，超过漏口四周越宽越好。在鞍区用针缝合较困难，主要靠医用胶粘封。于粘贴组织补片时，须将局部脑脊液吸净，否则不易粘牢。若系鞍内漏口，因不能在直视下操作，则更为困难。此时，可切开鞍隔前缘，吸净脑脊液，用肌片、筋膜或明胶海绵蘸医用胶，循鞍前壁填入鞍底，以期封堵漏口。有人提出切除鞍结节，显露蝶窦，再行填堵，或经鞍结节开口处向蝶窦内填充肌肉等粘堵组织，使蝶窦腔封闭，以达到止漏的目的。有人采用挖空鞍内容物再以组织补片封堵的方法。不过上述这些方法都带有试探性，或成功或失败，很难预料，所以常有不少多次手术仍不能治愈的病例。因此，曾有学者提出，对经久不愈多次手术失败的脑脊液漏患者，可考虑施行腰蛛网膜下腔—腹腔分流术。

b. 蝶骨大翼漏口的修补：有人研究发现蝶窦窦腔向外侧扩展到蝶骨大翼中的占28%，所以气化的蝶骨大翼骨折脑脊液也可能流入蝶窦，引起鼻漏。如属此种情况，必须在术前明确定位，始能决定修补漏的入路。手术方法与颅中窝开颅相似，作颞部骨瓣成形，术野下界要求尽量靠近颅底，必要时可将颞窝骨质咬除，以利颞尖及底部的显露。硬膜如常显瓣状切开，向上翻起，沿蝶骨嵴后下缘，放入脑板，将颞尖及底部向上后抬起，于颞尖内下份常遇汇入海绵窦的蝶顶窦静脉，眼下静脉及侧裂静脉，慎勿撕破。上述诸静脉如有碍操作时可择其次要者电凝剪断。显露颅中窝即见蝶骨大翼，其前内侧界是眶上裂，后外侧是蝶鳞缝。继续向内探查即是海绵窦，其前圆孔居眶上裂内端之后下，为上颌神经出颅孔道，其后约1cm处即为卵圆孔，为下颌神经出颅孔道。在显露的范围内，如有蛛网膜及脑组织呈乳头状突起，粘附于蝶骨大翼上，则多系漏孔所在。用剥离子分开粘在漏口处的脑组织，看清漏孔情况。较小的漏孔，用肌肉片蘸医用胶粘贴，其上再粘以筋膜片即可；较大的漏孔，须向漏孔内填充蘸有医用胶的肌块使之封闭后，再用带蒂颞肌瓣覆盖，缝线固定之。术后应予脱水及/或腰穿引流脑脊液，以利漏口愈合。

（3）颅外脑脊液鼻漏修补术：经鼻脑脊液鼻漏修补的手术入路，由于手术只能对漏孔加以填堵，实际上不能直接进行硬膜漏孔的修补，故带有较大的试探性，加之鼻腔、鼻窦无菌条件差，感染机会多，容易复发。不过经鼻修补脑脊液鼻漏手术方法较简单、安全，对脑组织干扰小，也有不少成功的经验，仍不失为一种可供选择的手术方法。

术前鼻漏的定位方法已如前述，但术前应再例行一次鼻漏的直观检查，以防有误。首先清洁并收缩鼻甲，在良好照明下仔细审视脑脊液漏出的具体部位。由鼻顶内侧流下者，可能来自筛板或筛窦后组；从中鼻甲最前端流下者，可能来自筛窦前组或额窦；自鼻后孔上方流下者，应考虑来自蝶窦，必要时可再用鼻咽镜检查确定；漏液量多的可能是蝶鞍区的脑脊液漏；漏量少的可能是额部的。据此决定手术探查的部位和次序。

1）鼻侧额窦鼻漏修补术：作患侧眉弓至鼻根外侧的切口，即由眉内侧端紧靠眉下缘，沿眶内缘弧形切开，至眼内眦鼻梁侧。应注意避免损伤眶上神经、滑车神经及内眦韧带。于额鼻缝之上，平眶上缘处，行额窦前壁钻孔（留下骨屑以备修补骨孔），即可进入额窦腔。探查额窦内有无漏孔，一般多在后壁，可压迫患者双侧颈静脉或刺激患者咳嗽，以观察漏孔所在。发现漏孔后，先经碘酒酒精处理及抗生素（庆大霉素）溶液冲洗，用刮匙轻轻刮除增厚的粘膜及肉芽组织，推漏孔处残留的粘膜于漏孔内，电凝烧灼。同时尽量刮除额窦内粘膜，扩大鼻额孔，以利向鼻腔引流。用蘸有医用胶的肌肉碎块填堵漏口，其外再用颞肌筋膜片严密粘贴封堵。表面可用额部骨膜翻转覆盖粘牢，或用蘸医用胶的明胶粘固。然后经鼻额孔通过鼻腔，放置引流管引流。再经鼻腔由深至浅依序填塞碘仿纱条。额窦前壁骨孔，用医用胶将骨屑粘合成片状，封闭之。如常分层缝合切口。术后鼻腔纱条于6~7d逐渐抽出，视分泌物的多少，留置引流管至10d后拔出，必要时可经引流管用抗生素溶液缓缓冲洗残留瘘腔。

若术侧额窦探查属阴性，则需打开窦内侧壁（即窦中隔）进入对侧额窦探查。必要时在对侧另作切口施行手术（图10-19）。

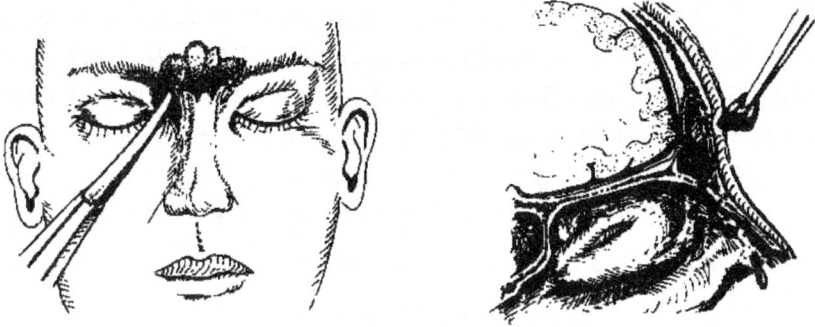

图10-19 经鼻侧额窦鼻脑脊液漏修补术

2）鼻侧筛窦鼻漏修补术：经鼻脑脊液鼻漏修补术，泛指由鼻侧切开经眶-筛窦入路和鼻侧切开经眶-筛窦-鼻腔入路的手术方法。后者是在前一入路不能完成手术时，而采用的方法，故不论术前是否已计划有进入鼻腔的操作步骤，都必须作好鼻腔的清洁、消毒准备工作，以防感染。同时，术前也应常规作耳鼻咽喉科检查，排除副鼻窦的化脓性炎症。

a. 经眶筛窦鼻漏修补：术前3日开始用1%氯霉素滴眼、滴鼻，以0.5%氯已定清洁鼻腔。术前用抗生素预防感染。

麻醉方法如前述。作患侧鼻根部眶内侧缘切口，自眉弓内端下缘至眶内侧下缘弧形切开，距内眦0.5cm，直达骨膜。分离软组织将泪囊牵向外再沿骨膜下向眶内侧壁剥离，剪断内眦韧带，保留其在上颌额突上的止端，以便术毕时对位缝合。沿眶顶（额骨眶板）与筛骨纸板相连骨缝，寻找筛前孔，此孔距内缘约2cm左右。结扎筛前动静脉及神经。再向后剥离约1cm即为筛后动脉，慎勿损伤，并小心保持眶骨膜完整。将眶内容物小心牵向外下方，显露泪骨及筛骨纸板，小心凿开或钻开眶内侧壁约1.5cm×2.5cm大小，保留骨片备用。轻轻刮除窦内房隔，尽量保持筛窦内侧壁的完整，能在不进入鼻腔的情况下完成手术更佳。注意有无积液，肉芽及增厚的粘膜等异常情况，有炎性反应的部位多为漏口所在之处。用小刮勺仔细刮除肉芽和粘膜，局部以碘酒，乙醇处理，再用庆大霉素溶液冲洗。然后电灼漏口处，吸干，随即将蘸有医用胶的肌肉碎块填塞于漏口内，其外用筋膜片粘贴加固，表面再用保留的骨片粘封。为了增强局部修补的可靠性，亦可打开筛窦内侧壁进入鼻腔，将中鼻甲外侧粘膜刮除，并于其根部向外上骨折转位，形成带蒂的骨粘骨膜瓣，盖于筋膜之上，然后经鼻腔填塞碘仿纱条加压。术毕，分层缝合切口。术后采半坐卧位，给予适当脱水及腰穿引流脑脊液。保持大便通畅，避免用力擤鼻及打喷嚏。

b. 经眶-筛-鼻内鼻漏修补：手术入路已如上述。若在筛窦各组房隔中没有发现溢液的漏孔，即可向内进入鼻腔查寻。沿嗅裂向上审视鼻腔顶之筛板区有无溢液。如果证实漏孔部位，可用小刮勺认真刮去肉芽组织及肥厚的粘膜。漏孔以碘酒、酒精处理及庆大霉素液冲洗。然后吸干，将蘸医用胶的肌肉碎块填塞漏口，外用筋膜片重叠粘堵，其上再用取下的骨片封闭加固。亦可将刮去粘膜的本侧鼻中隔作为骨粘骨膜瓣，骨折转移覆盖在筋膜外，给予加强。然后，经鼻腔填塞碘仿纱条。切口如常缝合，术后处理同前。

c. 经眶-筛-蝶窦鼻漏修补：手术入路已如上述。若在筛窦各组房隔中和鼻腔顶筛板区均未发现漏孔时，则应沿筛窦向假想的两外耳道连线中点，逐渐深入，刮除筛后组房隔及其内侧壁，包括上、中鼻甲。慎勿损伤筛窦顶壁，其深度以术前侧位X线片测距为准，一般约5cm左右即可达蝶窦前壁。此时，应注意约有25%的后组筛房扩展入蝶骨，多在蝶窦上方或外侧，并与蝶窦之间有骨隔，从前壁看并非窦腔的水平隔。为了准确地打开蝶窦显露鞍底，必须观测蝶窦前壁的纵轴和横轴位置。因蝶窦中隔变异很大，即使进入蝶窦以后，仍须以蝶骨嘴为纵轴（中线），以蝶窦口为横轴作标志，以免误入上方的颅底或侧方的海绵窦。一般蝶窦口均接近蝶骨嵴，右侧约3.21mm，左侧3.10mm，故从中线向两侧探查窦口多无困难。当位置确定之后即可凿开或钻开蝶窦前壁，进入窦腔，探查鞍底。如有贮液、肉芽及增厚粘膜则多系漏口之所在，应小心刮除炎性组织。若属阴性，为进一步扩大审视范围，可将对侧蝶窦前壁内侧骨质去除，包括窦隔和嵴，但开口不宜过大，否则填塞、粘堵的组织容易脱出。窦内炎性粘膜及肉芽刮除后，漏口的处理和填塞、粘堵的方法同前，将取下的骨片嵌于蝶窦凿口并封固，表面再用蝶窦前壁外侧的粘骨膜回位覆盖。术毕用碘仿纱条填塞筛窦经由鼻腔引出。术后处理同前（图10-20）。

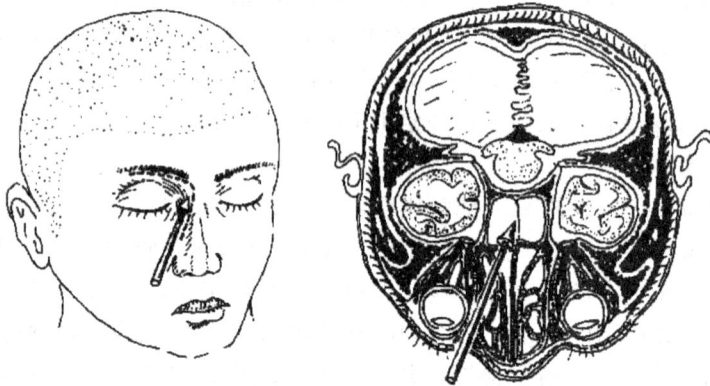

图10-20 经眶-筛-蝶窦鼻漏修补术

d. 经口-鼻-蝶窦鼻漏修补术：术前漏口定位已明确系来自蝶窦时可用经蝶垂体腺瘤手术入路，修补鼻脑脊液漏。术前准备同前。经唇龈皱襞横行切开粘骨膜约3cm。由骨膜下剥离，至鼻底及中隔粘膜，直至蝶窦前壁。放入窥鼻器，截除筛骨垂直板和部分犁骨，将骨片保留备用。找到蝶窦口内侧缘，确认蝶窦前壁，然后凿开或钻开蝶窦前壁，分离蝶窦粘膜。于鞍底查寻漏口，刮除局部炎性肉芽组织，以碘酒、乙醇处理，庆大霉素溶液冲洗。用蘸有医用胶的肌肉碎块填塞漏口，复以筋膜粘贴，表面再用取下的骨片封固。术毕，将鼻中隔复位，鼻腔用碘仿纱条填塞，缝合唇龈切口。术后处理同前。

二、脑脊液耳漏

因颅中窝骨折累及颞骨岩部及中耳腔而致，较常见，多数能自行闭合，少数需要手术修补。通常因其具体骨折部位的不同而分别迷路外及迷路内两种脑脊液耳漏来源：前者系颅中窝骨折累及鼓室盖直接与中耳腔相通所致；后者属颅后窝骨折，累及迷路而将蛛网膜下腔与中耳腔连通。两者都可经破裂的耳鼓膜流至外耳道而溢出，亦可经耳咽管流向鼻咽部，反而造成鼻漏的假像，应予注意。

（1）颞枕骨瓣开颅脑脊液耳漏修补术：岩骨骨折后，脑脊液漏可以来自岩骨的后面（颅后窝侧），亦可来自前面（颅中窝侧），有时术前很难判定，甚至手术探查也不能明确。

因此，行颞枕骨瓣可以兼顾颅中、后窝。

1）颞枕骨瓣颅中窝耳漏修补：以外耳孔为中心作弧形皮瓣，前起颧弓中后1/3，后至星点（"人"字缝、顶乳缝与枕乳缝交点），于颞骨鳞部作一四孔肌骨成形瓣，基底尽量靠近颅中窝。先行硬膜外探查。岩骨前面鼓室盖区是骨折的好发部位，若有耳漏存在，该处硬膜即有炎性粘连，可见脑组织经硬膜破孔向颅底。漏孔的修补方法同前。此处的有利条件是可利用带蒂的颞肌瓣妥善修复硬膜缺损，因此只要漏孔定位准确，成功率较高。

若经硬膜外鼓室盖部的探查属阴性，切勿将硬脑膜继续向岩尖部深入剥离，以免损伤岩大浅神经、三叉神经、脑膜中动脉而引起出血。应改为硬膜下探查，小心抬起颞叶后，可以直接审视小脑幕切迹缘及岩尖部。找到漏孔即予以修补。不放引流。

2）颞枕骨瓣颅后窝耳漏修补：正如上述，若颅中窝硬膜下探查未发现漏口，则应切开天幕，探查颅后窝有无漏孔。沿岩骨崤后缘，距岩窦约0.5cm切开小脑幕，内侧达切迹外侧至乙状窦前0.5cm处，将天幕翻向后，作岩骨后面的探查。漏孔一般常在内听道外侧，往往有蛛网膜或小脑组织突入。修补方法已如前述。不过后颅窝漏孔无法缝合，除用医用胶肌肉填塞，筋膜粘堵外，最后应采用带蒂肌肉片覆盖封固。不放引流。

（2）单侧枕下骨窗耳漏修补：在确定为岩骨后面漏孔的病例，或因颞枕骨瓣颅后凹耳漏修补失败后，应采用此入路，方法与小脑桥脑角探查术相同。找到漏孔之后，清除粘附在漏口的组织，然后如常修补并用枕后带蒂肌肉瓣封固。不放引流。

（3）乳突凿开耳漏修补：当乳突部合并有骨折时，可经耳科入路，沿乳突骨折线凿开乳突，用磨钻打开气房寻找漏孔所在，然后彻底刮净炎性肉芽，显出新鲜创面后，用蘸医用胶的肌肉碎块、筋膜和带蒂肌瓣填塞。

三、外伤性气颅

外伤性颅内积气并不多见，因为CT的问世，近年来发现较多。绝大多数气颅都不需要手术治疗，常能自行吸收，仅少数因大量积气伴颅内高压或复发性气颅伴有脑脊液漏者，才有必要手术。气颅与脑脊液漏的原因相同，为颅底骨折累及副鼻窦或乳突气房所致，但因活瓣作用，气体仅在咳嗽、喷嚏、擤鼻时进入颅内，可不表现脑脊液漏。故漏孔的定位更为困难，通过X线片和CT、MRI扫描可以做出诊断。一般常见气颅多在单侧，积气侧即漏孔所在侧。额部硬膜下积气多为额窦及/或筛窦骨折而引起。脑室内积气常为额部脑挫裂伤后，气体经脑裂伤破口而入。经乳突进入颅内的气体，患者常诉患侧有气过水声。严重的双侧性高压气颅可引起猝死，应紧急钻孔排放。气颅手术方法与脑脊液漏完全相同。

（王海霞）

第五节　颅骨缺损修补术

外伤性颅骨缺损，除单纯性凹陷骨折可以一期手术修补外，一般开放性颅脑损伤所致颅骨缺损，或手术后骨窗都在术后3~6个月，始行手术修补整复。手术指征为；颅骨缺损大于3cm直径；因脑膜-脑瘢痕形成伴发癫痫者应同时行痫灶去除；引起长期头昏、头痛等症状难以缓解者；伴有严重精神负担，影响工作生活；或因颅面部缺损有碍容貌者。

手术方法：采用局麻或全身麻醉，切口以瓣状环绕颅骨缺损区为佳，但应注意原手术切口瘢痕远侧半的血液供应。皮瓣自帽状腱膜下疏松组织间隙分离，慎勿切开硬脑膜，以免术后皮下积液或引起脑脊液漏。为便于识别头皮与硬膜之间的分界面，可于两层之间注射生理盐水，分界线自然分明。翻转皮瓣后电凝止血，并检查骨缺损的形态和大小，将事先备好的修补植片按所需大小修剪成形以备用。修补方法一般有两种：其一为镶嵌法，即先将颅骨缺损区边缘的骨膜切开，推离暴露骨缘并稍加修整，然后将已准备好的修补植片再次加工，使植片的形态能恰好镶嵌在缺损区。再用克氏钻钻孔，以缝线固定之；其二是覆盖法，即将稍大于颅骨缺损的植片，直接覆盖在缺损区上，植片周围钻孔，用缝线将其固定在骨膜上即可。后者方法简便、省时，并适用于未成年的儿童，实用性较强。对缺损较大的病例，可在植片中央钻二个小孔，将缺损中心的硬膜悬吊起来，以减少硬膜外死腔。术毕，如常缝合头皮各层，不放引流，适当加压包扎。

修补材料：颅骨缺损的修补材料种类甚多。早年曾用患者的髂骨或将肋骨劈成两半修补颅骨，取得良好效果，但因骨质有吸收倾向，现已少用。平板有机玻璃和碳纤维有机玻璃板应用较广，经济、实用，但塑形不够理想，特别是在颅面部，涉及眼眶鼻根等部的修复，较难做到自然美观，且手术区局部积液较多。硅橡胶板因静电吸附灰尘有感染之虞。金属植片如钽、不锈钢和钛等制成弧形薄片，抗冲击力强，组织反应小，适于穹窿部修补，但边缘易翘且有导热，导电和不透 X 线等缺点。双组分离子材料丙稀酸脂类微孔可塑性人工颅骨，是一种新研制的修补材料，其特点是可以按患者的头型完善塑形，不露痕迹，组织相容性好，不老化，机体纤维细胞可以卡入植片的微孔，使组织与植片融为一体，并且不影响 X 线、CT 及 MRI 检查，是目前较为理想的颅骨修补材料。近来有人报告用钛网修补颅骨缺损，也取得良好效果，易于成形，操作简便，而且无磁性，不磁化，对 CT、脑电、X 线检查不受影响，亦属目前较为适用的材料。

（高　飞）

第六节　颅骨感染性手术

颅骨感染即颅骨骨髓炎，多见于开放性颅骨骨折或火器伤。常因初期处理不彻底所致，其次亦可因头皮缺损，颅骨裸露而引起，如头部电击伤或头皮撕脱伤感染；偶而因血行性感染累及颅骨。由于颅骨板障有许多导静脉与颅内相通，故急性颅骨骨髓炎的主要危险，在于伴发颅内感染，诸如硬膜外脓肿、硬膜下积脓、脑膜炎、脑脓肿、血栓性静脉炎及/或静脉窦炎等。

颅骨感染急性期，应以抗菌治疗为主，除非局部有脓肿形成，始需要扩大创口引流或切开排脓。慢性颅骨骨髓炎则常有瘘道形成，脓液时多时少，偶有死骨碎块或异物排出，迁延不愈，则需手术治疗。

一、急性颅骨骨膜炎手术

急性期手术目的主要在于引流脓腔，不可过多操作，以免引起炎症扩散，术前给予大剂量广谱抗菌治疗控制感染。手术应在全身麻醉下施行，局部麻醉有扩散感染之虞。根据影像学检查及临床表现，选择病变的中心处，做直切口显露感染灶，排出脓液，若有异物或游离的死骨可予摘除。然后用庆大霉素溶液冲洗脓腔。如系开放伤伴感染时，则只需扩大原创口，摘除异物及（或）死骨，达到有效引流的目的即可，脓腔亦需冲洗。术毕，脓腔置引流管，经切口中份导出，切口两端全层缝合数针，以缩小创口。术后每日经引流管冲洗脓腔，并根据细菌培养结果，继续全身抗菌治疗，待炎症转为慢性阶段，再图进一步处理。

二、硬膜外脓肿手术

硬膜外脓肿可继发于颅骨感染，亦可来自中耳炎或鼻窦的炎症，术前应做出正确诊断，以使原发感染灶得以清除。手术在局部麻醉或全身麻醉下施行，体位应视有无耳鼻喉科情况而定。以便必要时同台处理原发病灶。

对有颅骨骨髓炎的硬膜外脓肿，应以骨感染灶为中心，作直线或"S"形切口，牵开头皮即可见颅骨表面粗糙发黄，或有肉芽覆盖，常有小片死骨形成。一般感染颅骨质地松软，较易咬除，但为时较久的慢性炎症，因有坚硬的骨质增生、变厚，常须多处钻孔，始能予以切除。病骨切除的范围应达正常板障出现为止，至少应暴露出四周正常硬膜0.5~1cm。用刮匙小心清除硬膜外所有的炎性肉芽组织，慎勿刮破硬脑膜。感染腔用庆大霉案溶液冲洗，双极电凝止血。脓腔置引流管，头皮全层松松缝合。术后继续全身抗感染治疗，局部每日冲洗，若无明显脓性分泌物，引流管可于72h拔除。

对无颅骨骨髓炎的硬膜外脓肿，应查明感染原因及原发炎症部位，以便同时消除之。麻醉方法同前。在脓肿所在部位的低位处作直切口，切开头皮行颅骨钻孔。通过钻孔探查，如有肉芽组织可见，即可试探穿刺抽脓。若属正常硬脑膜外观，未见炎性内芽组织，切勿随意穿刺，应扩大钻孔查寻感染病灶，确认为脓壁后始能穿刺抽吸。根据脓肿的部位和大小，再将颅骨骨窗扩大至所需范围，以便能彻底刮除脓腔内的炎性肉芽组织，冲洗脓腔，妥为止血。然后放置引流管于脓腔内，经头皮切口导出，作为术后引流和冲洗管道。若同时经耳鼻喉科手术入路，清除了原发感染灶，则引流管可直接经原发灶导出颅外，新切开的头皮伤口，则全层松松地缝合，不放引流。术后处理同前。

三、硬脑膜下积脓

硬膜下积脓常因鼻副窦感染而导入，尤以额窦为多。偶尔亦可因颅骨骨髓炎或慢性硬膜下血肿继发感染而致，故术前影像学定位十分重要。须根据积脓的部位和范围设计钻孔引流的位置。一般都需要多组钻孔作对口引流和冲洗。钻孔的位置应选在脓肿较厚处的低位，同时还应避开某些重要解剖部位，如颅内静脉窦和颅骨气房等。假若副鼻窦即是原发感染灶，可与耳鼻喉科医师合作，将该窦凿开，直接放置硬脑膜下脓腔引流管，作为对口引流之一。另一引流管则经颅骨钻孔置入。若钻孔部位得当，常见硬脑膜色泽灰暗，失去正常外观，硬脑膜下即为脓肿壁膜，予以切开吸出脓液，放入导管引流，并反复用庆大霉素溶液冲洗，直至清亮为止。留置引流管，经钻孔引出颅外，脓腔充盈抗生素溶液。头皮全层缝合。术后继续全身抗感染治疗，每日冲洗脓腔。不用或少用脱水剂，以利脓腔闭合。当残腔容量减少，引流液清亮时，即可拔除引流管。

四、慢性颅骨骨髓炎手术

慢性颅骨骨髓炎多有瘘道形成，常因有死骨或异物存在瘘道经久不愈，时有急性发作，故手术应选择在无急性炎症时施行。手术切口以直线或"S"形为佳。由于术前较难估计炎症的实际范围，常需扩大手术术野，故以全身麻醉为宜。病骨和肉芽清除的方法和范围已如上述。因为炎症已处于慢性阶段，如能彻底清除感染病灶，用抗生素液冲洗创腔，妥为止血，则伤口可以全层松松缝合，不放引流，亦常能一期愈合。若术后感染复发，应敞开伤口引流，待急性炎症消退后，再待机手术，进一步清除病骨和炎性组织。

（高　飞）

第七节　外伤性海绵窦动静脉瘘

颈内动脉海绵窦瘘（CCF）多由颅中窝骨折累及海绵窦段颈内动脉所致，由于动脉血流直接注入海绵窦内，引起窦内压力剧增，不仅使与之相关的眼静脉、岩上下窦、大脑下静脉、大脑中静脉及蝶顶窦回流受阻，同时因盗血又使患侧大脑半球的供血不全。此症除少数可以自愈者外，一般均需施行外科性治疗。手术的目的主要是：恢复海绵窦的正常生理状态；缓解所属静脉系统的压力，使突出的眼球得以回复，挽救视力；改善脑缺血状况；及消除颅内血管鸣。手术方法颇多，但无论进行何种类型的手术，都必须认真细致地做好两件术前准备工作。其一是通过血管造影检查，了解瘘孔的位置、大小和供血动脉，因为有时破裂的动脉系位于海绵窦内的脑膜动脉，其供血是来自颈外动脉的分支颌内动脉与咽升动脉，故须分别施行颈内动脉和颈外动脉造影，始能得以鉴别。如系颈外动脉分支所致，则只需在颈部结扎供应动脉即可治愈。其二是通过压迫患侧颈总动脉训练（matas test），建立侧支循环，直到持续压迫阻断患侧颈总动脉半小时，而无脑缺血症状时为止。并应经对侧颈动脉造影，行交叉充盈试验（cross filling test），即摄片时压住患侧颈动脉，证实健侧血流可以供应患侧大脑前及中动脉之后，始能进海绵窦动静脉瘘的手术治疗，以防引起急性脑缺血。现将CCF的外科治疗方法分为外科手术和血管内治疗两部分介绍如下。

一、外科手术治疗 CCF

（1）颈动脉结扎术：属传统的神经外科手术，方法简单，易于操作，即在颈部切开施行颈总动脉或颈内动脉结扎，减少瘘孔血流量，以促其闭塞，但此法效果较差，大多为症状改善，完全治愈者不到半数，而孤立手术和血管内栓塞治疗的效果均已达到90%的治愈率，故颈部动脉结扎术目前已少用。同时，因为颈动脉结扎后，阻断了血管内导管栓塞治疗的入路，给以后的手术带来困难，故有不少神经外科医师对此手术已持否定态度，

（2）孤立栓塞术：孤立瘘孔的手术沿用已久。系于颅内及颅外瘘孔的两端结扎颈内动脉，将瘘孔孤立出来，但由于海绵窦段颈内动脉尚有其他的吻合支，如眼动脉、脑膜垂体干、海绵窦下动脉及包膜动脉，故通过这些分支的供血，瘘孔仍难以闭塞，症状还有复发的机会。孤立栓塞术是在原有基础上发展而来的术式。由于在孤立瘘孔的同时，又将破裂的颈内动脉段栓塞，阻断了吻合动脉的供血，效果更为满意，减少了复发的机会。不过，因为此术完全阻断了颈内动脉的供血，包括眼动脉在内，故术前必须认真作 Matas 压颈试验并行对侧脑血管造影，了解交叉充盈的情况，只有在侧支循环建立了之后或行颅内、外动脉搭桥术之后，才能施行此术。此外，如果患者属双侧海绵窦动静脉瘘或健侧眼视力较差时，均不能考虑孤立栓塞术。

手术方法：患者平卧，患侧肩下垫枕，头转向健侧的体位。一般均在全麻下施术。额、

颞部剖颅手术区及同侧颈部手术区均同时消毒铺巾，用缝针固定消毒巾以免移动。手术应先由颈部开始，自下颌角起沿胸锁乳突肌前缘向前下作7cm左右切口，于该肌深面颈动脉三角内，即可找到颈总动脉与其分支，颈内动脉恒位于颈外动脉之后外，应予小心识别。然后用粗丝线将颈总动脉套住，线的两端穿过10cm长的聚乙烯塑料管，以备必要时将塑料管推向动脉，拉紧丝线即可使血管暂断流。因为海绵窦动静脉瘘的患者有颅内。静脉怒张，尤其在颅中窝和鞍旁处操作时，可能引起汹涌的静脉出血，断流目的在于以防万一。颈部操作至此暂时中止，用纱布填塞切口，无菌巾遮盖。继而在头部施行额、颞骨瓣开颅，以翼点为中心翻开肌骨瓣，硬脑膜翻向上，沿蝶骨嵴经眶顶向内显露前床突。小心切开侧裂池前端的蛛网膜，排出脑脊液，即可见到位于前床突外侧的颈内动脉及紧靠其内侧的视神经。为能在眼动脉近侧端夹闭颈内动脉，以防术后眼动脉继续供血，最好切除视神经管上壁及部分眶顶，显露颈内动脉的眼动脉起始部，以便将其一并夹闭。当然阻断眼动脉之后，有可能引起患侧眼失明，此点在术前就应向患者说明。夹闭颈内动脉的方法，以使用动脉瘤夹为宜，安全可靠。至于眼动脉如不能一并夹闭时，则可于已显露的视神经管处切开眶筋膜，在视神经外侧找到眼动脉以银夹夹闭之。颅内操作完毕后，如常关闭颅腔及头皮切口，硬膜外置橡皮引流24h。然后再继续颈部操作，将已暴露好的颈总动脉，颈内动脉及颈外动脉重新显露，分别用暂时断流夹夹住上述三动脉，继而在颈内动脉上切一小口，插入一内径0.4cm的塑料管，再用粗丝线将动脉紧扎在塑料管外壁上，以防漏血。随后将稍小于患者颈内动脉横径的肌肉片或明胶块或聚氨脂海绵球填入塑料管，外接盛满生理盐水的20ml注射器。当一切准备就绪之后，开放三个暂时动脉断流夹，将栓子注入颈内动脉堵塞瘘孔，如此注射数次。若瘘孔阻塞则颅内杂音即消失，搏动性突眼和结合膜充血亦有好转。为使栓子能够在X线片上显影，可用细铜丝穿过栓子扭结其上，以便术后摄片复查。术毕，将颈内动脉结扎，拔出塑料管后再重复结扎。分层缝合切口。

（3）海绵窦铜丝栓塞术：此术是利用细裸铜丝带有正电，将之插入海绵窦瘘孔内，使带负电的红血球、白血球及纤维蛋白原等，容易发生附着凝结而形成血栓的机制，以达到闭塞瘘孔的目的。由于铜丝是留在海绵窦之内，不影响颈内动脉的通畅，即使是多个瘘孔，也可以进行多处栓塞，不致发生远端缺血之弊，故为双侧海绵窦瘘患者的适应证。

手术方法：事先准备0.15~0.2mm裸铜丝4~5m，缠绕在粗橡皮管上消毒备用。手术入路与上述孤立栓塞术相同，行患侧额、颞骨瓣开颅。小心将颞叶向上向后抬起以暴露海绵窦外侧壁。若术野暴露不满意，可将颞前部分切除，为了减少怒张静脉发生棘手的出血，亦可先行颈部切开将颈动脉暴露，用粗丝线套过血管，两头线端经塑料管穿出，以备必要时暂时断流，但断流时间切勿超过15min，操作必须轻柔，以免颈动脉内膜受损。

随后在膨隆的海绵窦外侧壁上用手指或特别的听诊器可查出瘘的震颤或杂音，然后就其体征最显著处，用穿好铜丝的7号引导套针，刺入窦内，立即有少量鲜血从套针与铜丝之间浸出，此时可用左手固定引导针，右手握住外套管上端与铜丝一起向下推送，即可将铜丝插入窦内，如此往返推插，不久浸血自然停止。每根铜丝的长度约在1米左右，如果十分顺利也可不限长度继续插入，直至推插受阻时，退出引导针，剪断铜丝，用平镊轻轻按压断端使之进入窦内。然后于其他有震颤或膨隆处，再行穿刺送铜丝，如此反复多次，直到海绵窦平服坚实震颤消失，并且静脉血亦由红变暗时，即可终止手术。一次手术插入窦内铜丝的总长度，有近3米者，并未见不良后果。

（4）海绵窦切开封闭瘘口术（填塞或修补）：剖颅直接切开海绵窦进行填塞或修补瘘口均为近代的新术式，是基于显微解剖学和低温断流麻醉的发展而提出的手术方法。技术和设备要求均高，目前报告的病例甚少，并有较大的手术危险性。例如 Parkinson（1965）报告的在深低温心脏停搏、体外循环下切开海绵窦进行瘘孔修补；Dolenc（1983）提出的切开海绵窦侧壁并磨去颈内动脉床突段和岩骨段骨壁，在暂时断流下寻找瘘孔予以修补。这类危险、复杂的手术，实际上只有在其他方法均失败，而又必须保全颈内动脉供血的患者和有经验的医师亲自操作的前提下，始能施行，故在实用上有一定的局限性。下面仅将蒋氏改良的 Mullen（1979）海绵窦切开填塞术简介如下，以供参考。

手术方法：施行额颞骨瓣开颅显露海绵窦如前。于海绵窦侧壁的后上部呈水平方向，在动眼神经进入窦壁的下方 4mm 处，切一 1cm 切口；再于海绵窦的前下部自眶上裂下端起向后作一水平切口长 1cm，随切开将绕有细铜丝的明胶海绵块经切口填入窦内。为减少出血，可在切开窦壁时，于颅内、外暂时阻断颈内动脉。窦腔填塞后，间断缝合窦壁切口。术毕如常闭合颅腔各层。

二、血管内治疗 CCF

早在 20 世纪初 Dawbarn（1904）就曾用石蜡和凡士林作成栓子注入颈外动脉，作为恶性肿瘤的术前栓塞。其后 Brooks（1933）又采用切开颈外动脉注入肌栓，借血流经颈部和颈内动脉而至海绵窦，达到栓塞目的。70 年代 Ar utiunov 鉴于游离肌栓的位置难以掌握，改用尼龙单丝缚住肌栓放流取得成功。Serbinko（1972）又创用可脱性球囊技术，通过血管内插管，将球囊送至瘘口后解脱球囊栓塞瘘孔，取得 90% 的治疗效果，目前血管内神经外科学，或称介入性放射学，已逐渐发展成力一门新的学科。

（1）颈内动脉游离栓子注入法：颈部暴露颈内动脉已如前述。将颈总、颈内和颈外动脉分别用暂时断流夹夹闭，于颈外动脉始端外作纵行小切口约 0.5cm 长，根据血管造影的提示，将稍小于颈内动脉横经、略大于瘘口的小肌肉块塞入动脉，用小剥离子将其推入颈内动脉起始部。然后夹住颈外动脉切口的近心端，放开颈总动脉和颈内动脉上的暂时断流夹，肌栓即被血流冲至瘘孔区。随即观察患者眼部充血状况有无好转，颅内杂音是否消失。若瘘孔未闭，还可以重复上述操作，再放流栓子数个。为能即时检查栓子的位置是否合适，可在肌栓上穿绕少许细铜丝，拍摄颅骨素片确定。栓子不可过小，有通过瘘孔进入室内，随血流冲至皮层静脉，甚至径直越过瘘孔，进入远端动脉分支中，引起脑梗死。尤其是在瘘孔已有部分阻塞后，再放的栓子较易逸入远端。同时栓子也不能过大，以致肌栓在颈段或在岩骨段停滞，不能为血流所冲走，则肌栓难以达到瘘口，等于单纯颈内动脉结扎，不能达到预期效果。术毕，将颈外动脉切口缝合，再分层缝合颈部切口。

（2）颈内动脉控制栓塞法：此法与上述方法基本相同，只是采用放风筝的方法，用尼龙单丝缚住肌肉栓并作一银夹标记，再经颈外动脉切口放入颈内动脉，在尼龙丝的控制下，借血流将肌栓准确地堵在瘘口，如果位置欠妥或逸向远端时，则可将之拉出重放，直至满意为止。最后将尼龙丝固定在血管外软组织上。分别缝合颈外动脉切口和颈部切口。

（3）可脱性球囊栓塞法：主要是采用特殊血管内插管技术，在 X 线透视下施行栓塞，其方法是经皮穿刺颈动脉或股动脉，将特制的可脱性球囊导管 Magic BD（此管系同轴套管，内管为 2F Teflon 显微导管，尖端接球囊，外管为 3F 聚乙烯导管，用以解脱球囊。在 X 线透视下，通过血管腔插至一定深度，再将球囊稍稍充盈，靠血流将其冲至要求的部位。然后按瘘孔的大小将球囊充盈，解脱 Teflon 显微导管，留置球囊以达到栓塞瘘口的目的。因此术前必须有良好的数字减影脑血管造影检查，以便选择导管、球囊和插管位置。

手术方法；患者平卧放射台上，消毒铺盖双侧腹股沟部，先行右侧腹股沟穿刺插管，若失败可改为左侧。所有导管均用 1 : 25U 的肝素溶液冲洗。在股动脉上段近腹股沟韧带约 2cm 处，局麻后用尖刀刺 2mm 小孔，随即用有外鞘的穿刺针以 45°角直接穿刺动脉，将针鞘送入血管 1~2cm，抽出针芯，插入导丝，拔出针鞘，立刻指压穿刺点以防漏血，再将导引器放入，并经 Y 型接头连接生理盐水输液瓶持续冲洗。继而把导引导管放入患侧颈内动脉，共轴导管即可顺引导管进入病变部位。此时，在电视屏透视下向球囊注射 0.1~0.2ml 造影剂，则半充盈的球囊易被血流冲入瘘口，再经 Y 型接头注射造影剂，使颈内动脉显影以观察瘘口封闭的情况，证实球囊已从瘘口进入海绵窦时，即可用等渗的碘水造影剂慢慢充盈球囊，直到海绵窦不再显影、颅内杂音消失、球囊固定时为止。但不能超过球囊的最大容量，以防破裂。最后在透视下用稳定的拉力，以球囊不移动为度，持续十秒钟球囊即可与 Teflon 显微导管分离。术毕，穿刺处压迫 10~20min 以防局部血肿。

（4）其他血管内栓塞方法：

1）开孔球囊栓塞术：采用远端带有可膨胀开孔球囊的可曲微导管，外径 0.8mm，经股动脉插管导入颈内动脉瘘口处，再利用水压推进器和血流的冲力，借球囊的引导把导管末端经瘘孔送入海绵窦内。然后将混有碘化油和钽粉的 IBCA（Isobuty-2-Cyanoacry-late）快速凝固栓塞剂注入海绵窦内，闭塞瘘口。

2）弹簧圈栓塞术：此法是采用可通过约 1mm 牛顿导丝的薄壁导管，经股动脉穿刺插管后，将导管送入颈内动脉海绵窦瘘口处。再用牛顿导丝将特制的弹簧钢圈经导管推进到瘘口弹开，利用弹簧圈及其所带的尼龙纤维的机械栓塞作用，引起血栓形成，闭塞瘘口。但此法易致颈内动脉供血障碍。

3）经静脉入路栓塞术：Debrun（1989）提出对复发性海绵窦动静脉瘘，可以采用静脉入路栓塞的方法。通过颈内静脉、股静脉或扩张的眼上静脉插管，把微导管送至海绵窦内瘘孔的附近，然后用 IBCA 混合剂快速凝固剂栓塞，或用可脱性球囊栓塞。此法适用于经动脉插管失败的病例。

（王海霞）

参考文献

［1］ SUN Ze-lin, C Aden Ka-Yin, C Ling-Chao, T Chao, Z Zhen-Yu, et al. TERT promoter mutated WHO grades Ⅱ and Ⅲ gliomas are located preferentially in the frontal lobe and avoid the midline ［J］. International Journal of Clinical and Experimental Pathology, 2015, 8 (9): 11485-11494.

［2］ SUN Ze-lin, JIA Gui-jun, ZHANG Ya-zhuo. Intracerebellar meningioma with peritumoral cyst in an adult: case report [J]. Chinese Medical Journal, 2009, 122 (15): 1831 - 1833.

[3] Qu Rong - Bo, Jin Hua, Wang Kai, Sun Ze - Lin. Stent - Jail Technique in Endovascular Treatment of Wide - Necked Aneurysm [J]. Turkish Neurosurgery, 2013, 23 (2): 179 - 182.

[4] 张彦, 孙泽辉, 孙泽林. 奈达铂、多西他赛联合同期放疗治疗局部晚期宫颈癌的临床效果分析 [J]. 中国综合临床, 2015, 31 (5): 435 - 437.

[5] 戚晓渊, 孙泽林, 刘方军, 李储忠, 张亚卓. 单克隆永生化人骨髓基质干细胞分化能力和 VEGF 分泌量的相关性 [J]. 中华医学杂志, 2011, 91 (17): 1193 - 1196.

[6] 戚晓渊, 史秀灵, 高银辉, 王美, 王旭, 周程艳. 绿原酸抗肝纤维化作用的研究 [J]. 中国实验方剂学杂志, 2011, 17 (15): 139 - 143.

[7] 戚晓渊, 周程艳. 杜仲多糖的均匀设计法提取工艺分析 [J]. 中国实验方剂学杂志, 2011, 17 (13): 56 - 59.

[8] 段国升, 朱诚. 神经外科手术学 [M]. 北京: 人民军医出版社, 2011.

[9] 江基尧. 急性颅脑创伤的手术规范 [J]. 中华神经外科杂志, 2008.

[10] 张赛. 现代神经创伤和神经外科危重症 [M]. 天津: 南开大学出版社, 2010.

第十一章

脑神经和功能性疾病

第一节 三叉神经痛

一、概述

三叉神经痛（trigeminal neuralgia，TN）又称 Fotergin 病，表现为颜面部三叉神经分布区域内，闪电式反复发作性的剧烈性疼痛，是神经系统疾病中常见的疾病之一。临床上将三叉神经痛分为原发性三叉神经痛和继发性（或称症状性）三叉神经痛两类：前者是指有临床症状，检查未发现明显的与发病有关的器质性或功能性病变；后者是指疼痛由器质性病变如肿瘤压迫、炎症侵犯或多发性硬化引起。三叉神经痛的年发病率约为 3～5/10 万人，随年龄的增长而增加。患病率国内外报道不一，约在 48～182/10 万之间。从青年人至老年人均可发病，但以 40 岁以上中老年人居多，约占患者的 70%～80%。女性发病率略高于男性，多为单侧发病，右侧多于左侧。以三叉神经 2、3 支分布区域为多见，累及第 1 支较少。

二、历史回顾

1. 国外历史回顾 对三叉神经痛最早期的描述可能是 Jurjanl（1066～1136）在 Zakhire-hkhwar - wzmshah 百科全书中的描述，他在书中写道："有一种类型的疼痛，其影响一侧牙齿和同侧上、下颌，具有面部阵发性疼痛，并伴有严重的焦虑；可以断定，疼痛是由牙根的神经引起，发作性疼痛和焦虑的原因是因为动脉靠近神经"。这段话简直就是一幅三叉神经痛的生动图画，既有阵发性面痛，又有对下次发作的担忧和焦虑，的确是对三叉神经痛的最佳描述。而"动脉靠近神经"又是对 900 多年后被广泛接受的三叉神经痛病因的预言。

最早发现图像描述三叉神经痛的是 Harris，他在英格兰 Somerset 威尔士大教堂门柱（约建于 1184～1191 年）上发现刻有"牙痛"图。一幅图中显示患者用舌头顶在痛牙上，大多数其他作品也用舌头或手指向一颗牙。

1544 年，Massa 在一封信中对三叉神经痛作了第一次描述。1677 年，John 在一封信中也记述了三叉神经痛的个案病例，他写道，"上星期四晚上，我应诊去看 Ambassadrice 女士，我见她有剧烈的面部疼痛发作，忍不住痛苦呼嚎，好像来自酷刑架上的叫声。疼痛波及整个右面和右口腔；该女士自己描述，发作时像有火闪电样射入上述部位，反复抽搐样疼痛。这种剧痛发作很快自止。说话有诱发发作的倾向，有时吃东西，尤其是她常感跳动的部位，接触该部位均可诱发发作。发作间期最长不超过半小时，常常更短"。John 在这封信中详细描述了三叉神经痛的疼痛程度、性质，发作形式，疼痛的部位，发作时限，诱发因素等，也是第一次描述扳机点激发疼痛发作者。

16 世纪，意大利解剖学家 Fallopius 首先认识了三叉神经。17 世纪，法国解剖学家 Vieussens 发现了半月神经节，他为了纪念 Gasser 医生将之命名为 Gasserian 节。1748 年，Meckel 首先研究了半月神经节与硬脑膜的关系而发现 Meckel 腔。

1756 年，Nicolaus Andre 首先将三叉神经痛列为一个单独的疾病，他也是第一个全面描述三叉神经痛的表现及治疗的人。他因成功地施行了眶下神经节切断术治疗三叉神经痛而获得了 Madame Mignon 奖。1821 年 Bell 发现了半月神经节的感觉根和运动根，他还首先提出三叉神经痛是第 5 对脑神经的病，而不是第 7 对脑神经的病。1884 年，Mcar 提出经颅底外方暴露卵圆孔，切断下颌支，刮除部分半月神经节治疗三叉神经痛，该术式由 Rose 于 1890 年首先实施成功。1891 年，Horsley 报告经颞开颅硬膜内入路切除半月神经节治疗三叉神经痛。1892 年，Hardley 又进一步报道了经颞开颅硬膜外入路切断三叉神经第 1、2 支及半月神经节治疗三叉神经痛。1896 年，Tiffany 首先在经颞行半月神经节切除术中保留了三叉神经第 1 支。1900 年，Hartly - Kraule 和 Cushing 也施行了半月神经节切除术治疗三叉神经痛。1901 年，Spiller 经颞开颅硬膜外入路行半月神经节切除术中不仅保留了三叉神经第 1 支，而且还保留了运动根。1903 年，Schloesser 用酒精作三叉神经支内注射治疗三叉神经痛。1912 年，Hartel 和 Harris 等采用半月神经节封闭术治疗三叉神经痛。1917 年，法国外科医师 Doyen 首先描述了经枕下入路神经内镜下脑桥小脑角选择性三叉神经后根切断术治疗三叉神经痛。1921 年，Frazier 经颅中窝行三叉神经感觉根切断术治疗三叉神经痛。1925 年，Dandy 经枕下入路行选择性三叉神经后根切断术治疗三叉神经痛，由于该术式有利于保存面部触觉和三叉神经运动根，且复发率低，临床上得以广泛应用。1931 年，Sjoqvist 报告三叉神经脊髓束减压术，同年 Kirschner 首先介绍了神经节电热凝术治疗三叉神经痛。1942 年，Bergouignan 发现第一个真正对三叉神经痛有效的药物—苯妥英钠。1958 年，King 报道氨基甲酚甘油醚治疗三叉神经痛，疗效优于苯妥英钠。1962 年，Blom 首次报告卡马西平治疗三叉神经痛效果优良。两种药物的发现为三叉神经痛药物的现代治疗奠定了基础。1952 年，Taarnhj 报告切开半月神经节及三叉神经固有膜行三叉神经后根减压术治疗三叉神经痛，但因复发率高而未能推广。1966 年，Jannetta 报告显微血管减压术治疗三叉神经痛，1978 年，Hakanson 试用 ^{60}Co 放射三叉神经半月节治疗三叉神经痛，至此，三叉神经痛的外科治疗进入一个新时代。

2. 国内历史回顾　中国古代医学对三叉神经痛早有认识，对其诊断和治疗也有独到之处。2000 年前诞生的《黄帝素问》在"奇病论"中就含有对三叉神经痛的描述，而《黄帝内经素问·举痛论》则是世界上医学中最早阐述疼痛病因病理的专著之一。据传说，三国时期，魏王曹操患头风，头面部疼痛剧烈，名医华佗曾要为曹操行开颅手术，曹操当时患的即为三叉神经痛，当然，这已无法考证。元朝张从政的《儒门亲事》、李杲的《东垣十书》、宋朝的徐淑微的《本事方》，均对三叉神经痛的表现与治疗进行过论述。

我国现代医学对三叉神经痛的认识在 20 世纪 30 年代已有文献记录。1932 年，关颂韬发表了《三叉神经痛的诊断和治疗》。1951 年，朱琏报告针刺治疗三叉神经痛。1958 年，史玉泉等详细介绍了三叉神经痛药物治疗、物理疗法、发热疗法、组织疗法、针灸疗法、注射疗法及手术疗法。1959 年，沈鼎烈等报告用苯妥英钠治疗三叉神经痛。20 世纪 60 年代卡马西平在我国临床应用，使药物治疗进入一个新阶段。1983 年，王忠诚等率先开展半月神经节射频热凝治疗三叉神经痛。1986 年，左焕琮、李龄开展显微血管减压术治疗三叉神经痛。1989 年，孟广远等报告他们于 1984 年采用射频热凝术治疗 325 例三叉神经痛。1986 年，吴承远开展选择性射频热凝术治疗三叉神经痛。2001 年，吴承远开展了三维 CT 导向卵圆孔定位射频热凝治疗三叉神经痛。2002 年，刘玉光等报道电视脑室镜下经乙状窦后入路微侵袭手术治疗三叉神经痛；2003 年，吴承远等开展神经导航下射频热凝三叉神经半月节治疗三叉神经痛，进一步提高了有效率。

三、病因与发病机制

1. 原发性三叉神经痛的病因与发病机制　原发性三叉神经痛的发病机制目前尚不十分明确，对其发病机制有多种理论，但至今仍没有一个理论可以完整解释它的临床特征。近年来研究发现本病是由多种因素导致的，且各因素并非孤立存在，而是相互影响、相互作用、共同致病。传统上有中枢病变学说和周围病变学说。近年随着研究技术和方法的不断改进，发现免疫和生化因素也与三叉神经痛密切相关。

（1）中枢病变学说：1853 年，Trousseau 记述了癫痫样三叉神经疼痛的临床症状、发作特征、用抗癫痫药物治疗有效以及在疼痛发作时可在中脑处记录到癫痫样放电，提出了在中枢神经病变假说。有人通过动物实验表明三叉神经痛的病理机制为三叉神经脊束核内的癫痫样放电。有学者提出闸门控制学说：所有来自皮肤的传入冲动，一方面抵达脊髓背角的第一级中枢传递细胞（简称 T 细胞），另一方面又与胶质细胞建立突触联系。这种闸门控制机制的胶质细胞起着在传入冲动前控制 T 细胞传入的作用。由于中枢的病变（三叉神经脊束核的损伤）造成胶质细胞控制 T 细胞的作用减弱，T 细胞的活动加强，失去了对传入冲动的闸门作用，使得 T 细胞对传入的疼痛刺激的调节作用失代偿而引起疼痛发作。也有实验证明三叉神经痛与脑干中三叉神经核的兴奋性改变有直接关系。刺激扳机点引起的病理性刺激通常是由三叉神经周围支到达脑干，通过三叉神经感觉核和网状结构迅速总和起来，而引起三叉神经痛的发作。采用脑诱发电位和临床对卡马西平治疗癫痫的研究中发现，丘脑感觉中继核和扣带回等大脑皮质在三叉神经痛发病机制中亦起着重要作用。虽然上述的这些研究结果均支持三叉神经痛的中枢病变学说，但是仍不能用它完全解释三叉神经痛的临床症状。例如，为何三叉神经痛的发作范围并不是在整个三叉神经范围内而多数发生在单侧，甚至为单支。临床上也很少发现三叉神经痛患者脑干三叉神经核病变。而脑干内许多病变也不一定引起三叉神经痛，为何三叉神经痛患者无明显神经系统体征等。三叉神经痛的发作性疼痛应用某些抗癫痫药物治疗无效等等，这些现象都难以用中枢神经系统病变学说来解释，这些还有待进一步研究。

（2）周围病变学说：1967 年，Kerr 及 Beave 首先提出三叉神经痛主要病理改变是三叉神经的脱髓鞘改变，现已得到越来越多学者的认同。有学者依此提出短路理论，认为脱髓鞘的轴突与邻近的无髓鞘纤维发生"短路"，轻微的触觉刺激即可通过短路传入中枢，而中枢的传出冲动亦可再通过短路而成为传入冲动，如此很快达到一定的总和而引起三叉神经痛的发作。目前，对三叉神经痛手术标本行病理学研究已经证明，三叉神经根受血管压迫部位发生脱髓鞘改变，经血管减压术后，三叉神经痛症状立即消失。对三叉神经痛患者的三叉神经超微结构的观察也支持周围病变学说，被广泛接受的引起三叉神经痛重要发病机制是持续（静态）的或搏动的微血管压迫使三叉神经根感觉神经轴突脱髓鞘。在三叉神经根受血管压迫部位，电镜显示神经根脱髓鞘和髓鞘再生，有时伴轴突消失等病理改变。血管压迫是造成神经纤维损伤原因的最有力学说。

1934 年，Dandy 首次提出血管压迫神经根是三叉神经痛的病因之一，但未提及减压问题。大量的研究发现，三叉神经根附近动脉的迂曲走行，压迫三叉神经，从而动脉的搏动造成对三叉神经的不断刺激。对正常人和三叉神经痛患者的三叉神经根周围血管观察也发现存在明显差异。但是部分三叉神经痛患者并无迂曲血管压迫三叉神经根，目前还无法用血管压迫理论来解释。其他结构的异常如局部骨质压迫、蛛网膜粘连对三叉神经根的压迫同样有可能引起三叉神经痛。慢性炎症、缺血等病变可致神经的脱髓鞘改变，也可致三叉神经痛的发生。

（3）免疫因素：近年来研究认为三叉神经痛脱髓鞘病变均是一种细胞免疫介导的疾病。神经内巨噬细胞、肥大细胞、T 细胞和血管内皮细胞破坏和吞噬轴索，促进炎症的发展，加速和加重脱髓鞘的发生和发展。有人对 50 例三叉神经痛患者的三叉神经标本进行脱髓鞘染色和免疫组化观察分析后认为，巨噬细胞、肥大细胞、T 细胞和血管内皮细胞对三叉神经脱髓鞘改变有作用。

（4）神经肽的研究：近来发现多种神经介质类和神经肽类物质在三叉神经痛发作有密切关系。三叉神经系统内含有多种神经肽，与疼痛有关的包括 P 物质（SP）、谷氨酸（Glu）、降钙素基因相关肽（CGRP）、生长抑素（SOM）、血管活性肠多肽（VIP）等。SP 和 Glu 最可能是伤害性信息传递信使，也有人认为甘氨酸在伤害性信息调控过程中起着重要作用。但 SP 作为伤害性信息传递信使的理论更为经典。SP 在半月节内与 CGRP、SOM 共存。CGRP 促进初级感觉纤维释放 SP，促进痛觉传递。

临床研究结果显示，三叉神经痛患者 CSF 和血液中 SP 含量明显升高。三叉神经痛发作时，痛支神经可能快速过度释放 SP 导致阵发性剧烈疼痛，随着 SP 的耗竭而疼痛消失；在外周 SP 还可引起血管扩张，腺体分泌，刺激各种炎性介质的释放，导致致痛、致炎物质的积聚，进一步刺激传导伤害性信息的传入纤维，待神经元内 SP 合成到一定程度时再次暴发新一轮的疼痛。

CGJRP 是 1983 年人类首次用分子生物学方法发现的一种由降钙素基因表达的新神经肽。广泛分布于神经、心血管、消化、呼吸、内分泌等系统，参与机体许多功能的调节。三叉神经痛发作时，患者血液中 CGRP 含量显著升高，并伴有 SP 升高。胡世辉等以原发性三叉神经痛患者为研究对象，用放射免疫法检测患者疼痛发作时患侧颈外静脉血中 CGRP 的含量，并与外周血、术后颈外静脉血、健康者颈外静脉血中的 CGRP 含量相比较，用免疫组织化学法标记患者痛支与非痛支神经切片中 CGRP 免疫反应阳性颗粒，用高清晰度彩色病理图文分析系统定量分析 CGRP 免疫反应阳性颗粒的数量、面积、平均光密度和平均面积。结果发现疼痛发作时患侧颈外静脉血中 CGRP 含量显著升高，与肘静脉血、术后患侧颈外静脉血及健康对照组颈外静脉血中的 CGJRP 含量相比，差异非常显著，后三者相比差异均不显著；痛支神经组织中 CGRP 免疫反应阳性颗粒的数量、面积均显著多于、大于非痛支神经组织中的 CGRP 免疫反应阳性颗粒。认为三叉神经痛发作时局部确有 CGRP 的参与，三叉神经痛的痛支神经过度合成和释放 GGRP 可能促进了局部 CGRP 浓度升高，导致痛阈下降，促进 SP 向中枢传递痛觉导致阵发性剧烈疼痛发作，并增强 SP 在外周的神经源性炎症作用，而长期的神经源性炎症使得痛阈降低，致使颌面部轻微的触觉刺激也能产生伤害性刺激信息。

通过实验证实，三叉神经痛发作时颈外静脉的 SP、CGRP 含量确实高于术后缓解期，认为三叉神经痛发作时痛支神经过度合成和释放 CGRP。尽管表明神经肽参与三叉神经痛，但有关神经肽与三叉神经痛的关系，神经肽之间的相互关系和调节还有待于进一步研究。

2. 继发性三叉神经痛的病因与发病机制　近年来，人们对继发性三叉神经痛的病因有了新的认识，对继发性三叉神经痛的诊断率也明显提高。继发性三叉神经痛常由其所属部位和邻近部位的各种病灶引起，如各种肿瘤、炎症、血管病变或血管压迫、蛛网膜粘连等引起。

（1）脑干内部的病变：延髓及脑桥内部的病变，如脊髓空洞症、脑干肿瘤、血管病变、多发性硬化、炎症等。

（2）颅后窝的病变：如脑桥小脑角的肿瘤（表皮样囊肿、神经鞘瘤、脑膜瘤等）、蛛网膜囊肿或粘连等，均可引起三叉神经痛的发作。

（3）颅中窝病变：颅中窝底后部肿瘤以脑膜瘤、三叉神经节神经纤维瘤、表皮样囊肿和颅底转移瘤多见，肿瘤生长累及位于 Meckel 囊内的三叉神经节，出现三叉神经痛症状。颅中窝底前部肿瘤以脑膜瘤、表皮样囊肿和颅底转移瘤多见。肿瘤累及眶上裂、圆孔，出现相应症状。

（4）三叉神经周围支病变：眶内的肿瘤、蝶骨小翼区的肿瘤、海绵窦的病变及眶上裂的病变，均可累及或侵犯三叉神经根，引起继发性三叉神经痛。鼻窦的病变以及牙源性的病变也可引起三叉神经痛。

四、临床表现

1. 性别、年龄、病程与合并症　男女之比为 1 ：1.18。从青年人至老年人均可发病，10 岁以下少见，84.4% 的患者发生在 40 岁以上，平均为 52 岁。病程为 2 个月至 40 年，平均为 6 年 4 个月。主要合并症有高血压、冠心病、肺心病、慢性支气管炎、结核病、糖尿病、癌症、脑血管病等其他慢性疾病。

2. 发病部位　疼痛发作仅限于三叉神经分布区（图 11-1）。综合国内报道，3074 例左、右侧发病情况详见表 11-1。详细发病部位见表 11-2，双侧三叉神经痛仅占1.4% ~5%。

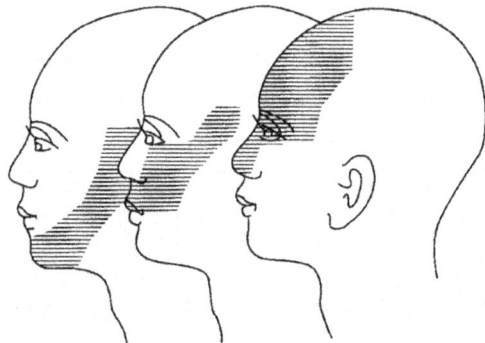

图 11-1　三叉神经各支分布区

表 11 - 1 3074 例三叉神经痛左、右侧发病情况

学者	左侧（%）	右侧（%）	例数
王忠诚	539（37%）	893（61.4%）	1453
孟广远	321（45%）	376（52.8%）	712
刘学宽	82（28%）	210（72%）	292
卢芳	143（40.6%）	209（59.4%）	352
杨维	104（39.2%）	161（60.8%）	265
合计	1189（38.7%）	2885（61.3%）	3074

表 11 - 2 三叉神经痛发病部位

学者	V_1	V_2	V_3	$V_{1,2}$	$V_{2,3}$	$V_{1,2,3}$	$V_{1,3}$	例数
卢芳	13	73	55	46	135	30	0	352
杨维	8	67	22	22	134	12	0	265
刘学宽	6	28	20	48	128	62	0	292
徐贵印	15	134	176	48	578	82	0	1033
左焕琮	2	38	34	0	106	30	17	227
合计	46	340	307	160	1081	216	17	2169
构成比（%）	2.1	15.7	14.2	7.4	49.8	10.0	0.8	100.0

3. 原发性三叉神经痛的典型表现 约 65% 的患者具有典型的三叉神经痛表现，即：①三叉神经痛分布区域出现短暂的、剧烈的、闪电样疼痛，反复发作。②存在扳机点。③相应区域皮肤粗糙、着色或感觉下降。

（1）疼痛的诱发因素与扳机点：疼痛发作绝大多数有明显的诱发因素，少数病例无诱发因素即可疼痛发作。常见的诱发因素包括咀嚼运动、刷牙、洗脸、剃须、说话、打呵欠、面部机械刺激、张嘴、笑、舌头活动、进食、饮水、风、声、光刺激等。64.5% 的病例中存在明显扳机点，扳机点多发生在上唇、下唇、鼻翼、鼻唇沟、牙龈、颊部、口角、舌、眉、胡须等处。

（2）疼痛的性质：患者描述疼痛的性质常为难以忍受的电击样、刀割样、撕裂样、火烧样疼痛，并伴有面部特有的极其痛苦的情感表情。疼痛常达到如此剧烈，以至于患者要停止谈话、饮食、行走，以双手掩住面部，严重者咬牙，用力揉搓面部，并且躲避开谈话的人，颜面发红，咀嚼肌和面肌抽搐，故称单面肌痛性肌痉挛现象或称痛性抽搐。疼痛可骤然消失，在两次发作期间完全无痛，如同正常人。在患者发病初期，疼痛发作次数较少，常在受凉感冒后出现，间歇期长达数月或几年。自行停止而自愈的病例很少。以后发作逐渐频繁，疼痛加重，病程可达几年或数十年不一。严重者发作日夜不分，每日可达几十次，甚至数百次，不能进食、喝水，体质消瘦，患者终日处于疼痛难耐状态，表情沮丧痛苦，乃至失去生活信心而轻生。有些患者早期，呈季节性发作，疼痛在每年的春天或秋天的一定时间，呈周期性发作，而且每次发作持续时间 1 ~ 3 个月不等，然后无任何原因的自然消失，直到下一年的同一季节开始发作。

（3）疼痛持续的时间：绝大多数疼痛持续数秒至数分钟，一般为 1 ~ 5 分钟，个别病例疼痛可持续半小时以上。发作间歇期，疼痛可消失，间歇期随病情的进展而缩短，一般为数十分钟至数小时不等。重者可每分钟内都有发作。白天发作多，晚上发作少，亦可日夜不停发作。

（4）其他症状：由于疼痛使面部肌肉痉挛性抽搐，口角可向患侧歪侧。发病初期，患者面部、眼结合膜充血发红、流泪、流涕等。发病后期，患者可有结合膜发炎、口腔炎等。有的患者在疼痛发作时，用手掌握住面颊并用力地搓揉，以期缓解疼痛。久而久之使患侧面部皮肤变粗糙、增厚，眉毛稀少甚至脱落。

（5）神经系统体征：神经系统查体，原发性三叉神经痛，除有部分患者角膜反射减弱或消失之外，均无阳性体征发现。少数患者，发病后期，多因采用过酒精封闭及射频治疗后，患侧疼痛区域内感觉减退，以至部分麻木。对于这种情况应作详细神经系统查体，以排除继发性三叉神经痛。

4. 继发性三叉神经痛的表现　继发性三叉神经痛因其病因不同，临床表现不完全相同。

（1）脑桥旁区及桥小脑角肿瘤：此区肿瘤多见于胆脂瘤，其次为听神经瘤、脑膜瘤及三叉神经鞘瘤，因肿瘤发生部位与三叉神经的关系不同其临床表现不同。三叉神经鞘瘤和胆脂瘤的面部疼痛多为首发症状，而听神经瘤和脑膜瘤首发症状多为耳鸣、头痛，而肿瘤后期多表现为脑桥小脑角综合征，作 CT、MRI 等辅助检查，可明确诊断。

（2）蛛网膜炎：多见于颅底部蛛网膜，面部疼痛特点多为持续性钝痛，无间歇期，查体可有面部疼痛区域感觉减退或消失。同时炎症可累及相邻的脑神经出现相应受损害体征。

（3）颅底恶性肿瘤：常见于鼻咽癌，少见于转移瘤、肉瘤等。表现多为同侧发作性或持续性面部疼痛，伴有原发肿瘤和广泛脑神经损害的体征。

（4）多发性硬化症：大约1%患者出现三叉神经痛。患者多较年轻，多呈双侧性的，疼痛特点也多不典型，神经系统查体、CT、MRI 可查到多发性病灶。

（5）带状疱疹：由于患颜面带状疱疹后引起的神经痛，多为老年人，患三叉神经第 1 支痛后发生，呈持续性的灼痛，无触发点，患病区域有疱疹，或者疱疹消退后持续数月乃至数年，最终多可自然缓解。

五、诊断与鉴别诊断

1. 诊断

（1）采集病史：询问颜面部疼痛性质、部位及伴随的症状等。

（2）因患者惧怕疼痛发作，不敢洗脸、刷牙、进食等而致面部及口腔卫生很差，全身营养状况差，消瘦，精神抑郁，有悲观消极情绪。

（3）有些慢性患者，因经常疼痛发作时，用手揉搓、摩擦面部皮肤，致使患侧面部皮肤粗糙呈褐色，眉毛稀少或缺如。

（4）由于多数患者患三叉神经2、3支痛，触发点在牙龈，疑为牙痛，不少患者曾有拔牙史，患侧常牙齿缺如。

（5）原发性三叉神经痛神经系统查体可无阳性体征，继发性三叉神经痛大都有阳性体征，主要表现为脑桥小脑角综合征。

（6）特殊检查：原发性三叉神经痛患者多无明显的神经系统阳性体征，也要特别注意继发性三叉神经痛的可能，尤以遇到面部感觉减退者，要详细检查有无其他神经系统体征，并进行必要的特殊检查，如头颅 X 线内听道摄片、电测听、前庭功能试验、脑神经的诱发电位、脑脊液化验、CT、MRI、MRA、DSA 等检查，以明确诊断。

2. 鉴别诊断　除继发性三叉神经痛外，应注意与以下几种疾病相鉴别。

（1）牙痛：牙痛也是一种非常疼的一种疾病，有时特别是发病的初期，常常到口腔就诊，被误诊为牙痛，许多患者将牙齿拔掉，甚至将患侧的牙齿全部拔除，但疼痛仍不能缓解。一般牙痛特点为持续性钝痛或跳痛，局限在齿龈部，不放射到其他部位，无颜面部皮肤过敏区，不因外来的因素加剧，但患者不敢用牙齿咀嚼，应用 X 线检查或 CT 检查可明确牙痛。

（2）三叉神经炎：可因急性上颌窦炎、流感、额窦炎、下颌骨骨髓炎、糖尿病、梅毒、伤寒、酒精中毒、铅中毒及食物中毒等疾病引起。多有炎性感染的病史，病史短，疼痛为持续性的，压迫感染的分支的局部时可使疼痛加剧，检查时有患侧三叉神经分布区感觉减退或过敏。可伴有运动障碍。

（3）中间神经痛：中间神经痛患者表现特点：①疼痛性质：为发作性烧灼痛，持续时间长，可达数小时，短者也可数分钟。②疼痛部位：主要位于一侧外耳道、耳廓及乳突等部位，严重者可向同侧面部、舌外侧、咽部以及枕部放射。③伴随症状：局部常伴有带状疱疹，还可有周围性面瘫，味觉和听觉改变。

（4）蝶腭神经痛：本症病因不明，多数人认为副鼻窦炎侵及蝶腭神经节引起。①疼痛部位：蝶腭神经节分支分布区域的鼻腔、蝶窦、筛窦、硬腭、齿龈及眼眶等颜面深部位。疼痛范围较广泛。②疼痛性质：疼痛为烧灼或钻样痛，比较剧烈，呈持续性或阵发性的加重或周期性反复性发作，发作时一般持续数分钟到几小时。伴有患侧鼻黏膜肿胀，出现鼻塞、鼻腔分泌物增加，多呈浆液性或黏液性。可伴有耳鸣、耳聋、流泪、畏光及下颌皮肤灼热感和刺痛。疼痛可由牙部、鼻根、眼眶、眼球发生，尔后扩展至齿龈、额、耳及乳突部，均为一侧性。严重者向同侧颈部、肩部及手部等处放射，眼眶部可有压痛。③发病年龄：常在40～60 岁之间，女性较多。④本病可以用 1% 普鲁卡因作蝶腭神经封闭或用 2%～4% 丁卡因经鼻腔对蝶腭神经节作表面麻醉，可使疼痛缓解。

（5）偏头痛：偏头痛也称丛集性头痛，它是一种以头部血管舒缩功能障碍为主要特征的临床综合征。病因较为复杂，至今尚未完全阐明。但与家族、内分泌、变态反应及精神因素等有关。临床表现特点：①青春期女性多见，多有家族史。②诱发原凶多在疲劳、月经、情绪激动不安时诱发，每次发作前有先兆，如视物模糊、闪光、暗点、眼胀、幻视及偏盲等。先兆症状可持续数分钟至半小时之久。③疼痛性质为剧烈性头痛，呈搏动性痛、刺痛及撕裂痛或胀痛，反复发作，每日或数周、数月甚至数年发作一次。伴随有恶心、呕吐、大便感、流泪、面色苍白或潮红。发作过后疲乏嗜睡。④查体时颞浅动脉搏动明显增强，压迫时可使疼痛减轻。在先兆发作时应用抗组胺药物可缓解症状。⑤偏头痛还有普通型、特殊型（眼肌麻痹、腹型、基底动脉型）偏头痛，均需要加以鉴别。

（6）舌咽神经痛：本病分为原发性和继发性两大类。它是一种发生在舌咽神经分布区域内的阵发性剧痛，发病年龄多在 40 岁以上，疼痛性质与三叉神经痛相似。临床表现有以下特点：①病因方面，可能为小脑后下动脉、椎动脉压迫神经进入区有关，除此之外，可见于脑桥小脑角处肿瘤、炎症、囊肿、鼻咽部肿瘤或茎突过长等原因引起。②疼痛部位在患侧舌根、咽喉、扁桃体、耳深部及下颌后部，有时以耳深部疼痛为主要表现。③疼痛性质为突然发作、骤然停止，每次发作持续为数秒或数十秒，很少超过两分钟。亦似针刺样、刀割样、烧灼样、撕裂样及电击样的剧烈性疼痛。若为继发性的疼痛则发作时间长或呈持续性，诱因和扳机点可不明显，且夜间较重。④诱因因素，常为吞咽、咀嚼、说话、咳嗽、打哈欠时诱发疼痛。⑤扳机点，50%以上有扳机点，部位多在咽后壁、扁桃体舌根等处，少数在外耳道。若为继发性的，扳机点可不明显，同时可有舌咽神经损害症状，如软腭麻痹、软腭及咽部感觉减退或消失等。⑥其他症状，吞咽时常常引起疼痛发作，虽然发作间歇期无疼痛，但因惧怕诱发疼痛而不敢进食或小心进些流汁。患者因进食进水少，而变得消瘦，甚至脱水。患者还可有咽部不适感、心律紊乱及低血压性昏厥等。⑦神经系统查体，无阳性体征。若为继发性的，可有咽、腭、舌后 1/3 感觉减退，味觉减退或消失，腮腺分泌功能紊乱。也可有邻近脑神经受损症状，如Ⅸ、Ⅹ及Ⅺ对脑神经损害以及 Horner 征表现。

（7）其他面部神经痛：如青光眼、屈光不正及眼肌平衡失调等眼部疾病；如颞颌关节疾病、颞下颌关节紊乱综合征（Costen 综合征）及颞颌关节炎和茎突过长等。因其病因和表现不同可以与三叉神经痛鉴别。

六、治疗

三叉神经痛的治疗方法有多种，大致可归纳为药物治疗、周围支封闭与撕脱治疗、半月神经节射频治疗、微血管减压术治疗、γ–刀与 X–刀治疗等。

1. 药物治疗　目前应用最广泛，最有效的药物有卡马西平、苯妥英钠等药物。

（1）卡马西平：亦称痛痉宁、痛可宁等，本药系属于抗惊厥药。卡马西平可使 70% 以上的患者完全止痛，20% 患者疼痛缓解。可长期使用此药止痛，为对症治疗药，不能根治三叉神经痛，复发者再服仍有效。约 1/3 患者可因出现恶心、头晕等症状而停药。用法：开始剂量 0.1g，每日 2～3 次，以后逐日增加 0.1g，每日最大剂量不超过 1.6g，取得疗效后，可逐日逐次的减量，维持在最小有效量。本药副作用有眩晕、嗜睡、药物疹、恶心、胃纳差、复视、共济失调、骨髓抑制及肝功能障碍等。服药初期应检查白细胞、肝功等，服用期间对以上副作用要注意观察。

（2）苯妥英钠：苯妥英钠为一种抗癫痫药，有的学者认为三叉神经痛为癫痫样放电，使用抗癫痫剂有一定疗效。长期以来，被列为治疗三叉神经痛的首选药物。初期服 0.1g，每日 2～3 次，以后逐日增加 0.1g，取得疗效后再减量，亦以最小剂量维持。最大剂量不超过每日 0.8g。本药疗效不如卡马西平，止痛效果不完全，长期使用止痛效果减小或减弱，因此，目前已列为第二位选用药物。副作用有共济失调、视力障碍、牙龈增生及白细胞减少等其他副作用，应注意观察。

（3）七叶莲：有片剂和针剂，应用片剂每次 3 片，每日 3～4 次；应用针剂，每次 4ml，每日 2～3 次，肌内注射。一般用药 4～10 天见效。与其他药物合用可提高疗效。本药治疗有效率可达 60% 以上。

（4）其他药物：①氯硝安定，1mg，每日 2～3 次。②维生素 B_{12}，500μg，每日 1 次，肌肉注射。③野木瓜注射液，2ml，每日 1～2 次，肌肉注射。④654–2（山莨菪碱），5～10mg，每日 3 次，口服；注射剂 10mg，每日 1 次，肌肉注射。

（5）中医中药治疗：①毛冬青（毛披树），注射剂，每日 2ml，每日 1～2 次，肌肉注射；片剂，每次 2～6 片，每日 3 次，口服；冲剂，每次 1 包，每日 2～3 次，口服。②颅痛宁，由川芎和荜茇提取的灭菌制剂，每次4ml，每日3次，肌内注射，疼痛缓解后可半量维持。③白芷4.5g，丹参5g，陈皮4.5g，全蝎粉3g，僵蚕10g，炒蔓荆子10g，生石膏20g，炒元胡15g。每日1次，水煎分早晚服。

2. 三叉神经周围支封闭术　封闭治疗的原理是将药物直接注射于三叉神经周围支或半月神经节内，使其神经纤维组织凝固、变性以致坏死，从而造成神经传导中断，神经分布区内痛觉及其他感觉均消失，以麻木代替疼痛。而半月节封闭是药物破坏节内的感觉细胞，由于节细胞再生困难，并有一定的并发症，如神经性角膜炎或因药物注入蛛网膜下腔而损害脑神经及其他症状。常用注射药物有无水酒精、5%石炭酸溶液、无水甘油、4%甲醛溶液以及用热水、维生素B_1、维生素B_{12}等。封闭部位临床上采用主要是选择三叉神经各分支通过的骨孔处（图11-2），即眶上孔、眶下孔、颏孔、翼腭窝、卵圆孔等处。由于出圆孔的上颌支、出卵圆孔的下颌支及出眶上裂的眼支的封闭方法简单安全，容易操作，疗效可达3~8月之久，复发后可以重复注射。可用于全身情况差、年老体弱者，也可对诊断不明的病例，作封闭术以帮助明确诊断。本项技术以往是治疗三叉神经痛的常用方法之一。目前，三叉神经周围支封闭术大有被射频热凝术替代之势。

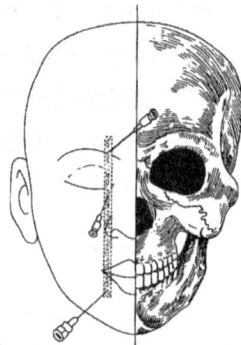

图11-2　三叉神经各支封闭穿刺点

3. 三叉神经射频热凝术　尽管Kirschner早在1931年就介绍了半月神经节电凝术治疗三叉神经痛，但射频热凝治疗三叉神经痛真正为世界各地医师所广泛采用是在1974年Sweet和Wepsic对射频热凝术在设备和技术进行了一系列改进之后。经改进后的射频热凝术疗效较以前明显提高，并发症显著降低，成为目前治疗三叉神经痛的主要手段之一。Sweet和Wepsic对射频热凝的改良主要包括以下几项：①射频发生器的应用：提供了精确的可控制的热源。②微型热敏电阻的应用：可监测毁损区温度的改变，以便调整电流。③神经安定镇痛剂的应用：能减轻患者的紧张、焦虑情绪。④短时麻醉剂的应用：在电凝时使患者暂时意识丧失，避免电凝时引起的剧痛，热凝后患者又能立即清醒及时行感觉检查。⑤置入电极后用电刺激来确定电极位置：以便有选择地破坏痛觉束，保留其他束支。

山东大学齐鲁医院神经外科吴承远报道的1860例三叉神经痛射频热凝治疗患者，男796例，女1064例，共1860例。年龄20~86岁，平均53.2岁。右侧1127例，左侧714例，双侧19例。第1支疼痛86例，第2支疼痛759例，第3支疼痛693例，第1+2支疼痛48例，第2+3支疼痛247例，第1+2+3支疼痛27例，病程2个月~40年，平均6年8个月。合并有高血压或冠心病或其他疾患者243例。患者均曾应用一种或多种方法治疗。所有患者均首先服用药物，如药物治疗效果不佳，或药物副作用大患者不能耐受始行射频热凝术。

在此基础上，2001年吴承远对定位、穿刺困难者开展了应用X线及三维CT定位半月神经节射频治疗2~3支三叉神经痛38例，定位准确，治疗效果满意。2003年，吴承远等又开展神经导航下射频热凝三叉神经半月节治疗三叉神经痛，进一步提高了有效率。

（1）热凝治疗仪的基本结构：热凝治疗仪一般包括振荡器、温控仪、刺激器和毁损针四部分。其工作原理是热凝治疗仪产生的射频电流由电极针经神经组织构成回路产生热量，通过毁损病灶和靶点达到治疗目的。电极针内装有热传感器，可测出被毁损区组织的温度，同时将温度传递给自动控制系统，当温度和时间达到预定参数时，电流即自动断开。射频仪还可以产生刺激方波，用来定位，确定电极的位置。

（2）射频治疗三叉神经痛的理论依据：三叉神经纤维的粗细与其传导速度密切相关。感觉神经纤维分为有髓鞘的 A 纤维与无髓鞘的 C 纤维两种。A 纤维按粗细又分为 α、β、γ 和 δ 四种。它们的传导速度、刺激阈值等各不相同。在外周神经纤维中，只有传入与传出的有髓鞘的 A 纤维和传入的无髓鞘的 C 纤维。一般认为传导痛觉传入冲动的是 Aδ 和 C 类纤维，传导触、温感觉冲动的是直径较大的 Aα 和 Aβ 纤维。现在证实较细的 Aδ 和 C 类纤维对射频电流和热的刺激比直径粗的 Aα 和 Aβ 纤维敏感。在射频电流的影响下，传导痛觉的纤维一般在 70~75℃ 发生变性，停止传导痛觉冲动，而粗的有髓纤维在这一温度下不会被破坏。因此，利用射频和逐渐加热的方法，可以选择性破坏感觉神经的痛觉传导纤维而相对保留粗触觉传导纤维，达到既可以解除疼痛，又可部分或全部保留触觉的目的。

（3）手术适应证、禁忌证及优点。

射频治疗三叉神经痛适应证：①经严格、正规药物治疗无效或不能耐受药物副作用的三叉神经痛患者。②乙醇封闭、甘油注射或其他小手术治疗无效的三叉神经痛患者。③各种手术后复发的三叉神经痛患者。④射频热凝治疗后复发的三叉神经痛患者，可以重复治疗。⑤年龄大不能耐受或不愿接受开颅手术治疗的三叉神经痛患者。

禁忌证：①面部感染者。②肿瘤压迫性三叉神经痛患者。③严重高血压、冠心病、肝肾功能损害者。④凝血机制障碍，有出血倾向者。

优点：①手术比较安全，严重并发症发生率和死亡率较低。②年老体弱多病者有时也可施行治疗。③操作简便，疗效可靠。④消除疼痛，触觉大部分存在。⑤初次手术不成功，还可重复进行。复发后也可再次治疗，仍然有效。⑥手术费用低廉，治疗成功后可停止药物治疗。

（4）手术方法：①患者取仰卧位，卵圆孔半月神经节定位穿刺时一般采用 Hartel 前入路穿刺法，即在患者患侧口角外下 3cm（A）点，患侧外耳孔（B）点及同侧瞳孔（C）点三点作 AB 及 AC 连线。②常规消毒、铺巾，用 1% 普鲁卡因行局部浸润麻醉（过敏者改用利多卡因）。③取 A 点为进针穿刺点，使用前端裸露 0.5cm 的 8 号绝缘电极针，针尖对准同侧卵圆孔，针身保持通过 AB、AC 两线与面部垂直的两个平面上，缓慢进针，直到卵圆孔（图 11-3）。④当针头接近或进入卵网孔时，患者可出现剧痛，穿刺针有一种穿透筋膜的突破感。再进针 0.5~1cm，即可达三叉神经半月神经节，如果针尖抵达卵圆孔边缘而进针受阻，可将针尖左右或上下稍加移动，即可滑过骨缘而进入卵圆孔，一般进针深度为 6~7cm。⑤在针尖确实进入卵网孔后，拔出针芯大多数可见有脑脊液流出，也可拍 X 线平片或行 CT 扫描证实。此时拍侧位片，可见针尖位于斜坡突出处最高处。有条件者，全部过程最好在 X 线荧光屏监视下进行。⑥根据疼痛分布区的不同调整针尖的位置。⑦先给予每秒 50 次的方波，延时 1 毫秒，电压 0.1~0.5V 进行脉冲电流刺激。如相应的三叉神经分布区出现感觉异常或疼痛，证实电极已达到相应的靶点，否则应重新调整。若需要超过 2V 的电压刺激才能引起疼痛，提示针尖位置不理想，术后可能效果不佳。在刺激过程中如发现有咬肌或眼球颤动，提示电极接近三叉神经运动根或其他脑神经，也需重新调整电极，直至满意为止。⑧在电极位置确定准确后，以温控射频热凝对靶点进行毁损，逐渐加温，温度控制在 60℃~75℃，分 2~3 次毁损，持续时间每次 0.5~1 分钟。对同时多支疼痛者可以多靶点热凝。⑨

若患者仅患有单纯性三叉神经第 1、第 2、第 3 支疼痛，也可以实行疼痛发作区域的眶上神经、眶下神经或侧入路三叉神经第 3 支的射频热凝治疗。

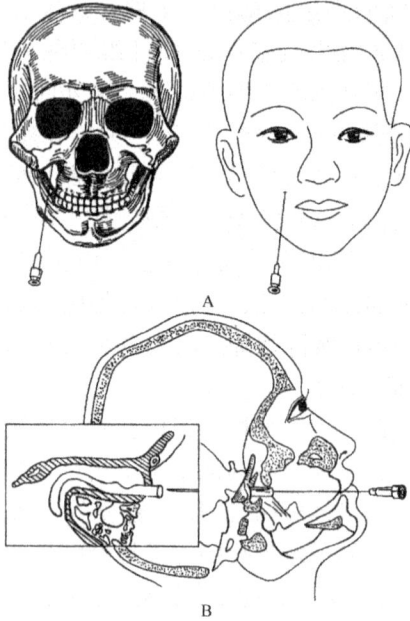

图 11 – 3 三叉神经痛封闭术

A. 半月神经节封闭前方穿刺点和穿刺方向；B. 半月神经节封闭前方穿刺方向

（5）定位方法：选择性射频热凝治疗三叉神经痛的操作关键是靶点定位要准确。能否准确地穿刺到半月神经节内是 Hartel 前入路治疗成功的首要环节。但徒手卵圆孔定位存在着一定的困难，Melker Lindquist 认为，大约 10% 的病例在徒手卵圆孔定位时存在困难。而且射频温控热凝术穿刺过程中可能有一定的危险性，也有导致患者死亡的报道。定位方法可概括为以下四种：

1）临床症状、体征定位：当针头接近或进入卵圆孔时，患者三叉神经分布区可出现类似疼痛发作样剧痛；在射频热凝时，可在三叉神经的相应皮肤支配区出现红斑。据此有助于确定三叉神经的位置。

2）电生理定位：将热敏电极针插入套管，连接射频热凝治疗仪。具体方法见上述手术方法步骤 7。

3）X 线及三维 CT 定位半月神经节射频术手术步骤同上，即在认为穿刺针穿入卵网孔后进行 X 线摄片或颅底 CT 薄层扫描（图 11 – 4）。CT 扫描时层厚 2mm，扫描平面经过卵圆孔，然后进行三维 CT 重建，对卵圆孔进行精确定位，根据三维 CT 图像及疼痛分布区调整穿刺针的位置和进针深度，一般不超过 1cm。

神经导航下射频热凝术是在导航引导下进行卵圆孔穿刺。

4）卵网孔定位装置的应用：为了精确定位，可利用卵圆孔定向装置，该装置对于初学者来说，对卵圆孔定向定位都有很大帮助。为了解决卵圆孔定位技术存在的困难，Kirschner 于 1931 年设计了世界上第一个卵圆孔定位设备，并将其应用于三叉神经半月神经节的电凝治疗。该学者于 1936 年和 1942 年分别报告了 250 例和 1113 例治疗经验。此后，国内外学者们设计了多种卵圆孔定位设备。虽然这些设备的形状各异，但原理大致相同。大部分设备均由头部固定装置和定位测量装置两部分组成。根据解剖学和几何学原理，按测量结果固定游标，凭借游标上面的定向浅槽，对穿刺深度和方位角进行定位，而不会随患者的体位的变化而变化。

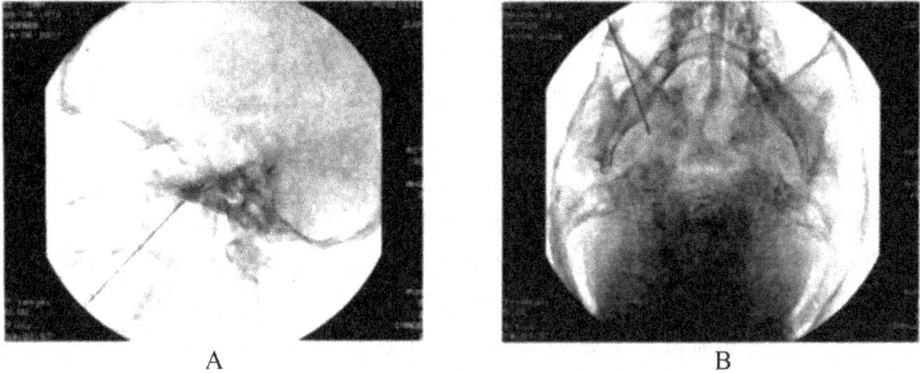

图 11 -4　X 线侧位片示穿刺针进入卵圆孔（A）及 X 线颅底位片示穿刺针进入卵圆孔（B）

（6）手术注意事项：

1）术中严格操作规程，慎重掌握穿刺方向和深度。在前入路行半月神经节射频热凝治疗时，穿刺深度一定要控制在 6～7.5cm，不得过深，否则可能伤及颈内动脉、静脉或眶上裂，引起严重的并发症。

2）对三叉神经第 2 支疼痛者，从卵圆孔外侧进针较好；对三叉神经第 3 支疼痛者，从卵网孔中间进针较好。

3）对三叉神经第 1 支疼痛者进行射频热凝治疗时，加热要缓慢，注意保护角膜反射。

4）射频热凝加热后，应仔细进行面部感觉检查。

5）在射频热凝时，可在三叉神经的相应皮肤支配区出现红斑。系神经根受热损伤，痛觉丧失的表现。一般情况下，红斑通常在低于产生热凝损伤的温度时即出现。红斑的出现可以作为观察射频治疗是否成功地限于受累三叉神经分布区的客观标志之一。

6）热凝毁损后，如果痛觉消失，说明手术成功，否则应增加温度，延长时间 30 秒，直至出现满意的感觉减退为止。

7）如果电凝温度达到 80℃，持续时间不应超过 30 秒。

8）患者出现感觉减退后，应观察 15 分钟，以便确定破坏是否稳定。

根据山东大学齐鲁医院 1860 例治疗体会，射频热凝治疗时，可将患者体位由坐位改为斜坡位，以预防患者术中出现神经性晕厥或虚脱。射频治疗前，为减少患者痛苦，可首先局部注射 2% 利多卡因 0.5ml 或采取逐步升温的办法。对定位有疑问者，可带穿刺针拍片，必要时注射少量碘苯酯，以明确靶点位置。毁损参数以温度 55～75℃，每次 30 秒，共 4～6 次为宜。此温度下并发症发生率少，毁损适度，疗效可靠。对于术中因加热温度过高而疼痛难以忍受的患者，可首先给以 55℃ 热凝后关机，然后再开机逐渐升温，达到预定温度后维持 1 分钟。关于方波刺激，以 10～60Hz，0.8～1.0mA 为宜。

（7）手术效果：国外有人统计多家医院 6205 例射频温控热凝术、1217 例甘油注射术、

759 例球囊压迫术、1417 例微血管减压术、250 例部分三叉神经根切断术的三叉神经痛患者，并比较其治疗效果后认为，射频温控热凝术和微血管减压术的初期疼痛缓解率和远期满意率均最高。

一般认为，射频热凝治疗三叉神经痛的疼痛即刻缓解率在 91% ~99% 之间。由于电极针不能穿入卵圆孔，或反复穿刺使患者不能耐受或由于其他原因迫使手术停止者占 6%，很少有死亡发生。

（8）手术并发症：射频治疗三叉神经痛的术后并发症发生率为 17%。主要并发症有以下几种：

1）面部感觉障碍：发生率为 94%，大多数患者表现为触觉减退或麻木。这也证明，疼痛消失也仅能在三叉神经分布支配区的感觉明显减退或消失时才能得到。

2）眼部损害：以角膜反射减退为主，其发生率为 3% ~27%，而明显的神经麻痹占 1% ~5%。角膜反射一旦消失，应立即带眼罩或缝合眼睑。复视的发生率为 0.3% ~3%。

3）三叉神经运动支损害：主要表现为咬肌或翼肌无力，咀嚼障碍。这种情况一般在 6 ~9 周后恢复。

4）带状疱疹：一般经面部涂用龙胆紫术后可痊愈。

5）颈内动脉损伤：少见，但十分危重，一旦发生，应立即停止手术，密切观察，出血严重者应手术治疗。

6）脑脊液漏：很少见。多在腮部形成皮下积液，经穿刺抽吸、加压包扎一般可治愈。

7）其他：包括脑神经麻痹、动静脉瘘、脑膜炎、唾液分泌异常等。

并发症发生的原因之一是穿刺方向错误。在进入卵圆孔之前，如穿刺方向过于朝前极易刺入眶下裂，造成视神经和相关脑神经损伤，方向过于朝后，可刺伤颅外段颈内动脉，甚至可刺至颈静脉孔，致后组脑神经损伤。如刺入卵圆孔过深或太靠内侧，可损伤颈内动脉和海绵窦及其侧壁有关脑神经。尽管这类并发症发生率很低，但仍应高度警惕。

总之，射频热凝术的并发症有的是难以避免的，严重的并发症少见。并发症出现的原因是多方面的，穿刺不准和穿刺过深以及反复穿刺是其主要原因。在射频治疗研究过程中对部分难治性三叉神经痛患者采用 X 线、三维 CT 和导航进行卵圆孔定位，可提高穿刺成功率及疗效，降低并发症发生率。

（9）复发率：由于各位学者的复发标准和随访时间长短不一，因而所报道的复发率也不一样。一般来讲，随访的时间越长，复发率越高。非典型三叉神经痛较典型三叉神经痛复发率高。文献中报道术后复发率在 4.3% ~80%，平均 28%，一般在 18% ~25% 之间。大部分病例在射频热凝治疗术后 1 ~2 年后复发。一般认为，复发与半月神经节或后根纤维的破坏程度有关。另外，三叉神经后根中约 30 ~40 条神经束间有丰富的迷走支，当某一束支被破坏时，可通过迷走支得到补充。另外，三叉神经运动支中含有感觉纤维，其中 15% ~20% 为无髓鞘纤维，这些可解释三叉神经痛术后复发率高的问题。

（10）其他手术方法：

1）侧入路三叉神经射频热凝治疗：适用于三叉神经第 3 支疼痛。患者取侧卧位，患侧在上，常规消毒、铺巾，局部浸润麻醉。进针点在外耳屏前 2 ~3cm，颧弓中点下方约 1cm，其进针方向斜行向后下，于矢状面呈 110° ~115°，与冠状面保持 80° ~90°，斜行穿刺，进针 4 ~5cm，于翼外板后方触及的颅底即为卵圆孔附近，刺中下颌神经后即出现神经分布区的放射性疼痛，然后行温控射频热凝治疗（图 11-5）。穿刺时严格掌握针尖的方向和深度，以求准确刺中目标，否则有刺伤耳咽管、脑膜中动脉、颈内动脉之危险。

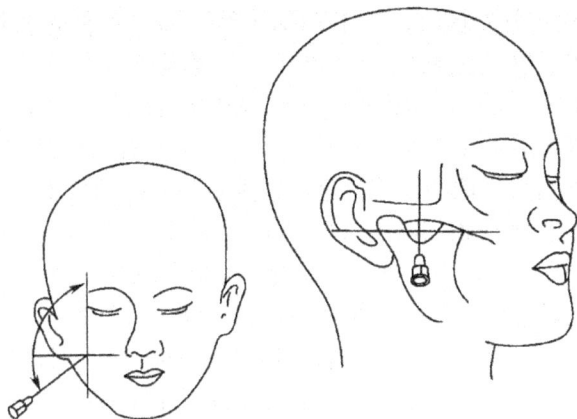

图 11-5 半月神经节封闭侧方穿刺点及穿刺方向

2）眶上神经射频热凝治疗：适用于三叉神经第 1 支疼痛。患者取仰卧位，于眶上缘中、内 1/3 交界处，扪及眶上孔（或眶上切迹），无菌操作下用 1% ~2% 利多卡因做皮肤浸润麻醉。用左手固定眶上孔周围的皮肤，右手将电极针刺入眶上孔，束中神经后可产生额部的放射性疼痛。然后行温控射频热凝治疗。

3）眶下神经射频热凝治疗：适用于三叉神经第 2 支疼痛。眶下孔位于眶下缘中点下方 1cm，稍偏鼻翼外侧处，其管腔向上后外侧倾斜，故皮肤进针点稍低于 1cm 稍内侧。患者取仰卧位，常规消毒、铺巾，局部浸润麻醉后，左手摸到眶下孔，右手持针，于鼻翼稍偏外侧处进针，刺入眶下孔 0.2 ~0.5cm，然后行温控射频热凝治疗。有时在寻找眶下孔时，因上颌骨较薄可误刺入上颌窦内，应予注意。

4. 经皮半月神经节球囊压迫术　Hartel 前方入路法，在侧位 X 线透视、荧光屏指引穿刺进入卵圆孔，针尖抵达卵网孔时撤出针芯，通过导管针将球囊导管推送至 Meckel 囊处，注入少量造影剂（常用 Omnipaqne），观察球囊导管尖端的位置，如正确，继续注入 0.5 ~1ml 以充盈球囊直至凸向后颅窝。根据周围的骨性标志（斜坡、蝶鞍、颞骨岩部）来判断球囊的形状及位置；必要时排空球囊并重新调整导管位置。如出现乳头凸向后颅窝的梨形最为理想。球囊呈梨形提示 Meckel 囊与球囊体积相匹配，三叉神经节及三叉神经在其入口处部分受压。球囊压力为 800 ~2000mmHg，维持时间 3 ~10 分钟，然后排空球囊，拔出导管及穿刺针，穿刺点压迫 5 分钟。

5. 三叉神经周围支撕脱术　三叉神经周围支撕脱术是可以解除三叉神经相应部位分布区疼痛的一种手术方法，尤适用于第 1 支痛患者。分眶上神经撕脱术、眶下神经撕脱术和下齿槽神经撕脱术。手术较简捷，可在基层医院实施，且比较安全，年老体弱者或其他不能耐受较大手术的患者均可接受。术后易复发，止痛效果可达半年左右，但可反复实施以缓解疼痛。

七、三叉神经痛的开颅手术

三叉神经痛的常用的开颅术有以下几种。

1. 三叉神经后根切断术 三叉神经后根切断术的作用原理是根据华韧神经退变定律，即切断神经的节后纤维则其中枢段发生退变，神经不会再生，是治疗三叉神经病的有效手术方法之一。1901 年 Spiller 首先提出，同年 Frazier 经颞部入路首先获得成功，称为 Spiller – Frazier 手术，开始时将后根（感觉根）全切断，后逐渐改进为选择性部分切断。1925 年，Dandy 改用经枕下入路行三叉神经后根切断术，因其暴露简便，且能发现局部病变，并有利于保存面部的触觉，称为 Dandy 手术。此两种手术方法各有其优缺点，至今仍被广泛应用，尤其 Dandy 手术，由于切口部位的入路改进，减少了并发症的发生，疗效有明显提高。

（1）经颞入路三叉神经后根切断术（Spiller – Frazier 手术）：适用三叉神经疼痛限于第 2、3 支；第 2、3 支痛为主，并伴有第 1 支痛者。经颞部入路三叉神经感觉根切断术，术后疗效较好，本手术方法较经颅后窝三叉神经感觉根切断术（Dandy 手术）或三叉神经脊髓束切断术（Sjöquist 手术）较简便，安全性高，术后反应亦较小。对高龄患者或伴有动脉硬化者亦可采用此种手术方法。但该手术的复发和并发症发生率较高。

（2）经枕下入路三叉神经后根切断术（Dandy 手术）：Dandy（1925）首次经枕下入路在三叉神经感觉根进入脑桥前不远处切断，取得了良好治疗效果。本手术方法长期以来未被广泛采用的原因是手术野深，危险性大，有一定死亡率。而近几年来由于神经外科技术的不断发展，尤其显微外科的应用和各学者们对本术式切口入路的改进，从而本手术方法又被重视和采用。本手术方法适用于年龄较轻的三叉神经痛患者，三叉神经所有分支的疼痛，尤其疑有脑桥小脑角的继发性病变，如肿瘤等。手术注意事项有：①在显露三叉神经感觉根的全过程中，要轻柔牵拉小脑半球组织，以免损伤和压迫脑干。②应特别注意处理好岩静脉，因为一旦发生出血，若处理不当，不但影响手术的继续进行，且可增加并发症的发生，甚至能危及患者的生命。③注意勿要损伤运动根，在切断感觉根时，一定要靠近脑桥处（一般认为在感觉根出脑桥 0.5～1cm），在感觉根后外侧行部分切断，一般不会损伤运动根。注意保护第Ⅶ、Ⅷ、Ⅸ、Ⅹ 对脑神经，因 Dandy 手术切口较向下，且切口较大，易显露此组脑神经，为避免损伤，应用棉片加以保护。

经枕下入路在接近脑桥处行感觉根部分切断术（Dandy 手术），疗效较其他术式理想，效果较好早已被公认。经颅后窝入路手术，已证明发现继发性病因的机会多（肿瘤）。本手术方法是在靠近脑桥的地方行三叉神经感觉根部分切断术，此部位疼痛纤维已大部分分离出来，故在此部位切断能较可靠的避免或减少运动根的损伤。由于三叉神经的痛觉纤维主要位于感觉根的后下 2/3，故可保留部分触觉的存在。

（3）耳后小切口三叉神经感觉根切断术：Dandy 经颅后窝入路作三叉神经感觉根切断术，其主要缺点是手术野较深，手术中易损伤岩静脉而引起出血，故发生并发症的机会和危险性大。采用耳后小切口入路（乳突后），可缩短探查感觉根和Ⅶ、Ⅷ脑神经的距离，因改变了手术角度，一般不易损伤岩静脉，故不需处理岩静脉，从而缩短了手术时间，减少了并发症的发生。手术适应证与步骤同 Dandy 手术。

（4）迷路后入路三叉神经感觉根切断术（Hitselberger 手术）：适应证同 Dandy 手术。

2. 三叉神经脊髓束切断术（Sjöquist 手术） 经延髓三叉神经脊髓束切断术治疗三叉神经痛，为 Sjöquist（1936）首创。其解剖生理基础是三叉神经三个分支的痛、温及部分触觉纤维，均通过三叉神经脊髓束，终止于三叉神经脊束核的尾侧核，当三叉神经脊髓束下行经过延髓下段时，位于延髓脊束外侧的表浅部位。在此切断三叉神经脊髓束（即感觉传导束），即能解除疼痛，又能保留面部触觉，从而防止角膜溃疡，避免口腔内食物残留或咬破颊黏膜。但三叉神经脊髓束同时也接受来自中间、舌咽和迷走神经的痛、温觉纤维，如将此束切断，将造成上述神经分布区域的痛、温觉丧失，包括同侧面部皮肤、口、舌、鼻、咽喉和眼球黏膜，同侧耳廓、外耳道、鼓膜和耳后乳突表面范围。手术适用于：①三叉神经分布区域均痛者。②曾经非手术和其他手术方法未能治愈的顽固性三叉神经痛的患者。③年龄较轻或健侧眼已失明，如采用其他手术方法有可能发生角膜营养变性、角膜溃疡的患者。④三叉神经痛同时合并舌咽神经痛的患者，此手术方法可消除三叉神经痛，同时又可解除舌咽神经痛。

本手术方法的疗效问题，各学者报告不一，White 与 Sweet 报告 12 例完全成功，无复发，无死亡，止痛持续到 5～6 年；Mckenizie 报告术后疼痛完全消失者约占 75%。Guidett 报告 124 例，复发者占 37.1%。孟广远等报告 46 例，其中 40 例术后疼痛完全消除，2 例疼痛减轻。本手术能保存患者面部及角膜的触觉，避免角膜炎和面部的麻木。一次手术可治疗双侧性三叉神经痛，但可引起中间、舌咽和迷走神经分布区域的痛、温觉丧失。

3. 三叉神经微血管减压术（Microvascular Decompression，MVD） 20 世纪 60 年代，Gardner 提出血管对三叉神经节的压迫是引起疼痛的主要原因之一，并采用了血管减压的方法进行治疗。1970 年，Jannetta 进一步发展了脑神经微血管减压术（microvascular depression of cranial nerves），并作为治疗一些脑神经痛的根治性外科治疗方法，并逐步得到了承认。理想的减压材料包括乙烯基海绵（Vinyl，Sponge）、聚四氟乙烯、特氟隆（Teflon）等。此外，国产的涤纶片（Polyester fiber）、尼龙棉、尼龙布（用于作人造血管较厚的尼龙布）、明胶海绵也具有较好的减压效果。本手术方法根据各学者报告总有效率在 90% 以上，疼痛复发率为 15%。

适应证：①保守治疗或其他手术方法治疗无效的原发性三叉神经痛患者。②三叉神经第 1 支痛或第 1、2、3 支痛，或双侧性三叉神经痛的患者。③三叉神经痛伴有面肌抽搐（痉挛）者。④不愿切断感觉根遗留面部麻木者。⑤年龄在 65 岁以下，全身重要脏器无严重疾患者，全身情况良好。

4. 神经内镜下三叉神经后根切断术或血管减压术

（1）历史回顾：内镜手术是一种古老的手术，脑桥小脑角内镜技术早期主要是用于治疗脑桥小脑角功能性疾病，例如三叉神经后根切断术治疗三叉神经痛和前庭神经切断术治疗眩晕等。1909 年，第十六届国际医学代表大会上已有关于应用内镜进行三叉神经根切断的报告；1917 年，法国外科医师 Doyen 首先描述了经枕下入路内镜下脑桥小脑角选择性三叉神经后根切断术治疗三叉神经痛；1978 年，Fukushima 最先对 10 具尸头的 Meckel 囊、枕大池及脑桥小脑角等结构进行了内镜研究；1979 年，Oppel 和 Mulch 采用类似的手术入路行内镜下三叉神经后根切断术；1979 年，Oppel 和 Mulch 采用类似的手术入路行内镜下三叉神经后根切断术；1981 年，Oppel 和 Mulch 又报道 1 例内镜下切断三叉神经感觉根、舌咽神经和迷走神经治疗上颌骨肿瘤引起的面部顽固性疼痛；1993 年，Magnan 报道经乙状窦后入路内镜微血管减压术治疗三叉神经痛；1994 年，Khodnevich 根据神经血管接触方式不同设计了四种显微神经保护器进行显微手术及内镜下脑神经血管减压术；2001 年 10 月，美国洛杉矶 Gedars – Sinai 医学中心为 1 例 69 岁的男性三叉神经痛的患者施行了内镜下血管减压术治疗三叉神经痛，术后第二天患者即出院，由此可见该项技术的微创性。

（2）手术疗效：由于神经内镜技术治疗原发性三叉神经痛能够发现显微镜不能观察到的死角处的异常，可以发现更多的病变，因此，神经内镜血管减压术或三叉神经后根部分切断术治疗原发性三叉神经痛，其疗效等于或优于显微镜下微血管减压术或三叉神经后根部分切断术。神经内镜血管减压术治疗原发性三叉神经痛总有效率在82%～100%。部分患者无效的原因可能是术中未发现责任血管，因为有3%～12%的原发性三叉神经痛患者在行微血管减压术时术中未发现有血管压迫；而在首次未发现有责任血管的病例中，在第二次手术时10%～65.5%发现有血管压迫；9.4%的责任血管靠近Meckel囊，而这类患者由于颞骨岩部的遮挡使显微镜下难以发现。多角度的内镜辅助显微手术可提高术中责任血管的发现率。

（3）并发症：微血管减压术术后并发症包括小脑梗死、肿胀、听力丧失（2%～10%）、脑脊液漏（9%）等。听力丧失的原因多为术中牵拉小脑所致。神经内镜技术避免了术中牵拉小脑，可更好地观察内听道以及乳突小房以及随后的乳突小房封闭，使神经内镜血管减压术的术后并发症更少，几乎不发生脑神经损伤。在术后康复时间、住院天数以及手术费用等方面均优于常规显微手术。

（高　飞）

第二节　面肌痉挛

面肌痉挛（hemifacial spasm）为第Ⅶ对脑神经支配的一侧面部肌肉不随意的阵发性抽搐。从眼轮匝肌开始，逐渐向下扩散波及口轮匝肌和面部表情肌，因此又称面肌抽搐或半侧颜面痉挛。传统观点认为多数患者为原发性，少数继发于脑桥小脑角肿瘤及锥体束损害等。

一、病因及病理

关于原发性面肌痉挛的病因及

病理目前尚不十分清楚，可能是面神经通路上某些部位受到病理性刺激产生异常冲动的结果。微血管压迫与面肌痉挛发病密切相关，国内外许多学者相继开展微血管减压术治疗面肌痉挛，取得了很好的疗效。多数面肌痉挛患者为脑桥小脑角部血管压迫所致的观点，逐渐被人们所接受。异常动脉血管压迫都在面神经根部5mm以内，面神经因反复受动脉搏动刺激，导致神经纤维受压，受压部位的髓鞘发生萎缩、变性，传出、传入神经纤维的动作电流发生短路现象，中枢失去对兴奋的整合功能，当电兴奋叠加到一定程度便形成一种暴发式下传，引起面肌痉挛。压迫血管常见小脑前下动脉、小脑后下动脉、多根襻状血管（复合性）、椎动脉、无名动脉及静脉。

二、临床表现

原发性面肌痉挛的患者多数在中年以后发病，女性较多。病程初期多为一侧眼轮匝肌阵发性不自主的抽搐，逐渐缓慢地扩展至一侧面部的其他面肌，口角肌肉的抽搐最易为人注意，严重者甚至可累及同侧的颈阔肌，但额肌较少累及。抽搐的程度轻重不等，为阵发性、快速、不规律的抽搐。初起抽搐较轻，持续仅几秒，以后逐渐延长可达数分钟或更长，而间歇时间逐渐缩短，抽搐逐渐频繁加重。严重者呈强直性，致同侧眼不能睁开，口角向同侧歪斜，无法说话。常因疲倦、精神紧张、自主运动而加剧，但不能自行模仿或控制其发作。一次抽搐短则数秒，长至十余分钟，间歇期长短不定，患者感到心烦意乱，无法工作或学习，严重影响患者的身心健康。入眠后多数抽搐停止。双侧面肌痉挛者甚少见，若有，往往是两侧先后起病，多一侧抽搐停止后，另一侧再发作，而且抽搐一侧轻而另一侧较重，双侧同时发病、同时抽搐者未见报道。少数患者于抽搐时伴有面部轻度疼痛，个别病例可伴有同侧头痛、耳鸣。

按 Cohen 等制定的痉挛强度分级。0 级：无痉挛；1 级：外部刺激引起瞬目增多或面肌轻度颤动；2 级：眼睑、面肌自发轻微颤动，无功能障碍；3 级：痉挛明显，有轻微功能障碍；4 级：严重痉挛和功能障碍，如患者因不能持续睁眼而无法看书，独自行走困难。神经系统检查除面部肌肉阵发性的抽搐外，无其他阳性体征。少数患者于病程晚期可伴有患侧面肌轻度瘫痪。

三、诊断

根据病史及临床特点为阵发性不自主的一侧性面肌抽搐，而无其他神经系统阳性体征，诊断并无困难。

（一）辅助检查

肌电图检查显示肌纤维震颤和肌束震颤波。特征是：①阵发高频率脉冲（每秒 150 ~ 400 个）。②每秒 5 ~ 20 次的节律性或不规则的重复发放，每次发放包括 2 ~ 12 个脉冲。③在所有的面肌中脉冲是同步的。④逆向性刺激面神经则引起典型发放。

（二）鉴别诊断

面肌痉挛应注意与下列疾病鉴别：

1. 继发性面肌痉挛　脑桥小脑角肿瘤或炎症、脑桥肿瘤、脑干脑炎、延髓空洞症、运动神经元性疾病、颅脑损伤以及面神经瘫痪等疾病均可引起面肌痉挛，但多伴有其他脑神经长束损害的表现。继发性面肌痉挛可能是部分性运动性癫痫，但其抽搐幅度较大，并往往累及颈、上肢甚或偏侧肢体，或出现典型的按大脑皮质运动区顺序扩散的 Jackson 癫痫发作。脑电图上可见癫痫波发散。必要时进行脑脊液、X 线、头颅 CT 扫描或 MRI 检查可协助诊断。

2. 癔症性眼睑痉挛　常见于中年以上女性，常为双侧短暂的强迫性面肌运动，眼睑以下面肌并不累及，伴有癔症其他特点。脑电图及肌电图检查均属正常。

3. 习惯性面肌抽搐　常见于儿童及青壮年，常为双侧短暂的强迫性面肌运动，可为意志暂时控制。肌电图及脑电图均属正常，在抽搐时肌电图上出现的肌收缩波与运动时所产生的一样。

4. 痛性抽搐　部分三叉神经痛患者发作时可伴有同侧面部肌肉抽搐。原发性面肌痉挛发展严重，抽搐时间较久，可感面部不适，亦可引起面部疼痛，但其疼痛程度远不及三叉神经痛那样剧烈，也无三叉神经痛的其他表现如扳机点等，因此易于鉴别。

5. 舞蹈病及手足徐动症　可有面肌的不自主抽动，但均为双侧，且伴有四肢、躯干类似的不自主运动，易于鉴别。

四、治疗

对病因明确者应治疗其原发疾病，例如肿瘤引起者应手术切除肿瘤等。对原发性面肌痉挛首先可采用药物治疗，如效果不满意或无效时再采用神经注射、射频、A 型肉毒毒素局部注射或手术疗法。分别介绍如下。

1. 药物治疗　各种抗癫痫、镇静、安定剂等药物。如苯妥英钠、卡马西平、苯巴比妥、苯海索、地西泮等，对少数患者可减轻症状。口服上述药物配合维生素 B_1、B_{12} 肌内注射，有的效果更好些。

2. 药物神经注射疗法　经以上药物治疗无效或症状严重者可进行药物神经注射治疗。注射的具体方法有两种，分述如下。

（1）茎乳孔穿刺面神经干注射法：分乳突前缘和乳突后缘入路。

1）乳突前缘入路：患者常用侧卧位，取 2ml 空针连接皮下注射针头，吸取 2% 普鲁卡因 1ml。针白耳垂下方乳突前方向上后刺入，进入茎乳突沟，当针尖刺中面神经后，即引起同侧耳部疼痛，有时发生面肌痉挛。注入 0.3～0.5mg 普鲁卡因，如出现面肌瘫痪，则证实刺中面神经，即可注入药物。穿刺时注意勿过于斜向前方，否则可穿入外耳道，过深可刺达颈动脉、颈静脉、舌咽神经、迷走神经及交感神经等。刺入深度一般为 2.5～3cm。

2）乳突后缘入路：于乳突后缘根部，乳突尖上方 1cm 处进针，针尖向前水平方向，略向内，自乳突沟达茎乳孔后缘，刺入深度约 3～3.5cm。

（2）面神经分支注射法：面神经经过腮腺时或经过腮腺后分成末梢支，呈扇形分布于面部表情肌，注射前可用电刺激仪确定面神经分支位置，用皮下注射针头在定位处刺入皮下组织，注入少量普鲁卡因后再注入药物。注射的范围可根据面肌痉挛的部位选择。如眼轮匝肌痉挛，可于外眦外侧 2cm 处注射 1～2 个分支。由于面瘫不全，多在 2～4 个月后复发，疗效一般欠佳。

面神经注射药物可用无水乙醇，当刺中面神经注入普鲁卡因出现面肌瘫痪时即可注入，注药量可按出现瘫痪的程度掌握，如注入普鲁卡因后立即产生完全性面瘫，第一次可注入乙醇 0.2ml，如疗效不满意，再次注射时可增加至 0.3～0.5ml。理想疗效为产生不全面肌瘫痪而面肌痉挛消失。乙醇注射于面神经干可暂时中断面神经的传导功能，使面肌抽搐解除。由于注射后面神经传导功能障碍，所以它所支配的面肌立即出现瘫痪或不全瘫痪，此种面肌麻痹在数月内可恢复。解除面肌抽搐的疗效通常可维持 6 个月至 1 年，复发后可再次注射。但第三次复发后注射乙醇量不宜超过第二次所用量，以免面肌瘫痪长期不恢复。

3. 射频治疗　患者仰卧，头稍后仰，穿刺点在乳突尖后下 2cm 处，将 7cm 长的穿刺针刺入邻近的额部皮下作为中性电极接头。局麻后将带针芯的绝缘穿刺针经皮肤的穿刺点刺向茎乳孔，当刺进茎乳孔时常出现抽搐停止和轻微的面肌无力，拔出针芯换上控温电极，先给予 0.1～0.3V 的电流，此时可出现同侧面部肌力明显减弱，这说明电极已与面神经接触，则可用 55℃，持续 10 秒钟进行神经凝固，若未出现面肌无力，可将温度提高到 60℃～65℃，至出现轻度面瘫，以加强凝固效果。一般患者电凝后产生 1～4 个月的面瘫。此法近期效果良好，简单、安全、无痛苦，对不愿接受开颅手术或不宜行开颅手术者尤为适宜，复发后可重复应用。

4. A 型肉毒毒素注射　近年来国内、外报道应用 A 型肉毒毒素多点注射法治疗面肌痉挛，90% 以上患者有效。我国兰州生物制品研究所生产的注射用 A 型肉毒毒素为冻干水溶性结晶。每支 50～100U，1U 相当于大鼠腹腔内注射致急性中毒的 LD_{50}。保存于 -5～-20℃低温冰箱。使用时用生理盐水稀释至 25U/ml 的浓度。用 1ml 皮试，4、5 号针头注射。

根据病情选择注射部位与药物剂量。对初发病仅眼轮匝肌抽搐者，可采用上、下睑的内外侧或外眦部颞侧皮下眼轮匝肌共 4 或 5 点，对一侧面部肌肉抽搐较广泛者还需注射于颧弓处的颧大肌及颧小肌、面中的颊肌、面下部的口角或上唇的口轮匝肌等点，每点注射 0.2ml（5U）。重复注射后仍有良好疗效。一次注射总剂量不应超过 55U，一月内使用总剂量不应超过 200U。患者多在注射后 2~7 天见效，症状逐步改善，约 2 月左右达疗效平台期，持续 6~266 周。痉挛复发多为部分肌肉复发，仍较注射前轻。间隔 3~6 个月需重复注射。如原先有某种程度的面肌无力，则更易发生面瘫、暴露性角膜炎等并发症。影响疗效的最重要因素是正确选择注射肌肉及注射位点。肉毒毒素是目前已知毒性最大的生物毒物之一，但临床小剂量局部注射后，即与肌肉结合，剩余极少量通过血液循环清除，不会导致血中高浓度，因而无中枢神经系统及全身副作用。因本品有剧毒，应由专人保管，使用本品者应为受过专门训练人员，应熟悉面部肌肉的解剖位置，熟练掌握操作技术。

5. 手术疗法 微血管减压术（MVD）是目前治疗面肌痉挛最常用的手术，1962 年，Gardne 等于手术中发现微血管压迫与面肌痉挛发病密切相关。据此认为面肌痉挛是面神经在脑桥小脑角部被血管结构轻度持续压迫所致的一种常见可逆性病理生理状态，为以后微血管减压术的发展提供了理论基础。磁共振血管造影（MRA）及磁共振血管断层造影（MR-TA）除提供清晰的神经血管图像外，还可分辨责任血管的形态来源及与面神经压迫的关系，显示了术前诊断微血管压迫的优越性。面肌痉挛患者可做 MRA 检查，判断是否有动脉血管压迫，为微血管减压手术治疗和估计预后提供依据。总之，目前认为采用微血管减压术是针对病因的一种治疗方法，能保留或改善面神经功能，治愈率高，复发率甚低，是一种安全有效的根治性手术。有人采用微血管减压术治疗 368 例面肌痉挛患者，术后 2 月内 93.7% 痉挛消失，4% 部分缓解，2.3% 无改变。

对面肌痉挛患者施行微血管减压术可有部分出现听力下降、面瘫及脑脊液漏等并发症。据报告此手术并发症中，同侧听力减退和耳聋出现率为 3.2%，面肌无力出现率为 7.4%。术中进行脑干听觉诱发电位（BAPs）监测，术中并发症（听觉减退）的发生率明显减低。为了预防微血管减压手术的并发症，首先在手术体位上注意，避免采用坐位或半坐位，以防大量空气进入静脉，造成多脏器空气栓塞。手术医生要加强基础手术技巧训练，打开乳突气房要及时封闭，熟练使用吸引器和它的压力调整，仔细辨认面神经出脑干区的血管压迫形式，避免盲目地电凝、分离或切断血管。如能注意以上几点将会明显减少并发症的发生。

五、预后

面肌痉挛为缓慢进展，逐渐加重，一般不会自愈，如不给予治疗，部分患者于病程晚期出现患侧面肌麻痹而抽搐停止。对于发作数年后不见痊愈的患者，应采取积极的治疗措施，以防面肌麻痹的发生，严重影响患者的心身健康。

（郑 波）

第三节 舌咽神经痛

舌咽神经痛（glossopharyngeal neuralgia）是一种出现于舌咽神经分布区的阵发性剧烈疼痛。疼痛的性质与三叉神经痛相似，Harris（1921）提出舌咽神经痛是另一种独立的神经痛之前，它和三叉神经痛常被混为一谈。本病远较三叉神经痛少见，约为三叉神经痛的1/70 ~ 1/85。男女发病率无差异，多于40岁以上发病。

一、病因与病理

原发性舌咽神经痛的病因，迄今不明，多无明确的病理损害，可能为舌咽及迷走神经的脱髓鞘性病变引起舌咽神经的传入冲动与迷走神经之间发生短路的结果。以致轻微的触觉刺激即可通过短路传入中枢，中枢传出的冲动也可通过短路再传入中枢，这些冲动达到一定总和时，即可激发上神经节及岩神经节、神经根而产生剧烈疼痛。近年来神经血管减压术的开展，发现舌咽神经痛患者椎动脉或小脑后下动脉压迫于舌咽及迷走神经上，解除压迫后症状缓解，这些患者的舌咽神经痛可能与血管压迫有关。舌咽神经根在进出脑桥处，即中枢与周围神经的移行区，有一段神经缺乏施万细胞的包裹，平均长度为2mm，简称脱髓鞘区，该部位血管搏动性压迫、刺激即可出现舌咽神经分布区阵发性疼痛。造成舌咽神经根部受压的原因可能有多种情况，除血管因素外，还与脑桥小脑角周围的慢性炎症刺激有关，后者致蛛网膜炎性改变逐渐增厚，使血管与神经根相互紧靠，促成神经受压的过程。因为神经根部受增厚蛛网膜的粘连，动脉血管也受其粘连发生异位而固定于神经根部敏感区，致使神经受压和冲击而缺乏缓冲余地。舌咽神经根部与附近血管紧贴现象是本病的解剖学基础。而颈内静脉孔区蛛网膜增厚粘连造成舌咽神经根部的无法缓冲，受其动脉搏动性的压迫是病理学基础。继发性原因可能是脑桥小脑角或咽喉部肿瘤、颈部外伤、茎突过长、茎突舌骨韧带骨化等压迫刺激舌咽神经而诱发。

二、临床表现

舌咽神经痛的部位一般分为两型：①痛区始于咽壁、扁桃体窝、软腭及舌后1/3，而后放射到耳部，此型最多见。②痛区始于外耳、耳道深部及腮腺区，或介于下颌角与乳突之间，很少放射到咽侧，此型少见。偶尔疼痛仅局限在外耳道深部，这是只影响到舌咽神经的鼓支之故。可因吞咽、讲话、咳嗽、打呵欠、打喷嚏、压迫耳屏、转动头部或舌运动等刺激诱发疼痛。疼痛多骤然发生，呈阵发性电击、刀割、针刺、烧灼、撕裂样剧烈疼痛。发作短暂，一般持续数秒至数分钟，每日发作从几次到几十次不等，尤在急躁紧张时发作频繁。总的趋势是越发越频，持续时间越来越长，常有历时不等的间歇期，在此期内患者如一常人。有时在疼痛发作时尚伴有大量唾液分泌或连续不止的咳嗽，发作时患者低头不语。可伴有面红、出汗、耳鸣、耳聋、流泪、血压升高、喉部痉挛、眩晕，偶伴有心律紊乱如心动过速、过缓，甚或短暂停搏，以及低血压性昏厥、癫痫发作等症状。在外耳、舌根、咽后及扁桃体窝等处可有扳机点，刺激时即可发病，故患者不敢吞咽、咀嚼、说话和做头颈部转动等。疼痛亦可放射至颈或肩部。双侧舌咽神经痛者却极为罕见。神经系统检查常无异常发现，是此病的一个特征。

三、诊断

据疼痛发作的性质和特点，不难做出本病的临床诊断。有时为了进一步明确诊断，可刺激扁桃体窝的扳机点，视能否诱发疼痛。或用1%丁卡因喷雾咽后壁、扁桃体窝等处，如能遏止发作，则足以证实诊断无误。如果经喷雾上述药物后，舌咽处的疼痛虽然消失，但耳痛却仍然如前，则可封闭颈静脉孔，若能收效，说明不仅为舌咽神经痛而尚有迷走神经的耳后支参与。呈持续性疼痛或有阳性神经体征的患者，应当考虑为继发性舌咽神经痛，应作进一步检查明确病因。

四、鉴别诊断

临床上应与三叉神经痛、喉上神经痛、膝状神经痛、蝶腭神经痛、颈肌炎病和颅底、鼻咽部及脑桥小脑角肿瘤等病变引起者相鉴别。

1. 三叉神经痛　两者的疼痛性质与发作情况完全相似，部位亦与其毗邻，第 3 支痛时易和舌咽神经痛相混淆。二者的鉴别点为：三叉神经痛位于三叉神经分布区，疼痛较浅表，扳机点在睑、唇或鼻翼，说话、洗脸、刮须可诱发疼痛发作；舌咽神经痛位于舌咽神经分布区，疼痛较深在，扳机点多在咽后、扁桃体窝、舌根，咀嚼、吞咽常诱发疼痛发作。

2. 喉上神经痛　喉深部、舌根及喉上区间隙性疼痛，可放射到耳区和牙龈，说话和吞咽可以诱发，在舌骨大角间有压痛点，用 1% 丁卡因卷棉片涂抹梨状窝区及舌骨大角处，或用 2% 普鲁卡因神经封闭，均能完全制止疼痛。

3. 膝状神经节痛　耳和乳突区深部痛常伴有同侧面瘫、耳鸣、耳聋和眩晕。发作后耳屏前、乳突区及咽前柱等处可出现疱疹，疼痛呈持续性。膝状神经节痛者，在咀嚼、说话及吞咽时不诱发咽部疼痛，但在叩击面神经时可诱起疼痛发作，无扳机点。

4. 蝶腭神经节痛　此病的临床表现主要是在鼻根、眶周、牙齿、颜面下部及颞部阵发性剧烈疼痛，其性质似刀割、烧灼及针刺样，并向颌、枕及耳部等放射。每日发作数次至数十次，每次持续数分钟至数小时不等。疼痛发作时多伴有流泪、流涕、畏光、眩晕和鼻塞等，有时舌前 1/3 味觉减退，上肢运动无力。疼痛发作无明显诱因，也无扳机点。用 1% 丁卡因棉片麻醉中鼻甲后上蝶腭神经节处，5～10 分钟后疼痛即可消失。

5. 颈肌部炎性疼痛　发病前有感冒发烧史，单个或多块颈肌发炎，引起颈部或咽部痛，运动受限，局部有压痛，有时可放射到外耳，用丁卡因喷雾咽部黏膜不能止痛。

6. 继发性舌咽神经痛　颅底、鼻咽部及脑桥小脑角肿物或炎症等病变均可引起舌咽神经痛，但多呈持续性痛伴有其他脑神经障碍或其他的神经系局限体征。X 线颅底拍片、头颅 CT 扫描及 MRI 等检查有助于病因诊断。

五、治疗

1. 药物治疗　凡治疗原发性三叉神经痛的药物均可应用于本病，可使疼痛发作次数减少或减轻，有的可消失。如卡马西平 100mg，每日 3 次，以后每日增加 100mg，直至疼痛停止。

最大量不应超过 1000mg/d，以后逐渐减少，找到最小有效量，维持服用。副作用有眩晕、思虑、恶心，部分有皮疹、白细胞减少等。苯妥英钠 100mg，每日 3 次，最大量每日不超过 600mg。七叶莲片 3～4 片，每日 3 次，其他镇静镇痛剂亦有疗效。

2. 局部注射疗法　经药物治疗效果不理想或症状严重者，可进行药物神经注射治疗。药物可应用无水乙醇 0.5～1ml、654－2 溶液 10～40mg，维生素 B_{12} 1000～4000μg/次。注射方法有以下两种：

（1）咽部入路：咽部喷以 1%～2% 丁卡因，取长针头，用标志定出 2cm 长针尖，经扁桃体上极外及钩状突下方进针，如注射右侧，则空针应位于左上双尖齿下方，先进针1cm，后再缓慢刺入1cm，刺中后患者即感剧烈耳痛，然后注入2%普鲁卡因1~2ml，10分钟后检查局部疼痛消失，而又无其他脑神经麻痹时，再注入药物。

（2）乳突尖端入路：患侧朝上侧卧位，常规消毒，于同侧下颌角与乳突连线的中点。以2%普鲁卡因2~5ml垂直注射于皮下1.0~1.5cm深处后，用9号腰穿针垂直或稍向前方刺入，深度4~5cm，穿刺时患者可感同侧口角、舌、下唇、下颌或咽及颞部稍有麻木感。用空针抽吸无血液后，注入少量2%普鲁卡因，5~10分钟后可出现同侧咽壁不同程度瘫痪及感觉障碍，吞咽困难，声嘶，出现同侧Homner征或出现同侧抬肩及胸锁乳突肌无力等。再缓慢注入药物。注654-2及维生素B_{12}时每周治疗2~3次，10次为一疗程。

3. 射频电凝术　Isamat等（1981）与Salar等（1983）报告穿刺颈静脉孔用射频电凝舌咽神经，治疗舌咽神经痛。具体方法是：患者仰卧于放射摄片台上，术中在血压及心电监护下施行，当出现血压下降和心率下降时，表明发生了必须予以避免的迷走神经受累。电极作用面积7mm^2，穿刺的进针点在口角外侧35mm，下方0.5mm。术者将定标放在患者口腔控制电极穿刺方向，当遇到骨组织时，摄侧位片和沿电极方向的斜位片。根据摄片中颈静脉孔的位置，在电视下纠正穿刺方向，使电极尖到达颈静脉孔神经部。先用0.1~0.3V低电压刺激，若出现半侧咽、扁桃体和外耳道感觉异常，且无副神经反应和血压与心电图改变，表明穿刺部位正确。于是缓缓持续增温，若无迷走神经反应出现，升温至65~70℃，电凝60秒即可造成孤立的舌咽毁损灶。若在升温过程中出现迷走神经反应，应立即停止电凝，并给阿托品0.5~1ml，数分钟内可恢复，复发后可重复电凝。

4. 手术治疗　舌咽神经痛严重，而保守治疗无效者应考虑手术治疗。

（1）延髓束切断术：20世纪60年代初，有人应用延髓束切断术来治疗舌咽神经痛，当时疗效满意。因为这些神经纤维下降的水平不确定，如在近四脑室下段切断，可产生共济失调步态，靠下则可能得不到需要的麻木范围，故未被普遍采用。

（2）舌咽神经根切断术：局麻或全麻下耳后切口，乙状窦下缘入路开颅。打开硬脑膜，放出脑脊液减压，抬起小脑，暴露出颈静脉孔，辨认汇集在该孔的舌咽、迷走及副神经。舌咽神经位于最前方，单根较粗，与迷走神经之间有明显的狭窄间隙。迷走神经由数根细小纤维束所组成。局麻时分离迷走神经时可引起呕吐，用神经钩将舌咽神经钩起，这时将引起剧烈疼痛，如疼痛部位与临床相符，可用钩刀或微型剪刀将神经切断。如疼痛部位涉及外耳深部，为迷走神经耳支影响所致，应同时切断迷走神经前方1~2根根丝。切断舌咽神经时少数可有血压上升，切断迷走神经时有时可心脏发生期外收缩、血压下降、心跳停止等副作用，手术时应密切观察。神经切断后疼痛不再发作，同侧舌后1/3味觉丧失，软腭、扁桃体区及舌根部麻木，咽部干燥不适，轻度软腭下垂及短暂性吞咽困难。自神经血管减压术应用临床后，不仅解除了疼痛，又保留了神经的完整，优点较多。但有的患者术中未发现压迫的血管，手术仍有一定的复发率，故神经切断术仍然是本病治疗的有效方法之一。

（3）神经血管减压术：麻醉、切口、骨窗形成和硬脑膜切开均与面肌痉挛微血管减压术相同。显露颈静脉孔和舌咽、迷走、副神经，将小脑半球向内上方牵开，刺破蛛网膜，放出脑脊液，待脑压降低后，将小脑半球向后内和上方牵开，找出颈静脉孔和舌咽、迷走、副神经。舌咽和迷走两神经自脑干发出后，向前、向内走行至颈静脉孔、副神经根与脑桥小脑角处向前行走。舌咽神经仅一根，且较迷走神经粗大，单独自蛛网膜包裹，独自穿过一个硬脑膜孔，很容易与迷走神经的根区别。显露压迫神经的血管襻。多在舌咽、迷走神经出脑干处，可见椎动脉或小脑后下动脉压迫神经。在显微镜下细心游离压迫神经的动脉，并在神经与血管间填入适当大小的涤纶片或特氟隆棉（Teflon）。对与舌咽神经粘连的增厚蛛网膜和小脑亦应进行松解。然后使患者试咽口水或饮少许液体，如疼痛消失，手术即告成功。

六、预后

舌咽神经痛如不给予治疗，一般不会自然好转，疼痛发作逐渐频繁，持续时间越来越长，严重影响患者的生活及工作。

（赵志勇）

第四节　痉挛性斜颈

一、概述

痉挛性斜颈（spasmodic orticollis）是肌张力障碍在颈部的表现，又称颈部肌张力障碍。患者的颈肌受到中枢神经的异常冲动造成不可控制的痉挛或阵挛，患者十分痛苦，严重患者几乎陷于残疾状态，生活不能自理。这种异常冲动起源于锥体外系统，或者起源于某处经过锥体外系统传递到周围神经。

痉挛性斜颈是锥体外系统一种独立性疾病，属于局限性肌张力障碍范畴，其发病率为15/30万。

二、简史

16世纪Rabelais首先研究此病，描述这是一种比死都难受的疾病，命名为"斜颈"。18世纪Wepfer（1992）撰文报道本病，称其为一种"特殊性抽搐"。20世纪初法国学者Cruchet认为斜颈是一种精神源性疾病。20世纪40年代在Wilson所著神经病学中依旧认为"精神变态是本病最重要的病因"。

1929年，Foerster提出斜颈由纹状体病变引起。1941年，Hyslop提出一种折中意见：斜颈的病因究竟属精神性抑或器质性，可能各占天秤的一端。

1959年，Folz用脑定向术在猴脑干被盖中红核旁作一毁损灶，立即能造成猴持久性痉挛性斜颈后，于是人们一致承认本病是一种器质性病变，结束了两种不同观点的长时间争论。

1929年，Foerster，Dandy创立颈硬脊膜下双侧第1~3或4颈神经前根及副神经根切断术来解除颈肌痉挛。尽管手术疗效差，并发症多，半个世纪来几乎在各国的神经外科著作中都视为一种传统的"标准手术"。

20世纪50年代随着脑定向术的兴起，各国学者企图采用定向术来改变斜颈的疗效，先后在苍白球、丘脑探索治疗靶点，但结果令人失望。1999年，陈信康率先提出斜颈由一组特定的颈肌痉挛引起，不需要作双侧神经根麻痹术，介绍一种手术方法，即头夹肌切断及副神经切断术，1991年，他提出斜颈的四种临床类型和四种相应手术方法（选择性颈肌切除及神经切断术），手术优良率为83.3%，降低了并发症，还保留了头的正常运动。1982年，加拿大蒙特利尔大学 Bertrand 也赞同上述观点，提出另一种手术方法即选择性周围神经切断术，并取得较满意的疗效。

20 世纪 80 年代，Hornykiewicz 和 Jankovic 等根据少数肌张力障碍患者的尸解脑基底节的生化分析，提出本病的病理生理与神经介质有关，进行了药物治疗研究，选用的药物有抗胆碱能药、多巴胺能药、抗多巴胺能药等，但成效甚微。令人振奋的是几乎在同一年代，甲型肉毒毒素用于临床，改变了药物治疗局限性肌张力障碍的局面，只要对颈部主要痉挛肌肉作局部注射便能暂时缓解斜颈症状，被认为是治疗局限性肌张力障碍一项重要进展。

20 世纪 90 年代陈介绍三联术（一侧头夹肌或肩胛提肌切断，颈神经 1~6 后支切断和对侧副神经切断）治疗严重旋转型和侧屈型斜颈。到 1998 年手术病例累积达 362 例，是迄今国际上治疗这种疾病最大的病组。

三、病因及病理

痉挛性斜颈在临床可分为原发性和继发性两种。原发性的病因至今尚不明。

斜颈虽然至今尚无明确的病理基础，但斜颈患者的临床表现几乎与一些病理已明确的锥体外系器质性疾病相同。例如异常运动可在入睡后消失，情绪紧张时加重，用手指抵触下颌或头部其他位置时，肌痉挛便会松弛下来，头位迅即转正，症状随之消失（本体感受反射）。

原发性斜颈当前多认为是一种基底节病变，究竟是器质性抑或功能性，至今仍未查明。然而多数倾向于基底节内神经介质活动障碍，引起脑干内中间神经元网状组织失控。

四、临床表现

在陈信康的 381 例斜颈病例中，男女之比为 1.41：1.51，患者多在 30~49 岁之间起病，平均发病年龄是 39 岁，多数患者（75.3%）隐匿起病（原发性），其中一部分患者在发病前 1~2 个月内有精神创伤、焦虑、忧伤等病史。少数患者有明确的诱因（继发性），如严重颅脑外伤（2.6%）、高热（1.7%）、CO 中毒（0.3%）和服抗精神病药物（2.6%）。

多数患者缓慢起病，在出现斜颈前有颈部发僵、胀痛、"落枕"等先兆症状，1~2 周后逐渐出现头向一侧偏斜，或由旁人指出后才发现。少数患者可急性起病。

斜颈患者的临床症状一般是晨起轻，午后重，活动或情绪波动时加剧，这种症状起伏规律与其他锥体外系统疾病类似。根据陈信康 381 例分析，斜颈的临床表现可分成五种类型：

1. 旋转型（75.6%）　旋转型是斜颈中最常见的一种类型，表现为头绕身体长轴向一侧作强直性或阵挛性旋转。依据头与长轴有无倾斜可细分为三种亚型：

（1）水平旋转：单纯的旋转，头与长轴无倾斜，颈前和颈后旋转肌力均等。

（2）前屈旋转：头的姿势由旋转和后仰两种成分组成，颈的后伸旋转肌的肌力大于前屈旋转肌。

（3）后仰旋转：头的姿势由旋转和前屈两种成分组成，颈的前屈旋转肌的肌力大于后伸旋转肌。

三种亚型中以水平型多见，后仰型次之，前屈型少见。这三种型别与肌肉的痉挛强度、分布多寡有关。

2. 头双侧后仰型（7.5%） 又称后仰痉挛，患者表现为间歇性头向背侧中线作强直性后伸，颜面仰天，行走时尤为困难，因视线不能扫及地面必须用双手扶枕对抗痉挛肌群，一松手便如弹簧般迅速向后过伸。患者为了腾出双手常常将后枕部使劲顶在墙上，待不支时头又向后拉了过去，如此这般周而复始，坐卧不宁，度日如年，机体几乎完全陷于残废之中。

3. 侧屈型（12.8%） 头的长轴向一侧侧屈，耳向肩峰靠近，很多患者伴随同侧肩部向上抬举，加近了两者的距离，鼻基本上不离身体长轴。依据头有无向前或向后倾斜可细分为三种亚型：

（1）单纯侧屈型：头向肩峰正向侧屈，无向前或向后倾斜，颈前和颈后侧屈肌肌力均等。

（2）前屈侧屈型：头的姿势由侧屈和前屈两种成分组成，颈的前屈侧屈肌（斜肩肌、胸锁乳突肌等）肌力大于后伸侧屈肌（肩胛提肌、夹肌等）。

（3）后仰侧屈型：头的姿势由侧屈和后伸两种成分组成，颈的后伸侧屈肌肌力大于前倾侧屈肌。

4. 头双侧前屈型（1.3%） 头持续向前屈曲，颏紧贴胸前。重者除头前屈外尚有向前移伸现象，且伴随双肩上举，构成一种特殊姿态。阵挛型者表现为一种持续不断的"点头"状态。

5. 混合型（2.8%） 是一种以两种型别相间出现的斜颈，常见的是旋转和后仰，患者间而旋转、间又后仰。

在临床症状学中根据肌肉收缩的频率又可划分为强直型和阵挛型两种。强直型者头持久地偏向一侧；阵挛型者头有节律的反复抽动。少数患者在强直或阵挛的基础上还混有震颤，个别表现为急促的、猛地一抽，有的在强直基础上加杂有阵挛。

成人起病的斜颈一般都比较稳定，肌痉挛始终局限在颈部，属于局限性肌张力障碍范畴。然而，少数患者的肌痉挛可向颈的邻近部位扩散，称为节段性肌张力障碍，向上向脸部肌肉扩散者称为颈—颅型；向下向肩及上肢肌肉扩散称为颈—臂型；累及胸背部肌肉者称为颈—体轴型。个别患者在严重颅脑损伤后可出现颈、躯干同向一侧侧屈（偏身侧屈症）。

此外，成人起病的斜颈绝大多数表现为一种慢性病程，一般经过一段时间的演变，临床症状就停留在某个水平上，处于一种静止状态，如有所改善也是暂时的。有一部分患者的病程中可出现症状自动消失（8.4%），缓解期往往长短不一，可自数月至数年，最后不免复发。在结束缓解期后多数患者仍保持起病初期时的型别，少数则改变为另一种型别（6.3%），或更换类别（1.5%），或加型（0.3%）。有一部分患者手术后告别了原来的型别，令人烦恼的是经过一定时日，对侧又出现和原来相同的病型，或表现为另一种病型，如旋转型改为双侧后仰型。

五、诊断

痉挛性斜颈患者由于颈无休止的不随意运动，颈、肩部肌肉特别肥厚，望诊时便能得到颈部特别粗壮、肌肉发达的初步印象。

颈部触诊是确定一些比较浅表痉挛肌肉最可靠的方法，如胸锁乳突肌、夹肌、肩胛提肌、斜方肌和头半棘肌等，可以根据各肌的走向和体表投影位置用手指扪触、捏夹。例如旋转型斜颈，尤其是消瘦的患者，一侧胸锁乳突肌多有肥厚增粗，触之张力高、失弹性，犹如拉紧了的弦。随头位转正，肌肉转为松软，恢复弹性。待痉挛再起，又复出现上述现象。在对侧乳突内下方可触及隆起的夹肌。也表现为粗厚、张力高，失弹性，触之如同软骨。早期或轻型患者，此肌一旦被捏紧时可出现头位自动复正现象（捏夹试验阳性）。颈部肌电图描记可以帮助医生了解哪些肌肉参与痉挛。检查时分别了解松弛时和随意收缩时的肌电活动，双侧同名肌同时描记可以更清楚地显示左右活动情况，可以发现一些拮抗肌组完全处于废用后抑制状态，特别是胸锁乳突肌，可以提醒医生术后要对这些肌肉进行体疗，发挥其原有的旋头功能。肌电图检查还可以帮助医生发现一些不曾被怀疑的肌肉，如侧屈型中的斜方肌，前屈旋转型中的同侧胸锁乳突肌等，必要时可对这些肌肉用1%利多卡因溶液（不加肾上腺素或甲型肉毒毒素）作暂时性麻痹，了解它们在头的异常运动中所起的作用。有时对一些复杂的混合型斜颈患者，如侧屈一后仰型可以试对颈后肌群作局部封闭，可以了解对侧伸肌群在头后仰中的作用，以便医生设计手术方案，调整手术内容。又如侧屈型斜颈，如怀疑同侧斜方肌也参与痉挛，可以在肌电图监视下进行封闭，以了解此肌在举肩、固定肩胛活动中的作用。

斜颈患者的神经系统检查，不论是脑神经、锥体系统、锥外系统、共济运动及周身感觉系统均在正常范围之内。EEG及脑脊液检查都在正常范围之内。

病情分级法：不论是何种型别的斜颈都是两组（痉挛肌群和拮抗肌群）肌力强度差异的结果。参与痉挛的肌肉越多，分布范围越广，时日越长，或者拮抗侧肌力越弱，废用的时间越久，头的偏斜越甚，病情越重，纠正的能力便越差，最后造成脊柱、关节失去正常弧度，半脱位或前庭功能障碍，致使恢复困难。陈信康介绍一种各型斜颈病情程度分级法，见表 11 - 3。

表 11 - 3 痉挛性斜颈的临床分级

分级	病情	临床表现
I 级	轻度	活动时出现症状，头的偏斜 <30°，在不依靠外力情况下能将偏斜的头位纠正至中立位，并能越过中线向对侧作一定范围的移动（>60°），可坚持一段时间
II 级	中度	静止时也出现症状，头的偏斜 >30°。能将偏斜的头位纠正至中立位，但不能越过中线，活动范围 <45°，维持时间短
III 级	重度	需用单手或双手扶头以减轻痛苦，头的偏斜 >45°，头的随意运动范围很小（<30°）

六、鉴别诊断

1. 继发性肌张力障碍　继发性肌张力障碍的临床特征是异常运动常在静止时显现，运动时反见好转。引起肌张力障碍的常见的疾病有脑炎、颅脑外伤、进行性豆状核变性（威尔逊病）、围生期脑损伤（窒息）、核黄疸、脑瘤、舞蹈病、基底节梗死或出血、多发硬化、帕金森病、中毒（锰、一氧化碳、甲醇中毒等）等。

2. 药物引起的斜颈　也可归类在继发性肌张力障碍范畴内，是一种医源性运动性疾病，可分为急性和迟发性两种。急性运动障碍患者多因摄入过量治疗神经系统疾病的药物或大剂量止吐药后，常到服药后数小时至数天出现间歇性或持久性肌痉挛，临床除了表现有斜颈外，眼睑、脸部及咽喉也可出现症状，如舌连续重复运动，外伸、卷曲、扭转，双唇作撅嘴、吸引、咂嘴、咀嚼和做鬼相，其他如躯干、肢体不随意运动较少见，以儿童和年轻成人较多。轻微患者常被忽视。治疗可用抗胆碱能药物作静脉滴注或肌注可迅速控制。轻型患者口服苯海拉明和地西泮一样有效，待症状消失后再维持 1～2 天。

另一种为迟发性运动障碍，是长期（3～6 个月）用大剂量抗精神病药阻滞了基底节多巴胺受体引起，常见的药物如下：吩噻嗪类（氯丙嗪、三氟拉嗪、奋乃静）、丁酰苯类（氟哌啶醇、氟哌利多）、硫杂蒽类（氯普噻吨、三氟噻吨）和舒多普利等，临床症状往往在停药或减量后出现。如肌痉挛局限在颈部则与原发性斜颈毫无区别，症状持久不消。肌痉挛也可在周身、颜面和四周出现。

3. 急性感染性斜颈　自 1959 年以来，国内发现一种以感染和斜颈为特征的发作性疾病，截至 1985 年底文献报告共 312 例。本病以春、秋发病较高，女性略多于男性。前驱期一般为上呼吸道感染症状和消化道症状，持续 1～4 天。临床最重要的症状是发作性痉挛性斜颈，包括头后仰痉挛、旋转痉挛，每次发作数分钟至半个小时，重者可持续 1 天。身体其他部位也可出现肌痉挛，常伴随自主神经系统功能紊乱及精神症状。病程一般为 3～10 天，痉挛后不留后遗症，一般认为该病与肠道病毒感染有关，主要侵犯锥体外系及下丘脑，阻抑多巴胺受体，胆碱能系统功能增强，多巴胺与乙酰胆碱平衡失调所致。

4. 癔症性斜颈　本病多与精神创伤连在一起，其特征是骤然发病，头的位置或异常运动变化多端，不论是临床或肌电图检查确也存在肌痉挛现象，即使临床表现是一种固定的型别，但常夹杂一些额外的、相矛盾的、不协调、不合乎生理解剖的动作，而且症状在某一些背景下易变。癔症性斜颈常常在无人注意时、思想涣散或高度集中场合（打牌、骑车）时症状缓解，头位自然复正。斜颈症状也可被一些暗示所抑制，患者对某种新的治疗常抱着极大的希望和信心，例如一种"特殊的静脉输液"暗示和心理治疗可能会收到戏剧性疗效。相反，情绪波动、紧张和焦虑会使症状扩张、升级。癔症性斜颈有时很难与原发性斜颈鉴别，病程可延绵很久，必须作系统的观察。

5. 假性斜颈　假性斜颈泛指非由颈肌痉挛引起的斜颈，可因脊柱骨骼畸形、眼外肌麻痹、颈肌挛缩等造成。常见的疾病有：先天性短颈、先天性寰椎枕骨融合症、颈椎楔形畸形、自发性寰枢椎半脱位、先天性肌性斜颈、先天性眼性斜颈和代偿性斜颈等，可均表现为斜颈。

七、治疗

痉挛性斜颈目前有三种治疗方法：药物、甲型肉毒毒素注射及外科手术。

1. 药物治疗　药物治疗的目的是重建平衡，由于肌张力障碍的神经生化、神经药理尚不明了，当前药物治疗尚处于摸索阶段。

（1）抗胆碱能药物：是一种抗副交感神经药物，可对抗纹状体内乙酰胆碱系统的兴奋功能，阻断中枢毒蕈碱型乙酰胆碱受体，相应提高多巴胺的效应，缓解肌张力障碍。

1）盐酸苯海索（安坦）：对成人局限性肌张力障碍的疗效不明显。Burke 对儿童期起病的患者用大剂量安坦，平均 40mg/d（5～120mg），有 62% 患者获改善。

2）苯甲托品：Lal 对 13 例斜颈用苯甲托品 2mg 静脉注射作急性治疗试验，结果 6 例进步，其中 5 例在以后继续作口服治疗中取得进步。

3）二环己丙醇（安克痉）：Povlsen 用本品 2～2.5mg 静脉注射治疗成人肌张力障碍，

50%患者取得客观进步。成人肌张力障碍经过急性治疗试验后改用抗胆碱能药治疗时必须用大剂量才能取得一些疗效（9%～40%），不论是儿童或成人服药后只要不出现副作用，坚持治疗便能从抗胆碱能药物中获得最大效果，剂量宜逐渐增加，急速加量会引起昏睡、意识模糊等。抗胆碱能药物品种繁多，剂量各家差异很大，没有统一准则，如安坦的量，儿童可自5mg/d到120mg/d，又如爱普杷嗪成人剂量可自50mg/d到800mg/d，平均为283mg/d。抗胆碱能药物周围副作用如瞳孔散大、视力模糊、便秘、口干、面红、出汗及尿潴留，大剂量可引起青光眼发作。治疗可用吡斯的明或匹罗卡品眼药水。中枢副作用包括近记忆力障碍、神志模糊及精神症状，使剂量受到限制，有的患者可出现烦躁不安、舞蹈动作，使原抽搐加重，抗胆碱能药的疗效儿童优于成人，可能儿童承受大剂量的能力较好，症状性肌张力障碍（迟发性和产伤后）如果患者能承受大剂量也能取得一定疗效。

（2）多巴胺能药物：应用多巴胺能药物治疗肌张力障碍，在部分患者中有效。常用药物有左旋多巴（500～900mg/d）、脱羧酶抑制剂（平均250mg/d）、溴隐亭（80mg/d）、金刚烷胺（200mg/d）和麦角乙脲（1～3mg/d）等。Lang广泛收集世界文献综述了有关多巴胺能药治疗肌张力障碍的疗效：全身肌张力障碍的治疗结果，进步35%，很少取得显著进步，恶化19%；局限性肌张力障碍（斜颈、Meige综合征）的治疗结果为进步11%，恶化9%。Lang的结论认为，肌张力障碍可试用多巴胺能药物，可能有效，可能无效，可是儿童起病的Segawa变异性肌张力障碍用左旋多巴治疗效果确切，用量宜逐步增大直到出现疗效或副作用时，多数患者能耐受多巴胺能药物，少数患者可发生恶心、直立性低血压、神志模糊、幻觉及多巴源性运动障碍。

（3）抗多巴胺能药物：当体内多巴胺过剩、乙酰胆碱功能减退时临床可出现肌张力障碍，用抗多巴胺能药物使之恢复平衡，抗多巴胺能药可分两类：一种是阻滞多巴胺受体的药物，常用的如丁酰苯类中的氟哌啶醇及酚噻嗪类中的氯丙嗪、奋乃静及哌米清；第二种是阻止中枢储藏多巴胺的药物，如利血平及丁苯喹嗪。

1）氟哌啶醇：氟哌啶醇回顾性疗效为46%（Green），超过其他多巴胺拮抗药（20%）或丁苯喹嗪（11%）（Lang）。但不少患者因不能承受药物反应中止治疗，

2）哌米青：治疗斜颈的量为4～6mg/d，结果进步为44%（4/9）；另一组用6mg/d，双盲评分，结果只有1例进步，2例恶化，余都无效（Girotti）。

3）丁苯喹嗪（多巴胺耗竭剂）：各家报道的疗效不一，收集文献中随访超过一年的病例，用量为25～300mg/d，结果如下：全身性患者进步为53%（10/19例），颅面部为26%（16/62例），局限性为24%（6/25例），Lang用量为25～2000mg/d，显效仅为11%（4/35例）。Asher的量为175mg/d，显效2例，进步11例，恶化1例。

4）联合疗法：Marsden报告用三种药物组合在一起治疗严重肌张力障碍，剂量如下：哌米清6～25mg/d，丁苯喹嗪15～150mg/d，苯海索6～20mg/d。结果成人的显效为75%（9/12例），儿童显效1例，都持续超过2年。一般认为症状性肌张力障碍用抗多巴胺能药物较有利，而迟发肌张力障碍以多巴胺耗竭剂如利血平、丁苯喹嗪较好。经验证明抗多巴胺能药物较多巴胺能药物有效（Segawa变异性肌张力障碍除外），不过，一切抗多巴胺能药物（丁苯喹嗪例外）都会阻断基底节的D_2受体引起锥体外系症状，如帕金森病，表现为静坐不能、急性肌张力反应、抑郁症、淡漠嗜睡、直立性低血压，迫使治疗中断，不幸的是服药后肌张力障碍未见好转，却反增加了药物性帕金森病，临床症状较原来更坏，在原有的肌张

力障碍基础上又增添了迟发性肌张力障碍，不过要鉴别是疾病本身进展的结果抑或药物引起，小剂量也许是一种姑息的预防措施。一旦发生，可在减量的基础上适量加用抗胆碱药，如金刚烷胺或左旋多巴等。丁苯喹嗪至今尚未见有发生迟发性综合征的报道，利血平的效果与丁苯喹嗪一样有效，但直立性低血压是常见的副作用，近发现氯氮平对迟发性肌张力障碍效果很好，并发迟发性综合征和帕金森综合征的机会很小。

（4）苯二氮䓬类：常用的是地西泮（100mg/d）和氯硝（4~6mg/d）。氯硝西泮对成人和儿童肌张力障碍疗效为14%，地西泮及其他苯二氮䓬类为16%。

（5）巴氯芬：是GAGB的衍生物，可以降低脊髓内中间神经元及运动神经元的兴奋性。Fahn用巴氯芬治疗成人肌张力障碍（面肌痉挛及Meige综合征），剂量78.5mg/d，结果47%获进步，随访中有17例（21%）因疗效欠佳或副作用停药中止治疗。只剩下18%（11/60例）患者因继续用巴氯芬治疗，平均剂量为105mg/d。经过平均30.6月的治疗，11例中有9例需要增加其他药物。其他学者的治疗结果与上相仿。

（6）卡马西平：卡马西平在治疗癫痫过程中偶会出现肌张力障碍，令人费解的是它确能改善Sega wa变异性肌张力障碍，但不能达到左旋多巴那种疗效水平，个别患者对左旋多巴无效，却对卡马西平有效。剂量是300~1200mg/d，发作性运动源性肌张力障碍（paroxymal kinesigenic dystonia）用卡马西平、苯妥英钠或其他抗惊厥药效果十分明显。

（7）其他药物：文献中曾试用过如下药物：三环抗忧郁药，硝苯呋海因（肌松药），普萘洛尔，苯妥英钠，可乐宁，单胺氧化酶（MAO）抑制药物，巴比妥类，苯丙胺，GABA能药物，抗组胺药物，赛庚啶，5-羟色胺及锂等。

2. A型肉毒毒素治疗　80年代初，A型肉毒毒素（BTX-A）在治疗斜视及其他眼外肌痉挛取得成功后，适应证逐渐延伸至神经系统疾病，如局限性肌张力障碍、偏侧面肌痉挛及痉挛性斜颈，也用治疗锥体外系疾病的肌张力障碍及锥体束病损引起的肌痉挛，如脑瘫引起的肢体肌强直、括约肌功能障碍、肌痛以及药物引起的迟发性肌张力障碍。注射后可暂时缓解症状。BTX-A被认为是近年来治疗局限性肌张力障碍的重要进展。

（1）作用机制：A型肉毒毒素由一条单一的多肽链组成，经过蛋白水解而激活裂解为重链（分子量10000Da）和轻链（分子量5000Da）。重链羟基端先与胆碱能神经末梢的突触前膜受体结合，其氨基端为通道形成区域，随着轻链进入细胞内，借助酶效应抑制乙酰胆碱囊泡的量子性释放使肌肉收缩力减弱，在有痉挛的肌腹内直接注射微量BTX-A便能使症状得到暂时缓解。但BTX-A对乙酰胆碱的阻滞作用是短暂的、可逆的，突触性乙酰胆碱传递通过关键的突触前蛋白的逆转或轴突末端芽生与同一肌纤维发生新的突触联系得以恢复，一般约数月。

（2）注射肌肉的选择：BTX-A（商品名Botox）为冻干水融性结晶，每支100U，置于低温冰箱保存，使用时用生理盐水稀释至25U/ml浓度。在做BTX-A治疗前首先要弄清楚对各不同型别斜颈选择哪些肌肉作为治疗对象，陈信康根据362例手术经验介绍注射肌的选择。

1）旋转型：参与旋转型斜颈的痉挛肌肉是由头旋向侧颈后肌（$C_{1\sim6}$）及对侧胸锁乳头肌（副神经）组成，其中以一侧头夹肌、头半棘肌和对侧胸锁乳突肌为主要旋头肌，是BTX-A重点注射对象，在EMG导引下每条肌肉用BTX-A注射2~3个点。

2）后仰型：参与头双侧后仰型斜颈的痉挛肌肉是由左、右颈后伸肌群组成，其中以双侧头夹肌及头半棘肌为主要仰头肌，是 BTX－A 重点治疗对象。如果效果不理想，可在一周后在向颈半棘肌追补注射一次。

3）侧屈型：参与侧屈型斜颈的痉挛肌肉是由一侧头侧屈肌群组成，其中以肩胛提肌、夹肌或胸锁乳突肌为主要侧屈肌，是 BTX－A 重点注射对象，肩胛提肌位置较深，可在 EMG 仪导引下注射。

4）前屈型：参与前屈型斜颈的痉挛肌肉可由双侧胸锁乳突肌，舌骨上、下肌、斜角肌，头及颈最长肌，其中以双侧胸锁乳突肌为 BTX－A 重点注射对象，深层肌肉注射极易并发咽下困难，一般不推荐。

5）混合型：混合型斜颈临床两种表现。其一，患者的临床症状是两种型别相间出现，如旋转和后仰，可先对严重一型的痉挛肌肉进行注射，而后再治疗残余痉挛肌肉，参与这种混合型的痉挛肌肉中往往有一部分是公共的，兼参加两种不同型别的运动，例如在旋转运动时由头夹肌与对侧胸锁乳突肌联合收缩可引起头的旋转，夹肌与对侧同名肌的联合收缩则又引起头后伸。其二，临床症状由两种型别融合在一起出现如旋转前屈型，它的临床表现兼有旋转和前屈两种成分，又如旋转后仰型，侧屈后仰型和侧屈前倾型，往往是参与痉挛肌肉的前、后组合中肌痉挛程度不等或肌肉分布多寡所造成，对它们的分析请参见临床表现和手术设计方案一节。

（3）剂量和疗效：BTX－A 治疗痉挛性斜颈是一种简单、安全、有效的方法，虽然疗效是在暂时的，但它确能缓解患者痛苦。注射剂量应参照痉挛肌肉的大小、数量、痉挛强度及治疗的反应决定，一般每条肌肉的剂量不多于 100U，每次总量不超过 38U，多数患者在注射后一周内起效，症状逐步改善，约 2～4 周左右达疗效平台期，少数可延迟至 4 周后，疗效平均持续约 23 周，绝大多数患者需要重复注射，间隔时间须 3 个月以上，注射频率约 1 年 2 次，个别患者注射后的缓解期特长，超越药物效用的期限，估计是痉挛肌肉暂获得静息后，原来的病理神经冲动的反射弧弱化，特别是感觉整合机制参与的结果。

（4）疗效评估：下面介绍各型斜颈疗效评估的方法。

1）旋转型：中立位时头的前后矢状线投影在颈椎左右水平线上构成一直角关系，旋转型斜颈患者头扭向一侧，矢状正中线与颈椎水平线间形成一病理角，病理角的大小随头的异常运动范围决定。病理角越大，病情越重。BTX－A 或手术治疗后病情缓解，头的异常运动范围改善，病理角随之缩小，治疗前、后的角度差可作为评价疗效的依据。

举例：某患者患旋转型痉挛斜颈（向左），术前旋转病理角 60°（A）。治疗后病理角改为 30°（B）。疗效评分：改善 50%。

（A－B）／A×100% ＝50%

（60－30）／60×100% ＝50%

2）侧屈型：中立位时颅—颈长轴投影在颈椎水平线（左－右）上构成一直角关系，侧屈型斜颈患者头向一侧侧屈，颅－颈长轴与颈椎水平线间形成一病理角，病理角的大小随头的异常侧屈范围决定，角度越大，病情越重。治疗后头的异常侧屈改善，病理角也随之缩小，前后的角度差可作为评价疗效的依据。

举例：某患者患侧屈型（向左）斜颈，治疗前头的侧屈病理角 45°（A），治疗后改为 0°（B），疗效评为 100%（痊愈）。

（45－0）／45×100% ＝100%

3）前屈型：评估方法同后仰型，改后伸为前屈。以上评分可自患者静态（端坐、站立）和动态（行走）情况下取得，但主要以动态评估中取得的评分为准。疗效评定的时间：BTX－A注射后第14周，手术后为第26周。

（5）副作用：斜颈患者用BTX－A注射治疗后的主要并发症是暂时性咽下困难或语言困难，可持续数周，发生的原因估计与注射在胸锁乳突肌肌肉内的量有关。如果剂量限制在100U或更少可减少这并发症的发生。11%斜颈患者在做BTX－A注射前已存在吞咽困难症状；22%患者吞钡X线检查时已有食管蠕动异常；注射后有33%患者出现新的咽下困难，50%患者X线下表现有蠕动异常（comella）。此外，少数患者除并发严重咽下困难外还伴发对侧声带麻痹（koay）。

其他并发症为局部疼痛和颈肌乏力，一般程度不重，疼痛均在数天内消失，颈肌乏力约在数周内自行缓解，个别患者在注射后数天内出现皮疹。

3. 手术治疗　痉挛性斜颈当其症状进展到一定程度时，一切保守疗法很少见效，药物的副作用常迫使治疗中断，肌肉松弛剂只能起到暂时缓解作用。斜颈的手术治疗尚处于发展阶段，成功的关键是建立在对痉挛肌群的认识。1981年，陈信康将斜颈划分成四种临床型别，提出四种选择性解除痉挛肌群的手术方法，结合具体病例辩证地增减手术内容，选择地解除痉挛肌，收到良好效果。

患者选择：病情稳定，临床型别固定在1年以上，经药物或甲型肉毒毒素治疗无效可考虑手术治疗。接受BTX－A注射治疗4个月后方可考虑手术。

旋转型和侧屈型斜颈适合作三联术，头双侧后仰型斜颈适合作枕下肌群选择性切断术，头前屈型斜颈如经1%利多卡因溶液阻滞双侧副神经能改善症状者可考虑作双侧副神经胸锁乳突肌分支切断，前屈型斜颈如痉挛肌群累及颈前深肌（颈脊神经前支支配），可作颈脊神经前支（$C_{2\sim4}$）切断。

八、预后

斜颈本身不会致死，但斜颈是一种十分痛苦的疾病，严重患者几乎处于残疾状态，精神受到很大的折磨。

斜颈患者除少数可自愈外，多数的病程可延绵终生，陈信康报告术前病程最长者可达31年，少数患者可出现缓解期，但不免再次复发。多数患者的病情进展到一定程度后便停留在稳定状态，少数病例逐步严重，痉挛肌群增加，并向邻近肌肉扩展，如脸、肩及臂等，但成人起病的颈部局限性肌张力障碍一般不会发展成全身性肌痉挛。在陈信康组362例手术中无死亡。术后原肌痉挛症状消失，头位复正，保留头的各种生理运动，包括头的旋转、侧屈、前屈和后伸。

由于本病的病因不明，药物治疗效果差，副作用大，手术普及也存在一定困难，上述因素都影响了本病的预后。

（赵志勇）

第五节 帕金森病

一、概述

帕金森病（Parkinson disease，PD）或称震颤麻痹（paralysis agitans），是一种多发于中老年期的中枢神经系统变性疾病。首先由英国医生帕金森（James Parkinson）于1817年报道，1960年，科学家在实验动物中偶然发现利血平可引起类似帕金森病的一系列症状，受这一事实的启发，他们对震颤麻痹死亡之病例的脑组织进行了单胺类物质的测定，才了解到这种患者纹状体内多巴胺含量较正常人为低。从此，该病的研究大大加速。目前，已知黑质和纹状体中多巴胺能神经元变性是本病的主要病理变化。震颤、肌强直和运动障碍为其主要特征。

本病在欧美国家60岁以上人群患病率0.1%，在我国为81/10万，目前我国有帕金森患者120万，患病率随年龄增长而增高。患者寿命明显缩短，起病后10年内约有2/3患者严重残废或死亡，主要死亡原因是支气管肺炎和尿路感染。

二、病理

主要病理改变在黑质、苍白球、纹状体和蓝斑。黑质和蓝斑脱色是其肉眼变化特点。显微镜下最明显的变化是神经细胞变性和减少，黑色素细胞中的黑色素消失，胞体变性，黑质和纹状体中多巴胺含量显著减少，其减少与黑质变性的程度成正比，同时伴有不同程度神经胶质细胞增生。据报道，纹状体多巴胺含量下降到50%以上时才出现症状。残留的神经细胞胞内有Lewy小体形成，所有这些改变以黑质最明显，且黑质的致密带改变比网状带重。另一病理变化是进行性弥漫性脑萎缩，有脑萎缩者占90%以上，并且脑萎缩程度与年龄的大小、疾病的严重程度、类型和病程的长短有明显关系。

免疫细胞化学也揭示黑质多巴胺能神经元减少。帕金森病不仅多巴胺含量减少，而且基底节中多巴胺代谢产物高香草酸（homovanillic acid，HVA）、多巴胺合成的限速酶（酪氨酸羟化酶）和多巴胺脱羧酶也明显减少。脑内多巴胺能神经元大量丧失，多巴胺含量下降，使多巴胺绝对和相对不足而乙酰胆碱的兴奋作用相对增强，引起震颤麻痹。

三、临床表现

1. 震颤 为静止性、姿势性震颤，多从一侧上肢的远端开始，后渐扩展到同侧下肢及对侧上、下肢。早期随意运动时震颤减轻，情绪激动时加重．睡眠时消失。手部可形成搓丸样（pill-rolling）动作。

2. 肌强直 因患肢肌张力增高，关节被动运动时，可感到均匀的阻力，称为"铅管样强直"；若合并有震颤则似齿轮样转动，称为"齿轮样强直"。躯干、颈面部肌肉均可受累，患者出现特殊姿势，头部前倾，躯干俯屈，上肢之肘关节屈曲，腕关节伸直，前臂内收，下肢之髋及膝关节均略为弯曲。手足姿势特殊，指间关节伸直，手指内收，拇指对掌。

3. 运动障碍 平衡反射、姿势反射和翻正反射等障碍以及肌强直导致的一系列运动障碍。运动缓慢和减少，不能完成精细动作，出现"写字过小征（micrographia）"。步态障碍甚为突出，首先下肢拖曳，然后步伐变慢变小，起步困难，一旦迈步则向前冲，且越走越快，出现慌张步态（festination）。

4. 其他　自主神经系统症状可表现为大量出汗和皮脂腺分泌增加，且出汗仅限于震颤一侧。食管、胃以及小肠的运动障碍导致吞咽困难和食管反流，患者可有顽固性便秘。精神异常可表现为忧郁、多疑、智能低下及痴呆等。有时患者也有语言障碍。少数患者可有动眼危象。

四、诊断

（一）诊断要点

原发性帕金森病的诊断主要根据以下几点：①至少具备四个典型症状和体征（静止性震颤、少动、强直和位置性反射障碍）中的二个。②是否存在不支持诊断原发性帕金森病的不典型症状和体征，例如锥体束征、失用性步态障碍、小脑症状、意向性震颤、凝视麻痹、严重的自主物神经功能障碍、明显的痴呆伴有轻度锥体外系症状等。③脑脊液中多巴胺的代谢产物高香草酸减少。

（二）诊断分级

目前分级的方法有多种，如 Hoehn 和 Yahr 修订分级、Schwab 和 England 日常活动修订分级、联合帕金森病评分分级和 Webster 评分。临床常用以评价病情程度和治疗效果较客观全面的是 Webster 评分法，其详细内容如下：

1. 手部动作和书写　0 分：无异常。1 分：患者自述在拧毛巾、系衣扣、写字时感到困难，检查时手内转外转动作缓慢。2 分：明显或中等程度手的轮替动作缓慢，一侧或双侧肢体有中等程度的功能障碍，书写明显困难。3 分：严重的轮替动作困难，不能书写，不能系衣扣，应用食具明显困难。

2. 僵硬　0 分：未出现。1 分：可出现颈肩部僵硬，反复运动后僵硬增加，一侧或双侧上肢有轻度休止状态下的僵硬。2 分：颈肩关节中等度僵硬，患者在不服用药物情况下有休止性全身性僵硬。3 分：颈肩严重僵硬，全身的休止性僵硬用药后也不能控制。

3. 震颤　0 分：未出现。1 分：休止状态下手、头部震颤，振幅 < 1 英寸。2 分：振幅 < 4 英寸，但患者能采取某种姿势控制震颤。3 分：振幅 > 4 英寸，持续不能控制（小脑性意向性震颤除外），不能自己进食。

4. 面部　0 分：正常，无惊恐、嘴紧闭、忧郁、焦虑等表情。1 分：面部表情障碍，嘴紧闭、忧虑、焦虑。2 分：中等程度的面肌运动障碍，情绪变化引起面部表情变化迟钝，中等程度的焦虑、忧郁，有时出现张口流涎的表情。3 分：面具脸，张口程度仅能张开 1/4 英寸。

5. 姿势　0 分：正常，头部前倾，离开中线不超过 4 英寸。1 分：驼背，头部前倾，离开中线超过 5 英寸。2 分：开始上肢屈曲，头前屈明显，超过 6 英寸，一侧或双侧上肢曲线形，但腕关节的水平位置低于肘关节的水平位置。3 分：猿猴样步态，手呈屈曲样，指间关节伸直，掌指关节屈曲，膝关节屈曲。

6. 上肢摆动　0 分：双上肢摆动正常。1 分：一侧上肢摆动不如对侧（行走时）。2 分：一侧上肢在行走时无摆动，另一侧摆动变弱。3 分：行走时双上肢无摆动。

7. 步态　0分：步幅18～30英寸，转身不费力。1分：步幅12～18英寸，转身缓慢，时间延长，走路有时脚跟碰脚跟。2分：步幅6～12英寸，两脚跟拖地。3分：拖曳步态，步幅<3英寸，有时走路常停步，转弯时非常慢。

8. 皮脂腺分泌　0分：正常。1分：面部出汗多，无黏性分泌物。2分：面部油光样，为黏性分泌物。3分：头面部皮脂腺分泌明显增多，整个头面部为黏性分泌物。

9. 语言　0分：声音清楚、响亮，别人可以理解。1分：声音开始嘶哑，音量、音调、语调变小，但能理解。2分：中等度嘶哑，声音弱，音量小，语调单调，音调变化迟缓，别人理解困难。3分：明显声音嘶哑，无力。

10. 生活自理能力　0分：正常。1分：能自己单独生活，甚至从事原来的工作，但缓慢。2分：生活自理能力减退（尚能缓慢地完成大多数日常工作），在软床上翻身困难，从矮椅上站起困难等。3分：生活不能自理。

以上各项分为正常（0分）、轻度障碍（1分）、中度障碍（2分）及严重障碍（3分）。临床病情轻重程度按总分值可分为：轻度（1～10分）、中度（11～20分）、重度（21～30分）。治疗效果按下列公式计算：疗效＝治疗前分数－治疗后分数/治疗前分数计算结果100%为痊愈，50%～99%为明显进步，20%～49%为进步，0%～19%为改善，0为无效。

五、治疗

帕金森病治疗的原则是使脑内多巴胺—乙酰胆碱系统重获平衡，或是补充脑内多巴胺的不足，抑或是抑制乙酰胆碱的作用而相对提升多巴胺的效应，或二者兼用，以达到缓解症状的目的。临床医生根据这一原则采用药物治疗和手术治疗。

（一）药物治疗

1. 多巴胺替代疗法　此类药主要是补充多巴胺的不足，使乙酰胆碱—多巴胺系统重新获得平衡，而改善症状。多巴胺本身不能通过血—脑脊液屏障，故选用其能够通过血—脑脊液屏障的前体——左旋多巴，或者应用多巴胺脱羧酶抑制剂。

（1）左旋多巴（Levodopa）：可透过血脑脊液屏障，经多巴胺脱羧酶脱羧转化为多巴胺而发挥作用。开始应用时，125mg/次，每日3次，在一周内渐增至250mg/次，每日4次，以后每日递增125mg，直至治疗量达3～6g/d。不良反应有食欲差、恶心、呕吐、低血压及心律不齐。服药期间禁止与单胺氧化酶抑制剂和麻黄碱同时应用，与维生素B_6或氯丙嗪合用将降低疗效。

（2）卡比多巴（Carbidopa，又称α-甲基多巴肼）：外周多巴胺脱羧酶抑制剂，本身不透过血—脑脊液屏障，从而使低剂量的左旋多巴即可产生有效的多巴胺脑内浓度，并降低外周多巴胺的不良反应。主要与左旋多巴合用（信尼麦Sinemet，卡比多巴：左旋多巴＝1：4或者1：10）治疗帕金森病。有10/100、25/250和25/100三种片剂，分别含左旋多巴100mg、250mg和100mg，以及卡比多巴10mg、25mg和25mg。开始时用信尼麦10/100半片，每日3次，以后每隔数日增加一片，直至最适剂量为止。苄丝肼（benserazide）也是多巴胺脱羧酶抑制剂，与左旋多巴合用（美多巴Madopar，苄丝肼：左旋多巴＝1：4）治疗帕金森病，美多巴的用法与信尼麦类似。强直、呕吐、恶心、厌食、失眠、肌痉挛、异常动作为其不良反应。妊娠期间避免使用卡比多巴和左旋多巴。

长期服用左旋多巴可产生开关现象（on-off phenomenon）等不良反应，"开"是指多动,"关"是指本病三主征中的不动,出现开关现象的患者可于原来不动状态中突然变为多动,或于多动中突然变为不动。产生该现象的原因尚不清楚,但多巴胺受体状况的改变是值得注意的。因为多巴胺受体一方面神经超敏,另一方面又失敏。超敏很可能是突触后多巴胺受体(D_2)亚型增多,失敏可能是突触前多巴胺受体(D_3)亚型丧失,失去反馈调控功能,不能调节多巴胺的适度释放。目前对这类患者的有效药物是多巴胺受体激动剂麦角碱类衍生物。其中溴隐亭较常用,其作用机制不同于左旋多巴。溴隐亭作用时程较长,减少开关现象出现机会;它能有效地直接兴奋突触后多巴胺受体,而不涉及突触前多巴胺受体功能;溴隐亭是伴有部分阻滞作用的混合型激动剂,有多巴胺受体激动剂与阻滞剂的双重特性,这种混合型作用可能有助于阻滞多巴胺受体出现低敏反应。

2. 抗胆碱能药物　此类药物抑制乙酰胆碱的作用,相应提升多巴胺的效应。常用的有:安坦(Artane)2mg,每日3次,可酌情适量增加;开马君(Kemadrin)5~10mg,每日3次;东莨菪碱(Scopolamine)0.2mg,每日3~4次;苯甲托品(Benytropine)2~4mg,每日1~3次。苯甲托品通过阻滞纹状体突触对多巴胺的重摄取而起作用,治疗强直的疗效比震颤好,运动不能的疗效最差。此类药有头昏、眩晕、视力模糊、瞳孔散大、口干、恶心和精神症状等不良反应。老年人偶有尿潴留。青光眼和重症肌无力患者忌用。

3. 溴隐亭(Bromocriptine)　激动纹状体的多巴胺受体,其疗效比左旋多巴差,但可用于对左旋多巴失效者。现多与左旋多巴或复方多巴合用,作为它们的加强剂。与左旋多巴合用时可产生幻觉。开始时每日0.625mg,缓慢增加,但每日量不超过30mg。不良反应有恶心、头痛、眩晕、疲倦。肝功能障碍时慎用,禁用于麦角碱过敏者。

各种药物治疗虽然能使患者的症状在一定时间内获得一定程度好转,皆不能阻止本病的自然进展。长期服用药物均存在疗效减退或出现严重不良反应的问题。另外约15%患者药物治疗无效。

(二) 外科治疗

对于药物治疗无效的患者,常采用外科治疗。学者们曾进行脊髓外侧束切断术、大脑脚切断术、大脑皮质区域切除术、脉络膜前动脉结扎术、开颅破坏豆状襻和豆状束等手术,终因手术风险大、疗效差而废弃。立体定向手术治疗帕金森病始于20世纪40年代,丘脑腹外侧核毁损术和苍白球毁损术曾是治疗帕金森病的热门手段,但疗效不能够长期维持,且双侧损毁术并发永久性构音障碍和认知功能障碍的几率较高,逐渐被脑深部电刺激术取代。脑深部电刺激术是20世纪70年代发展起来的,它最早用于疼痛的治疗,具有可逆性、可调节性、非破坏性、不良反应小和并发症少等优点,可以通过参数调整达到对症状的最佳控制,长期有效,不存在复发问题,并保留新的治疗方法的机会,现已成为帕金森病外科治疗的首选方法。该技术于1998年在国内开展并逐渐推广,取得了良好的临床效果。

1. 丘脑毁损术

(1) 手术原理:毁损丘脑腹外侧核可阻断与帕金森病发病相关的两个神经通路。一个是苍白球导出系即从苍白球内侧部,经豆状襻、豆状束、丘脑腹外侧核前下部到达大脑皮质(6区)。阻断此通路,对解除肌强直有效。另一个来自对侧小脑,经结合臂核丘脑腹外侧核后部,到达大脑皮质(4区)。阻断此通路,对解除震颤有效。根据帕金森病的发病机制,肌强直系因γ运动系统受抑制所致,震颤系因α运动系统亢进所致。阻断此两通路可恢复α和γ运动系统的平衡,达到治疗效果。这两个系统均经丘脑下方Forel区,然后向上和稍向外，进入丘脑腹外侧核的下部。此区为毁损灶所在。

（2）手术适应证和手术禁忌证：

1）手术适应证：①诊断明确的帕金森病，以震颤为主，严重影响生活和工作能力。②躯体一侧或双侧具有临床症状。③一侧曾行 Vim 损毁手术的，另一侧可行电刺激手术。④年龄在 75 岁以下，无重要器官严重功能障碍。⑤无手术禁忌证。

2）手术禁忌证：①严重精神智能障碍、自主神经功能障碍及有假性球麻痹者。②严重动脉硬化、心肾疾病、严重高血压、糖尿病、血液系统疾病及全身情况很差者。③主要表现为僵直、中线症状以及单纯的运动减少或运动不能者。④症状轻微，生活及工作无明显影响者。

（3）术前准备和评价：手术前应注意进行全面的体格检查。在手术过程中需要患者的完全配合，因此，对于言语表达能力困难的患者，术前应进行必要的训练，以便在手术过程医生和患者之间能顺利交流。由于手术在局麻下进行，可不给予术前用药，以保证整个手术过程中观察患者症状。一般在术前 1d 停药，对用药剂量大、对药物有依赖性的患者，可逐渐停药或不完全停药，只要在术中观察症状即可；如果即使在"开"状态下患者症状仍然非常明显，则没有必要停药。术中应进行监护，保持生命体征平稳。术前应进行 PD 的震颤评分。

（4）手术步骤：

1）靶点选择：丘脑腹外侧核包括腹嘴前核（Voa）、腹嘴后核（Vop）和腹内侧中间核（Vim），一般认为毁损 Voa 及 Vop 对僵直有效，毁损 Vop 及 Vim 对震颤有效，靠近内侧对上肢效果好，外侧对下肢效果好。靶点选择一般在 AC－PC 平面，后连合前 5～8mm，中线旁开 11～15mm。

2）靶点定位：①安装立体定向头架：患者取坐位将立体定向头架固定于颅骨上，安装时要使头架不要左右倾斜，用耳锥进行平衡；前后方向与 AC－PC 线平行。②MRI 扫描：安装好定位框后，将患者头部放入 MRI 扫描圈内，调整适配器，使扫描线与头架保持平行。进行轴位 T_1 和 T_2 加权像扫描，扫描平面平行于 AC－PC 平面。扫描层厚为 2mm，无间隔，将数据输入磁带或直接传输到计算机工作站。③靶点坐标计算：各种立体定向仪的靶点计算方法不尽相同，可以用 MRI 或 CT 片直接计算，但较烦琐，可采用先进的手术计划系统（Surgiplan System），这套系统具有准确、直观和快速的特点。④微电极记录和电刺激：微电极技术可以直接记录单个细胞的电活动，可以根据神经元的放电类型，提供良好的丘脑核团生理学分析基础。

一般认为，丘脑内治疗震颤有效的部位是：①聚集着自发放电频率与震颤频率一致的神经元（震颤细胞）。②电极通过时，机械的损伤或小的电流刺激能够抑制震颤。试验性的靶点位置位于生理学资料确定的 Vim 核。由于 Vim 核被认为是运动觉的中继核，Vim 核高频刺激引起对侧肢体的感觉异常。刺激 Vim 核还可引起对侧肢体的运动幻觉，如果电极针位置太低，也可引起其他特殊感觉，如眩晕、晕厥或恐惧等。判断电极针是否位于正确的另一参数是震颤的反应，在 Vim 核内低频刺激（2Hz）方可引起震颤加重，而高频刺激则可使震颤减轻，如果高频刺激在 1～4V 电压范围内使震颤减轻，则表明电极针位置良好。在 Vim 核内存在由内到外的体表部位代表区，Vim 的最靠内侧为口面部代表区，最外侧即靠近内囊部位是下肢代表区，中部为上肢代表区。靶点位置应与震颤最明显的肢体部位代表区相对应，因此上肢震颤时位置应稍偏内，下肢震颤时偏外，靠近内囊。

3）麻醉、体位和手术入路：患者仰卧位于手术床上，头部的高低以患者舒适为准，固定头架，常规消毒头部皮肤，铺无菌单，头皮切口位于冠状缝前中线旁开 2.5～3cm，直切口长约 3cm，局部 1% 利多卡因浸润麻醉，切开头皮，乳突牵开器牵开。颅骨钻孔、电灼硬脑膜表面后，"十"字剪开，电灼脑表面，形成约 2mm 软膜缺损，用脑穿针试穿，确定无阻力，以使电极探针能顺利通过，将立体定向头架坐标调整至靶点坐标后，安装导向装置。

4）靶点毁损：核对靶点位置后，先对靶点进行可逆性的毁损，射频针直径为 1.1mm 或 1.8mm，长度为 2mm，加热至 45℃，持续 60s，此时要密切观察对侧肢体震颤是否减轻，有无意识、运动、感觉及言语障碍。若患者症状明显改善，而又未出现神经功能障碍，则进行永久性毁损，一般温度为 60～85℃，时间 60～80s，超过上述温度和时间，毁损灶也不会增大。毁损从最下方开始，逐渐退针，根据丘脑的大小，可毁损 4～6 个点，毁损期间仍要密切注意患者肢体活动、感觉及言语情况，一旦出现损害症状，立即终止加热。毁损完毕后，缓慢拔除射频针，冲洗净术野，分层缝合皮肤。

5）术后处理：手术结束后，在手术室内观察约 30min，若无异常情况，将患者直接送回病房。最初 24～72h 内，继续进行心电监护及血压监测，并观察患者瞳孔、神志及肢体活动情况，直至病情稳定为止。应将血压控制在正常范围，以防颅内出血。患者可取侧卧位或仰卧位，无呕吐反应者可取头高位。手术当日即可进食，有呕吐者暂禁食。切口 5～7d 拆线，患者一般术后 7～10d 出院。

6）术后是否服药应根据具体情况，若手术效果满意，患者本人认为不用服药已经可达到满意效果，即使另一侧仍有轻微症状，也可不服药或小剂量服用非多巴胺类制剂。当然，如果另一侧症状仍很明显，严重影响患者生活，则需继续服用抗帕金森病药物，其服药原则是以最小剂量达到最佳效果。

（5）手术疗效：丘脑毁损术能改善对侧肢体震颤，在一定程度上改善肌强直。而对运动迟缓、姿势平衡障碍、同侧肢体震颤无改善作用。各家报道震颤消失的发生率在 45.8%～92.0%，41.0%～92.0% 患者的肌强直得以改善。

（6）手术并发症：①运动障碍 运动障碍多为暂时性，但少数可长期存在。偏瘫发生率约 4%，平衡障碍约 13%，异动症发生率 1%～3%。多因定位误差、血管损伤、血栓和水肿等累及邻近结构所致。②言语障碍术后发生率为 8%～13%。言语障碍表现为音量减小、构音障碍和失语症三种形式，多见于双侧手术与主侧半球单侧手术患者。言语功能障碍的发生与否，与术前言语功能无关。它们多为暂时性，常于数周后自行改善或消失。不过不少患者长期遗留有命名困难、持续言语症、言语错乱等。③精神障碍发生率为 7%～8%。④脑内出血可因穿刺时直接损伤血管或损毁灶局部出血，CT 检查可及时确诊得到相应处理。

2. 苍白球毁损术

（1）手术原理：在 PD 患者，由于黑质致密部多巴胺能神经元变性，多巴胺缺乏使壳核神经元所受到的正常抑制减弱，引起壳核投射于外侧苍白球（Gpe）的抑制性冲动过度增强，从而使 Gpe 对丘脑底核（STN）的抑制减弱，引起 STN 及其纤维投射靶点内侧苍白球（Gpi）的过度兴奋。STN 和 Gpi 的过度兴奋被认为是 PD 的重要生理学特征。这已被 MPTP 所致猴 PD 模型上的微电极记录和 2 - 脱氧葡萄糖摄取等代谢研究所证实。在 PD 患者也发现了类似的生理学和代谢改变。Gpi 过度兴奋的结果是通过其投射纤维使腹外侧丘脑受到过度抑制，从而减弱丘脑大脑皮质通路的活动，引起 PD 症状。一般认为 Gpi 电刺激术同苍白球毁损术（Posteroventral Pallidotomy，PVP）的作用原理一样。也是通过减弱内侧苍白球的过度兴奋或阻断到达腹外侧丘脑的抑制性冲动而实现抗 PD 作用的。

（2）手术适应证和禁忌证：

1）手术适应证：①原发性帕金森病至少患有下列四个主要症状中的两个：静止性震颤、运动迟缓、齿轮样肌张力增高和姿势平衡障碍（其中之一必须是静止性震颤或运动迟缓）。没有小脑和锥体系损害体征，并排除继发性帕金森综合征。②患者经过全面和完整的药物治疗，对左旋多巴治疗有明确疗效，但目前疗效明显减退，并出现症状波动（剂末和开关现象）和（或）运动障碍等不良反应。③患者生活独立能力明显减退，病情为中或重度。④无明显痴呆和精神症状，CT 和 MRI 检查没有明显脑萎缩。⑤以运动迟缓和肌强直为主要症状。

2）手术禁忌证：①非典型的帕金森病或帕金森综合征。②有明显的精神和（或）智能障碍。③有明显的直立性低血压或不能控制的高血压。④CT 或 MRI 发现有严重脑萎缩，特别是豆状核萎缩，脑积水或局部性脑病变者。⑤近半年内用过多巴胺受体阻滞剂。⑥伴有帕金森病叠加症状如进行性核上性麻痹及多系统萎缩。⑦进展型帕金森病迅速恶化者。⑧药物能很好控制症状者。

（3）术前准备和评价：患者要进行全面的术前检查，所有患者术前应进行 UPDRS 评分、Schwab 和 England 评分、Hoehn 和 Yahr 分级，还应对患者进行心理学测试、眼科学检查，术前常规进行 MRI 检查，以排除其他异常。术前 12h 停用抗帕金森病药物，以便使患者的症状能在手术中表现出来，至少术前 2 周停用阿司匹林及非激素类抗炎药物。全身体检注意有无心血管疾病，常规行血尿常规、心电图、胸透等检查，长期卧床及行动困难的患者，应扶助下床活动，进行力所能及的训练，以增强心功能。高血压患者应用降压药物使血压降至正常范围。如果患者精神紧张，手术前晚应用适量镇静药物。

（4）手术步骤：

1）靶点选择和定位：MRI 检查的方法基本上与丘脑电刺激术相同。由于 Gpi 位于视乳头后缘水平、视束外侧的上方，为了精确的计算靶点，MRI 检查要清楚地显示视束。为使 MRI 能够很好地显示基底核的结构，可将 Gpe 和 Gpi 分别开来。在轴位像上，Gpi 通常占据一个矩形的前外侧的三角部分，这个矩形的范围是中线旁开 10～20mm，在前后位像上 Gpi 从前连合一直延伸到前连合后 10mm。Gpi 的靶点坐标是 AC－PC 中点前方 2～3mm，AC－PC 线下方 4～6mm，第三脑室正中线旁开 17～23mm。

2）微电极记录和微刺激：微电极记录和微刺激对于基底核的功能定位是一种重要手段。利用微电极单细胞记录的方法先后在猴和人证实，苍白球内、外侧核团的放电特征不同，并发现 PD 患者通常在苍白球腹内侧核放电活动明显增加。因此，通过记录和分析单细胞放电特征、主被动关节运动和光刺激对细胞放电影响以及电刺激诱发的肢体运动和感觉反应，可以确定电极与苍白球各结构及与其相邻的视束和内囊的关系及其准确部位。微电极记录通常在预定靶点 Gpi 上方 20～25mm 就开始，根据神经元的不同放电形式和频率，可以确定不同的神经核团和结构（如内、外侧苍白球）。根据由外周刺激和自主运动所引起的电活动，可以确定 Gpi 感觉运动区的分布，而且微电极记录可以确定靶点所在区域神经元活动最异常的部位。微电极还可以被用于微刺激以确定视束和内囊的位置。应用微电极和微刺激在不同部位（内、外侧苍白球，视束，内囊）可记录到特征性电活动，通过微刺激所诱发的视觉反应（如闪光、各种色彩的亮点）和所记录到的闪光刺激诱发的电活动，可以确定视束的位置。微刺激所引起的强直性收缩、感觉异常等表现则可用于内囊的定位。

3）体位、麻醉与入路：基本同丘脑毁损术，头皮切口应为中线旁开 $3 \sim 3.5cm$。

4）靶点毁损：基本同丘脑毁损术。

5）术后处理：术后处理同丘脑电刺激术。

（5）手术疗效：苍白球毁损术对帕金森病的主要症状都有明显改善作用，尤其对运动迟缓效果好，它一般对药物无效或"关"期的症状效果明显，它对药物引起的症状波动和运动障碍也有很好的效果，对步态障碍也有作用。苍白球毁损术能够改善帕金森病患者个人生活质量，提高其生命活力和社会功能，而又不引起明显的认知和精神障碍。

（6）手术并发症：最近的许多研究表明，苍白球毁损术是一种死亡率和致残率较低的相对比较安全的手术。苍白球毁损术有可能损伤视束及内囊，因为这些结构就在苍白球最佳毁损位点附近，发生率约为 $3\% \sim 6\%$。苍白球毁损术急性并发症包括出血、癫痫、视觉障碍、术后语言困难或构音障碍、意识模糊、感觉丧失、偏瘫、认知障碍等；远期并发症很难预测，需定期随访和仔细询问。

3. 脑深部电刺激术（deep brain stimulation，DBS）

（1）手术原理：①丘脑腹中间内侧核（Vim）电刺激术：由于 DBS 核毁损术作用于 Vim 都能减轻震颤，因而有人认为 DBS 可能是通过使受刺激部位失活发挥作用，而这种失活可能是通过一种去极化阻滞的机制而发生的。此外，DBS 可能是激活神经元，但这种激活可能通过抑制或改善节律性神经元活动来阻滞震颤性活动。②苍白球内侧部（Gpi）电刺激术：Gpi 电刺激术治疗帕金森病的机制可能与丘脑电刺激术类似。Gpi 电刺激术引起的帕金森病运动症状的改善，很可能是因 Gpi 输出减少引起的。而 Gpi 输出的减少是通过去极化阻滞直接抑制（或阻滞）神经元活动，或者是激活对 Gpi 神经元有抑制作用的其他环路（即逆行激活）而产生的。③丘脑底核（STN）电刺激术：与 Gpi 电刺激术类似，STN 电刺激术对帕金森病的治疗作用也有几种可能的机制，包括：①电刺激直接使 STN 失活。②改变 Gpi 的神经元活动来激活 STN，这种改变可能是降低，也可能是阻滞其传导或使其活动模式趋于正常化。③逆行激动 Gpe，从而抑制 STN 及（或）丘脑的网状神经元，并最终导致丘脑神经元活动的正常化。

（2）电刺激装置与手术方法：

1）脑深部电刺激装置的组成：①脉冲发生器（IPG），它是刺激治疗的电源。②刺激电极由 4 根绝缘导线统成一股线圈，有 4 个铝合金的电极点。每个电极长 1.2mm，间隔 0.5mm。③延伸导线连接刺激电极和脉冲发生器。④程控仪和刺激开关（磁铁）。

2）手术方法：①局麻下安装头架。②CT 或 MRI 扫描确定把点坐标。③颅骨钻孔，安装导向装置。④微电极进行电生理记录及试验刺激，进行靶点功能定位。⑤植入刺激电极并测试，然后固定电极。⑥影像学核实电极位置。⑦锁骨下方植入脉冲发生器并连接刺激电极。

3）刺激参数的设置：DBS 的刺激参数包括电极的选择，电压幅度、频率及宽度，常用的刺激参数为：幅度为 $1 \sim 3V$，频率 $135 \sim 185Hz$，脉宽为 $60 \sim 90\mu sec$。患者可以根据需要自行调节，以获得最佳治疗效果而无不良反应或不良反应可耐受。可以 24h 连续刺激，也可以夜间关机。

（3）脑深部电刺激术的优点：①高频刺激只引起刺激电极周围和较小范围（2～3mm）内神经结构的失活，创伤性更小。②可以进行双侧手术，而少有严重及永久性并发症。③通过参数调整可以达到最佳治疗效果，并长期有效，即使有不良反应，也可通过调整刺激参数使之最小化。④DBS手术具有可逆性、非破坏性。⑤为患者保留新的治疗方法的机会。

（4）脑深部电刺激术的并发症：①设备并发症：发生率为12%，其中较轻微的并发症占了一半以上。感染的发生率仅1%，而且仅在手术早期出现。设备完好率为99.8%。②手术本身的并发症：与毁损手术并发症类似，但发生率低于毁损手术。③治疗的不良反应：包括感觉异常、头晕等，多较轻微且能为患者接受。

（5）脑深部电刺激术的应用：

1）Vim电刺激术：

a. 患者选择：以震颤为主的帕金森患者是Vim慢性电刺激术较好的适应证，双侧或单侧DBS手术都有良好的效果，Vim慢性电刺激术对帕金森综合征患者的运动不能、僵直、姿势和步态障碍等症状是无效的。对一侧行毁损手术的患者，需要进行第二次另一侧手术以控制震颤，也是慢性电刺激术一个较好的适应证。

b. 术前准备：同丘脑毁损术。

c. 手术步骤：丘脑Vim慢性电刺激术的靶点选择和定位程序与丘脑毁损术是完全一致的，只是在手术的最后阶段，当靶点已经确定并进行合理验证之后，采用了另外两种不同的技术。丘脑Vim慢性电刺激术的手术程序可以分为四个步骤：①影像学解剖定位。②微电极记录和刺激。③电极植入并固定。④脉冲发生器的植入。

d. 靶点选择：同丘脑毁损术一样，进行丘脑刺激术时其刺激电极置于丘脑Vim，其最初解剖靶点位置为AC-PC平面、AC-PC线中点后方4～5mm，中线旁开11～15mm。由于丘脑的解剖位置中存在个体差异，手术过程中还需对靶点进行生理学定位。

e. 靶点定位：同丘脑毁损术。

f. DBS电极植入：将一个经过特殊设计的C形塑料环嵌入骨孔，这个C形环上有一个槽，可以卡住DBS电极，并可用一个塑料帽将电极固定在原位。将一个带针芯的套管插入到靶点上10mm处，套管的内径略大于DBS电极针。拔出针芯，将电极针通过套管内插入，经过丘脑的脑实质推进剩余的靶点上10mm到达靶点。用一个电极固定装置，用于当拔出套管时将DBS电极固定在原位，保证DBS电极不移位。去除套管后，电极嵌入骨孔环上的槽内，用塑料帽将电极固定在原位。在这一阶段，电极针通过一个延伸导线连接在一个手持式的脉冲发生器上，并进行刺激，以测试治疗效果和不良反应。在许多情况下，由于植入电极时对靶点的微小的机械性损伤，有时出现微毁损效应，即患者的症状减轻或消失，这说明靶点定位准确。如果在一个很低的阈值出现不良反应，应该将电极重新调整到一个更加适当的位置。当保证电极位于满意的位置时，将DBS电极连接在一个经皮导线上，待术后调试，也可直接进行脉冲发生器的植入。

g. 脉冲发生器的植入：常用的脉冲发生器是埋入式的，可程控的，配有锂电池，可以发送信号维持几年。其植入的程序类似于脑室腹腔分流，患者全麻，消毒头皮、颈部及上胸部皮肤，术前给予静脉应用抗生素，患者取仰卧位，头偏向对侧，在锁骨下3cm处作一长6cm的水平切口。在锁骨下切口与头皮之间做一皮下隧道，将电极线从锁骨下切口经皮下隧道送到皮下切口。电极线用4个螺钉与脉冲发生器相连并固定，在头皮切口处将 DBS 电极与电极线相连，缝合切口。

h. 手术并发症：DBS 治疗震颤的并发症主要有三类：①与手术过程有关的并发症。②与DBS 装置有关的并发症。③与 DBS 刺激有关的并发症。

立体定向手术导致的颅内出血发生率仅为 1% ~ 2%。与 DBS 装置有关的并发症是机器失灵、电极断裂、皮肤溃烂及感染，这些并发症并不常见，发生率大约为 1% ~ 2%。

与 Vim 刺激有关的并发症有感觉异常、头痛、平衡失调、对侧肢体轻瘫、步态障碍、构音不良、音调过低、局部疼痛等。应该注意的是，这些并发症是可逆的，而且症状不重。如果刺激强度能良好地控制震颤，这些并发症也是可以接受的。实际上，Vim 慢性电刺激术的不良反应本质上与丘脑毁损术的并发症相似，二者最大的区别是由 DBS 引起的不良反应是可逆的，而丘脑毁损术的不良反应是不可逆的。

i. 手术效果：与丘脑毁损术相比，DBS 的优点是其作用是可逆性的。治疗震颤所用电刺激引起的任何作用，可以通过减少、改变或停止刺激来控制。DBS 另一个重要特征是可调整性，完全可以通过调整刺激参数使之与患者的症状和体征相适应。因此，DBS 技术的应用为药物难以控制震颤的手术治疗提供了新的手段。

Vim 刺激的效果已得到充分的证实，对帕金森病患者，控制震颤是 Vim 刺激唯一能够明显得到缓解的症状。治疗震颤最佳的刺激频率是 100Hz 以上，抑制震颤的刺激强度为 1 ~ 3V，在 Grenoble（1996）报道的一大宗病例中，Vim 刺激使 86% 的帕金森病患者震颤在术后 3 个月消失或偶尔出现轻微的震颤；6 个月时帕金森病患者震颤控制为 83%。Benabid 对 80 例 PD 患者行 118 例（侧）电极植入，随访 6 个月至 8 年，震颤的完全和近完全缓解率为 88%。

2）Gpi 电刺激术：靶点选择和定位同苍白球毁损术。Gpi 位于 AC – PC 中点前 2 ~ 3mm，AC – PC 平面下方 5 ~ 6mm，中线旁开 17 ~ 21mm 处。研究发现，STN 活动的增强及其导致的 Gpi 活动增强在帕金森病中起重要的作用。应用苍白球腹后部切开术（PVP）对运动不能及僵直进行的有效治疗中得到证实，一组 117 例患者综合分析显示，UPDRS 运动评分改善率为 29% ~ 50%。Laitinen（1992）统计苍白球切开术的并发症发生率为 14%，主要有偏瘫、失用、构音困难、偏盲等。双侧苍白球切开术更易致严重不良反应及并发症。而应用微电极记录及刺激术只能使这些并发症的发生率略有下降。尽管如此，用双侧 Gpi 刺激术治疗左旋多巴引起的运动障碍或开关运动症状波动时．所有患者的运动障碍都有改善。因此，Gpi 刺激术为双侧苍白球切开术的一种替代治疗，但 Gpi 刺激术后患者抗帕金森药物用量无明显减少。

3）STN 电刺激术：STN 电刺激术的靶点参数为 AC – PC 中点下方 2 ~ 7mm，中线旁开 12 ~ 13mm，但因为 STN 为豆状，体积小（直径约为 8mm），而且周围没有标志性结构，故难以将刺激电极准确植入 STN。

Benabid 及其同事对有严重僵直及运动迟缓的患者进行 STN 刺激术证实，包括步态紊乱的所有 PD 特征性症状均有明显效果。一组 58 例病例综合分析，在双侧刺激下，UPDRS 运动评分改善率为 42% ~ 62%，单侧者为 37% ~ 44%。双侧 STN 刺激还可缓解 PD 患者书写功能障碍，一般认为 STN 是治疗 PD 的首选靶点。

STN 电刺激术较少有严重的不良反应。年老及晚期的帕金森病患者术后可能有一段意识模糊期，偶尔也伴有幻觉，时间从 3 周到 2 个月不等。近年来，STN 刺激术已被用于临床，与丘脑电刺激术及苍白球电刺激术相比，STN 刺激术似乎能对帕金森病的所有症状都起作用，还可以显著减少抗帕金森病药物的用量，并且其治疗效果比 Gpi 电刺激术更理想，STN 电刺激术主要适应证是开关现象，也能完全控制震颤。

总之，应用 DBS 治疗帕金森病，应根据需治疗的症状选择靶点。DBS 仅仅是在功能上阻滞了某些产生特殊帕金森病症状中发挥重要作用的靶点，但由于它具有疗效好、可逆、永久性创伤轻微、适于个人需要、能改变用药等优点，DBS 正成为立体定向毁损手术的替代治疗方法。

（王海霞）

第六节　肌张力障碍性疾病

肌张力障碍是指一组以肌肉持续收缩引起扭转和重复动作或异常姿势为特点的临床综合征。在一些患者中，肌张力障碍严重影响患者日常生活，病情进展可危及生命，由于考虑到非多巴反应性肌张力障碍的药物治疗作用有限，所以从 20 世纪 50 年代初期就开始寻找其他的治疗手段，包括功能性外科治疗。尽管破坏性的手术（主要是丘脑毁损术和苍白球毁损术）已长时期开展，治疗了相当多的患者，在临床已取得了一定疗效，但目前脑深部电刺激（deep brain stimulation，DBS）新技术是一项较有希望的治疗。

一、肌张力障碍病因分型

（一）原发性肌张力障碍

包括原因不明的原发性肌张力障碍和遗传性原发性肌张力障碍。近年来越来越多的原发性肌张力障碍被认为与基因相关，如典型常染色体显性遗传型（DYT1 基因，9q34）、成人型颅颈肌型（DYT6 基因 8p21）、成人型颈肌型（18p）。典型常染色体显性遗传型肌张力障碍（以往称为变形性肌张力障碍）是由第 9 条染色体臂的 DYT1 基因突变所致，在早年发病；成人型颅颈肌型和成人型颈肌型常染色体遗传的基因位点分别是 DYT6 基因 8p2 和 18p，发病较晚且进展较慢。目前还认为在很明显的散发性的特发性局灶性肌张力障碍中，低外显率的常染色体遗传也可能起了重要的作用。

（二）继发性肌张力障碍

包括肌张力障碍叠加综合征、伴发于神经变性疾病中的肌张力障碍（如帕金森病、Huntington 病等）、伴发于代谢性疾病的肌张力障碍、其他已知原因的肌张力障碍（如核黄疸、中毒、外伤、肿瘤及血管畸形等）。

肌张力障碍按临床表现可分为全身性（如全身性扭转痉挛）、偏侧性、节段性（如痉挛性斜颈、Meige 综合征）及局灶性。

二、临床表现

本病常见于 7 ~ 15 岁之间儿童和少年，40 岁以上发病罕见，主要是躯干和四肢的不自主痉挛和扭转，但这种动作形状又是奇异和多变的。起病缓慢，往往先起于一脚或双脚，有痉挛性跖屈。一旦四肢受累，近端肌肉重于远端肌肉，颈肌受侵出现痉挛性斜颈。躯干肌及脊旁肌的受累则引起全身的扭转或作螺旋形运动是本病的特征性表现。运动时或精神紧张时扭转痉挛加重，安静或睡眠中扭转动作消失。肌张力在扭转运动时增高，扭转运动停止后则转为正常或减低，变形性肌张力障碍即由此得名。病例严重者口齿不清，吞咽受限，智力减退。一般情况下神经系统检查大致正常，无肌肉萎缩，反射及深浅感觉正常，少数患者因扭转发生关节脱位。

三、诊断和鉴别诊断

扭转痉挛是以颈部、躯干、四肢、骨盆呈奇特的扭转为特征，因而诊断可一目了然。但本病应与下列疾病鉴别：

1. 肝豆状核变性　多发生在 20～30 岁之间，病程进展缓慢不一，继之出现肢体震颤，肌张力增高，构音困难。肝豆状核变性时肢体震颤多为意向性震颤，有时为粗大扑翼样。肌张力增高为逐渐加剧，起初多限一肢，以后扩散至四肢和躯干。若肌强直持续存在，可出现异常姿势。此类患者常伴有精神症状，角膜上有 K–F 氏环。

2. 手足徐动症　若为先天性多伴有脑性瘫痪，主要是手足发生缓慢和无规律的扭转动作，四肢的远端较近端显著，肌张力时高时低，变动无常。扭转痉挛主要是侵犯颈肌、躯干肌及四肢的近端肌，而面肌与手足幸免或轻度受累，其肌张力时高时低，变动无常。症状性手足徐动症，常由脑炎后、肝豆状核变性或核黄疸引起。

3. 癔症　癔症性的不自主运动容易受暗示的影响，而且往往有精神因素为背景。再者，症状的长期持续存在可有力的排除癔症的可能性。

四、立体定向外科治疗适应证

手术适应证选择要考虑到患者预期的受益是否超过外科手术固有的风险，大多数局灶性肌张力障碍经肉毒素注射治疗可以获得满意的疗效。然而在偏侧性、节段性或全身性肌张力障碍中，这一方法因为涉及的肌肉太广泛而受到限制，药物治疗效果也往往令人失望。全身性肌张力障碍的立体定向毁损术适应证为年龄在 7 岁以上，病程超过 1～1.5 年，症状明显，药物及暗示治疗无效者可手术治疗。对于单侧肢体扭转，能独自生活，还可参加部分劳动者；或双侧症状严重，伴有明显球麻痹，智能低下，学龄前儿童均不适合手术。但是，近几年来 DBS 已广泛应用于肌张力障碍的治疗，在某些患者中取得了令人鼓舞的效果，DBS 是一种创伤小、可逆性的神经刺激疗法，因此，肌张力障碍的手术适应证也发生变化。全身性、偏侧性或节段性的原发性肌张力障碍发展至严重功能障碍，影响工作和生活者可考虑DBS 治疗，对继发性肌张力障碍，DBS 治疗效果不满意，适应证应严格掌握。

五、立体定向外科治疗方法

（一）毁损术

1. 手术方法　如能配合，可选择局麻，不能配合者选择全身麻醉。安装立体定向框架，靶点可选择苍白球内侧部（GPi），丘脑腹外侧核，包括腹嘴后核（Vop）、腹嘴前核（Voa）、腹中间核（Vim）及 Forel–H 区。靶点图像扫描、电生理定位、射频毁损及同术后处理"帕金森病立体定向手术毁损术"。绝大多数肌张力障碍患者有双侧肢体症状和轴性症状，需要双侧毁损术。如双侧毁损术，应分期（6 个月以后）进行，但即使分期手术，并发症也很高。由于 DBS 广泛应用，双侧毁损术的病例数越来越少。

2. 疗效和并发症　丘脑毁损术在 20 世纪 90 年代之前一直是严重的肌张力障碍较好的立体定向治疗方法。20 世纪 90 年代初期，重新应用苍白球毁损术治疗帕金森患者，可观察到损毁手术对左旋多巴诱导的运动阻碍，包括肌张力障碍手术后有显著效果，使一些研究者对原发性全身性肌张力障碍（Primary gener – alised dystonia，PGD）的患者采用了同样的苍白球毁损术治疗，取得了相当的成功。原发性扭转痉挛多呈缓慢进行性发展，预后不佳，多数在若干年因并发症死亡。少数患者病程到一定程度后停止发展或自行缓解。应用立体定向毁损术治疗，大约有 2/3 的患者反应良好，有中度至显著的症状改善。扭转痉挛的有效率为42% ~77%。但有一报道中有 16% 的患者症状较术前加重，且双侧手术不良反应更普遍。Cooper 统计的手术并发症发生率在 18%。主要表现为术后肌张力下降明显，行走不灵活，特别是下肢有拖步感，少数患者出现言语不清晰，吞咽困难。痉挛性斜颈、手足徐动症、Huntington 舞蹈病及肝豆状核变性等均有立体定向毁损术治疗报道，但报道的病例数都不多，但效果不理想或不肯定。

（二）DBS 手术

1. 手术方法　方法同"帕金森病 DBS"治疗。不能配合者选择全身麻醉。如有双侧肢体症状和轴性症状，应双侧同期植入刺激电极。国外靶点通常选择 GPi，但 GPi 刺激效果在术中和术后早期不明显，或者仅表现肌张力下降，刺激效果往往需要刺激数月后渐渐表现，并且 GPi 刺激所需的电压较高，脉宽较宽。所以国内大多数医院选择丘脑底核（STN）为刺激靶点，STN 刺激效果表现早，所需电压和脉宽与帕金森病相同。笔者在 2 例全身性肌张力障碍和 1 例以吞咽困难为主肌张力障碍患者中选择双侧 STN 刺激，均取得明显效果。

2. DBS 治疗原发性全身性肌张力障碍疗效　高频 DBS 模拟了损毁效应，而不引起脑的不可逆损伤，建议采用这一方法替代损毁术。有报道在 15 例 PGD DBS 治疗后，肌张力障碍评分平均下降了 81.3%，其中在 7 例 DYT1 – 阳性的 PGD 患者中，Burke – Fahn – Marsden 运动评分平均改善 90.3%。其他研究者用苍白球 DBS 治疗后也获得了很大的改善，包括 7 例PGD 患者，其中仅 2 例有 DYT1 突变。观察到的规律是 DYT1 突变与最大的改善程度相关联，达 86%。然而，也有苍白球 DBS 治疗 PGD 失败的报道，包括 DYT1 阳性的患者，这些患者尽管其电极确实植入靶点，但症状没有改善。因此并非所有这一疾病的患者对 DBS 手术都有反应，这与丘脑毁损术治疗结果类似，在相似的患者中，尽管其损毁部位是恒定的，但效果各异。PGD 患者用丘脑 DBS 治疗的报道很少，有 3 例患者，随访 6 ~36 个月，效果显示为中等（2 例患者）和较大（1 例患者）。

3. DBS 治疗继发性肌张力障碍疗效　继发性肌张力障碍患者从致病因素，临床体征，病情进展和长期预后来看，是一个多样化的群体。而且，许多患者可能隐藏了其他神经系统症状，如强直、痴呆、癫痫等。尽管如此，由于严重的功能障碍，一些患者也接受 DBS 治疗。在 5 例 Vim DBS 治疗的患者，其中 4 人效果较差，1 例外伤后的患者有改善。另有报道 2 例偏身肌张力障碍的患者在单侧苍白球 DBS 治疗后有改善，其中 1 人症状得到长期（4 年）持续改善。与之相反的是，有 2 个报道指出 4 例缺氧后肌张力障碍患者改善不完全或根本没有改善。当肌张力障碍伴有震颤或震颤样运动时，Vim 丘脑 DBS 治疗有一定价值，至少在改善震颤方面。遗传性变性肌张力障碍的患者用 DBS 治疗的报道很少，笔者在 1 例 Hunting-

ton 病患者中 GPi 进行双侧 DBS 治疗，症状得到长期（4 年）改善。

4. DBS 治疗颈肌张力障碍　3 例严重局灶颈肌张力障碍的患者肉毒毒素注射治疗无效，在双侧苍白球 DBS 治疗后肌张力障碍，疼痛和功能都有很大改善。其他也有类似报道，改善程度为 50% 左右，包括在 Meige 综合征的患者。DBS 治疗颈肌张力障碍比毁损术更有效。

（王海霞）

第七节　癫痫

癫痫是由各种原因引起的脑功能障碍综合征，即脑细胞群异常放电所致的发作性、暂时性的脑功能紊乱，具有反复性、阵发性、发作性特点。当病灶涉及功能区时，可出现运动、感觉、视觉、听觉、语言等方面的功能障碍，甚至伴有行为、意识及自主神经功能障碍等。

癫痫的外科治疗依据其起源部位不同，手术方式和术后效果也有所不同，手术总有效率可达 65%~97%。在我国，由于对癫痫手术缺乏正确认识，药物难治性癫痫手术治疗缺口高达 66.7%，这就需要神经外科工作者在提高手术技巧和癫痫知识普及方面不断努力，促进此项事业的发展。另外，开展难治性癫痫的手术治疗要求神经外科大夫不仅要有较高的手术技巧，更要在癫痫诊断、分类、用药、电生理及癫痫灶定位等方面有较深的知识功底，这对外科大夫来说无疑是一个挑战。

癫痫的分类对确定癫痫的诊断、指导内外科治疗和确定预后具有重要的意义。癫痫的分类十分复杂，早年的大发作、小发作、局限性发作及精神运动性发作的分类已远远不能满足专业工作者的需要。有关癫痫发作、癫痫及癫痫综合征的分类，迄今为止在国内和国际上都已有过很多种方法，目前，国际上较为通用的癫痫分类标准仍沿用 1989 修改后的方案。

一、国际癫痫发作的临床和脑电图分类（1989）

（一）部分性发作（Partial seizures）

发作起始症状和脑电图特点均提示痫性放电源于一侧大脑半球，向周围正常脑区扩散可扩展为全身性发作。凡有意识障碍者称为复杂部分性发作，余者为简单部分性发作。

1. 简单部分性发作

（1）伴运动症状的简单部分性发作：

1）局灶运动不伴有进展扩延：仅有局灶运动的发作，多见于癫痫灶对侧的肢体或面部抽搐。

2）局灶运动有进展扩延：一般意识保留，但有时可引起意识丧失甚至全身惊厥发作。

3）旋转性发作：发作时头向一侧转动，通常转向放电的对侧。

4）姿势性发作：发作时一侧肢体外展，肘部半屈，常有向该侧手部作注目的动作。

5）发音性发作：若语言受影响，表现为短暂失语或偶尔发出声音。若部分性语言受影响可表现为不自主的重复一个音节或短语。

6）Todd's 麻痹：部分性运动发作之后，最先受累的部位可产生局限性暂时性瘫痪，称为 Todd's 麻痹，可持续数分钟至数小时。

7）部分性癫痫持续状态：部分性发作连续。

（2）伴躯体感觉或特殊感觉症状的简单部分性发作：

1）躯体感觉性发作：是由于主管躯体感觉的皮质异常放电所致。一般为针刺感或麻木感，偶尔可有本体感觉或空间感知障碍。和运动发作一样亦可像杰克森发作那样扩散，并可发展成复杂部分性发作或全身强直—阵挛发作。

2）视觉性发作：根据在视觉皮层和联合区域的放电不同，临床表现为从闪光到结构性视觉现象，包括人物和景色。

3）听觉性发作：与视觉性发作相似，可以是简单的音响，亦可为高级的组合功能表现，如音乐。

4）嗅觉性发作：常为难闻或令人讨厌的气味。

5）幻觉性发作：可以是令人愉快的味道，或令人讨厌的味幻觉。

6）眩晕性发作：症状包括空间坠落感，飘浮感，或在水平或垂直面的运动性眩晕。

（3）伴自主神经症状的简单部分性发作：包括上腹部不适感，呕吐，面色苍白，潮红，出汗，竖毛，瞳孔散大等。

（4）伴精神症状的简单部分性发作：出现精神症状属于高级脑功能障碍，这些症状多伴有意识障碍，因此精神症状多属于复杂部分性发作。但只要不伴有意识障碍，仍属于简单部分性发作。

1）言语障碍性发作。

2）记忆障碍性发作：表现力记忆失真，如时间或感觉失真，梦样状态，旧事闪现，或以往没有经历过的事情好像以前体验过，即似曾相识感，似不相识感，似曾听过或未曾听过感，偶尔作为强迫思维的一种形式，患儿可经历一种快速的往事回忆，即所谓全景视幻觉。

3）认识障碍性发作：包括梦样状态，时间感知的歪曲，不真实感，分离状态或人格解体感等。

4）情感性发作：发作时可有极度的愉快感或不愉快感，恐怖，伴有自卑及抵制感的强烈抑郁。但发作仅数分钟。

5）错觉性发作：为一种感知觉的歪曲，表现为物体变形。可出现多种视觉错觉。同样亦可有听觉错觉。

6）结构性幻觉性发作：幻觉可以是体觉性、视觉性、听觉性、嗅觉性或味觉性。

2. 复杂部分性发作　复杂部分性发作与单纯部分性发作的根本区别在于有意识障碍。其发作时脑电图为单侧或双侧放电，弥散或局限于颞或额颞区。发作间期脑电图为单侧或双侧往往不同步的局限性放电，通常位于颞或额区。

（1）以简单部分性发作开始逐渐出现意识障碍者：

1）无其他伴随症状者。

2）伴有简单部分性发作之各类症状者。

3）伴自动症症状者：自动症是在癫痫发作过程中或在发作后意识模糊下出现的或多或少协调适应的不自主动作，事后往往不能回忆。自动症可以是发作时正在进行的动作的延续，亦可以是在意识障碍的同时出现的一种新的动作。可有饮食自动症（咀嚼、吸吮、咂嘴、吞咽、流涎等）、情感自动症（恐惧、惊奇、愤怒、欢快等）、姿势自动症（简单的或复杂的针对自身或环境的动作）、行为自动症（表现为无意识的奔走，奔跑，爬高等）、语言自动症（自言自语等）。

（2）发作开始即伴有意识障碍者：无其他伴随症状者、伴有简单部分性发作之各类症状者、伴有自动症症状者。

（3）部分性发作继发全面性发作：简单部分性发作发展为全身性发作、复杂部分性发作发展为全身性发作、简单部分性发作发展为复杂部分性发作再继发为全身性发作。

（二）全面性发作

1. 失神发作

（1）仅有意识障碍的发作：单纯失神而无其他异常表现。

（2）伴有轻微阵挛成分的发作：发作开始与单纯失神一样，但可出现眼睑，口角或其他肌群的阵挛性动作。

（3）伴有失张力成分的发作：发作时维持姿势和四肢的肌肉张力减低，可致头下垂，偶尔可引起躯干前倾、双臂下坠、持物无力，极少患儿可因肌张力减低而跌倒。

（4）发作时可有肌肉强直性收缩引起伸肌或屈肌张力对称性增高。如患儿站立可出现头向后仰、躯干后弓、导致后退。亦可能头被强直的拉向一侧。

（5）伴有自动症的失神：失神发作时出现自动症，可见似有目的地动作和舔唇、吞咽、抚弄衣服，或无目的地行走等。

（6）伴有自主神经成分的失神：发作时除失神外，还可出现自主神经的症状。

（7）以上失神发作可混合发生。

2. 非典型失神发作

（1）开始和停止均较典型失神发作慢，不太突然且常有较明显的肌张力改变。

（2）Ictal – EEG：不规则的棘慢波综合，亦可为快活动或其他阵发性电活动，通常为双侧性，但常不对称，不规则。

（3）Interictal – EEG：背景波往往不正常，并有不规则，不对称的棘波，棘慢波综合发放。

（4）不易为过渡换气所诱发，常为弥漫性脑病变的表现，预后较差，多伴有智力低下。

3. 肌阵挛发作

（1）突然、短暂、触电样肌收缩，可遍及全身或局限于面部、躯干或四肢，有时仅累及个别肌肉或肌群。

（2）主要发生在入睡前后或醒觉前后，有时因意志性动作所加重，有时可能很规则重复发生并形成肌阵挛持续状态。

（3）多见于 West 和 L – G 综合征。

（4）Ictal 和 Interictal EEG：多棘慢波和棘慢波，

4. 阵挛性发作

（1）见于 GTCS 中没有强直成分时，为重复的阵挛动，在阵挛频率减少时，抽动的幅度不变，发作后恢复较快

（2）Ictal EEG：10Hz 或 10Hz 以上的快活动和慢波，偶见棘慢综合。

（3）Interictal EEG：棘慢波或多棘慢波综合放电。

5. 强直发作

（1）为一种僵硬的、强烈的肌收缩，使肢体固定在某种紧张的位值，眼和头常转向一侧，有时还进展到整个身体转动。

（2）面色变化：不变－苍白－潮红－青紫。

（3）眼睁开或紧闭，眼结膜对刺激不明感，发绀发展时瞳孔散大。

（4）强直性轴性发作，可有头、颈、躯干的伸展。

（5）Ictal EEG：低波幅的快活动或 9～10Hz 以上的快节律，频率渐减而波幅渐高。

（6）Interictal EEG：依年龄而论，背景波谱不正常，或多或少地有节律性尖慢波放电，有时不对称。

6. 强直—阵挛发作

（1）为全身性发作中最常见者，多见于儿童，婴幼儿常表现不典型。

（2）Ictal EEG：10Hz 或 10Hz 以上的节律，在强直期频率渐减，波幅增高，在阵挛期被慢波所中断。

（3）Interictal EEG：多棘慢波或棘慢波综合，有时有尖慢波放电。

7. 失张力发作

（1）失张力发作又称站立不能发作，表现为肌张力突然丧失。可以是部分肌肉，导致头下垂及下颌松弛，或一个肢体的下垂。

（2）若所有肌肉张力丧失而导致患儿跌倒于地，当发作非常短暂时称作跌倒发作（Drop attacks）若有意识丧失也极短暂。较长时间的失张力发作时则为逐渐倒下，持续松弛状态。

（3）Ictal EEG：多棘慢波综合，平坦或低波幅快活动。

（4）Interictal EEG：多棘慢波综合。

二、致病灶的定位诊断

癫痫手术前评估的重点是要精确地寻找出致病灶，明确其部位和范围，手术时尽可能做到全部切除致痫区，又不至于产生严重的神经功能障碍，达到癫痫手术的预期效果。由于近年来新的诊断技术的飞跃发展，特别是 CT、MRI、SPECT 的应用及脑电生理检查的不断改进，有效地提高了对致病灶的诊断能力，也促进了手术治疗癫痫，特别是对顽固性癫痫，取得了公认的疗效。在介绍癫痫灶具体定位方法之前，先要了解与手术致痫灶相关的几个概念。

（一）致痫灶诊断的相关概念

1. 刺激区

（1）定义：经脑电图检查在癫痫发作间歇期产生棘波（痫样放电）的脑皮质区。人们根据大量的常规 EEG 的经验，在有临床癫痫发作的患者，常在一定的脑皮质区出现癫痫发作间歇期的棘波。该部位及其棘波常是癫痫发作的一个最好标志；发作间歇期的棘波对诊断来说亦是一个重要标志；而且发作间歇期棘波的部位，对确定癫痫的类型也是至关重要的。因此，一般认为发作间歇期棘波不与临床癫痫发作相一致，没有棘波并不能排除癫痫的诊断。一般情况下，刺激区比致痫区要大。

（2）检查方法：有许多方法可查出刺激区的部位和范围，如头皮电极、硬膜外或硬膜下电极、深部电极等。但因电极放置的部位不同，刺激区可不尽相同。刺激区概念的主要限制因素是依赖于发作间歇期痫样放电，易有主观性，并具易变性。

2. 起搏区或称发作起始区

（1）定义：引起临床癫痫发作开始的脑皮质区，称为起搏区，这是一电生理概念，是致痫区的一个有效标志。

（2）检查方法：可用多种方法查出，但有其限制。因起搏区小，位置深在，故头皮EEG不易记录到，硬膜下或硬膜外及深部电极又受放置位置或插入部位限制，而深部电极则是最敏感的。还可用 PET、SPECT 寻找，但必须在发作时进行检测，故应用又受限。起搏区是致痫区整体的一部分，一般在刺激区之内，极少情况下位于刺激区之外。起搏区总是可以手术切除的，但在手术切除起搏区后，有可能它处的致痫区（潜在的）还可以引起癫痫发作。

3. 症状产生区

（1）定义：产生初期临床症状的脑区，称症状产生区。

（2）检查方法：可通过观察患者的行为和主诉了解。一般说来，发作期的行为改变是癫痫发作放电从起搏区扩散到相当距离后才出现。例如，发源于内侧颞区的精神运动性癫痫，放电时局限在杏仁海马区，患者常无症状；当放电扩散至颞叶其他部位或颞叶外的边缘结构时，才出现精神运动性癫痫发作的先兆和主要的症状。初期的癫痫发作症状可用来确定致痫区，但仅有定侧价值。初期的症状是起搏区的一个较好的标志，起搏区和症状产生区仅部分相一致性。

症状产生区和致痫区有可能部分相一致，癫痫发作常以同一方式从致痫区扩散，另一方面，起源于不同皮质区的癫痫发作，还可出现同一样式的发作期症状，从一个或多个致痫区扩散至同一个症状产生区。如症状产生区位于辅助运动区时，可表现为局部强直性癫痫发作。症状产生区可由额底区、前内侧额区至辅助运动区、内侧顶枕区，以及辅助运动区本身激活而发生症状，只是在最后一种情况下，症状产生区与致痫区才部分相一致。

4. 功能缺失区

（1）定义：非癫痫的功能障碍皮质区，或发作间歇期功能异常的脑区，称为功能缺失区。

（2）检查方法：可经神经系检查、神经心理学测试、Wada 试验、SPET、PET 和 EEG查出。但功能缺失区并不一定指示有致痫性。功能缺失区可由皮质的结构性损害引起（可以是致痫病灶）。

5. 致痫病灶

（1）定义：致痫病灶是直接引起癫痫发作的脑结构性异常。

（2）检查方法：现代影像技术显著地提高了术前查出致痫病灶及其范围的能力。在某些情况下，还能预测出性质、肿瘤或 AVM。然而，并不是经神经影像技术查出的每个病灶都是致痫病灶。对部分性癫痫发作的患者神经影像技术发现的结构性病灶，一般来说致痫区就在它的邻近部位。可是亦有例外情况，致痫区可以在一个病灶的远隔部位。

致痫病灶与致痫区常不一致，但亦可一致，在浸润性肿瘤患者，致痫病灶与致痫区大致相等，切除病灶后常能获得优良效果。而在非浸润肿瘤患者，致痫区常在致痫病灶附近的皮质内，若单纯切除病灶常无效果，应该切除病灶和附近皮质内的一个致病区才会有效。故外科医师不仅应切除一个致痫病灶，而且还应切除附近的致痫区，以期获得优良的效果。某些病灶，如灰质异位和错构瘤、海马硬化显然是致痫的一个标志。对海马硬化的患者来说，致痫区大于致痫病灶。

6. 致痫区

（1）定义：致痫区是指引起临床癫痫发作的脑皮质区。

（2）致痫区与临床癫痫发作的关系：要想癫痫发作完全消失，必须足够地切除致痫区皮质。癫痫患者的致痫区可有 1 个或 1 个以上。致痫区和非致痫区的界限，仅凭目前的检查方法尚无法划分得很清楚。确定致痫区对癫痫切除手术至关重要。致痫区如能完全切除，手术效果就会相当满意。起搏区肯定是致痫区的一部分。致痫区最好的指标是什么？至今尚未定论。切除整个刺激区是不恰当的，以症状产生区和功能缺失区来说明致痫区的边界不是一个好的标志，故不可用来确定切除的范围。致痫区不是一直不变的，既可以是小的、单个或多个的，也可以是继发性致痫区。致痫区可以在致痫病灶之内或邻近或远隔部位。

致痫区可以代替致痫灶，后者通常只是代表癫痫发作起源于脑的一个很小，很窄的区域。本章鉴于习惯沿用已久，仍用致痫灶这一名称。

（二）致痫灶的定位诊断

致痫灶的定位诊断国内外学者一致认为以采用综合性检查诊断程序为宜。虽然目前视频脑电图，脑磁图，PET 等多种先进的定位手段应用于癫痫定位诊断的临床，但因侧重点不同，且对不同类型和不同部位的癫痫定位各有缺点，因此还没有那一种方法能够完全取代其他手段。国内外很多癫痫治疗中心，对手术前癫痫患者的诊断，特别是对致痫灶的确诊，都制定了自己的常规和检查步骤，其主要检查内容是相同的，只是检查顺序及个别特殊检查的要求略有不同。一般情况下，临床表现＋影像学表现＋脑电诊断是最基本的定位方法，如果三者的结果完全吻合，一些定位明确的患者便可以手术治疗。但是还有很大一部分癫痫患者上述三种手段的定位结果是不能很好吻合的，这就需要应用一些更先进的仪器或颅内埋藏电极寻找更多的证据。国内各癫痫外科中心根据本单位条件不同，分别采用不同的综合定位手段。如临床表现＋影像学表现＋脑电诊断＋脑磁图，临床表现＋影像学表现＋脑电诊断＋SPECT 等。但无论哪种定位手段都应首先重视患者的发作症状和临床表现。

1. 癫痫灶的临床诊断

（1）采集病史：认真听取患者的主诉及诊治过程，特别是仔细地询问首次发作表现及变化过程。这对癫痫灶的定位是最基本的，也是非常有价值的诊断方法。尽可能详细采集抽搐发作前的先兆及首发症状，因为这些对癫痫灶的诊断具有一定的定位意义。

一般来说，特殊嗅味的嗅幻觉先兆，致痫灶在额叶眶回部或颞叶海马沟回；幻听、幻视，优势半球语言障碍，并且头转向一侧时，多为颞顶叶外侧后部病变；陌生感，难以形容的情感，解释性错觉，多为颞叶海马和内侧底面、边缘叶的病变；上升性胃部不适、恶心、呃逆、面色苍白或潮红，呼吸暂停，瞳孔扩大，恐惧、惊慌、幻嗅时，致痫灶多位于颞叶杏仁核；前庭幻觉，难以形容的情感，病变常位于被盖、Reil 岛叶；视物变形，似曾相识，旧事如新，均为颞叶病损。

（2）症状与体征：癫痫患者的症状和体征是确定致痫灶的重要依据，根据神经系统定位诊断方法，可协助对致痫灶定侧或定位。有条件的医院应专门设有视频脑电图的长时间监测，目的在于能观察到发作时的症状，又可同时记录到发作时的脑电改变，可提高术前致痫灶定侧或定位的确诊率。

自动症是颞叶癫痫最常见的表现之一，半数以上患者病变在颞叶，生活中常不被认识和重视，医生不注意询问目击者（患者家属及旁观人）也就不易发现。自动症多突然开始，患者意识模糊，做出一些使人难解的自行活动的动作，持续仅数秒、数分钟，多则 10 多分钟，患者自己可全然不知发生情况。自动活动简单时表现为伸舌、咂嘴、咀嚼、吞咽、摸索和点头；复杂时如解扣脱衣，翻动物品，刻板活动，言语重复等。严重时白天有神游，夜间有梦游。有咀嚼自动症表现的精神运动性发作时，80% 为颞叶癫痫，致痫灶常位于颞叶内侧区域；而以姿势性活动为表现的自动症，其致痫灶 75% 在额叶内侧皮质、扣带回前部。

具有基本症状的部分性发作，常由局限性致痫灶引起。如局限运动发作，致痫灶大多位于对侧半球中央前回相应皮质运动区，且于发作后出现一过性肢体肌力减弱或消失，称 Todd 瘫痪；头眼和身体转向一侧发作时，致痫灶常在对侧半球额中回后份。手向一侧外上方举起，头和眼也转向手的方向，致痫灶在对侧半球内侧面中央沟辅助运动区。

局限性感觉发作，限于一侧肢体阵发性发麻或触电、蚁爬感、致痫灶在对侧半球中央后回相应的皮质感觉区。

自主神经性发作，如面红或苍白，血压升高，心慌出汗，恶心呕吐，肠鸣腹痛，嗜睡等，其致痫灶多在间脑。

上述临床定位诊断，是癫痫灶诊断的基础，但并非绝对不变，它只是提供分析寻找癫痫灶时参考的依据。故癫痫灶的临床诊断，应结合 EEG、MRI、PET 及 MEG 等检查，去伪存真，仔细分析，才能在术前做出比较精确的定位诊断。

2. 癫痫灶的脑电诊断　癫痫的本质是神经元的异常放电，大量异常兴奋冲动形成同步化节律，在脑电图上形成高波幅病理波，故头皮 EEG 目前仍是术前诊断癫痫灶最重要的，又是最经济、方便的检查手段，各种 EEG 检查也是癫痫灶定位最基本和最先要考虑的检查。

反复多次常规 EEG 能提高发作间期癫痫灶的检出率，大宗病例报道，常规觉醒 EEG 记录到癫痫样放电（棘波、尖波、棘—慢综合波、尖—慢综合波和阵发性活动等）约 40%。为了发现更多的脑电异常以便对癫痫灶定侧、定位，可采用多种不同的诱发方法，常用的有过度换气、闪光刺激、睡眠或剥夺睡眠和药物（美解眠）等。还可针对不同的脑皮质部位，可采用不同的特殊电极，常用的有蝶骨电极、鼻咽电极、鼻筛电极、眶上电极、卵圆孔电极等。术前介入性 EEG 检查，如将电极置入硬膜外（下）或脑内深部，可精确定位。

随着现代科技的进步，EEG 已发展到自动、快速和时空直观化，长程 EEG 监测技术如视频脑电图（VEEG），按国际 10/20 系统放置头皮电极，并可根据需要对导联进行编排，作 24h 实时记录。VEEG 能全面地反映各种生理状态和各种刺激下的脑电活动，故容易捕捉到癫痫这种发作性疾病的一过性脑功能障碍。当癫痫短暂暴发时，在及时捕捉癫痫样放电同步记录患者发作表现的同时，可以精确记录出异常波发放频率、波形、波幅，硬盘通过主机回放系统重放，借助软件分析和人工判断，做出异常波定量处理分析，癫痫定性、分型和定位准确率可达 95% 以上。为难治性癫痫患者考虑手术切除癫痫病灶，进行术前评价及确定手术范围时提供可靠信息。

正式开颅手术时，癫痫灶的切除必须在皮质电图（ECoG）指导下进行，必要时加用深部电极探查深部隐蔽性癫痫灶，在这种技术监测下，病灶和正常组织之间的区分可达毫米级，使手术有可能做到在准确切除全部病灶的同时，又保护正常脑组织功能，直至复查术野异常放电完全消失。

许多学者认为，皮质电图和深部电极探测仍是癫痫灶定位的"金标准"，EEG 只能确定癫痫，而不能确定癫痫病因。

3. **影像学诊断**　癫痫影像学检查的主要目的是寻找最可能和最重要的潜在病因。婴儿和儿童癫痫的主要病因有先天发育畸形，如神经元移行异常引起的脑皮质发育异常，神经皮肤综合征等。大龄儿童和成人癫痫的主要病因是肿瘤和外伤后遗损害。60 岁以上的初发癫痫的最常见原因是脑血管疾病。在各个年龄组中还应考虑到感染性疾病和血管畸形引起癫痫的可能性。长期癫痫发作者，尤其是复杂部分发作，海马硬化是主要的影像学所见。目前，影像学主要包括 CT、MRI 等。

CT 的优点是检查时间短，几分钟内即可完成；不受磁性物质的限制，例如心脏起搏器、动脉瘤检查上的金属夹等（是磁共振检查的禁忌证）均不妨碍 CT 检查。CT 显示骨皮质和骨松质的细微结构以及钙化优于 MRI。

MRI 较 CT 有更高的软组织分辨率，对于诊断脱髓鞘病（脑白质病）、脑炎、脑缺血、早期脑梗死和低度分化胶质瘤等疾病，MRI 优于 CT。此外，MRI 还有多方位成像的优点。即一次扫描可以分别获得横断面、冠状面、矢状面和任意方向的层面图像，另外 MRI 一般没有骨骼和金属产生的伪影，这对于显示颞叶病变是很重要的。近年来应用于临床的 3T 核磁共振可更好地显示颅内微小结构的异常，对寻找癫痫病因起到很大作用。下面仅将海马硬化、灰质异位、低级别胶质瘤等易引起癫痫发作，且在影像学上容易被忽视的病变做一简单介绍。

（1）海马硬化：海马硬化的磁共振图像典型表现为癫痫灶同一侧的海马不对称变小或萎缩，受累海马在 T_2 加权像上为高信号。高信号的原因可能是胶质增生或水肿，或胶质增生合并水肿。这种异常信号最常见于海马体部，异常信号一般也仅限于海马。其他比较次要的或可靠性较差的表现为同侧颞叶萎缩、颞角扩张。之所以可靠性较差，是因为正常人也可以有一侧颞叶和颞角不对称。应用多个 MRI 标准可以增 MRI 诊断的可信度，海马容积测量可以提高海马硬化的诊断的可靠性。

（2）脑皮质发育异常：脑皮质发育异常与儿童和青少年癫痫发作有密切关系。过去，这种异常很难在生前发现，多在尸检标本上见到。近年来由于影像技术的进步，尤其是 MRI 技术的应用，很多脑皮质发育异常均能被明确诊断。这种皮质发育异常引起的难治性癫痫，很多可以手术切除异常皮质而获得治愈。因而脑皮质发育异常的 MRI 诊断越来越受到注意和重视。

灰质异位是原本应位于大脑皮质的神经元或神经细胞，有异常的定位，原因是室管膜附近的神经母细胞在向大脑表面移行过程中发生障碍。典型的灰质异位位于侧脑室旁或在大脑半球侧裂两旁的白质内。异位灰质在各种回波序列上均与正常脑灰质等信号，灰质异位可能是引起癫痫的比较常见的原因。

（3）低级别胶质瘤。

4. **磁共振波谱分析和功能性磁共振**　磁共振波谱分析是一种利用核磁共振现象和化学位移作用进行一系列特定原子核及其化合物分析的方法。目前医用 MRS 主要的原子核有 ^1H、^{31}P，^1H MRS 常用来测量体内微量代谢产物，如肌酸（Cr）、胆碱（Cho）、γ – 氨基丁酸（GABA）、谷氨酸（Glu）、谷氨酰胺（Glu）、乳酸（Lac）和 N – 乙酰门冬氨酸（NAA）等，根据代谢物含量的多少，分析组织代谢的改变。

癫痫的组织病理学改变为神经元损伤和神经胶质细胞增生。NAA 主要存在于神经元内，是神经元功能的标志物，其含量下降常提示神经元功能受损或丧失。Cho 和 Cr 在神经元和神经胶质内均被发现，细胞研究证明，异形胶质细胞和少突胶质细胞内 Cho 和 Cr 含量明显高于神经元，故 Cho 和 Cr 增加提示有神经胶质增生。因而可用 ^{1}H MRS 对 NAA、Cho 和 Cr 峰值以及 NAA/Cr、NAA/（Cho + Cr）比值的分析来诊断癫痫。^{1}H MRS 还可测定 Glu、Gln、GABA 等 3 种氨基酸神经递质来诊断癫痫活动。癫痫患者 ^{1}H MRS 表现特点有 NAA 减少、Cho 和 Cr 增加、NAA/Cr 和 NAA/（Cho + Cr）比值下降。

脑功能磁共振成像（fMRI）是一种新的研究人脑功能的方法，其基本方法对大脑皮质进行有特定规律的刺激，同时以特定序列扫描皮质，最后经过计算机工作站对所得到的数据进行处理，其中脑血流灌注变化最符合刺激变化规律的那部分大脑皮质被认为是所研究的大脑功能区。癫痫患者致痫灶放电时 fMRI 可发现异常活动脑区，对癫痫的定位有一定帮助。

5. 脑磁图　脑磁图是近年发展起来的通过探测颅内异常电磁信号来定位癫痫灶的仪器。它的基本原理是人脑皮层细胞正常或异常的电活动均可产生微弱的磁场，为了测量这种微弱的磁信号，将一种超导放大器放在患者头上，自动记录电磁场变化。再把这种信息通过计算机融合到患者的 MRI 图像上。这种复合图像既能反映颅内异常电磁信号，又能表现解剖结构的改变。这种把脑磁图和 MRI 联合起来的方法，被称为磁源成像。研究表明与脑电图相比，脑磁图拥有更精确的时间分辨率和空间分辨率，因为电磁信号可以毫无阻碍地通过颅骨，从而提供比较准确的定位信号，而脑电信号在到达记录电极以前，已被电极与皮质间的组织干扰而失真。另外，脑磁图可以进行大脑听觉、视觉、躯体感觉、运动等功能区的定位，并显示功能区与致痫灶及病变的关系，为癫痫外科手术安全切除致痫灶和保护功能区不受损伤提供了依据。

6. 单光子发射断层扫描　SPECT 是把核素应用于 CT 的一种新的无损伤性脑功能测定方法，通过脑组织摄取核素并重建放射性核素在脑内的分布图像，来发现脑内局部的血流量改变。在正常情况下，断层扫描测得每 100g 脑组织每分钟的血流量是 60～80ml。生理刺激，如阅读、计算、肢体运动、疼痛刺激等，可使相应的局部组织血流量增加。在癫痫发作期间，也可见到血流量增加的高灌注图像，而在发作间期，则为低灌注改变，但偶有正常或高灌注改变。

7. 正电子发射断层扫描　PET 是将发射正电子的放射性核素标记物引入人体内，用 γ 探测器在体外多方位摄取体内脏器放射性核素的立体分布，再经计算机综合加工并重建图像而得到脏器的断层图像。与 CT 和 MRI 相比较，它不仅是结构图像，更重要的是功能图像，能反映局部脏器的生理和生化改变。它可检测脑内的血流量、血容量、氧耗量、葡萄糖的代谢率等。通过对局部组织的功能测定，可发现局部的脑功能障碍。一般在癫痫发作期，局部组织代谢增高。相反在发作间期则为低代谢改变。

8. 颅内电极脑电图　在很多情况下，受头皮、颅骨和一些日常活动的干扰，特别是发作时肌电活动的影响，头皮 EEG 并不能提供痫样放电起源的足够证据，也常遇到影像学所见的病灶与头皮脑电图定位信息不符合、致痫灶与功能区关系密切等情况，需要考虑应用颅内埋置电极。目前认为硬膜下埋藏电极脑电图是癫痫灶定位诊断的金标准。但是埋藏电极的准确放置有赖于前期临床、长程视频脑电图及影像学等提供的初步定位信息。

颅内电极埋置的对象：①头皮脑电图中伪差干扰难以定位，或异常放电弥散但根据临床特征判断有单一起源可能。②影像学所见病灶与头皮脑电图定位不一致。③颞叶癫痫不能定侧，或一侧广泛异常放电需要确定范围。④致痫灶与功能区关系密切，需术前确定功能区，设计精确切除方案。而①无创检查不能提供预置颅内电极部位的信息。②情绪不稳定、精神症状较重者。③患者及家属对可能出现的并发症不能理解者，不宜应用颅内电极。

深部电极包括深部电极、条形或栅格电极，其触点6～32个不等。深部电极的埋置需应用立体定向系统，在磁共振扫描图上计算靶点坐标，一般情况下杏仁核、海马头部、影像学病灶或其周围常常是电极埋置的靶点。深部和条形电极均可通过局麻下颅骨钻孔放入靶点或硬膜下皮层表面。栅状电极的放置需行开颅手术。

颅内电极可以敏感地捕捉到发作初始期的异常放电，最具代表性的放电形式是低幅快节律、棘波或尖波节律。异常放电较局限时，提示致痫灶与电极相邻近；异常放电较弥散时，提示致痫区广泛、致痫灶多发或电极远离致痫灶。分析对应的电极位置，可进一步确定致痫灶的解剖位置及范围。

当致痫灶与皮层重要功能区相邻近时，需要确定二者的空间关系，才能保证手术不损伤功能区。中央区皮层的定位可借助颅内电极记录体感诱发电位，确定肢体的感觉区；亦可行皮层刺激（0～10mA、30Hz、0.1ms 恒流刺激）确认肢体、头面部运动和感觉区；可通过皮层刺激时患者阅读、复述、问答、记数等功能变化判断语言区的范围。

近年来，颅内埋藏电极技术应用逐渐广泛，但其仍存在感染、出血、脑脊液漏、增加手术费用和患者痛苦等很多不利因素，各癫痫中心应慎重开展。

9. Wada 试验　Wada 试验又称阿米妥试验，其经典方法是从颈动脉注入一定量的阿米妥钠，选择性地暂时麻醉一侧大脑半球，并且观察其对语言和运动等方面的影响，以此来判断大脑半球的优势侧。尤其对拟行大脑半球切除患者的术前脑功能评定有很好的指导意义。目前因国内无阿米妥钠生产，其临床应用受到限制。

10. 神经心理评估　手术前检查患者的高级皮质功能，一方面可帮助致痫灶的定侧；另一方面也可为颞叶癫痫的进一步明确诊断提供依据。这些高级皮质功能检查包括语言、记忆、判断、推理以及注意力、视觉等。一般地，语言记忆的缺失常提示优势半球的颞叶功能紊乱，有同时存在致痫灶的可能。而视觉、空间知觉和记忆缺失常和非优势半球的功能紊乱有关。进行神经心理学的评估包括：①韦氏智力测验。②H－R（Halstead－Reitan）成套试验。③临床记忆量表的评测。④颈动脉阿米妥试验，一般的阿米妥试验多用于评估语言优势半球和记忆功能，且多在行颞叶切除或大脑半球切除前进行。为了判断是否因手术引起的功能障碍，术后要再度检查。若病灶位于优势侧，术前已有语言、记忆等功能障碍时，术后有进一步加重的可能，这一点要引起注意；但发病早期发现病侧海马已明显萎缩，但有健侧海马已代偿的，术后出现上述功能加重的情况较少。

三、癫痫手术治疗的类型

（一）切除手术

切除局部的或大块的有致痫灶的脑组织、消除癫痫灶。此类手术有前颞叶切除术，选择性杏仁海马切除术，大脑半球切除术和致痫皮质切除术及病变切除术。

（二）阻断癫痫发放传播通路的手术

目的是破坏癫痫发放的传播通路。常用的手术是胼胝体切开术和多处软脑膜下横切术。

（三）毁损和刺激手术

有脑立体定向核团射频毁损术（如杏仁、海马 Forel－H 区等）、电刺激术（慢性小脑刺激术和迷走神经刺激术），目前发展的立体定向放射外科（如γ刀、X刀等）治疗也是一种毁损手术。

当然，上述三类手术中，以消灭致痫灶的手术效果最佳。若致痫灶能完全切除，就能完全控制癫痫的发作，对于致痫灶不能完全切除的病例，如双侧广泛性致痫灶的存在，则只能选择后两类手术方式，当然，术后效果较第一类为差。它只能减少和部分减轻癫痫发作的频率和程度，提高对药物的敏感性。

四、癫痫手术方法

（一）前颞叶切除术

前颞叶切除术（Anteriour temporal lobectomy）是治疗前颞叶癫痫的一种经典手术方式。

1. 适应证

（1）一侧颞叶癫痫，表现为精神运动或（和）全身强直阵挛性发作的癫痫，抗癫痫药物效果不佳。

（2）电生理反复验证确定致痫灶位于一侧颞叶前部。

（3）头部影像学检查发现颞叶前部局灶性改变，并与电生理学检查结果一致。

2. 手术步骤　手术在全麻或局麻下进行，经典的手术切口为额颞部问号型切口，也可采用改良翼点入路开颅。将蝶骨嵴外侧咬除或以高速磨钻磨除，直接接近颅底。放射型切开硬脑膜，翻向蝶骨嵴，充分显露和辨清外侧裂和Labbe静脉。通常情况下，优势侧半球允许切除颞极后4.5~5.5cm的范围，非优势侧半球允许切除颞极后5.5~6.5cm的范围，但最好向后不超过同侧的Labbe静脉，同时切除杏仁核和海马前部。切除前，行脑皮质电极及深部电极描记，记录皮质、杏仁核、海马的电活动，确定和验证致痫灶，一般情况下，颞中回在自颞极向后3.5cm和5.0cm分别是杏仁核和海马的皮层投影。手术切除从颞尖开始沿颞中回向后切开与颞上回之间的蛛网膜，注意尽量不要损伤颞上回处的组织，到达切除范围后向下弯曲横过颞中回和颞下回，最后终止于枕颞回和中颅窝底。同时切开深度约3cm，将该范围内的脑组织切除。颞叶内侧面的结构，如海马、杏仁核等如有异常放电也应一并切除。海马头部及杏仁核位于颞角内侧，切除时要注意保护动眼神经、脉络膜前动脉以及大脑后动脉的分支。术毕，再行ECoG描记，如仍有癫痫波，应扩大切除范围，直到癫痫波消失为止。严密缝合硬脑膜，关颅。

（二）选择性杏仁核、海马切除

随着电生理学研究的深入，对于颞叶癫痫发生机制的认识有了进一步提高。研究显示颞叶癫痫的致痫灶主要位于边缘系统的内侧基底部，即杏仁核、海马和海马旁回，Wieser和Yasargild 1982年利用显微外科技术，成功切除了上述结构，取得了良好效果。

1. 适应证

（1）一侧颞叶内侧基底部结构起源的癫痫发作，并有典型的临床先兆或症状。

（2）癫痫发作起源于常规手术不能切除的部位（Wernick）区，而且癫痫放电迅速扩散至同侧半球的颞叶内侧基底部的边缘结构。

（3）颞叶内侧基底部的边缘结构有形态学病变存在，有典型的内侧基底部边缘叶癫痫发作，可记录到癫痫放电。

2. 手术步骤　手术选择全麻，采用扩大翼点入路开颅，步骤同前颞叶切除术，切开硬脑膜后，打开外侧裂池、颈动脉池、终板池，放出脑脊液。显露、辨清颈内动脉、后交通动脉、脉络膜前动脉，仔细分离外侧裂，显露大脑中动脉 M_1、M_2 段，辨清颞极动脉和前颞动脉。在两者之间的颞上回内侧面做 1～2cm 长的皮质切口，进入侧脑室下角，分别切除杏仁核的外侧和基底部，紧靠屏状核、壳核、苍白球的内侧部予以保留。自颞角底面海马脚外侧弧形切开，于海马脚后缘水平横向切除海马，沿海马周围沟进一步分离，电凝切断海马旁回的供应血管，切除的标本约长 4cm、宽 1.5cm、厚 2cm。

（三）脑皮质切除

脑皮质切除（Cerebral cortical resection）是目前手术治疗局灶性癫痫最基本的方法，手术疗效与致痫灶的精确定位及切除范围密切相关。

1. 适应证

（1）难治的局灶性癫痫。

（2）临床表现、电生理学及影像学检查结果一致。

（3）手术切除致痫灶预计不会导致严重的神经功能障碍。

2. 手术步骤　根据术前确定的致痫灶位置设计手术入路，如果致痫灶位于重要的功能区，则手术切口应充分显露功能区，以利于术中电生理学检查验证。开颅后，肉眼观察脑皮质有无形态学异常，如瘢痕、囊肿、脑回萎缩等，以皮质脑电图记录并寻找致痫灶，确定手术切除范围。一般认为发作期出现频繁的棘波区域就是致痫灶，常表现为单个出现的棘波、短暂暴发的集群性棘波、多棘波和棘慢波。但应注意区别正常背景电活动中所记录到的低幅单个棘波，可能是远隔部位传导所致。手术一般采用 Penfield 法行软脑膜下皮质切除，在脑沟边缘切开软脑膜，利用切割、吸引等方法切除软脑膜下的灰质。切除灰质至脑沟深度为限，保留灰质下的白质完整，减少对脑沟边缘组织的破坏。保持附近脑回上的软脑膜的完整，不可损伤脑沟中的血管。术毕复查皮质脑电图，如仍有致痫灶电活动，应扩大切除范围。

（四）多处软脑膜下横切术和低功率皮层热灼术

多处软脑膜下横切术（multiple subpial transection，MST）是 Morrell 报道的一种治疗局限型癫痫的手术方法。理论根据是癫痫发放要有大量的并排的皮质神经元的水平联系；而脑皮质主要功能特性依赖于垂直纤维的连接。因此将癫痫皮质切成多个垂直薄片，使皮质内纤维（Tangential intracortical fibers）失去联系，控制癫痫发作。且不造成重要功能区的神经功能障碍。

1. 适应证　致痫灶位于脑重要功能皮质区的局限型癫痫，在不能行皮质切除术时选用。重要功能区包括中央前回及后回，优势半球的 Broca 区、Wernicke 区、角回及缘上回。

2. 手术步骤　根据术前电生理学以及影像学结果设计手术切口及骨瓣大小。切开硬脑膜后，行皮质脑电图描记，电刺激分辨重要功能区，根据术中脑电图结果确定致痫灶范围。在致痫所在皮质区域，在脑沟深部无血管软脑膜处刺一小孔，将特制的软膜下横切刀通过该孔进入皮质，其尖端伸向脑回对侧，直到刀尖在对侧软脑膜下可见，而又不穿透软脑膜为止。接着保持刀尖在软脑膜下，刀口垂直回拉。取出横切刀后，反质上的小出血可以用明胶海绵压迫止血。以后每次横切均应与前一次切割部位平行，相距 5mm，直至完全覆盖致痫灶所在皮质范围。术毕描记皮质脑电图，如仍有痫性放电，应扩大横切范围。

低功率皮层热灼术为我国癫痫外科专家栾国明教授发明并首先应用于临床。其基本原理与多处软膜下横切术相同，通过热损伤作用，选择性损伤皮层浅层的水平纤维，而不损伤深层垂直纤维的功能，从而达到既可以阻断癫痫放电的传导通路，又不影响该区皮层正常功能的作用。

（五）胼胝体切开术

胼胝体是两大脑半球之间最主要的联合纤维，他走行在两大脑半球之间，并成对应性地将两大脑半球连接在一起。胼胝体切开术治疗癫痫的主要理论依据是阻断了癫痫放电地扩散通路。但是，由于还有其他传导通路的存在，该方法仅是一种姑息性手术，手术后还应继续服用抗癫痫药物。

1. 适应证

（1）顽固性癫痫，病程 3~4 年以上，经内科系统药物治疗效果欠佳者。

（2）全身性发作癫痫，尤其是失张力性、强直性和强直阵挛性发作。

（3）多灶性癫痫或不能切除的癫痫灶所引起的癫痫。

（4）发作间期脑电图表现为弥漫发作性多灶性棘波或慢波以及可引起双侧同步放电的局灶性棘波，伴有正常或异常背景波的广泛棘波放电。发作期脑电图检查发现为单侧起源，快速引发弥漫发作和双侧同步放电者。

2. 手术步骤

（1）胼胝体前部切开术：手术切口一般选择右侧，若优势半球在右侧或左侧大脑半球病变严重者也可以选择左侧。取冠状缝前 2.5cm 与矢状窦垂直的直线切口，越过中线，环钻开颅，也可以选择一侧 U 形皮骨瓣开颅。硬脑膜切开后翻向矢状窦，沿大脑镰进入纵裂，分离粘连，向两侧牵开胼周动脉，暴露胼胝体，以双极电凝烧灼胼胝体表面血管，用直剥离子切割胼胝体纤维，直至看到蓝色半透明室管膜为止，其膝部及嘴部纤维可用细吸引器切割。若严格沿中线切开，可进入透明隔，即可避免进入侧脑室。要求切开胼胝体前部的2/3，或全长的80%，长度为 5~8cm。

（2）胼胝体后部切开术：于患者鼻根部至枕外隆突连线中点后5cm处，行矢状窦垂直的跨中线直切口，环钻开颅，也可能选择一侧 U 形皮骨瓣开颅。硬脑膜切开后翻向矢状窦，认清并保护中央沟静脉，沿大脑镰分离显露胼胝体后部，切开胼胝体后部、压部以及其下的海马联合。

目前多主张采用胼胝体前部切开术，若癫痫发作控制不满意，间隔 2~6 个月可再行二期胼胝体后部切开术，这样既可以提高癫痫的发作控制率，又可减少急性失联合综合征和裂脑综合征的危险。

（六）大脑半球切除术

大脑半球切除术首先由 Walter Dandy 在 1923 年用于治疗非优势半球弥漫性生长的胶质瘤。1938 年 Mckenzie 使用该方法治疗了第一例癫痫患者。约 30 年后，Krynauw 用该方法治疗了 12 例婴儿偏瘫伴顽固性癫痫的患者，发现该方法在控制癫痫发作和改善异常行为方面，取得了肯定的效果。继 Krynauw 的报告后，该手术被认为是治疗婴儿偏瘫伴顽固性癫痫的有效方法，并风靡世界各地一直到 20 世纪 60 年代中期。此后，Oppenheimer 和 Griffith 报告了大脑半球切除术后并发"脑表面含铁血黄素沉着症"（superficial cerebral hemosiderosis SCH）。由于该并发症死亡率高，该手术逐渐的受到神经外科医生的冷落。

1965～1992年，为了避免术后晚期并发SCH（平均术后8年出现），同时又要有利于癫痫发作的控制，出现了多种大脑半球切除术的改良式式。现在应用比较多的是功能性大脑半球切除术（Functional hemispherectomy）。本节主要介绍解剖性大脑半球切除术和功能性大脑半球切除术。

1. 适应证

（1）婴儿偏瘫伴有顽固性癫痫患者。

（2）一侧大脑半球有广泛的多灶性的致痫灶（如由围产期疾病、头外伤、血管性疾病等引起的病变），已引起对侧肢体严重的功能障碍者，包括运动、感觉、语言等。

（3）一侧大脑半球存在有进行性恶化的基础疾病，并引起癫痫发作者。如 Sturge – Weber 综合征、慢性大脑炎等。

2. 手术方法

（1）解剖性大脑半球切除术：切口范围包括病灶侧半球的额、颞、顶、枕区域，一般是一个巨大的马蹄形头皮切口。骨瓣成型时旁开中线1cm左右，尽量向颅底方向切除颞骨，以便更好地暴露中颅窝区域的颞叶。

在切除大脑半球前，首先穿刺脑室放出脑脊液，使脑组织塌陷，利于手术的操作。显微镜下分离开外侧裂，逐渐地向鞍旁探查，并仔细分离暴露出颈内动脉、大脑中动脉和大脑前动脉等血管。在大脑中动脉发出豆纹动脉、穿通动脉后结扎大脑中动脉；在前交通动脉以上（A2段）结扎大脑前动脉。抬起颞叶后部，沿中颅窝底逐渐向小脑幕切迹处探查，仔细剪开局部的蛛网膜后暴露大脑后动脉，并在其分出后交通动脉后结扎之。然后逐一结扎并电凝 Labbe's 等引流静脉。处理完半球重要的动静脉后，沿大脑纵裂分离开两侧半球，全部切开胼胝体（包括其中的海马联合、前联合等）到达同侧脑室，电凝或切除该部位的脉络丛组织，继而沿同侧脑室的外侧缘环绕基底节外侧切开局部白质，保留基底节结构。至此，整个病侧半球已完全与对侧半球失去联系。分离颅底和半球之间的粘连处，可整块或分块切除病侧半球组织，最后切除颞叶内侧面的海马、杏仁核等结构，注意不要损伤脑干。至此完成了整个大脑半球的切除。

硬膜严密原位缝合，残腔内注满生理盐水。

（2）功能性大脑半球切除术：该方法是大脑半球切除术的一种改良式式，为 Rasmussen 所创造。它是指功能上完全与对侧半球失去联系，解剖上次全半球切除，保留部分额叶、枕叶等。减少术后残腔的容积，以减少并发症 SCH 等的发生。

功能性大脑半球切除包括4个步骤：颞叶切除、中央区脑组织的切除、顶枕叶切除、额叶切除。

颞叶切除可首先进行，也可最后进行。首先电凝切开颞上回的软脑膜，软膜下吸除掉该处的灰、白质后，可暴露出岛叶皮层。由此向下到达颞叶干处的白质，仔细分离开外侧裂后。在大脑中动脉分出豆纹动脉后夹闭其远侧端并切断。在颞叶后部，从颞上回开始，垂直或斜向切开直到颞下回。电凝后切开局部软脑膜，吸除白质后可见到同侧脑室的颞角。从颞角内把岛叶下方的颞叶新皮质切除后可到达中颅窝底，沿中颅窝底电凝并切开软膜和该处的静脉穿支。最后将颞角上方的杏仁核和其内侧的海马组织经软膜下切除。此时，要注意保护大脑后动脉及邻近的视束、动眼神经等重要结构。把颞叶内侧面的软脑膜电凝到脉络裂处，软膜下完全切除颞叶。

中央区组织的切除目的是暴露并切开整个胼胝体，并孤立额叶、顶—枕叶。自大脑镰处开始，将半球向外侧牵拉，注意保护好对侧的胼周动脉。把胼胝体从嘴部到压部全部切开。软脑膜下切断两半球之间的所有联系纤维，孤立顶、枕叶后，即可将中央区组织切除。此时，注意保护好视束和基底节。

顶枕叶的切除是经侧脑室内电凝脉络膜组织，并从胼胝体压部软脑膜下切开脉络膜裂，将对侧所有的联系纤维切断后，可孤立顶叶。然后进行顶叶切除。

额叶切除用吸引器—双极电凝技术分离并吸除额—眶区域的白质、灰质组织。在大脑前动脉分出前交通动脉后（A2 段），将其夹闭并电凝切断。从侧脑室内切断额叶进入到胼胝体嘴部、膝部的纤维，注意不要损伤两侧的胼周动脉。然后从外侧裂岛叶前部用双极电凝和吸引器切开白质直到侧脑室处，即将整个额叶孤立并切除。

功能性大脑半球切除术的目的是尽可能切断两半球之间的纤维联系，同时，要多保留一些脑组织和蛛网膜下腔，以减少术后硬膜下腔的间隙，防止晚期并发症的发生。故在切除中央区时，凸面近矢状窦旁的脑组织要尽量保留。

（3）关颅：术后用庆大霉素盐水反复冲洗术野，清除掉术后残腔内的血性液体。用肌瓣堵塞同侧的室间孔后，缝合固定或粘贴在同侧的室间孔前缘上，把颅底、颅盖处的硬膜分离后，翻折缝合在大脑镰和中颅窝底上，以减少术后残腔容积。同侧脑室内的脉络膜要完全切除。扩大的硬膜外腔内放置引流，外接无菌的引流袋。回纳并固定骨瓣，分层缝合帽状腱膜、头皮等软组织。

3. 手术后注意要点

（1）术后服抗癫痫药物。

（2）由于患者术后残存巨大的硬膜外腔，搬动患者要轻柔；同时嘱咐患者自己翻身，转头要缓慢。

（3）部分患者术前有肢体功能障碍的，术后要加强功能的康复锻炼。

4. 手术后并发症

（1）由于大脑半球切除手术的损伤相对较大，感染发生的概率较高，故术后要注意加强抗炎治疗。

（2）颅内出血的概率相对较高，可出现脑干移位等。

（3）大脑半球切除术后远期出现脑积水的比例较高，这是因为该手术切除了大部或全部一侧的蛛网膜下腔所致。

（4）晚期主要并发脑表面含铁血黄素沉着症。它多发生在术后 4.5～20 年（平均 8 年），死亡率高达 33%，病理学基础是半球切除后引起导水管周围胶质增生和颗粒状室管膜炎、阻塞性脑积水的形成、残腔内和脑室内类似硬膜下血肿样包膜改变等。其发生机制是由 SCH 引起的。临床表现为精神迟钝、嗜睡、肢体震颤、共济失调以及慢性颅内压升高等。X 线及 CT、MRI 可见残留脑室扩大，残腔内液体蛋白含量、含铁血黄素浓度均升高。患者常因轻微的头部外伤，突然出现神经系统症状恶化而死亡。预防该并发症的发生，除手术时尽可能的减少硬膜下腔外，术后要间断的检查 CT、MRI 等，发现脑室扩大等异常后立即处理。

（七）迷走神经电刺激术

放置神经控制辅助系统进行间歇性迷走神经刺激对经抗癫痫药治疗无效，又不能准确定癫痫灶和无法手术治疗的癫痫患者，无疑开辟了一个新的、非药物治疗癫痫的方法。该手术装置已于 1997 年 6 月正式通过美国 FDA 认可。我国已引进应用。

1. 适应证　对不适宜作切除手术的顽固性癫痫，有复杂部分和（或）继发性全身发作者，均适宜行 VNS 治疗。

按照 FDA 认可，只适宜顽固性部分发作，12 岁以上的青少年和成年患者，只作为减轻癫痫发作频率的一个辅助治疗方法，但目前适应证有扩大趋势。如可用于儿童，治疗 Lennox - Gastant 综合征或原发性全身型癫痫。

2. 禁忌证　以往左侧颈部有迷走神经切断史，有进展性神经系或全身疾病。心律失常，哮喘或活动性肺疾肺疾患，消化性溃疡，胰岛素依赖型糖尿病，妊娠者。

3. 手术方法　将一微型组件的刺激器（直径 55mm，厚度 13mm）埋置于左锁骨下区皮下组织内的小囊袋中，并将电极经皮下隧道引入颈下部，缠绕在迷走神经上。

一般选用左侧迷走神经行刺激治疗（选用右侧迷走神经会发生重度的心搏徐缓）。于左锁骨上一横指半的颈下部作一横切口，垂直切开颈阔肌，分离出胸锁乳突肌、颈动脉鞘，在颈内静脉和颈动脉之间显露出迷失神经。该神经一般位于颈动脉鞘的后部。

于左锁骨下区胸壁上，作一横切口，从胸筋膜上钝性分离锁骨下区的皮下组织，做成一囊袋状，容纳刺激器。将螺旋状的电极缠绕在左侧迷走神经上，导线与刺激器经过皮下隧道中导线连接完好。2 周后开始刺激治疗。

一般来说 VES 安全可靠，不良反应少，并发症轻，多数患者可接受 VNS 治疗。但也有一些不良反应及并发症，从迷走神经刺激研究组的报道，最常见的不良反应是声音嘶哑或声音改变、咽痛、咳嗽、呼吸困难。

（八）癫痫的立体定向放射神经外科治疗

立体定向放射神经外科治疗癫痫具有创伤小、精确度高的优点，国内外在这方面积累了不少经验。

适应证：难治性癫痫，无法用传统手术治疗者，或致痫灶位于脑部主要功能区，手术危险性较大，或患者一般情况较差，不能接受开颅手术者。

立体定向放射神经外科治疗癫痫的机制是毁损了致痫灶和阻断了癫痫的传播通道。对放射剂量的选择现多主张使用偏低的边缘剂量 10 ~ 20Gy 即可以形成有效的毁损灶；对一些核团毁损时，边缘剂量可以控制在 20 ~ 30Gy。

虽然立体定向手术其操作比较简单，定位准确，破坏性小，不需切除大块脑组织，大大丰富了癫痫外科手术的内容，但是，有许多问题仍未解决，如立体定向手术毁损某些结构并不能使所有癫痫患者发作获得完全控制。相信经过不断努力和探索，立体定向放射外科治疗癫痫，会成为癫痫外科治疗的一种主要方式。

五、术后处理

（1）术后当天视患者情况，静脉或肌内注射抗癫痫药；术后第二天，若患者神志清醒，开始口服抗癫痫药，同时逐渐减量静脉或肌内注射的用药量；术后第四天，检查口服药物的血药浓度，视情况停止静脉或肌内注射的用药量。一般地，根据笔者的临床经验，术后两年要口服抗癫痫药，期间无癫痫发作，根据患者的癫痫控制情况、脑电变化情况等可逐渐减量后再停止用药。

（2）术后24h内严密监测生命体征，尤其注意术后再发出血、水肿等意外情况的出现，必要时行头CT检查。

（3）术后未必行腰椎穿刺放出血性脑脊液。术中严格止血，关颅时反复冲洗术野，直至冲洗水清亮；严密缝合硬膜，防止硬膜外出血渗入硬膜下。

（王万卿）

参考文献

[1] 何升学，陈建良，吕文，等．急性颅脑伤患者脑组织氧代谢监测意义［J］．中华创伤杂志，2014．

[2] 张天锡．神经外科基础与临床［M］．上海：第二军医大学出版社，2013．

[3] 富壮，赵继宗，赵元立．大剂量甲泼尼龙治疗重型颅脑损伤［J］．中华神经外科杂志，2009．

[4] 信照亮，吕健，段国荣，等，局部应用地塞米松对创伤性脑水肿及血脑屏障通透性的影响［J］．中华实验外科杂志，2014．

[5] 周幽心，周岱，朱凤清，等．大剂量激素联合甘露醇治疗急性弥漫性脑肿胀［J］．实用医学杂志，2015．

第十二章

神经外科重症患者常见并发症

第一节 感染

一、病因

各种原因如患者机体本身的、外在的、医源性的、药物性的等都可能与感染有关。如与颅脑损伤后的开放性创口污染，机体抵抗力下降，细菌经口鼻及外耳道逆行进入，或者开放性的创口已污染，清创无法彻底，机体合并糖尿病，抵抗力下降，激素的应用，抗炎治疗不及时，或药物选择不当、剂量不足，手术室的无菌条件达不到要求，手术操作无菌观念不强，患者药物的过度应用，二重感染等。

其中，与颅脑损伤临床相关性较强的是：

（1）无菌操作本身不严格，或清创不彻底引起的医源性感染。

（2）药物过度应用的二重感染。

（3）激素应用及机体抵抗力下降，由于胃抗酸药物应用后引起的血液隐源性感染或肺部感染。

（4）营养支持治疗不足引起机体抵抗力下降感染的可能。在实际工作中应注意，如细菌污染的创口，造成机体抵抗力下降的所有因素，异物进入创口或存留等均可能作为患者感染的原因。

二、临床表现

依其部位不同而表现不同。如以局部头皮感染为表现者可表现为头皮感染、头皮下感染脓肿形成等。其感染也可以向颅内发展。颅骨骨髓炎则表现为头皮的感染如红肿，并在放射学检查上见到颅骨骨髓炎的表现：如局部的炎性破骨导致的骨密度降低，或局部的死骨形成骨密度增高表现，或者说地图样不规则颅骨密度改变。而以硬膜外脓肿为表现者可能有头痛发热表现，但有时不典型，可仅表现为头痛，影像学检查仅表现为局部的低于脑组织但高于脑脊液的均匀的信号影，周围如有血管增生则可见到相应的硬膜强化影。硬膜下脓肿及脑内脓肿则多有脑膜刺激征并头痛发热。CT 以其脓肿的时期不同而不同，早期的脑内脓肿可能被诊断为胶质瘤，是由于其内的坏死脑组织未液化和周围的炎性肉芽增生不明显。而脑室内的感染患者，一部分以急性的发高热、颈强直且急性意识障碍为表现。但部分患者却表现为进行性的淡漠、无欲、小便失禁、痴呆、精神异常表现，要注意观察。当然，脑室内感染通过腰穿检查可以及时得到确诊。

三、治疗

依感染的部位不同及有无并发症而治疗方法不同。首先对于抗炎药物的选择上，现在以细菌培养后的药物敏感试验为依据。

（1）头皮感染以局部的脓肿切开引流和清创为原则。

（2）颅骨的感染治疗相对复杂一些，治疗方法同一般骨髓炎。注意必要时可去除颅骨的外板，以使颅骨板障肉芽组织增生并加强引流。

（3）硬膜外脓肿治疗以及时的脓肿引流持续冲洗及清创为原则，有时患者术后的硬膜外骨蜡残存、钛板人工物的置入、死骨及缝合线等可能作为排异物并感染，这类感染要治愈，必须彻底的清创引流，否则感染会长期不愈，反复发作。

（4）硬膜下及脑膜的感染如无脓肿形成则以抗炎治疗为主，可辅助以腰穿鞘内药物治疗。

（5）脑内感染的患者由于多数是厌氧菌，且有时以厚壁脓肿的形式出现，对于抗生素而言，部分患者可能有效，可以先行保守治疗。如果经保守治疗无效者则应通过手术或立体定向下穿刺抽吸脓肿，并脓肿内注药治疗。比较特殊的治疗为脑室内感染患者。脑室内感染一旦发生，患者常同时发生脑积水，而且脑积水可能长期存在并进行性加重，即便患者的脑室内感染得到控制，脑积水也可能并不同时缓解。这类患者如果长期行脑室外引流，则又可能引发医源性感染或院内感染的发生，加重了脑室内感染的程度，使治疗更加困难和复杂。根据临床经验，对于无脓球形成的早期患者，及时早期的腰穿鞘内用药结合全身药物治疗，可能并不需要行脑室外引流术。而对于已经有脓球形成的严重感染单纯腰穿治疗则效果不会太好。这时应当行持续腰穿外引流术或者行脑室外引流术，结合脑室内用药持续冲洗术。

（6）有急性脑积水或积脓扩张的患者，实行早期的腰穿或脑室持续外引流术为急症措施。但对于后期如果感染已得到控制，仍有脑积水的患者，则要考虑行脑室腹腔分流术。此时如要实行腹腔分流术，术者一定要注意患者的脑脊液细胞数等指标，如果掌握不好或者全身及脑室内感染未得到控制，那么手术失败、分流管堵塞、炎症扩散则不可避免。选择药物治疗时除了要考虑药物的敏感性问题，更要考虑的是药物的鞘内注射和血脑屏障的通过性等。

（孙泽林 戚晓渊）

第二节 应激性溃疡

颅脑损伤后急性上消化道出血，文献报道其发生率为16%～47%，在严重颅脑损伤患者中高达40%～80%。颅脑损伤后急性上消化道出血是急性上消化道黏膜病变发展的结果，后者的发生率高达91%。临床上表现为急性上消化道出血的病变主要为溃疡或出血性胃炎，是严重颅脑损伤的常见并发症。出现应激性溃疡出血者死亡率高达30%～50%，严重地影响患者的预后，因此，如何预防和治疗应激性溃疡出血的发生是提高重型颅脑损伤患者救治成功率的重要步骤之一。

一、临床表现

溃疡出血或出血性胃炎根据临床表现即可作出诊断。颅脑外伤后出现呕血或黑便，此前很少有上腹痛，多在伤后 1 周内发生，胃液或大便隐血试验阳性，严重者胃液呈咖啡色，血细胞比容降低，血红蛋白逐渐减少，甚至血压下降引起出血性休克的表现。此类患者的临床表现特点为：①既往无消化道溃疡病史。②消化道出血前多无前驱症状。③上消化道出血易反复发作，以间歇性出血为其特点，特别在患有急性心脏衰竭、高血压患者中更是如此。④随着脑功能的恢复，发作次数减少，溃疡逐渐愈合。⑤大多发生在严重脑伤尤其是特重型颅脑损伤、脑干伤和下丘脑损伤患者中。在昏迷病例消化道溃疡穿孔甚易忽略，以十二指肠穿孔最常见，其次为胃穿孔。昏迷患者发生穿孔后表现为原因不明血压下降、脉搏细速、心率上升、腹肌出现不同程度的肌紧张、肠鸣音明显减弱或消失。

二、诊断

主要依靠临床表现和辅助检查。

（一）鼻胃管检查

插入胃管，抽取胃内容物，可了解出血情况，测定 pH 值指导治疗。严重颅脑伤尤其是昏迷患者应尽早插入鼻胃管，胃内容物如系鲜红色或咖啡色则是诊断上消化道出血的可靠依据；对非显性出血者，应每 4~6h 作胃液潜血试验，连续 4~6d。pH 值在 3.5 以下者为出血的危险信号，但不能作出应激性溃疡的明确诊断。

（二）紧急内镜检查

若仅有胃肠黏膜糜烂或黏膜下出血，诊断有一定的困难，需要进行相应的辅助检查，纤维胃镜检查为最可靠的诊断方法。急性出血时，应争取在 24h 内行内镜检查，对出血的性质及部位的诊断具有重要意义。在内镜直视下可见胃黏膜呈散在糜烂性病灶，直径 0.1~1cm，伴有点状、片状或条状出血，或呈大小不等的淤点或淤斑，有时淤斑可遮盖小的糜烂面而使黏膜呈弥漫性渗血外观。病灶以胃体、胃底多见，严重者可遍及全胃，甚至累及食管或十二指肠、小肠，个别患者尚可表现为局灶性胃窦部或十二指肠部的溃疡病灶。

（三）选择性或超选择性动脉造影

内镜检查不能确定出血原因和部位时应考虑作选择性动脉造影。可经皮股动脉插管至腹腔动脉行选择性腹腔动脉造影和肠系膜上动脉造影。出血大多数来自胃左动脉，因而应将导管插到胃左动脉。如怀疑出血来自胃窦部应将管插到胃右动脉，出血来自十二指肠时则插至胃十二指肠动脉，如无法确定出血部位则插至腹腔干或肠系膜上动脉。选择性动脉造影的阳性率为 90%，出血速度在 0.5ml/min 以上（超过 200ml/h）时可见造影剂外渗，借以表明出血部位。急性胃黏膜糜烂时可看到 10~20 个小的造影剂外渗阴影，静脉出血一般不易看到。Athanasotllis 报告，急性上消化道出血时进行选择性动脉造影检查的确诊率为 72%。也可经胃左动脉选择性注入血管升压素，约有 80% 的患者可首次止血，无须外科治疗。动脉造影产生动脉血栓形成、栓塞、血肿等严重并发症的发生率为 0.7%，其病死率为 0.06%，应特别注意其适应证和禁忌证。

三、治疗

（一）非手术治疗

当颅脑外伤后出现应激性溃疡出血时，除给予适当的输血、输液、纠正休克和酸中毒、供给营养等积极的全身支持疗法外。

1. 禁饮食，留置鼻胃管 可吸出胃液及血液，使胃黏膜暴露面积缩小，同时可观察出血情况，灌注治疗药物。必要时应行持续胃肠减压，防止胃扩张以改善胃壁血循环，吸出胃内容物以减少胃酸浓度或吸出反流的胆汁和十二指肠液以保护胃黏膜。

2. 胃内灌注治疗药物

（1）冰盐水去甲肾上腺素溶液：可使胃内局部降温，胃黏膜血管收缩，有利于止血，适用于有明显活动性出血的患者。

（2）凝血酶：可单独应用，也可与冰盐水去甲肾上腺素溶液交替使用。

（3）云南白药：可用于应激性溃疡隐性出血的患者，或用于上述两种药物的后续治疗。

（4）抑酸剂的应用：常用药物有西咪替、奥美拉唑（洛赛克）等，目前认为奥美拉唑是制酸剂中用于颅脑伤后应激性溃疡出血治疗的首选药物。

（5）联合应用抗酸剂和细胞保护剂：葡萄糖与碳酸氢钠混合液（25% 或 10% 葡萄糖500ml 加入 5% 碳酸氢钠 30ml），冰箱中保存，视出血情况，30~60ml 冲洗后注入 30ml，保留 20~30min，好转后逐渐延长间歇期。

（6）经胃镜止血：血管收缩剂、硬化栓塞剂注射止血；激光、微波或电灼止血等。有人常用 3% 高张盐水 80~100ml，加 0.1% 肾上腺素 3 滴（2~4mg），在出血部周围及黏膜下注入，多数能达到暂时止血的效果，为其他治疗赢得时机，在并发症控制后，急性胃黏膜病变可逐渐恢复。一般在作胃镜检查后即注射，诊断和治疗可同时进行。

（7）选择性动脉栓塞或滴注垂体加压素：以下两种情况可考虑应用：①胃内出血量太多无法用内镜辨认出血源。②经采用上述各种止血措施仍然不能奏效，患者病情危重不能耐受手术者。此时可考虑进行经股动脉穿刺选择性胃左动脉插管造影，通过导管注入明胶海绵微粒或真丝线段等栓塞材料，使出血的动脉栓塞止血。也可经导管滴注垂体加压素使胃左动脉的分支收缩止血，但滴注需花费较长的时间，现一般较少采用。

（二）手术治疗

外科治疗仅限于某些药物治疗无效的应激性溃疡出血与穿孔。外科治疗一定要阻断迷走神经功能。应激性溃疡出血部位常在胃底、体部，往往只行胃大部切除是不够的。若一味等待，到病情严重时再手术，病死率很高。

1. 手术指征

（1）在药物治疗中，每天仍需输血 1200ml 以上尚不能维持血压者。

（2）经输血及药物治疗，血细胞比容不升，仍有出血倾向者。

（3）纤维内镜检查证实上消化道出血来自胃或十二指肠溃疡病灶出血，经非手术治疗无明显好转，仍有活动性出血，24h 内需输血 1000ml 以上方能维持血压或血压不稳定，应行紧急手术切除溃疡病灶。

（4）高龄合并心肺功能不全，药物治疗未能止血，又难以控制液体治疗者。

（5）虽然出血量不大，但伴幽门排空障碍者。

（6）有胃及十二指肠穿孔者。

2. 手术原则　颅脑伤后应激性溃疡出孔，可行迷走神经切断术加幽门成形术、迷走神经切断加胃次全切除术。溃疡穿孔的治疗也可行迷走神经切断，穿孔修补加幽门成形术或迷走神经切断加含溃疡穿孔的胃次全切除术。

（1）全胃切除术：止血效果最理想，但手术过大，手术死亡率高，术后营养吸收影响较大。因此，要严格掌握全胃切除的指征，除非胃黏膜糜烂出血范围很广泛，胃镜定位出血点确在胃底或贲门周围，才行全胃切除。第 1 次行胃大部切除术后又出血者，应将胃近端切除。

（2）迷走神经切断术加胃次全切除术：单纯胃次全切除术效果很差，约有 50% 患者术后再出血，在此术式上加用迷走神经切断术，可明显改善疗效，并可治疗应激性溃疡。

（3）迷走神经切断术加幽门成形术：这是一种损伤较小而简单、快捷又能保持胃的某些功能的手术，一般认为胃上段胃黏膜病变用这种手术效果较好，如术后再出血，还有再次手术的机会。

（孙泽林　戚晓渊）

第三节　肺部感染

肺部感染是颅脑伤后最常见的并发症之一，目前认为它属于院内感染，即医院获得性肺炎（nosocomial pneumonia，NP）。NP 是指住院期间由细菌、真菌、支原体、病毒或原虫等引起的感染性肺部疾患。近年来危重病患者合并肺部感染受到广泛的重视。

一、发病机制

（一）免疫防御功能障碍

颅脑伤造成机体免疫力下降，呼吸道黏膜纤毛清除能力下降，咳嗽反射减弱；肺泡巨噬细胞介导的吞噬作用受到影响，因呼吸中枢的抑制而使潮气量减低，分泌物潴留，这些均可抑制呼吸道局部免疫防御功能。外伤还造成细胞和体液免疫功能下降，降低了机体对致病微生物的抵抗力，导致肺部感染容易发生。

（二）致病微生物侵入下呼吸道

颅脑伤可造成呼吸道上皮细胞表面纤维连接结合蛋白减少，使上呼吸道机会致病菌或其他病原体得以黏附繁殖，为 NP 的发生提供了先决条件。昏迷、休克、气道分泌物增多、人工气道及雾化吸入、机械通气患者，均可促使病原体侵入下呼吸道。

（三）滥用抗生素

广谱抗生素的大量应用造成菌群失调和二重感染。

病理环境和医源性因素如无菌操作不严格亦是导致病原体进入下呼吸道的重要因素，全身和局部免疫功能障碍是导致肺部感染的体质因素。

二、诊断

(一) 初步诊断

颅脑伤患者伤前肺部多无感染，伤后误吸、呼吸、咳嗽抑制以及局部和全身免疫功能下降是造成颅脑伤后肺部感染的重要因素。颅脑伤 48h 后出现发热、咳脓性痰，肺部听诊闻及啰音，白细胞计数升高，特别是中性粒细胞升高，结合胸部 X 线发现异常阴影，均提示肺部感染的存在，应进一步查找病原体。

(二) 病原学诊断

痰涂片染色和培养是诊断肺部感染常用的重要的手段。但痰标本采集时应注意污染的可能，有时分离到的病原体不能真正代表下呼吸道感染致病菌。近年来为提高病原体查找的准确性，对痰标本进行洗涤法处理，定量培养以及提高获取标本可靠性如经气管吸引、纤支镜采样，支气管肺泡灌洗法，其结果对临床诊治具有重要的参考价值。另外，还可通过肺炎标记物的检测，如测定分泌物中弹性蛋白纤维对坏死性肺炎具特异性；通过抗体染色技术对已使用过多种抗生素、细菌培养阴性的患者具有特殊意义；纤支镜活检结果更为可靠，对机遇性感染有诊断价值。对于真菌性肺炎痰培养找到真菌，如中段尿找到同种真菌，可以确立真菌感染，同时提示存在真菌性败血症。

(三) 医院内获得性支气管－肺感染诊断标准

1. 临床诊断　符合下述两条之一即可诊断。

(1) 患者出现咳嗽，痰黏稠，肺部出现湿性啰音，并有下列情况之一：①发热。②白细胞总数和（或）中性粒细胞比例增高。③X 线显示肺部有炎性浸润性病变。

(2) 慢性气道疾患患者稳定期（慢性支气管炎伴或不伴阻塞性肺气肿、哮喘、支气管扩张症）继发急性感染，并有病原学改变或 X 线胸片显示与入院时比较有明显改变或新病变。

2. 病原学诊断　临床诊断基础上，符合下述 6 条之一即可诊断。

(1) 经筛选的痰液，连续两次分离到相同病原体。

(2) 痰细菌定量培养分离病原菌数 $\geqslant 10^6 \text{cfu/ml}$。

(3) 血培养或并发胸腔积液者的胸液分离到病原体。

(4) 经纤维支气管镜或人工气道吸引采集的下呼吸道分泌物病原菌数 $\geqslant 10^3 \text{cfu/ml}$；经支气管肺泡灌洗（BAL）分离到病原菌数 $\geqslant 10^4 \text{cfu/ml}$；或经防污染标本刷（PSB）、防污染支气管肺泡灌洗（PBAL）采集的下呼吸道分泌物分离到病原菌，而原有慢性阻塞性肺病包括支气管扩张者病原菌数必须 $\geqslant 10^3 \text{cfu/ml}$。

(5) 痰或下呼吸道采样标本中分离到通常非呼吸道定植的细菌或其他特殊病原体。

(6) 免疫血清学、组织病理学的病原学诊断证据。

三、抗菌药物选择策略

目前虽有大量新的抗生素问世，但肺部感染仍面临新的问题，抗生素应用不合理，使细菌耐药率明显上升，降低了治疗效果，故应强调抗菌药物的合理应用。

（一）应用原则

（1）经验性治疗：在未查获病原菌前，针对临床表现和痰涂片革兰染色结果，尽可能使用窄谱抗菌药物，对革兰阳性球菌应选用青霉素或红霉素；革兰阴性菌或混合感染可给予第2代或第3代头孢，或与氨基糖甙类抗生素联合应用。

（2）病原学治疗：根据病原体培养和药敏结果选择敏感抗菌药物。

（二）肺部感染治疗中应注意的问题

（1）颅脑伤后肺部感染属院内获得性感染，以革兰阴性杆菌为主，其中不动杆菌属有增加趋势。病程长，长期应用广谱抗生素，对真菌、卡氏肺囊虫、结核、嗜肺军团菌应引起足够重视。

耐药问题的出现已成为当今抗感染治疗的一大难题。许多肺部感染是由多重耐药的革兰阴性杆菌，包括铜绿假单胞菌、肺炎克雷白杆菌、大肠杆菌、不动杆菌属以及 MRSA、肠球菌在内的革兰阳性球菌混合感染。ICU 内铜绿假单胞菌对头孢他定和亚胺培南耐药率明显增多。

（2）造成难治性肺部感染的原因应从宿主的抵抗力、病原体和抗菌药物三者全面分析，其中最主要的是机体免疫因素。治疗上不能忽略加强营养，以提高机体抵抗力。

（3）为减少耐药菌株及二重感染，应避免长期大量使用一种或某几种抗菌药物，应采用抗菌药物轮换使用法。

（4）掌握抗菌药物应用时机，预防性使用抗菌药物不可取；应密切观察病情，一旦咳嗽、痰量增多，或痰转为脓性，再选择适宜药物。

四、肺部感染的预防和护理

（一）加强气道湿化和吸痰

颅脑伤后特别是昏迷患者咳嗽、咳痰能力下降，过度通气、吸氧、人工气道呼吸，加之脱水治疗均使气道分泌物黏稠，不易咳出，因此气道湿化十分重要。加强气道雾化吸入，以稀释痰液。对于人工气道患者可持续气道点滴生理盐水，每天 250～500ml，或定时气道内注入氯化钠溶液，每次 5ml；若气道内有小痰栓或痰痂形成，可反复以生理盐水 5～10ml 气道内冲洗吸痰。目的在于稀释气道分泌物，达到痰液引流，排出顺畅，减少感染发生，同时可提高抗感染治疗效果。对无人工气道患者，可用吸痰管自鼻咽部导入气管刺激咳嗽和吸痰。

（二）重视医源性因素，避免交叉感染

重视病室内空气和各种接触性医疗器械的消毒，注意无菌操作，减少医源性因素。对重症感染患者应单独护理，物品专用，医护人员操作完毕后注意洗手和泡手，以减少院内交叉感染。

（三）协助排痰，避免误吸

经常改变体位、翻身并结合拍背促进小气道分泌物排出，减轻肺下垂部位分泌物潴留。对呕吐患者避免误吸，如发生误吸可于雾化吸入时加入 5mg 地塞米松。存在人工气道时可直接气道内注入地塞米松 2～5mg/次，每天 6～8 次，以减轻气道炎症反应。

（四）加强营养支持和内环境的稳定

提高机体抵抗力，加强营养支持，维持内环境稳定（水、电解质和酸碱平衡）。

（郑　波）

第四节　急性肺水肿

一、病因

目前认为急性肺水肿与如下几个原因有关。

（1）血流动力学改变所致的肺水肿：①心源性肺水肿，即所有原因引起左心室心肌病变，左心室压力负荷过度，容量负荷过度，左心脏衰竭等。②神经性肺水肿，即当丘脑下部损伤或孤束核损伤及脑干相关功能区损伤后，导致压力感受器功能障碍，或者交感神经过度兴奋，周身血管收缩，外周血液转入肺循环，使得肺动脉高压，进而毛细血管损伤，通透性增加，静水压增加，产生肺水肿。③液体负荷过多，及肺复张性肺水肿等。

（2）通透性肺水肿，如感染性肺水肿，毒素吸入性肺水肿，淹溺性肺水肿，氧中毒性肺水肿，尿毒症性肺水肿均可能有关。此外与麻醉相关的由于麻醉药过量或患者的过敏反应、呼吸道的梗阻、患者的误吸等，上述病因及部分病理变化可发生于脑外伤患者中。因此上述情况均可以构成颅脑损伤后的急性肺水肿。

二、临床表现

发病早期，患者均有肺间质性水肿表现，此时刺激肺毛细血管旁感受器，出现患者的反射性呼吸频率增快，过度通气，患者常诉胸闷不适、咳嗽、呼吸困难。查体颈静脉怒张，听诊肺部哮鸣音或啰音。此时如早期发现并治疗，患者可康复。如果病情进展，则出现肺泡性肺水肿，此时患者水肿液入末梢细支气管和肺泡，产生肺泡通气障碍和动静脉分流，引起严重的低氧血症和呼吸性酸中毒，患者呼吸窘迫，并出现大量血色泡沫痰。此时辅助检查的胸片可见到不同时期的不同变化，而血液学血气分析则可以见到低氧血症和呼吸性酸中毒。当病情进一步加重，患者可能出现高钾血症，心肌收缩力下降，心输出量降低，组织灌注不足，使得低氧血症进一步加重，由此形成恶性循环，最终可能引起致死性的后果。

三、诊断

结合病史及查体，可基本诊断。临床患者可表现为呼吸困难，血性泡沫痰。其影像学上可能表现为肺的实变或者肺的暴风雪样变。必要时可行肺血管造影检查以排除肺栓塞等病变。

四、治疗

原则为首要对因治疗，其次维持气道通畅，充分供氧和机械通气治疗，降低肺血管静水压，提高血浆胶渗压，改变毛细血管通透性，保持患者的镇静，预防和控制感染及维持水电解质平衡等。

（一）治疗措施

1. 对因治疗　这是最根本的治疗。但显然无法在急性肺水肿已经形成时发挥最高效果。因此应当重视患者早期并发症及危险因素的治疗。如患者的补液量适当，对于早期的醛固酮过度分泌及抗利尿激素不适当分泌综合征等作出早期处理，对于感染早期做到有效控制，对于呼吸道的血块误吸及时清除，防止患者误吸，注意心脏功能的改善，控制颅内压的增高，纠正缺血缺氧及酸碱平衡的调整，防止过敏的发生等。总之对于病因治疗做到早期观察早期处理常可以防患于未然。

2. 改善氧供　由于患者早期的致病表现为缺氧可伴或不伴二氧化碳的潴留，因此应当根据患者的血氧及血二氧化碳分压情况，按呼吸衰竭的治疗方法给予相应处理。如早期的面罩吸氧，如果无效时则考虑应用呼吸机治疗。呼吸机应用时应以患者的病情设定不同的参数以适合治疗的个体。对于有泡沫痰的患者应及时清理并给予相应的消除泡沫剂吸入，如95%酒精雾化吸入为临床常用方法。降低肺微血管的通透性：应用各种适当的细胞膜稳定剂如肾上腺皮质激素等。

3. 控制感染及肺内感染性痰液的积聚　包括应用有效的抗生素，及时的清理肺内痰液，防止误吸，注意胃肠道性的隐性感染及肺部感染发生。

4. 必要的营养支持治疗　增强患者的体质及抵抗力。

5. 降低患者的心脏负荷　如降低患者的心脏前负荷，采用半卧位双下肢下垂，减少回心血流，控制液体滴速，监测中心静脉压，应用呋塞米、舌下含服硝酸甘油片等。降低患者的心脏后负荷。

6. 增强心肌收缩力　如应用各种强心药物等。

（二）注意事项

1. 充分供氧和机械通气　其中维持呼吸道的通畅，充分的供氧，和正确应用呼吸机的各种辅助呼吸模式。当然对于充分供氧治疗而言，高压氧或纯氧的吸入应当引起足够临床重视，因为据试验而言，患者在常压下吸入纯氧12h以上，高压下吸入3h以上，即可能造成氧中毒并损伤肺组织而引发或加重肺水肿。

2. 降低肺毛细血管静水压，改善肺血循环　此时对于以肺栓塞为病因者可行相应的血管介入及溶栓治疗。此外增强心肌收缩力，降低心脏的前后负荷都是治疗的方法。及时的镇静药物应用对于取得患者的配合也很重要，此时吗啡的应用对于降低患者的疼痛和降低患者的心脏负荷有很大意义，但是应注意此药的应用对于呼吸的抑制作用。

（赵志勇）

第五节　呼吸衰竭

急性呼吸窘迫综合征（ARDS）是指多种原发疾病（如休克、创伤、严重感染、误吸等）过程中发生的急性进行性缺氧性呼吸衰竭。其主要病理生理改变为弥漫性肺损伤、肺微血管壁通透性增加和肺泡群萎陷，导致肺内血液分流增加和通气与血流比率失调。临床表现为严重的不易缓解的低氧血症和呼吸频数、呼吸窘迫。发病机制错综复杂，迄今尚未完全阐明，临床诊治仍较困难。有研究表明颅脑伤可继发造成肺损伤，伤后并发的肺部感染以及颅脑伤合并胸部伤均是引发 ARDS 的因素。

一、发病机制

多种效应细胞和炎症递质是引起急性肺损伤的两个主要因素，而 ARDS 是其病理发展的结果。多形核白细胞、肺泡上皮细胞、肺泡毛细血管内皮细胞、单核—巨噬细胞系统和血小板是主要的效应细胞；而炎症递质包括氧自由基、花生四烯酸代谢产物、蛋白溶解酶、补体系统、血小板活化因子、肿瘤坏死因子和白介素等。此外，肺表面活性物质异常也与 ARDS 发病有关。

二、临床表现

ARDS 是急性肺损伤发展的结局，表现为呼吸加快、窘迫，发绀；血气结果突出表现为低氧血症和代谢性酸中毒；肺部听诊早期可无体征，后期可闻及干、湿性啰音；X 线胸片显示双侧肺浸润，呈斑片状阴影，边缘模糊，可融合成均匀致密毛玻璃样影。

三、诊断

ARDS 诊断标准除规定 $PaO_2/FiO_2 \leqslant 26.7kPa$（200mmHg）外，其余指标与 ALI 相同。1995 年全国危重急救学学术会议（庐山）仿照上述标准提出我国 ARDS 分期诊断标准如下：

（1）有诱发 ARDS 的原发病因。

（2）先兆期 ARDS 的诊断应具备下述 5 项中的 3 项：①呼吸频率 20～25 次/min。②（$FiO_2$0.21）$PaO_2 \leqslant 9.31kPa$（$\leqslant 70mmHg$），$> 7.8kPa$（60mmHg）。③$PaO_2/FiO_2 \geqslant 39.9kPa$（$\geqslant 300mmHg$）。④$PA-aO_2$（$FiO_2$0.21）$3.32 \sim 6.65kPa$（$25 \sim 50mmHg$）。⑤胸片正常。

（3）早期 ARDS 的诊断应具备 6 项中 3 项：①呼吸频率 > 28 次/min。②（$FiO_2$0.21）$PaO_2 \leqslant 7.90kPa$（60mmHg），$> 6.60kPa$（50mmHg）。③$PaCO_2 < 4.65kPa$（35mmHg）。④$PaO_2/FiO_2 \leqslant 39.90kPa$（$\leqslant 300mmHg$），$> 26.60kPa$（$> 200mmHg$）。⑤（$FiO_2$1.0）$PA-aO_2 > 13.30kPa$（$> 100mmHg$），$< 26.60kPa$（$< 200mmHg$）。⑥胸片示肺泡无实变或实变$\leqslant$1/2 肺野。

（4）晚期 ARDS 的诊断应具备下述 6 项中 3 项：①呼吸窘迫，频率 > 28 次/min。②（$FiO_2$0.21）$PaO_2 \leqslant 6.60kPa$（$\leqslant 50mmHg$）。③$PaCO_2 > 5.98kPa$（$> 45mmHg$）。④$PaO_2/FiO_2 \leqslant 26.6kPa$（$\leqslant 200mmHg$）。⑤（$FiO_2$1.0）$PaO_2 > 26.6kPa$（$> 200mmHg$）。⑥胸片示肺泡实变$\geqslant$1/2 肺野。

四、治疗

ARDS 治疗的关键在于原发病及其病因，如处理好创伤，尽早找到感染灶，针对致病菌应用敏感的抗生素，制止炎症反应进一步对肺的损伤；更紧迫的是要及时纠正患者严重缺氧，赢得治疗基础疾病的宝贵时间。在呼吸支持治疗中，要防止拟压伤，呼吸道继发感染和氧中毒等并发症的发生。根据肺损伤的发病机制，探索新的药理治疗也是研究的重要方向。

（一）呼吸支持治疗

1. 氧疗　纠正缺氧刻不容缓，可采用经面罩持续气道正压（CPAP）吸氧，但大多需要借助机械通气吸入氧气。一般认为 $FiO_2 > 0.6$，PaO_2 仍 $< 8kPa$（60mmHg），$SaO_2 < 90\%$ 时，应对患者采用呼气末正压通气 PEEP 为主的综合治疗。

2. 机械通气

（1）呼气末正压通气（PEEP）：PEEP 改善 ARDS 的呼吸功能，主要通过其呼气末正压使陷闭的支气管和闭合的肺泡张开，提高功能残气（FRC）。

PEEP 为 0.49kPa（5cmH$_2$O）时，FRC 可增加 500ml。随着陷闭的肺泡复张，肺内静动血分流降低，通气/血流比例和弥散功能亦得到改善，并对肺血管外水肿分流产生有利影响，提高肺顺应性，降低呼吸功。PaO_2 和 SaO_2 随 PEEP 的增加不断提高，在心输出量不受影响下，则全身氧运输量增加。经动物实验证明，PEEP 从零增至 0.98kPa（10cmH$_2$O），肺泡直径成正比例增加，而胸腔压力变化不大，当 PEEP $> 0.98kPa$，肺泡直径变化趋小，PEEP $> 1.47kPa$（15cmH$_2$O），肺泡容量很少增加，反使胸腔压力随肺泡压增加而增加，影响静脉血回流，尤其在血容量不足，血管收缩调节功能差的情况下，将会减少心输出量，所以过高的 PEEP 虽能提高 PaO_2 和 SaO_2，往往因心输出量减少，反而影响组织供氧。过高 PEEP 亦会增加气胸和纵隔气肿的发生率。最佳 PEEP 应是 SaO_2 达 90% 以上，而 FiO_2 降到安全限度的 PEEP 水平〔一般为 1.47kPa（15cmH$_2$O）〕。患者在维持有效血容量、保证组织灌注条件下，PEEP 宜从低水平 0.29 ~ 0.49kPa（3 ~ 5cmH$_2$O）开始，逐渐增加至最适 PEEP，如 PEEP $> 1.47kPa$（15cmH$_2$O）、$SaO_2 < 90\%$ 时，可能短期内（不超过 6h 为宜）增加 FiO_2，使 SaO_2 达 90% 以上。应当进一步寻找低氧血症难以纠正的原因加以克服。当病情稳定后，逐步降低 FiO_2 至 50% 以下，然后再降 PEEP 至 $\leqslant 0.49kPa$（5cmH$_2$O），以巩固疗效。

（2）反比通气（IRV）：IRV 机械通气吸（I）与呼（E）的时间比 $\geqslant 1 : 1$。延长正压吸气时间，有利气体进入阻塞所致时间常数较长的肺泡使之复张，恢复换气，并使快速充气的肺泡发生通气再分布，进入通气较慢的肺泡，改善气体分布、通气与血流之比，增加弥散面积；缩短呼气时间，使肺泡容积保持在小气道闭合的肺泡容积之上，具有类似 PEEP 的作用；IRV 可降低气道峰压的 PEEP，升高气道平均压（MAP），并使 PaO_2/FiO_2 随 MAP 的增加而增加。同样延长吸气末的停顿时间有利血红蛋白的氧合。所以当 ARDS 患者在 PEEP 疗效差时，可加试 IRV。要注意 MAP 过高仍有发生气压伤和影响循环功能、减少心输出量的不良反应，故 MAP 以上不超过 1.37kPa（14cmH$_2$O）为宜。应用 IRV 时，患者感觉不适难受，可加用镇静或麻醉剂。

（3）机械通气并发症的防治：机械气本身最常见和致命性的并发症为气压伤。由于 ARDS 广泛炎症、充血水肿、肺泡萎陷，机械通气往往需要较高吸气峰压，加上高水平 PEEP，增加 MAP 将会使病变较轻、顺应性较高的肺单位过度膨胀，肺泡破裂。据报道当 PEEP $> 2.45kPa$（25cmH$_2$O），并发气胸和纵隔气肿的发生率达 14%，病死率几乎为 100%。现在一些学者主张低潮气量、低通气量，甚至允许有一定通气不足和轻度的二氧化碳潴留，使吸气峰压（PIP）$< 3.92kPa$（40cmH$_2$O），PEEP $< 1.47kPa$（15cmH$_2$O），必要时用压力调节容积控制（PRVCV）或压力控制反比通气压力调节容积控制（PIP）$< 2.94 ~ 3.43kPa$（30 ~ 35cmH$_2$O）。此外，也有采用吸入一氧化氮（NO）、R 氧合膜肺或高频通气，可减少或防止机械通气的气压伤。

3. 膜式氧合器 ARDS 经人工气道机械通气、氧疗效果差，呼吸功能在短期内又无法纠正的场合下，有人应用体外膜肺模式，经双侧大隐静脉根部用扩张管扩张扣分别插入导管深达下腔静脉。现发展了血管内氧合器/排除 CO_2 装置（IVOX），以具有氧合和 CO_2 排除功能的中空纤维膜经导管从股静脉插至下腔静脉，用一负压吸引使氯通过 IVOX，能改善气体交换。配合机械通气可以降低机械通气治疗的一些参数，减少机械通气并发症。

（二）维持适宜的血容量

创伤出血过多，必须输血。输血切忌过量，滴速不宜过快，最好输入新鲜血。库存 1 周以上。血液含微型颗粒，可引起微栓塞，损害肺毛细血管内皮细胞，必须加用微过滤器。在保证血容量、稳定血压前提下，要求出入液量轻度负平衡（$-500 \sim -1000ml/d$）。为促进水肿液的消退可使用呋塞米（速尿），每天 $40 \sim 60mg$。在内皮细胞通透性增加时，胶体可渗至间质内，加重肺水肿，故在 ARDS 的早期不宜给胶体液。若有血清蛋白浓度低则当别论。

（三）肾上腺皮质激素的应用

它有保护毛细血管内皮细胞、防止白细胞、血小板聚集和黏附管壁形成微血栓，稳定溶酶体膜，降低补体活性，抑制细胞膜上磷脂代谢，减少花生四烯酸的合成；保护肺Ⅱ型细胞分泌表面活性物质；具抗炎和促使肺间质液吸收；缓解支气管痉挛；抑制后期肺纤维化作用。目前认为对刺激性气体吸入、外伤骨折所致的脂肪栓塞等非感染性引起的 ARDS，早期可以应用激素。

（四）纠正酸碱和电解质紊乱

与呼吸衰竭时的一般原则相同。重在预防。

（五）营养支持

ARDS 患者处于高代谢状态，应及时补充热量和高蛋白、高脂肪营养物质。应尽早给予强有力的营养支持，鼻饲或静脉补给，保持总热量摄取 $83.7 \sim 167.4kJ$（$20 \sim 40kcal/kg$）。

（王海霞）

第六节　心功能不全

颅脑损伤后出现的心血管系统功能异常包括：系统性低血压或高血压，心肌缺血，心律失常，心力衰竭。严重的心功能不全可直接造成患者的死亡，因而对颅脑损伤后心功能不全的认识与治疗，是提高患者预后的重要一环。

一、病因

（一）颅脑伤对心功能的直接影响

（1）颅脑伤后出现心肌损害，致使心功能减损：有50%患者出现心肌坏死，心内膜下出血。颅脑外伤动物模型研究也证实心肌存在病理改变。严重脑外伤后交感神经的高活性导致心肌损害产生血栓形成物质，促使血小板聚集，造成心肌灌注不良；另外，持续增高的交感活性又通过心肌内钙的分布过多，进一步加重心肌缺血。心肌损害作为脑外伤后的严重并发症，可以是造成患者死亡的直接原因。

（2）严重的心律失常：脑外伤后可出现多种心律失常如室上性心动过速或室性心动过

速，甚至频发的室性早搏可使舒张期缩短，回心血量相对减少，心输出量下降，容易诱发心功能不全。致命的心律失常可出现在既往健康的颅脑伤患者。

（3）渗透性利尿剂的使用及血容量减少：甘露醇的快速输注可短暂地增加循环血量，诱发或加重外伤后或其他原因造成的心功能不全；脱水及失血造成血容量的减少也会影响心脏功能。

（4）电解质紊乱及酸碱平衡失调：脑外伤后高热、出汗、过度换气或呼吸抑制等一些容易造成代谢紊乱的异常因素，加上利尿剂的使用及不合理的液体输注，可导致水、电解质和酸碱失衡；外伤病变直接累及影响水盐调节、容量、渗透压、渴饮等中枢或有关神经内分泌功能的重要结构，可导致特殊形式的电解质紊乱。电解质紊乱及酸碱失衡会影响心肌的收缩力。

（5）神经源性肺水肿及呼吸道感染导致肺动脉高压：神经源性肺水肿及呼吸道感染是颅脑伤后常见的并发症。当患者出现左心脏衰竭时，肺部的并发症会进一步导致肺动脉高压引起全心脏衰竭。

（6）脑外伤后系统高动力状态：脑外伤后交感神经的高活性造成患者持续高代谢状态和机体系统高动力状态。Cushing 所描述的心动过缓往往是颅内高压晚期的表现，而且由于缺氧、酸中毒及电解质紊乱等因素的影响可能并不出现。动脉血压的控制是一种交错的神经联系，包括下丘脑、丘脑、中隔、杏仁核、眶额皮质、脑干（如疑核、孤束核），当这些神经联系的任何部分受到损害均可引起血压的升高和波动。许多研究证实心率和系统动脉压同血浆去甲肾上腺素呈明显的正相关，可作为交感神经高活性的最敏感的临床标志。

（二）心脏本身的病变

既往有心脏病史的患者是引起伤后严重心功能不全的高危人群。如高血压性心脏病，冠状动脉硬化性心脏病，二尖瓣及主动脉瓣病，急性或慢性肺源性心脏病、心肌病等。年龄超过 50 岁的患者死于颅脑伤后心血管系统并发症的危险性显著提高。

二、临床表现

颅脑外伤患者心血管系统功能异常的表现依病情的轻重及病情的进展而不同。一般分为 3 种情况。

（一）心率减慢，血压下降

轻型颅脑伤一般表现为伤后心率减慢，血压轻度下降，无须特别处理可很快恢复正常，无不良后果。严重颅脑伤早期也可出现心率减慢，但随着病情进展，往往出现更复杂的心血管功能异常。开放性颅脑伤常出现休克状态，脉细数，血压下降。

（二）心率增快，血压增高

严重颅脑伤患者在伤后 2～4d，有 1/3 从最初的心血管反应发展为心率增快，约 1/4 患者出现动脉血压增高。患者不仅可出现窦性心动过速，还可出现室性心律速率不稳。具体表现为昏迷状态下，基础心率为正常窦性心律或窦性心动过缓的患者，当受到轻微刺激或自发出现心率突然较大幅度增加（30 次/min 以上）。这种现象正反映了严重脑外伤后自主心血管系统交感神经和副交感神经的不稳定状态及心血管调节中枢功能紊乱等导致的调节障碍。脑外伤后系统血压增高的形式不仅可以表现为持续增高，而且可以出现短暂的波动性升高。

此阶段患者血流动力学监测一般呈高心输出量为特征的高动力状态。

（三）心血管功能不全

常伴有心律失常、进展性低血压，血流动力学监测呈低动力状态。左心功能常首先出现衰竭，但由于严重脑外伤患者处于昏迷状态，而且左心脏衰竭的一般症状如呼吸困难、咯血、呼吸道分泌物呈粉红色泡沫样及发绀也可由外伤后急性肺水肿及肺部感染引起，所以诊断必须结合体征及血流动力学监测。常见的体征有心率增快；心室舒张期奔马律是心室衰竭的标志，于舒张早期听到的奔马律是顺应性降低的心室壁或衰竭后扩张的心室壁受血流急性充盈的结果；肺动脉瓣区第二音亢进，是肺动脉高压的表现；肺底可听到细湿性啰音，急性肺水肿时两肺可布满水泡音和哮鸣音。

颅脑伤后的右心脏衰竭多由左心脏衰竭引起，左心脏衰竭引起肺部淤血，加之肺水肿及肺部感染，肺动脉压增高，右心室负荷加重，最终引起右心脏衰竭。由于严重脑外伤患者急性期脱水剂的持续使用，右心脏衰竭的典型的体循环淤血及体征可能并不突出，发展到全心脏衰竭时，患者多预后不良。

三、辅助检查及血流动力学监测

（一）心肌特异性酶学检查

日前尚无成熟的心肌活检方法获取存活的脑外伤患者心肌的病理资料，血清酶学检查可在一定程度上了解严重脑外伤的心肌损害程度。由于脑组织中含有丰富的酶，脑外伤后，原发的机械损伤和缺血缺氧等继发性损害均可造成血液和脑脊液中肌酸激酶（CK）、乳酸脱氢酶（LDH）及血清门冬氨酸氨基转移酶（ALT）的明显升高，因而单纯检测血清中 CK、LDH 及 ALT 就限制了对心肌损害的判断。CK 的心肌型同工酶 CK-MB 和 LDH 的同工酶 α-羟丁酸脱羧酶（α-HBDH 相当于 LDH 及 LDH），这两种酶均主要存在于心肌，是心肌特异性酶。一般急性心肌梗死患者 CK-MB 水平多在 24～48h 内迅速降至正常，而严重脑外伤患者的急性期心肌酶，经常持续高于正常，提示心肌细胞存在进行性损害。

（二）心电图

严重脑外伤后出现的心律失常主要包括窦性心动过速和（或）窦性心动过缓、室上性心动过速、窦性心律不齐、房性早搏或室性早搏、左室高电压、房室或心室内传导阻滞、Q-Tc 间期延长（QTc = QT/RR）及 T 波的改变。严重心肌坏死的患者心电图可表现为 ST 段降低、T 波倒置。窦性心动过速和左心室高电压是伤后患者高血流动力学状态的反映。对于存活的患者，脑外伤后心电图的改变具有一过性的特点，两周时存活的患者心电图的恢复提示随着伤情的控制和恢复，交感神经活性的逐步减低，心血管功能稳定状态的恢复，心脏的电生理异常可出现可逆性的改变。

（三）血流动力学监测

脑外伤患者急性期处于高血流动力状态，表现为血流动力学指标心率、系统动脉血压 SAP，舒张压、心输出量 CO、心输出指数 CI 及氧的分配利用增加，肺循环阻力 PVR 和体循环阻力 PVR 正常或下降。终末期患者心输出量可明显降低。通过肺毛细血管楔压，PCWP 可估计左室充盈压。血流动力学监测，中心静脉压超过 1.4 kPa，应考虑右心脏衰竭。

（四）X线胸部检查

左心脏衰竭时可见心脏影增大，肺动脉段突出，肺门淤血，肺动脉影扩张。肺水肿时肺门处有云雾状阴影，可向肺野扩散。合并右心脏衰竭时右室、右房增大，或心脏向前侧增大，上腔静脉增宽。

四、治疗

（一）加强监护对病情判断及治疗的意义

严重脑外伤的预后不仅决定于颅内因素，颅外的并发症也有非常重要的作用。神经外科重症监护室（NICU）的建立可以明显地改善严重脑外伤的预后。常规的监测不仅包括颅内压监护，呼吸的管理及一般心血管功能的指标如心率、血压、心电图等，还应重视和监护脑外伤患者急性期的血流动力学状态。由于脑外伤患者血流动力学状态的不稳定和渗透性利尿剂的使用，没有严格的血流动力学监测和合理的液体输注会引起严重的脱水、低血容量，甚至肾衰竭；又由于脑外伤后系统血管有扩张趋势，如果仅维持PCWP于正常范围，患者实际处于相对的低血容量状态，液体的限制会引起严重脱水，低血容量还会影响组织中氧的分配，而结合心输出量的测定，可以更准确地把握血流动力学状况，避免由于脱水造成的低血容量。另外血流动力学的监测还可以更准确地把握脑外伤后颅内血流动力学状态和全身血流动力学状态之间的关系。血流导向气囊导管检查可在床旁进行，对颅脑伤患者并不增加更多危险。建议有条件的单位对严重颅脑伤伴心血管功能不稳定的患者进行血流动力学监测。

（二）纠正高血流动力学状态

β受体阻滞剂普萘洛尔（心得安）在改善脑外伤后血流动力学状态，保护心脏功能方面具有独特作用。其药理作用主要通过下面途径：①降低血循环中儿茶酚胺的含量。②纠正脑外伤后的心律失常。③控制脑外伤后高血压及心输出量升高，纠正血流动力学异常。④降低脑外伤后的分解代谢，减少热量摄入。⑤降低心肌的需氧量，避免心肌的缺血性损害，保护心肌。普萘洛尔的使用为 2~2.5mg，加入 100ml 葡萄糖液静脉滴注，即刻起效，数分钟后为最大效应，持续 3~6 h。治疗终止的指征是收缩压低于 21.3 kPa（160mmHg），舒张压低于 12 kPa（90mmHg）或心率低于 70 次/min。肼曲嗪（肼苯达嗪）一类的血管扩张剂，虽然可以降低血压，但由于这类药扩张脑血管、增加脑血流、升高颅内压，增加心脏做功、加重心肌缺血，应避免在颅脑伤者纠正高血流动力学状态中使用。

（三）脱水剂的使用

渗透性利尿剂是颅脑伤患者最常用的脱水药物，而对既往有心血管病史或已经出现心功能不全的患者应慎用。但有效的血流动力学监测可以增加药物使用的目的性并可及时调整用药。利尿性脱水药（如呋塞米）与渗透性脱水药物交替使用，不失为一种安全有效的选择。

（四）监测并治疗

若水、电解质紊乱，为维持酸碱平衡，应纠正低氧血症，防止由此引起的心肌缺血，避免诱发心功能不全。

（五）心脏衰竭或严重心律失常时的药物使用

1. 因心脏衰竭而引起的心动过速应首选洋地黄　毛花苷 C，0.2~0.4mg 加入 20ml 葡萄糖液内静注，10～30min 开始起作用，作用峰值为 1～2h 饱和量为 0.8～1.2mg，维持量为 0.2～0.4mg，

2. 增加心肌收缩力和心输出量　常用的正性变力性药物洋地黄有下列作用：增强心肌收缩力，使衰竭心脏的心输出量增加，使房室结和蒲肯野纤维传导速度减慢；心房的传导速度增加；使心房和心室的不应期缩短，使房室结和蒲肯野纤维的不应期延长；使蒲肯野纤维的兴奋性增加，对心房的兴奋性影响很小，对心室的兴奋性作用不一；使蒲肯野纤维起搏自主性增加，对窦房结起搏自主性很少影响。达到毒性剂量时，可有心律失常，包括房性心动过速伴传导阻滞，室性心律失常，心电图上 QT 间期变短 P－R 间期延长，ST 段呈鱼钩状下降。适当选用地高辛、毛花苷 C、毒毛花苷等强心药物，可改善心脏功能，其中毛花苷 C、毒毛花苷属速效洋地黄药物适用于颅脑伤后急性心功能不全。

3. CIK 溶液　能够促进心肌细胞内氧化磷酸化过程，改善其能量代谢、葡萄糖可以补充糖原，胰岛素能增加心肌对葡萄糖的利用，因而 GIK 对缺氧的心肌具有保护作用。成人葡萄糖 1.0 g/kg，胰岛素 0.2 U/kg，KCL 0.03 g/kg 静脉滴注。

4. 纠正心律失常　对心律失常的患者应加强心电图监测，根据不同心律失常类型，选用最合适的抗心律失常药物。

5. 使用血管活性药物　心血管系统衰竭终末状态，患者出现低血压、低心输出量、循环血量不足。需用升压药维持血压，但升压药可增加心肌负担，有损害心肌的可能。常用的升压药物：多巴胺 100～200mg 加入 5% 葡萄糖溶液 500ml 中，小剂量开始（50mg/min），渐增剂量并根据血压调整滴速，一般每分钟 2～20mg/kg。间羟胺（阿拉明），20～100mg 加入 5% 葡萄糖溶液 250～500ml 中，根据血压调整滴速，常与多巴胺合用。使用升压药物中，如 PCWP > 2.4 kPa 时，表明左室充盈压过高，可配合使用血管扩张药物。中心静脉压 < 1.3 kPa 时，可输注低分子右旋糖酐或林格液。此期患者一般预后不良，最终演变为脑死亡。

（王海霞）

第七节　肾衰竭

重型颅脑损伤合并急性肾衰者约占 50%，而这类患者又常并发多器官功能衰竭，死亡率可高达 80%。

一、病因

1. 肾前性　肾衰由肾脏在形成原尿前的肾外原因造成，多继发于颅脑损伤的各种并发症，包括：①循环系统血容量不足，如失血性休克、大量脑脊液漏、顽固性呕吐致胃液丢失、第三间隙体液集聚，以及中枢性高热引起的体液蒸发等。②肌红蛋白血症及脂肪栓塞，见于严重挤压伤和多发性骨折，③脓毒血症，见于大面积烧伤及严重感染。此外肾衰也可由一些医源性因素造成，如强效利尿脱水、脑脊液引流过多、异型输血和药物变态反应。

2. 肾性　肾衰系肾脏直接受到损害而产生。颅脑损伤合并链球菌感染可引起肾小球炎症；氨基糖苷类抗生素如庆大霉素、卡那霉素、链霉素以及砷、铅等重金属制剂可使肾小管发生坏死；利福平及磺胺嘧啶可引发肾间质炎症；脱水药甘露醇常以其结晶形式堵塞肾小管。这些对肾脏有毒性的药物是颅脑损伤临床救治中出现医源性急性肾衰竭的常见原因，应

引起注意。此外，上述肾前性因素亦可导致肾实质坏死而演变为肾性因素。

3. 肾后性　肾衰竭由肾脏在形成原尿后的肾外因素所引起，多见于颅脑损伤合并盆腔骨折或血肿造成的压迫性尿路梗阻，或为脊髓及大脑半球排尿中枢受损而出现的尿液潴留。

二、临床表现

（一）少尿、无尿期

正常人每日尿量一般不低于1000ml。尿量少于400ml，称为少尿。尿量减少的初期多为功能性少尿，若不及时发现和纠正，则进入器质性少尿期。成人每日尿量低于50ml，称为无尿，表明肾衰竭进一步恶化。少尿/无尿期越长，尿量越少，则病情越重，预后越差。有些急性肾衰竭患者每日尿量可以达1000～1500ml，但血浆尿素氮和肌酐进行性升高，称为非少尿型肾衰，常见于创伤及大手术后，一般预后较好，但仍有20%～25%患者死于严重感染等并发症。

1. 水中毒　在少尿期、无尿期，水分排出减少，加上机体代谢产生的内生水（每天450～500ml）及未严格限制水、钠摄入等，可引起水大量潴留于体内，造成水中毒，进而加重创伤后脑水肿，表现为高颅压症状加重，甚至发生肺水肿及心力衰竭。

2. 电解质代谢紊乱

（1）高血钾症：血清钾高于5.5mmol/L称为高血钾症。正常机体经肾排钾占总排钾量的90%。当患者出现少尿、无尿时，钾排出受阻，加之组织破坏释放出钾至细胞外液中；酸中毒，氢—钾交换，钾逸至细胞外；进含钾食物、药物，输入库存血等，均可使血钾迅速上升。高血钾可致心肌兴奋性下降，表现为心搏缓慢、无力，甚至停搏。高血钾是急性肾衰无尿、少尿期最主要的电解质失调，是导致死亡的常见原因。当血钾高于6.0～6.5mmol/L时，心电图出现典型变化：T波高尖，P波降低、增宽或消失，P－R波间期延长，R波降低及QRS波增宽，Q－T间期缩短。

（2）低钠血症：血清钠低于135mmol/L称为低钠血症。由以下情况引起：①呕吐、出汗、脑脊液大量丢失及肾小管重吸收钠减少，造成缺钠性低钠血症。②过多输入低钠或无钠液体，内生水的形成，以及缺血缺氧致钠泵功能低下而使细胞内钠主动外移受限，导致稀释性低钠血症。低钠血症可产生和加重脑水肿，表现为头痛、头昏，倦怠、定向力障碍、晕厥甚至昏迷。需要注意的是，在颅脑损伤中，即使未发生肾衰竭，也常并发低钠血症，包括两类：①抗利尿激素分泌异常综合征（SIADH），系因下丘脑神经垂体系统失去血浆晶体渗透压的调控，致抗利尿激素大量分泌。②脑性耗盐综合征与肾近曲小管对水、钠重吸收障碍及心房钠尿肽过多分泌有关。

（3）高镁血症：正常人由肾排出的镁占总排泄量的40%。少尿、无尿期血镁升高，当镁达3～6mmol/L时，出现全身中毒症状，肌肉软弱无力，腱反射减退或消失，心动过速，血压下降，嗜睡或昏迷，心电图示Q－T间期延长。

（4）低氯血症：由于血钠的丢失或稀释必然引起氯相应变化，故低氯血症常伴随于低钠血症。

（5）高磷血症和低钙血症：少尿、无尿时，血磷经肾排泄减少，导致高磷血症，因而肠道排磷增加。单纯高磷血症并不产生临床症状，但在消化道中磷与钙结合成不溶解的磷酸钙，大大影响了钙的吸收，造成低钙血症。低血钙会引发肌肉抽搐，并加重高血钾对心肌的毒性作用。

（6）酸碱平衡失调：颅脑损伤尤其是合并复合伤时，由于缺血缺氧和急性肾衰竭时肾脏排酸及重吸收碱性离子的能力下降，可导致代谢性酸中毒。这是少尿、无尿期最常见的酸碱失衡，也是加重高钾血症的重要因素。代谢性酸中毒常引起患者恶心、呕吐、疲乏、嗜睡，甚至昏迷，且使心血管系统对儿茶酚胺的反应性降低，致心搏无力及血压下降。肾衰患者在严重酸中毒时可出现深快呼吸或潮式呼吸。

（7）氮质血症：颅脑损伤、手术、发热及感染后，蛋白分解代谢骤增，由于少尿、无尿，其代谢产物如肌酐、尿素氮及酚、胍类等不能随尿排出，形成氮质血症，重者可致尿毒症。尿毒症是急性肾衰患者预后不良的征象。临床上表现为恶心、呕吐、头痛、烦躁、倦怠、谵妄或昏迷。

（二）多尿期

少尿、无尿期开始1~2周后，肾功逐渐好转，较明显的征象是尿量开始增加，每天尿量可超过500ml，称为多尿。尿量可多至每日3000~6000ml，甚或可达10 000ml以上。多尿期持续约2周。多尿初期，肾功能尚未完全恢复，氮质血症及水、电解质紊乱仍然存在，且易并发感染。此期如不予重视或处理不当，常会引起严重低血钾与感染，是导致病情再度恶化的主要因素。

三、辅助检查

（一）尿液检查

应留置导尿，准确记录每小时尿量。由于存在非少尿型肾衰竭，尿量没有减少也不能除外肾衰的可能性。尿相对密度一般在1.010~1.014，pH值呈酸性，尿钠减少。若为肾小管变性、坏死引起的肾衰竭，其尿液中常出现多种管型，有较大诊断意义。

（二）肾功检查

1. 氮质代谢产物测定　血尿素氮水平取决于机体氮分解和肾排泄状况。正常成人血尿素氮为2.5~6.4mmol/L。急性肾衰竭或高分解代谢时，尿素氮明显增高。由于尿量减少及尿流缓慢，肾小管内尿素向肾间质弥散，致尿中尿素减少。血肌酐含量不受机体氮分解代谢的影响，是诊断肾衰可靠而灵敏的指标。正常成人血肌酐为44~106pmol/L，急性肾衰时可显著上升。

2. 肾小球滤过率测定　是指单位时间内从肾脏排出某物质的总量，相当于在当前血浆该物质浓度下，有多少容量的血浆经两肾时其内的该物质被全部滤过，反映肾小球的滤过功能。菊粉经静脉注入体内可全部从肾小球滤过，不被肾小管系统吸收和分泌，故常用于标准的肾小球滤过率测定。

（三）电解质及酸碱度测定

包括血清钾、钠、镁、钙、磷、碳酸氢根及pH值。

（四）其他

1. 心电图　呈高血钾变化。

2. 补液试验　5%葡萄糖盐水250~500ml，于30~60min内静脉滴注，若尿量不增加，且血钾迅速上升，尿肌酐/血肌酐<20，提示有急性肾衰竭。此时应与血容量不足相鉴别，后者补液后尿量增加，血钾缓慢上升，尿肌酐/血肌酐>30。

四、治疗

预防肾衰竭发生相当重要。首先应警惕各种因素对肾脏的损害作用，系统而动态地监测水、电解质及酸碱变化，若有异常，及时予以纠正。利尿剂可消除肾血管痉挛，增加肾血流量，改善肾循环，有利于预防急性肾衰。但在应用利尿剂前，须充分补足血容量，以免应用后加重低血容量而诱发肾衰竭。肾衰一旦确诊，应慎用或停用高渗性利尿剂，可选用对肾脏无损害的药物如（呋塞米）速尿或扩张血管的药物如多巴胺 [0.2~0.4mg/（kg·min）静脉滴注]。

（一）少尿期

1. 控制液体入量　这是治疗中的重要环节，水分控制不严有引起水中毒的可能，一般入量限制在基本需水量（24h无额外损失时一般在400~600ml）加前24h的尿总量。水分限制是否适当可根据体重测定和血清钠浓度的变化来判断。

2. 调节电解质及纠正酸中毒　一般在少尿期不补充任何电解质，如果有显著低血钠而又有高血钾和酸中毒时，可以在限制水入量的前提下补充高渗氯化钠溶液或碳酸氢钠溶液（后者要慎重，输入量过多时可以引起细胞外液容量增加而导致肺水肿）。血钙过低出现抽搐时，可给以10%葡萄糖酸钙溶液。

3. 饮食控制　要禁止食蛋白质食物，以葡萄糖和适量脂肪作为热量来源，减少机体蛋白质的分解，此外尚可配合应用苯丙酸诺龙促进体内蛋白的合成。

4. 其他　注意控制肺水肿和心力衰竭，预防感染。并可使用辅酶A，以促使肾细胞损害的恢复，减少机体组织分解或毒性产物对机体的影响，增加抵抗力。

（二）多尿期

在此期间肾小管已经再生，病情恢复的希望增加。早期因水分排出多而电解质排出少，仍可按少尿期原则治疗，不可因尿量增加而盲目乐观。只要血化学变化不好转就表示肾功能并未完全恢复。以后因肾小管浓缩机能未完全恢复，大量电解质丢失，必须根据血化学及尿液分析及时补充。

（三）透析疗法

急性肾衰竭尚可靠人工肾、肠透析、腹膜透析及胃透析等方法治疗。其中腹膜透析在急性肾衰竭时可降低血钾浓度，排出非蛋白氮等；肠透析疗法简单，但效果较差；胃透析法早期使用对降低血钾有效，但对非蛋白氮排除较差。此外离子交换疗法对降低高血钾有较好的疗效，口服1g钠型磺酸交换树脂或氢型、铵型磺酸、羧酸树脂可除去1~2mg当量的钾离子。

（陈　锋）

第八节 脑外伤后综合征

一、概述

脑外伤患者在急性创伤已恢复之后，仍有许多自觉症状长期不能消除，但临床上又没有确切的神经系统阳性体征，甚至通过 CT、MRI 等检查亦无异常发现。这类患者往往是轻度或中度闭合性颅脑损伤，伤后一般情况恢复较好，但头昏、头痛及某些程度不一的自主神经功能失调或精神性症状却经久不愈。如果这些症状持续至伤后 3 个月以上仍无好转时，即称之为脑外伤后综合征。以往虽曾有脑震荡后遗症或脑外伤后神经官能症之称，但对其发病原因究竟属器质性或是功能性，至今仍无定论。不过从目前的观点看，可能是在轻微脑器质性损害的前提下，再加上患者心身因素与社会因素而促成。在暴力打击头部之后，无论轻重都将引起一系列不同程度的脑组织病理生理改变。轻者仅有暂时的生物化学及脑血灌注方面的变化。例如，头伤后颅内循环减缓即可持续数月之久，重者不仅造成脑挫裂伤、颅内血肿、脑缺血、缺氧，也可引起蛛网膜下隙出血、轴突断裂及某些细微的损伤，其中，显著的病变在后期检查时易于发现，但也有一些难以查出的轻微病变。例如，头皮的外伤性神经瘤、颅内外小血管沟通、脑膜－脑软膜粘连、蛛网膜绒毛封闭、轴突断裂、脑实质或脑干内的微小出血、软化，以及颅颈关节韧带或肌肉的损伤波及颈神经根等，都可引起各种症状。

必须指出，脑外伤后综合征的发生与脑组织受损的严重程度并无相应的关系，相反，脑损伤轻不伴有明显神经功能障碍的比重型脑外伤有神经功能缺损者为多。有作者认为本综合征的发生率中失业者较已就业者为多，且智商较高又拥有专业知识的人则较少。上述情况足以说明患者的身心因素、社会影响以及生活、工作是否安定均与本症的发病有密切关系。

二、症状与体征

脑外伤后综合征的临床表现虽然多种多样，但归纳起来主要是头昏、头痛和神经系统机能障碍三方面。首先是头痛最多，约占 78%，患者常有头部胀痛、割裂或跳痛，发作时间不定，以下午为多，部位常在额颞部或枕后部，有时累及整个头部，或头顶压迫感，或呈环形紧箍感，因而终日昏沉、焦躁不安。位于枕后的头痛经常伴有颈部肌肉紧张及疼痛，多与颅颈部损伤有关。头痛的发作可因失眠、疲劳、情绪欠佳、工作不顺利或外界的喧嚣而加剧。其次头昏亦较为常见，约占 50%，患者往往陈诉为头昏目眩，其实多非真正的眩晕，而是主观感到头部昏浊、思维不够清晰，或是一种混乱迷糊的感觉。有时自认为身体不能保持平衡，常因转动头部或改变体位而加重，但神经检查并无明确的前庭功能障碍或共济失调，给予适当的对症治疗和安慰鼓励之后，症状即可减轻或消失，但不久又复出现。除了头昏、头痛之外，患者还常有情绪不稳定、容易疲倦、失眠、注意力涣散、记忆力减退，甚至喜怒无常、易激动等表现。间或自主神经功能失调时，患者尚可出现耳鸣、心悸、血压波动、多汗、性功能下降或月经紊乱等症状。

三、诊断与治疗

脑外伤后综合征的诊断必须慎重，首先应在认真排除器质性病变之后始能考虑。对这类患者应耐心询问病史，了解自伤后至现在整个病情的全过程，包括各项检查的结果、治疗经过、手术发现以及曾经作出的诊断意见和治疗效果。在全面了解患者情况之后，再根据需要进行必要的检查。虽然神经系统检查常为阴性，但认真仔细的查体仍有重要意义，有时能从一些蛛丝马迹中发现线索，从而找到病因或排除器质性损害。其次可根据病史和检查有目的地安排辅助性检查腰椎穿刺可以测定颅内压以明确有无颅压增高或降低，同时，能了解脑脊液是否正常；脑电图检查有助于发现局灶性损害及有无持久的异常波形，以决定进一步的检查方向；CT 扫描能够明确显示有无脑萎缩、肺积水或局限性病灶，MRI 更有利于发现脑实质内的微小出血点或软化灶；放射性核素脑脊液成像可以了解脑脊液循环是否存在阻碍。

关于脑外伤后综合征患者的治疗，应该是综合治疗。其中下面的几个环节是主要的：

（1）做好思想工作，使患者和医师的两个积极性都动员起来，一起向疾病作斗争。对患者尤其是一部分病程较长的更要学好关于外因是变化的条件，内因是变化的依据这一哲学思想。消除顾虑，增强信心，明确措施，共同努力。这是前提。

（2）积极促使患者恢复并保持规律的、劳逸结合的正常生活。只有保持神经系统正常的兴奋和抑制规律，才能使神经系统的正常能力和各部位之间的功能协调。

（3）体育活动的加强。这是锻炼并促进自主经功能协调的一个重要措施。国内用气功、太极拳配合心理疗法的效果都不错，国外也有单用体育疗法治疗而完全治愈的报道。

（4）药物和其他治疗的目的在于恢复失衡了的神经系统的功能，在选择药物时当考虑如下一些病情特点：有些患者表现有明显的皮质弱化的症状，如易兴奋与易疲乏的同时存在，无力状态等，可以选用一些能增强皮质张力，有利神经细胞的新陈代谢的药物。如高渗糖与维生素 C 的静脉注射，谷氨酸，7 - 氨酪酸口服。并合用一些增强应质兴奋过程的药物如复方甘油磷酸钠或硝酸士的宁注射、咖啡因等。以癔症症状群为主的，当以这类治疗为主。有些患者表现以兴奋症状为主，则以地西泮（安定）、氯氮草（利眠宁）、奋乃静，溴剂等镇静剂的治疗为主。对于以自主神经功能失衡为主要症状者，可用钙溴合剂、谷维素、异丙嗪及小剂量阿托品，苯巴比妥作为对症治疗。

（5）各地用新医疗法治疗本病者甚多，新针、耳针、电兴奋、穴位注射、经络疗法及割治等都有一定效果。为使患者恢复身心的健康，还应鼓励患者积极参加户外活动，锻炼身体，生活规律化，纠正不良习惯和嗜好，尽早恢复力所能及的工作，学习新的知识和技能，主动参与社会交往，建立良好的人际关系，做到心情开朗、情绪稳定、工作顺利、家庭和睦，则更有益于身体上、精神上和社会适应上的完全康复。

（陈　锋）

第九节　外伤后脑脂肪栓塞

一、病因

当颅脑损伤患者合并有全身多发性损伤或长骨骨折时，脂肪颗粒可以游离入血成为脂肪栓子，造成体内多个器官的脂肪栓塞，其中大部分脂肪栓停留在肺部，引起肺脂栓，但颗粒通过肺—支气管前毛细血管交通支或经右心房未闭的卵圆孔进入体循环，而致脑、肾、心、肝等重要脏器发生脂肪栓塞。其发生率占长骨骨折的 0.5% ~2%，在多发骨折或骨盆骨折中为5%~10%。一般脂肪栓塞首先是引起肺部血管的机械性阻塞,随后因脂酶的作用而分解成游离脂肪酸,后者对血管内皮细胞造成损害,使血管壁的通透性异常增加,从而促成出血性间质肺炎及急性肺水肿。进入脑血管的脂肪栓子常使脑内多数小血管栓塞,在大脑白质及小脑半球造成广泛的点状淤斑和出血性梗死灶,脑水肿反应亦较一般为重,故患者常有病情加重或有新的神经功能损害。目前对创伤后脂肪栓塞综合征的主要病变究竟是在脑还是在肺尚有分歧。

二、临床表现

脑脂肪栓塞的症状常在外伤后1~2d出现,其特点是发热、脉速、焦躁及意识障碍进行性加深,同时伴有呼吸急促、咳嗽、发绀、痰中带血、血压下降及颈、肩、胸前、腹壁等处出现皮下淤血点。由于脑水肿的发生与发展,患者常有癫痫及颅内压增高表现,但局限性神经缺损体征并不多见,视血管受累的部位和程度而异。轻型病例可以只有几天暂时性抑制、头疼、嗜睡,而后多能完全恢复,这种一过性意识变化,常常归因于脑损伤的反应而未加注意。重型者脑脂肪栓塞严重,发病急骤,患者于伤后数小时即可由清醒转为昏迷,呼吸窘迫,脉搏细弱,血压下降,静脉压升高,咳血性痰。若无及时合理的治疗,患者常于短期内死亡。

三、诊断及鉴别诊断

外伤后脑脂肪栓塞早期诊断常有困难,特别是合并有严重脑外伤的患者,往往有所混淆,容易漏诊,不少患者直至死亡后尸解时始得明确诊断。因此,但凡头外伤后脑原发性损伤所引起的意识障碍已有所好转,病情又复恶化,伴有明显的呼吸道症状、皮肤出血点及不易解释的心率增快、血压下降时,即应想到此症。脑脂肪栓塞和颅内血肿主要鉴别点如下:

(1)脑脂肪栓塞绝大多数病例合并有长骨骨折。

(2)在没有出现意识障碍以前可有胸闷、胸痛、呼吸困难、咳嗽、肺炎及肺水肿等肺栓塞症状。

(3)伤后一段时期内可见有胸前、腋下、颈部皮肤、眼结膜、咽部黏膜等出现出血点。

(4)眼底检查有时可见视网膜脂肪栓子,痰、尿和脑脊液中亦可发现脂肪球。

(5)患者动脉血氧张力进行性降低(60mmHg或8.0kPa以下),血红蛋白下降(低于100g/L),血小板减少,血沉增高,血清脂肪酶增高(伤后3~4d升高,7~8d达高峰)。

(6)肺部X线照片示有独特的"暴风雪"样改变。脑CT扫描除脑水肿外,多无异常发现。MRI在T_1和T_2加权图像上,均可见脑白质中多数高信号病灶。

(7)脑血管造影无颅内占位性病变的表现。

四、治疗

外伤后脑脂肪栓塞的治疗必须针对延及全身的脂肪栓塞病变,尤其是对间质性肺炎、急性肺水肿和脑水肿的处理,应尽早采取有力措施改善呼吸功能、纠正低氧血症,以控制肺、脑、心脏等重要器官的系列病理生理改变。首先是给予足够的氧吸入,浓度保持在40%~45%,迅速提高动脉血氧张力,并维持在正常水平。如果动脉血氧张力低于60mmHg(8.0kPa)时则应行气管内插管或气管切开,借助呼吸机辅助呼吸给氧,并采用呼气终末正压呼吸，出气管管口维持正压 10cm H_2O（0.98kPa）以增加肺泡—动脉氧梯度。与此同时，应妥善同定骨折以防脂肪栓子再进入静脉血流，必要时可使用止血带。如果伴有失血性休克则应补足血容量。其次是给予大剂量激素治疗，以保护毛细血管壁的完整性，减少渗出，防止血管痉挛和血小板聚集，有助于控制肺水肿和脑水肿的发展。一般首次剂量为甲泼尼龙 125mg 静脉滴入，继而每 6 小时 80mg 静脉滴注持续 3d，或用氢化可的松 500～1000mg/d，共 2d，第 3 天用 300～500mg。另外，必要的脱水、利尿、抗癫痫、降温、抗感染治疗，同时给予静脉滴注低分子右旋糖酐 500～1000m/d 以降低血液黏滞度，改善末梢循环，亦不可忽视，但后者不宜连续使用，以免影响凝血机制，必要时须监测血小板比值，以防发生出血倾向。以往曾经使用过的乙醇或肝素治疗脂肪栓塞的方法，因效果欠佳并存有一定危险性，现已少用。

（高 飞）

第十节 颅内血肿

外伤性颅内血肿是颅脑损伤中最多见且最危险、变化快的继发性病变，若诊断和处理不及时，会威胁患者的生命。其发生率约占闭合性颅脑损伤的 10%，在重型颅脑损伤中占 40%～50%。近年来，国内外重视急性颅内血肿的早期诊断及治疗，一般靠密切观察病情和 CT 检查多能早期确诊，多次检查又可发现迟发性颅内血肿（Delayed intracranial hematoma）。一旦确诊早期手术清除血肿效果良好，呈双侧瞳孔散大和病理呼吸濒危患者，经积极和迅速的手术，一部分患者也恢复了健康。

一、病理生理

正常情况下，颅腔容积是脑组织、单位时间颅内血容量和颅内脑积液容量之和。生理情况下，颅腔内容物与颅腔的容积维持动态平衡。外伤后，颅腔内形成了血肿，当血肿体积较少或逐渐形成的早期，由于脑组织不能被压缩，机体可借颅腔内血容量和脑脊液量的减少来代偿。一般颅腔内可供代偿的容器约占颅腔总容器的 8% 左右，约 95ml。若颅内高压的发生和发展较为缓慢，有一个逐步升高的过程，则颅腔容积的代偿力才能充分发挥。若颅内高压的发生与发展十分急骤，或颅内高升高到一定程度，超出容积代偿能力，越过容积/压力曲线的临界点，则很快进入失代偿期，造成脑血循环障碍和脑脊液循环障碍，甚至发生脑疝，导致患者死亡。

二、分类

（一）按血肿的来源和部位分类

（1）硬脑膜外血肿（Epidural hematoma）。

（2）硬脑膜下血肿（Subdural hematoma）。

（3）脑内血肿（Intracerebral hematoma）。

（二）按血肿症状出现的时间分类

（1）特急性血肿：伤后 3h 内出现症状者。

（2）急性血肿：伤后 3～72h 内出现症状者。

（3）亚急性血肿：伤后 3d 到 3 周出现症状者。

（4）慢性血肿：伤后 3 周以上出现症状者。

（三）其他分类

（1）单纯性血肿（Simple homatoma），指不伴有脑挫裂伤的血肿。

（2）复合性血肿（Cornplicated hematoma），指血肿部位伴有脑挫裂伤。

（3）迟发性血肿，指伤后首次 CT 检查阴性，而后在复查 CT 时又发现的血肿。

（4）隐匿性血肿（Occult hematoma），指伤后病情稳定，无明显症状，经 CT 检查发现的血肿。

三、硬脑膜外血肿

硬脑膜外血肿是发生于硬脑膜与颅骨内板之间的血肿，好发于幕上半球凸面颞区。其发生率在闭合性颅脑损伤中占 2%～3%，约占外伤性颅内血肿的 30% 左右，绝大部分属急性血肿（86.2%），多数为单个血肿，多发者很少，有时并发其他类型血肿或损伤，构成复合血肿。

（一）伤因与病理

硬脑膜外血肿多发生于直接暴力的"加速性损伤"（冲击伤），与受伤着力部位的颅骨损伤有密切关系，骨折或颅骨的短暂变形撕破位于颅骨血管沟内的脑膜中动脉、静脉窦或骨折的板障出血而形成血肿。一般认为动脉出血为第一位原因，静脉出血为第二位原因。引起颅内压增高与脑疝所需的出血量可因出现速度、代偿机能、原发性脑损伤的轻重等而异，一般成人幕上达 20ml 以上，幕下达 10ml 时，即可能引起。

（二）临床表现

（1）意识障碍：由于合并原发性脑损伤程度不一，患者的意识障碍可表现为三个类型：

1）原发性脑损伤较轻，早期无意识障碍，只在血肿引起脑疝时才出现意识障碍。

2）原发性脑损伤略重，伤后曾一度昏迷，随后即完全清醒，但不久因血肿引起脑疝又再次昏迷，称为"中间清醒期（Lucid interval）"，为硬脑膜外血肿的特征性表现。

3）原发性脑损伤较重，伤后昏迷（原发昏迷），在血肿引起脑疝再次昏迷（继发昏迷）之前有意识好转阶段（"中间好转期"），接着昏迷又加重。

（2）颅内压增高：血肿形成会引起颅内压增高，出现头痛、呕吐、视乳头水肿的"三主征"，并可引起 Cushing's 反应，出现血压升高、脉压差增大、脉率及呼吸缓慢等代偿性反应。

（3）瞳孔改变：血肿导致颅内压增高引起小脑幕切迹疝发生时，压迫病变侧动眼神经麻痹而引起同侧瞳孔散大，对光反射减弱或消失。脑疝可进一步损害脑干，导致生命中枢衰竭而死亡。

（4）锥体束征：血肿压迫运动区或脑疝压迫脑干锥体束可引起病变对侧肢体病理征及瘫痪。

（三）诊断

（1）典型的临床表现出现可以诊断。如患者属直接暴力作用引起的冲击伤，伤后有意识障碍"中间清醒期"，伤侧头皮或颅骨损伤，瞳孔散大及对侧肢体瘫痪可以诊断。

（2）CT检查可以确诊。CT检查为首选辅诊方法，不但可以确诊，还能准确反映血肿部位、大小、占位效应、合并脑内损伤等，为手术提供可靠的依据。CT表现为颅骨内板与脑表面之间有双凸镜形或梭形高密度影，绝大多数患者伴有颅骨骨折，而且骨折线横过硬脑膜血管压迹或静脉窦。

（四）治疗

急性硬脑膜外血肿的治疗，原则上一旦确诊即应施行手术清除血肿，术后根据病情给予适当的非手术治疗。一般若无其他严重并发症且原发性脑损伤较轻者，早期诊断、手术及时，预后均良好。死亡率为9%~20%。

（1）手术治疗：通常采用骨窗开颅或骨瓣开颅术能彻底清除血肿及充分止血。骨窗开颅硬膜外血肿清除术适用于病情危急，已有脑疝来不及行影像学诊断及定位，直接送手术室手术的患者，可在头颅着力部位瞳孔散大侧的颞部钻孔探查，然后扩大成骨窗清除血肿。留下的颅骨缺损待2~3个月之后择期修补。骨瓣开颅硬膜外血肿清除术适用于血肿定位明确的患者。根据影像学检查结果，行骨瓣开颅，充分暴露血肿行血肿清除及彻底止血。

（2）非手术治疗：对于神态清楚、病情稳定、血肿量<15ml的幕上急性硬膜外血肿及血肿清除术后的患者要采取非手术的方法治疗，主要是降颅压的治疗，并要密切观察病情的变化。

四、硬脑膜下血肿

硬脑膜下血肿发生于硬脑膜下腔，是颅脑损伤常见的继发损害，在闭合性颅脑损伤中占5%~6%，在颅内血肿占50%~60%，好发于额叶及颞叶前端。临床上根据血肿出现症状的时间分为急性、亚急性和慢性血肿3种。由于出现来源的不同又分为复合型硬脑膜下血肿与单纯型硬脑膜下血肿。

（一）急性和亚急性硬脑膜下血肿

急性硬脑膜下血肿的发生率占硬脑膜下血肿的70%，亚急性约占5%。两者致伤因素、出血来源及好发部位基本相同。急性者是指伤后3日内出现血肿症状者，常合并脑挫裂伤，手术处理比较复杂，术中术后脑肿胀较重，死亡率和致残率均较高，为颅内血肿治疗上的一个难题。亚急性者是指伤后3日到3周出现症状者，往往合并脑挫裂伤较轻，故术后恢复较急性血肿良好。

1. 伤因与病理　急性和亚急性硬脑膜下血肿多发生于"减速性损伤"的对冲部位（对冲伤），少数发生于加速性损伤血肿位于同侧，常合并脑挫裂伤。出血主要来源于脑表面的血管。急性者多是脑皮质小动脉出血，由于血肿与脑挫裂伤脑水肿伴发，因此，较小的血肿即可出现症状，这种复合性血肿多局限于脑挫裂伤处。亚急性者多是损伤较小的血管，且多为静脉性出血。

头部侧方受击的加速伤，硬脑膜下血肿多仅见于同侧；头部侧方触撞物体的减速伤，同侧多为复合性硬脑膜下血肿，而对侧多为单纯性硬脑膜下血肿。枕部着力时易引起对侧额部发生复合型硬脑膜下血肿；而额部着力，不论是加速性损伤或是减速性损伤，血肿往往都在额部，很少发生在对侧的枕部。

2. 临床表现

（1）意识障碍：急性者多为复合型硬脑膜下血肿，故临床表现酷似脑挫裂伤，伤后意识障碍较为突出，常表现为持续性昏迷，进行性加重，很少出现中间清醒期。亚急性者由于原发性脑的挫裂伤较轻，出血速度较缓，故血肿形成至脑受压的过程略长，使颅内容积代偿力得以发挥，因此，意识障碍可有中间清醒期或好转期。

（2）颅内压增高症状：急性者昏迷加深，呕吐和躁动比较多见，生命体征变化明显，较早出现小脑幕切迹疝的征象；亚急性者表现为头痛、呕吐加剧，意识进行性恶化，眼底检查可见到视神经乳头水肿。

（3）局灶性体征：脑挫裂伤和血肿压迫均可造成某些脑功能区损害，出现偏瘫、失语、癫痫等局灶体征。伤后即出现的局灶性体征多为脑挫裂伤引起，而在观察中原有体征明显加重或出现新的体征，多为继发的血肿引起。

3. 诊断

（1）临床表现如伤后原发昏迷时间较长或原发昏迷与继发性昏迷互相重叠，意识障碍进行性加重，并随之出现脑受压的局灶体征及颅内压增高的征象，即有急性硬脑膜下血肿的可能；若伤后病情发展较缓，曾有中间意识好转期，病期在伤后 4d 以上，症状逐渐加重，并出现眼底视乳头水肿及颅内压增高症状，则应考虑有亚急性硬脑膜下血肿。

（2）辅助检查应首先 CT 扫描，即可了解有无伴发脑挫裂伤，又可明确血肿的大小及位置。CT 可发现在脑表面有呈新月形高密度、等密度或混合密度影，其相对的脑皮质内有点片状出血灶，脑水肿区也较明显，同侧脑室受压变形，向对侧移位。亚急性硬脑膜下血肿多表现为等密度影，选用磁共振成像（MRI）检查效果更好。

4. 治疗　急性硬脑膜下血肿病情发展快、变化急、伤情重，死亡率可高达 60% 左右，应尽早诊断及手术治疗。亚急性硬脑膜下血肿有部分表现较轻，发展较缓，可在严密观察及 CT 扫描动态监测下采用非手术治疗，如病情恶化，应改为手术治疗。

（1）手术治疗：

1）开颅血肿清除及去骨瓣减压术：是目前治疗急性硬脑膜下血肿最常用且效果最好的方法。手术方法是骨瓣开颅，行血肿清除，后弃除骨瓣，敞开硬脑膜，仅将头皮缝合，以达到充分减压的目的。如患者伴有严重脑挫裂伤及（或）脑水肿，术前已形成脑疝，或弥散性脑损伤，严重脑水肿，无局限性大血肿；以及清除血肿后颅内高压缓解不够满意或一度好转后不久又有升高趋势者应采用所谓大骨瓣减压术［骨瓣大小（10～12）×（12～15）cm²］效果更好。

2）钻孔冲洗引流术：适用于血肿液化或半液化的亚急性硬脑膜下血肿。根据 CT 定位，钻孔后冲洗引流血肿，后于低位留置引流管持续引流 24～48h。如术中发现血肿呈凝块状，难以冲洗引流；或引流过程中有鲜血不断流出者，均应立即扩大钻孔改为骨窗或骨瓣开颅术清除血肿或妥善止血。

（2）非手术治疗：如患者神志清醒、病情稳定、生命体征正常、无局限性脑压迫症；或 CT 扫描脑室、脑池无明显受压，血肿量幕上 40ml 以下，幕下 10ml 以下，中线移位不超过 1cm，颅内压 <2.7kPa（270mmH$_2$O）可采用非手术治疗，药物降颅压，减轻脑水肿，防治并发症等，并要严密观察。

（二）慢性硬脑膜下血肿

慢性硬脑膜下血肿的发生率占硬脑膜下血肿的25%，占颅内血肿的10%，好发于50岁以上的老人。本病头伤轻微，伤后较长时间（3周以上）才出现症状，且临床表现无明显特征，易误诊为其他疾病。

1. 伤因与病理　本病好发于老年人，绝大多数都有轻微的头部外伤史，但血肿出血来源和发病机制尚不完全清楚。一般认为出血原因，可能是与老年人生理性脑萎缩，颅内空间相对增大，外伤时特别是"减速性损伤"枕部或额部着力时，脑组织在颅腔内的移动度较大，最易撕破自大脑表面汇入上头状窦的桥静脉出血。血肿慢性扩大的原因可能与患者脑萎缩、颅内压降低、静脉张力增高及凝血机制障碍等因素有关。血液积聚于硬脑膜下腔，引起硬脑膜内层炎性反应形成包膜，新生包膜产生组织活化剂进入血肿腔，使局部纤维蛋白溶解过高，纤维蛋白降解产物升高，后者的抗血凝作用，使血肿腔及包膜失去凝血机能，导致包膜新生的毛细血管不断出血及血浆渗出，从而使血肿逐渐增大，一般在受伤2～3周后，由于脑的直接受压和颅内压增高两种原因引起临床症状。

2. 临床表现

（1）慢性颅内压增高症状：如头痛、恶心、呕吐、视乳头水肿和意识障碍等。

（2）神经功能障碍：血肿压迫相应部位出现轻偏瘫、锥体束体征阳性、失语和癫痫等。

（3）精神症状：脑受压、脑萎缩及脑供血不足，常出现精神异常、智力障碍、痴呆和记忆力减退等表现。

3. 诊断　由于本病多发生于老年人，头部损伤轻微，出血缓慢，伤后数周甚至数月后才出现症状，患者易忘记头伤的历史，加之患者常出现偏瘫、精神异常等表现，临床上易误诊为脑血管意外、颅内肿瘤或老年痴呆等。因此，中老年人，不论有无头部外伤史，如有上述临床表现，应想到本病的可能，应尽早施行辅助检查明确诊断。常选用CT、扫描或MRI检查。CT扫描常显示颅骨内板下低密度的新月形影像，少数显示为高密度、混杂密度或等密度。如显示为等密度影更易误诊或漏诊，MRI对等密度血肿有良好的鉴别诊断作用。

4. 治疗　慢性硬脑膜下血肿的治疗方法比较统一，首选钻孔冲洗引流术，也可以选择微创穿刺引流术，如无其他并发症，一般预后良好。所以本病一旦出现颅内压增高或神经功能障碍症状，应及时手术治疗。

钻孔冲洗引流术是根据影像学的血肿定位，选择前后（一高一低）双孔钻孔或血肿最厚处单孔钻孔冲洗引流术均会达到较好的手术效果，但术后仍有20%血肿复发的可能。手术一般采用局麻，先在前份（高处）钻孔，进入血肿腔后即有陈旧及棕褐色碎血块流出，接着放入硅胶管或8号导尿管小心放入血肿腔内，进一步引流液态血肿。同法于后份（较低处）再钻另一个孔，放入引流管，通过上下两个引流管，用生理盐水反复冲洗，直到冲洗液变清为止。术毕将两条引流管分别另行头皮刺孔引出颅外，头皮缝合固定，分别接无菌密封引流袋。高位引流管引流气体，低位引流管引流血肿腔内的液体及残存的陈旧血液，2～3d拔除。血肿较小者可行单孔钻孔冲洗引流术，术毕注入生理盐水以排出血肿腔内气体，后保持引流。术后可反复冲洗每天1～2次，2～3d后如已无引流物引出或引流量很少时可拔引流管。术后应及时复查CT，了解手术引流及脑受压复位情况。术后为消除死腔，还应使患者取头低位，并给予较大量的生理盐水和等渗溶液静脉滴注，以促使原受压的脑组织膨起复位，避免死腔积液积气及术后血肿复发。

小儿慢性硬脑膜下血肿前囟未闭者，可行前囟侧角硬脑膜下穿刺术抽除血肿。如老年人一般情况较差，可采用病床边锥颅或微创穿刺引流术。

五、脑内血肿

颅脑损伤后在脑实质内形成血肿，称为外伤性脑内血肿。血肿可发生在脑组织的任何部位，好发于额叶及颞叶前端，占颅内血肿的5%左右。

（一）伤因与病理

外伤性脑内血肿绝大多数为急性，常为对冲性颅脑损伤所致，一般有两种类型：①浅部血肿的出血均来自脑挫裂伤灶，血肿位于伤灶附近或伤灶裂口中，部位多数与脑挫裂伤的好发部位，即前额受力所致的额颞叶、颞部受力所致的对侧颞叶及枕部受力所致的额颞叶。少数与凹陷骨折的部位相应。②深部血肿多见于血管脆性增加的老年人，血肿位于白质深部，脑的表面可无明显挫伤。合并脑挫裂伤时颅内高压较明显。

（二）临床表现

意识障碍以进行性加重为主，与急性硬脑膜下血肿或脑挫裂伤甚相似。因对冲性脑损伤所致的脑内血肿患者，伤后意识障碍多较持久，且有进行性加重，多无中间意识好转期，且病情发展快，易引起脑疝。部分因冲击伤或凹陷性骨折所致的脑内血肿，可出现意识中间清醒期。病情发展较缓，除表现为局部脑功能损害症状外，常有头疼、呕吐、视乳头水肿等颅内压增高的表现。

（三）诊断

CT扫描可以确诊，表现为脑内类圆形或不规则的高密度影。同时可以判断合并脑挫裂及脑水肿的情况。另外要注意，此类血肿易发生迟发性脑内血肿，应严密观察，必要时复查CT。

（四）治疗

脑内血肿的治疗原则与急性硬脑膜下血肿相同，均属脑挫裂伤复合血肿，两者还时常相伴发。手术方法多采用骨瓣开颅血肿清除或微创血肿清除术。骨瓣开颅血肿清除术一般适用于血肿较大，患者一般情况可以耐受开颅手术。手术在清除硬脑膜下血肿及挫裂伤糜烂脑组织后，根据CT定位探查脑内血肿，穿刺或切开脑皮质达血肿腔清除血肿，如发现脑压仍较高可以不缝合硬脑膜并去骨瓣减压。如患者一般情况较差，不耐受开颅手术或是深部脑内血肿，可在病床边行微创穿刺血肿抽吸引流术，如血肿不易吸出或引流时，可通过引流管每日反复冲洗或注入尿激酶2万U，待血肿溶解后吸出或引流出，达到较好效果。如血肿较小，不足20ml，临床症状较轻，神态清楚，病情稳定，或颅内压稳定在2.7kPa（270mmH$_2$O）以下时，可采用非手术治疗。但要观察观察，CT监控，一旦病情变化，血肿增大，再作手术治疗。脑内血肿病情发展较急的患者预后较差，死亡率高达50%左右。

六、迟发性外伤性颅内血肿

迟发性外伤性颅内血肿指损伤后首次CT检查时无血肿，而在以后的CT检查中发现了血肿；或于清除颅内血肿一段时间后又在脑内不同部位发现血肿者。此种现象可见于各种类型外伤性颅内血肿，但以脑内血肿多见。形成的机制可能是外伤当时血管受损，但尚未完全破裂，因而 CT 检查未见血肿；伤后由于损伤所致的局部二氧化碳蓄积、酶的副产物释放以及脑血管痉挛，或病情发展与治疗后的脑压变化等因素，使得原已不健全的血管壁发生破裂而出血，形成迟发性血肿。本病多发生中、老年患者，减速性暴力所致的中至重型颅脑损伤，常见于伤后 24h 内。临床表现为伤后或血肿清除术后经历了一段病情稳定期后，出现进行性意识障碍加重等颅内压增高的表现，确诊须依靠多次 CT 检查。处理原则是加强临床观察，尽早复查 CT，及时诊断、迅速清除血肿。本病的预后较差，死亡率为 25% ~ 55%。

七、特殊部位血肿

（一）脑室内出血与血肿

外伤性脑室内出血（Traumatic intraventricular hemorrhage）的出血来源有两方面：①脑室邻近的脑内血肿破入脑室，又称继发性脑室内出血。②外伤时脑室瞬间扩张所形成的负压，使室管膜下静脉破裂出血，又称原发性脑室内出血。出血量小者，因有脑脊液的稀释作用，血液常不凝固，出血量大者可形成血肿及脑室铸形。经 CT 检查的颅脑损伤患者，脑室出血占 1.5% ~ 5.7%，重型颅脑损伤患者中占 7.1%。

临床表现常较复杂严重，除了有原发性脑损伤、脑水肿及颅内其他血肿的表现外，脑室内血肿可堵塞脑脊液循环通路发生脑积水，引起急性颅内压增高，使意识障碍更加严重；脑室受血液刺激可引起高热及脑膜刺激征；还可出现呼吸急促，去脑强直及瞳孔变化等表现，但一般很少出现局灶症状或体征。CT 检查如发现脑室扩大，脑室内有高密度凝血块影或血液与脑脊液混合的中等密度影，则有助于确诊。治疗主要是行脑室引流术，用生理盐水等量交替冲洗，尽量排出积血，必要时亦可应用尿激酶溶解血凝块引流出来。若出血量较大可行脑室切开清除血肿。出血量较少多能自行吸收，反复腰穿引流血性脑脊液有助于治疗。本病的预后受原发脑损伤的严重程度等多方面因素影响，死亡率一般为 31.6% ~ 76.6%。

（二）颅后窝血肿

颅后窝血肿（Hematoma of the posterior fossa）较少见，约占颅脑损伤的 0.5%，占颅内血肿的 5%。颅后窝血肿以硬脑膜外血肿多见，多为急性血肿。多为枕部着力横窦损伤所致，偶有外伤引起脑干血肿（hematoma in the brain stem）。临床表现有进行性加重的意识障碍，颅内压增高症状明显，早期出现小脑体征，易发生枕骨大孔疝（小脑扁桃体疝）。脑干血肿时生命体征明显改变、瞳孔时大时小及呼吸循环衰竭等严重表现。颅后窝血肿主要靠 CT 确诊，脑干血肿还应用 MRI 检查才能早期诊断及鉴别诊断。

颅后窝血肿超过 10ml 或有进行性颅内高压征应尽早开颅探查，清除血肿。

如是单侧血肿，多采用单侧颅后窝探查术。全麻下在枕下直切口，发现硬脑膜外血肿后扩大骨窗清除血肿；若系硬脑膜下及（或）小脑内血肿，则应切开硬膜清除血肿和挫碎的脑组织。如血肿清除后颅内压下降仍不满意时需行枕下减压术。如是双侧血肿，应采用双侧颅后窝探查术：全麻后取枕中线切口，先行双侧钻孔，再咬除两侧枕骨鳞部至适当大小骨窗以便探查，Y 形切开硬脑膜探查，清除硬膜下及（或）小脑内血肿。若清除血肿后颅内压缓解仍不满意，应切除枕骨大孔后缘及环椎后弓，敞开硬脑膜，行枕下减压术。必要时脑室穿刺引流。

脑干血肿一般采用非手术治疗，血肿 3 周左右逐步吸收，对少数量较大的血肿，有压迫效应者，可于急性期过后，待血肿已液化与周围脑组织有明显分界时，选择脑干血肿最表浅的部位切开一小口，清除血肿。

颅后窝血肿病情一般都比较险恶，死亡率高达15%～25%。脑干血肿死亡率更高，可达83%。

八、外伤性硬脑膜下积液

颅脑损伤时，脑组织在颅腔内强烈移动，致使蛛网膜被撕破，脑脊液经破裂处流至硬脑膜下与蛛网膜之间的硬脑膜下腔聚集而形成硬脑膜下积液，又称外伤性硬脑膜下水瘤（Traumatic subdural hydroma）。由于本病的临床表现类同于外伤性颅内血肿，故列入本章讨论。本病约占颅脑损伤的1%，占颅内血肿的10%左右。

（一）伤因与机理

当头部受到暴力打击时，可使脑表面、视交叉池或外侧裂池等部的蛛网膜撕破，破孔恰似一个单向活瓣，脑脊液可以随着患者的躁动、屏气、咳嗽等用力动作而不断流出，都不能返回蛛网膜下腔，由于硬脑膜下腔无吸收功能，经一定时间后，致使硬脑膜下形成瘤样积液，积液量一般为50～60ml，多者可达100ml以上，从而引起局部脑受压和进行性颅内压增高的症状。积液多发生在额颞部。

（二）表现与诊断

外伤性硬脑膜下积液的临床表现类似硬脑膜下血肿，也有急性、亚急性和慢性之分，但以亚急性和慢性多见。多表现为慢性颅内压增高和局部脑受压症状，严重者可发生颞叶钩回疝（小脑幕切迹疝）。本病须靠CT或MRI才能确诊，CT多表现为脑表面新月形低密度影，如表现为等密度影须与慢性硬脑膜下血肿鉴别，MRI有助于鉴别诊断。

（三）治疗与预后

治疗与慢性硬脑膜下血肿类同，一般采用钻孔引流术，在积液腔低位处钻孔，放置引流管，可引出浅黄色清亮液体，外接封闭式引流装置，配合平卧或头低卧位，适当输入低渗液体，多饮水，促脑组织复位，防止因引流过量或过快突然颅压下降太快所致气颅或术后积液复发。必要时可经腰穿缓慢注入氯化钠溶液20～40ml，亦有利于积液残腔的闭合。对于少数久治不愈或复发的病例，可采用开颅清除积液，广泛切开积液囊壁，使之与蛛网膜下腔交通，或置管将积液腔与脑基底部脑池连通（内引流）；必要时可摘除骨瓣，让头皮塌陷，以缩小积液残腔。本病一般合并原发性脑损伤较轻，如处理及时合理，效果较好。

（高　飞）

参考文献

［1］SUN Ze - lin, JIA Gui - jun, ZHANG Ya - zhuo. Intracerebellar meningioma with peritumoral cyst in an adult：case report ［J］. Chinese Medical Journal, 2009, 122（15）：

1831 – 1833.

[2] 孙泽林，戚晓渊，李储忠，张亚卓. 单克隆和不同接种密度人永生化骨髓基质细胞体外分化差异性的研究 [J]. 中华医学杂志，2009，89（31）：2202 – 2205.

[3] 孙泽林，张亚卓. 单克隆人永生化骨髓基质干细胞分化能力与表面抗原 CD105 的相关性研究 [J]. 中华医学杂志，2013，93（41）：3306 – 3308.

[4] 孙泽林，张亚卓. 高接种密度对保留人永生化骨髓基质干细胞体内外分化能力的影响 [J]. 中华医学杂志，2013，93（45）：3640 – 3642.

[5] 孙泽林，张亚卓，桂松柏，王红云，孙梅珍. 人永生化骨髓基质干细胞单克隆细胞系分化差异性的研究 [J]. 中国综合临床，2009，25（8）：785 – 788.

[6] 戚晓渊，丁秀荣，吕虹，康熙雄，刘志忠. 循环内皮干细胞与症状性颅内动脉狭窄关系研究 [J]. 中国实验诊断学，2011，15（6）：P965 – 967.

[7] 戚晓渊，孙泽林，戚素银，王颖，张彦，孙泽辉. 糖尿病视网膜病变患者血清瘦素和脂联素的变化 [J]. 中国综合临床，2014，30（12）：1287 – 1290.

[8] 武宇鼎，付志刚，李增惠. 颅内压监护在急性轻型颅脑损伤中的应用 [J]. 现代医学，2014.

[9] 魏盈胜，江荣才. 颅内压监护若干问题 [J]. 临床神经外科杂志，2012.

第十三章

神经外科常见疾病的护理

第一节 颅脑损伤患者的伤情观察

颅脑损伤患者伤情观察（observation of head injured patient condition）是护理工作中的一个首要问题，它包括意识的观察、生命体征的观察和神经系病征的观察等，现分述如下。

一、意识的观察

意识是中枢神经系统对内，外环境中各种刺激所产生的有意义的应答能力。意识的观察（observations consclousness）是颅脑损伤伤员最重要的观察项目之一。能对熟悉的人物，时间和空间能否正确定向作为意识清醒的标准。常在一定意义上反映出损伤的情况。

对于每一例伤员的意识观察，所需要解答的问题有三：①意识障碍的有无（The impairedconsclousness：present or absent）；②意识障碍的程度：级别或计分（The impaired consciousness：levels or scores）；③意识障碍变化的趋势是稳定、好转或恶化（The impaired consciousness：steady，improved or deteriorated）。

目前临床对意识障碍的分级方法不一。传统方法分为清醒、嗜睡、浅昏迷、昏迷和深昏迷五级（表 13 – 1）。

表 13 – 1 意识障碍的分级

意识状态	语言刺激反应	痛刺激反应	生理反应	大小便能否自理	配合检查
清醒	灵	灵敏	正常	能	能
嗜睡	迟钝	不灵敏	正常	有时不能	尚能
浅昏迷	无	迟钝	正常	不能	能
昏迷	无	无防御	减弱	不能	能
深昏迷	无	无	无	不能	不能

Glasgow 昏迷评分法：评定睁眼、语言及运动反应，三者得分相加表示意识障碍程度，最高 15 分，表示意识清醒，8 分以下为昏迷，最低 3 分，分数越低表明意识障碍越严重（表 13 – 2）。

表 13 - 2　格拉斯哥昏迷评分法

睁眼反应	计分	言语反应	计分	运动反应	计分
自动睁眼	4	回答正确	5	遵医嘱活动	6
呼唤睁眼	3	回答错误	4	刺痛定位	5
刺痛睁眼	2	语无伦次	3	躲避刺痛	4
不能睁眼	1	只能发声	2	刺痛肢曲	3
		不能发声	1	刺痛肢伸	2
				不能活动	1

表 13 - 3　意识障碍程度

意识障碍程度	GSC 评分	患者表现
清醒	13 ~ 15 分	定向功能好
嗜睡	9 ~ 12 分	唤醒后很快入睡，定向功能障碍
浅昏迷	7 ~ 8 分	患者表现意识丧失，对高声无反应，对第二信号系统完全失去反应
		对强烈的痛刺激或有简单反应，如压眶上缘可出现表情痛苦及躲避反应
		角膜反射、咳嗽反射及吞咽反射及腱反射尚存在，生命体征一般尚平稳
昏迷	4 ~ 6 分	较浅昏迷重，患者表现对疼痛刺激无反应
		四肢完全处于瘫痪状态
		角膜反射、瞳孔对光反射、咳嗽反射、吞咽反射等尚存在，但明显减弱
		腱反射亢进，病理反射阳性
		呼吸循环功能一般尚可
深昏迷	3 分	所有深浅反射消失
		患者眼球固定、瞳孔散大，角膜反射、瞳孔对光反射、咳嗽反射、吞咽反射等消失，四肢瘫痪，腱反射消失
		生命体征不稳定，患者处于濒死状态

　　意识障碍是指机体对环境和自身的知觉发生障碍或人们赖以感知环境的精神活动发生了障碍。判定意识有无障碍，主要依据伤员对语言刺激的反应，若伤员对询问能迅速理解，并回答正确，即可确定伤员处于清醒状态，而无意识障碍，无需再作其他有关意识的测定。

　　若初步判断伤员已处于非清醒状态，即出现不同程度的意识障碍，则应进一步施加不同种类和不同强度的刺激，观察其反应。就刺激性质而言，可分为语言刺激和物理刺激；就刺激强弱而言，可分为弱刺激（为提问、命令或触动等）和强刺激（如大声呼唤、摇动或痛刺激等），根据所引出的不同反应，以便确定其意识障碍的程度。若使用传统的意识分级，可分别判定为嗜睡、意识模糊、浅昏迷、昏迷或深昏迷等级别；若使用现今各种昏迷分级，多维者可根据其总计分，单维者则根据其计分的多少，以判定其意识障碍的水平。并以此作为以后定时、反复测定其意识状态，进行对比的基础或标准。

　　然而，观察与判断意识变化的趋势，更为重要。一般说来，意识障碍程度的减轻，常表示伤情有所好转；而意识障碍程度的加重，则常暗示伤情趋向恶化要对意识障碍变化的趋势，做出正确的判断，必须要有认真负责的工作态度，同时又要具备一定的识别能力，在定时观察、反复对比、认真分析和及时反映情况的基础上，作出意识变化趋势的临床判断。

如伤员原有一定程度的意识障碍，应以相同种类和相同强度的刺激，定时和反复测定其意识障碍水平，伤员的反应速度和反应程度保持相对的一致性，说明其意识障碍水平处于相对的稳定状态，暗示伤情既无好转亦无恶化。

如在意识观察的过程中，出现下列一些征象，往往表示其意识障碍有所减轻，可能是伤情趋向好转。

（1）伤员原处于深昏迷状态，在观察的过程中，发现原处于抑制状态的生理性反射（如咳嗽、瞬目、吞咽反射）逐渐趋于灵敏或活跃。

（2）伤员原处于昏迷状态、反应极为迟钝，而后逐渐出现躁动、精神症状，或出现某些有目的、有意义的动作（如揉眼、提裤等）。

（3）伤员原处于浅昏迷状态，在观察过程中，出现对语言刺激的反应，如能遵嘱闭眼、张口、伸舌、握拳、举手，或呼唤其名，即出现凝视现象（但需除外音响的物理刺激因素）等，甚至伤员偶尔说出一两句有意义的话。

（4）伤员在意识的观察中，发现多维结构昏迷分级的总计分由少转多或单维结构昏迷分级的计分由多转少，说明其反应渐趋活跃。

但若在意识观察的过程中，出现下列一些征象，则往往表示其意识障碍有所加重，可能是伤情趋向恶化，这些情况必须引起充分注意，警惕颅内有新的危象发生：

（1）伤员原来神志清楚，而后逐渐转入嗜睡状态，或不主动求食思饮。

（2）伤员原有嗜睡现象，尚较易唤醒，在观察过程中，逐渐不易呼应，或需在另加其他物理刺激情况下，才能唤醒。

（3）伤员经过一度严重躁动不安后，突然转入安静昏睡状态。

（4）在伤员原来意识清醒的基础上，那怕是出现一次小便失禁现象（如尿床或湿裤）。

（5）伤员在按时接受药物注射的过程中，对疼痛刺的反应渐趋迟钝等，

（6）伤员在意识的观察中，发现多维结构昏迷分级的总计分由多转少或单维结构昏迷分级的计分曲少转多，说明其反应渐趋迟钝。

二、生命体征的观察

生命体征（即呼吸、脉搏、血压和体温的观察（Observations on vital signs）虽是一项普通而平凡的工作，但对颅脑损伤伤员观察说来，其意义却十分重大。

（一）呼吸的观察

1. 呼吸频率

（1）呼吸频率加快（大于 30 次/分）：多见于缺氧或低氧血症，脑脊液酸中毒，高热，中枢神经源性呼吸加快。

（2）呼吸频率减慢（小于 10 次/分）：多见于酸中毒，Cushing 反应。

2. 脑的不同水平损伤可引起不同的呼吸紊乱形式（表 13 - 4）

表 13 - 4　呼吸紊乱与相应的脑损伤

呼吸紊乱形式	脑损伤
潮式呼吸	多见于重症脑缺氧，双侧大脑半球病变，间脑病变
叹气样呼吸	多见于脑桥上部被盖部损害
点头样呼吸	多见于濒死状态
间停呼吸	多见于脑炎、颅内压增高、剧烈疼痛时
叹气样呼吸	多见于癔症、焦虑症

（二）脉搏的观察

1. 心率、心律、心电波形监护

（1）中枢性心率改变：多见于脑干损伤、脑室出血或脑疝晚期。

（2）非中枢性心率改变：多见于失血、脱水过度、大量出汗、补液不够，缺氧等多种原因所致的心功能衰竭以及感染所致的体温升高（一般体温每升高 $1\,℃$，脉搏增加 $15\sim20$ 次/分）。

2. 中心静脉压监测　中心静脉压能判定患者心功能和血容量状态，其正常值为 $5\sim 12mmH_2O$。在治疗脑水肿、颅内高压患者时，可借助中心静脉压指标的监测，来判定、选择、调整静脉输液量和速度。

（三）血压的监测

1. 血压过高　多见于原发性高血压、颅内高压导致的高血压以及脑血管疾病的患者因血管痉挛所致的血压升高。

2. 血压过低　多见于容量不足、脱水过度，感染或过敏性休克所致的有效循环血量不足以及心血管调节中枢受损导致的血压下降。

（四）体温的监测

1. 体温升高　多见于感染，脑室或蛛网膜下腔出血，中枢性高热。

（1）中枢性体温升高：多见于脑干损伤、手术所致体温内调节中枢受损，常同时伴有意识障碍、尿崩及上消化道出血等症状。此时主要是以物理降温为主。

（2）周围性体温升高：多见于感染引起的炎症，可采取药物或物理降温。

2. 体温降低　多见于全麻后早期、下丘脑损伤或濒临死亡的患者，可采取保暖措施。

凡伤后初期或术后早期的颅脑损伤伤员，除应尽早测定各项生命体征的基本数值外，均须进行一段时间的定时地、反复地观察和记录，掌握其变化规律，以助临床的判断。对于生命体征的测定和观察，需要注意的事项如下：①测定的时间，应按伤情而定，凡对伤情了解尚不够充分，或生命体征尚未稳定之前，间隔时间宜短，一般伤后或术后二十四至七十二小时内，每半小时至一小时重复测定；②测定的次序，应从呼吸计数开始，继之测脉搏，然后测血压，目的在于避免因刺激而躁动，影响测定结果的准确性；③除测定各项数值外，还应了解各项指标的动态，如：对呼吸，应特别注意其有无节律的变化以及深浅度如何，凡表现叹息样、间歇性或周期性的呼吸，均为不良征兆；对脉搏，应感觉其搏动是否洪大有力或细弱不整；对血压，应注意其脉压是增宽或缩小等；④测定的重点，就严重性来说，首推呼吸。颅脑损伤伤员凡出现呼吸紊乱者，均须提高警惕，多系危重的信号。尚须注意勿将严重脑伤出现的顽固性呃逆（尤以施行气管切开术后）的现象，误认为呼吸暂停。血压与脉搏相比，急性颅内血肿其血压升高特别突出；而亚急性或慢性血肿者，则其脉搏缓慢较为显著。此外要排除酒精中毒、药物中毒等引起的昏迷。

在观察的过程中，凡发现伤员生命体征越出正常范围、出现紊乱或变化时，对于所出现的变化，应及时作出以下三方面的临床估价和推断：

1. 变化是孤立性的或是综合性的（The change of vital signs：solitar or combinative） 孤立性的生命体征变化，指的是生命体征中，某一单项发生改变，而不伴有其他各项指标的相应变化；综合性的生命体征变化，则是其中几项指标或多数指标联同发生改变；一般说来，综合性的变化或紊乱，较之孤立性的变化或紊乱：其临床意义更为重要；因为孤立性生命体征变化，往往并不是决定伤员治疗或预后的关键因素，如：①伤员若只表现孤立的血压增高，甚至其数值远远超过正常水平，但其他生命体征各项指标均无明显变化，可能是伤前原有高血压症；②如伤后出现孤立的呼吸急促，甚至出现发绀，则可能由于胸部损伤或气道梗阻所引起；③若颅脑损伤伤员显示单独的缓脉，而不伴其他指标的相应变化，脉搏缓慢虽持续较久，而不呈进行性恶化者，可能因原发脑伤（脑挫裂伤）所致等。生命体征的综合性变化则不然，尤以血压脉搏和呼吸同时发生变化，且变化呈进行发展者，如血压升高而脉搏呼吸变慢，常是进行性颅内高压或出现脑疝的一种代偿性生命体征的特征性变化，是一种危急的征兆，必须及时识别，并加以处理。然而，这决不意味着可忽视孤立性生命体征的变化，因为某一单项生命体征的孤立性变化，可能是生命体征综合性变化的前奏，如某些伤员表现的孤立的呼吸紊乱，却是发生中枢性衰竭的一种先兆。

2. 变化直接与脑伤有关或无关（The change of vital signs：relative or irrelative to brain in - jur） 颅脑损伤伤员发生生命体征变化或紊乱，原因可能是多方面的，有些直接为脑伤所致；有些则与脑伤无关或关系甚小。因此，在观察的过程中，应对伤员出现的生命体征变化，加以分析和推断。下列情况有助于鉴别：①伤后短时即出现高热，多系视丘下部或脑干内体温调节中枢紊乱，引起的中枢高热，直接为脑伤所致；而伤后数日逐渐出现的体温增高，多系感染性合并症所致的继发性高热，与脑伤无直接关系。如前所述，综合性生命体征变化，尤以伴发意识及神经系病症进行性改变者，多与脑伤密切相关；而孤立性生命体征变化，或生命体征虽有紊乱，但意识及神经系病征无相应改变者，则与脑外伤关系较小。②生命体征变化显示休克征象（如血压偏低、脉搏快弱等）时，若系开放性颅脑伤，伴有明显外由血者，多与颅脑损伤直接有关；若颅脑损伤为闭合性，无显著失血情况者，则多因身体其他合并伤（如胸腹腔内出血）所致，与颅脑损伤的关系可能不大。③进行性颅内高压代偿期的生命体征特征性变化（即血压升高，脉搏、呼吸变慢），不仅肯定与脑伤有关，而且多系颅内有继发性占位病变；而周围循环衰竭所表现的生命体征紊乱（如血压骤降、脉搏快弱、呼吸浅而不规则），若临床表现无原发性脑干损伤或继发性脑干损害的其他征象者，多与脑伤无关。④临终时的表现，若系呼吸先停，而脉搏（或心跳）尚存一段时间者，多系脑外伤所致的中枢性衰竭；而呼吸和心跳同时停止，则应多考虑有无脑外伤以外的其他因素所致的衰竭（非中枢性衰竭），而脑伤多不是直接致死原因。

3. 变化属于正常反应或异常现象（The change of vital signs：normal or abnormal） 生命体征变化或紊乱，并非均属临床异常现象，有时是颅脑损伤伤后或颅脑手术后的一般正常反应，并无特殊的临床意义。如：①伤后初期或术后早期（3天以内），常因组织创伤反应或血性脑脊液刺激，而出现中等度发烧，一般属于正常反应；而伤后或术后体温已下降正常后，再度升高，或持续未降反而更形增高者，则应考虑为异常现象，多系创口、颅内或肺部感染合并症所致。②伤后短时表现生命体征紊乱，多为轻度原发性脑伤引起的神经源性休克，是脑伤后的一般暂时性反应，多无特殊重要性；但若伤后初期脑伤反应所致生命体征变化恢复正常后，再度出现明显生命体征紊乱，或伤后持续生命体征紊乱，且伴昏迷加深者，多属异常现象，必须予以充分的重视。

三、神经系病征的观察

神经系统阳性病征的观察是颅脑损伤伤员需要观察的另一个重要方面，在定期了解意识状态和测定生命体征的同时，应注意观察神经系病征的出现及其变化；有时在检查伤员的神经系统病症的过程中，反过来却有助于对其意识状态的估价。例如对肢体施以疼痛刺激，根据伤员的反应情况，一方面可以判断其肢体的肌力情况，另一方面尚可估计其意识障碍的程度。又如在翻开眼睑观察其瞳孔及眼外肌活动情况时，根据这一刺激引起伤员的某种动作，有时可借以了解伤员的意识状态。

在观察过程中，若发现某一阳性神经病征时，对于所见的病征，必须了解三个问题，即：①是最初出现的或继后出现的病征（The neurological sighs：initial or subsequent）；②是早期表现的或晚期表现的病征（The neurological signs：early or late）；③是保持稳定的病征或逐步发展的病征（The neurological signs：steady or progressive）等。一般说来，凡属于最初出现的、早期表现的和保持稳定的病征，其临床的重要性略小；但凡属于继后出现的、晚期表现的和逐步发展的病征，其临床意义及潜在危险性较大，都应予以足够的重视。

神经系统病征表现，是多种多样的，就观察说来，其主要重点是：①瞳孔变化及其他眼征；②肢体活动障碍的观察等两项。

（一）瞳孔变化及其他眼征

瞳孔观察，是颅脑损伤伤员决不可少的检查项目之一。瞳孔变化是反映颅脑损伤程度及病情变化的重要标志。观察瞳孔时应注意是否使用某些药物，如使用阿托品、麻黄碱可使瞳孔散大，吗啡、氯丙嗪可视瞳孔缩小。任何接触伤员的人员，或在伤后任何阶段内，都应掌握其瞳孔变化的情况。有的对瞳孔的改变的准确了解，在伤情判断中，起决定性作用。那种借口因眼睑过度肿胀而无法进行瞳孔观察的说法，不是由于未掌握正确的检查方法，就是由于对瞳孔观察的重要性认识不足。用手指压住上睑下缘处向上推开，对于任何眼睑肿胀的伤员，都能达到观察其瞳孔的目的。

1. 双侧瞳孔等大　可能是正常情况，但也可因双侧瞳孔散大或缩小而属于异常现象。

如双侧瞳孔直径在2～6mm范围内，大小对称，双侧光反应灵敏，多系正常情况，其绝对数值并无重大的临床意义。

若发现双侧瞳孔虽属等大，但超出正常范围，光反应减弱或消失，则有下列一些可能性：①伤后早期伴随初期昏迷，而出现的双侧瞳孔散大，光反应减弱，而继意识恢复后，双侧瞳孔亦缩至正常范围，为一时性双侧瞳孔散大，无特殊临床重要性；②伤后早期出现双侧瞳孔散大，光反应消失，眼球固定，深度昏迷，呼吸微弱，伴去脑强直发作或全身肌张力减低，则多为原发脑干损伤或临终前的表现，预后严重；③如在原来瞳孔正常的基础上，或在一度瞳孔不等大的基础上，于晚期出现双侧瞳孔散大，同时伴有上述脑干损害征象时，多系脑疝所致继发脑干损害进入中枢衰竭期的表现。

若发现双侧瞳孔虽属等大，但均较正常范围为小，则有下列的可能性：①如伤后早期出现双侧瞳孔极度缩小，伴中枢性高热，深度昏迷等，可能是桥脑损伤的表现之一；②伤后表现的双侧瞳孔缩小，亦可能由于蛛网膜下腔出血刺激动眼神经，或由于不适当地使用某些药物所引起。

2. 双侧瞳孔不等大　双侧瞳孔大小不对称，不外乎三种原因：即一侧瞳孔散大、一侧瞳孔缩小和交替性一侧散大及缩小。因此，若发现伤员瞳孔一大一小，需要观察对比双侧睑裂（双侧瞳孔光反应和睫状脊髓反射等，以判定是较大侧抑或是较小侧瞳孔有异常改变）。

如一侧瞳孔散大在伤后立即出现，多是局部原发性损伤所引起，其主要特征是瞳孔的改变多保持相对的恒定，一般没有特殊的临床意义。造成伤后立即一侧瞳孔散大的原因，至少有下列一些可能性：①外伤性散瞳，为眼部直接挫伤所致，虽有光反应消失，但无眼外肌瘫痪；②视神经损伤，多因颅前窝骨折所致，直接光反应消失，间接光反应存在，且伴有视力障碍，眼球活动正常；③动眼神经挫伤，除光反应消失外，且伴有除上斜肌及外直肌以外的其他眼外肌瘫痪；④大脑皮质损伤（如额叶枕叶），瞳孔虽有散大，但光反应仍属正常。

如一侧瞳孔散大是继后出现的，除因检查眼底曾不恰当地使用散瞳药所致扩大者外，多系因继发性病变引起脑疝（颞叶沟回疝）的征象之一，其主要特征是瞳孔改变呈进行性发展，即患侧瞳孔渐次散大，伴眼外肌瘫痪。至散大固定后，继之对侧亦发生相似变化，且在眼部病征发展的同时，伴有意识恶化，生命体征紊乱及对侧肢体瘫痪等综合征。具有特殊的重要临床意义，需要进行紧急处理，应作好术前准备。

若临床观察为一侧瞳孔缩小所表现的双侧瞳孔不等大，则有下列的可能性：①伤后早期出现一侧瞳孔缩小，光反应尚存，伴睑裂变窄，眼球内陷，同侧面部少汗或无汗，可能是颈交感神经节损伤所致霍纳征；②伤后逐渐出现的一侧瞳孔缩小。可能因动眼神经受压，刺激副交感神经纤维所致的激惹性缩瞳，因而是动眼神经继发损害，实际上是进行性瞳孔散大的前奏。

另一种双侧瞳孔不等大，是在伤后早期出现交替性的散大和缩小，光反应亦有减弱或消失，但其变化无常，尤以伴有意识障碍、生命体征紊乱、去大脑强直发作等，则多系原发性脑干损伤的一种征象。

除上述瞳孔观察的重点、即瞳孔大小及对称性之外，尚须同时注意下列有关问题：①瞳孔形状，如某些脑干损伤或陈旧性虹膜病变造成瞳孔非圆形；②瞳孔光反应，即直接及间接光反应检查；③睑裂大小，有无上睑下垂或闭目不全；④眼球的活动，有无眼外肌瘫痪；⑤有无眼球震颤；⑥眼球位置，有无异常，如同向凝视麻痹眼球歪扭式分离和双外侧偏斜等。

3. 瞳孔变化及临床意义

（1）瞳孔大小：正常成人瞳孔直径 2 ~ 6mm，两眼对称，通常差异不超过 0.25mm。①瞳孔散大——动眼神经受压，多见于脑干损伤。②瞳孔缩小——多见于桥脑损伤。

（2）瞳孔形状：①正常瞳孔，呈圆形，两眼等圆。②瞳孔出现三角形或多边形：多见于中脑损伤。

（3）瞳孔多变：如出现交替性瞳孔散大或缩小，多见于脑干损伤。

（4）脑疝中瞳孔的变化：①小脑幕切迹疝：意识障碍进行性加重，同侧瞳孔散大，对侧肢体偏瘫，锥体束征阳性。②枕骨大孔疝：呼吸突然停止，然后出现瞳孔散大、心跳停止。

（二）肢体活动障碍的观察

肢体瘫痪，表现为肢体活动减弱或消失，是需要观察的另一项重要神经系病征。对于肢体瘫痪的检查，除了解肢体的肌力外，应结合肌张力及肢体感觉、反射的测定、病理反射的有无等进行综合分析。

1. 肌力和肌张力检查 肌力和肌张力检查是运动系统功能检查的基本内容。

（1）肌力检查：手法检查与分级：手法检查较为方便易行，临床常用的肌力手法检查和分级方法是由 Lovett 做标准的测试动作，根据其完成动作的能力进行分级（表 13 - 5）。

表 13 - 5 肌力手法检查与分级

级别	名称	标准	相当于正常肌力的%
0	零（zero，0）	无可测知的肌肉收缩	0
1	微缩（trace，T）	有轻微收缩，但不能引起关节运动	10
2	差（poor，P）	在减重状态下能作关节全范围运动	25
3	可（fair，F）	能抗重力作关节全范围运动，但不能抗阻力	50
4	良好（good，G）	能抗重力、抗一定阻力运动	75
5	正常（normal，N）	能抗重力、抗充分阻力运动	100

（2）器械检查：在肌力超过 3 级时，为了进一步作较细致的定量评定，须用专门器械作肌力测试。如握力计、拉力计、测力计的等。

（3）腹背肌耐力测定：由于在一般情况下肌力和肌肉耐力之间有一定的相关，故可用耐力试验评价背腹肌力，如腹肌耐力试验、背肌耐力试验等。

2. 肌张力检查 临床上常用改良的 Ashworth 分级标准（表 13 - 6）。

表 13 - 6 肌张力分级及标准

级别	标准
0	正常肌张力
1	肌张力略微增加：受累部分被动屈伸时，在关节活动范围之末时呈现最小的阻力，或出现突然卡住和突然释放
1 +	肌张力轻度增加：在关节活动后 50% 范围内出现突然卡住，然后在关节活动范围后 50% 均呈现最小阻力
2	肌张力较明显地增加：通过关节活动范围的大部分时，肌张力均较明显地增加，但受累部分仍能较容易地被移动
3	肌张力严重增加：被动活动困难
4	僵直：受累部分被动屈伸时呈现僵直状态，不能活动

（三）肢体活动障碍

肢体活动障碍是指是指随意动作的减退或消失，按照病变的解剖部位可分为上运动神经元瘫痪（upper motor nearon paralysis）和下运动神经元瘫痪（lower motor nearon paralysis）（见表 13 - 7）。

表 13 - 7　上、下运动神经元瘫痪的临床特点

体征	上运动神经元瘫痪（中枢性瘫痪）	下运动神经元瘫痪（周围性瘫痪）
受损部位	大脑皮质运动区或锥体束	脊髓前角细胞（或脑神经运动核细胞）、脊髓前根、脊周围神经和脑周围神经的运动纤维
瘫痪分布	整个肢体（单瘫、偏瘫、截瘫）	肌群为主
肌张力	增高，呈痉挛性瘫痪	降低，呈弛缓性瘫痪
腱反射	增强	减弱或消失
病理反射	有	无
肌萎缩	无或轻度失用性萎缩	明显
肌束性颤动	无	可有
肌电图	神经传导正常，无失神经电位	神经传导正常，有失神经电位

临床实践中常根据瘫痪肢体的部位和范围分为单瘫、偏瘫、截瘫及四肢瘫。

1. 单瘫　表现为单个肢体出现瘫痪。急性发病者常由外伤引起，逐渐起病者见于肿瘤及颈肋压迫神经丛及神经根。中枢性单肢活动障碍病灶位于皮质或皮质下区，周围性单肢活动障碍其病灶多位于脊髓前角、前根、周围神经。见表 13 - 8。

表 13 - 8　各种病变引起的单瘫

病变部位	临床特点
周围神经丛或神经根	单瘫伴肌肉萎缩，腱反射减低或消失，肌张力低下，符合神经支配区的感觉障碍
前角病变	肌萎缩，肌张力低下，无感觉障碍
脊髓空洞症	伴分离性节段性感觉障碍
大脑局部病变	上运动神经元性单瘫
癔病单瘫	瘫肢不稳定，与情绪波动有关，伴有不符合神经支配的感觉障碍及不符合神经解剖的体征

2. 偏瘫　表现为一侧上、下肢及面、舌瘫痪。受损部位多位于皮质运动区、内囊、脑干及脊髓的病摆。其鉴别可参见表 13 - 9。

表 13 - 9　各种病变引起的偏瘫

病变部位	临床特点
皮质及皮质下	偏瘫多不完全，或上肢重、或下肢重，可伴有癫痫发作，及失用、失语、失认等症状
内囊	多为"三偏"征：偏瘫、偏身感觉障碍及偏盲
脑干	交叉性瘫痪，即患侧病变平面脑神经周围性瘫痪，对侧平面中枢性脑神经瘫及上下肢瘫痪
脊髓	不伴面、舌的上、下肢瘫痪

3. 截瘫　一般指双下肢瘫痪，单纯双上肢瘫痪者称为颈性瘫痪，临床少见。受损部位多为脊髓胸段，可因外伤、感染、血管病、中毒、遗传性疾病、肿瘤等引起。还可见于脑性、外周性和癔症性截瘫。

4. 四肢瘫　表现为四肢均瘫痪，可为神经性或肌源性瘫痪。受损部位可为大脑或脊髓。还可见于多发性肌炎、肌营养不良症、周期性麻痹、重症肌无力等。

在观察的过程中，若发现有肢体瘫痪或肢体活动障碍，应了解是一侧或双侧肢体瘫痪或肢体活动障碍。

1. 一侧肢体瘫痪或肢体活动障碍（unilateral extremities paralysis） 不外乎两种情况，即单瘫（monoplegia）即单肢活动障碍和偏瘫（hemiplegia）即一侧上下肢都有活动障碍。

若临床表现有单肢瘫痪或单肢活动障碍，虽然可能是脑伤所致锥体束征，但还有可能由于其他原因所引起，需要加以分析。如伤后立即出现某一单肢活动障碍时，有下列些可能性：①对侧大脑皮质运动区局限性脑挫裂伤，除表现患肢上级运动神经元瘫痪的征象外，病征保持相对稳定；②肢体骨折或关节脱位，亦可表现运动受限，除具有骨关节损伤征象外，神经系检查阴性；③患肢周围神经损伤，除具有下级运动神经元瘫痪的征象外，伴有受累神经分布区的感觉障碍；④患肢严重的软组织挫伤，亦可因疼痛而表现活动减少，仔细进行神经系统检查，不难区别，但若伤后晚期出现某一单肢活动障碍，且瘫痪呈进行性发展者，则为对侧大脑皮质受继发病变压迫所致的锥体束征，必须加以重视。

若临床表现有偏瘫或一侧上下肢活动障碍，一般都是脑伤所致的锥体束病征。如偏瘫是在伤后立即出现，且瘫痪保持相对稳定，多系对侧半球原发性脑伤所致；但如偏瘫是在伤后晚期出现则有两种可能性：①患肢对侧颅腔占位性病变引起颞叶沟回疝的病征之一，其特征是瘫痪呈进行性加重，并伴有意识、瞳孔和生命体征等脑疝征象；②患肢对侧局灶性癫痫所致的托氏瘫痪（Todd's paralysis），其特征是继癫痫发作之后出现，且表现为一时性而后多能自然恢复。

2. 双侧肢体瘫痪或肢体活动障碍（bilateral extremities paralysis） 有两种情况：由一侧开始后转为双侧；开始出现即为双侧。

若双侧肢体瘫痪是继一侧肢体偏瘫之后发生，一般应考虑为随后出现肢体偏瘫的同侧颅腔内继发病变，引起颞叶沟回疝的晚期表现，因脑干继发受压而出现双侧锥体束损害，是一个极为严重的危急状态。

若一开始出现即为双侧肢体瘫痪，则须根据出现的早晚来分析其原因。如双侧肢体瘫痪在伤后立即或早期出现，则有三种可能：①原发性脑干损伤，常继双侧痉挛性瘫痪后，早期发生去大脑强直发作，最后全身肌张力减低，而濒临死亡；②广泛性脑挫裂伤，同时累及双侧大脑皮质或锥体束通路；③合并高位颈段脊髓损伤，其主要特征为伴有节段性感觉障碍平面，并常伴发呼吸肌瘫痪（肋间肌或隔肌）等。但若双侧肢体瘫痪是在伤后晚期出现，甚至发生去大脑强直，则多系继发性脑干损害的征象之一，可能存在潜在的脑疝（如小脑扁桃疝）。

截瘫（paraplegia）在颅脑损伤后较少出现，一旦发现双下肢瘫痪，首先应考虑合并胸腰段脊髓损伤，还应想到矢状窦旁两侧脑皮质损伤（或受压）的可能性，可借节段性感觉缺失及软瘫的有无加以区别。

除上述肢体瘫痪外，颅脑损伤后常见的锥体束征，还有中枢性面瘫和舌瘫。伤后早期出现者，多因对侧原发性脑伤所致；伤后晚期出现者，则多因对侧继发性脑损害引起。两种情况很少孤立出现，常与肢体瘫痪相伴发，其程度则因部位及范围而异。

此外需要提出，由于绝大多数伤员继发性颅内血肿发生在小脑幕上，因而每例伤员均须将观察的重点放在：①意识状态；②生命体征；③神经系一侧化病征（一侧瞳孔散大，对侧肢体瘫痪）等三个主要方面，尤应注意三方面的进行性发展。换言之，即密切观察临床有无颞叶沟回疝综合征。

但对于枕部按受暴力的伤员，虽不应忽视上述的观察，因额颞叶对冲伤合并幕上血肿时，亦可表现上述征象；然而更为重要的观察是：①呼吸进行性抑制；②双侧锥体束征；③强迫头位；④小脑发作等。换言之，即密切注视临床有无小脑扁桃疝综合征，千万不能因无显著意识障碍或缺乏典型一侧化病征，而放松警惕或未予重视，因而延误或忽略险恶的颅后窝血肿。

（王艳丽）

第二节　危重患者监护与颅内压监测

一、危重患者监护

颅脑损伤是一种较为严重的创伤，病情复杂多变，具有较高的死亡率和致残率，据统计，重型颅脑损伤病死率高达 305～50%，因此，对神经外科危重患者必须进行严密的监护，以便及时准确掌握病情，给予正确的治疗和护理，减少并发症，减低死亡率和致残率。

1. 神经外科重症监护室　神经外科重症监护室（NICU）作为神经外科专科的 ICU，更有利于神经外科危重患者的监护和治疗。NICU 在我国已有 30 余年历史，目前绝大多数三级医院均设有一定床位配置的 NICU，其监护设备和水平也达较高水平，目前神经外科重症监护病房一般有两种形式：综合医院的监护室分出专门设立的神经外科重症患者监护病房；综合医院的神经外科病房分出 1～2 间用做重症患者的监护室病室用，床位约占总床位数的 10% 左右。

NICU 的医护人员除具有扎实的专科理论知识和操作技能之外，还应熟练急救知识、抢救技术和使用多种监测仪器。护理人员按每一病床 2～3 名护士进行配备为宜。

除普通病房所装备的诊疗器械外，NICU 内还应配备的器材设备应包括：

（1）监护系统：床旁监护仪、颅内压监护仪、血流动力学监测仪器等，用于直接测量和连续监测生命体征参数、颅内压及各种血流动力学指标。

（2）急救仪器：心脏除颤仪、简易人工呼吸器、气管导管、呼吸机、给氧和吸引导管、加压输液器、各种急救器械包，如气管切开包、脑室穿刺包、腰穿包、静脉切开包、缝合包等。

（3）急救药品：除配备各种常用急救药品外，还应备有抗癫痫药、脱水利尿药物等。

（4）治疗仪器：包括降温仪、冰毯、冰帽、冰袋、输液泵、雾化吸入器等。

2. 危重患者监护内容　神经外科重症患者因其疾病特点和专科性质不同，其监护内容与其他科有所不同，除进行呼吸、循环、体温等检查外，更重要的是观察瞳孔、意识、运动、感觉、反射及颅内压等方面的变化，因为这些变化更能直接反映脑功能障碍程度，此外，监测脑电图也具有重要意义。

（1）意识状态、瞳孔的观察：意识状态和瞳孔的观察是神经外科患者极为重要的观察指标，早期发现意识状态、瞳孔的变化有利于指导临床及时救治，挽救患者生命。临床上主要是根据患者对语言、疼痛刺激的反应程度以及各种反射情况来判断意识状态。

（2）一般神经功能的监护：不同部位、不同性质的病变所导致的神经功能障碍时不一样的，因此，当患者进入 NICU 后，首先应了解患者的病变性质和部位，并且要对患者进行详细的神经系统检查，观察患者有无瘫痪，瘫痪的类型和程度，有无感觉和反射的异常等，如在监护过程中，患者出现了新的神经功能障碍或原有的神经功能障碍加重，则应考虑病情加重或发生继发性损害的可能。

（3）生命体征的监护：生命体征也是中枢神经系统疾病的重要监护内容一致。如血压的增高可能提示颅内压增高和脑干功能障碍；心率减慢、心律失常等均可能是颅内压增高所示。此外，呼吸类型的观察也是监护神经功能的重要方法之一。如潮气呼吸多见于弥漫性脑功能障碍，深快呼吸常为脑干上部缺血的早期表现，抽泣样呼吸则提示脑干下部功能障碍，提示病情危重。

（4）术后常见并发症的监护：颅脑损伤术后并发症是导致病情加重，甚至危及患者生命的重要因素之一。常见术后并发症包括术后颅内血肿、术后脑水肿、术后颅内感染、术后脑脊液漏以及应激性溃疡、术后癫痫、尿崩症等。护士应熟悉常见并发症的发生原因、发生时间、临床表现及处理方案，早期发现，及时处理，有助于提高手术效果，促进患者尽早恢复，降低致残率和病死率。

（5）机体内环境监护：出入量评估：使用微量泵输入技术，保证精确、准时的给药原则，根据病情评估正负平衡；电解质监测：血气分析反映动脉血压监测参数，测定电解质，调节电解质的输入，维持机体内环境的稳定；糖监测：有临床研究表明颅脑损伤程度越重血糖升高越明显，同时血糖水平越高预后越差。血糖高是影响患者生存预后较为可靠的独立危险因素之一，颅脑损伤患者在治疗中应合理控制血糖水平。

二、颅内压监测

颅内压（ICP）指颅内容物（脑组织、脑脊液、血液）对颅腔的压力。正常成人为 0.7~2.0kPa（5~15mmHg），儿童为 0.4~1.0kPa（3~7.5mmHg）。颅内压增高可导致脑灌流量减少或停止，继而导致或加剧脑缺血性损害，且能引起脑组织移位和脑疝而危及患者生命，因此对神经外科重危患者进行颅内压监测具有极为重要的临床意义。

1. 颅内压监护的临床应用　颅内压监护主要用于急性颅脑损伤患者中，也常用于颅内肿瘤、颅内出血、脑积水以及开颅术后的重危患者。它的改变可在颅脑疾病出现症状之前，因此其临床意义重大。对急性颅脑损伤患者而言，颅内压监护有助于鉴别原发性或继发性脑干损伤，也有利于指导减低颅内压的治疗。此外，颅内压的高低，也可以作为判断病情预后的重要指标之一，如患者颅内压持续升高，昏迷程度高，神经损害症状重者，多提示预后不良。

2. 颅内压的监测方法　颅内压监测包括有创和无创两种方法。过去常采用腰椎穿刺进行测压，此法仅能反应监测穿刺当时的压力，无法连续反应颅内压的变化情况，且有导致脑疝形成的风险，目前，已常规应用持续颅内压监测的方法进行监测。此法是将测压装置置入脑室内、脑组织内、硬膜下或硬膜外等，通过传感装置与颅内压监护仪连接。是测量颅内压最迅速、客观和准确的方法。常用方法有脑室内监测、脑实质内监测、蛛网膜下腔监测、硬膜下或硬膜外监测以及神经内镜监测。无创的方法包括闪光视觉诱发电位、经颅多普勒、前囟测压法、鼓膜移位法、视网膜测压法、生物电阻抗法、近红外光谱技术、影像学监测等。

3. 颅内压监测的护理

（1）颅内压监护系统护理：监护系统分位于颅内的探头、连接光纤与显示仪 3 部分，其中以连接光纤最为脆弱，切忌不能过度扭曲及硬折。为了获得准确的监护数据，要正确连接监测装置，监测前校准零位；监护的零点参照点，监护时患者保持平卧或头高 10° ~ 15°度。

（2）保证监测的准确性：呼吸道阻塞、躁动、尿潴留、咳嗽等均会影响颅内压值，因此，护理中应注意观察，及时发现并排除影响因素。如发现 ICP 升高时，注意区别引流管阻塞所致，躁动、吸痰等外因所致或真正 ICP 增高。最好记录每小时的引流量，若后 1 小时的引流量比前 1 小时的引流量少一半或以上，即可证明引流管有阻塞。若患者躁动或吸痰后应让患者平静下测量，排除前两种情况。另外进行翻身、吸痰等操作时，尽可能轻柔，减少刺激，以确保监测的真实性和准确性。

（3）保护监护装置，预防感染：脑室内监护可以引流脑脊液，需要注意保持引流系统的通畅及密闭性，应随时检查头皮及各个接口是否存在脑脊液渗漏，注意观察引流袋内引流液的颜色、量和性状。在外出进行各项检查时要暂时拆下监护，夹闭引流器，防止逆流，注意未夹闭引流器时不可上提引流袋。颅内压监测一般不超过 5 天。

（4）综合判断分析监测结果：监测过程中，需结合患者神志、瞳孔、生命体征等变化，进行综合分析判断，排除其他干扰因素，抓住抢救时机。

（5）并发症的观察处理：颅内压监测常见并发症有感染、出血。据文献报道，颅内压监测 >5 天感染机会增加，监测第 11 天感染机会比监测 >5 天感染机会增加，监测第 11 天感染机会达 41%，引流管留置时间一般在 3 ~ 5 天或患者的 ICP 连续 48 ~ 72 小时监测正常范围内而且患者病情稳定尽早拔管，防感染。而颅内压监测所致出血通常与术中止血不当或病人处于低凝状态有关。也可能与脑室内引流管刺激有关。因此护理过程中应严密观察病情、引流情况，以早期发现及时处理。

（王艳丽）

第三节　继发损害与活动不能并发症的防止

在颅脑损伤患者的护理工作中，防止继发性损害与活动不能并发症是两个重要的方面。从护理的角度讲，要从两方面着手，首先是对患者的监护，另一个重要的方面，则是对颅脑损伤患者找出可能存在的护理问题，并制定出必要的护理措施。具体内容如下。

一、防止继发性损害

预防和早期识别某些有害的情况，是颅脑损伤患者护理工作中的重要内容。在颅脑损伤患者中，经常出现的继发损害危险的护理问题有：清理呼吸道低效（无效）、有误吸的危险、有感染的危险及有损伤的危险等，现分述如下。

（一）清理呼吸道低效（无效）

相关因素：

1. 因意识障碍而不能自行排痰。

2. 气管插管、气管切开或呼吸机的作用，使咳嗽、排痰受到限制。

3. 后组颅神经损伤致咳嗽反射障碍。

4. 痰液黏稠度高。

5. 卧床使痰液淤积。

护理措施：

1. 指导并鼓励清醒患者咳嗽、排痰。

2. 保持病室清洁、维持室温 18～22℃、湿度 50%～60%，避免空气干燥。

3. 密切观察患者意识、瞳孔、面色、呼吸 qh。

4. 保持呼吸道通畅，防止脑缺氧　①及时清除呼吸道分泌物、呕吐物。②在翻身时拍背，以使呼吸道痰痂松脱，便于引流。③吸痰前后先吸入纯氧或过度通气，每次吸痰时间＜15 秒，防止脑缺氧。④痰液黏稠时，遵医嘱气管内滴药每小时 1 次，气道湿化或雾化吸入一天 3～4 次，必要时行气道冲洗，以湿化痰液。⑤意识障碍、吞咽咳嗽反射障碍者，床旁备气管切开包。⑥气管切开者，做好气管切开术后护理每天一次，严格按照无菌操作原则执行。⑦给鼻饲流汁患者管喂时抬高床头，进食 1 小时内不搬动患者，防止食物反流入气道。

（二）有误吸的危险

相关因素：

1. 意识改变。

2. 吞咽神经受损。

3. 咳嗽和呕吐反射降低。

4. 安置鼻饲管喂者。

5. 气管切开或有气管插管。

护理措施：

1. 指定患者采取侧卧位或平卧位头偏向一侧，抬高床头 30°。

2. 指导患者进食时要缓慢；喂食时，不要催促患者，宜予糊状食物，健侧喂入。餐毕喂数口温开水，使口内残留食物吞食干净。

3. 指导患者饮水时使用吸管。

4. 将食物和药物压碎，以利于患者吞咽。

5. 必要时鼻饲流质饮食，进食前要先证实胃管在胃内后方可注入食物。

（三）有感染的危险

相关因素：

1. 头皮损伤使脑屏障功能破坏。

2. 开放性颅脑损伤。

3. 脑脊液外漏。

4. 长期卧床。

5. 留置各种管道。

6. 机体抵抗力低下。

护理措施：

1. 指导患者做好下述预防感染的措施　①病房控制探视人数和次数。②勿自行抬高各种引流袋，防止引流管脱出。③脑脊液外漏时不可强行填塞。

2. 保持头部敷料干燥，观察敷料情况，随时更换渗湿的敷料，严格无菌操作，头下铺无菌棉垫。

3. 密切观察患者的意识、瞳孔以及体温变化，及早发现颅内感染征象。

4. 做好脑脊液外漏的护理 ①密切观察脑脊液外漏的部位、量、色、气味，并做好记录。②抬高床头 30°~60°，使脑组织移向颅底而封闭漏口。③及时清除鼻腔、耳道血迹及污垢，防止液体逆流。④定时以盐水擦洗耳道、鼻前庭，然后以酒精消毒，勿填塞和冲洗。⑤不经鼻吸痰、插胃管，以免导致逆行感染。⑥避免咳嗽、打喷嚏等高压气流的冲击，以免加重漏口损伤。⑦勿用力排便，以免颅内压升高，使空气进入颅内引起感染。⑧监测体温，每日 4 次，直至脑脊液漏停止 3 天后，及时了解是否有颅内感染。⑨加强口腔护理，以防止经口腔造成颅内感染。

5. 各种管道要保持引流通畅，防止扭曲、堵塞、受压或脱落。要保证引流位置正确，引流管、引流袋不能接触地面以防污染。

6. 遵医嘱 合理使用抗生素。

（四）有损伤的危险

相关因素：

1. 与颅内高压引起患者躁动有关。

2. 与意识改变有关。

3. 与肢体活动障碍有关。

4. 与防护知识缺乏有关。

5. 与精神障碍有关。

护理措施：

1. 向患者详细介绍医院、病室及周围环境，以及如何使用呼叫系统。

2. 教会患者及家属有关避免损伤的防护知识。

3. 给患者加床档，防止坠床。

4. 病员躁动厉害的给予保护性约束。

5. 保持病室周围环境光线充足、宽敞、无障碍物。

6. 协助患者改变体位、起居、饮食及大小便，患者离床活动上厕所或外出时应有人陪伴，并给予挽扶。

7. 将患者的常用物品置于易拿取的地方。

8. 对长期卧床的患者，嘱其缓慢改变姿势，避免突然改变体位。

9. 患者癫痫发作时，切勿用力按压患者的肢体，观察记录癫痫的发作时间及持续时间。督促患者按时服用药物，并注意观察用药后效果。

二、防止活动不能并发症的发生

大多数颅脑损伤患者需经过较长的时间，才能逐渐恢复。在此期间内，有一些原因可使患者活动受限，由于活动不能所带来的问题虽多，但其中有两个常见的护理问题是躯体移动障碍和自理能力缺失。前者关系到患者床上的活动、移动和走动；后者则为日常生活活动，如沐浴、盥洗、修饰和喂食等。现分述如下。

（一）躯体移动障碍

相关因素：

1. 卧床时间过久。

2. 运动无耐力。

3. 肢体运动障碍及协调能力降低。

4. 偏瘫。

护理措施：

1. 向患者及家属解释活动的重要性，提供患者和家属有关疾病、治疗及预后的可靠信息，强调正面效果，以增进患者自我照顾的信心和能力，取得患者和家属的理解和配合。

2. 制定肢体功能锻炼计划，严格执行，并每周评估一次。

3. 卧床患者保持肢体的功能位。

4. 加强各项基础护理，提供必要的生活协助。

5. 遵医嘱合理的使用营养神经的药物，并配合康复治疗师进行理疗、针灸，促进患者的功能恢复。

6. 根据病情，鼓励患者逐渐增加活动量。

（二）自理能力缺失

相关因素：

1. 与意识障碍有关。

2. 与肢体瘫痪有关。

3. 卧床时间过久。

4. 身体虚弱

5. 医源性限制。

护理措施：

1. 做好晨晚间护理，保持床单元的清洁干燥，增加患者的舒适感。

2. 协助患者采取舒适的体位，每 2 小时翻身一次，进食时，仰卧位床头稍抬高，头偏向一侧。

3. 保持口腔清洁，做好口腔护理。协助患者进食或喂食，指导患者正确使用吸水管饮水。

4. 脑出血急性期避免搬动患者头部，上衣可反穿在患者身上。穿衣时避免生拉硬拽，以防擦伤患者皮肤。

5. 保持患者的衣裤清洁干燥，出汗或尿湿后及时更换。

6. 卧床患者每日擦澡，每周洗头发、剪指（趾）甲，更衣时注意保暖，以免着凉。

7. 患者需要大小便时，指导家属要及时给予便器，嘱患者大小便时，不要太用力，以免再出血，必要时给通便药物。为患者床上大小便提供方便条件和隐蔽的环境，如关好门窗，抬高床头。

8. 长期留置导尿管的患者，做好尿道口护理每日两次，并定时开放引流管以利于膀胱功能恢复。

9. 鼓励患者摄取足够的水分和均衡饮食，以促进排尿和排便。

（李云霞）

第四节　颅脑损伤手术患者的护理

颅脑损伤手术患者的护理（nursing care for surgically treated patient）涉及手术前的准备、手术中的配合以及手术后的处理等环节，现分述如下。

一、手术前的准备

手术前准备（pre - operative preparation）需要做好以下一些工作。首先评估患者意识、瞳孔、生命体征、肢体活动以及有无其他伴随疾病，建立观察记录。然后遵医嘱快速输入脱水剂、激素、止血药等。立即更衣、剃头、配血、皮试、必要时导尿。准备术中用药、CT、MRI 片。若遇呼吸不通畅者，保持呼吸道通畅，吸氧，必要时吸痰。如呼吸有暂停，应立即配合医生气管插管，静推呼吸兴奋剂，用简易呼吸器辅助呼吸的同时送往手术室。一般来说，勿论开放性或闭合性颅脑损伤，术前应常规使用抗生素以预防感染。

二、手术中的配合

手术中配合（intra - operative coordination）包括以下各个环节。

理想的手术体位是既符合患者的生理要求；又达到手术人员（包括麻醉师）工作起来方便和舒适，是手术成功的必须条件。目前最好的是万能手术台，它可以适宜各种姿势和体位，而且可变性强，利用三钉固定头架，其方位更稳定和不易改变。

颅脑损伤手术患者的体位，最常用的是平卧位，次为侧卧位和侧俯卧位。一般来说，皆须将手术台头部稍升高，以利颅内静脉回流，减少手术中出血。由于神经外科手术时间较长，力求避免压疮的发生，应用较厚的海绵垫和海绵圈枕，保护各个受力部位的血液循环不受干扰。

1. 平卧位　适合于额部和额颞部手术的患者。手术台平放，伤员仰卧于台上。头下垫二层：底层为沙袋，上层为海绵圈枕，用纱布条将二层栓紧固定于台头上。颈肩下垫一小软枕，使头抬高后不至于颈部过屈，影响呼吸道的通畅。双腘窝下垫一小软枕，防止血管神经受压。双上肢平坦置于手术台两旁。

2. 侧卧位　适合于颞顶、颞额、颞枕及顶枕部的手术患者。患者麻醉成功后，置于健侧卧 90°。下侧上肢用于建立静脉通路，并向前伸放在手术床上配套可调节托手板上。腋下垫厚 5cm 软枕，并用束手带固定肢体松紧适宜。而上侧绑血压计的上肢的上臂，自然放置在侧卧的身体上，肘部自然弯曲呈抱球状于胸前，前臂下垫长 20cm，宽 10cm，高 13cm 的软枕，以免造成肢体悬空。上侧肩部用束肩带固定。束肩带的肩垫长 60cm，宽 23cm，厚 1cm，肩垫上两侧各有两条长 140cm，宽 3cm 的带子。将束肩带的肩垫部位于上侧肩部，肩垫上的四条带子同侧两条分别系在手术床的两侧，松紧适宜。身体前后置骨盆固定架固定骨盆两侧。身体前后用骨盆固定架固定骨盆两侧，骨盆固定架不能直接接触身体，骨盆前后各垫一软枕，注意防止男性器官挤伤。紧贴手术台的下肢自然伸直，位于上面的下肢髋关节屈曲 90°，膝关节屈曲 110°，并在膝的内侧垫以沙袋加软枕使之与半臀高度相等。两腿间加垫软枕，以压带固定臀部和髂翼。利用屈曲的下肢来稳定骨盆和躯干。

3. 侧俯卧位　适宜后颅后窝手术及枕部的手术患者。其体位固定方法基本上同于侧卧位，但头部前屈并向台面顺时针旋转 20～30°，使颈过屈，并在上方的腋窝及肩上垫以棉垫，保护臂丛神经和腋血管神经，再用压腿带稍拴之后，朝后外下方适度牵引，系紧在手术台旁，即可达稳定目的。为使头部方位不变，可用宽 2cm 的长胶布将前额半部固定在手术台的床头上（图 13 - 1）。

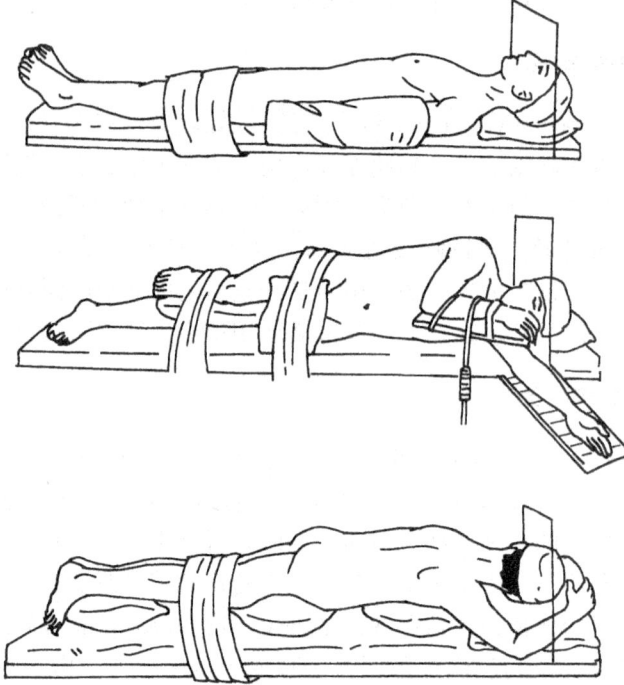

图 13 - 1

手术托盘应放在术者的对面，便于主刀操作和取拿器械，也给铺盖后为麻醉师留下观察的空间：一般来说，托盘距术野的距离为 20cm，高 15cm 为妥。且应与器械架一并暂时固定在手术台上，以便术中暴露术野的牵拉需要。否则，若易移动，则失去牵引拉力作用（图 13 - 2）。

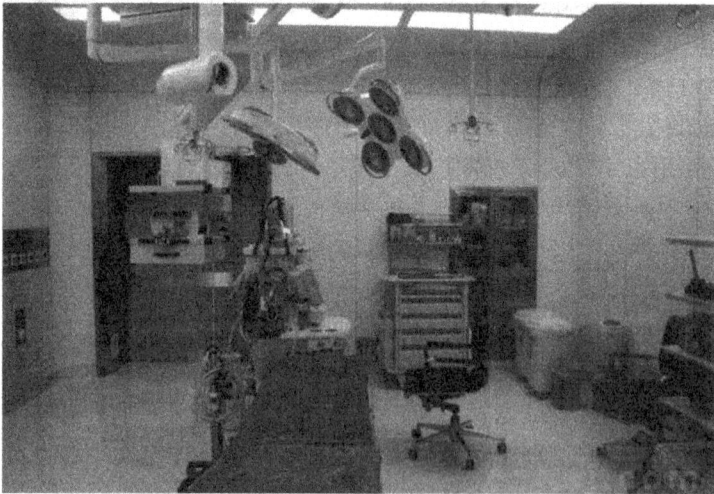

图 13 - 2

若系闭合性颅脑损伤的手术患者，按一般常规到头部头皮的脱脂清洁法：即用皂水刷洗一次，再用湿纱布反复擦净；若开放性此则应常规三刷三洗的清创原则。然后用大黑笔标出上矢状窦、横窦及中央静脉的投影线，再标出预计切口或延长切口的线条和形状，并用碘伏固定。手术野常规消毒，铺盖手术薄膜及无菌单。虽然已进入全麻状态，仍需进行局部麻醉，便于头皮切开止血，其方法是取两个 10ml 注射器，内装 0.5% 利多卡因用 9 号长针头到皮内及帽状腱膜下浸润。分段切开头皮后，传递蚊氏钳，夹住帽状腱膜，皮下组织的出血点，并分组用橡皮圈套起；或用头皮夹止血亦可。若系开放性颅脑损伤，则应该将托盘上用过的全部器械清洁消毒，换一张无菌巾，重新放好下步要用的器械；若系闭合性伤，则更换切皮刀即可。用大刀片沿皮瓣切开骨膜，传递骨衣刀，用来沿骨膜切口向侧方稍加分离，钻孔处剥离范围稍大些。用电动颅骨钻在皮瓣下颅骨的四角钻孔，并清除骨屑，各骨孔均用小棉球填塞，或用骨蜡封闭板障的出血点，用铣刀沿骨孔将颅骨切开。使用电钻时，应用生理盐水经洗创器冲洒，以减小磨擦刀和散热。如用手摇钻，先用尖钻头钻空颅骨内板一小孔，再换圆钻头磨大完成钻孔。用线锯全锯开骨孔间骨板三方，其基底骨孔间用咬骨钳或骨剪，稍事咬除部分骨质，然后撬起、折断、完成骨瓣开颅。若遇硬脑膜中动脉出血，可电凝或细丝线缝扎。将皮骨瓣或骨瓣、骨瓣分别用粗丝线牵拉固定在手术单上。清洁创面，严密止血，用浸湿盐水棉片覆盖切口四周。在器械盘上加盖手术巾，更换小吸引器头，准备切开硬脑膜的器械及带线的棉片。术者洗净手套上的血迹，检查深部照明用灯焦点是否合适，以免影响操作。硬脑膜切开应在发烂处或非功能区开始。递上尖刀片挑切硬脑膜双层，在槽探的上方用脑膜剪开瓣，切口缘上的出血点电凝止血效果满意，若遇蛛网膜颗粒或窦壁出血，用明胶海绵贴附即达可靠止血目的。硬脑膜瓣的蒂部应翻向中线侧，并用细丝线缝一针后固定在骨缘的帽状腱膜下，以棉片覆盖保护之。硬脑膜下血肿则以吸引器头和小脑板吸出液体和刮除血凝块，由浅入深，边清边用棉片保护脑皮层和脑挫伤面，并用电凝或银夹止血，但开放伤者尽量少用或不用银夹。其间应反复用含抗生素盐水冲洗创腔，观察有无活跃性出血。所遇深处血肿，应用脑压板暴露，视野开阔时，方清除血凝块，和电凝止血。若血肿和脑挫伤组织清除后，脑压仍高，则可行内减压或外减压术。一般来说，完全彻底的清创术后，脑压低，搏动好，创腔内放置硅胶管（2～3mm 直径）外引流。清点棉片后将硬脑膜瓣复位，细丝线小圆针连续缝合，骨缘处硬脑膜予以外层悬吊骨膜上，约 6～8 针即可，以防止术后硬膜外血肿发生。盖上骨瓣，四周骨膜切口处予以间断缝合固定 6～8 针。取下皮缘止血钳，分两层间断缝合，伤口对合后用酒精消毒，纱布覆盖，约加压包扎即可。引流管接上消毒引流瓶装置，手术告以结束。

整个手术过程，从始至终，巡回护士应做好各种物质准备，如各种照明的灯具，电钻及双极电凝器，以及吸引管道等，熟悉手术程序，配合好电凝器大小电流量的调节，灯源的开启，降颅压时快速推注甘露醇，或失血过多时加速输血，估计尿量和失血量，协助麻醉师及时补充血容量，术毕法点棉片数目等。器械司护士应熟悉各类手术步骤和方法，按手术程序依类依次分别排列于器械台上，各种用具的名称和性能应了如指掌，主动地准确地及时地将急用器具递往主刀的手中，方可顺利手术的进展，应熟悉各种止血的方法和材料。如棉片的制作，以大、中、小脑板为尺度，分别做出相应大小的不同棉片，以备术中使用。所以，一台手术的成功与否，是检验手术人员各自专业技术水平的程度，以及准备工作做得如何，是集体工作和智慧的共同结晶。

硬脑膜外血肿或脑内血肿的清除术，基本手术配合相似。只是前者用明胶海绵止血较多，后者有时需行脑针穿刺，探明髓内血肿的部位或深浅。若术野内有金属异物片或碎骨片，手术护士和巡回护士都应协作精确取出的个数，以期与X线片、CT片上的相吻合，方达到彻底清创的目的。若遇静脉窦损伤大出血，手术台上台下的工作人员都应迅速更紧张起来，手术护士备好各种修补材料和器械，筋膜片，肌内片和明胶海绵等，并急速换最大吸引器头和准备好缝针；巡回护士应迅速将床头升高，减少出血，疏通吸引管道保证主要借用强力吸引（即超过出血灶的血液流速）寻找出血的窦壁破白，才能做到准确无误地快速止血。因此，每次手术都是紧张、认真的一场战斗。欲取胜利，务必配合精湛默契，方能提高手术成功率。

三、手术后的处理

手术后处理（post – operative management）涉及下列重要护理工作。

1. 体位　术后体位护理（表13 – 10）。

表13 – 10　术后体位护理

类型	体位
全麻未清醒	平卧，头偏向一侧
清醒者	抬高床头15～30°
经蝶入颅手术后	半坐卧位
脊柱手术	头颈和脊柱的轴线保持一致
慢性硬膜下血肿	头低脚高位
后组脑神经受损、吞咽功能障碍者	侧卧位
开颅术后	健侧卧位，幕下开颅术后的病人翻身时，应扶住头部，避免扭转脑干，影响呼吸

2. 术后一般常规护理　术后一般常规护理表（表13 – 11）。

表13 – 11　术后一般常规护理

类型	具体内容
全麻术后护理常规	（1）了解麻醉和手术方式、术中情况、切口和引流情况
	（2）持续吸氧2～3L/min
	（3）持续心电监护
	（4）床档保护防坠床，必要时行四肢约束
	（5）病情观察：动态观察病人的意识、瞳孔、生命体征、神经系统体征等，若在原有基础上有异常改变，应高度重视，随时CT复查，排除是否有颅内出血
伤口观察及护理	（1）若有渗血渗液，应及时更换敷料
	（2）观察头部体征，有无头痛、呕吐等
呼吸道管理	（1）保持呼吸道通畅
	（2）有气管插管或口咽通气道的病人注意观察呼吸频率和幅度、氧饱和度，若出现不耐管或咳嗽、吞咽反射等，应及时通知医生拔管
各管道观察及护理	（1）输液管保持通畅，留置针妥善固定，注意观察穿刺部位皮肤
	（2）尿管按照尿管护理常规进行，开颅术后病人清醒后，术后第1日可拔除尿管，拔管后注意关注患者自行排尿情况

类型	具体内容
	（3）颅脑引流管的护理
营养和补液	（1）清醒病人术后1天流质
	（2）昏迷病人：鼻饲
	（3）脑水肿颅内压高者补液速度不能过快，补液量不可过多
止痛与镇静：	颅脑手术后病人如述头痛，应分析头痛的原因，然后对症处理
	（1）切口疼痛：发生在手术后24小时内
	（2）颅内压增高引起的头痛：发生在脑水肿高潮期，即术后2～4日
	（3）术后血性脑脊液刺激脑膜引起的头痛：需行腰椎穿刺引流血性脑脊液
	（4）颅内低压引起的头痛；原因：脑脊液外漏或脑脊液引流过度。可给以缝合漏口、抬高引流瓶位置、鼓励饮水、取头低位或注射用水10ml椎管内注射
	（5）颅脑手术后不论何种原因引起的头痛都不宜使用吗啡及哌替啶
癫痫观察	注意观察有无癫痫发作，及时给予抗癫痫药物，及时观察和处理
高颅内压的观察	注意观察有无颅内压增高的征象，及时观察和处理
基础护理	做好口腔护理、尿管护理、定时翻身、雾化、患者清洁等工作

3. 术后各种引流管的护理　术后各种引流管的护理（表13-12）。

表13-12　术后各种引流管的护理

项目	内容
通畅	定时检查，保持通畅
	勿折叠、扭曲、压迫、堵塞管道
	每日倾倒引流液
	引流不畅的常见原因：
	①引流管过细，被血凝块、破碎脑组织堵塞
	②引流管放置过深，盘旋于创腔内，引流管的侧孔贴附于脑组织
	③脑组织水肿及颅内血肿，压迫包裹引流管
	④脑室引流不畅可能由于颅内压过低
	⑤引流管固定线压迫、折叠引流管
	引流不畅的处理注意事项：
	①针对以上因素对因处理：调节引流开关，适当放低引流瓶，增加压力梯度，促进引流，若不奏效，可挤捏引流管、旋转或适当退出引流管
	②若仍不通畅，应行CT检查，排除异常情况
	③应高度警惕颅内血肿
固定	胶布注意正确粘贴，确保牢固
	引流管的长度应适宜，使患者的头部有适当的活动空间
	进行翻身等护理操作时必须先将引流管安置妥当，避免意外发生
	告知患者及陪护人员引流管重要性，预防计划外拔管

项目	内容
预防感染	若引流管不慎脱出，切勿自行安置，应立即通知主管医生
	搬动病人时，应先夹住引流管
	引流液超过瓶体一半时，即应倾倒，以防因液面一高所致的逆流污染。
	每日定时按无菌操作原则更换引流装置，保持引流管与伤口或黏膜接触位的洁净，以防感染
	遵医嘱合理使用抗生素
观察并记录	观察引流液性状、颜色、量；正常情况下手术当天引流液为暗红色，以后引流液逐渐变浅、变清。若术后24小时后仍有新鲜血液流出，应通知医生，给予止血等药物，必要时再次手术止血
	感染后的脑脊液混浊，成毛玻璃状或有絮状物
	观察安置引流管处伤口敷料情况
	观察患者生命体征，有无颅内压增高或降低征象
拔管	拔管后注意观察意识、生命体征的变化以及置管处有无脑脊液漏

神经外科不同引流管的护理要点（表13-13）。

表13-13　神经外科不同引流管的护理要点

类型	位置	拔管	其他
脑室引流管	高于侧脑室10~15cm	术后3~4天 在使用抗生素的情况下可适当延长至10~14天	引流速度不能过快 引流量小于500ml/d 拔管前1天试行抬高引流瓶或夹闭引流管24小时，了解有否颅内压增高的表现
创腔引流管	早期高度与头部创腔一致	术后2~4天	48小时后根据引流性质决定高度，若量较多、色浅，应适当抬高引流瓶；引流物血性色深时，引流瓶低于创腔
硬膜外引流管	引流瓶低于创腔	术后1~2天	可适当给予负压引流
硬膜下引流管	引流瓶低于创腔30cm	术后3~5天	头低足高位。必要时让病人吹气球。术后不使用脱水剂，也不限制水分摄入
脓腔引流管	引流瓶低于脓腔30cm	待脓腔闭合时拔除	待术后24小时、创口周围初步形成粘连后方可进行囊内冲洗
腰穿持续引流	引流瓶悬吊于床下20cm	术后7~10天	控制引流速度：每分钟滴速不超过5滴。每日引流200~300ml。预防感染，及时送检脑脊液

注：神经外科引流瓶的高度应根据引流量灵活处理，若引流量过快过多，应适当抬高引流瓶或调节开关减慢引流速度，若引流量过少，应调节开关使引流速度加快，或放低引流瓶，增加压力梯度。

4. 并发症的处理及护理（表 13 – 14）。

表 13 – 14　并发症的处理及护理

常见并发症	临床表现	处理
术后出血	是最严重的并发症。出血多发生于 24~48 小时内 大脑半球手术后出血具有幕上血肿的症状：意识加深、患侧瞳孔进行性散大、血压增高、脉压增大、呼吸深慢、脉搏缓慢有力，呈现 Cushing 反应以及颅内高压症状	严密观察引流液的颜色和量。动态观察病人的意识、瞳孔、生命体征、神经系统体征等，若在原有基础上有异常改变，应高度重视，随时 CT 复查，排除是否有颅内出血
	颅后凹手术后出血具有幕下血肿的表现：剧烈疼痛、频繁呕吐、颈项强直、强迫头位、呼吸慢而不齐，甚至骤停。	遵医嘱予止血类药物
	脑室内术后出血可有高热、抽搐、昏迷、生命体征严重紊乱	必要时行血肿清除术
术后感染	口感染：多在术后 3~5 天。临床表现：病人感到切口再次疼痛，局部有明显红肿压痛及脓性分泌物，头皮所属淋巴结肿大	保持伤口敷料清洁干燥 保持呼吸道通畅
	颅内感染：多在术后 3~4 天。临床表现：头痛、呕吐、发热、嗜睡甚至出现谵妄和抽搐，脑膜刺激征阳性，腰穿脑脊液浑浊，白细胞增加并可查见脓球 肺部感染：多在术后一周，肺部感染如不能及时控制，可因高热导致或加重脑水肿，甚至发生脑疝	保持引流管无菌，避免引流液倒流引起逆行感染 遵医嘱使用抗生素 遵医嘱予物理或药物降温
中枢性高热	下丘脑、脑干、上颈髓损害均可引起中枢性体温调节障碍 多发生于手术后 12~48 小时内，体温高达 40℃。	中枢性高热往往不易控制，物理降温效果差，应及时冬眠低温疗法（亚低温治疗）
尿崩症	常见于颅咽管瘤、垂体瘤、鞍区附近手术，累及下丘脑影响抗利尿激素分泌功能 表现为：口渴、多饮、多尿（一般 4000ml 以上，甚至可达 10 000ml，比重低于 1.005 以下）	肌注垂体后叶素、鞣酸加压素或口服弥凝片
消化道出血	鞍区、三脑室前分和脑干附近的手术，损伤下丘脑和脑干，反射性引起胃黏膜糜烂、溃烂甚至穿孔	禁食，胃肠减压 观察引流液的颜色、性质和量 遵医嘱使用止血药物
顽固性呃逆	常在三脑室、四脑室或脑干手术后发生	先检查上腹部，如有胃胀气或胃潴留应安胃管抽尽胃内容物 在排除因膈肌激惹所致的呃逆后可用： (1) 压迫眶上神经 (2) 刺激咳嗽 (3) 肌注氯丙嗪或利他灵
术后癫痫	早期癫痫多为脑组织缺氧、大脑皮层运动区受刺激所致。术后 2~3 天内出现，多为暂时性，脑循环改善和水肿消失，不再发作； 晚期（术后几个月）由脑瘢痕引起，常为持久性	晚期癫痫应用抗癫痫药物治疗长期药物无效可考虑手术

术后癫痫以预防为主，术后患者用药一定要准时间、准剂量给予抗癫痫药物如苯巴比

妥、德巴金治疗，防止手术后的早期癫痫发作。观察患者有无癫痫的先兆及表现，及时通知医生并处理。抽搐发作时专人守护，将患者头偏向一侧，迅速解开衣扣，以软物垫塞上下齿之间，以防咬伤舌和颊部，床档保护，防止坠床。

保持呼吸道通畅，如有呕吐物需及时清除。加大吸氧流量，遵医嘱静脉缓慢推注安定，注意观察患者的呼吸情况。肢体抽搐时要保护大关节，以防脱臼和骨折，切不可强行按压肢体。减少对患者的刺激，一切动作要轻，保持安静，避免强光刺激。密切观察抽搐发作时情况，并详细记录全过程，特别注意意识、瞳孔的变化以及抽搐部位和持续时间、间隔时间等。抽搐后让患者安静休息，避免声光刺激（图 13 - 3）。

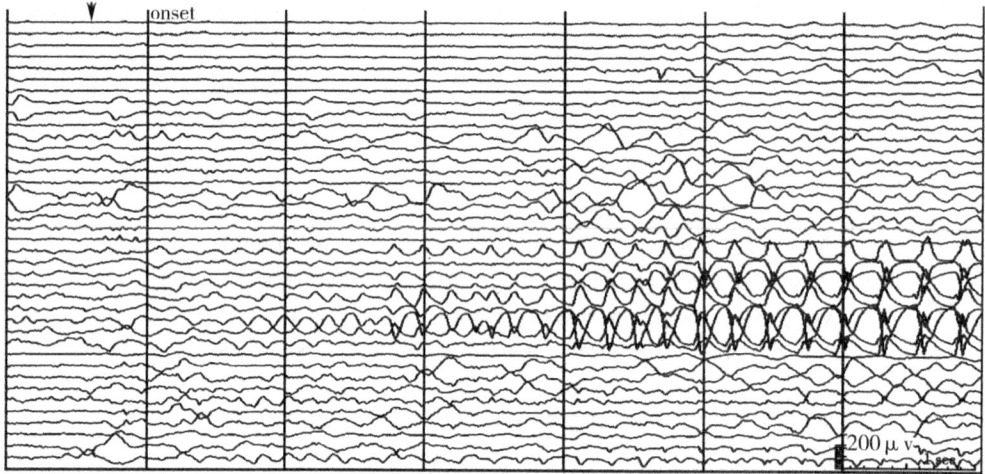

图 13 - 3　癫痫发作时脑电图波形

术后脑水肿的反应几乎是难以避免的。但按反应规律都是在二三天内到高潮，所以术后给脱水药物是必不可少的。按甘露醇每千克用量 1 ~ 4g 计算，通常为 250ml，每日三次静脉滴注，而这与术前用药的目的迥然有别，仅仅在于使颅内脑组织处于相对小幅度脱水状态，切忌快速滴入或推入，造成颅内压大起大落，容易诱发颅内再出血，或引起急性肺水肿或甘露醇肾病等并发症。因此，我们主张其滴数，每分钟 50 滴为妥。为预防甘露醇用后有一定程度的脑水肿反跳现象，常规地在用完甘露醇后，静脉输液瓶内加入 5 ~ 10mg 地塞米松，缓慢滴入，可达到减轻上述负反应的效果，或增加甘油果糖 250ml 行脱水治疗。

重型颅脑损伤是临床上的危重急病，具有很高的致残率和死亡率。患者由于多种原因导致呼吸功能发生衰竭，主要包括中枢神经受到抑制、误吸、吞咽反射减弱等导致肺部发生间接性的损伤，因此机械通气是重型颅脑损伤患者的重要抢救措施之一，可以快速的改善患者的呼吸功能。

5. 呼吸机报警的常见原因及处理（见表 13 - 15）　呼吸机相关性肺炎是重型颅脑损伤患者进行机械通气过程中，最常见、最严重的并发症之一，对患者的预后造成了严重的影响，甚至可能导致患者发生死亡。正确的护理方法尤为重要，首先对患者的生命体征进行密切的监测，同时观察患者的动脉血气情况、血氧饱和度情况以及痰液性状等，如果患者发生呼吸增快、血氧饱和度明显下降，血氧分压明显降低，如果呼吸机工作正常，则需要考虑患者是否发生呼吸机相关性肺炎。每小时帮助患者进行一次翻身，让患者取 90°侧卧位，并使用手掌叩击患者的背部，促进患者气道内痰液的排出。在为患者进行吸痰时要注意无菌操作，吸痰管尽量插深，每次吸痰结束后，给予患者5~8次的辅助呼吸。

表 13 – 15　呼吸机报警的常见原因及处理

报警类型	原因	处理
气道压力高压报警	呼吸通路问题： 管道扭曲、受压或管道中积水 气道阻塞： 气道内分泌物过多未及时清除，影响通气功能 气道湿化不足导致气管黏膜干燥或分泌物结痂，阻塞气道 人机对抗：各种原因（如疼痛、手术创伤刺激以及各种引流管刺激等）引起的患者憋气导致人机呼吸不同步	立即排除管道扭曲、受压的原因，清除管道内积水。常巡视，检查 积极配合医生抗感染治疗，加强吸痰，保持气道通畅，严格无菌操作，预防肺部感染 加强气道湿化，必要时可在呼吸机上安装气道湿化装置 尽量减少不良因素的刺激，遵医嘱给予止痛镇静治疗；做好心理护理
气道压力低压报警	患者与呼吸机的连接管道脱落或漏气 气管导管套囊充气不足或套囊破裂 患者表现为呼吸急促，发绀，咽喉部有漏气声	更换气管导管，重新充足气囊；仔细检查呼吸机管道，更换破裂管道，接紧各接头；如患者出现呼吸急促、发绀等缺氧症状立即用简易呼吸器行人工呼吸
窒息报警	常见于呼吸节律不整齐、自主呼吸差的患者，在辅助机械通气时易于见到	遵医嘱积极治疗原发病，并行控制性机械通气
机械工作压力不足报警	空气压力不足（如空压泵故障，使空气压力达不到工作压等）；氧源不足，氧压力达不到驱动压	检查空气－氧混合器和气源情况，及时调整压力或更换气源

（王艳丽）

第五节　颅内压增高患者的护理

由于各种病因导致颅内压持续高于 $200mmH_2O$（$2.0kPa$），超过颅腔可代偿的范围，引起相应的临床表现，即为颅内压增高。

一、概述

（一）分类

颅内压增高根据病因可分为两类：弥漫性颅内压增高和局灶性颅内压增高。其根据病变发展的急缓可分为三类：急性颅内压增高、亚急性颅内压增高和慢性颅内压增高。

（二）病因

1. 颅腔内容物体积或量的增加　如脑组织的创伤、炎症、缺血缺氧、中毒等原因引起的脑水肿；脑脊液的分泌和吸收失调，如脑积水；脑血流量或静脉压的持续增加，如二氧化碳蓄积、颅内静脉回流受阻、恶性高血压等。

2. 颅内占位性病变致使颅内空间相对缩小　如各种颅内血肿、脑肿瘤、脑脓肿等。

3. 颅腔容积缩减　如狭颅畸形、颅底凹陷症、颅骨大面积凹陷骨折、颅骨异常增生症、向内生长的颅骨骨瘤等。

（三）发病机制

颅内压指颅内容物对颅腔内壁所产生的压力。颅腔内容物包括脑组织、血液和脑脊液，三者的体积与颅腔容积相适应并使颅内保持一定的压力，通常以人体侧卧位腰椎穿刺时测得的脑脊液压力来表示。成人正常颅内压为 $70 \sim 200mmH_2O$（$0.7 \sim 2.0kPa$），儿童正常颅内压为 $50 \sim 100mmH_2O$（$0.49 \sim 0.98kPa$）。其中任何一项颅腔内容物体积和量的增加，均会导致另两项内容物的缩减以维持正常的颅内压。当颅内容物增加或颅腔容积缩减超出了代偿范围时，即产生颅内压上升。颅内压增高时，脑血流量减少，脑组织处于缺血缺氧状态。严重的脑缺氧会造成脑水肿，进一步加重颅内压增高，形成恶性循环。

当颅内压增高到一定程度时，尤其是占位性病变使颅内各分腔间的压力不平衡，会使一部分脑组织通过生理性间隙从高压区向低压区移位，形成脑疝。脑疝是颅内压增高的危急并发症和导致死亡的主要原因。

二、护理评估

（一）健康史

1. 询问患者有无颅脑外伤、脑肿瘤、高血压等病史，初步判断颅内压增高的原因。
2. 了解患者有无其他系统的疾病；有无咳嗽、便秘、癫痫等导致颅内压增高的诱因。
3. 询问症状出现的时间和病情进展情况，以及发病以来所做的检查和用药等情况。

（二）身体状况

1. 躯体表现

（1）颅内压增高"三主征"：头痛、呕吐、视神经乳头水肿。①头痛：是最常见的症状，以早晨和晚间较重，多位于前额和颞部，程度可随颅内压增高而加重，当低头、弯腰、用力、咳嗽时加重。②呕吐：呈喷射状，可伴有恶心，与进食无关，呕吐后头痛可有缓解。③视神经乳头水肿：是颅内压增高的重要客观体征，因视神经受压，眼底静脉回流受阻，眼底镜检查可见视神经乳头水肿、充血、模糊不清、中央凹陷消失，视网膜静脉怒张，严重者可见出血。急性颅内压增高病情进展迅速，眼底检查不一定见到视神经乳头水肿。

（2）意识障碍：急性颅内压增高时常有进行性意识障碍。疾病初期可出现嗜睡、反应迟钝，严重病例可出现昏睡、昏迷。慢性颅内压增高的患者，常为神志淡漠，反应迟钝，症状时轻时重。

（3）生命体征变化：早期（颅内高压代偿期）生命体征变化为血压升高，脉搏缓慢有力，呼吸加深变慢，即"二慢一高"，称为库欣（Cushing）反应。这种改变是脑组织对急性缺氧的一种代偿反应。病危状态时（颅内高压失代偿期）则血压下降，脉搏细速，呼吸不规则甚至呼吸停止，终因呼吸、循环衰竭而死亡。

（4）脑疝：是由于颅内压增高超过一定限度，脑组织从高压力区向低压力区移位，导致脑组织、血管及脑神经等重要结构受压和移位，从而产生的一系列严重临床症状和体征。脑疝的发生是颅内压增高的最危重后果。可分为小脑幕切迹疝、枕骨大孔疝、大脑镰下疝（图 13 - 4）。

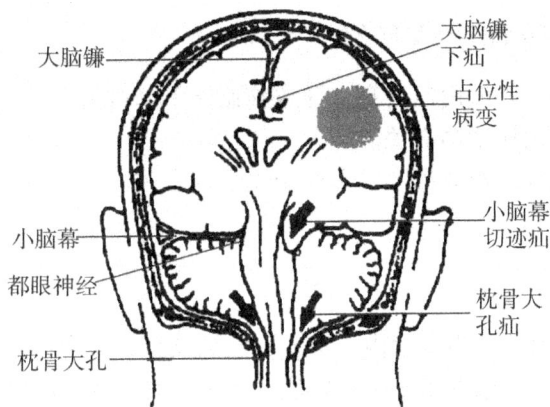

图13-4 小脑幕切迹疝、枕骨大孔疝和大脑镰下疝

1）小脑幕切迹疝：又称颞叶钩回疝。是颞叶的海马回、钩回通过小脑幕切迹被推移至幕下所形成的疝。典型的临床表现是：在颅内高压的基础上，出现进行性意识障碍，患侧瞳孔先暂时缩小后逐渐散大、对光反射减弱或消失，病变对侧肢体瘫痪，生命体征紊乱，最后呼吸、心跳停止。

2）枕骨大孔疝：又称小脑扁桃体疝，是小脑扁桃体及延髓经枕骨大孔被推挤向椎管而形成的疝。患者常有剧烈头痛，频繁呕吐，颈项强直，生命体征紊乱出现较早，意识障碍出现较晚，瞳孔可忽大忽小。由于延髓呼吸中枢受压，患者可突发呼吸、心跳停止而死亡。

3）大脑镰下疝：又称扣带回疝。是一侧半球的扣带回经镰下孔被挤入对侧分腔。

（5）其他症状和体征：可有头昏、复视、头皮静脉怒张、猝倒等。婴幼儿患者可有头颅增大、前囟饱满、颅缝增宽或分裂等表现。

2. 心理-社会状况　颅内压增高的患者可因头痛、呕吐等引起烦躁不安、焦虑、紧张等心理反应。

（三）辅助检查

1. CT　是对颅内占位性病变进行定性与定位诊断首选的检查方法。

2. MRI　在CT不能确诊的情况下，可行MRI检查，以利于进一步确诊。

3. 头颅X线　可显示颅内压增高征象，如颅缝增宽、指状压迹增多，鞍背骨质稀疏、蝶鞍扩大等。

4. 脑血管造影　主要用于疑有脑血管畸形或动脉瘤等疾病的病例。

5. 腰椎穿刺　通过腰椎穿刺间接测量颅内压，同时可做脑脊液检查，但腰椎穿刺对颅内压明显增高的患者有引起脑疝的危险，应慎用。

（四）治疗要点与反应

根本的治疗方法是去除颅内压增高的病因，如手术去除占位性病变；有脑积水者，行脑脊液分流术；脑室穿刺外引流术等。对病因不明或暂时不能去除病因者可先采取降低颅内压的方法，如限制液体入量，应用脱水剂和糖皮质激素，冬眠低温疗法等以减轻脑水肿，降低颅内压。

三、护理诊断与合作性问题

1. 组织灌注量改变　与颅内压增高，导致脑血流下降有关。
2. 急性疼痛　与颅内压增高有关。
3. 有体液不足的危险　与频繁呕吐和应用脱水剂有关。
4. 潜在并发症　脑疝。

四、护理目标

患者脑组织灌流量改善；患者颅内压降低，头痛减轻，病情逐渐平稳；患者水、电解质代谢和酸碱平衡得到维持；患者未发生并发症，或发生时得到及时发现和处理。

五、护理措施

（一）一般护理

1. 体位　平卧位，抬高床头 15°~30° 呈斜坡位，有利于颅内静脉回流，减轻脑水肿。昏迷患者应取侧卧位或平卧时将头偏向一侧，以防止误吸。

2. 吸氧　保持呼吸道通畅，吸氧，以改善脑缺氧，减轻脑水肿。

3. 控制液体摄入量　不能进食者，成人一般每日输液不超过 2000ml，其中等渗盐水不超过 500ml，保持每日尿量在 600ml 以上；控制输液速度，防止输液过快而加重脑水肿；注意水、电解质、酸碱及营养代谢平衡，防止体液代谢紊乱。

4. 其他　加强皮肤护理，防止压疮；保持大小便通畅，尿潴留患者可在经诱导刺激无效后行导尿术；便秘者可给予缓泻剂、低压灌肠；大小便失禁者应注意保持会阴部清洁干燥，预防发生会阴部湿疹、皮炎、糜烂。

（二）病情观察

1. 意识　反映大脑皮质和脑干（结构）的功能状态。评估意识障碍的程度、持续时间和演变过程，是分析病情变化的重要指标。意识障碍的评估，目前通用的是格拉斯哥昏迷计分法（Glasgow comascale，GCS）。评定睁眼、语言及运动反应，以三者积分来表示意识障碍轻重，最高 15 分，表示意识清醒，8 分以下为昏迷，最低 3 分（表 13-16）。

表 13-16　格拉斯哥昏迷计分表（GCS）

睁眼反应	评分	语言反应	评分	运动反应	评分
自动睁眼	4	回答正确	5	遵指令做动作	6
呼唤睁眼	3	回答错乱	4	刺痛能定位	5
刺痛睁眼	2	语无伦次	3	刺痛时躲避	4
无反应	1	只能发声	2	刺痛后屈曲	3
		无反应	1	刺痛后过伸	2
				无反应	1

2. 瞳孔　对比双侧瞳孔是否等大、等圆，是否扩大或缩小，有无对光反应。

3. 生命体征　观察脉搏的频率、节律及强度；血压、脉压；呼吸的频率、幅度和类型；体温变化，有无继发感染性发热或中枢性高热。

4. 肢体功能　是否存在对侧肢体肌力的减弱和瘫痪；是否存在双侧肢体自主活动的消失；有无阳性病理征等。

（三）防止颅内压骤升

1. 休息与活动　安静卧床休息，减少搬动，不能坐起。避免情绪激动，以免血压骤升而加重颅内压升高。

2. 避免导致颅内压增高的诱因　避免剧烈咳嗽和用力排便使胸、腹压上升导致颅内压增高；便秘者可用缓泻剂或低压灌肠。

3. 保持呼吸道通畅　及时清除分泌物和呕吐物；舌后坠者要托起下颌和放置口咽通气管；对意识不清或排痰困难者，应配合医生尽早施行气管切开术。

4. 控制癫痫发作　遵医嘱及时或定期给予抗癫痫药物。

（四）治疗配合

1. 脱水疗法护理　遵医嘱应用高渗性脱水剂和利尿剂，以增加水分排出，减少脑组织中的水分，达到降低颅内压的目的。常用高渗性脱水剂如20%甘露醇250ml，于15～30分钟内快速静脉滴注，每日2～3次；使用利尿剂如呋塞米（速尿）20～40mg，静脉注射，可重复使用。脱水剂和利尿剂的使用可引起水、电解质紊乱，要监测血压、出入液体量、血电解质变化等，注意用药疗效与副作用。

2. 应用糖皮质激素护理　常用地塞米松5～10mg，静脉注射，每日1～2次。可降低毛细血管通透性，防治脑水肿和颅内压增高。要注意防止感染、应激性溃疡、高血糖等。

3. 冬眠低温疗法护理　低温能降低脑细胞耗氧量，提高神经细胞对缺氧的耐受力，减轻脑水肿，降低颅内压。常用药物为复方氯丙嗪、冬眠Ⅰ号和冬眠Ⅱ号等。按医嘱先静脉滴注冬眠药物，通过滴速控制冬眠的深度。应用冬眠药物半小时，机体进入睡眠状态后，方可进行物理降温。降温速度以每小时下降1℃为宜，体温降至肛温32～34℃为理想，体温过低易诱发心律失常。在冬眠降温期间谨慎移动患者，以防发生体位性低血压。严密观察患者意识、瞳孔、生命体征和神经系统征象，若脉搏超过100次/分、收缩压低于100mmHg、呼吸慢而不规则，应立即通知医生停用冬眠药物。冬眠的时间一般为3～5日。停止冬眠疗法时，应先停止物理降温，再停用冬眠药物，予加盖棉被让体温自然回升，忌复温过快。

4. 对症处理　观察患者头痛情况，遵医嘱给予镇痛剂，禁用吗啡、哌替啶；躁动患者应寻找原因，必要时给予镇静剂，切忌强行约束；抽搐患者给予镇静剂、抗癫痫药。

5. 脑疝的急救与护理　脑疝是颅内压增高引起的严重并发症，可危及生命。护理人员应尽早发现脑疝发生的早期征象：①剧烈头痛、恶心呕吐、出冷汗。②烦躁不安或表现兴奋。③进行性意识障碍加重。④强迫头位或体位。⑤双侧瞳孔变小，或由等大转为患侧瞳孔先缩小再扩大。⑥血压升高或脉搏缓慢（<60次/分）。⑦呼吸有进行性减慢趋势（≤14次/分）。

一旦发生脑疝，应迅速采取急救护理措施：①快速静脉滴注或静脉注射20%甘露醇、呋塞米等脱水剂和利尿剂。②密切观察患者呼吸、心跳、瞳孔的变化。③紧急做好术前准备。④保持呼吸道通畅，给予氧气吸入，呼吸骤停者立即进行气管插管及辅助呼吸。

护士应做好如下工作：①取平卧位，头偏向一侧，床头抬高15°～30°呈斜坡位；②同时，立即通知医生；③遵医嘱快速静脉滴注或静脉注射20%甘露醇、呋塞米；④吸氧，保持呼吸道通畅，准备气管插管、辅助呼吸、吸痰等设备；⑤密切观察生命体征、瞳孔、意识等变化；⑥遵医嘱紧急做好术前准备。

6. 脑室引流患者的护理 脑室引流术是经颅骨钻孔或椎孔穿刺侧脑室放置引流管，将脑脊液引流至体外，从而降低颅内压的一种治疗与急救措施。护理要点如下所述。

（1）正确连接引流管，并妥善固定：在严格无菌操作下，将引流管连接引流袋（瓶）。引流管开口要高于侧脑室平面 10～15cm，以维持正常的颅内压。搬动患者时要暂时夹闭引流管，防止脑脊液逆流而引起颅内感染。

（2）控制引流速度和量：正常脑脊液分泌量为每日 400～500ml，故每日引流量不宜超过 500ml，但颅内感染时脑脊液分泌量增多，引流量可相应增加。引流过多过快可导致颅内压骤降，引起意外发生。可通过适当地抬高或降低引流袋（瓶）的位置，达到控制引流速度和引流量的目的。

（3）保持引流通畅：引流管要防止受压、折叠、扭曲、成角等情况。若引流管内不断有脑脊液流出，管内的液面随患者的呼吸、脉搏波动，表示引流管通畅；反之即为阻塞，要查明原因，立即纠正。常见原因：①引流管放入脑室过深，在脑室内折叠成角，应请医生将引流管向外拔出少许至脑脊液流出通畅，再行固定。②引流管内口紧贴脑室壁，应将引流管轻轻旋转，至脑脊液流出。③若怀疑为血块或组织阻塞，可在严格消毒管口后，用无菌注射器轻轻向外抽吸，不可向内注入生理盐水冲洗，以免阻塞物被冲至脑室狭窄处引起脑脊液循环受阻。如无效则应更换引流管。④颅内压低于 120～150mmH$_2$O，引流管内可能无脑脊液流出，证实方法是将引流袋（瓶）降低，观察有无脑脊液流出。

（4）观察脑脊液的颜色、性质及量：正常脑脊液无色透明，手术后 1～2 日可略呈血性，并逐渐变淡转为橙黄色。如脑脊液中有较多血液或血色加深，提示脑室内出血；如为混浊、有絮状物，则提示有感染存在。如有异常情况时应及时通知医生，并可留取脑脊液标本送检。

（5）严格遵守无菌操作原则：每日更换引流袋（瓶），更换时先夹闭引流管以免脑脊液逆流入脑室内。注意保持整个装置无菌。

（6）拔管：引流时间一般不超过 5～7 天，否则有发生颅内感染的可能。开颅手术后脑室引流一般 2～3 天，待脑水肿消退、颅内压降低时，可考虑拔管。拔管前应先行头颅 CT 检查，并试行抬高或夹闭引流管 24 小时，以了解脑脊液循环是否通畅，有无颅内压再次增高的现象。若患者出现头痛、呕吐等症状，要及时通知医生并降低引流袋（瓶）或开放夹闭的引流管，继续引流。若无颅内压增高征象则可拔管。拔管后若伤口处有脑脊液流出，应报告医生处理。

（五）心理护理

对意识清醒的患者讲解疾病有关知识，以缓解患者紧张情绪或恐惧心理。帮助患者和家属消除焦虑和不安，积极应对疾病带来的改变，更好配合治疗护理。

（六）健康指导

1. 向患者和家属介绍疾病的知识、治疗方法、康复的知识和技能。

2. 指导患者要防止剧烈咳嗽、便秘、负重等使颅内压增高的因素，以免加重病情，诱发脑疝。如出现头痛、呕吐、视力变化等，应立即就诊。

3. 颅脑手术后可能遗留神经系统功能障碍，患者应遵循康复计划，循序渐进地进行多方面的训练，以最大程度恢复生活能力。

六、护理评价

患者脑组织灌流量是否改善；患者头痛症状是否得到缓解；患者水、电解质代谢和酸碱平衡是否得到维持；患者是否发生并发症，或发生时是否得到及时发现和处理。

（赵景娜）

第六节　头皮损伤患者的护理

头皮损伤是因外力作用使头皮的完整性受损或皮内结构发生改变，是最常见的颅脑损伤。常见的头皮损伤有头皮血肿、头皮裂伤和头皮撕脱伤。

一、护理评估

（一）健康史

了解患者有无外伤史，询问受伤当时的情况及受伤后的意识情况，有无其他不适。

（二）身心状况

1. 躯体表现

（1）头皮血肿：多因钝器击伤所致。按血肿存在于头皮内的具体层次可分为皮下血肿、帽状腱膜下血肿和骨膜下血肿三种（表13－17，图13－5）。

表13－17　三种头皮血肿鉴别表

	皮下血肿	帽状腱膜下血肿	骨膜下血肿
部位	皮下组织	帽状腱膜下层	颅骨骨膜下层
范围	小	弥散，可超过骨缝	限于某一颅骨范围内
触诊	张力大，压痛明显	有波动感	张力较高

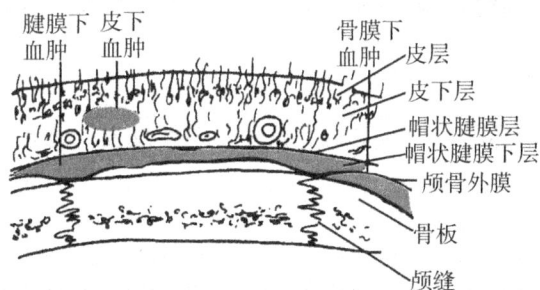

图13－5　头皮层次及血肿示意图

（2）头皮裂伤：多由锐器或钝器打击所致，其中钝器所致裂伤形态大多不规则。头皮裂伤出血较多，可引起失血性休克。

（3）头皮撕脱伤：多因发辫受机械力牵扯，致使大块头皮自帽状腱膜下层被撕脱，或整个头皮甚至连额肌、颞肌或部分骨膜一起撕脱，使骨膜或颅骨外板暴露。可因失血和疼痛导致神经源性休克。

2. 心理－社会状况　患者可因出血、疼痛出现不同程度的紧张、焦虑或恐惧心理。

（三）治疗要点与反应

1. 较小的头皮血肿　一般在 1～2 周可自行吸收，早期可加压冷敷；血肿较大者可在严格无菌操作下穿刺抽吸后加压包扎。

2. 头皮裂伤　要在 24 小时内清创缝合。

3. 头皮撕脱伤　除紧急加压包扎止血、防止休克外，要将撕脱的头皮用无菌巾包好，随患者速送医院，争取在 6～8 小时内进行清创植皮。

二、护理诊断与合作性问题

1. 急性疼痛　与损伤有关。
2. 组织完整性受损　与损伤有关。
3. 潜在并发症　感染、休克。

三、护理目标

患者疼痛减轻或消除；患者组织受损得以较好修复；患者并发症被有效预防或控制。

四、护理措施

（一）病情观察

密切观察患者生命体征、神志、瞳孔变化，注意有无脑损伤和颅内压增高的发生。

（二）伤口护理

注意创面有无渗血，有无疼痛，保持敷料清洁干燥，保持引流通畅。头皮撕脱伤植皮术后，注意有

无皮瓣坏死、感染等。

（三）预防感染

按医嘱给予抗生素、破伤风抗毒素。观察有无局部感染或全身感染发生。

五、护理评价

患者疼痛是否减轻或消除；患者组织受损是否得到修复；患者并发症是否得到有效预防或控制。

（赵景娜）

第七节　颅骨骨折患者的护理

颅骨骨折指颅骨受暴力作用所致颅骨结构改变，常合并脑损伤。颅骨骨折的严重性并不在于骨折本身，而在于可能同时存在颅内血肿和脑损伤而危及生命。颅骨骨折按骨折部位分为颅盖骨折与颅底骨折；按骨折形态分为线形骨折与凹陷性骨折；按骨折是否与外界相通分为开放性骨折与闭合性骨折。

一、护理评估

（一）健康史

1. 询问患者受伤的过程，如暴力的作用方式、大小、方向。

2. 了解患者有无意识障碍及耳鼻流血、流液情况，初步判断有无脑损伤和其他损伤。

（二）身心状况

1. 躯体表现

（1）颅盖骨折：常是直接暴力所致，分线形骨折和凹陷性骨折两种，以线形骨折居多，可单发或多发。①线形骨折：呈线状裂纹，需 X 线检查方能确诊。伤处可有压痛、肿胀，可同时存在头皮血肿。若骨折线超越脑膜中动脉沟，要高度警惕硬脑膜外血肿；超越鼻旁窦者，则应预防和控制颅内感染。②凹陷性骨折：骨折片向颅腔内塌陷，伤处可能触及骨凹陷。骨折片陷入颅内可导致脑损伤，出现相应的症状和体征；若引起颅内血肿，可出现颅内高压表现。

（2）颅底骨折：多因强烈的间接暴力作用于颅底所致。根据发生部位可分为颅前窝骨折、颅中窝骨折和颅后窝骨折。主要表现为皮下和黏膜下淤血、瘀斑，脑脊液外漏和脑神经损伤三方面（表13－18）。

表 13－18　三种颅底骨折的临床特征

骨折部位	软组织出血	脑脊液漏	脑神经损伤
颅前窝	眼眶青紫，球结膜下出血，呈"熊猫眼"征	自鼻或口腔流出	嗅神经——嗅觉障碍 视神经——视觉减退或失明
颅中窝	咽黏膜下、乳突部皮下淤血、瘀斑	自耳道流出	面神经——周围性面瘫 听神经——耳鸣，听力障碍
颅后窝	乳突后、枕下区皮下淤血、瘀斑	漏至乳突后皮下及胸锁乳突肌	偶有Ⅸ、Ⅹ、Ⅺ、Ⅻ对脑神经损伤

2. 心理－社会状况　患者可因头部外伤而出现焦虑、恐惧等心理反应，对骨折后的康复存在担心。

（三）辅助检查

颅盖线形骨折依靠头颅正侧位 X 线检查才能发现。颅底骨折做 X 线检查意义不大，主要依靠临床表现，但 CT、MRI 检查有诊断价值。

（四）治疗要点与反应

颅盖线形骨折、下陷程度较轻的凹陷性骨折，一般不需特殊处理；凹陷性骨折，如有脑组织受压或直径大于5cm，深度达1cm者，应予手术整复。颅底骨折本身无须特别治疗，应着重处理脑脊液漏、脑神经损伤等并发症。脑脊液漏者，绝大多数漏口会在伤后1~2周内自行愈合。如脑脊液漏超过1个月，应手术修补硬脑膜。开放性骨折应给予抗生素和破伤风抗毒素。

二、护理诊断与合作性问题

1. 疼痛　与头部创伤和颅骨骨折有关。

2. 焦虑 与头痛、对脑脊液外漏和脑神经损伤愈后担忧等因素有关。

3. 潜在并发症 颅内出血、颅内感染等。

三、护理目标

患者疼痛减轻或消失；患者焦虑情绪减轻或消失，并能主动配合治疗和护理；患者无并发症发生，或并发症发生时能及时发现和处理。

四、护理措施

（一）病情观察

密切观察患者的意识、瞳孔、生命体征、肢体活动，注意有无颅内压增高和颅内感染征象。

（二）脑脊液外漏的护理

护理重点是防止因脑脊液逆行导致颅内感染。具体措施如下所述。

1. 绝对卧床休息，取平卧位或患侧卧位，床头抬高 15°～30°，目的是借助重力作用促使脑组织移向颅底，促进漏口封闭。

2. 保持鼻腔、口腔、外耳道清洁，每日清洁、消毒 2 次。

3. 严禁阻塞鼻腔和外耳道；禁止从耳、鼻滴药、冲洗；严禁经鼻腔吸氧、吸痰和插胃管。

4. 禁忌挖耳、抠鼻，避免用力咳嗽、擤鼻涕、打喷嚏、用力排便等使胸膜腔内压、腹内压骤升、骤降的因素。

5. 禁忌做腰椎穿刺。

6. 观察和记录脑脊液流出量。

（三）配合治疗护理

按医嘱预防性应用抗生素和破伤风抗毒素。

（四）心理护理

向患者介绍病情、治疗方法和注意事项，以取得配合，消除紧张情绪。

（五）健康指导

向患者讲解颅骨骨折后的康复知识。指导颅底骨折的患者避免引起颅内压骤然升降的各种因素。

五、护理评价

患者是否自诉疼痛减轻或消失；患者焦虑情绪是否减轻或消失，是否能主动配合治疗和护理；病人是否发生并发症，或并发症发生时能否得到及时发现和处理。

（赵景娜）

第八节　脑损伤患者的护理

脑损伤指脑膜、脑组织、脑血管及脑神经的损伤。按伤后脑组织与外界相通与否其可分为两类：开放性脑损伤和闭合性脑损伤。按脑损伤机制及病理改变具可分为原发性脑损伤和继发性脑损伤两类，前者指暴力作用后立即发生的脑损伤，如脑震荡、脑挫裂伤；后者是指受伤一段时间后出现的脑受损病变，包括脑水肿和颅内血肿等。

一、护理评估

（一）健康史

1. 了解患者的受伤经过，如暴力的性质、大小、方向及速度。
2. 了解身体状况，有无意识障碍及程度和持续时间，有无其他表现。
3. 了解现场急救情况和既往健康情况。

（二）身心状况

1. 躯体表现

（1）脑震荡：是一过性的脑功能障碍，无明显器质性脑组织损害。主要表现：①伤后立即出现短暂的意识障碍，常为数秒或数分钟，一般不超过30分钟。②患者清醒后大多不能回忆受伤经过乃至伤前一段时间内的情况，称为逆行性遗忘。③同时可伴有面色苍白、出汗、血压下降、心动过缓、呼吸浅慢、肌张力降低、各种生理反射迟钝等表现，随意识恢复而恢复正常。此后可能出现头痛、头晕、恶心、呕吐、失眠、心悸等症状，短期内可自行缓解。④神经系统检查无阳性体征，脑脊液检查无异常情况，头部CT检查无异常发现。

（2）脑挫裂伤：为脑实质的损伤，包括脑挫伤、脑裂伤，两者常并存。因受伤部位不同临床表现差异较大。

1）意识障碍：为最突出的临床表现，伤后立即出现，其程度和持续时间与脑挫裂伤的程度、范围有关，多数在30分钟以上，严重者可长期昏迷。

2）局灶性症状与体征：受伤时立即出现与受伤部位相应的神经功能障碍和体征，如语言中枢受损出现失语，运动中枢受损出现对侧肢体瘫痪等。

3）生命体征改变：由于脑水肿和颅内高压，早期可出现血压升高、脉搏缓慢、呼吸深慢等生命体征改变，严重者呼吸、循环衰竭。

4）脑膜刺激征：合并蛛网膜下隙出血时，患者有剧烈头痛、颈项强直、病理反射阳性，脑脊液检查有红细胞。

（3）颅内血肿：是颅脑损伤中最常见、最危险的继发性病变。如不及时处理，其引起的颅内压增高及脑疝可危及患者的生命。根据来源和部位血肿分为硬脑膜外血肿、硬脑膜下血肿和脑内血肿。根据血肿引起颅内压增高及出现症状的时间，分为急性血肿（在3日内出现症状）、亚急性血肿（在3日至3周内出现症状）和慢性血肿（在3周以后才出现症状）。

1）硬脑膜外血肿：出血积聚于颅骨与硬脑膜之间，与颅骨损伤有密切关系（图13-6）。其典型临床表现是在原发性意识障碍后有一段中间清醒期，然后再度意识障碍，并逐渐加重。两次意识障碍的原因不同，前者是由原发性脑损伤引起，后者为继发性血肿及颅内压增高所致。由于原发性损伤程度不同，继发血肿治疗时间与方法有异，中间清醒期仅在部分患者中出现，如出血量大、血肿形成快，患者可表现为持续昏迷。病变发展可有颅内压增高的其他表现、血肿压迫所致的神经局灶症状和体征，甚至有脑疝的表现。

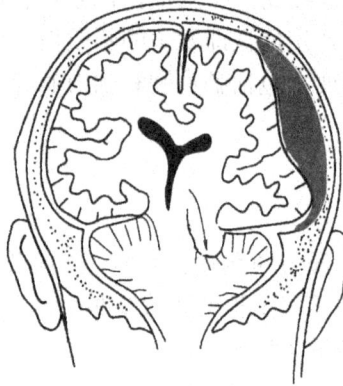

图 13 - 6　硬脑膜外血肿

2）硬脑膜下血肿：血液积聚在硬脑膜下腔，是最常见的颅内血肿（图 13 - 7）。多因脑挫裂伤导致脑实质内血管破裂所致。因多数与脑挫裂伤和脑水肿同时存在，故伤后持续性昏迷且进行性加重。较早出现颅内压增高和脑疝表现。

3）脑内血肿：发生在脑内，常与硬脑膜下血肿共同存在（图 13 - 8）。临床表现与脑挫裂伤和急性硬脑膜下血肿类似；常常缺乏定位体征，若血肿累及重要脑功能区，可出现偏瘫、失语、癫痫等表现。

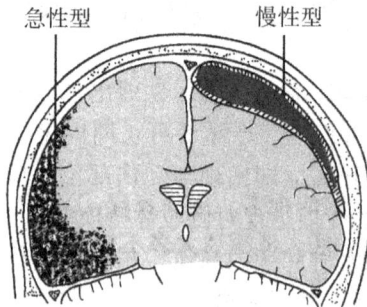

图 13 - 7　硬脑膜下血肿

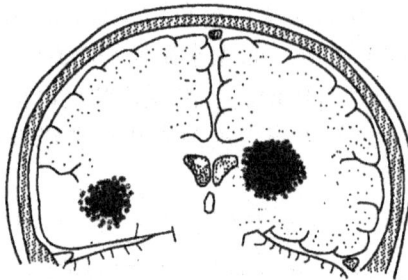

图 13 - 8　脑内血肿

2. 心理 - 社会状况　因脑损伤多有不同程度的意识障碍和肢体功能障碍，故清醒患者在伤后对脑损伤及其功能的恢复有较重的心理负担，常表现为焦虑、悲观、恐惧等；患者意识和智力的障碍使家属有同样心理反应；此外，家庭对患者的支持程度和经济能力也影响着患者的心理状态。

（三）辅助检查

X 线检查可了解有无颅骨骨折。CT、MRI 能清楚显示脑挫裂伤、颅内血肿的部位、范围和程度。

（四）治疗要点与反应

脑损伤治疗重点是处理继发性脑损伤，特别是颅内血肿的早期发现和处理，脑疝的预防和早期发现，以争取较好的疗效。脑震荡无需特殊治疗，一般卧床休息 1～2 周，适当予以镇静、镇痛等对症处理，预后良好。脑挫裂伤的一般处理包括卧床休息，保持呼吸道通畅，给予营养支持及维持水、电解质和酸碱平衡，防治脑水肿，对症处理等。重度脑挫裂伤在颅内压增高明显时应做脑室减压术或局部病灶清除术。颅内血肿确诊后根据血肿大小，采取手术或者保守治疗。

二、护理诊断与合作性问题

1. 意识障碍　与脑损伤、颅内压增高有关。
2. 清理呼吸道无效　与意识障碍，不能有效排痰有关。
3. 体温过高　与体温调节中枢受损有关。
4. 营养失调　低于机体需要量与伤后进食障碍及高代谢状态有关。
5. 潜在并发症　颅内压增高、脑疝、感染、癫痫、压疮等。

三、护理目标

患者意识逐渐恢复；患者呼吸道通畅，未发生窒息；患者体温正常；患者能维持较好的营养需求；患者潜在并发症得以有效控制或处理。

四、护理措施

（一）急救护理

1. 保持呼吸道通畅　患者头偏向一侧，及时清除呕吐物、呼吸道分泌物；舌根后坠者放置口咽通气管；必要时行气管插管或气管切开；通气量显著下降者，应采用机械辅助通气。

2. 妥善处理伤口　单纯头皮裂伤清创后加压包扎。开放性颅脑损伤应剪短伤口周围头发，伤口局部不清洗、不用药，用无菌纱布保护外露的脑组织以避免受压。按医嘱尽早应用抗生素和破伤风抗毒素。

3. 防治休克　有休克征象者要查明有无其他部位的损伤和出血，如多发性骨折、内脏破裂等，要及时补充血容量，做好手术前准备。

4. 做好护理记录　记录受伤经过、初期检查发现及处理经过；观察记录生命体征、意识、瞳孔及肢体活动的变化等。

（二）一般护理

1. 体位　意识清醒者采取床头抬高 15°～ 30° 斜坡位，以利颅内静脉回流，减轻脑水肿。昏迷或吞咽功能障碍患者取侧卧位，以防误吸。

2. 营养支持　无法进食的患者及早采用胃肠外营养，并尽早恢复肠内营养。待肠蠕动恢复后，若仍不能进食者，可经鼻胃管补充营养。定期评估患者的营养状况，如体重、血糖、血电解质、血浆蛋白、氮平衡等，及时调整营养供给量和配方。

3. 基础护理　加强口腔护理，预防口腔感染；加强皮肤护理，定时翻身，预防压疮；保持四肢关节功能位，每日做四肢活动及按摩；留置导尿者，要定时消毒尿道口和更换无菌引流袋；防止便秘，必要时给予缓泻剂、开塞露，禁忌高压灌肠；高热者做好降温护理。

（三）病情观察

动态的病情观察在颅脑损伤患者的护理中具有十分重要的意义，其目的是为了观察疗效，及时发现继发性病变，预防和处理并发症。

1. 意识　反映大脑皮质和脑干的功能，意识障碍的程度可反映脑损伤的轻重，意识障碍出现的早晚和有无加重，是区别原发性脑损伤和继发性脑损伤的重要依据。应注意观察有无中间清醒期、有无意识好转或意识障碍的进行性加重，观察有无脑疝发生的先兆表现。可按 Glasgow 昏迷评分法对病人的意识状态进行评估。

2. 瞳孔　其变化可因动眼神经、视神经、脑干损伤引起。观察瞳孔的大小、形态、对光反射、眼裂大小、眼球的位置及活动情况，注意两侧对比。伤后一侧瞳孔进行性散大，对侧肢体瘫痪伴意识障碍，提示脑受压或脑疝。伤侧瞳孔先缩小后散大，伴对侧肢体运动障碍，提示伤侧颅内血肿。双侧瞳孔散大、对光反射消失、眼球固定伴深昏迷，提示脑干损伤或临终表现。要注意使用某些药物会影响瞳孔的观察，如阿托品、麻黄碱可使瞳孔扩大，吗啡、氯丙嗪使瞳孔缩小。

3. 生命体征　为避免患者活动影响准确性，应先测呼吸、脉搏，最后测血压。颅脑损伤患者以呼吸变化最敏感和多变，注意呼吸频率、节律及呼吸型态的变化；注意脉率、脉律及血压、脉压的变化。如伤后血压上升、脉搏减慢、呼吸深慢，则提示颅内压增高；若同时出现意识障碍和瞳孔的变化，则可能发生脑疝。另外，下丘脑和脑干损伤常出现中枢性高热。

4. 神经系统体征　原发性损伤引起的偏瘫等局灶体征，在受伤当时已出现且不再继续加重。颅内血肿、脑水肿、颅内压增高是继发性的，其导致的局灶体征在伤后逐渐出现，若同时还有瞳孔变化、意识障碍进行性加重等表现，提示发生脑疝。

5. 其他　剧烈头痛、喷射性呕吐是颅内压增高的表现；颅内压监测，常用于部分重度脑损伤的患者。

（四）配合治疗护理

1. 手术前后的护理

（1）术前护理：做好颅脑手术前常规准备，如备皮、剃头、留置导尿管、药物过敏试验、必要的检查等。已行脑室引流者在搬动时应先夹闭引流管，待患者卧于手术台上，再将引流袋（瓶）固定于合适高度，再开放引流。

（2）术后护理：①减少搬动。搬动患者时动作需轻稳，防止头颈部扭转或受震动。搬动后应监测呼吸、脉搏、血压及瞳孔。②引流管护理。如脑室引流、创腔引流等，应严格执行无菌操作，保持引流通畅，并观察引流液的性质和数量，做好记录。③术后脑脊液漏者应严格执行脑脊液漏的护理原则，严防颅内感染的发生。④术后并发症的观察及护理。

2. 控制脑水肿　严重脑水肿可引起颅内压增高、导致脑疝，常是致命因素。按医嘱采取有效措施，如应用甘露醇、利尿剂、糖皮质激素、限制液体出入量等控制脑水肿，防治颅内压增高。

3. 防治感染　按医嘱预防性应用抗生素，防止感染的发生。已发生感染的选用有效、足量的抗生素治疗。

4. 防治水、电解质和酸碱平衡失调　监测患者电解质、酸碱平衡情况，记录出入液量，保持水、电解质和酸碱平衡。

5. 对症处理

（1）高热：常为中枢性高热，也可由感染引起。常用物理降温，必要时采用人工冬眠疗法。冬眠药物可降低血管张力，并使咳嗽反射减弱，使用时需严密监测呼吸、血压。

（2）外伤性癫痫：应掌握其先兆，做好预防措施，如采用床栏、床头竖放枕头，按医嘱给予抗癫痫药以预防发作；发作时应专人护理，不强行约束，用牙垫防止舌咬伤，及时吸出呼吸分泌物，保持呼吸道通畅。

（3）躁动：突然的躁动不安常为意识恶化的征兆，提示有脑水肿或颅内血肿的可能；意识模糊的患者出现躁动，可能为疼痛、颅内压增高、尿潴留、体位或环境不适造成的，应先寻找原因做相应处理，然后考虑给予镇静剂。

（五）心理护理

对清醒患者，应充分理解其紧张焦虑的心情，关心、安慰患者，给予耐心、细致的护理；病情严重者，各项操作应轻柔，尽量减少患者的痛苦。鼓励患者及家属树立战胜疾病的信心，积极配合治疗与护理。

（六）健康指导

1. 康复指导　大多数脑损伤的患者留有不同程度的后遗症，如语言、智力、运动功能障碍等，要鼓励患者尽早在康复医师的指导下进行康复训练，以改善生活自理能力和社会活动能力。

2. 预防癫痫发作　有外伤性癫痫者，指导其按时服药，不擅自减药停药，不做登高、游泳等危险性活动，以防意外发生。向患者及家属介绍癫痫的生活照顾、预防措施、急救办法等。

3. 向患者家属介绍有关生活护理的方法和注意事项。

五、护理评价

患者意识是否逐渐恢复；患者呼吸道是否通畅，有无误吸发生；患者是否能维持较好的营养需求；患者体温是否恢复正常；患者并发症有否发生，或发生后是否得到有效控制或处理。

（李云霞）

第九节　颅内肿瘤患者的护理

颅内肿瘤又称脑瘤，约半数为恶性肿瘤，是常见的神经外科疾病。以 20 ~ 50 岁年龄组最为常见，男性略多于女性。

颅内肿瘤的病因目前尚不明确，少数系先天发育过程中胚胎性残余组织演变而成。颅内肿瘤依据组织来源可分为两类：①原发性肿瘤，来源于脑组织、脑膜、脑血管、脑垂体、脑神经及残余胚胎组织。②继发性肿瘤，系颅外其他部位的恶性肿瘤转移到颅内。

成年人以神经胶质瘤最常见，其次为脑膜瘤和垂体腺瘤等，称为颅内三大原发性肿瘤。少年儿童以髓母细胞瘤、星形细胞瘤多见。发病部位以大脑半球最多，其次是鞍区、小脑脑桥角、小脑等部位。

一、护理评估

（一）健康史

1. 询问症状出现的时间和病情进展情况，以及发病以来所做的检查和用药等情况。

2. 询问患者是否有脑肿瘤家族史、有无颅脑外伤史及其他颅脑疾病病史。

（二）身心状况

1. 躯体表现

（1）颅内压增高：约90%以上的患者出现颅内压增高的症状和体征，通常呈慢性、进行性加重过程。随着肿瘤增大，若未得到及时治疗，轻者引起视神经萎缩，患者视力减退，重者可引起脑疝。

（2）局灶症状和体征：随不同部位脑肿瘤对脑组织的浸润破坏、直接刺激和压迫的不同，引起的症状亦各异，如一侧肢体运动和感觉障碍、精神异常、视觉障碍、共济失调等；鞍区肿瘤会引起视力改变和内分泌功能障碍；临床上可根据局灶症状判断病变部位。位于脑干等重要部位的肿瘤早期即出现局部症状，而颅内压增高症状出现较晚。

2. 心理－社会状况 颅内肿瘤的患者可产生悲观、恐惧心理。

（三）辅助检查

1. 影像学检查 包括头颅X线检查、脑血管造影、脑室造影及超声波、CT和MRI检查。CT和MRI是目前最常用的辅助检查，对确定肿瘤部位和大小、脑室受压和脑组织移位、瘤周脑水肿范围有重要意义。

2. 血清内分泌激素检查 垂体腺瘤临床上出现内分泌功能障碍的表现，血清内分泌激素检查有助于确诊。

（四）治疗要点与反应

手术切除肿瘤是主要的治疗方法，辅以化疗和放疗。神经导航、微创外科技术在神经外科的应用，拓宽了手术适应证和范围。晚期患者亦可采用姑息性手术治疗，如脑室引流、去骨瓣减压术等以缓解颅内高压。

二、护理诊断与合作性问题

1. 疼痛 与颅内肿瘤压迫脑组织导致颅内高压有关。

2. 自理缺陷 与肿瘤压迫导致肢体瘫痪或开颅手术有关。

3. 潜在并发症 脑疝、颅内出血、癫痫、尿崩症。

三、护理目标

患者自述头痛症状减轻或消除；患者生活自理能力改善；患者并发症得到有效控制或治疗。

四、护理措施

（一）术前护理

1. 颅内压增高的护理　严格卧床休息，采取床头抬高15°～30°的斜坡卧位，利于颅内静脉回流，降低颅内压。避免剧烈咳嗽和用力排便，防止颅内压骤然升高导致脑疝的发生。便秘时可使用缓泻剂，禁止灌肠。

2. 预防意外损伤　评估患者生活自理的能力及颅内压增高与癫痫发作的危险因素，采取相应的预防措施，防止跌倒及撞伤。

3. 皮肤准备　按头颅手术要求准备，患者手术前每日清洁头发，术前一天检查患者头部皮肤是否有破损或毛囊炎，手术前2小时剃光头发后，消毒头皮戴上手术帽。

（二）术后护理

1. 一般护理　①体位安置。如患者生命体征平稳后抬高床头15°～30°，以利颅内静脉回流，手术后体位要避免压迫减压窗而引起颅内压增高。为患者翻身时，应有人扶持头部，使头、颈、躯干成一直线，防止头颈部过度扭曲或震动。幕下开颅取去枕侧卧位或侧俯卧位；脑神经受损、吞咽功能障碍者取侧卧位，以免造成误吸；巨大占位性病变清除后，因颅腔留有较大空隙，24小时内手术区保持高位，以免突然翻动时发生脑组织和脑干移位。②做好饮食护理。肠功能恢复后可予富营养、易消化饮食，不能进食者可予鼻饲。

2. 病情观察　密切观察生命体征、意识、瞳孔、肢体活动状况等，并按Glasgow昏迷计分法进行评分和记录。注意切口敷料及引流情况，观察有无脑脊液漏，一旦发现脑脊液漏，应及时通知医师，按脑脊液漏患者护理。

3. 配合治疗

（1）保持呼吸畅通：颅后窝手术或听神经瘤手术易发生舌咽、迷走神经功能障碍，患者咳嗽及吞咽反射减弱或消失，气管内分泌物不能及时排出，极易并发肺部感染。应积极采取保持呼吸道通畅的措施，如翻身、拍背、雾化吸入、吸痰等，必要时做好气管切开的准备。

（2）引流管的护理：在肿瘤切除后的创腔内放置引流物，达到引流手术残腔内血性渗液和气体、使残腔逐步闭合的目的。手术后创腔引流袋（瓶）放置于头旁枕上或枕边，高度与头部创腔保持一致，以保证创腔内一定的压力，可避免脑组织移位。手术48小时后，可将引流袋（瓶）略放低，以便较快引流出腔内残留的液体，使脑组织膨出，以减少残腔，避免局部积液造成颅内压增高。引流管放置3～4日，待血性脑脊液转清，即可拔除引流管，以免形成脑脊液漏。

4. 手术后并发症的观察和护理

（1）颅内出血：多发生在手术后24～48小时内。患者表现为引流液持续血性，意识清醒后又逐渐嗜睡，甚至昏迷或意识障碍进行性加重，并有颅内压增高和脑疝症状。一旦发现患者有颅内出血征象，应及时报告医师，并做好再次手术止血的准备。

（2）癫痫：手术后因脑损伤、脑缺氧、脑水肿等因素而诱发癫痫，癫痫发作时采取保护性措施，立即松解患者衣领，头部偏向一侧，保持呼吸道通畅。使用牙垫防止舌咬伤，保障患者安全。保持病室安静，减少外界刺激，禁止口腔测量体温，按时服用抗癫痫药，控制症状发作。

（3）尿崩症：垂体腺瘤等手术累及下丘脑影响抗利尿激素分泌，患者出现多尿、多饮、口渴，每日尿量大于 4000ml，尿比重低于 1.005。在给予垂体后叶素治疗时，应准确记录出入液量，根据尿量和血清电解质浓度调节用药剂量。

（三）心理护理

鼓励安慰患者，解除患者脑部手术后的恐惧心态；帮助患者建立战胜疾病的信心，以乐观的心态面对生活。

（四）健康指导

向患者和家属介绍后续治疗的必要性和方法；术后有功能障碍者，应与患者和家属制订康复计划；嘱患者出院后定期复查。

五、护理评价

患者自述头痛症状是否减轻或消除；患者生活自理能力是否得到改善；患者并发症是否得到有效控制或治疗。

（李云霞）

第十节　神经外科专科护理

一、创伤性脑损伤

创伤性脑损伤是发生于各种机动车辆交通事故、跌伤、殴打或运动的损伤。可以按照伤者的严重程度、受伤部位、机制、GCS 评分或者是影像学表现进行分类（Peterson 1998年）。创伤性脑损伤患者的救治需要在重症监护下进行，由重症监护治疗师和有专业知识的护理人员来提供护理。

要积极了解患者受伤情况，除了要评估患者的意识水平、定位、认知、瞳孔、运动功能及生命体征以外，还应对其他系统进行评价，包括仔细检查患者身体其他部位的复合伤并进行体格检查，了解受伤的原因、时间、损伤程度、部位、有无骨折、有无昏迷等情况，以便能够及早发现并治疗复合伤和可能出现的并发症。

（一）呼吸道管理

颅脑损伤（包括复合伤）后，经常出现中枢性呼吸抑制、呼吸道梗阻和急、慢性缺氧。因此，治疗与护理首要的工作是呼吸道的正确管理。

1. 通畅气道　对急诊昏迷患者，立即托起患者下颌，头部后仰，保持气道通畅（注意颈部损伤），安置合适的体位。清理口、鼻咽分泌物、积血、呕吐物等，吸氧，定时雾化吸入，吸痰。痰液黏稠者于气管内滴入稀释的糜蛋白酶，以利于黏稠痰液吸出。

2. 人工呼吸 对呼吸道梗阻患者，立即行气管插管或气管切开术，配合医生做好术前准备及呼吸机辅助呼吸的准备。做好术后的护理工作。

（二）有效循环的维护与建立

颅脑损伤伴有休克时首先要严密监测心率、血压等生命体征的动态变化，协助医生尽快发现休克的原因。

积极配合医生进行抗休克治疗，建立静脉通路，送检血型，根据休克的程度和失血的速度选择输液的种类和数量。在心脏停搏之前，准备好心肺复苏的设备和条件。尽快控制出血，补充有效血容量，维持正常循环。

（三）应激性溃疡的护理

重度颅脑损伤所致应激性溃疡并发出血是一种非常严重的并发症。临床表现为呕吐咖啡色胃内容物，排泄柏油样大便，可伴有失血性休克。常使用 H_2 受体阻断剂和硫糖铝作为预防性用药（King WA 1994 年），并使用正肾冰盐水进行胃内灌洗，同时应用止血药物，纠正低血容量。国内外近几年临床应用胃壁细胞 $H^+ - K^+ - ATP$ 酶特异性抑制剂（奥美拉唑）效果较好。

（四）预防颅内感染

1. 开放性颅脑损伤 尽早行清创缝合术，伤后争取在 6h 内，最迟不超过 72h 进行颅脑清创术。术前准备要注意仔细观察创口情况，有无活动性出血、碎骨、血块、木屑、毛发等异物，尽量减少头皮及颅内感染的发生。

2. 颅底骨折 颅底骨折常并发脑脊液鼻漏、耳漏或鼻咽部漏液，易引发颅内感染。

（1）严格消毒隔离，防止交叉感染，限制、减少探视陪护人员。

（2）清除鼻前庭或外耳道内的血迹和污垢，保持局部清洁，防止液体引流受阻而逆流引发感染。脑脊液鼻漏患者严格卧床，尽量保持利于引流的体位，不要坐起、用力咳嗽、打喷嚏、挖鼻和擤鼻等增加腹压的动作，吸痰和留置胃管时要特别注意脑脊液漏的方位。

（3）保证正确卧位，脑脊液耳漏患者取患侧卧位，借重力作用使脑组织移向硬膜破损处，促进漏口早期闭合。

（五）躁动的护理

对躁动不安的患者，首先应分析查找原因，而不能盲目强行约束。颅内出血、疼痛、腹胀、体位不适、缺氧、尿潴留等都可引起躁动不安。要及时发现及时处理，不能盲目使用镇静剂。否则使颅内压进一步增高，发生严重后果。

（六）预防深静脉血栓形成

深静脉血栓形成是另一种脑损伤患者的严重并发症，可能导致肺动脉栓塞。

对长期卧床的患者，经常询问患者关于小腿或大腿是否有疼痛或压痛，并注意观察患者的下肢血管及腿部的颜色和温度是否正常。

二、脑血管疾病

（一）高血压脑出血

脑出血是一种常见的疾病，与高血压关系极为密切。高血压脑出血患者死亡的重要原因是颅内压增高导致的脑疝，因此治疗颅内压增高和脑疝是高血压脑出血急性期救治的关键。

1. 一般护理 患者急性期绝对卧床休息，保持安静，减少不必要的搬运，以防出血加重。

（1）保持呼吸道通畅：脑出血昏迷患者，24～48h内禁食，以防呕吐物反流导致误吸；全麻下最易发生舌后坠，其发生原因是患者神志消失后，处于仰卧位时舌肌和下颌松弛，舌根向咽后壁坠落而阻塞呼吸道。可托起患者下颌或置入口/鼻咽通气道解除舌后坠，要保证口/鼻咽通气道的清洁、通畅，随时更换。及时清理呼吸道分泌物，保持呼吸道通畅，吸氧，防止脑乏氧。

（2）深静脉置管护理：在抢救神经外科急重患者时，及时建立有效的静脉通路十分重要。急重症患者多因末梢循环差，外周静脉通道的建立常常比较困难，不能因为未及时建立静脉通道，而延误抢救时机。

锁骨下静脉穿刺对于肥胖、颈部短粗的急、重症昏迷患者，可作为首选途径，但操作不当可造成血、气胸及神经、血管、淋巴管损伤。同时，由于长时间置管，插管处皮肤上的细菌易经皮下通道进入锁骨下静脉而引起感染。导管性败血症是深静脉穿刺置管较为严重的并发症。在导管置入全过程中进行严格的无菌操作和规范护理，是预防感染的关键。要妥善安置管道，翻身时避免拖拉，防止局部固定缝线脱落而使导管脱出。观察置管处皮肤有无红肿，定时消毒、更换敷贴。输液结束后，要将导管—输液器接头部分及时旋拧上肝素帽，以防止血液回流。

（3）气管切开护理：脑出血昏迷患者由于咳嗽反射减弱，加之卧床时间长，极易合并肺部感染，呼吸道大量炎性分泌物严重影响气体交换功能。气管切开可使患者呼吸的气流不经过鼻、口咽部，而直接吸入肺部，能够明显降低气道的阻力和无效腔，减少了呼吸运动的能耗并有效改善呼吸功能。同时便于吸出气管及支气管内分泌物与误吸物，有效地缓解低氧血症。协助医生进行气管切开术，并严密观察术后所可能存在的并发症：

1）出血：出血过多可引发窒息。重点观察患者伤口情况，术后刀口和气管套管内有少量出血属正常情况。若出血较多，经气管处咳出鲜血，提示可能有血管损伤，应立即通知医生，检查伤口情况，必要时协助医生重新打开刀口，结扎出血点；吸痰方法不当，亦可造成气管内出血：如吸痰负压过大、时间过长或吸痰管置入过深，使气管黏膜受损，黏膜下血管破裂而发生出血，在吸痰过程中动作要轻柔、准确、快速，每次吸痰时间不超过15s，连续吸痰不得超过3次，负压不可过大，经气管切口进吸痰管时不能给予负压，以免损伤气道黏膜。

2）皮下气肿：是术后最常见的并发症，多因手术过程中气管切口过大、切口皮肤缝合过紧或患者剧烈咳嗽，使气体进入皮下组织间隙引起，一般多发生在颈部和胸部，严重时可蔓延至头面部和四肢。按压气肿部位，可出现"握雪感"。术后要仔细观察患者呼吸状态，做好记录，描述皮下气肿的范围及有无发展。轻度皮下气肿在24h可停止发展，数日后可自行吸收，可不作特殊处理。

3）感染：手术切口感染主要是由于痰液污染、空气污染、交叉感染、患者自身的感染灶、机体抵抗力下降等原因，严重时病原微生物侵入肺部引起肺感染可危及生命。

4）气管切开的患者安置在单间病房，室内保持空气新鲜，阳光充足，温湿度适宜，每日进行紫外线空气消毒2次。严格执行无菌操作，气管和口、鼻吸痰管必须分开使用，避免交叉感染。当痰液黏稠时可给予超声雾化吸入、气管内滴药稀释痰液，吸痰后再滴入所需抗生素。气管内套管每日更换 2 次。观察切口处皮肤，及时吸净分泌物，以免污染伤口。

5）气管食管瘘：临床较少见。由于各种原因导致气管后壁及食管前壁形成瘘管，主要表现为患者进食后剧烈呛咳，大量食物通过气管瘘口涌入呼吸道，导致呼吸道感染、窒息死亡等严重并发症。护理过程中应细致观察，及时报告医生妥善处理。较小的、时间不长的瘘孔，有时可自行愈合，瘘口较大或时间较长，应给予手术修补。

6）脱管：如吸痰时，吸痰管不能伸入气管套管远端，套管明显移出气管，患者出现呼吸困难、发绀等可提示气管套管脱出。应立即报告医生并协助医生复原套管的位置。

（4）控制脑水肿、降低颅内压：患者床头抬高 15°～30°，以利于静脉回流，使颅内压下降。由于高热脑组织代谢增加，脑耗氧量增大。遵医嘱给予冬眠及物理降温，头、颈部放置冰块，可改善脑乏氧，减轻脑水肿。

（5）保持水电解质平衡：在大量频繁应用脱水剂时往往引起体内水电解质紊乱。定期复查电解质，保持体内水电解质平衡。

2. 病情观察　急性期的重点是要动态地观察生命体征，包括意识、瞳孔、血压、脉搏、呼吸，有特殊病情变化随时观测并做好记录。如意识障碍加重或躁动不安，双瞳孔不等大，对光反射迟钝，脉搏缓慢，血压升高，说明已有脑疝发生，及时发现后协助医生立即投入抢救。

3. 预防再出血　高血压脑出血急性期的血压均较高，收缩压可达 200mmHg 以上，这是颅内压增高时保证脑供血，特别是脑干供血的一种代偿性保护性反应。早期血压过高，与不良预后关系密切，且会导致血肿扩大，脑水肿加剧。适当、有效地控制血压是脑出血急性期治疗的关键。

（1）应用降压药物时应严密监测血压的波动和变化：既往慢性高血压的患者因其基础病变已使其血压的自动调节上限上调，能够耐受高血压而不能耐受低血压，因此要依据个体差异缓慢降压，降压幅度在 20% 左右，保证脑血流灌注。血压过高有可能加重脑出血，过低可诱发分水岭性脑梗死。

（2）避免一切增加腹压的动作，如用力大便、高压灌肠等：应注意观察患者排便情况，便秘者，用缓泻剂或开塞露等协助排便。

（3）有躁动的患者，采用心理护理，必要时严格遵医嘱应用镇静药物，保持患者情绪稳定，避免血压升高引起再出血。

4. 防治并发症

（1）预防褥疮的发生：重症患者由于长期卧床、大小便失禁，营养消耗，易并发褥疮。协助患者变换体位，每 1～2h 翻身 1 次，动作轻柔，并按摩受压部位，可用海绵垫保护骨隆突处。床单保持清洁、干燥、平整。大小便失禁者垫尿布，便后及时更换并擦洗臀部。

（2）预防肺部感染：加强口腔护理，防止口腔细菌感染。定时翻身、拍背，呕吐时头偏向一侧，清除呕吐物和分泌物，保持呼吸道通畅。药物雾化吸入、及时吸痰，必要时协助医生行气管插管或气管切开术。

（3）预防泌尿系感染：昏迷及尿失禁者，采用留置导尿，并做好尿管护理，定时放尿，注意观察尿颜色和性状，要求严格无菌操作，以防逆行泌尿系感染。定期查尿常规。

（4）警惕应激性溃疡的发生：观察呕吐物、胃肠减压液及大便颜色。可做便隐血试验。

发现出血应作胃肠减压，再遵医嘱给药，出血量多者遵医嘱做好输血准备。

5. 心理护理　由于患者病情危急，家人多恐惧紧张，往往会给患者带来负面影响，引起患者情绪波动。交感神经系统的激活，血中儿茶酚胺—肾上腺素释放的增加，会使患者血压升高、病情加重，甚至再出血。安慰患者和家属并给予健康的心理指导，营造良好的治疗环境。护士要多关心患者，给予细心护理和耐心解释以取得配合。

（二）蛛网膜下腔出血

蛛网膜下腔出血通常为脑或脊髓的动脉瘤或动静脉畸形破裂，血液直接流入蛛网膜下腔所致，又称自发性SAH，其中约75%由粟粒样动脉瘤破裂引起，又称动脉瘤性SAH。SAH发病急、病情重，初次出血病死率高达20%，约20%的动脉瘤性SAH病后10～14d发生再出血，使死亡率约增加一倍。蛛网膜下腔出血的患者治疗的基础取决于手术前预防再次出血和血管痉挛。要严格依据神经外科护理常规，积极预防再出血和血管痉挛。

（1）患者绝对卧床休息，保持大便通畅，避免用力咳嗽、屏气；谢绝会客，保持情绪安定。

（2）术前完善各项检查，控制抽搐、做止血、控制血压、脱水降颅内压及纠正水电解质紊乱等治疗；

（3）严密记录液体量，目的是通过维持脑血流量来预防因脑缺血造成的额外的神经功能缺失；

（4）临床上应用尼莫地平有效防止血管痉挛。这是一种可穿过血—脑屏障的钙通道阻滞剂。应熟悉尼莫地平最常见的不良反应——低血压。

（三）颅内动脉瘤介入术后的护理

动脉瘤弹簧圈栓塞术是防治动脉瘤再出血的方法之一。对术后的护理主要注意以下几点。

1. 生命体征监护　术后应向医生了解手术经过，以便实施有针对性的护理。对生命体征的监测，特别是血压调节极为重要，注意血压的变化：避免血压过低，维持稳定的脑血管灌流量，吸氧，防止脑组织缺血缺氧，减轻脑血管痉挛。但血压不宜过高，否则会增加术后出血风险。对于血压较高的患者一般给予盐酸乌拉地尔或硝普钠依据血压缓慢静脉滴注或泵入。血压过高或过低时应及时通知医生，在严密监测下完成血压调节。

2. 特殊观察　术后常规卧床，穿刺部位压沙袋12h，术侧下肢制动24h，协助患者健侧翻身；密切观察患者术区有无活动性出血，术区敷料有无渗血；严密观察肢端血运情况，术侧肢体皮温、颜色、足背动脉搏动情况。若出现穿刺侧足背动脉搏动消失、局部肤温低等现象，多提示包扎过紧或加压过大，适当放松减压后，症状缓解，否则提示股动脉血栓形成。应报告医生及时处理。

三、颅内肿瘤

颅内肿瘤亦称脑肿瘤，约占全身肿瘤的5%，不论其性质是良性还是恶性，其膨胀的浸润性生长，占据颅内空间，压迫脑组织，导致中枢神经损害，最终危及生命。颅内肿瘤因所在部位的不同，其所产生的局部症状也不同。

护士根据不同部位、不同性质肿瘤制订有效的护理计划，实行护理干预，并根据病情变化随时调整加以实施。

(一) 一般护理

1. 体位 患者手术后体位视手术部位而异，一般在麻醉清醒、血压平稳后，可采取抬高床头15°~30°斜坡卧位，以利颅内静脉回流，降低颅内压力。经鼻蝶窦手术的患者，在有脑脊液漏的情况下，采用去枕平卧位；去骨瓣减压的患者禁止患侧卧位；颅后窝肿瘤术后应成轴翻身。麻醉清醒前期有烦躁、躁动者，给予适当约束以防坠床。

2. 保持呼吸道通畅 因患者昏迷或术后麻醉未醒，其咳嗽、吞咽反射减弱或消失，要及时清除呼吸道分泌物，定时协助患者翻身、拍背，必要时给予雾化吸入。气管插管患者观察是否出现喉头水肿。

3. 预防感染 注意观察减压窗张力情况以及伤口敷料，保持引流管通畅，严格无菌操作，防止逆行性感染。

4. 高热的护理 首先要判断是中枢性高热还是感染性高热。脑干术后多发生中枢性高热，由于下丘脑受损致丘脑功能紊乱，术后高热呈稽留热，头颈部温度较高，是中枢性高热的表现；后者因术后肺部、泌尿系或颅内感染等引起的感染性高热。严密监测体温变化，采用综合措施，及早尽快、安全、有效的降温。对中枢性高热患者可采用冬眠加冰块或冰毯物理降温。

(二) 病情观察

(1) 进行GCS评分，密切观察生命体征及瞳孔的变化。

(2) 观察肢体肌力情况，对于大脑半球肿瘤的患者应观察患者肢体感觉、活动，有无偏瘫及失语。如果术后出现一侧肢体运动障碍和病理反射阳性，特别是手术对侧肢体偏瘫，应高度怀疑存在颅内血肿，必要时行头颅CT检查。

(三) 术后护理

术后应遵医嘱预防性使用抗癫痫药物。有癫痫发作的患者应用抗癫痫药物，在患者床旁加床挡，备开口器，舌钳等，必要时遵医嘱使用强效镇静剂。

(四) 特殊部位肿瘤的护理

1. 额叶肿瘤

(1) 额叶肿瘤患者的精神症状表现突出、出现早，发生率也高，当两侧额叶受损时精神症状更为明显。主要表现为注意力不集中，记忆力减退，有些患者表现抑制能力的丧失，脾气暴躁，易激动，伴有攻击动作等。对于轻度精神症状的患者，可给予心理护理和适当约束；对于严重精神症状的患者切不能强行约束，以防止患者强行挣扎引起颅内压进一步增高。根据医嘱按时应用镇静药物，并设专人在患者床旁看护。

(2) 癫痫的护理：对术前已有癫痫者应特别注意，评估癫痫发作类型，应用抗癫痫药物治疗、控制癫痫发作。护士随时在身边观察，防止癫痫发生时出现坠床等意外。准备好压舌板、开口器、口咽通气道、吸引器等装置，一旦癫痫发作，首先应解除呼吸道梗阻，保持呼吸道通畅，充分给氧，防止脑组织缺氧。

(3) 额叶肿瘤术后常伴有双眼睑水肿：保持患者眼睑清洁、湿润，定时用生理盐水冲洗双眼，及时清除分泌物；日间用氯霉素眼药水滴眼，睡前涂红霉素眼药膏保护角膜。

2. 颞叶肿瘤

（1）癫痫的护理：颞叶肿瘤伴有癫痫症状者并不少见。临床上常应用苯二氮䓬和巴比妥类药物控制癫痫，大量使用会对患者的呼吸状况造成不同程度的影响，用药后应严密观察用药后的反应；

（2）注意观察患者有无失语，是否出现幻听、幻嗅、眩晕及记忆缺损。

（3）观察患者肢体活动情况：如果术后出现一侧肢体运动障碍和病理反射阳性，尤其是病变对侧肢体偏瘫，应警惕是否发生颅内血肿，尽早发现并报告医生。同时密切观察患者意识、生命体征变化和瞳孔的变化，必要时行头 CT 检查。

（4）头部引流的护理：肿瘤切除术后通常留有头部引流管，患者术毕回病房后，即将引流袋固定于床头，引流袋不可高于患者头部，以免引流液逆流。观察并记录引流液的量、颜色和性状，放引流液时注意无菌操作。一般术后 2～3d 拔管，拔管前后注意切口处是否有渗出，预防颅内感染。

3. 鞍区肿瘤

（1）经鼻蝶窦手术麻醉清醒后，在血压平稳的情况下应取半卧位，床头抬高 15°～30°，可减轻头部充血，便于口鼻腔分泌物引流。

（2）进行密切观察，仔细观察患者的视力、视野及眼球运动情况，以判断视神经功能，如发现异常应及时报告医生给予处理。

（3）密切观察有无尿崩症：肿瘤累及或手术损伤下丘脑视上核、室旁核、视上垂体束、垂体柄或垂体后叶均可产生尿崩症。尿崩是引起术后水、电解质紊乱的原因。严格记录 24h 出入量，记录每小时尿量、测量尿比重，判断患者是否烦渴。发现尿崩症应及时报告医生，给予处理，临床上常应用垂体后叶素 6U 皮下注射，观察患者用药后是否有面色苍白、出汗、心悸等不良反应；保持水电解质平衡是术后治疗和护理的关键。根据化验结果随时补充水或电解质，密切观察电解质紊乱的临床表现，如患者低钾可表现为四肢无力、精神萎靡、腹胀等。

（4）术后观察术区是否有渗血：对经口—鼻蝶窦入路手术的患者，应及时清除患者口咽部的分泌物，防止渗出过多产生误吸。保持口腔清洁，做好口腔护理；预防感染，严格遵医嘱应用抗生素。

（5）脑脊液鼻漏是经鼻蝶入路垂体瘤切除术的常见并发症，可发生于术中，也可在术后出现。术后严密观察鼻腔渗出物的颜色、性质、量等，若渗出物为清水样，应全面进行分析、判断是否发生脑脊液鼻漏，及时报告医生。注意脑脊液鼻漏的护理，避免擤鼻、打喷嚏、用力排便等，禁止经鼻吸痰，下胃管等。每日观察脑脊液鼻漏的量及性状有无改变，必要时行脑脊液漏修补术，做好术前准备。

4. 后颅窝肿瘤

（1）神志的观察对后颅窝肿瘤术后的患者具重要意义，它可以及早反映脑损伤程度。通过观察吞咽动作、咳嗽反射、角膜反射、对疼痛刺激的反应而判断意识状态。对术后 24h 内的患者，要随时观察，并作客观详细的记录。

（2）在患者神志尚未完全清醒时注意防止窒息，特别是有后组脑神经损伤者，应注意及时吸痰，不使颈部弯曲，保持呼吸道的通畅。

（3）术后协助患者成轴翻身，防止脑干移位而危及生命，同时可减轻术区切口张力。

（4）后颅窝病变常直接导致枕骨大孔疝，表现为迅速的双瞳孔散大和呼吸、心脏骤停。术前应制订周密的护理计划，备好呼吸机和抢救物品并进行严密观察，发现该患者术后无自主呼吸，立即协助医生给予气管插管，使用人工呼吸机辅助呼吸。

（5）后颅窝肿瘤术后体温一般偏高，3～5d内若不超过38.5℃，考虑为术后的吸收热，不必特殊处理。如体温持续超过38.5℃，应结合实验室检查，考虑是否发生感染。

（6）当后组脑神经损伤时，患者常有声音嘶哑、吞咽困难、误吸等症状，手术后48～72h为脑水肿高峰期，上述脑神经症状可能加重，术后应禁食、水24h，遵医嘱给予静脉补液，观察进水有无呛咳现象。术后第2日可让患者慢慢咀嚼、吞咽流食，如无呛咳，再逐渐过渡到普通饮食。如呛咳明显，无法吞咽，应给予鼻饲饮食，防止因呛食引起呼吸道阻塞和吸入性肺炎。鼻饲时给予高蛋白、高热量、富含维生素的饮食，以保证患者每日所需的热量，同时加强口腔护理。桥小脑角区肿瘤（如听神经瘤）术后面瘫要注意患侧角膜护理，防治角膜溃疡。

5. 脑室肿瘤

（1）脑室肿瘤术后脑室引流管的护理：

1）妥善固定：将其悬挂于床头，适当限制患者头部的活动范围，防止引流管脱出。

2）预防感染：在无菌条件下接引流袋，保持切口处敷料无菌、干燥、整洁。

3）观察引流液的性状：术后1～2d引流液可为血性。若引流过程中引出大量鲜血或颜色逐渐加深，常提示脑室内出血；若脑脊液呈浑浊或颜色发生改变，可能存在颅内感染，应及时报告医生。每日记录引流液量和颜色、性质。

4）保持引流通畅，控制引流速度：避免引流管受压、扭曲或折叠，如引流管内无脑脊液波动，应查明原因，给予处理。常见原因有：①凝血块或挫碎的组织堵塞管道。②颅内压过低。③引流管口吸附于脑室壁，应报告医生，协助医生试将引流管轻轻旋转，可有脑脊液流出。④引流管位置不当。引流管口应高出脑室平面10～15cm。要特别注意脑室引流瓶高度，引流切忌过多过快，以免脑压过低出现并发症。

5）按时拔管：拔管前1d，可试抬高引流瓶或夹闭引流管，观察患者无不适即可拔管，保持无菌操作，观察切口处有无脑脊液漏出。

（2）高热护理：脑室内肿瘤患者因下丘脑、脑干损伤及血性脑脊液刺激，术后出现不同程度的发热反应。可首先采用物理降温，将患者体温控制在38.5℃以下，严密监测体温变化，如术后第3～5d仍发热，应给予实验室检查，以区别中枢性高热和感染性高热。

（赵丹丹）

第十一节　高血压脑出血

一、概述

脑出血性疾病是指引起脑实质内或脑室内自发性出血的疾病，通常又称脑出血或出血性脑卒中。高血压脑出血的发病原因是脑内小动脉在长期高血压刺激下，发生慢性病变的基础上出现破裂所致。这些小动脉一般是颅内大动脉直接发出的直径100～200μm的穿通血管，包括豆纹动脉、丘脑穿通动脉及基底动脉的脑干穿通支等。微小动脉的慢性病变包括脑内小动脉硬化、脑血管透明脂肪样变性及粟粒状微动脉瘤形成等。此外，脑出血可能和脑梗死合并发作，二者可能互为因果。高血压可以引起脑血管痉挛、脑动脉栓塞导致脑梗死，而脑梗死后可继发梗死灶内的脑血管发生管壁坏死发生脑出血。

二、临床表现

1. 一般临床特点　突然发作剧烈头痛、呕吐、意识障碍和精神功能缺失。少部分以癫痫发作或大小便失禁为首发症状。常有对侧偏瘫和偏身感觉障碍，优势半球出血者可有失语。如病程进展快，发生脑疝，会出现肌张力增高，病理征阳性等相应表现。眼底可能有视网膜出血或视盘水肿，瞳孔可不等大，双侧瞳孔缩小或散大。呼吸深大，节律不规则，脉搏徐缓有力，血压升高，体温升高。部分患者可发生急性消化道出血，呕吐咖啡色胃内容物。

2. 按不同的出血部位，脑出血还可能有不同的临床特点

（1）基底节出血：脑出血最常见的部位。除头痛呕吐、意识障碍等一般症状外，因为内囊受压或被破坏而表现出"三偏"征象，即对侧偏瘫、偏身感觉障碍和同向偏盲。此外，还可能有双眼向病灶侧凝视。

（2）丘脑出血：当血肿较小且局限在丘脑本身时，可出现嗜睡及表情淡漠，对侧偏身感觉障碍；如累及脑干背侧可出现双眼向上凝视、瞳孔大小不等；下丘脑出血会出现高热、昏迷、脉搏加快、血压升高及内环境紊乱等反应。

（3）脑干出血：脑桥是脑干出血的常见部位。表现为起病急骤，突发剧烈头痛呕吐，可立即出现意识障碍，甚至迅速陷于深昏迷；针尖样瞳孔常是脑桥出血的特征性改变，尚有四肢瘫、面瘫及双侧锥体束征阳性；脑桥出血还常有中枢性高热和呼吸节律紊乱，预后较差。

（4）小脑出血：表现为突发剧烈呕吐、枕部头痛、眩晕及因共济失调而摔倒。查体可能有颈项强直、眼球震颤及构音不清。如出血量较大时可致颅内压迅速升高，甚至发生急性枕骨大孔疝，出现生命体征紊乱，严重者可迅速死亡。

（5）脑叶出血：头痛呕吐、颈项强直。额叶出血，可出现高级活动障碍、精神异常、抽搐发作、对侧偏瘫，优势半球出血有失语；颞叶出血，可出现部分性偏盲、癫痫发作，以及感觉性失语；顶叶出血，出现偏身感觉障碍、失语、失用；枕叶出血，出现对侧视野同向偏盲。

（6）脑室出血：临床表现为脑膜刺激症状和脑积液循环阻塞引发的颅内高压症状，以及出血部位脑组织损伤或受压引起的神经功能障碍。

3. 辅助检查

（1）实验室检查：血、尿、脑脊液成分异常。血白细胞计数增高、尿蛋白质增高、血尿素氮增高及电解质紊乱。脑脊液常为血性。

（2）影像学检查：脑 CT 是快速诊断脑出血最有效的检查手段，除了可以显示血肿本身的大小、形态、出血部位和范围，还可以了解周围脑组织受压的情况、脑水肿的严重程度，以及是否合并脑积水等。

三、治疗原则

对于脑出血患者，视出血程度和患者的全身情况，可分别采取内科治疗和外科手术

治疗。

1. 内科治疗　主要以控制血压、降颅压、止血及对症处理为主。

2. 外科治疗　确定手术应对患者的全身情况、年龄、意识状态、血肿量、出血部位，以及是否合并脑积水等进行综合评估后决定。手术指征明确应尽早手术。

四、护理评估

了解与现患疾病相关的病史和药物使用史，如高血压病史、脑血管病史等；了解患者是否以急性意识丧失、失语、肢体瘫痪为首发症状；了解发病时间及患者的意识、瞳孔、生命体征、神经系统功能。

五、护理要点及措施

1. 术前护理

（1）严密观察患者的意识、瞳孔生命体征及神经功能损害程度，遵医嘱给予脱水药、降压药，限制探视人员，保持病房安静及患者的情绪稳定。

（2）有癫痫病史者按癫痫护理常规，同时床旁备好地西泮等急救药品，并做好安全防护措施，以防止自伤、坠床等意外的发生。

（3）肢体偏瘫的患者应尽量避免患侧卧位，患肢摆放功能位，颅内压增高患者呕吐时给予侧卧位或平卧位头偏向一侧，以免引起误吸或窒息。

（4）做好术前准备，如剃头，配血，采血进行血型，凝血检查，准备好吸痰，气管插管，气管切开及各种抢救药，以备急用，严格控制血压，防止再出血。

2. 术后护理

（1）严密观察患者意识、瞳孔、生命体征变化及肢体活动情况。

（2）保持呼吸道通畅：及时清除呼吸道分泌物并保持通畅，注意有无呼吸困难、烦躁不安等呼吸道梗阻症状，气管切开或气管插管患者应定时雾化吸入、吸痰，防止管道阻塞及意外脱管。

（3）维持颅内压相对稳定：患者绝对卧床休息，单纯的颅内血肿（血肿腔）引流时，术后患者采取头低脚高位；血肿破入脑室，要将床头抬高15°~30°，有利于静脉回流，减轻脑水肿。严格遵医嘱使用降压药及脱水药，使血压平稳下降，同时要限制液体的摄入量，避免引起颅内压增高。

（4）防止颅内感染及穿刺点的感染：术后观察切口的渗血、渗液情况，保持切口敷料的清洁、干燥；注意体温变化，若体温持续升高，应及时做腰穿及脑脊液常规、生化、细菌培养等；严格无菌操作。

3. 心理护理　评估患者的心理状态，了解有无不良情绪，对于失语、肢体偏瘫等功能障碍的患者，应加强沟通、安慰患者、指导功能锻炼，使其保持情绪稳定，增强战胜疾病的信心。

六、健康教育

（1）向患者家属宣教一些本病的常识，使其了解治疗的过程，从而取得家属配合，教会患者及家属识别早期出血征象及应急措施。

（2）教会患者及家属血压自我监测方法，减少再出血诱发因素，保持情绪稳定、避免过于激动导致血压增高诱发脑出血。

（3）告知家属要合理饮食，少食胆固醇高的食物，多吃蔬菜、水果及富含粗纤维易消化的食物，保持良好的心态，合理安排生活，戒烟戒酒。

（4）在医师指导下服用抗高血压药物，不可随便改药或换药。

（5）出院后定期门诊随访，监测血压、血脂等，适当体育活动，如散步、太极拳等。

（胡惠萍）

第十二节 出血性脑血管疾病

一、脑出血

脑出血是指脑实质内的血管破裂引起大块性出血。外伤性和非外伤性因素均可引起脑血管破裂。约80%以上由高血压性脑内细小动脉病变引起，故也称为高血压动脉硬化性脑出血或高血压性脑出血，占各类脑血管病的20%～30%，是病死率最高的脑血管病类型。

（一）常见病因及发病机制

1. 常见病因 高血压和动脉硬化是脑出血的主要因素，还可由先天性脑动脉瘤、脑血管畸形、脑瘤、血液病、感染、药物（如抗凝及溶栓剂等）、外伤及中毒等所致。

2. 发病机理 ①脑内小动脉的病变：表现脑内小动脉分叉处或其附近中层退变、平滑肌细胞不规则性萎缩以至消失，与长期高血压有直接关系。②微小动脉瘤：好发于大脑半球深部（如壳核、丘脑、尾状核）其次为脑皮质及皮质下白质中。

（二）临床表现

1. 全脑症状

（1）意识障碍：轻者躁动不安、意识模糊不清，严重者多在半小时内进入昏迷状态，眼球固定于正中位，面色潮红或苍白，大汗尿失禁或尿潴留等。

（2）头痛与呕吐：神志清或轻度意识障碍者可述头痛，呕吐多见，多为喷射性，呕吐物为胃内容物，多数为咖啡色。

（3）去大脑性强直与抽搐：如出血量大，破入脑室和影响脑干上部功能时，可出现阵发性去皮质性强直发作（两上肢屈曲、两下肢伸直性，持续几秒钟或几分钟不等）或去脑强直性发作（四肢伸直性强直）。少数患者可出现全身性或部分性痉挛性癫痫发作。

（4）呼吸与血压：患者一般呼吸较快，病情重者呼吸深而慢，病情恶化时转为快而不规则，或呈潮式呼吸，叹息样呼吸，双吸气等。血压突然升高，可达200/120mmHg（26.7/16kPa）及以上。血压高低不稳和逐渐下降是循环中枢功能衰竭征象。

（5）体温：出血后即刻出现高热，是丘脑下部体温调节中枢受损害征象；还出现感染热、吸收热。

（6）瞳孔：早期双侧瞳孔可时大时小，若病灶侧瞳也散大，对光反应迟钝或消失，是小脑幕切迹疝形成的征象；若双侧瞳孔均逐渐散大，对光反应消失，是双侧小脑幕切迹全疝或深昏迷的征象；若两侧瞳孔缩小或呈针尖样，提示脑桥出血。

2. 局限性神经症状　与出血的部位、出血量和出血灶的多少有关。

（1）大脑基底区出血：病灶对侧出现不同程度的偏瘫、偏身感觉障碍和偏盲，双眼球常偏向病灶侧。主侧大脑半球出血者可有失语、失用等症状。

（2）脑叶性出血：大脑半球皮质下白质内出血。多为病灶对侧单瘫或轻偏瘫，或为局部肢体抽搐和感觉障碍。

（3）脑室出血：多数昏迷较深，常伴强直性抽搐。

（4）脑桥出血：常见出血侧周围性面瘫和对侧肢体瘫痪。若出血波及两侧时出现双侧周围性面瘫和四肢瘫。两侧瞳孔可呈针尖样，两眼球向病灶对侧偏视。体温升高。

（5）小脑出血：可表现为眩晕、视物不清、恶心呕吐、行走不稳、共济失调等。

（三）辅助检查

1. CT　是确诊脑出血的首选检查，发病后即可显示新鲜血肿，为圆形或卵圆形均匀高密度区。

2. MRI　对脑干出血优于CT，可区别陈旧性脑出血和脑梗死，MRI较CT更易发现血管畸形、血管瘤及肿瘤等出血原因。

3. 数字减影脑血管造影（DSA）　脑血管畸形，血压正常的年轻患者应考虑以查明病因，预防复发。

4. 脑脊液检查　颅内压力多数增高，并呈血性，但约25%的局限性脑出血脑脊液外观也可正常。高血压病史患者，情绪激动或体力活动时突然发病，具有典型的全脑症状或和局限性神经体征。脑脊液压力增高，多数为血性。

（四）治疗原则

颅高压、脑疝是脑出血急性期的主要死亡原因，因此，控制脑水肿、颅高压是降低病死率的关键，恢复期注意积极康复，预防并发症。

（1）安静卧床：对烦躁不安者或癫痫者，应用镇静、止痉和镇痛药。

（2）降颅内压：20%甘露醇或甘油果糖250ml；利尿药；激素。

（3）调整血压：血压维持在150～160/90～100mmHg（20.0～21.3/12.0～13.3kPa）为宜。

（4）控制体温：头部降温，用冰帽或冰水以降低脑部温度，降低颅内新陈代谢，有利于减轻脑水肿及颅内高压。

（5）保持水、电解质及酸碱平衡。

（6）防治并发症：肺部感染、压疮、尿路感染、消化道出血等。

（7）手术治疗：开颅血肿清除术、钻颅穿刺吸除术、脑室引流术等。

（8）功能锻炼：生活自理能力的锻炼，以逐步恢复生活能力及劳动能力。

（9）可选用促进神经代谢的药物，如吡拉西坦（脑复康）等。

（10）辅助治疗：可选用理疗、针灸等。

（五）护理

1. 评估

（1）评估健康史：流行病学调查显示，中国居民中脑出血的发生率大大高于欧美人；来自社区居民的研究资料显示，脑出血的发生频率平均为30%～40%。

（2）身心状况：脑出血多发生在 50 岁以上，血压控制不良的高血压患者。常在体力活动或情绪激动时突然发病。

2. 护理措施

（1）提供安静、舒适的环境，急性期应绝对卧床休息 4～6 周。

（2）抬高床头 15°～30°，促进脑部血液回流，减轻脑水肿。特别是发病 2 周内，应尽量减少探视，避免各种不良情绪影响。意识障碍、躁动及合并精神症状者加护栏、适当约束，必要时给予少量镇静药。

（3）严密观察生命体征、头痛、瞳孔、意识等变化。出血头痛加剧、意识改变、瞳孔变化、脉搏减慢甚至呕吐，立即报告医师，进行脱水、降颅压处理，防止脑疝发生。观察发热的类型及原因，高热时按高热护理常规执行。

（4）保持呼吸道的通畅，加强叩背、吸痰，预防肺部感染。舌后坠明显者给予留置口咽通气管，可取侧卧位或平卧位头偏向一侧，以防止呕吐物误吸入气道，准备负压吸引器，痰多时应随时吸痰以免发生窒息，必要时给予氧气雾化吸入。

（5）急性期给予低脂、高蛋白质、高维生素、高热量饮食。限制钠盐摄入（每日少于 3g），钠盐过多潴留会加重脑水肿。

（6）意识障碍者应留置胃管。鼻饲前协助翻身、叩背，清理呼吸道分泌物，抬高床头 15°～30°，进食后 30min，减少对于患者的刺激与翻动，预防食物反流。

（7）保持排便通畅，增加膳食纤维的摄入。便秘者使用缓泻剂，必要时用开塞露通便，切忌大便时用力过度和憋气，导致再次发生脑出血。

（8）密切观察药物疗效：使用脱水药物时，防止药物外渗。

（9）准确记录 24h 出入量。

（10）保持床单位干燥整洁。

（11）保持瘫痪肢体功能位置。

（12）康复护理。

3. 健康教育

（1）避免情绪激动，保持心情舒畅。

（2）监测血压：按时服用调整血压的药物。

（3）饮食清淡，多吃含水分含纤维素的食物，多食蔬菜、水果，忌烟酒及辛辣等刺激性强的食物。

（4）生活规律，养成定时排便的习惯，切忌大便时用力过度和憋气。

（5）适当运动，注意劳逸结合。

（6）康复训练循序渐进，持之以恒，训练过程中防止跌倒。

二、蛛网膜下腔出血

蛛网膜下腔出血（subarachnoid hemorthage，SAH）是脑表面、颅底部血管破裂后，血液流入蛛网膜下腔引起相应临床症状，又称为原发性蛛网膜下腔出血。脑实质出血、脑室出血、硬膜外或硬膜下血管破裂，破入蛛网膜下腔称为继发性蛛网膜下腔出血。

（一）常见病因及发病机制

1. 常见病因

（1）颅内动脉瘤、动静脉畸形、高血压动脉硬化症、脑底异常血管网和血液病等为最常见。

（2）危险因素：动脉瘤破裂危险因素包括高血压、吸烟、过量饮酒、动脉瘤体大，在情绪激动或过度用力时发病。

2. 发病机制　动脉瘤可能由动脉壁先天性肌层缺陷或内弹力层变性或两者的联合作用所致。一部分患者有家族史。随着年龄增长，动脉壁弹性减弱，薄弱处管壁在血流冲击等因数影响下向外突出形成囊状动脉瘤。多见于颅底 Willis 环部位。病变血管可自发破裂或在激动、用力等诱因下破裂。

（二）临床表现

1. 剧烈头痛与呕吐　突发头部剧烈胀痛或炸裂样痛，位于前额、枕部或全头部，难以忍受，常伴恶心、喷射状呕吐。

2. 意识障碍和精神症状　多数患者无意识障碍，但可有烦躁不安。危重者可有谵妄，不同程度的意识不清及至昏迷，少数可出现癫痫发作和精神症状。

3. 脑膜刺激征　表现为颈项强直、Kernig 征和 Brudzinski 征阳性。

4. 其他临床症状　如低热、腰背腿痛等。亦可见轻偏瘫、视力障碍，第Ⅲ、Ⅴ、Ⅵ、Ⅶ对脑神经麻痹，视网膜片状出血和视盘水肿等。此外还可并发上消化道出血和呼吸道感染等。

（三）辅助检查

1. 头颅 CT　是诊断蛛网膜下腔出血的首选检查方法。

2. 头颅 MRI　在病后 1~2 周作为诊断的重要方法。

3. 脑脊液检查　腰穿颅内压多增高，脑脊液为均匀血性是诊断该病的主要依据。

4. 脑血管造影　可明确动脉瘤或动静脉畸形的部位和供血动脉。

5. 经颅超声多普勒（TCD）检查　了解颅内动脉血流状况。

（四）治疗原则

防治再出血、脑血管痉挛、脑积水等并发症。

（1）绝对卧床休息 4~6 周，床头抬高 15°~20°，病房保持安静。

（2）避免引起血压及颅压增高的诱因，如用力排便、咳嗽、喷嚏和情绪激动等以免发生动脉瘤再破裂。

（3）烦躁者镇静、镇痛，保持排便通畅可用缓泻药。心电监护防止心律失常，注意营养支持，防止并发症。避免使用损伤血小板功能药物，如阿司匹林。

（4）降低颅内压：应用 20% 甘露醇、呋塞米（速尿）和人血白蛋白等脱水降颅压治疗。颅内高压征象明显有脑疝形成趋势者可行颞下减压术和脑室引流。

（5）预防再出血：抗纤溶药可抑制纤溶酶形成，推迟血块溶解和防止再出血。常用氨基己酸（6-氨基己酸）、氨甲苯酸（止血芳酸）等药物。稳定血压，收缩压>180mmHg 给予降压处理，不可将血压降得太低。

（6）防治脑血管痉挛：预防性应用钙通道拮抗药物尼莫地平。

（7）脑脊液置换疗法：腰穿缓慢放出血性脑脊液，每次 10～20ml，每周 2 次，可减少迟发性血管痉挛、脑积水发生率，降颅内压，改善脑脊液循环。

（8）手术治疗：动脉瘤颈夹闭术、动脉瘤切除术、血管内介入治疗采用超选择导管技术、可脱性球囊或铂金微弹簧圈栓塞术治疗动脉瘤。动静脉畸形可采用供血动脉结扎术、血管内介入栓塞或 γ 刀治疗等。

（五）护理

1. 护理评估

（1）健康史：女性多见，发病率随年龄增长而增加，并在 60 岁左右达到高峰。最多见于 60～69 岁，但年龄进一步增大，发病率反而下降。

（2）身心状况：患者突然起病，可有剧烈运动，情绪激动、咳嗽、用力等诱因，少数发病前有头痛、头晕、视物模糊或长期间歇性头痛病史。

2. 护理措施

（1）颅内高压、头痛的护理：剧烈的头痛，频繁的呕吐是蛛网膜下腔出血最主要的临床症状，与出血刺激脑膜以及脑水肿有关。患者绝对卧床休息，一般为 4～6 周，头抬高 15°～20°，有利于颅内静脉回流，并保持病室安静。遵医嘱给予降颅内压，如 20% 甘露醇快速静脉滴注，必要时给予镇静镇痛药。因患者输液时间长，静脉穿刺时有计划从四肢远端到近心端，并观察药物有无外渗。

（2）昏迷及意识障碍的护理：意识障碍的出现与蛛网膜下腔出血后的脑血管痉挛、脑水肿、脑代谢障碍等有关。对昏迷期患者加用床栏，防止坠床；对躁动不安者，可用镇静药，以免病情加重。

（3）密切观察生命体征：注意意识及瞳孔的变化，有否头痛加剧，如有异常及时汇报医生。一周内血压应保持在 150～160/90～100mmHg（19～21/11～13.3kPa）左右为宜，不应过低，以防引起脑供血不足、低血容量而诱发脑梗死。

（4）高热患者的护理。

（5）防止压疮发生。

（6）保持排尿、排便通畅：昏迷患者出现反射性尿失禁时，使用接尿器或留置尿管，保持尿液通畅和外阴部清洁，每日用 1∶5000 呋喃西林溶液行膀胱冲洗 2 次，每 2 周更换导尿管 1 次，避免尿路感染及排尿困难。便秘与限制卧位、活动减少有关。保持排便通畅，可给予缓泻药，以免因排便过度用力引起再次出血或脑疝形成。

（7）饮食护理：避免食用生、冷、硬食物，应食质软、易消化营养丰富的食物。对昏迷患者给予鼻饲流质食物，每 4h 鼻饲 1 次。

（8）并发症的预防：保持呼吸道通畅，及时清除呼吸道分泌物或呕吐物，叩背、咳痰，自上而下、由内向外。对昏迷患者及时吸痰及氧气吸入，不仅能预防肺部感染，还可改善或纠正脑缺氧，减轻脑水肿。

（9）心理护理：了解患者的心理活动，做好患者的思想工作，解除心理障碍，满足患者的各种生活需求。给患者讲与疾病相关知识。

3. 健康教育

（1）保持情绪稳定，避免不良刺激影响。

（2）4～6 周严格卧床休息；6 周后避免剧烈运动。

（3）保持排便通畅，预防便秘药物使用对防止再次出血发生的重要性。

（4）稳定血压，定时监测血压。

（5）讲解血管造影在判断动脉瘤及血管畸形中的作用及预防再次出血的重要性等。

（胡惠萍）

第十三节　重症肌无力

一、概述

重症肌无力（myasthenia gravis，MG）是一种神经－肌肉传递障碍的获得性自身免疫性疾病，病变主要累及神经－肌肉接头突触后膜上乙酰胆碱受体（acetylcholine receptor，AchR）。临床特征为部分或全身骨骼肌极易疲劳，通常在活动后症状加重，经休息和胆碱酯酶抑制剂（cholinesterase inhibitor，ChEI）治疗后症状减轻。

二、病因及发病机制

正常神经－肌肉接头的兴奋传递包括：①运动神经终末端内合成乙酰胆碱（Ach），并贮存于突触小泡中。每个突触小泡内均含有足量的 Ach。②神经兴奋到达末端时，能引起数百个突触小泡内的 Ach 同时进入突触间隙，使 Ach 弥散到突触后膜。③两个分子的 Ach 与突触后膜上一个 Ach 受体结合，引起突触后膜的离子迁移和膜电位的产生。数百个小终板电位叠加形成终板电位和动作电位而完成肌肉收缩。上述传递过程中任何部位的障碍均引起肌无力症状。

重症肌无力最先由英国的 Thomas Willis 报道（1672 年），1960 年 Simpson JA 首次提出该病与自身免疫功能障碍有关。近几十年的临床及实验研究表明，重症肌无力是由于神经肌肉接头突触后膜乙酰胆碱受体被自身抗体损坏所致的自身免疫性疾病。实验研究证明：①将由电鳗鱼放电器官提取并纯化的 Ach R（乙酰胆碱受体）注入家兔，可成功地产生实验性重症肌无力，并在实验动物的血清中可测到 AchR 抗体。进一步研究证明这些抗体的结合部就在突触后膜的 AchR。用免疫荧光法发现实验动物突触后膜上 AchR 的数目大量减少，从而确定 MG 的发病机制为体内产生了 AchR 的抗体。由于一个乙酰胆碱受体上有两个 α 亚单位，每一个仪亚单位上有一个与 Ach 相结合的部位，故每一个乙酰胆碱受体可有两个部位与 Ach 结合，如果这个部位与 Ach 受体抗体结合就会占据与 Ach 结合的部位。此外在补体的参与下和 AchR 发生免疫应答，破坏了大量的 AchR，导致突触后膜传递障碍而产生肌无力。②80% ～90% MG 患者血清中可测出 AchR 抗体，这种抗体是特异性抗体，在其他肌无力患者中一般不易测出，因此对诊断本病有特征性意义。③将重症肌无力患者的血清输入小鼠可产生类重症肌无力的症状和电生理改变。同理，新生儿重症肌无力是由于重症肌无力母亲的 AchR 抗体经胎盘传给了胎儿。④80% 以上的重症肌无力患者伴有胸腺异常，其中10% ～20% 的患者为胸腺瘤。33% ～75% 胸腺瘤患者合并重症肌无力。胸腺切除以后，70% 的患者临床症状改善。⑤重症肌无力患者常合并其他自身免疫性疾病，如甲状腺功能亢进，甲状腺炎，系统性红斑狼疮，类风湿性关节炎和天疱疮等。部分患者还与内分泌功能紊乱有关，女性患者常在月经期症状加重，闭经、妊娠时症状减轻，分娩或产后期症状加重。卵泡激素能促进 AchR 的合成，因此，孕二酮类激素在某些重症肌无力患者中有相当疗效。

以上研究表明重症肌无力是一自身免疫性疾病，其发病机制为体内产生的 AchR 抗体，在补体参与下与突触后膜的 AchR 产生免疫应答，破坏了大量的 AchR，不能产生足够的终板电位，导致突触后膜传递障碍而产生肌无力。AchR 抗体是一种多克隆抗体，主要成分为 IgG，10% 为 IgM。骨骼肌盐酸型 AchR 受体是一个分子量为 250kD 的五聚体跨膜糖蛋白，由 4 类 5 个同源亚单位构成，其中 α 亚单位上有一个与乙酰胆碱结合的特异结合部位，也就是 Ach 抗体的结合位点。在 AchR 抗体干扰中，有些直接竞争性抑制 Ach 与 AchR 结合，称为直接封闭抗体；有些 AchR 抗体干扰 Ach 与 AchR 结合，称为间接封闭抗体。与 AchR 结合的 AchR 抗体通过激活补体而使 AchR 降解和结构改变，使突触后膜上的 AchR 绝对数目减少。因此，当连续的神经冲动到来时，随着突触间隙内 AchR 浓度的下降，就不足以产生可引起肌纤维收缩的动作电位，从而在临床上表现为易疲劳的肌无力。细胞免疫在 MG 的发病中也起一定的作用。MG 患者周围血中辅助性 T 细胞增多，抑制性 T 细胞减少，造成 B 细胞活性增强而产生过量抗体。

但是，引起重症肌无力免疫应答的始动环节仍不清楚。由于几乎所有的重症肌无力患者都有胸腺异常，故推断诱发免疫反应的起始部位在胸腺。胸腺是一免疫器官，是 T 细胞成熟的场所，T 细胞可介导免疫耐受以免发生自身免疫反应。而增生的胸腺中的 B 细胞可产生 AchR 抗体。在正常和增生的胸腺中存在肌样细胞（myoid cell），具有横纹并载有 AchR，最近还在胸腺中检测到 AchR 亚单位的 mRNA，因而推测在一些特定的遗传素质个体中，由于病毒或其他非特异性因子感染后，导致肌样细胞上的 AchR 构型发生某些变化，成为新的抗原，其分子结构与神经-肌肉接头处的 AchR 的结构相似，刺激了免疫系统而产生 AchR 抗体，它即作用于肌样细胞上的 AchR，又作用于骨骼肌突触后膜上的 AchR（交叉反应）。淋巴增生的胸腺的 B 细胞产生的 AchR 抗体随淋巴系统循环流出胸腺进入体循环，到神经肌肉接头突触后膜与 AchR 产生抗原抗体反应。AchR 抗体的 IgG 也可由周围淋巴器官和骨髓产生。另一个始动因素可能是神经-肌肉接头处 AchR 的免疫原性改变，因治疗类风湿的 D-青霉胺可诱发重症肌无力。家族性重症肌无力的发现及与人类白细胞抗原（HLA）的密切关系提示重症肌无力的发病与遗传因素有关。

三、病理

本病的病理改变包括肌纤维、神经-肌肉接头和胸腺三大部分。

（一）肌纤维

主要表现为：①局灶性炎性变，可见急性肌纤维凝固、坏死、肿胀，横纹及肌原纤维消失及吞噬细胞浸润。②肌纤维间、小血管周围可见淋巴细胞集结，称为淋巴溢。③散在失神经性肌萎缩。肌纤维的上述三种形态学改变均非特异性，可见于多发性肌炎或其他神经源性疾病。

（二）神经-肌肉接头

可见终板栅变细、水肿和萎缩。电镜下神经-肌肉接头处活检可见突触后膜皱褶减少变平坦，其上乙酰胆碱受体数目减少、受体变性。免疫化学染色还可见到突触后膜上有 IgG-C3-Ach 受体结合的免疫复合物沉积、后膜崩解等。

（三）胸腺

是重症肌无力病理的重要组成部分。80%以上患者伴发胸腺增生，即使没有胸腺增生的正常胸腺中亦可见到淋巴小结生发中心增生。10%~20%患者伴发胸腺瘤。病理形态中常有淋巴细胞型、上皮细胞型和混合型三种，后两种细胞类型者常伴重症肌无力。

四、护理评估

（一）健康史

（1）询问患者是否患其他自身免疫疾病，如甲状腺功能亢进、系统性红斑狼疮、类风湿性关节炎等。

（2）女性患者询问有无月经期症状加重，闭经、妊娠时症状减轻，分娩或产后症状加重。

（3）询问患者是否有胸腺瘤。

（4）询问患者家属中是否有类似的患者。

（二）临床表现

任何年龄均可发病，最小数个月，最大70~80岁。女性略多于男性，男女比例为1：1.5。总体上说本病约有两个发病高峰年龄，第一个高峰为20~30岁，以女性为多；第2个高峰为40~50岁，以男性和伴发胸腺瘤者较多。如母亲患重症肌无力，则其婴儿可从胎盘获得AchR抗体而出现暂时性的重症肌无力症状，多于生后6周左右症状消失。我国10岁以下发病者占重症肌无力患者的10%，家族性病例少见。感染、精神创伤、过度疲劳、妊娠、分娩等为常见的诱因，有时甚至诱发重症肌无力危象。

重症肌无力有以下临床特征：

1. 受累骨骼肌病态疲劳　肌肉连续收缩后出现严重肌无力甚至瘫痪，经短暂休息后可见症状减轻或暂时好转。肌无力症状易波动，多于下午或傍晚劳累后加重，晨起和休息后减轻，称之为"晨轻暮重"。

2. 受累肌肉的分布　虽然全身骨骼肌均可受累，但以颅神经支配的肌肉及脊神经支配的肌肉更易受累。常从一组肌群无力开始，逐步累及到其他肌群。首发症状常为一侧或双侧眼外肌麻痹，如上眼睑下垂，斜视和复视。重者眼球运动明显受限，甚至眼球固定，但瞳孔括约肌不受累。若累及面部肌肉和口咽肌则出现表情淡漠、苦笑面容；连续咀嚼无力，进食时间长；说话带鼻音、饮水呛咳、吞咽困难。若胸锁乳突肌和斜方肌受累则颈软、抬头困难、转颈、耸肩无力。四肢肌肉受累以近端为重，表现为抬臂、梳头、上楼梯困难，腱反射通常不受影响，感觉正常。呼吸肌受累出现咳嗽无力、呼吸困难，称之为重症肌无力危象，是致死的主要原因。心肌偶可受累，可引起突然死亡。

3. 胆碱酯酶抑制剂　治疗效果好，这是重症肌无力一个重要的临床特征。

4. 起病隐袭　整个病程有波动，缓解与复发交替，晚期患者休息后不能完全恢复，但重症肌无力不是持续进行性加重疾病。少数病例可自然缓解，多发生在起病后2~3年内。偶有亚急性起病，进展较快者。多数病例迁延数年或数十年，靠药物维持。

5. 临床分型　Osserman根据发病年龄、肌无力受累范围和病情严重性分为下列数种类型。

（1）成年肌无力：又可分为五型。①Ⅰ单纯眼肌型（15%～20%）：病变限于眼外肌，出现上睑下垂和/或复视。对肾上腺糖皮质激素反应佳，预后好。②Ⅱa轻度全身型（30%）：从眼外肌开始逐渐波及四肢和球部肌肉，出现四肢肌肉轻度的病态疲劳，但呼吸肌常不受累；Ⅱb中度全身型（25%）：四肢肌群受累明显，除伴有眼外肌麻痹外，还有较明显的延髓肌麻痹症状，如说话含糊不清、吞咽困难、饮水呛咳、咀嚼无力，但呼吸肌受累不明显。③Ⅲ急性进展型（15%）：发病急，多在6个月内达到高峰，常出现延髓肌、肢带肌、躯干肌和呼吸肌严重无力，有重症肌无力危象，需做气管切开，死亡率高。④Ⅳ迟发重症型（10%）：2年内从Ⅱa或Ⅱb发展而来，症状同Ⅲ型，常合并胸腺瘤，预后较差。⑤Ⅴ肌萎缩型：为肌无力伴有肌萎缩者。

（2）儿童肌无力：占我国重症肌无力患者的10%左右。该组病例的绝大多数仅限于眼外肌麻痹、双睑下垂等单纯眼肌麻痹。约有1/4的病例可自行缓解。仅少数病者累及全身骨骼肌。儿童重症肌无力中还有两种特殊亚型：①新生儿肌无力：占肌无力母亲分娩的婴儿中的10%～14%。在出生后的第1天即出现无力，表现为吸吮困难、哭声低沉。新生儿肌无力的发生与母亲血液中抗Ach受体抗体通过胎盘到达胎儿体内有关。多数婴儿在2周后逐渐好转。②先天性肌无力：系指出生或生后短期内出现婴儿肌无力，并持续存在眼外肌麻痹。这组婴儿母亲虽无重症肌无力，但其家族中或同胞兄妹中有肌无力病史。

（3）少年型重症肌无力：系指14岁以后18岁前起病之重症肌无力，此型肌无力病者亦以单纯眼睑下垂或斜视、复视多见，吞咽困难或全身无力者较儿童肌无力多见。亦有部分患者仅表现单纯四肢肌无力。

（4）肌无力危象：由于肌无力患者因呼吸、吞咽困难而不能维持基本生活、生命体征，称为肌无力危象，发生率占肌无力总数的9.8%～26.7%。呼吸道感染、分娩、妊娠、药物使用不当（抗胆碱酯酶药物停用或过量、皮质激素、卡那霉素、链霉素等）可诱发。肌无力危象发生的原因可有3种情况：①肌无力危象：系由疾病发展和抗胆碱酯酶药物不足所引起。临床表现吞咽、咳嗽无力，呼吸窘迫、困难乃至停止的严重状况。体检可能见瞳孔扩大、腹胀、肠鸣音正常和新斯的明注射后症状好转等特点。②胆碱能危象：约占危象例数的1.0%～6.0%，由于抗胆碱酯酶药物过量所引起。除肌无力的共同特点外，患者有瞳孔缩小、浑身出汗、肌肉跳动、肠鸣音亢进，肌注新斯的明后症状加重等特征。③反拗危象：由感染、中毒和电解质紊乱所引起，应用抗胆碱酯酶药物可暂时减轻，继之又加重的临界状态。

不管何种类型的重症肌无力，除儿童患者可有自发缓解外，一般均可将临床过程划分为波动期、稳定期和慢性期。波动期为发病后5年内，特别是1～2年内病情有较大波动，且易发生肌无力危象，病死率较高。病程在5年以上为稳定期，10年以上为慢性期，此两期患者，预后良好，极少发生危象。

（三）辅助检查

1. 疲劳试验　受累肌肉重复活动后症状明显加重。如嘱患者用力眨眼30次后，眼裂明显变小；或持续上视出现上眼睑下垂；或两臂持续平举后出现上臂下垂，休息后恢复则为阳性。

2. 抗胆碱酯酶药物试验　新斯的明试验：新斯的明0.5～1.5mg肌内注射，20min后症状明显减轻者为阳性，可持续2h，可同时注射阿托品0.5mg以对抗新斯的明的毒蕈碱样反应（瞳孔缩小、心动过缓、流涎、多汗、腹痛、腹泻、呕吐等）。

3. 重复神经电刺激 常用的具有确诊价值的检查方法。应在停用新斯的明 17h 后进行，否则可出现假阴性。典型改变为低频（2～3Hz）和高频（10Hz 以上）重复刺激尺神经、面神经和腋神经等运动神经时，当出现动作电位波幅第 5 比第 1 波递减 10% 以上（低频刺激）或 30% 以上（高频刺激）时为阳性。80% 的病例低频刺激时为阳性，且与病情轻重相关。

4. 单纤维肌电图检测 可见肌纤维间兴奋传递不一致或有传导阻断现象，单纤维肌电图对全身型 MG 的正确率在 95%，对眼肌型较低。

5. AchR 抗体滴度测定 对重症肌无力的诊断具有特征性意义。80% 以上重症肌无力病例的血清中 AchR 抗体浓度明显升高，但眼肌型病例的 AchR 抗体升高不明显，且抗体对与临床症状的严重程度不成比例。

6. 胸腺 CT、MRI 或 X 线断层扫描检查 可发现胸腺增生和肥大。

7. 其他检查 5% 重症肌无力患者有甲状腺功能亢进，表现为 T_3、T_4 升高。类风湿因子、抗核抗体、甲状腺抗体也常升高。

（四）心理社会评估

重症肌无力是一种难治性疾病，给患者造成很大痛苦，给家庭造成困难。应评估患者及其家人对疾病的反应，采取的态度，接受程度和应对能力，评估其家庭和社会支持系统的情况。

对于患者来讲，疾病的折磨和精神上的痛苦，造成生理和运动方面的障碍与不便。对于家庭来讲带来麻烦和困难。周围的人对患者的不理解、态度不好，常使某些患者产生沉重的心理压力。

五、护理诊断和医护合作性问题

1. 有误吸的危险 与面部、咽部、喉部肌肉及呼吸肌无力有关。
2. 气体交换受损 与继发肌无力或胆碱能危象的呼吸衰竭有关。
3. 语言沟通障碍 与肌肉无力或气管插管有关。
4. 营养失调：低于机体需要量与肌无力、无法吞咽及药物所致食欲欠佳有关。
5. 知识缺乏 与不熟悉疾病过程及治疗有关。
6. 感知改变 与眼外肌无力引起眼睑下垂、斜视、复视有关。
7. 吞咽困难 与肌无力有关。
8. 自理缺陷 与肌无力、运动障碍有关。
9. 潜在并发症 呼吸衰竭与继发性肌无力及胆碱能危象有关。

六、计划与实施

本病为一种慢性病，症状迁延，患者往往长期不能坚持正常工作、学习和生活。因此，医务人员应体贴、关心患者，鼓励患者树立长期与疾病做斗争的必胜信念是治疗本病的首要条件。通过治疗与护理，患者能够保持乐观的情绪，良好的营养状态，能够与他人沟通，生活需要得到满足，不发生误吸。

（一）药物治疗与护理

1. 抗胆碱酯酶药物　是本病最主要的有效药物，常用药物有：

（1）新斯的明：片剂 15mg/片，常用剂量为 15～30mg，每日 2～4 次；针剂为 0.5mg/支，每次 0.5～1.0mg，每天注射数次，或遵医嘱。该药作用时间快，肌注后 30min 即见作用，1h 左右最好，半衰期为 1～2h，作用时间为 3～4h，副作用为毒蕈碱样反应，可用阿托品对抗。适用于临床症状较轻或疾病早期。

（2）溴化溴吡斯的明：最常用，片剂 60mg/片，每次 60～120mg，每日 3～6 次。该药作用时间为 6～8h，作用温和、平稳，副作用小。适用于治疗眼肌型、延髓肌和全身肌无力型患者。严重或伴发感染患者对药物吸收和敏感性均降低。

（3）溴吡斯的明：口服剂量（成人）为每次 60～120mg，每日 3-4 次，作用时间为 6～8h，副作用小。

（4）安贝氯铵：片剂 5mg/片、10mg/片。抗胆碱酯酶作用强，约为新斯的明 2～4 倍，持续时间长，可维持 6～8 小时，但副作用大，安全系数小。常用剂量为 5～10mg，每日 2～4 次。

所有抗胆碱酯酶药物的应用均应按个体差异决定，从最小剂量开始，以保持最佳效果和维持进食能力等标准为度。所有抗胆碱酯酶药物的副作包括腹痛、腹泻、出汗、肌肉跳动、瞳孔缩小等。严格掌握用药的时间及剂量，如用药不足或突然停药易导致肌无力危象。一旦给药过量，可发生胆碱能危象，造成病情恶化甚至生命危险。护理人员应严密观察患者的用药反应，发现异常，及时报告医师处理。

2. 肾上腺皮质激素　可抑制自身免疫反应，适用于各种类型的重症肌无力。它通过抑制 AchR 抗体的生成，增加突触前膜 Ach 的释放量及促进运动终板再生和修复。

（1）冲击疗法：适用于住院危重病例，已用气管插管或呼吸机者。

甲基泼尼松龙（methyl prednisolone，MPL）1000mg 静脉滴注，每日 1 次，连用 3～5 天，随后地塞米松 10～20mg 静脉滴注，每日 1 次，连用 7～10d。若吞咽功能改善或病情稳定，停用地塞米松，改为泼尼松 80～100mg 每晨顿服。当症状基本消失后，每周 2 次，每次减 10mg。减至 60mg/d 时，每周减 1 次，每次减 5mg。减至 40mg/d 时，开始减隔日量，每周减 5mg，即周一、三、五、七服 40mg，周二、四、六服 35mg，下一周的隔日量为 30mg，依次类推，直至减量为 0。以后隔日顿服泼尼松 40mg，维持一年以上。若病情无反复，每月减 5mg，直至完全停药或隔日 5～15mg 长期维持。若中途病情波动，则需随时调整剂量。也可开始就口服泼尼松每天 60～80mg。大约两周后症状逐渐缓解，常于数月后疗效达高峰，然后逐渐减量。

（2）小剂量递增法：从小剂量开始，隔日每晨顿服泼尼松 20mg，每周递增 10mg，直至隔日每晨顿服 60～80mg 或症状明显改善，最大疗效常在用药后 5 个月，然后逐渐减量，每月减 5mg，至隔日 15～30mg 维持数年。病情无变化再逐渐减量至完全停药。此法可避免用药初期病情加重。长期应用激素者应注意胃溃疡出血、血糖升高、库欣综合征、股骨头坏死、骨质疏松等并发症。

3. 免疫抑制剂　适用于因有高血压、糖尿病、溃疡病而不能用肾上腺糖皮质激素，或不能耐受肾上腺皮质激素，而对肾上腺糖皮质激素疗效不佳者。副作用有周围血白细胞、血小板减少，脱发，胃肠道反应，出血性膀胱炎等。一旦白细胞小于 $3 \times 10^9/L$ 或血小板小于 $60 \times 10^9/L$，应停药，同时注意肝肾功能的变化。

（1）环磷酰胺：口服，每次 50mg，每日 2 ~ 3 次；或 200mg，每周 2 ~ 3 次静脉注射，总量 10 ~ 20g；或静脉点滴 1000mg，每 5 日 1 次，连用 10 ~ 20 次。

（2）硫唑嘌呤：口服，每次 25 ~ 100mg，每日 2 次，用于泼尼松治疗不佳者，用药后 4 ~ 26 周起效。

（3）环孢素 A（cyclosporine A）：口服，6mg/（kg·d），12 个月为一疗程。对细胞免疫和体液免疫均有抑制作用，可使 AchR 抗体下降。副作用有肾小球缺血坏死、恶心、心悸等。

4. 禁用和慎用的药物 奎宁，氯仿，吗啡，链霉素，黏菌素，多黏菌素 A、B，紫霉素及巴龙霉素等均有加重神经 - 肌肉接头传递障碍或抑制呼吸肌作用，应当禁用。地西泮（安定）、苯巴比妥等镇静剂对部分精神紧张、情绪不稳定的患者常有改善症状之效，但呼吸衰竭、严重缺氧者必须慎用。

（二）胸腺治疗

1. 胸腺切除 手术切除胸腺可去除重症肌无力患者自身免疫反应的始动抗原。适应证为伴有胸腺肥大和高 AchR 抗体效价者；伴有胸腺瘤的各型重症肌无力；年轻女性全身型；对抗胆碱酯酶药治疗反应不满意者。约 70% 患者术后症状缓解或治愈。

2. 胸腺放射治疗 对不适于做胸腺切除者可行胸腺深部 ^{60}Co 放射治疗。

（三）血浆置换

通过正常人血浆或血浆代用品置换患者血浆，能清除血浆中 AchR 抗体及免疫复合物。起效快，近期疗效好，但不持久。疗效维持 1 周 ~ 2 个月，之后随抗体水平逐渐增高而症状复现。交换量平均每次 2 升，每周 1 ~ 2 次，适用于危象和难治性重症肌无力。

（四）大剂量静脉注射免疫球蛋白

外源性 IgG 可使 AchR 抗体的结合功能紊乱而干扰免疫反应，IgG 0.4g/（kg·d）静脉滴注，5 日为一疗程，作为辅助治疗缓解病情。

（五）肌无力危象的处理

一旦发生呼吸肌瘫痪，应立即进行气管切开，应用人工呼吸器辅助呼吸，但应明确是何种类型的危象，然后进行积极抢救。

1. 肌无力危象 为最常见的危象，往往由于抗胆碱酯酶药量不足引起。如注射依酚氯铵或新斯的明后症状减轻，则应加大抗胆碱酯酶药的剂量。

2. 胆碱能危象 由于抗胆碱酯酶药物过量引起，患者肌无力加重，出现肌束颤动及毒蕈碱样反应，可静脉注射依酚氯铵 2mg，如症状加重，则应立即停用抗胆碱酯酶药物，待药物排除后可重新调整剂量。

3. 反拗危象 由于对抗胆碱酯酶药物不敏感，依酚氯铵试验无反应，此时应停用抗胆碱酯酶药而用输液维持。过一段时间后如抗胆碱酯酶药物有效时再重新调整剂量。

肌无力危象是一种危急状态，病死率为 15.4% ~ 50%。不管何种肌无力危象，基本的处理原则完全相同。

（1）保持呼吸道通畅：当自主呼吸不能维持正常通气量时应尽早行气管切开和人工辅

助呼吸。

（2）积极控制感染：选用有效而足量的抗生素，可用林可霉素、哌拉西林、红霉素、头孢菌素等静脉滴注。感染控制的好坏与预后直接相关。反之，神经功能是否恢复又是影响感染能否积极控制的重要条件。

（3）皮质激素：选用大剂量甲基泼尼松龙 500～2000mg/d，或地塞米松 20mg/d，静滴 3～5d，再逐渐递减。

（4）血浆置换。

（5）严格做好气管切开和鼻饲护理：保持呼吸道通畅、湿化，严防窒息和呼吸机故障。

（六）满足患者的心理需要

患者常因眼睑下垂、表情呆板或语言低沉、鼻音呐吃等而疏于与外界交流，护士应主动关心体贴患者，多与其交谈，帮助其适应周围环境及住院生活，消除其自卑心理，鼓励其进行正常的人际交往。帮助患者保持乐观情绪，使其积极配合治疗。因本病呈进行性加重趋势，需长期治疗，如果症状加重可能长期卧床不起，要尽力宽慰患者，使其保持情绪稳定，树立战胜疾病的信心。

（七）满足患者的生理需要

患者应在安静、舒适的环境中休息，避免剧烈运动。保证足够的睡眠，养成定时作息的良好习惯。注意劳逸结合，尤其注意午后休息和妇女月经期休息。症状明显或使用大剂量激素冲击治疗期间，应限制在室内活动，发生危象时则应卧床休息。在饮食方面，应进食低盐、高蛋白、富含钾、钙的饮食，以补充营养，减少糖皮质激素治疗的副作用。咀嚼无力或吞咽困难者，以软食、半流、糊状物或流质如肉汤、牛奶等为宜，并在药物生效后小口缓慢进食，反呛明显不缓解时给予鼻饲流质，以免发生窒息和误吸。

（八）做好口腔护理

患者咀嚼、吞咽困难，伸舌不能，咽反射消失，口腔内常留一些食物残渣，加之口腔分泌物过多，易引起口腔感染，必须保持口腔清洁，口腔护理一天 2 次。

（九）做好皮肤护理

因患者长期卧床，易形成压疮，应做好皮肤护理，每日用 50% 红花酒精按摩皮肤受压部位，严防压疮的发生。

（十）呼吸功能的观察

本症患者常出现呼吸困难，应细心观察注意有无口唇、指甲发绀及鼻翼扇动，如有呼吸困难应及时吸氧或做人工呼吸。对口腔、呼吸道分泌物过多，黏稠不易咳者，严重影响通气量时，应及时进行气管切开，并严密观察呼吸频率、深浅，缺氧情况，及时调节潮气量。经常检查患者的氧分压、氧饱和度和血液 PH 值等，以助了解呼吸功能有无改善。

（十一）预防肺部感染

出现肌无力危象后，因呼吸肌麻痹，咳嗽反射减弱或消失，呼吸道分泌增多又不能自行排除，故肺部感染很难控制。为了防止肺部感染，患者出现吞咽困难时应及时尽早给予鼻饲，以防止误吸。在发生严重肺部感染时，应早期行气管切开，以利于排痰。另外根据痰培养的致病菌种，选择应用大剂量抗生素。勤翻身拍背，吸痰，定期气管内滴生理盐水及糜蛋白酶，利于痰的湿化。

（十二）做好患者家属的卫生宣教

向患者家属介绍有关重症肌无力的一般知识，多与家属交流，鼓励他们多安慰患者，关心患者。理解家属的心情，多做解释工作，减轻其焦虑心理。告诉患者及家属除药物治疗外，还可以采用以下治疗方法。

1. 胸腺摘除　对胸腺增生者效果好。年轻女性患者，病程短，进展快的病例效果更佳。

2. 放射治疗　如因年龄较大或其他原因不适于做胸腺摘除者可行深部^{60}Co放射治疗。

3. 血浆交换　按体重的5%计算血容量，每次交换患者血浆1000～2000ml，连续5～6次为一疗程。血浆交换治疗可使多数严重患者症状缓解，缓解时间为数周至数月。缺点是医疗费用太高，不能推广。血浆交换合并泼尼松及硫唑嘌呤治疗可延长缓解期。

（十三）做好出院指导

（1）坚持按时服药，不可随意更改药物剂量与用法，外出时也不应忘携带药物与治疗卡。

（2）注意增减衣服，预防感冒。

（3）保持乐观情绪，避免过度疲劳，保证充足睡眠，注意午后休息。

（4）使用免疫抑制剂如硫唑嘌呤等，应随时检查血象，并注意肝肾功能变化。

（5）禁止使用对神经－肌肉传递阻滞的药物如各种氨基糖苷类抗生素（庆大霉素、链霉素、卡那霉素、阿米卡星等）、奎宁、氯丙嗪，以及各种肌肉松弛剂等，以免加重病情，使肌无力加剧。

（6）病情加重及时就诊。

七、预期结果与评价

（1）患者不发生误吸。

（2）患者能够保持充足的气体交换，表现为心率正常，动脉血气分析值在正常范围。

（3）患者能用语言替代方式充分表达自己的需要。

（4）患者保持良好的营养状态，表现为体重增加，摄入量充足。

（5）患者表示了解疾病的过程、危险因素、药物治疗及副作用。

（6）患者能够对人、地点、时间和情境正确定位。

（7）患者能掌握正确的进食方法。

（8）患者能在帮助下完成日常生活。

（9）患者的并发症得到及时发现，及时处理。

（李云霞）

第十四节　脑卒中

脑血管意外（CVA）是指由于脑部本身病变和/或全身血液循环紊乱导致脑血液供给障碍所造成的神经功能障碍。临床上以急性脑血管病多见，因其发病急骤又被称为卒中，通常分为两大类：80%为缺血性（短暂性脑缺血发作、脑血栓形成、脑栓塞），20%为出血性

（脑出血、蛛网膜下腔出血）。慢性脑血管病发病隐匿、逐渐发展，如脑动脉硬化症、血管性痴呆等。

我国脑卒中发病率约为 120～180/10 万，死亡率约为 60～120/10 万。近十年来，随着社会人群对脑血管疾病知识的逐步了解、对危险因素的控制以及对并发症的治疗，脑血管疾病的发病率和死亡率在某些地区有所下降，但是全国每年新发脑血管患者数仍然约为 130 万～150 万，死亡近 100 万。存活的患者约有 500 万～600 万，其中 75% 以上丧失劳动能力，重度致残者 40% 以上。脑血管疾病已经成为一个严重威胁人群健康的社会问题。

一、病因

近代流行病学调查研究表明一些因素与脑血管疾病的发病密切相关，包括：①不可控制因素，如性别（男性发病率较高）、年龄（50 岁以上好发）和遗传。②部分可控制因素，如高血压、心瓣膜疾病、心律不齐、糖尿病和高脂血症等。③可控制因素，如吸烟、肥胖、盐分摄取过多、使用口服避孕药、生活压力增加以及长时间坐位等不健康的行为和生活方式。

二、病理机制和病理生理

（一）出血性卒中

1. 高血压性脑出血　因持续高血压使脑内小血管硬化、形成动脉瘤，当血压骤然升高时导致脑实质内动脉、毛细血管或静脉破裂，血液直接破坏神经组织或血肿压迫邻近结构，血肿周围的脑组织发生继发的血管源性脑水肿，产生颅内压增高、脑干受压移位。好发部位分别是壳核（55%）、大脑皮质和皮质下（15%）、丘脑（10%）、脑桥（10%）和小脑半球（10%）。

2. 蛛网膜下腔出血（SAH）　先天性脑动脉瘤、动脉畸形、脑基底异常血管网破裂或外伤、肿瘤等引起脑底部、脑表面或脊髓蛛网膜的血管破裂，血液直接流入蛛网膜下腔。血液进入蛛网膜下腔后主要沉积在脑底部各脑池中，影响脑脊液循环和吸收，脑膜可有轻度的炎性反应，以后可发生粘连，出现不同程度的脑积水。血液还可直接刺激血管或血细胞破坏产生多种血管收缩物质刺激血管，发生脑血管痉挛。

（二）缺血性卒中

脑血栓形成和脑栓塞是脑梗死的主要原因。脑梗死即受累动脉供血区脑组织缺血、软化、坏死和相应的脑功能障碍。栓塞引起脑梗死通常是出血性的，而血栓形成引起的脑梗死通常是缓慢的、缺血性的。出血性脑梗死起初也是缺血性的，出血是因为栓子的破碎、溶解或侧支循环形成，对受累动脉供血区再灌注所引起的。

1. 短暂脑缺血发作（TIA）　因暂时性的颈动脉受压、脑血管痉挛、微栓塞、血液成分或动力学改变等引起的一时性供血不足，导致局灶性神经功能障碍。

2. 脑血栓形成　血栓形成多位于大血管（如颈内动脉），损伤血管壁。动脉粥样硬化和高血压是基础病变，加上血管损伤（如动脉炎）等因素可引起血栓形成。

3. 脑栓塞　系指来自身体各部位的栓子，经颈动脉或椎基底动脉系统进入颅内，栓子通常栓入大脑中动脉小血管的狭窄处或分叉部位。阻塞脑部血管，引起脑功能障碍。栓子的来源很多，最常见的是左心房或左心室的附壁血栓。菌栓来自细菌性心内膜炎。

4. 腔隙性脑梗死　腔隙性脑卒中是指基底节、内囊、脑干中大血管的细小分支内发生的大小（体积）在 1 平方厘米以内的病变。这些小动脉由于长期高血压而受到损害，导致了小的梗死，这通常是慢性病变过程。由于腔隙性脑梗死局限于皮层下，结果常常是单纯运动或感觉的障碍。

三、护理评估

（一）健康史

护理人员应详细询问患者的发病经过，询问患者是否突然发生单侧面部、手臂或下肢的麻木或无力，突然意识模糊、讲话困难或理解困难，单侧或双眼视物不清，行走困难，共济失调和突发原因不明的剧烈头痛。

护理人员应询问患者既往史以便确定可能引发动脉粥样硬化的危险因素：高血压、糖尿病、高血脂、吸烟史、冠状动脉疾病、冠状动脉搭桥和房颤等病史。了解患者的生活环境和地理位置，有无盐分摄取过多、高脂、酗酒等饮食习惯，有无长期口服避孕药、生活压力增加和大多数时间是坐着等不健康的行为和生活方式。对年轻患者，注意有无外伤、血友病、吸毒（特别是可卡因）、偏头痛，或应用口服避孕药及含有麻黄碱的血管收缩药。近期外伤、偏头痛、口服避孕药、近期感染或癫痫发作史有助于帮助解释患者的症状。家庭成员特别是患者发病时的身边人员能够提供准确的发病时间和发病情况。

知道准确的发病时间对是否选择溶栓治疗非常重要，对于病变在左半球的卒中患者多伴有失语，因此需家属、同事或目击者提供患者较准确的发病时间。

（二）临床表现

症状可分为颈动脉系统（也叫前系统）和椎－基底动脉系统（后系统）两大类：①颈动脉系统症状主要是对侧面部和肢体的偏瘫或单瘫、对侧肢体的偏身感觉障碍以及对侧同向偏盲，主侧半球受累时少见言语障碍或完全性失语，非主侧半球受累时可有失用和言语障碍。②椎－基底动脉系统症状主要是偏盲、复视或眼球活动受限、构音障碍、小脑性共济失调、猝倒发作等表现。五种类型急性脑血管疾病的临床表现见表 13－19。

表 13－19　常见急性脑血管疾病的特点

	缺血性脑血管病		出血性脑血管病		
	TIA	脑血栓形成	脑栓塞	脑出血	蛛网膜下腔出血
起病缓急	迅速 几秒到几分	几分到几小时	突然	迅速几分 到 1～2 小时	突然、多变
持续时间	不超过 24 小时	时间较长 多有后遗症	迅速发生变化	时间较长 多有后遗症	2～3 周 一般不留后遗症
与活动的关系	安静时发生	安静时发生	与活动无关	活动、情绪激 动时发生	活动、情绪激动时发生，多 数与头部外伤有关
诱因或相关 因素	外周和冠状动 脉粥样硬化， 高血压	同左	大动脉和冠状 动脉瓣膜病 变，心梗，动脉斑块	高血压，心血 管病，凝血功 能异常	动脉瘤，脑血管畸形

续　表

	缺血性脑血管病			出血性脑血管病	
	TIA	脑血栓形成	脑栓塞	脑出血	蛛网膜下腔出血
意识状态	通常清醒	通常清醒	通常清醒	常见昏迷	常见昏迷存在
颈项强直	无	无	无	大多存在	血性，ICP升高
脑脊液	无色透明	无色透明	无色透明	血性	
痉挛抽搐	罕见	罕见	罕见	可见	可见
头颅X线	可以出现颅内动脉钙化	可以出现颅内动脉粥样硬化水肿引起的松果体移位	通常正常	松果体移位，脑水肿，出血或血肿	正常或钙化，动脉瘤

（三）辅助诊断

1. CT检查　可显示梗死灶的位置和范围。梗死灶在发病后24h内CT不显示密度变化，24～48h后逐渐显示与闭塞血管供应区一致的低密度影，伴随着中线和脑室系统移位。

2. MRI　发病24h内可确诊脑梗死。出血灶显示出一高密度影。

3. 腰椎穿刺　压力增高；血性脑脊液。

4. 脑血管造影　显示血管闭塞或狭窄，特别是颈动脉闭塞。

5. 经颅多普勒超声（TCD）　检查出血液流经血管的方向和速度。

（四）心理社会状况

意识障碍患者常常给家属带来不安及恐惧，言语障碍的患者会感到孤独、烦恼甚至悲观5感觉障碍的患者因自己的感觉异常、疼痛会感到烦闷、忧虑，甚至躁动不安；运动障碍的患者可能产生无能的感觉，从而产生自卑、悲观情绪等等。脑血管疾病患者常对疾病治疗无信心，怕自己会成为一个残废的人而给家庭和社会造成负担，顾虑自己今后的衣食住行；中年患者还有来自对工作、家庭生活、老人的抚养、孩子的教育和就业等的忧虑；老年患者会担心子女将怎样对待自己，他们对生活更缺乏信心。需评估患者有无恐惧、绝望、烦躁、悲观失望、焦虑和情绪不稳定等心理变化，评估家属对患者所患疾病的了解以及家庭、社会对患者的理解和支持程度。

四、护理诊断及医护合作性问题

1. 脑血流灌注不足　与脑血流量不足、颅内压增高、组织缺氧有关。
2. 躯体移动障碍　与意识障碍、肢体瘫痪有关。
3. 自理缺陷　与意识障碍、肢体瘫痪或感觉障碍有关。
4. 言语沟通障碍　与意识障碍或相关的言语功能区域受损有关。

五、计划与实施

通过治疗和护理使患者的颅内压维持在正常范围，头痛减轻或消失；意识障碍无进一步加重，意识恢复清醒；能与外界有效地沟通；学会正确摆放瘫痪肢体、保持身体平衡，无关节挛缩，躯体活动能力增强；以及恢复部分或全部生活自理能力。

实践证明改善脑组织的灌注可以改善患者的运动功能，使他们能够在床上独自翻身更换体位、下床在床旁活动或依靠扶助轮椅活动、自己料理日常生活；另外，通过与人沟通改进自我表达能力，减轻低落与消极的情绪。

据强有力的证据表明：脑卒中患者如果能够得到受过专业训练的医务人员的照顾和指导，那么他们的生活质量是可以提高的。据澳大利亚等国外的文献表明，加强对脑卒中人群的护理，可降低脑卒中患者的病死率和致残率。

1. 急性期的处理原则　　体位摆放视病种而定，脑血栓形成和脑栓塞的患者需要增加脑的灌注量，因此床头需保持水平；出血性脑血管病或颅内压增高的患者需要减少脑的灌注量，床头需抬高。使用低温毯，控制中枢性高热和/或降低体温从而减少组织的代谢。鼻饲胃管在疾病初期可用于胃肠减压，如果存在吞咽困难，也可用于喂食。患者颅内压增高时需要使用控制通气和过度通气模式进行辅助通气。给予颅内压监测；进行心电监护，因脑血管病通常有心血管疾病的基础，尤其是脑栓塞；通过动脉血气分析监测呼吸功能和代谢的改变。保留导尿管有助于精确监测液体出入量，以维持体液和电解质平衡。癫痫好发于卒中后第一周，需用抗惊厥药物预防和控制癫痫发作。可用抗凝剂、弹力袜或促进下肢循环的措施预防肺栓塞和血栓性静脉炎。

2. 康复期的处理原则　　吞咽困难和意识障碍的患者仍需要鼻饲胃管进行喂食，保证足够的营养并防止误吸。通过膀胱功能训练和排便功能训练来改善尿失禁和排便障碍。适当的体位放置和关节活动范围内的运动训练是必需的，防止关节挛缩。保持皮肤完整。帮助有失语、构音障碍、失用和复视的患者建立有效的沟通。保证移动安全，患者需要学习床上移动、转移和轮椅的使用以及使用拐杖和足－膝矫形器。防治肩手综合征，控制疼痛，被动拉伸患肢以及减轻手和上肢的水肿。运动和感觉功能障碍、沟通交流障碍以及知觉障碍等会影响到性功能；情感障碍也会影响到自尊，需要尽早告知患者、配偶以及家属。指导日常生活活动的再学习：包括沐浴、梳洗、穿衣、进食以及如厕。保证患者不受意外伤害：包括跌倒、烫伤和中毒等。家庭成员将面临危机，因为患者可能并未意识到自己的缺陷，需要不断提供咨询和社会支持。要确定他们所需的社会健康资源，确定监护人。健康教育和支持组织是非常重要的。

（一）药物治疗的护理

1. 防治脑水肿　　大面积脑梗死、脑出血和 SAH 患者有明显脑水肿或有脑疝的可能时，应用脱水剂可减轻脑水肿、降低颅内压。常用药物为甘露醇、甘油果糖、速尿等，具有利尿、高渗脱水作用。

2. 抗凝剂　　抗血小板聚集剂可以减少 TIA 发作和脑血栓形成。目前主张使用小剂量，如阿司匹林 50～300mg/d，或抵克力得（Ticlid）0.25g 每日两次，通常在进展的缺血性卒中的急性期治疗中静脉输注肝素 3～5d；低分子肝素 4100U 或 5000U 皮下注射，每日 2 次，现在比静脉输注肝素还要广泛使用。华法林只用于高度的动脉狭窄、大血管疾病以及心源性栓塞，尤其是房颤。注意患者的皮肤、黏膜有无出血倾向，有无黑便。长期使用阿司匹林可引起胃肠道溃疡。用药前测出凝血时间和凝血酶原时间等以备对照，用药期间定期随访。应用抗凝剂期间一切护理操作应避免损伤患者的皮肤黏膜，注射后应延长按压针眼的时间。

3. 溶栓剂　　经 CT 证实无出血灶，并在监测出凝血时间和凝血酶原时间等条件下，"超早期"，即在脑梗死发生 3～6h 内溶栓治疗可使脑组织获得再灌注，阻止脑损害的进一步加重。常用的溶栓药有：①尿激酶在国内目前应用最广，常用剂量为 50 万 U～150 万 U，其中

25万U作静脉推注，其余部分在2h内静脉滴注。②组织型纤溶酶原激活剂（t－PA）是目前唯一的一种通过组织分泌机制达到溶解血栓的药物，其治疗窗为发病后3～6h。该药物最严重的副作用是引起颅内出血。

4. 钙离子通道阻滞剂 降低细胞内的钙离子水平能扩血管，解除SAH引起的脑血管痉挛。通常口服尼莫地平60mg，每4h一次，持续3周。

（二）手术治疗的护理

对于反复发作TIA的患者，经血管造影证实有颈部血管动脉硬化斑块引起明显狭窄或闭塞的，应考虑颈动脉内膜剥离术、颅内－颅外血管吻合术。对于大脑半球出血量在30ml以上和小脑出血量在10ml以上的患者，均可考虑施行开颅血肿清除术。对于破入脑室者可行脑室穿刺引流术，也可行经皮颅骨钻孔和血肿穿刺抽吸。对于SAH患者在血管造影证实有颅内动静脉畸形或颅内动脉瘤的可采用手术切除、血管内介入治疗或γ－刀治疗。

颈动脉内膜剥离术可以切除颈内动脉颅外段的粥样硬化斑块，目的在于恢复TIA患者的脑血流，减少发生卒中的机会。

1. 适应证 TIA和颈动脉狭窄者。

2. 禁忌证 同一般的脑部手术禁忌。

3. 术前护理 给予患者及家属术前指导，告知手术的目的、好处和危险，解释监护室的环境和术后的处理。教会患者深呼吸。鼓励患者和家属说出他们的担忧。检查手术通知单，记录患者基本的神经系统体征和所有的健康问题。术前晚禁食、禁饮。按医嘱给予术前用药。

4. 手术过程 手术需要肝素化和夹闭病变部位的上下动脉，然后切开病变部位，取出粥样硬化斑块。

5. 并发症 空气栓塞、脑梗死、第Ⅶ、Ⅹ、Ⅺ和Ⅻ对脑神经损伤、低血压或高血压、心律失常、感染以及声带麻痹。

6. 术后护理 术后需要24h监护。监测神经系统体征和生命体征每15min一次至平稳，然后每1～2h一次。意识改变和局灶性神经系统病征的出现提示脑的灌注不足；颈动脉阻塞可导致严重的脑梗死。如有异常及时报告医生，可能需要急做CT检查，并做好急症手术的准备。遵医嘱给药控制血压。低血压可减少脑的灌注甚至缺血；而高血压则会导致出血。心律失常可影响心输出量和脑灌注压。颞动脉搏动消失伴随着神经系统病征出现。给患者吸氧保证足够的通气。鼓励患者咳嗽和深呼吸，预防术后肺炎和肺不张。检查气管有无移位，切口有无渗血、血肿或水肿。术后卧床24h后活动逐渐增加，以能耐受为度。

（三）其他护理措施

1. 改善脑组织灌注

（1）评估神经功能：每15min～1h要观察患者的病情变化。

（2）监测颅内压（ICP）来确定脑的灌注压（CPP）：ICP＞15mmHg（2KPa）超过15～30min可以引起脑缺血，CPP是血压通过大脑产生的梯度（正常值为80～100mmHg），等于平均动脉压（MAP）减ICP。

（3）监测血压和心率：当收缩压持续高于160mmHg（21.3KPa），ICP升高而CPP降低，当CPP＜60mmHg（8KPa）将导致脑缺血发生。

（4）将床头抬高30°～45°，保持头部正中位，可以促进静脉血从大脑中流出。因为闭塞的颈静脉阻止静脉血从大脑排出。

（5）避免髋部屈曲、颈部屈曲、用力排便，这些动作都会增加胸腹部的压力，易导致颅内压升高。

（6）监测动脉血气：应用机械通气时要控制 $PaCO_2$ 25～30mmHg（3.3～4KPa），PaO_2 ≥80mmHg（10.7KPa）。血管扩张对二氧化碳非常敏感，$PaCO_2$ 25～30mmHg 可使脑血管产生收缩，减少大脑的血容量和 ICP。保持大脑血液的物质交换，需要足够的氧气，降低氧分压可以增加大脑的血容量。

（7）保证氧气供应，必要时为患者吸痰：吸痰之前要给予氧浓度为100%的氧气吸入，每次吸痰不能超过15秒，这样可以保持血氧水平稳定；快速吸痰可引起 ICP 升高。

（8）控制环境温度：高热、体温过低可影响脑代谢率，增加脑的代谢率可增加脑血流，而导致 ICP 升高。

（9）监测抽搐发作情况：抽搐发作可增加大脑的新陈代谢，升高 ICP。

（10）实施护理计划，使外部刺激降低到最小，因为细微的刺激都可导致 ICP 急剧上升。

（11）常规应用激素、脱水剂、镇静剂和/或肌肉松弛剂。激素和脱水治疗可以减轻脑水肿；巴比妥类药物可减少大脑的血容量和新陈代谢；肌松剂/镇静剂可以减少患者对不良刺激的反应。

2. 促进患者的康复活动

（1）请康复师参与制定康复计划。

（2）每日实施 ROM 锻炼，患者主动参与锻炼可以阻止关节挛缩，降低发生肩－手综合征的危险。

（3）保持肢体处于良好体位：用枕头支撑患肢防止挛缩；用枕头或棉被卷支撑大腿防止外旋；用足底板支撑患足防止足下垂；用力将手指展平防止手指挛缩。每2小时为患者翻一次身，同时要注意正在治疗中的患肢的摆放位置。

（4）支起瘫痪侧的床档，如果患者烦躁多动就把两边的床档都支起。指导患者用健侧手臂自主翻身更换卧位，但要注意防止其坠床。

（5）教会患者变换体位的技巧：如指导患者双脚平放床上，屈膝抬臀，使髋部抬起，这样可以更换床单。

（6）教会患者掌握坐起来的技巧：脚离开床，用健侧胳膊支撑直到坐起。

（7）帮助患者保持坐位平衡：床垫要平稳，轻轻搀扶着患者教其如何保持平稳。

（8）教会患者如何安全站立：穿防滑鞋，让患者两腿分开平站在地上以稳定重心；也可让患者学会用健肢扶着椅背支撑站立。

（9）教患者如何安全使用轮椅：系好安全带，降低轮椅座位，把脚踏板放置在患侧，手闸柄放在健手侧，让患者用健侧脚划地推动轮椅。

（10）在轮椅上安装扶手或干净的木板来支撑胳膊和手以防止滑下，手要与车轮保留一定的距离。

（11）教会患者从椅子安全转移到轮椅的方法。如果患者自己不能做，但能站起来时，将轮椅放置在适宜的位置，锁住车闸，护士站在患者的患侧，应用 Bobath 物理治疗方法协助患者转移到床上。

（12）提醒患者在使用轮椅转乘时一定要有人照顾，因为在转乘过程中存在很高的危险性。

（13）行走时适时使用辅助工具，通常患者会使用拐杖，在患腿侧支撑。

（14）指导患者正确使用医生指定的矫正器。患者一般需要使用从踝部到足的矫正器，以确保踝部处于正常或轻微的背屈位。

3. 指导患者独立从事日常生活

（1）专业治疗师指导患者单手进行自我照顾的技能。多数治疗师进行训练时以 ADL 指数作为考核评价标准，以保证治疗师和护士达成共识。

（2）指定长期的照料者，使患者学习新技术更容易，减少挫折感。

（3）如果患者有失语症，训练时增加手势和表情的使用。如果患者没有失语而有知觉问题，应增加暗示语言的应用。

（4）鼓励患者多从事力所能及的自我护理，一方面使患者学会技能，另一方面可使患者感到独立和自尊。

（5）给患者足够的时间完成 ADL 技能，患者更喜欢自己独立完成工作，使患者减少挫败感。

（6）视野定位训练：示意患者应用单眼遮盖法缩小视野观察环境，遮住一只眼睛虽然消除了复视，但使患者感到不安全和迷惑。此法要每天轮流遮住双眼。

（7）向医生汇报患者所学技能坚持应用的情况，以评价康复训练的有效性，并能及时改进训练方法。

（8）评估家庭环境的安全性和可接近性，为使家庭环境变得更适合患者居住，需要改变家庭的布局和设施。

4. 提高患者自我表达能力

（1）拜访演说专家，有助于与患者进行有效的沟通。

（2）给予患者充足的时间去与人交谈，那些思维不太敏捷的患者需要时间组织语言、整理思绪，并尽力和别人进行交谈。

（3）不要帮助患者说他未说完的话，这会使患者产生挫折感。

（4）用符合患者年龄的说话方式与他们交谈。如果患者是小孩儿，不要用专业术语和他们讲话。

（5）要慢而简单地表达自己的意思，让患者听着简单易懂。

（6）说话时要用正常的声调。当患者不能很好地与你交谈时，不要用太大的声音对患者说话，除非患者有听力障碍。

（7）鼓励患者使用手语，帮助医患之间更好地沟通和理解。

（8）确保患者自己能使用呼救灯/铃，以保证患者安全。

（9）估计患者回答是和否的可靠性，使用是和否回答可在紧急情况下能很好地理解患者的需要。

（10）评估患者使用交流板的能力，在紧急情况时使用交流板会使交流变得更容易。

（11）如果你不能理解患者的意思，在事情不算太紧急的情况下，你需要再花几分钟去弄清患者的真正需要。交流困难会使患者的挫折感油然而生，而且还会抹杀掉他去理解别人和表达自己思想的能力。

六、健康教育

包括在家中进行的护理，要教给患者及家属必要的护理方法。要强调家庭护理的重要性，并做一次追踪调查。教给患者药物的名称、副作用、用药时间以及药物疗效。教给患者伤口的处理方法。向患者介绍 TIA 与 CVA 的症状和体征。与患者探讨通过保持身体平衡、低脂饮食、戒烟、增加运动等方式使发生脑卒中的风险性降到最低的重要性。

七、护理评价

1. 患者的脑灌注得到改善　表现为 ICP 保持低于 25mmHg（3.3KPa），意识清楚、定向力正常，没有明显的神经缺损或癫痫发作。

2. 患者运动功能有所恢复　能够自行在床上翻身更换体位，能离开床自行走动或推着轮椅走动。

3. 患者可以独立完成日常生活动作　患者可以自己洗浴、修饰、穿衣、进食、如厕。

4. 患者的自我表达能力增强　患者理解别人和表达自己需要与想法的能力增强了，与人沟通时的挫折感降低了。

（胡惠萍）

第十五节　脑血管（动静脉畸形、动脉瘤）手术的护理

颅内动静脉畸形为先天性脑血管异常，主要缺陷是脑的局部缺少毛细血管，使脑动脉与脑静脉之间形成短路，引起一系列脑血循环动力学的改变。

颅内动脉瘤是指颅内动脉管壁上的异常膨出部分，80% 发生在大脑动脉环的前部或邻近的动脉主干上。

脑血管病是严重威胁人类生存及生存质量的疾病，是造成人类死亡的三大疾病之一，为了减少死亡率和致残率，更好地改善生活质量，近来所采用的血管内介入治疗，支架置入术已成为一种治疗缺血性脑中风最为快捷、有效的方法。

脑血管介入手术治疗是精细而复杂的手术，因为颅内的血管和神经分布异常丰富，解剖结构复杂，手术刺激可造成心动过缓、低血压、血管痉挛等症状，而术后患者又需保持强迫体位，因此，做好术前教育、术中配合、术后卧床期间日常生活能力培训、病情及疗效观察等护理工作是支架置入术成功的关键。

一、术前护理

1. 心理护理　脑血管支架置入术是有创手术，患者一方面因为对手术的部位、伤口大小、手术的时间、术中有无不适等缺乏了解，惧怕手术所带来的不适感及危险性；另一方面又怀疑这一项技术的治疗效果，许多患者顾虑重重，因此手术前主动与患者沟通，鼓励其说出内心的想法，了解其顾虑的原因，提供相应的帮助；主动地向患者介绍本治疗方法、治疗的安全性及治疗后所能达到的临床效果，以及有利于患者的护理和医疗信息；说明不良情绪可影响机体的防御功能，提高心脏的应激反应，于治疗有害而无利，反之，乐观的情绪主动

的配合能提高治疗和护理，讲解术中可能出现的不良反应及如何配合的要领，如果有条件可以让手术成功者进行现身说明和介绍，以消除其不良心理，取得其理解和信任，增强其战胜疾病的意志和信心，积极地配合检查治疗和护理。由于手术前耐心细致地心理护理，均在病人的积极配合下顺利完成。

2. 生活技能的培训　因患者手术后需卧床24h，所有的基本生活所需如饮食、排便等都要在床上进行，因此这就需要提前做好生活技能的培训。嘱患者平时多吃些蔬菜和水果，避免食用甜汤、鸡蛋，防止便秘和胀气。手术前1~2d向患者介绍床上进食、饮水、服药、排便的方法并进行训练。进食、饮水、服药时头可偏向一侧，排便时家属用手托起患者腰部蒋便盆的钝面放入臀下，初次不习惯患者可进行腹部按摩，毛巾热敷，听流水声等。

3. 术前3d行资料的收集和记录　详细阅读病历资料，了解心、肾及神经系统有无严重疾病，了解生命体征的变化，尤其是血压变化，高血压患者应用药物控制使舒张压降至110mmHg以下，并做好记录。做心电图，检查血尿常规、肝肾功能、凝血机制；询问药物过敏史并进行碘过敏和普鲁卡因过敏试验；讲解所服用的药（抗凝药、降压药）对手术所造成的重要影响，并看到患者服到口。给予良好的环境保证充足的睡眠，必要时可根据医嘱给予镇静剂。

4. 术前一般护理　为了防止术中呕吐，手术前1d进食减少，术前4h禁食禁水。执行术前治疗医嘱，并为双侧腹股沟及会阴部进行备皮，清洗皮肤。患者在进入手术室之前肌肉注射地西泮10mg或鲁米那钠0.1g及阿托品0.5mg。

二、术后护理

1. 一般护理　检查穿刺处有无血肿，用沙袋压迫6h，让患者保持正确的体位—平卧位，卧床休息24h，并保持病房的安静。感觉压迫紧时及时告之。由于穿刺侧下肢需保持伸直位6h，24h后方能下床活动，长时间的强迫体位极易引起烦躁、血压升高、尿潴留，患者会强烈要求坐起，有的甚至自行坐起，护理人员要加强心理护理，承认其不适感，表示理解，向其说明此体位的重要性及坐起后的严重后果，以取得患者的合作，必要时熟睡中可用约束带加以固定。如患者出现腰痛，可以进行腰部按摩。

2. 血压的观察　观察病人的神志情况，严密监测生命体征的变化，尤其是血压的变化。经支架置入术后狭窄的动脉得以扩张，动脉血运重建，血压会改变，因此严密监测24h（1h1次）血压变化，并详细的记录，发现异常情况及时向医生报告。

3. 并发症的观察　每15~30分钟巡视患者1次，观察穿刺部位有无渗血、出血及皮下血肿，询问患者有无牙龈、口腔和鼻出血；观察病人的大小便、呕吐物及皮肤黏膜有无出血倾向。咳嗽、大小便时用手压迫穿刺点防止出血，出现便秘及时处理。观察穿刺下肢足背动脉的搏动情况、脚趾的活动情况以及穿刺侧下肢皮肤的温度和色泽，并做详细记录。每1~2小时可进行1次被动肢体按摩，以促进血液循环，防止下肢血栓的形成。

4. 重视出院指导及随访　患者出院前向其介绍出院后注意事项：

（1）因为支架置入后，支架内壁将被新生的血管内膜覆盖，使支架与血管真正融为一体，这一过程大约需要6~8周，在此之前为防止支架内壁血栓形成，需服用抗血小板药物如波立维和阿司匹林至少8周时间，以后长期服用阿司匹林。

（2）在服药期间如出现皮肤黏膜或尿便出血以及身体的其他部位出血，应立即停药并与医生或医院联系。联系的方式在发给病人的出院联系卡上。

（3）服用抵克立得的患者在服药期间每15天复查外周血象1次，以防止白细胞减少。

（4）注意饮食健康，低盐饮食，每日盐量不超过5g，多食蔬菜、水果，少食含胆固醇较高的食物如蛋黄、动物内脏、猪油等，食用含蛋白质丰富的食物如瘦肉、鱼肉、豆制品等。

（5）坚持服用医生所开出的出院带药，定期监测血压变化，定期来院复诊。如出现头痛、眩晕、偏瘫等情况及时来院复诊。

（6）戒烟戒酒，不参加容易情绪激动的活动，保证充足的睡眠，保持心情愉快，适当锻炼。我们将出院注意事项打印成条款随出院小结一起交付给患者，并留下患者的电话号码或住址，定期电话或信件随访其出院后的生活情况。

5. 防止支架塌陷　支架置入手术目前被认为是一种安全、有效的治疗方法，但极少的患者会发生塌陷，此常发生在手术后1年内，按目前全世界统计资料，每100个接受这种手术的患者有5~6个会出现再狭窄或塌陷，所以需向患者说明不要用力按摩颈部和头部，在手术后3个月，来院复查B超，手术后1年复查DSA。

三、健康指导

1. 按神经外科一般护理常规。

2. 保持大便通畅，便秘可适当用些通便剂。多食粗纤维食物，切忌用力过度，避免再次发生出血。

3. 外出、出须有陪护，预防发生意外。

（胡惠萍）

第十六节　大脑半球肿瘤切除术的护理

颅内肿瘤是指包括来自脑、脑血管、脑垂体、松果体、颅神经和脑膜等组织的颅内原发性肿瘤，也包括一小部分来源于身体其他部分转移到颅内的继发性肿瘤。

一、术前准备

1. 患者入院按医嘱做常规检查，如肝肾功能，血尿常规，出、凝血时间，配血、备血，药物过敏试验。

2. 有癫痫病史患者禁用口表测量体温。

3. 有颅内压增高者切忌灌肠，3d无大便者可用开塞露等。

4. 有精神症状者，为预防意外需家属陪伴，并做好交接班。

5. 患者需做特殊检查（如CT、脑电图、超声波及各种造影）应由医院工作人员陪同前往。

6. 皮肤准备：术前1d备皮并仔细检查手术野有无感染及破损处。

7. 女性患者月经期停止手术，有发热或腹泻者通知医生另作决定。

8. 做好心理护理。消除对手术的恐惧心理。术前晚，必要时给予适量的镇静药或安眠药。

9. 手术前 12h 禁食（针麻、局麻除外），哺乳婴儿术前 4h 禁食。备齐手术中用物。

10. 术日晨按医嘱给药。

二、术后护理

1. 按神经外科一般护理常规及麻醉后护理常规。

2. 卧位　全麻患者在麻醉未醒之前取平卧位，头转同一侧。意识清醒、血压稳定后，宜抬高床头 15°~30°。

3. 手术日禁食，第 2 天可进流质、半流质或遵医嘱。

4. 病情观察　观察意识、瞳孔、脉搏血压每半小时 ~1 小时 1 次，连续 6 次以后每 2 小时 1 次，连续 12 次。如观察过程中有异常发现（如瞳孔大小、意识改变、肢体瘫痪、血压不稳）应及时与医师联系。

5. 注意切口引流液情况。经常保持敷料干燥，拔出引流管后须注意有无脑脊液渗漏，发现渗漏者及时通知医师。

6. 术后当日不用镇静剂或安眠药。

7. 手术后 6~8h 仍不能排尿者，可给予导尿。

三、健康指导

（1）树立恢复期的信心，对疾病要有正确的认识。避免因精神因素而引起疾病的变化，加强全身支持疗法。多进高蛋白食物，保证良好的营养。

（2）按时服药，切忌自行停药。定时门诊随访，了解病情的转归。

（3）术后放射治疗的患者，一般在出院后 2 周或 1 个月进行。放疗期间定时查血象，放疗治疗中出现全身不适、纳差等症状，停药后可自行缓解。

（4）如去颅骨骨瓣患者，术后要注意局部保护，外出要戴帽，尽量少去公共场所，以防发生意外，出院后半年可来院做骨瓣修补术。

（5）为防肿瘤复发，一般每年须做 CT 检查，以了解病情变化。

（赵景娜）

第十七节　后颅肿瘤摘除术的护理

一、术前准备

1. 按神经外科手术一般护理常规。

2. 皮肤准备备皮范围除了全部头发外还需包括后颅部至肩胛皮肤，备皮方法按神经外科手术一般护理常规。

二、术后护理

1. 按神经外科护理常规。

2. 卧位根据手术时的卧位，坐位手术患者回病室后给半卧位，侧卧位手术患者回病室仍给侧卧位，麻醉未醒前可向健侧侧卧。

3. 手术当日禁食，第 2 天按医嘱给饮食。

4. 病情观察观察意识、瞳孔、脉搏每小时 1 次，连续 6 次，每 2 小时 1 次，连续 12 次。血压每小时测量 1 次，连续 6 次，每 1 小时 1 次，连续 12 次。注意血压、呼吸的改变，病情稳定后停止观察。

5. 保持呼吸道通畅需准备好吸痰用具，以备急用。

6. 搬动患者时双手应托住颈部，保持水平位置。

7. 术后绝对卧床休息。

8. 注意切口渗液情况，拔除引流条后观察有无脑脊液漏。

9. 尿潴留患者要及时给予导尿，不可用力挤压充盈的膀胱，以免引起颅压增高。

三、健康指导

1. 按神经外科护理常规。

2. 做好患者及家属的健康教育，使其对疾病要有充分的认识，积极配合术后治疗和护理。

3. 对疾病要有充分的认识，积极配合术后治疗和护理，尽快达到恢复身心健康的目的。

4. 术后仍有眼睑闭合不全者按时滴眼药水或涂金霉素眼膏，加用眼罩或纱布覆盖；有行走不稳、吞咽困难等症状的患者，需按时门诊随访，定时服药，加强功能锻炼。

5. 户外活动须有人陪护，防止发生意外，并注意保暖，以防感冒而引起并发症。

6. 手术不能全部切除肿瘤的患者，一般在术后 1 个月内需进行放疗，期间定时查血象，注意营养与休息。

7. 定期门诊随访，每年 CT 复查 1 次。

3. 颅底骨折耳鼻腔有液体流出者，用消毒纱布覆盖，切忌用棉球填塞。

4. 保持呼吸道通畅，准备好吸痰用具，随时准备做好气管切开的配合和护理。

5. 注意口腔内有无松动牙齿，如有应拔去。若有假牙应取下交给家属保管。

四、健康指导

1. 饮食以高蛋白、高维生素、低脂肪易消化的食物（如鱼、瘦肉、鸡蛋、蔬菜、水果等）为宜。

2. 注意劳逸结合。

3. 告之患者颅骨缺损的修补，一般需在脑外伤术后的半年后。

4. 按医嘱服药，不得擅自停药，出院后 1 个月门诊随访。

5. 加强功能锻炼，必要时可行一些辅助治疗，如高压氧等。

6. 外伤性癫痫患者按癫痫护理常规。

（胡惠萍）

第十八节　脊髓肿瘤（髓内、外）切除术的护理

一、术前护理

1. 按神经外科术前一般护理常规。
2. 皮肤准备：以病变为中心上、下 5 个椎体的皮肤范围备皮。
3. 手术前夜给开塞露通便，术前 12h 禁食禁水，哺乳婴儿 4h 禁食。
4. 术晨保留导尿。

二、术后护理

1. 搬动患者时要保持脊髓水平位，尤其是高颈位手术，更应注意颈部不能过伸过屈，以免加重脊髓损伤。
2. 卧位　根据手术定卧位，高颈位手术取半卧位，脊髓手术取侧卧位，脊髓修补取俯卧位。术后 2h 翻身 1 次，翻身时注意保持头与身体的水平位。宜睡硬板床。
3. 麻醉清醒后可进流质或半流质，呕吐暂不进食。
4. 观察　血压每小时测量 1 次，连续 3 次，平稳后改为每 2 小时 1 次，至停止。
（1）高颈位手术：麻醉清醒后观察四肢肌力活动，注意呼吸情况，术后可能会出现颈交感神经节损伤症（霍纳综合征：患侧瞳孔缩小，眼睑下垂，眼球凹陷）一般不需处理。
（2）胸椎手术：上肢不受影响。术后观察下肢肌力活动，术后常会出现腹胀，排泄困难，可肌肉注射新斯的明 0.5mg 或肛管排气。
（3）马尾部手术：观察下肢肌力活动度情况及肛周皮肤感觉有否便意，在观察过程中如发现感觉障碍平面上升或四肢活动度有减退，应考虑脊髓出血或水肿，应立即通知医师采取紧急措施。
5. 截瘫患者按截瘫护理。
6. 术后 6~8h 不能排尿者给予保留导尿，并按保留导尿护理常规。

三、健康指导

1. 了解患者心理反应　应给予鼓励，树立战胜疾病的信心。
2. 预防压疮　按时翻身，避免局部长期受压。并保持皮肤及床单的清洁平整。
3. 预防并发症发生　感觉麻木或消失的肢体应忌用热水袋，防止烫伤，瘫痪肢体要保持功能位，预防关节畸形、足下垂等。
4. 保持大小便通畅，保留导尿者，应保持尿道口的清洁，做好保留导尿护理。便秘时可用通便剂。大便稀薄者，肛门周围皮肤可涂用金霉素油膏，以保护肛周皮肤。
5. 指导患者肢体功能锻炼，做到主动运动与被动运动相结合。促进肢体功能恢复，并教育患者自我护理的方法。
6. 加强营养，进高蛋白、高维生素、高热量的饮食。多食水果、蔬菜，以增加肠蠕动。
7. 按时服药，定期门诊随访。

（胡惠萍）

第十九节　听神经瘤手术的护理

听神经瘤为颅内常见的良性肿瘤，约占颅内肿瘤10%，发生于第Ⅷ脑神经的前庭支，一般位于桥小脑。主要原因是由于前庭神经鞘细胞增生，逐渐形成肿瘤。发病年龄30~60岁，女性多于男性。

临床以听神经、面神经及三叉神经为主要的颅神经损害症状，如耳鸣、耳聋、面部感觉减退、轻度面瘫、共济失调、颅内压增高等为主要特征。

按神经外科疾病手术一般护理常规。

一、病情的动态观察

1. 呼吸功能的观察　听神经瘤手术常累及脑干，当延髓呼吸及心血管中枢受损时，可影响循环和呼吸功能，尤其是呼吸功能，出现呼吸浅而慢，血压下降，脉搏弱而速，进而发展成为呼吸循环衰竭，导致患者死亡，故应加强呼吸功能观察，尤其要注意观察呼吸节律、频率、深浅、快慢等，并注意保持呼吸道的通畅。

2. 颅内压的监测　听神经瘤手术后一般48h左右脑水肿达到高峰，并可持续至72h，此时易发生各种变化：脑干水肿、脑疝等，应利用颅内压监护仪持续监测72h，并及时记录。因颅内压的高低直接反映脑水肿的程度，可根据颅内压的指数决定应用脱水药的剂量和次数。

3. 神志、瞳孔的观察　听神经瘤手术均在全麻下进行，术后麻醉清醒一般需要1~2h，如果肿瘤部位深，手术创伤大，患者体弱对麻醉的耐受性差，术后清醒较晚，但最长不可超过术后8h，若超过此期限，就应提高警惕，注意有无颅内出血、手术损伤脑干及急性脑干水肿等情况发生。在本组监护中曾有1例出现苏醒后又昏迷，伴有瞳孔改变，立即告知医生，快速静脉输入20%甘露醇后复查CT，证实有术后出血，急诊行二次手术，清除血肿。由于及时发现病情变化，给患者赢得了宝贵的抢救时间，也为医护人员自己减少了手术失败的风险和不必要的医疗纠纷。

二、呼吸道护理

1. 防止患者自行拔掉麻醉插管而窒息　患者清醒前有轻度躁动，要求护士周密护理，同时适当约束双听神经瘤患者术后分阶段护理上肢。

2. 保持呼吸道通畅　听神经瘤术后患者，多有颅神经损害，咳嗽、吞咽反射减弱或消失，加之插管、全麻刺激气管黏膜水肿，分泌物不能及时排除而影响呼吸道通畅等因素，易并发肺炎等。所以术后应鼓励患者咳嗽、咳痰，对排痰不畅者，要定时彻底吸痰。术后6h开始翻身，更换体位，并叩击背部，使痰液松动利于排出。如有延髓机能障碍，呼吸困难，术后应尽早行气管切开，以保持呼吸道通畅，此措施也便于在必要时用人工呼吸机辅助呼吸。

3. 体位　听神经瘤切除术后，颅内留下大空腔，改变了正常颅腔对脑的悬浮固定保护作用。脑干容易受头位的改变发生摇动或移动造成损伤，而出现呼吸抑制。因此，术毕回ICU后，全麻未清醒及意识清醒后24h的患者，均应保持取去枕平卧或健侧卧位，头与躯干保持水平位置，翻身时需有人扶托头部使头颈成直线，避免扭转。24h 后若没有脑神经受损及吞咽功能障碍，宜抬高床头 15°~30°，以利颅内静脉回流，减轻脑水肿。肿瘤较大的患者切勿过度搬动头部或突然翻患侧，要求搬动时，必须有专人双手稳定患者头部，防止头颈部过度扭曲或震荡，使头部与躯干成一条直线。2 人协作翻身，动作要轻稳，避免头部过屈和用力过猛，造成脑干移位而发生呼吸骤停危象。7d 内要求头部制动，严格卧床休息。

三、健康教育

1. 指导患者早期配合康复锻炼，提高自理能力。
2. 行走不稳者外出活动须有人陪伴，防止发生意外。患侧面部感觉减退者应防止烫伤。
3. 术后仍有眼睑闭合不全者按时滴眼药水或涂金霉素眼药膏。
4. 定期复查。

（胡惠萍）

第二十节　颅骨缺损修补手术的护理

颅骨缺损是指由于先天性、外伤性或手术后引起的缺损，当直径大于 2cm 时，造成外形或功能受影响者，应行颅骨缺损修复术。

临床表现以局部可触及颅骨缺损，可见脑组织外膨、搏动为主要特征。

按神经外科疾病手术一般护理常规。

一、适应证及禁忌证

（一）适应证

1. 骨缺损范围超过 3cm 直径者。
2. 有明显的自觉症状，如头痛、头昏或骨缺损缘疼痛。
3. 对颅骨缺损有恐惧心理和不安全感，如怕震动，怕受外伤等。
4. 颅骨缺损区有癫痫源存在者。
5. 颅骨缺损伴脑积水，在行分流术同时应修补颅骨。

（二）手术效果

颅骨修补材料包括自身的（如将第 1 次手术时取下的骨瓣置于腹部皮下．届时再取出修补）和人工的。现在常用的人工材料有有机玻璃、钛合金、矽橡胶等。尤以矽橡胶板较好，其组织反应小，无毒，能耐高温并能透过 X 线，不易老化，不传热，不导电。不管采用何种修补材料均可获得较满意的外形，但应预防感染，一旦感染，则需取出修补物。

（三）禁忌证

1. 创口处有感染，或感染虽已愈合但不足半年者。
2. 仍有颅内压增高者。
3. 开放性颅脑损伤清创不彻底，仍有异物存留者。
4. 严重神经、精神障碍者。

二、护理措施

（一）术前护理

1. 向患者讲解颅骨修补的重要性，使之消除不良心理，配合治疗。
2. 注意安全，避免缺损处碰撞及强光照射。
3. 遵医嘱服用抗癫痫药物，并观察药物作用及副作用。
4. 密切观察病情变化，注意有无癫痫发作先兆。
5. 协助各项检查。
6. 保持头皮清洁，检查头皮有无炎症性病变。
7. 准备修补材料，材料塑形时应注意患者形象美观。

（二）术后护理

1. 麻醉未清醒前取平卧位，头偏向健侧，清醒后取头高位 15°～30°。
2. 病情观察
（1）密切观察患者神志、瞳孔及生命体征变化。
（2）注意切口渗血情况，观察局部有无肿胀、积液，以防排异反应发生。
3. 遵医嘱服用抗癫痫药物，并观察药物作用及副作用。

（三）健康教育

1. 加强营养，增强体质，促进头皮伤口生长。
2. 保持头皮清洁，如皮下有积液应及时就诊。
3. 按时服用抗癫痫药，并注意药物不良反应。
4. 定期复查。

（胡惠萍）

第二十一节　颈动脉内膜剥脱术前及术后护理

临床上导致脑血管疾病的主要原因为颈动脉内膜狭窄，而颈动脉内膜增厚是导致颈动脉内膜狭窄的最主要的原因。为了显著降低脑血管疾病的发生率，往往采用颈动脉内膜剥脱术对患者进行治疗。该手术方法主要是通过将增厚的颈动脉内膜硬化斑块进行切除，从而起到清除血管内"垃圾"的功效，疏通血管，防止脑血管疾病的发生。护理在治疗过程中具有非常重要作用，本文主要颈动脉内膜剥脱术前及术后护理。

一、术前护理

1. 一般护理　手术前对患者进行全面评估，详细了解患者的年龄、疾病史、生活习惯等，要劝导吸烟的患者戒烟，防止尼古丁导致血管痉挛，指导患者合理进行饮食，禁辛辣等刺激性食物，多食用低脂肪、低盐以及富含营养的食物，护理人员每隔半个小时巡视病房，加强患者的安全防护，主动同患者和家属沟通，了解他们的真实想法，展示以往手术成功的案例，从而消除不良情绪的滋生，积极配合医生进行治疗，树立信心。
2. 控制并对基础性疾病进行治疗　该疾病患者往往患有高血压和高血糖等疾病，因此在手术前需要对其他基础性疾病进行有效控制。护理人员指导患者按时、按量地服用降压和降糖的药物，使血压和血糖控制在有效的范围内，保证手术能够顺利完成，血压水平为140mmHg左右，而血糖接近正常水平即可。

3. 咳嗽、咳痰训练　患者因实施颈部手术，手术后不敢咳嗽和咳痰，同时受到沙袋的压迫，头部难以活动，为了有效防止发生肺部感染，手术前对患者进行有效的咳嗽和咳痰训练。

4. 颈动脉压迫训练：对患者进行此项训练有助于建立良好的脑血流侧支循环，方法为患者取仰卧位，指导患者对患侧颈动脉进行按压，按压部位环状软骨平面、胸锁乳突肌前缘，每天按压4次左右，在餐后开始，每次时间为5min，逐渐延长，如果患者没有发生不适症状，最长的按压时间可以为30min。

二、术后护理

1. 一般护理　手术后将患者推于监护室监护，麻醉未醒前使患者取平卧位，清醒后取半卧位，为了防止头部活动，利用沙袋进行局部压迫，头置冰帽，翻身时候动作轻柔，待患者的病情稳定后，在护理人员的协助下进行下床活动，由于手术会引起血压升高，因此术后要重点监测血压变化，防止血压过高导致血管发生破裂，从而压迫血管，影响呼吸。对于留置的引流管要保证通畅，定时挤压和观察引流液的颜色、形状和剂量，对于渗血患者要及时更换包扎，若渗血较大，及时通知医生进行相关治疗。

2. 用药护理　为了防止形成血栓，采取抗凝治疗，往往在手术中使用肝素钠抗凝，而术后使用阿司匹林和静脉滴注低分子右旋糖酐，在治疗中密切观察出凝血时间，牙龈和针眼处是否发生出血。

3. 呼吸道护理　术后在常规咳嗽训练基础上，定期协助翻身，有效叩背，充分吸痰。每天4次给予吸氧，有助于痰液充分稀释，改善呼吸，防止发生肺部感染。

4. 并发症护理　为了有效减少并发症的发生，护理工作发挥着重要功效，对于高灌注综合征，术后要密切观察患者的神智和瞳孔的变化，控制液体的总量，需要使用脱水剂时，要选择合适剂量和间隔时间，以获得最佳疗效，同时进行持续镇静，防止癫痫等发作。为了防止再狭窄发生，术后详细向患者介绍抗凝药物重要性，告知药物名称、功效、用法和注意事项，严格按照规定指导患者用药。为了防止神经功能受损，严密观察意识状态和肢体活动，若发现躁动、癫痫等及时告知医生进行治疗，在同患者交流中观察是否存在吞咽困难、声音嘶哑等现象，实时掌握患者机体状况。

（李云霞）

第二十二节　脊髓压迫症手术的护理

脊髓压迫症是一组由不同病因产生的脊髓及神经根受压的疾患，是神经系统的常见病。主要是由于脊髓先天性疾病、外伤性脊髓疾病、脊髓炎症、脊髓肿瘤、脊髓血管畸形、寄生虫等所致。

脊髓受损平面的不同，临床表现也各异。上颈段受损可出现四肢痉挛性瘫痪；颈膨大损害可出现上肢弛缓性、下肢痉挛性瘫痪；胸段损伤表现下肢痉挛性瘫痪；腰膨大损害可出现下肢弛缓性瘫痪；马尾圆锥损害可出现马鞍区感觉障碍及双下肢弛缓性瘫痪等。

按神经外科疾病手术一般护理常规。

一、病因及发病机制

（一）病因

造成脊髓压迫的病因按其解剖部位可分为以下几个方面：

（1）脊髓病变最常见的是脊髓外伤和脊柱结核，其次为肿瘤和椎间盘脱出。

（2）脊髓病变脊髓病变是脊髓压迫症最常见的原因，其他部位的化脓性病灶血行播散引起硬脊膜外脓肿，脊髓血管畸形可造成硬脊膜外或硬脊膜下血肿，蛛网膜粘连导致神经根、脊髓血管或脊髓本身受压。脊膜瘤、蛛网膜囊肿、脑脊膜癌病等均可造成脊髓受压。

（3）脊髓和神经根病变最常见的是肿瘤。如神经纤维瘤、脊髓胶质瘤、血管膜瘤等。

（二）发病机制脊髓压迫症的发病机制有以下几个方面：

1. 脊髓机械性受压 脊椎骨折、肿瘤等硬性结构直接压迫脊髓或脊神经根，引起脊髓受压，移位和神经根刺激或麻痹等症状，髓内的占位性病变直接侵犯神经组织，压迫症状较早出现，髓外硬膜内占位性病变，症状进展缓慢，硬脊膜外占位性病变，由于硬脊膜的阻挡，对脊髓的压迫作用相对很轻，症状往往发生在脊髓腔明显梗阻之后。

2. 浸润性改变 脊柱及脊髓的转移瘤、脓肿、白血病等浸润脊膜，脊神经根和脊髓，使其充血、水肿、肿胀、引起脊髓受压。

3. 缺血性改变 供应脊髓的血管被肿瘤、椎间盘等挤压，引起相应节段脊髓缺血性改变，使脊髓肿胀、坏死、软化等病理变化，而出现脊髓的压迫症状。

二、临床表现

脊髓压迫症的病因多样，故发病形式、临床表现差别很大。急性脊髓压迫症多表现为脊髓横贯性损害，常伴有脊髓休克。慢性脊髓压迫的症状是进行性的，其典型的临床过程可分为三个时期：

（1）刺激期病变早期，多从一侧神经根刺激开始，表现为根性疼痛，如刀割样、电击或火烙样感觉异常，如左胸部则有求带感。局部皮肤感觉过敏或痛觉减退。晚间症状加重，白天减轻；咳嗽时加重，活动时减轻。

（2）脊髓部分受压期随着病变发展，脊髓可部分受压，从神经根、脊髓后角受压出现节段性受压症状，逐渐发展至脊髓侧束受压，表现病变同侧病损以下脊箭的上运动神经元性瘫痪。半侧受压时，出现病侧下肢肌张力增高，腱反射亢进，椎体束征阳性和病变对侧肢体的痛、温觉减退或消失。

（3）脊髓完全横贯性损害开始为病变侧的直接压迫，逐渐使病变向对侧移位受压，致使两侧脊柱同时受压，而产生横贯性脊髓损害。表现为运动、感觉与神经功能障碍和急性脊髓炎一致。脊柱照片可提示：脊柱结核、转移瘤和原发性脊椎肿瘤者可见骨质破坏，良性神经纤维瘤者可见椎间孔扩大，骨质吸收。腰椎穿刺压颈试验（Queekenstedt 试验）时椎管部分或完全阻塞，蛋白含量增高。

三、诊断

慢性脊柱压迫症的特点是病灶从脊髓开始，早期为单侧神经刺激症状，渐出现脊髓部分受压症状。最终发展为性脊髓损害症状。急性压迫常表现为横贯性脊髓损害。临床结合腰椎穿刺压颈试验，脑脊液检查等诊断不难。

四、治疗

脊柱压迫症的治疗原则是早期诊断，及早手术，去除病因，包括切除椎管内占位性变及开放椎管和硬脊膜囊等。急性脊髓压迫的手术治疗尤其需要抓紧时机，一般争取在发病6h内减压，硬脊膜外脓肿应紧急手术并给予足量抗生素。脊柱结核可行手术同时施予抗结核治疗。某些恶性肿瘤或转移瘤手术后需进行放射治疗、化疗等措施。对于不宜手术治疗者可行放疗（或）化疗。手术后对瘫痪肢体应进行康复治疗，如积极进行功能锻炼及预防并发症。

五、护理

（1）应向病人及家属讲解功能锻炼的重要性。指导和协助病人及家属进行主动和（或）被动运动，运动量逐渐增加。在日常生活中，发挥病人最大程度的活动水平，逐渐增加生活自理能力。协助病人作好各项生活护理。

（2）保持关节功能位置，每天给予肢体按摩，防止关节变形及肌肉萎缩。长期卧床病人1~2h翻身一次，保护床单清洁、干燥，骨突处可用30%的红花酒精进行按摩。操作时动作轻柔，注意保暖，防止烫伤。

（3）饮食护理应给予高营养且易消化的食物，多食水果、蔬菜，多饮水，以刺激肠蠕动增加，减轻便秘及肠气。

（4）用药护理大剂量使用激素时，注意有无消化道出血倾向，观察大便颜色，必要时作大便隐血试验。

（5）鼓励病人多喝水，训练病人自行排尿，给予针灸及双侧足三里穴为注射，促使膀胱收缩。如排尿困难，可给予导尿并留置尿管，注意无菌操作，每4小时放尿一次，训练膀胱功能。每周更换导尿管，每天进行膀胱冲洗并更换尿袋。保持会阴清洁。活动锻炼时取坐位，以利于膀胱功能恢复，并注意尿液的量、颜色、性质。

（6）加强营养，增强体质。

（7）加强肢体锻炼，促进肌力恢复，锻炼时要注意保护，以防跌伤等意外。急性脊髓炎病人若无严重并发症，常在3~6个月可恢复到生活自理。如发生压疮、肺部及泌尿系感染则会影响康复或留有不同程度的后遗症。部分病人可死于并发症。上行性脊髓炎病人应严密观察病情发展及呼吸情况，因此类病人在短期内会死于呼吸衰竭。

（李云霞）

参考文献

［1］唐英姿，左右清．外科护理［M］．上海：上海第二军医大学出版社，2016．

［2］陈茂君，蒋艳，游潮．神经外科护理手册（第2版）［M］．北京：科学出版社，2015．

［3］翁素贞，叶志霞，皮红英．外科护理［M］．上海：复旦大学出版社，2016．

［4］刘梦清，余尚昆．外科护理学［M］．北京：科学出版社，2016．